全国中医药行业高等教育"十四五"规划教材

全国高等中医药院校规划教材（第十一版）

临床医学概论

（供非临床医学专业用）

主 编 潘 涛 付 滨

中国中医药出版社

·北 京·

图书在版编目（CIP）数据

临床医学概论 / 潘涛，付滨主编 . —北京：中国中医药
出版社，2023.8（2025.2 重印）
全国中医药行业高等教育"十四五"规划教材
ISBN 978-7-5132-8238-3

Ⅰ . ①临…　Ⅱ . ①潘…②付…　Ⅲ . ①临床医学—中医
学院—教材　Ⅳ . ① R4

中国国家版本馆 CIP 数据核字（2023）第 111171 号

融合出版数字化资源服务说明

全国中医药行业高等教育"十四五"规划教材为融合教材，各教材相关数字化资源（电子教材、PPT 课件、视频、复习思考题等）在全国中医药行业教育云平台"医开讲"发布。

资源访问说明

扫描右方二维码下载"医开讲 APP"或到"医开讲网站"（网址：www.e-lesson.cn）注册登录，输入封底"序列号"进行账号绑定后即可访问相关数字化资源（注意：序列号只可绑定一个账号，为避免不必要的损失，请您刮开序列号立即进行账号绑定激活）。

资源下载说明

本书有配套 PPT 课件，供教师下载使用，请到"医开讲网站"（网址：www.e-lesson.cn）认证教师身份后，搜索书名进入具体图书页面实现下载。

中国中医药出版社出版

北京经济技术开发区科创十三街 31 号院二区 8 号楼
邮政编码　100176
传真　010-64405721
三河市同力彩印有限公司印刷
各地新华书店经销

开本 889×1194　1/16　印张 37　字数 990 千字
2023 年 8 月第 1 版　2025 年 2 月第 3 次印刷
书号　ISBN 978-7-5132-8238-3

定价　127.00 元
网址　www.cptcm.com

服 务 热 线　010-64405510　　微信服务号　zgzyycbs
购 书 热 线　010-89535836　　微商城网址　https://kdt.im/LIdUGr
维 权 打 假　010-64405753　　天猫旗舰店网址　https://zgzyycbs.tmall.com

如有印装质量问题请与本社出版部联系（010-64405510）

全国中医药行业高等教育"十四五"规划教材
全国高等中医药院校规划教材（第十一版）

《临床医学概论》
编 委 会

主 编

潘 涛（南京中医药大学）　　　　付 滨（天津中医药大学）

副主编

冉启志（成都中医药大学）　　　　赵 军（广东江门中医药职业学院）
徐义勇（江西中医药大学）　　　　高燕鲁（山东中医药大学）
黄克江（黑龙江中医药大学）　　　崔轶凡（山西中医药大学）

编 委（以姓氏笔画为序）

王 沛（南京中医药大学）　　　　尹鹭峰（福建中医药大学）
石雨薇（新疆医科大学）　　　　　田立霞（上海中医药大学）
司春婴（河南中医药大学）　　　　吉 利（辽宁中医药大学）
刘 敏（广西中医药大学）　　　　闫占峰（北京中医药大学）
孙佩宇（首都医科大学）　　　　　李 杰（天津中医药大学）
李 琼（贵州中医药大学）　　　　李 静（长春中医药大学）
李硕熙（黑龙江中医药大学）　　　呼永华（甘肃中医药大学）
彭红英（贵州医科大学）

学术秘书

陆敬平（南京中医药大学）　　　　杨美娟（天津中医药大学）

匡海学（黑龙江中医药大学教授、教育部高等学校中药学类专业教学指导委员会主任委员）

吕志平（南方医科大学教授、全国名中医）

吕晓东（辽宁中医药大学党委书记）

朱卫丰（江西中医药大学校长）

朱兆云（云南中医药大学教授、中国工程院院士）

刘　良（广州中医药大学教授、中国工程院院士）

刘松林（湖北中医药大学校长）

刘叔文（南方医科大学副校长）

刘清泉（首都医科大学附属北京中医医院院长）

李可建（山东中医药大学校长）

李灿东（福建中医药大学校长）

杨　柱（贵州中医药大学党委书记）

杨晓航（陕西中医药大学校长）

肖　伟（南京中医药大学教授、中国工程院院士）

吴以岭（河北中医药大学名誉校长、中国工程院院士）

余曙光（成都中医药大学校长）

谷晓红（北京中医药大学教授、教育部高等学校中医学类专业教学指导委员会主任委员）

冷向阳（长春中医药大学校长）

张忠德（广东省中医院院长）

陆付耳（华中科技大学同济医学院教授）

阿吉艾克拜尔·艾萨（新疆医科大学校长）

陈　忠（浙江中医药大学校长）

陈凯先（中国科学院上海药物研究所研究员、中国科学院院士）

陈香美（解放军总医院教授、中国工程院院士）

易刚强（湖南中医药大学校长）

季　光（上海中医药大学校长）

周建军（重庆中医药学院院长）

赵继荣（甘肃中医药大学校长）

郝慧琴（山西中医药大学党委书记）

胡　刚（江苏省政协副主席、南京中医药大学教授）

侯卫伟（中国中医药出版社有限公司董事长）

姚　春（广西中医药大学校长）

徐安龙（北京中医药大学校长、教育部高等学校中西医结合类专业教学指导委员会主任委员）

高秀梅（天津中医药大学校长）

高维娟（河北中医药大学校长）

郭宏伟（黑龙江中医药大学校长）

唐志书（中国中医科学院副院长、研究生院院长）

彭代银（安徽中医药大学校长）

董竞成（复旦大学中西医结合研究院院长）

韩晶岩（北京大学医学部基础医学院中西医结合教研室主任）

程海波（南京中医药大学校长）

鲁海文（内蒙古医科大学副校长）

翟理祥（广东药科大学校长）

秘书长（兼）

陆建伟（国家中医药管理局人事教育司司长）

侯卫伟（中国中医药出版社有限公司董事长）

办公室主任

周景玉（国家中医药管理局人事教育司副司长）

李秀明（中国中医药出版社有限公司总编辑）

办公室成员

陈令轩（国家中医药管理局人事教育司综合协调处处长）

李占永（中国中医药出版社有限公司副总编辑）

张峒宇（中国中医药出版社有限公司副总经理）

芮立新（中国中医药出版社有限公司副总编辑）

沈承玲（中国中医药出版社有限公司教材中心主任）

前 言

为全面贯彻《中共中央 国务院关于促进中医药传承创新发展的意见》和全国中医药大会精神，落实《国务院办公厅关于加快医学教育创新发展的指导意见》《教育部 国家卫生健康委 国家中医药管理局关于深化医教协同进一步推动中医药教育改革与高质量发展的实施意见》，紧密对接新医科建设对中医药教育改革的新要求和中医药传承创新发展对人才培养的新需求，国家中医药管理局教材办公室（以下简称"教材办"）、中国中医药出版社在国家中医药管理局领导下，在教育部高等学校中医学类、中药学类、中西医结合类专业教学指导委员会及全国中医药行业高等教育规划教材专家指导委员会指导下，对全国中医药行业高等教育"十三五"规划教材进行综合评价，研究制定《全国中医药行业高等教育"十四五"规划教材建设方案》，并全面组织实施。鉴于全国中医药行业主管部门主持编写的全国高等中医药院校规划教材目前已出版十版，为体现其系统性和传承性，本套教材称为第十一版。

本套教材建设，坚持问题导向、目标导向、需求导向，结合"十三五"规划教材综合评价中发现的问题和收集的意见建议，对教材建设知识体系、结构安排等进行系统整体优化，进一步加强顶层设计和组织管理，坚持立德树人根本任务，力求构建适应中医药教育教学改革需求的教材体系，更好地服务院校人才培养和学科专业建设，促进中医药教育创新发展。

本套教材建设过程中，教材办聘请中医学、中药学、针灸推拿学三个专业的权威专家组成编审专家组，参与主编确定，提出指导意见，审查编写质量。特别是对核心示范教材建设加强了组织管理，成立了专门评价专家组，全程指导教材建设，确保教材质量。

本套教材具有以下特点：

1.坚持立德树人，融入课程思政内容

将党的二十大精神进教材，把立德树人贯穿教材建设全过程、各方面，体现课程思政建设新要求，发挥中医药文化育人优势，促进中医药人文教育与专业教育有机融合，指导学生树立正确世界观、人生观、价值观，帮助学生立大志、明大德、成大才、担大任，坚定信念信心，努力成为堪当民族复兴重任的时代新人。

2.优化知识结构，强化中医思维培养

在"十三五"规划教材知识架构基础上，进一步整合优化学科知识结构体系，减少不同学科教材间相同知识内容交叉重复，增强教材知识结构的系统性、完整性。强化中医思维培养，突出中医思维在教材编写中的主导作用，注重中医经典内容编写，在《内经》《伤寒论》等经典课程中更加突出重点，同时更加强化经典与临床的融合，增强中医经典的临床运用，帮助学生筑牢中医经典基础，逐步形成中医思维。

3.突出"三基五性"，注重内容严谨准确

坚持"以本为本"，更加突出教材的"三基五性"，即基本知识、基本理论、基本技能，思想性、科学性、先进性、启发性、适用性。注重名词术语统一，概念准确，表述科学严谨，知识点结合完备，内容精炼完整。教材编写综合考虑学科的分化、交叉，既充分体现不同学科自身特点，又注意各学科之间的有机衔接；注重理论与临床实践结合，与医师规范化培训、医师资格考试接轨。

4.强化精品意识，建设行业示范教材

遴选行业权威专家，吸纳一线优秀教师，组建经验丰富、专业精湛、治学严谨、作风扎实的高水平编写团队，将精品意识和质量意识贯穿教材建设始终，严格编审把关，确保教材编写质量。特别是对 32 门核心示范教材建设，更加强调知识体系架构建设，紧密结合国家精品课程、一流学科、一流专业建设，提高编写标准和要求，着力推出一批高质量的核心示范教材。

5.加强数字化建设，丰富拓展教材内容

为适应新型出版业态，充分借助现代信息技术，在纸质教材基础上，强化数字化教材开发建设，对全国中医药行业教育云平台"医开讲"进行了升级改造，融入了更多更实用的数字化教学素材，如精品视频、复习思考题、AR/VR 等，对纸质教材内容进行拓展和延伸，更好地服务教师线上教学和学生线下自主学习，满足中医药教育教学需要。

本套教材的建设，凝聚了全国中医药行业高等教育工作者的集体智慧，体现了中医药行业齐心协力、求真务实、精益求精的工作作风，谨此向有关单位和个人致以衷心的感谢！

尽管所有组织者与编写者竭尽心智，精益求精，本套教材仍有进一步提升空间，敬请广大师生提出宝贵意见和建议，以便不断修订完善。

国家中医药管理局教材办公室

中国中医药出版社有限公司

2023 年 6 月

编写说明

　　《临床医学概论》是全国中医药行业高等教育"十四五"规划教材之一，由全国21所高等医药院校具有丰富教学经验的专家共同编写而成。

　　党的二十大报告指出，我们要办好人民满意的教育，全面贯彻党的教育方针，落实立德树人的根本任务，培养德、智、体、美、劳全面发展的社会主义建设者和接班人。"实施科教兴国战略，强化现代化建设人才支撑"，指引我们进入教育的新时代。随着国家的富强、科技的进步，新兴的医学边缘学科的人才需求增加，《临床医学概论》教材即是新兴的医学边缘学科人才培养的重要教材之一。本教材的编写，基于支撑高等医药院校非临床医学专业人才的培养，满足当代社会需求的新兴医学边缘学科人才培养的过程中，对专门教材的需要；旨在培养非临床医学专业学生，在全面掌握其专业理论和技能的基础上，能学习与较系统地掌握临床医学各学科精要的基础理论、基本知识和基本技能，以及作为高等医药院校毕业的优秀人才所应具备的急诊急救、传染病相关基本知识，熟悉临床医学体系及各专业常见病、多发病的流行病学特点、诊断与治疗，熟悉常见急危重症的诊断及其治疗原则，熟悉传染病的基本特征及常见传染病的基本知识、老年医学的基本概念、全科医学的特点，结合课堂思政教育，从而有利于学生在今后的工作中，能够满足所学专业对临床医学知识的需要，更好地完成本职工作，促进医学边缘学科的发展，满足社会科技进步、医学快速发展对医学边缘学科人才培养的需求，实现科教兴国的战略目标。

　　每个专业内容的编写，以基本概念、基本知识与常见病、多发病的基础知识为编写重点，密切结合我国疾病流行病学特征，兼顾其作为非临床医学专业各类学生教材的定位要求，并满足学生毕业后，在工作中作为临床医学知识参考书的功能。内容上力求推陈出新，文字上删繁就简，同时融入课程思政内容，体现与时俱进的时代特征。本教材同步配套数字化资源，以加强教材的助学、自学的易学性，更好地体现非临床医学专业人才培养中"以学生为中心"的教育理念。

　　本教材包括导论、诊断学基础、内科疾病、外科疾病、妇产科疾病、儿科疾病、眼耳鼻咽喉科疾病、急诊医学、传染病学、老年医学概述、全科医学概述共计十一篇40章。根据每位编委的学科专业，本次编写的具体分工如下：第一篇由付滨、李硕熙共同编写；第二篇由高燕鲁、彭洪英、刘敏、王沛编写；第三篇由付滨、冉启志、尹鹭峰、吉利、李杰、石雨薇编写；第四篇由黄克江、赵军、孙佩宇编写；第五篇由崔轶凡、田立霞、李琼编写；第六篇由徐义勇、李静编写；第七篇由闫占峰编写；第八篇由司春婴编写；第九篇由冉启志、呼永华编写；第十篇由潘涛编写；第十一篇由王沛编写。付滨、高燕鲁、冉启志、黄克江、崔轶凡、徐义勇、闫占峰、潘涛、王沛等分别完成各篇的初审工作，潘涛、付滨负责最后的审稿工作，陆敬平、杨美娟担任编写秘书。

全国中医药行业高等教育"十四五"规划教材《临床医学概论》数字化工作由潘涛、付滨负责，《临床医学概论》编委会专家共同参与完成。

因本教材的编写是为满足高等医药院校非临床医学专业人才培养之需求，使用学生专业覆盖面广、对医学基础知识的需求各有千秋，故而教材编写过程中，尽管各位编者竭尽心智，精益求精，仍心中忐忑、如履薄冰。敬请使用本教材的师生及关心本教材的专家、学者，提出宝贵意见，以臻完善。

《临床医学概论》编委会
2023 年 5 月

目　录

第三篇 内科疾病

第五篇 妇产科学

第六篇 儿科疾病

第一篇

导　论

第一节　疾病与健康

一、疾病

古猿在约 3300 万年前从旧世界猴中产生，是人类和类人猿的共同祖先。与今天的猩猩、猴子一样，古猿主要栖息在树上，偶尔在地面上活动也是使用四肢行走。在经过从南方古猿，到能人、直立人、早期智人、晚期智人，再到现代人 6 个阶段后，猿完成了向人的演化。

从这段漫长的演化过程中，双足直立行走是人类诞生的条件，使用和制造工具则是人与猿相区别的真正标志。

人类为站起来付出了相应的代价。如由于脊柱压力增大，可导致颈椎病、腰扭伤、腰椎间盘突出、腰肌劳损、椎管狭窄等；由于骨盆狭窄、产道变化，使得生产需要帮助，生育变得危险；由于循环系统改变，导致高血压、脑供血不足、下肢静脉曲张、痔疮、肠黏膜充血、溃疡等；由于内脏支持不利，导致胃下垂、直肠脱垂、便秘、子宫脱垂等；由于支撑结构改变，导致腰背肌肉酸痛、股骨头坏死、膝关节炎、踝关节扭伤、肩及髋关节脱臼等；由于双手下垂挤压胸廓，导致肺不张；由于自由落体距离加大，导致损伤加重等。

疾病是人类特殊的生命运动方式。目前认为，疾病是人体在外界环境与内在的致病因素作用下，因自稳态调节紊乱而发生的生命活动障碍。患病的机体不仅可出现各种症状、体征及社会行为异常，还呈现出对外界环境的适应能力降低、生命质量下降。导致疾病的外界环境因素包括生物性因素、物理性因素、化学性因素、营养性因素等。内在致病因素有神经内分泌紊乱、免疫功能异常、遗传因素及客观因素，如年龄、性别、种族等。另外，自然环境因素与社会心理因素也参与疾病的发生与发展。

在人群中有较高发病率的疾病，称为常见病或多发病。由各种致病性微生物或其他病原体引起的疾病，具有传播、流行的特性，称为传染病。宿主长期暴露于当地特定的自然或社会致病因素而形成的地方性流行病，称为地方病。个体在生产及其他职业活动中因接触职业性有害因素所发生的疾病，称为职业病。

（一）疾病的病因学

病因（cause）指引起疾病必不可少的、决定疾病特异性的因素。

1. 遗传因素

（1）基因突变→分子病　如血友病。

（2）染色体畸变→染色体病　如两性畸形。

（3）易感性→多基因病　如精神分裂症、糖尿病。

2. 生物性因素　生物性因素包括病原微生物（如细菌、病毒、真菌、立克次体等）和寄生虫。其致病作用主要受病原体致病力强弱的影响，其大小取决于病原体在体内的繁殖速度、组织损伤的程度及病原体能否产生特异性毒素。

14世纪中叶，克里米亚半岛上瘟疫流行，被感染者颈部、腋下、腹股沟长出大肿块，皮肤出现黑斑、发绀、坏死，并在不久后相继死去，人们给这种瘟疫起了个形象的名字——黑死病。黑死病在欧洲迅速蔓延，数年间夺走约2500万人的生命，几乎占当时欧洲人口总数的50%。从14世纪中叶到18世纪初，黑死病在欧洲又反复多次爆发。黑死病就是著名的鼠疫，其病原为鼠疫杆菌，通过老鼠和跳蚤传播。与黑死病纠缠的漫长过程中，人们摸索出隔离是当时对抗黑死病最有效的手段，有组织的集体性抗疫是摆脱黑死病的重要因素。

3. 免疫因素 免疫系统包括免疫器官、免疫细胞、免疫分子，通过防御、监视、自稳三大功能维持机体内环境稳态。免疫系统的组成和功能发生异常导致的疾病为免疫性疾病。

（1）过敏反应 如支气管哮喘、荨麻疹等。

（2）自身免疫性疾病 如系统性红斑狼疮、类风湿关节炎等。

（3）免疫缺陷病 如艾滋病（AIDS）。

4. 营养因素 各类营养物质缺乏或过剩，如肥胖症、夜盲症、小儿佝偻病等。

5. 先天性因素 指妊娠期暴露于损害胎儿生长发育的有害因素。一些因素可以导致唇裂、海豹婴儿、无脑儿等。

6. 衰老 是一种复杂的生物学过程，伴随着机体功能的下降，对环境的应激能力和适应能力也相应减弱，逐渐趋向死亡，这一过程被称为生理性衰老。而病理性衰老指由于各种外来因素（包括各种疾病）所导致的老年性变化。

7. 其他因素

（1）理化因素 ①物理因素：温度、气压、电流、电离辐射、机械力等。②化学因素：包括强酸、强碱、化学毒物，以及动植物毒性物质等。

（2）精神、心理、社会等因素 应激性疾病、变态人格、身心疾病。

（二）疾病过程的共同规律

疾病过程的共同规律指疾病发生与发展、转化过程中，疾病的病因、发病机制、机体结构与功能、临床表现之间的相互关系。主要表现如下：①稳态与紊乱的动态平衡。②损伤与抗损伤影响疾病的发展方向和最终结局。③因果关系交替转化。④局部病变与整体功能间的相互影响。

（三）疾病的分类

国际疾病分类是世界卫生组织（WHO）要求各成员国在卫生统计中共同采用的对疾病、损伤和中毒进行编码的标准分类方法，采用以病因为主，解剖部位、临床表现、病理为轴心的基本原则，用字母和数字代码来代表疾病，实现数据可存储、检索、分析和应用。它使国际上的卫生专业人员能够通过一种通用语言来交换世界各地的卫生信息，是反映全球健康趋势和卫生统计的数据基础。

疾病和有关健康问题的国际疾病分类（International Classification of Diseases，ICD-11）如下。

1. 某些传染病和寄生虫病。

2. 肿瘤。

3. 血液及造血器官疾病和某些涉及免疫机制的疾病。

4. 内分泌、营养和代谢疾病。

5. 精神和行为障碍。

6. 神经系统疾病。

7. 眼和附器疾病。

8. 耳和乳突疾病。

9. 循环系统疾病。

10. 呼吸系统疾病。

11. 消化系统疾病。

12. 皮肤和皮下组织疾病。

13. 肌肉骨骼系统和结缔组织疾病。

14. 泌尿生殖系统疾病。

15. 妊娠、分娩和产褥期。

16. 起源于围生期的某些情况。

17. 先天性畸形、变形和染色体异常。

18. 症状、体征和临床与实验室异常所见，不可归类在他处者。

19. 损伤、中毒和外因的某些其他后果。

20. 疾病和死亡的外因。

21. 因影响健康状态和保健机构接触的因素。

（四）疾病转归

疾病的转归可分为 3 种情况：完全康复、不完全康复与死亡。

1. 完全康复　即痊愈，指机体已完全恢复健康。此时，致病因素的作用停止，临床症状消失，机体的机能、代谢和形态结构的损伤完全恢复正常，机体内部各器官之间及机体与外界环境之间的协调平衡关系得到恢复，其生育机能也恢复正常。

2. 不完全康复　不完全康复指致病因素对机体的损害作用已经停止，疾病的主要症状已经消失，但机体未能完全修复其功能、形态结构的损伤与代谢障碍，机体在某种程度上仍处于病理状态，通常会遗留某些持久性的、不再变化的损伤残迹。此时机体借助于代偿作用来维持正常生命活动，如心内膜炎后所形成的心瓣膜闭锁不全。

3. 死亡　指生命活动的终止，完整机体的解体。死亡分为两种：生理性死亡和病理性死亡。生理性死亡多是因机体各器官的自然老化所致，故又称为老死（衰老死亡）。但现实生活中生理性死亡非常少，而由疾病的自然发展、恶化而引起的病理性死亡占绝大多数。死亡其实也经历一个发展过程，通常分为 3 期，分别是濒死期、临床死亡期与生物学死亡期。

二、健康

（一）健康的定义

健康是医学领域最重要的概念之一，对于健康的正确认识不仅关系医学的根本目的，还影响着医学行为。医学是研究疾病的科学，更是研究健康的科学。随着社会的发展和人类文明的进展，不同时代、不同学科、不同人群对健康的认识及其内涵有不同的见解与定义。WHO 将其定义为，健康是身体上、精神上和社会适应上的完美状态，而不仅是没有虚弱和疾病。健康与疾病是相对存在的，但是，没有疾病并不等于健康；健康是人类生存的基本权利。

（二）健康的标准

健康的标准包括躯体健康标准和社会心理健康标准。

1. 躯体健康标准　包括身体整体与局部的良好状态：①精力充沛，睡眠质量高，能从容胜任日常工作。②身体应变能力强，能适应外界环境的变化。③能抵抗普通感冒和传染病。④身体匀称，体重指数正常，肢体与躯干动作协调灵活。⑤反应敏锐，眼睛明亮，无眼部炎症。⑥牙齿无疼痛，齿色正常，无龋齿及牙龈出血。⑦头发有光泽，无头屑及脱发。⑧皮肤弹性良好，肌肉丰满，脏器功能、结构良好。

2. 社会心理健康标准　包括各类社会活动下心理活动正常、关系协调、内容与现实一致和人格处在相对稳定的状态：①生活目标明确，态度积极，追求与理想切合实际。②拥有完整的人格，情绪稳定，自我感觉真实。③能恰当估计自己的能力，明确自己的优缺点。④对所处的环境有充分的安全感，并保持良好的人际关系。⑤有较强的自我控制能力，发泄自己的情绪适度。⑥在符合社会道德规范的前提下，满足个人的欲望要求。⑦在不违背集体意志的前提下，充分发挥个性。⑧富有同情心，乐善好施，嫉恶如仇，对危害社会的现象表示愤慨。

（三）亚健康状态的概念

亚健康状态指既非健康也并疾病，而处于健康与疾病之间的一种中间状态。除急症之外，大多数疾病的发生均经历一定的过程，在疾病形成的过程中，人体的机能减退，出现乏力、肌肉关节酸痛、情绪低落、脏器功能减退等，但尚未达到诊断疾病的程度，即为亚健康状态。亚健康状态具有两重性，可以回归健康，也可以进展为疾病状态。

进化视角下，完全消灭疾病是不可能的，疾病将会伴随进化的整个过程。因此，任何一种单一的医学形式都不可能完全解决人类所面临的健康问题，多种形式的医学是帮助人类适应生存环境的辅助手段。虽然当代医学已经解决了部分疾病和健康问题，但是仍有众多已存在的疾病及将会出现的疾病，需要未来医学去帮助解决。

第二节　临床医学的形成与发展

医学的发展先后历经了传统医学、实验医学及现代系统医学 3 个阶段，欧洲传统医学同实验生物学的相互融合渗透产生了西医学，而中国传统医学与西医学的融合正在形成新的系统医学的模式。

一、古代医学与传统医学

古代的医学多诞生于大河流域的两侧，如埃及人在尼罗河流域，印度人在恒河、印度河流域，巴比伦人在幼发拉底河和底格里斯河流域，中国人在黄河流域，都开创了属于自己的文化，并创造了自己的文字。随着生产力的发展，"职业医生"随之出现，也留下诸多的医学文献供后世参考借鉴。古代时期的宗教与医学有着很密切的联系，如中国《山海经》中巫彭、巫抵、巫阳、巫履、巫凡、巫相都是神医；印度、埃及、巴比伦的医学也笼罩着浓厚的宗教色彩。基于此，古代医学资料中有一定比例的迷信成分。古代医学的时间跨度较长，按地理位置大概可划分为以下几个部分。

（一）埃及医学

埃及位于尼罗河流域，早在公元前 4000～公元前 3000 年，其文化已有了一定的发展。他们用纸草文写成医书，有五六种保存至今，其记载仍有可借鉴之处。埃及人认为神主宰一切，僧侣兼管为人消灾治病，宗教与经验医学混杂。为了驱赶致病的魔鬼，他们也利用催吐、利尿、发汗、泻下、灌肠等方法。为防止尸体腐烂，埃及人用香料涂抹尸体制成被称作"木乃伊"的干尸，使人们对人体构造的认识更加清晰，外科切割、缝合、包扎技术也得到了一定的提升。

（二）巴比伦和亚述医学

约在公元前 2000 年，在幼发拉底斯河和底格里斯河之间的巴比伦是地中海文明的中心、宗教崇拜的中心，相应的也是医学发展的中心。当时的巴比伦人已经会按照身体部位对疾病进行分类，并以各种疾病的症候群来观察患者。当时极其重视星象与占星术，他们认为自然界是"大宇宙"，人体是"小宇宙"，把天体星辰变化与人类疾病联系起来。另外，他们认为肝脏是身体中最重要的器官，是"灵魂"的居所，并用肝来占卜。他们注意饮食，注重清洁卫生，对祭祀所用动物的肝脏检查极为精细。巴比伦王汉谟拉比制定的《汉谟拉比法典》约在公元前 1700 年问世，其中关于医疗法的规定是世界最早的医疗法律。巴比伦也存在两类医生，一类是用药物治病、有经验的医生，一类是通过咒术、宗教仪式等方式治病的僧侣。

（三）印度医学

印度传统医学由阿育吠陀学、尤纳尼医学、西达医学、瑜伽功所组成。其中阿育吠陀学是古代印度对其传统医学的统称，被视为尊重生命的医学。《阿育吠陀》成书于公元前 600 年左右，当时的生理学和外科已发展到一定高度。约在公元 4 世纪时古印度人就能进行眼科内障剥离、鼻成形、缝合、摘除、截肢、胎足倒转、剖宫产等手术，并应用多种药物治疗疾病，包括植物药、动物药、矿物药等。印度医学理论以"三液体学说"为基础，认为气、胆汁、黏液均衡人体才能保持健康。后来受希腊医学的影响，三体液学说又增加了血液，成为"四体液学说"。

（四）中国传统医学

中医诞生于原始社会，后逐步发展。早在西周，医学家已提出四时发病及五药治病等理论。春秋战国时期，中医学发展较迅速，中医理论初步形成，精气学说、六气致病学说及"天人相应"的思想盛行，反映了古代医家在病因学和人体生理病理学方面的学术观点。这一时期许多重要医学著作相继问世。最为著名的《黄帝内经》，其主要内容包括整体观念、阴阳五行学说、脏腑经络学说等中医理论，提出因时制宜、调整阴阳、养生预防等原则，为中医理论的形成奠定了基础。秦汉时期诞生的《神农本草经》是我国现存最早的药物学专著。东汉时期，张仲景著《伤寒杂病论》，开创方证相应之先河，至今仍被奉为指导中医临床的圭臬；华佗在外科领域应用麻沸散进行全身麻醉，施行手术治疗。两晋南北朝时期，王叔和撰《脉经》，为脉诊提供了重要的参考；皇甫谧著《针灸甲乙经》，在针灸发展史上起到了承前启后的作用。隋唐五代时期，巢元方精研证候病源，撰写了《诸病源候论》，注重疾病外候，详加分辨并述及病因。公元 659 年，世界上第一部药典《新修本草》颁行。《备急千金要方》由唐代医家孙思邈选编而成，集古今中外医学之大成，继往开来。书中强调"人命至重，有贵千金"。至金元时期，一只门户分为四家，医理各异。寒凉、攻邪、补土、滋阴四种不同的学术观点，影响力一直延续到近代。明代医家李时珍编写《本草纲目》，析族区类，振纲分目，把药物分为矿物药、植物药、动物药。传统中医药至今在诸多疾病的诊疗上依然保有特色和优势。

（五）古希腊医学

希腊通过汲取埃及、巴比伦的文化精华，综合自身的创造，在诸多方面均有较高的成就。公元前 5 世纪，古希腊学者恩培多克勒提出了"四元素说"，认为世界万物均由土、水、气、火所构成。希波克拉底（Hippocrates，约公元前 460—约公元前 377）是希腊医学最著名的代表人物。《希波克拉底文集》的内容十分丰富，是研究希腊医学最重要的典籍，包括了解剖生理，病理，内外妇儿及眼科疾病的诊断、治疗与预后，还有药剂学、誓词等内容。希波克拉底学派的主要成就：①将四元素理论发展为"四体液病理学说"，认为血、黏液、黄胆汁和黑胆汁四种体液决定人体的健康。②重视疾病过程，认为四种液体的不均衡造成了疾病的发生，把疾病看作全身性的反应。③提倡人体与自然相统一，重视外界环境因素对人体健康的影响，并撰写了题为《论风、水和地方》的医学著作，来论证自然环境对人体健康的影响。④提倡医学道德修养，其中最著名的是《希波克拉底誓言》。

（六）古罗马医学

罗马因曾是中央集权的军事帝国，为保持军队战斗力，军医机构在罗马帝国已是常规配置；同时罗马帝国参照政府行政机关官员设置了"医务总督"的岗位，目的是更好地防控流行病。古罗马医学是在古希腊医学的基础上继承发展。罗马最著名的医生盖伦（Galenus，约 129—199）是希波克拉底的忠实继承者，并在希波克拉底的"四体液论"的基础上提出气质论，同时，其在外科领域的成就更是令人瞩目。他先后解剖了许多动物，写成《论解剖规程》，是第一部系统研究人体解剖的著作。他受亚里士多德的"目的论"观点的影响，其医学观点与哲学观点密不可分，认为自然界中的一切都是有目的的，人体结构也是因造物者的目的而设。他认为，左心壁比右心壁厚，也比右心壁重，是为了控制心脏的垂直位置；动脉壁是致密的，是为了更好地保持动脉壁内的微小气体散出。这种天定命运学说后来被中世纪经院哲学利用而看作教条。盖伦不仅继承了希波克拉底的思想，还十分重视药物的治疗，证明了草药中既含有有效成分，也含有有害成分，前者应提高利用度，后者应放弃。盖伦有专用的药房，利用大量植物药配制丸剂、散剂、硬膏剂等各种剂型的制剂。至今，药房制剂仍称"盖伦制剂"。

（七）中世纪欧洲医学

公元 395 年，罗马帝国分裂成西罗马帝国与东罗马帝国两个国家，前者于 5 世纪被蛮族人推翻而灭亡，并被分裂成数个小王国，建立了长达千年的愚昧、野蛮的宗教统治，被称为"黑暗时代"。而东罗马帝国以拜占庭帝国的形式继续存在，比较完整地保存了过去传下来的资料，一些医家整理希腊与罗马的古典文化，编写了医学百科全书，把知识系统化，逐渐形成拜占庭医学。中世纪的欧洲主要由教皇与教会统领，神学渗透到各个方面，医学领域也不例外。医学全部由僧侣掌握，形成了独特的"寺院医学"时代。

（八）阿拉伯医学

7 到 8 世纪，阿拉伯人占领亚历山大城，征服了叙利亚、埃及等相邻地区，使之成为阿拉伯王国的领土。阿拉伯人继承了希腊、罗马的文化，后又吸收了印度和中国的文化，医学发展迅速。在临床诊疗中，阿拉伯人基本承继了希腊、罗马医学的诊断和治疗方法。炼金术也是当时的重大成就之一，虽然有些许荒诞，但在这种实践过程中阿拉伯人了解到许多化学反应过程，发现了许多对人类有用的物质和可用于医疗的化合物，并优化了诸多实验操作方法，大大丰富了药物制剂的途径与方法。阿维森纳（Avicenna，980—1037）是中世纪伟大的医家之一，其医学著作中以《医典》最为盛名，多次被译成拉丁文，曾指导医学界长达数世纪之久，被中世纪欧洲医学院用作教材，其中一些观点沿用至今。

二、近代医学

西方近代医学一般指 16 到 19 世纪的欧洲医学，即自文艺复兴以来慢慢出现、兴起的医学。

（一）16 世纪

16 世纪，新兴资产阶级崛起，他们勇于向教会宣战，极力挣脱宗教迷信的束缚，从而使"欧洲国家进入一个富于活力的崭新时代"，这一时期被称为文艺复兴。1543 年哥白尼的《天体运行论》出版，预示着自然科学将从中世纪的神学枷锁中解放出来。16 世纪欧洲医学也摆脱了古代权威的束缚，开始独立发展，主要是在以下几个方面。

1. 医学革命 文艺复兴时期的医生中，帕拉切尔苏斯（1493—1541）是医学革命最有代表性的人物之一。他重视实践，反对脱离实践的理论；重视化学，认为人体的生命过程是化学过程。他反对繁琐的经院哲学，勇敢向墨守成规和盲目崇拜宣战，并曾当众烧毁了阿维森纳的著作，表示与中世纪传统医学的决裂。

2. 人体解剖 在教会的封建统治下，人们反对进行人体解剖。但随着文艺复兴运动的发展、教会纲纪的松弛，许多著名画家察觉到要把人体形态正确而忠实地表现出来需要解剖知识，尤其是肌肉和骨骼。其中最为著名的就是达·芬奇。他摆脱经院哲学，热情地投入人体解剖的研究，所绘制的解剖图达 700 多幅，传至今日还有 150 余幅。维萨里对人体解剖学也有极大的推动作用，1543 年出版了划时代的著作《人体的构造》，驳正盖伦的错误 200 多处，给予人们全新的人体知识。

3. 帕雷与外科 中世纪一般均是理发师充当外科手术的施术者。法国的帕雷（1510—1590）早年曾是理发师，后来成为一名军医，战场是他的大学。他认为外科学的定律就是实践，发明了多种多样的疗伤新方法，如用结扎法代替原有的烧灼法止血、应用软膏替代沸油处理火器伤等，并取得了很好的疗效。他撰写了《帕雷全集》，记载了他是如何从庸医和学院派医生手中，使外科学得以重生。他曾先后成为 4 任法兰西国王的御前医生，被称为"现代外科学之父"。

（二）17 世纪

17 世纪英国推翻王权专制后，新兴资产阶级大力推动工商业发展，机械技术开始在社会上广泛流行，使得当时的人们倾向于用力学或机械论的观点看待一切，认为整个宇宙都是一台机器，而医学家们也受到机械文化的影响，认为人体是由不同零件组成的复杂机器，试图通过机械运动理论解释生命运动。

1. 生理学的发端 17 世纪开始研究新陈代谢，圣托里奥（1561—1636）把量度观念应用到医学中，设计了最早的体温计和脉动计，且对不同时间、不同条件下的体重进行了研究。1553年，西班牙学者 M. 塞尔维特（1511—1553）确认血液自右心室流入左心室是经过肺脏，而不是中隔上的孔。W.S. 哈维（1578—1657）根据实验证明了心脏是血液循环的原动力，并缜密计算了心脏的容量、自左心室流入总动脉和自右心室流入肺动脉的血量，以及血流动力的时间，发现如此大量的血液远超出食物供给，也超出人体本身的重量。1628 年他发表了名作《心脏运动论》，这种对血液循环的新认识粉碎了以前关于心脏和血液的旧的错误观念，标志着血液循环生理学的开端。

2. 显微镜的应用　随着工业技术发展和实验的兴起，许多新的科学仪器涌现。制镜技术的进步让早在公元前 3000 年就被人类偶然发现的玻璃有了全新的用途。17 世纪发明使用的显微镜把人们带到一个新的认识水平。人类的视觉由宏观引入微观，了解到动物体内的细微结构，取得了一系列重大的发现。但 17 世纪的显微观察技术还停留在入门阶段，直到 19 世纪，真正的人体组织学才发展起来。

3. 医学的三大学派　17 世纪物理学、化学和生物学都有了进步，并产生了一些新的学说，新论点可分为 3 个学派：物理学派、化学学派和活力学派。其中物理学派较为著名，其代表是医学机械论者、哲学家和数学家笛卡尔对医学的见解。1662 年出版的他的生理学遗著，主张人的身体是一部精细的机械，一切疼痛、恐怖等都是机械的反应；他认为人有灵魂，而灵魂存在于松果体中。

（三）18 世纪

在 18 世纪，欧洲医学取得的主要成就可归纳为以下几个方面。

1. 病理解剖学诞生　到 18 世纪，随着医院体系的建立，在解剖了大量尸体的基础上，生理解剖学发展已较为成熟，使认识异常的人体构造成为可能，从而出现了病理解剖学。意大利病理解剖学家 G.B. 莫尔加尼经过多年的解剖和观察，发现一切疾病都有其在某个器官内相应的病变部位，脏器变化才是疾病的真正原因。在他之后，西医诊断学开始寻找病灶，"病灶"一词与临床症状相联系，并沿用至今。

2. 叩诊发明　叩诊的发明人是奥地利医生 J.L. 奥恩布鲁格（1722—1809）。少时受父亲取酒时根据手指敲击酒桶发出的声音来判定桶中酒的多少的启发，他尝试通过叩击人体胸部来判断胸腔积液的多少。他对叩诊发现病理变化研究多年，终于在 1761 年写成《由叩诊胸部而发现的不明疾病的新考察》，发表了自己的成果。这种诊断方法沿用至今。

3. 医院兴起　18 世纪被称为"医院时代"，出现了各类综合性医院和专科医院，在照顾成千上万患者的同时，为医生提供了临床教学和研究的基地。不仅推动了医学事业的进步，也促进了医学教学的发展和医生群体技术水平的提高。

（四）19 世纪

19 世纪的西方医学主要体现在基础医学及诊疗技术的发展方面，这些均为临床医学的进步做了充分的准备。

1. 细胞病理学　细胞学说在 19 世纪初被提出，19 世纪中叶德国病理学家 R. 菲尔肖倡导了细胞病理学，将疾病的原因解释为细胞形态和构造的改变。其原理包括机体是细胞的总和，细胞来自于细胞；所有生理、病理过程都在细胞内进行，疾病是由于机体细胞的局部变化而引起。

2. 细菌学　法国科学家 L. 巴斯德（1822—1895）通过对发酵的作用、微生物进行研究，证实发酵和传染病均是由微生物造成的。他还创立了经典免疫学。在号称"细菌学时代"的 19 世纪后 30 年，大多数主要致病菌先后被发现。德国科学家 R. 科赫（1843—1910）发现霍乱弧菌、结核杆菌及炭疽杆菌等，并改进了细菌培养技术。俄国的梅契尼科夫（1845—1916）于 1882 年来到巴斯德研究所工作，对吞噬现象、某些传染病引发的免疫现象进行了系统阐述。20世纪初又发现乳酸菌与病原菌在人肠中相互对抗，并且可以乳酸菌制剂来治疗某些肠病，主张用一种微生物减弱或抑制另一种微生物来防止衰老和死亡。

3.药理学　某些植物药的有效成分于19世纪初期陆续被提取出来。例如，1806年从阿片中提取出吗啡；1819年由金鸡纳皮提取出奎宁等；尿素、氯仿等在19世纪中叶开始合成；1859年水杨酸盐类解热镇痛药成功合成，19世纪末已能精制阿司匹林。此后人们对药物的性能和作用开展进一步研究，以临床医学和生理学为基础，以动物实验为手段，最终产生了实验药理学。

4.实验生理学　19世纪人们对机体的研究方法和实验拓展到物理、化学层面，实验生理学逐渐兴起。法国的C.贝尔纳（1813—1878）在动物实验中对神经与消化等系统进行了诸多的生理研究，提出了"内环境"的概念。在他之后美国生理学家亨德森（L.J.Henderson，1879—1942）继承和发展了他的思想，从酸碱平衡的研究中发现了血液的缓冲作用，从体液平衡的角度为内环境的稳定提供了科学依据。最终美国生理学家坎农（W.B.Cannon，1871—1945）认识到全身生理过程的调节像温度、血糖水平、心率和呼吸速率的调节等不仅依靠血液的缓冲作用，还要依靠甚至更主要是依靠神经系统和内分泌系统的相互作用来实现。他在《人体的智慧》一书中明确提出了内稳态理论。内稳态理论的完整阐释是现代生理学建立的标志，也是生理学进一步发展的基础。

5.诊断学　19世纪初，法国医生J.N.科尔维萨（1755—1821）认识到叩诊法在临床诊断中的价值，并加以推广。此后叩诊法在医学界普遍推行。法国病理学家、临床家R.T.H.拉埃内克（1781—1826）发明了听诊，在1819年发表论文《间接听诊法》，并把这种新的检查方法用到心肺疾病中。德国的H.赫尔姆霍茨（1821—1894）创立了检眼镜检查法，此后人们逐渐将喉镜、膀胱镜、食管镜、胃镜、支气管镜等检查方法推向临床，不仅丰富了临床内科的诊断手段，并为其日后在体腔内进行治疗奠定了基础。

6.外科学　19世纪以前的外科十分落后，手术中疼痛、出血、感染等基础问题尚未解决，手术不能发展。到19世纪中期，氧化亚氮、乙醚、水合氯醛等麻醉剂被发明并用于临床，氯化石灰水洗手、石炭酸消毒法、热压消毒等消毒防腐方法的出现使得外科手术感染大大减少。同时，ABO血型理论和配型输血方法的提出，使输血技术有了真正的突破。这些均为外科学的发展提供了保障。

7.护理学　护理工作历史悠久，英国的F.南丁格尔（1820—1910）于1860年开设护士学校，科学培养护理人员，传播其护理学思想，提高护理地位，使护理学成为一门学科。

三、现代医学

现代医学研究的不是单一事物或一个个现象，而是研究事物相互之间的关系，研究事物、现象的演变过程，由"整理材料"的学科，发展成为严密综合起来的体系。近代医学经历了16～17世纪的奠基、18世纪的系统分类、19世纪的大发展，再到20世纪与现代科学技术紧密结合。在高速发展的时代背景下，社会人文、科学技术的进步给临床医学的发展以巨大推力，使得临床医学的理念与诊疗技术不断更新、快速发展。以下仅择要举例说明。

（一）内科的进步

20世纪传染性疾病仍是威胁人类健康的主要疾病，这一领域因化学治疗和抗生素的发现而有了显著改善。如青霉素于1928年被英国的A.弗莱明（1881—1955）发现，后经提纯于1943

年正式用于临床；美国的 S.A. 瓦克斯曼（1888—1973）在 1944 年发现能治疗结核病的链霉素；之后新的抗生素也陆续出现。这些特效疗法在治疗史上都具有划时代的意义。在内分泌学领域，发现并鉴定了许多激素，更新和完善了内分泌在人体功能调节方面的理论。如 1901 年，日本化学家高峰让吉（1854—1922）分离出肾上腺素，其后相继分离提纯了促胰液素、甲状腺素、胰岛素、性激素、甾体类激素、神经激素等各种激素。20 世纪 60 年代第二信使学说被提出，从分子水平上阐述了激素的作用机制，促进了内分泌学向分子领域的发展。与此同时，在治疗方面，联合化学治疗、静脉高营养疗法、免疫疗法等方法的出现不仅提高了临床疗效，也使一些慢性病、难治之症的预后有了改善。医疗仪器的不断改进，如电除颤人工心脏起搏器、人工呼吸机等医疗仪器的不断迭代更新，促进了临床治疗的发展与进步。

（二）诊断技术的发展

20 世纪以来，临床诊断技术不断进步。如在影像学方面，1895 年被发现的 X 射线在 20 世纪初已成为临床诊疗中的重要手段。在 20 世纪 50 年代超声波技术被应用于临床医学领域；20 世纪 70 年代后，电子计算机 X 射线断层成像（CT）、磁共振成像技术（MRI）相继发展，帮助临床更清晰地发现与认识疾病。在产前检查方面，1960 年可通过羊水检查发现胎儿血友病，产前的遗传病染色体检查于 1967 年已经可以进行，随后发现测定羊水中酶活性的方法可用来诊断先天性代谢缺陷；测定羊水中甲胎蛋白以诊断胎儿畸形。产前诊断达到新高度。

（三）免疫学

20 世纪后，免疫学在传染病防治方面的技术和观念不断更新，在临床医学中广泛应用。如在传染病的预防方面，接种菌苗、疫苗，使机体主动产生免疫力；在疾病诊断方面，发展多种特异敏感的免疫学诊断方法，广泛应用于 ABO 血型判定、妊娠确诊等方面；在疾病治疗中，包括肿瘤、慢性传染病、超敏性疾病等，可用抗体、细胞因子、体外扩增的免疫细胞及治疗性抗原疫苗治疗，如 PDL-1 抑制剂等单克隆抗体用于肿瘤免疫治疗。

（四）分子生物学

分子生物学是从分子水平研究生物大分子的结构与功能，从而阐明生命现象本质的科学。沃森、克里克于 1953 年提出 DNA 分子的双螺旋结构模型是分子生物学诞生的标志。随着分子生物学的不断发展，其在临床中的应用不断深入，如宏基因检测可以鉴定病原体，帮助医生快速准确地诊断疾病；基因编辑 CRISPR-Cas9 技术可用于修改基因组序列，改变相关功能，为疾病的治疗提供新的思路；分子靶向治疗肿瘤可以在发挥更强的抗肿瘤活性的同时，减少对正常细胞的毒副作用。

（五）医学遗传学

经典遗传学在 20 世纪初取得很大进展，很多遗传病的遗传方式通过家系调查已经查明，但在分子生物学兴起后，人们才逐渐能够在基因层次上探讨遗传病的发病机理。如新一代基因测序即 NGS 技术，已广泛应用在无创产前遗传病检测、遗传性肿瘤综合征（乳腺癌、卵巢癌等）筛查和体细胞突变分析等领域中。通过 NGS 技术分析肿瘤起始、发展和转移阶段基因位点的突变，为肿瘤的分类、预后判断、靶向治疗、耐药性分析提供了更可靠的依据。

（六）营养学

进入 20 世纪后，随着临床医学与营养科学的迅速发展，两个领域的联系更为密切。临床营养学不只是营养缺乏病的防治，也不仅限于疾病的营养治疗，其内涵发生了新的变化。微观层面，临床营养学研究已进入细胞和分子水平，涉及营养因素在发病过程中的机制。宏观层面，形成了营养流行病学、营养免疫学及营养药理学等新概念，试图阐明营养与机体对抗疾病过程中的关系。近年来，入院筛查和营养评估广泛开展，肠内、肠外营养支持在医疗中的作用日益突出，新型营养剂型不断问世。

（七）外科手术学

20 世纪输血、局部麻醉、抗菌药的使用解决了外科治疗的基本问题，外科技术在许多领域突破了传统禁区，扩大了临床治疗的应用范围，脑外科、心血管外科、整形外科等各专业相继独立，有了更快更好的发展。例如，微创外科技术是当今外科领域最具有代表性的发展方向之一，20 世纪 80 年代后图像技术的日新月异推动了微创外科技术的迅猛发展，电子胃镜、电子结直肠镜等纤维内镜的研发与应用，腹腔镜、胸腔镜等腔镜手术的广泛开展，使得外科学进入新的阶段。

（八）器官移植和人造器官

器官移植的早期工作中以 A. 卡雷尔的血管缝合术最为著名，早在 1913 年他就提出把器官取下、培养、移植的观点。其后，异体角膜移植、孪生兄弟间肾移植相继成功，肝移植、肺移植、胰腺移植也先后完成。1967 年，进行了第 1 例人体同种心脏移植手术，由南非外科医生 C. 巴纳德主持。20 世纪 40 年代以来，现代科学技术更是直接进入医学领域，医学与生物学、化学、工程学、电子学等融为一体，出现了生物医学工程学，各种人造器官是其成就之一，如人造心脏瓣膜的应用等。

（九）精神病学

20 世纪初，德国的 E. 克雷佩林（1856—1926）曾用著作和讲演等方式介绍精神病的分类方法，维也纳的 S. 弗洛伊德（1856—1939）创"精神分析"学说，认为精神作用影响潜在意识，性的本能与这种作用有重要关系。1950 年氯丙嗪合成，1952 年 P. 迪莱将其用于精神病患者获得成功，后又发现利血平的疗效，于是精神病治疗进入化学治疗的阶段。20 世纪后半叶，讨论心理与健康和疾病关系的学科，如心身医学及行为医学等相继出现。

四、医学模式演变

医学模式指在医学科学的发展过程和医疗服务的实践过程中，在某一时期形成的健康观和疾病观，是对医学重要观念的总体概括，是人们对待或处理疾病和健康问题的态度或方式，有社会性、普遍性、广泛性、渐进性、稳定性等特点。医学模式演变过程如下。

神灵主义医学模式：是远古时代的医学模式。由于当时的生产力水平极为低下，人们相信"万物有灵"，认为一切都是由超自然的神灵主宰，疾病乃是神灵的惩罚或者是妖魔鬼怪附身，故把患病称为"得"病，对待疾病则依赖巫术驱魔祛邪，或祈祷神灵的护佑、宽恕，而死亡是"归天"是灵魂与躯体分离，被神灵召唤去了。这种模式古老而落后，但仍然影响着当今社会，某些遗迹还可见于某些偏远地区或某些文化中。

自然哲学的医学模式：大约于公元前 3000 年出现，运用朴素的哲理解释了健康和疾病现象，把哲学思想与医疗实践联系起来，以直观的自然现象说明生理病理过程的一种医学模式，如古希腊的"四液体"理论、印度的"三液体"理论、中国的"阴阳五行"理论等。

机械论医学模式：16 世纪，文艺复兴运动兴起，形成了用力与机械运动去解释一切自然现象的机械唯物主义自然观，出现了机械论医学模式，把人比作机器，认为生命活动就是机械运动。机械论对医学发展起到了重要的作用，并把医学带入实验医学时代。但这种模式忽视了生命极其复杂的一面，也忽视了人的社会性和生物特性。

生物医学模式：指建立在经典的西方医学基础上，尤其是细菌论基础上的医学模式。运用生物与医学联系的观点认识生命、健康与疾病，重视疾病的生物学因素，并用该理论解释、诊断、治疗和预防疾病，以及制定健康保健制度。毫无疑问，这种模式对现代西方医学的发展和人类健康事业产生过巨大的推动作用，但其只注重人的生物学指标的测量，忽视了患者的心理、行为和社会性，有很大的局限性和片面性。

生物 – 心理 – 社会医学模式：1977 年，美国医学家 G.L. 恩格尔（1913—1999）提出生物 – 心理 – 社会医学模式，即全面、系统地从生物学、心理学和社会学 3 个方面综合考察人类的健康和疾病问题，克服了生物医学模式忽视人的心理因素和社会因素的局限性，对医疗卫生事业的发展有重大意义：①更能适应医学社会功能的要求。②有利于解决现代医学重大课题。③为医学教育的改革提出了新的方向。④对改进医疗服务和质量有指导意义。

五、循证医学

（一）循证医学的发展简史

1. 循证医学的定义　循证医学（evidence-based medicine，EBM）意为"遵循证据的医学"，又称实证医学，指在临床实践中，医生应该慎重、准确和明智地应用当前所能获得的最佳研究证据，结合医生的个人专业技能和临床经验，从患者的利益出发，考虑患者的价值观和意愿需求，将三者完美地结合，从而制定出个体患者的治疗方案。

实施循证医学的三要素：最佳的研究证据、医生的临床经验和患者的意愿。循证医学实践的基础是患者、医生、最佳证据、医疗环境。

长期以来，传统医学思维大多来自"师带徒"模式，临床医师跟着上级医师学习、记录，通过耳提面命、口传心授的方式获得上级医师的临床经验，在实践时往往根据教科书提供的诊疗方案，以自己获得的临床经验推论和理论知识为基础，听从专家意见，进行决策。这种医学实践模式，很大一部分依赖于主观性极高的经验推理和时效性较差的教材，缺乏严谨的科学研究保证，很有可能造成治疗方案的偏倚，导致无效甚至有害的治疗结局。如 CCB 类（钙通道阻滞剂）降压药硝苯地平曾被广泛用于治疗急性心肌梗死、不稳定型心绞痛和心力衰竭，直到 20 世纪 90 年代人们才在 EBM 理念指导下采用病例对照研究和 Meta 分析否定了短效二氢吡啶类钙通道阻滞剂在急性心肌梗死等心血管疾病中的应用。传统的经验医学缺乏最新、最佳的临床研究证据的指导，也没有充分考虑患者的个体差异性、价值观与意愿，从而很大程度上造成了治疗的片面性、盲目性。

循证医学来源于传统医学，是传统医学的进步和升华，循证医学并不意味着要取代医生的临床技能、临床经验，而是强调对每一个患者的临床决策必须建立在可靠的证据上，这不仅是对科学研究方法的认可和应用，更体现了医生对患者生命的尊重。

2. 循证医学起源　循证医学的产生与临床研究方法学的发展密切相关。

公元前 460～公元前 370 年，古希腊著名学者希波克拉底首次在医学领域引入观察性研究，提出医学成果不仅来自合理的理论，也要依靠综合推理的经验。980～1037 年，阿拉伯医生 Avicenna 提出药物动物实验结果不同于人体用药结果，应当有两种情况的比较和可重复性评价，为循证思维进一步完善提供了思路。960～1279 年，我国宋代《本草图经》提出通过人体实验验证人参功效。1736～1795 年（清朝乾隆时期），我国用"考证"的方法解释儒家理论，是循证思想的萌芽。

1789 年，法国医生 Pierre Louis 反对仅依据中世纪以来的古典理论对患者做出临床决策。他认为对患者个体情况细致地观察才是诊断的关键，并用"数值方法"对观察到的表象进行累积，这是临床医学与统计学的第一次结合。Louis 还提出临床决策的依据应当是亲自观察到的事实，而不是专家意见和医学理论。他的思想和实践深刻影响了当时及以后临床医学的发展，可以认为是循证医学的开端。Louis 还提出，临床决策的依据不应是专家的观点和医学理论，而应该是亲身观察到的事实。他的思想和实践对当时及以后的临床医学发展产生了深刻的影响，可以看作是循证医学的开端。

1816 年，一名军事外科医生 Alexander Lesassier Hamilton 为了评价放血疗法的真实效果，在其博士论文中描述了一项含 366 名患病士兵的大型对照试验，这是目前关于使用交替法产生对照组的最早记载之一。1904 年，丹麦医师 Pearson 通过实验验证接种肠热病疫苗与患者存活率是否存在一定关系，此次研究开创了融合多个研究数据，进行统计学再分析的先例。1948 年，在英国医学研究会领导下开展了世界上第一个临床随机对照试验（RCT），通过该试验，链霉素治疗肺结核的疗效获得肯定。RCT 是临床医学研究新纪元的一个里程碑，也是循证医学证据的主要来源。

20 世纪 50 年代以后，传染病和营养不良等单因素疾病发病率已经大幅度降低，而心、脑血管及自身免疫性相关疾病等多因素疾病开始危及全人类的健康。然而随着生活品质的改善，患者对健康的期望值越来越高，不仅要求疾病的痊愈，还要求恢复原本的功能，提高生活质量。但是单一检查或单一治疗对这类疾病的相关危险因素、病因、诊断、治疗、预后及预防未必能奏效，这就使临床医学界面临空前的挑战。这就要求临床医师不应该仅满足于依靠动物实验、体外实验及个人经验，更要参考从全人类治疗同类疾病的大量临床实践中提取、证实的有效证据，针对临床问题，开展高质量临床研究，寻求新的疗效判定指标，再结合患者需求，做出适合该患者的最佳决策。

20 世纪七八十年代，在 Sackett DL 和 Fletcher 等人努力下，在临床研究和医疗实践中，创造性地将流行病学和医学统计的原理与方法，有机地与临床医学结合起来，发展和丰富了临床研究方法学，创建了现代临床流行病学。根据临床研究依据来处理患者的观念已经形成大样本、多中心的 RCT 取代了以前分散的、个别的观察性研究和临床经验。1976 年，美国心理学家 Glass 首次提出 Meta 分析（Meta-analysis）一词及其统计学分析方法。1979 年，英国内科医师和著名流行病学家 Archie Cochrane 首先提出：应该根据特定病种及疗法，将所有相关随机对照试验放在一起进行综合分析，并随着新的临床试验的出现不断更新，这样就可得出更为可靠的结论。在他的《疗效与效益，健康服务中的随机反映》一书中明确指出："由于资源终将有限，因此应该使用已被证明有明显效果的医疗保健措施"，并特别强调"应用随机对照试验证据的重要性是因为它比其他任何证据来源更为可靠"。Cochrane 的观点很快得到医务工作者的普遍认同，由此将

Meta 分析应用于医学研究。1982 年，累计 Meta 分析概念由英国的 Chalmers 提出，其含义即是将每一项新的随机试验结果累加到已知的针对某病某干预措施的随机临床试验 Meta 分析结果中，从而为完成针对某一干预措施所有高质量 RCT 的系统评价提供了方法学支持。1982 年，国际临床流行病学网（INCLNE）成立。至此，循证医学发展所必需的统计学、文献评价方法学、临床研究设计方法及对人群疾病研究方法学等技术支撑逐步完善，循证医学赖以存在的基础逐渐建立。1987 年，Cochrane 等根据妊娠与分娩的 RCT 结果撰写的系统评价，肯定了糖皮质激素对有早产倾向的孕妇有效，仅此一举，减少了欧洲新生儿死亡率的 30% ～ 50%，从而成为随机对照试验和卫生评价方面的一个真正里程碑，并指出其他专业也应遵循这种方法。

1992 年，循证医学真正诞生，Gordon Guyatt 所领导的循证医学工作组在 JAMA 发表了名为"Evidence-based medicine, A new approach to teaching the practice of medicine"的文章，第一次提出了"循证医学"这一确切的概念，并就如何将这一观念引入临床教学、如何在证据基础上实践循证医学进行了探讨。在此基础上，1993 年一个国际性的循证医学网络在英国成立，这就是 Cochrane 协作网（Cochrane Collaboration，CC），由全世界多个中心作为地区性协调组织，广泛收集 RCT 的研究结果，为所在地的临床研究人员提供技术支持，制作高质量的临床证据，并以之为基础为各类用户提供最佳临床证据；与此同时，不同国家、不同语言的研究人员之间也将以这些中心为平台进行对话与交流，有限的资源通过国际间的合作而得以共享。

20 世纪末，医疗模式从"以疾病为中心"的生物医学模式向"以患者为中心"的心理、社会医学模式转变。一方面，医疗服务的目的不再仅仅是解除病痛、维持生命，还包括恢复功能、延年益寿、提高生活质量、知情选择，保证卫生服务的公平性。另一方面，医疗费用上涨、卫生资源绝对不足、分布不均和使用不当并存，政府部门、医疗单位、医护人员、药厂和保险机构，以及患者和公众都急需能指导自己科学决策、合理配置和高效使用有限卫生资源的科学证据，从而不断促进循证证据的生产、更新、使用和传播，以满足不同层次用户的需求。如今，一切医疗卫生领域包括临床医疗、护理、预防、卫生经济、卫生决策、医疗质量促进、医疗保险、医学教育等无不以研究所取得的科学证据为基础。

3. 循证医学的发展　自循证医学问世以来，合成的证据是循证医学领域的核心证据基础。随着原始研究文献数量的急剧增长，系统评价等数据加工处理技术应运而生，催生了一大批优秀的二次研究文献和循证证据信息源。如 Cochrane 图书馆、循证医学杂志、临床证据、循证医学评价等证据的电子数据库和文字版本，方便第一线的临床医师获取最佳证据。网络、计算机技术的不断发展，使加工好的循证信息能最快、最方便地被全球各地医护人员选择。

CC 是国际公认生产高质量系统评价的独立非营利国际组织，在全球循证医学发展的 20 多年中扮演着重要角色。目前 CC 已发展成为拥有 42 个 Cochrane 国家和地区中心的庞大网络，其系统评价作者包括来自 120 余个国家的研究者、医药卫生人员、患者及对卫生保健感兴趣的人。依靠周密的顶层设计、系统的方法学创新、规范培训合格参加和预注册管理、定期更新和全程质量把关，集全球参与者之力，已完成 6000 余篇高质量的系统评价全文，并在 Cochrane 图书馆 Cochrane 系统评价数据库（cochrane database of systematic reviews，CDSR）集中发表，持续更新。

循证医学的方法和原理正在成为国家政府卫生部门制定疾病指南的可靠参考依据。循证医学在发展过程中衍生了循证外科学、循证内科学、循证儿科学、循证护理等，循证医学与临床各学科相结合，促进了医疗卫生领域的发展。循证医学已成为国内外许多医学院校医学生的必修课，甚至开设研究生课程，并授予硕士、博士学位。世界卫生组织从 2003 年起邀请 Cochrane 协作网的循证医学专家参与循证筛选基本药物目录，循证医学证据和 Cochrane 系统评价结论成为解决争议的最高级别证据。

1997 年 7 月，经原卫生部科教司正式下文批准，中国循证医学 Cochrane 中心在原华西医科大学开始筹建。中国 Cochrane 中心于 1999 年 3 月获得 CC 批准，成为其第 13 个国家中心，也是继巴西、南非后的第 3 个发展中国家中心。中国的循证医学经过 20 多年的发展，已越来越多地影响着卫生决策和医疗实践，已跻身 CC 贡献最大的前 10 个国家，并且在所有发展中国家的贡献中名列第一。中国临床试验注册中心的注册临床试验质量排在国际一级注册机构前列，并创造性地提出和构建了临床研究的全程质量控制体系。中国循证医学中心创办的中、英文循证医学杂志是迄今被 Cochrane 方法学数据库在全球 3 万多种生物医学期刊中系统收录的唯一中文期刊和非英语母语国家主编的英文期刊。这也是我国在与世界前沿的学术竞争中跟进最快、差距最小的少数学科领域之一。

（二）循证医学的目的与核心

1. 循证医学的目的　循证医学有着强烈的临床性，是为了解决临床医疗实践中的难题而存在的，循证医学将通过促进有效措施的应用、减少或防止无效治疗手段进入临床、限制昂贵低效措施，从而不断增加医学实践中有效防治措施的比例，提高服务的质量和效益，有效利用宝贵的医疗卫生资源。从实践循证医学的本身，可将其目的归纳如下。

（1）培养临床医生创新、敬业精神，保持知识的先进性，提高临床医生专业能力。循证医学要求医生以患者为中心和尊重患者本身价值和意愿，通过具体的 EBM 实践，加强医生对最新、最佳医学研究的学习，了解国际学术前沿，从而加以整合，提升临床决策水平。

（2）掌握疾病的病因和发病危险因素的研究进展，有利于对患者进行防病防变宣传教育。可指导健康者预防发病的一级预防；对于已经发病而无并发症的患者，可帮助进行二级预防；对于发病且有并发症的患者，帮助指导三级预防，从而提高全民健康意识。

（3）有利于临床医生为个体患者选择最适合、最可靠、最有效、最实用的治疗方案。

（4）指导临床医生合理选药、用药，最大限度地减少药物不良反应。

（5）掌握有利于患者预后的因素，控制并消除不利因素，改善患者预后情况。

（6）为指南的更新与修订提供依据，促进管理决策的科学化。

2. 循证医学的核心　是寻找最优的临床研究证据。"证据"及其质量是实践循证医学的关键。高质量的证据指来自采用了防止偏倚的措施，确保了实验结果的真实性和科学性的临床研究，包括病因、诊断、预防、治疗、康复和预后等各方面的研究。严格评价证据的真实性、实用性、时效性对提高循证质量非常重要。按研究方法、研究问题、用户需要、获得渠道可将证据进行分类。

证据质量分级随着计算机互联网技术、循证医学的普及经历了由"旧五级"到"新五级"再到"新九级" 3 个阶段，目前采用的是牛津大学循证中心的"新九级"分法。

（1）专家意见　是借助业内数个专业人士的意见获得预测结果的方法。在反复征求专家意见的基础上，经过客观分析和多次修改，逐步使各种意见趋于一致。

（2）病例报告和病例系列　病例报告是有关单个病例或 10 个以下病例的详尽临床报告，是对罕见病进行临床研究的主要形式。病例报告至今仍是研究临床医学重要方法之一。艾滋病、莱姆病等也是通过首次病例报告，才逐步认识的。

病例系列分析是对发生在一个相当短的时期中，单个病例报告的集合描述与分析。例如，人们对 AIDS 流行病学特征和临床诊断的早期认识，就是病例系列分析最好的应用案例。早在 1981

年，美国洛杉矶市报道5例有关肺孢子虫引发的呼吸道感染，经深入观察，该5例患者是同性恋者，他们真正的疾患是艾滋病。后经严格的监测与研究，阐明艾滋病与同性恋密切相关。病例报告和病例系列没有对照组，不能做因果推断，结果混杂性较高、结果可推广性较低。

（3）病例对照研究 是从现在是否患有某种疾病出发，回溯过去可能的原因（暴露），是从"果"推求"因"的研究，故又称回顾性调查、回顾性研究。它是以确诊患某种病的患者作为病例，以不患该病但在与该病相关因素方面和病例组相似的人作为对照，收集既往危险因素暴露史，测量并比较两组各因素的暴露比例，经统计学检验暴露因素与疾病之间是否存在统计学关联，进而建立因果假说。病例对照研究往往存在选择偏倚、回忆偏倚，暴露与疾病先后关系难判断，且不能计算发病率。

（4）队列研究 是一种从"因"观"果"的研究，对一群人在某种病尚未明显发生前，对某个（或某些）可能起病因作用或保护作用的事件的后果进行随访监测。它将特定人群分为暴露于某因素与非暴露于某因素的两种人群或不同暴露水平的几个亚群，追踪观察各自的发病结局，从而判定暴露因子与发病有无因果关联的观察性研究方法。

（5）全或无病例系列

1）"全"的病例系列/报告：指在没有采用此种治疗方法之前，"全部"患者都会发生某不良结局，如死亡，而采用此种治疗方法之后，一些患者生存下来。如肺炎在青霉素出现前被视为绝症，而大多数病例则因青霉素的投入使用，转危为安，得以存活。

2）"无"的病例系列/报告：指在使用此种治疗方法之前，一些患者因病死亡，而使用此种治疗方法之后，无一患者因该病而死亡。

（6）随机对照试验 将研究对象随机分组，对不同组实施不同的干预，以对照不同的效果，是目前公认的防治性研究偏倚可能性最小的设计方案。通过随机，均衡干扰因素的影响，使试验组和对照组具有可比性，能够使总体的每一个观察单位都有同等的机会被选入样本中来，并有同等的机会进行分组（这里的总体是符合根据假设规定的入选标准的有限总体），从而避免主观安排带来的偏性。

（7）RCT的系统综述 高质量的RCT系统综述或高质量的随机对照临床试验结论，是循证医学最高级别的证据，经常作为权威临床指南最重要的证据基础。但是仍有必要将数个RCT进行系统综述和Meta分析，原因如下。

1）海量信息需要整合：美国国立医学图书馆制作的Medline文献数据库，每年有近40万条医学文献。中国生物医学文献数据库每年有16万条文献量。世界上与医学有关的光盘数据库还有《荷兰医学文摘》《化学文献》《美国科学引文索引》《美国生物学文摘》等。大量的信息需要归纳、整合，以充分获得所需研究成果。

2）避免"只见树木、不见森林"：针对同一问题的研究结果，也常因为存在抽样误差、研究对象间的差异、设计不同等方面因素的影响，导致其不一致，若仅参考一个或几个研究结果就制定决策，可能会出现只见树木、不见森林的情况，最终导致决策失误。系统综述是根据预先提出的某一具体临床或预防问题，收集全部相关的研究结果，并进行选择和评估，从而得出科学、综合的结论。

3）克服传统文献综述的缺陷：传统的文献综述往往是定性的，且依赖于综述者的主观分析，注重结果统计学上是否有意义。系统综述和Meta分析克服其缺陷，对同一问题可提供系统的、可重复的、客观的定量综合方法；通过对同一主题多个小样本研究结果的综合，提高原结果的统计效能，解决研究结果的不一致性，改善效应估计值；可回答原来各研究未提出的问题。

4）连接新旧知识的桥梁：在没有系统回顾已有的研究前就着手一项新的研究，就有可能做已经有答案的研究。设计新研究时，应该充分了解前人曾做过什么研究，毫无疑问，系统综述是连接新旧知识的桥梁。

（三）循证医学对临床医学的影响

1. 促进医疗决策科学化，避免乱防乱治、浪费资源。
2. 促进临床医学教学培训水平的提高，培训素质良好的人才，紧跟科学发展水平。
3. 发掘临床医学难题，促进临床医学科学研究。
4. 提供可靠的科学信息，有利于卫生政策、决策科学化。
5. 患者参与决策，监督医疗。
6. 医疗事故举证责任倒置：医师如何依法规范行医，循证保护自己。

第三节 临床医学的构成与特点

一、临床医学的构成

临床医学是研究疾病发生、发展规律，并运用一定的技术手段诊断与治疗疾病，判断预后，促进人体健康的学科，是直接面对疾病、患者，对患者直接实施治疗的学科。临床即"亲临病床"之意，侧重医学实践活动。临床医学由一系列二级学科构成，包括内科学、外科学、妇产科学、儿科学、耳鼻咽喉科学、眼科学、传染病学、急诊医学、老年医学、全科医学等，部分学者专家认为诊断学基础属于临床基础学科，也应当纳入临床医学。

（一）内科学

内科学是临床医学的重要组成部分，是研究各种疾病的病因与流行病学、发病机制、诊断方法、并发症、治疗措施和预防的临床医学。它所论述的内容在临床医学整体的理论和实践中具有普遍意义，是临床医学各科的基础学科，整体性强，涉及面广，其范围包括呼吸系统、循环系统、消化系统、泌尿系统、血液系统、内分泌系统及代谢性、营养性、风湿性、神经系统等常见疾病，以及理化因素所致疾病。目前，随着基础理论与医疗技术的快速发展，内科学涵盖的内容也在不断地更新、扩大与发展，与前文相对应地细化成许多专科，如心血管病学、呼吸病学、消化病学、肾病学、血液病学、内分泌病和营养代谢病学、神经病学等。部分原属于内科学范围的学科，如传染病学等，因具有一定的特性，已独立分出。

（二）外科学

外科学是医学科学的一个重要组成部分，其范畴随着时代的迁移，也在发生不断的变化。在古代，外科学仅限于一些皮肤表面的疾病和外伤；如今，随着人们对人体各系统、各器官发病的病因与病理的全面认识，加之诊断手段与外科治疗技术的改进迭代，外科学的范畴也包括了许多内部的疾病。按病因可将外科疾病分为创伤、感染、肿瘤、畸形和其他性质的疾病5类。外科学在范畴上是相对于内科学而言，外科一般以需要手术或手法为主要疗法的疾病为对象，而内科一般以应用药物为主要疗法的疾病为对象。然而，外科疾病也不是都需要手术的，常是在一定的发展阶段才需要手术。以化脓性感染为例，最初多先以药物治疗，当脓肿形成时才需要切开引流。

而一些内科疾病在发展到某一阶段也需要手术治疗，如消化性溃疡，有穿孔或出血等严重并发症时常需要外科的手术治疗。部分原来认为应当手术的疾病，现在可采用非手术治疗，而原本不能手术的疾病，现已存在有效的外科治疗方案。近年来，由于内镜诊疗技术与介入放射学的日臻成熟，外科与内科更趋于交叉。由于外科学在深度与广度方面的深入挖掘，外科学向专业化发展已成为必然。如按身体的部位可分为头颈外科、脑外科、心外科、骨科、腹外科、泌尿外科等；或按疾病的性质分为整形外科、肿瘤外科、血管外科、内分泌外科；按患者的年龄又可分为小儿外科、老年外科；按照术式又有显微外科、腔镜外科、移植外科等。

（三）妇产科学

妇产科学是专门研究女性生殖系统生理、病理变化及生育调控的一门临床医学学科，其组成包括妇科学和产科学。妇科学是一门临床医学学科，主要研究女性非妊娠期生殖系统生理和病理改变，并对病理改变进行预防、诊断和处理。其组成通常包括妇科学基础、女性生殖器炎症、女性生殖器损伤和发育异常、女性生殖器肿瘤、女性生殖内分泌异常及其他特有疾病、计划生育等。产科学是一门研究在妊娠期、分娩期及产褥期全过程中的孕产妇、胚胎及胎儿所发生的生理和病理变化，并对病理改变进行预防、诊断和处理的临床医学学科。其内容主要包括产科学基础、生理产科学、病理产科学和胎儿医学。围产医学是一门交叉学科，专门研究围产期孕妇、胎儿及早期新生儿的监护及其病理改变的预防、诊断和处理。母胎医学概念的出现，使产科学从以母体为中心的理论体系转向母胎统一管理的理论体系。

（四）儿科学

儿科学的研究对象是自胎儿至青春期的儿童。儿科学是一门研究小儿生长发育规律，提高小儿身心健康水平和疾病防治的医学科学。儿童的生理、病理等方面都与成人有所不同，而且具有动态的特点。儿科学的任务是不断探索儿科医学理论并在实践中总结经验，提高疾病防治水平，降低儿童发病率和死亡率，增强儿童体质，保障儿童健康，提高中华民族的整体素质。随着医学研究的进展，儿科学也不断向更深入、专业的三级学科细化发展，同时也不断派生出新的专业。儿科学的三级学科分支类似内科学，主要以系统划分，如呼吸、消化、循环、神经、血液、肾脏、内分泌等，此外还有传染病和急救医学等特殊专业。小儿外科学则为外科学范畴内的三级学科。新生儿医学和儿童保健学是儿科学中最具特色的学科，其研究内容是其他临床学科极少涉及的方面。

（五）神经病学

神经病学是研究中枢神经系统、周围神经系统及骨骼肌疾病的病因及发病机制、病理、临床表现、诊断与鉴别、治疗及预防、康复等方面的一门临床医学学科。神经病学是神经科学中的一门临床分支，并与其他分支相互渗透、相互促进。近年来，神经组织胚胎学、神经解剖学、神经定位诊断学、神经生理学、神经生物化学、神经病理学、神经药理学等迅速发展，成为防治神经系统疾病的理论基础。近代科学技术的特殊辅助检查的发展，有可能更准确及时地确定疾病部位和性质。在防治方面，除了应用各种传统和近代的内科治疗外，外科手术也日益发展，促使临床神经病学又形成神经内科学和神经外科学两个分支，神经病学又与其他临床学科交叉、融合，相互渗透，形成新边缘学科，如神经眼科学、神经耳科学、神经内分泌学等，从各个学科的角度加深对神经系统疾病的研究。

（六）传染病学

传染病学目前已从内科学中分离出来，是研究各种传染病和寄生虫病在人体内、外环境中发生、发展、传播、诊断、治疗和防治规律的一门学科。其重点在于研究这些传染病的临床表现、诊断依据与鉴别、治疗方法和预防措施，同时兼顾流行病学的研究，以求达到治病救人、防治结合的目的。

（七）急诊医学

急诊医学以现代医学科学的发展为基础，以临床医学的救治措施为手段，是一门综合性临床医学学科，涉及院前急救、院内急诊、急危重症监护、现场急救（first aid）、创伤急救、急病（症）救治、心肺复苏、急性中毒、理化及环境因素损伤，以及相关学科的理论和技能，皆包含在其学科范畴中。急诊主要针对不可预测的急危病（症）、创伤、意外伤害及心理急症，进行初步评估判断、急诊处理、治疗和预防，或对人为及环境伤害给予迅速的内、外科治疗及精神心理救助。急诊医学的产生与发展是医学科学进步和社会需要两个重要因素促成的。尽管作为一个学科，急诊医学存在时间并不很长，但急诊作为一种医疗现象却是和临床医学与生共存的。生存的本能使人们一开始就认识到，在患了急性病或受了意外创伤时，需要立刻找医师诊治，以减少病情和阻止病情的进一步发展。

（八）诊断学

诊断学是为医学生在学习了基础医学，包括解剖学、生理学、生物化学、微生物学、组织胚胎学、病理生理学及病理学等课程之后，过渡到临床各学科的学习而开设的一门必修课。诊断学是研究如何运用诊断疾病的基础理论、基本知识、基本技能和诊断思维对患者提出诊断的一门学科。诊断是临床医学最根本的任务之一，也是临床医生必备的一项基本技能，是预防和治疗疾病的前提。"临床医学首重诊断"。诊断学的主要内容包括采集病史、常见症状、体格检查和常见体征、实验室检查和辅助检查，以及病历书写、临床常用诊疗操作和临床诊断思维等。根据其取得资料的不同，可分为症状诊断、体检诊断、实验诊断、生物电流诊断、超声波诊断、X 线诊断、放射性核素诊断、内镜诊断、手术诊断和试验治疗诊断等。只有将这些方法有选择地相互配合使用，才能得出比较确切的诊断。综上，诊断学是一座连接基础医学与临床医学的桥梁，是学习掌握临床医学各学科的基础，也是打开临床医疗工作大门的一把钥匙。

临床医学内的其他数个学科内容，在本书的各章节中都有详细谈及，此处不再详述。以上各学科之间虽独立分科，有各自的独立性与整体性，但它们之间却又相互密切联系，相互影响，相互促进。此外，限于篇幅，还有一定数量的疾病未收入本书之内，学生应参考有关专著，以扩大知识面。

二、临床医学的特点

（一）注重个体化

人体有个体差异，患者的个性寓于疾病的共性之中，每一个患者身上的疾病表现都有所不同。个体化治疗是临床医学的主要特点之一。

随着人类生命的延长、生活质量的提高，人们对医学的期望值也越来越高。患者首先是人，除了生物学的个体性之外，还具有人的社会性，有社会、经济、文化在内的非生物学方面的个体性。不同的疾病，患者感受不同；同类疾病，由于患者的脾气、性格、心理、家庭环境和社会环境等不同，患者的感受亦存在差异，诊断的难度和治疗的效果也会有所不同。临床医学遵循因人制宜的思想，充分注重个体差异性，从预防和治疗的角度出发，制定有针对性、安全性和有效性的个体化治疗方案，达到延缓或治愈疾病的目的。

（二）分化与综合

随着医学发展的深入，医学科学越分越细，亚专科层出不穷，一切有助于诊断、治疗和预防疾病的物理学、化学和生物学知识和技术，都会成为医学的内容。精细分科与多科综合的辩证统一，是现代临床医学的主要发展特点之一。医学各学科之间，医学与社会学、自然科学等多学科之间相互渗透，以提高临床服务质量，发挥专业特长和优势。

我国医疗卫生体系下，分化与综合并重对于保障医疗卫生服务具有重要意义。如胸痛、卒中、创伤、危重孕产妇救治、危重儿童和新生儿救治五大中心的建立，推动医疗机构内部实现各中心相关专业的统筹协调，为患者提供了医疗救治绿色通道和一体化综合救治服务，提升了医疗救治质量和效率。探索基层医疗卫生机构与上级医疗机构设立慢性病联合门诊，开展常见慢性病的治疗、预防和康复，以促进医疗服务的连续性。

三、医务工作者的临床素养

以健康中国建设为中心，医务工作是为人民健康服务的一项崇高事业。

历史上就曾将良医与良相并提。好医生受群众欢迎和信任，受医务界的爱戴。《大医精诚》是《备急千金要方》中论述医德的重要篇章，被誉为"东方的希波克拉底誓言"。"诚"强调的就是医生要有高尚的医德。医师应当坚持人民至上、生命至上，发扬人道主义精神，弘扬敬佑生命、救死扶伤、甘于奉献、大爱无疆的崇高职业精神，恪守职业道德，遵守执业规范，提高执业水平，履行防病治病、保护人民健康的神圣职责。"精"是对医术追求卓越、精益求精。不仅仅是掌握医学专业知识，更包括有效沟通、信息管理、批判性思维和研究多方面的能力。

"树立敬业精神，遵守职业道德，履行医师职责，尽职尽责为患者服务"和"努力钻研业务，更新知识，提高专业技术水平"是新时代对于医疗健康职业精神、业务专业能力的法定要求。

第四节　临床医学的地位与作用

一、临床医学的地位

（一）临床医学与中国卫生体系

我国卫生体系主要由卫生筹资体系、卫生服务提供体系和卫生监管体系构成，各子系统相对独立又相互联系。2012到2022年的十年时间，我国医疗卫生服务资源总量持续增长，医疗技术能力和医疗质量水平持续提升，建成了世界上规模最大的医疗卫生体系，为人民健康提供了可靠保障。自2009年以来，中国着力建设覆盖城乡居民的基本医疗保障体系，截至2021年底，我国基本医疗保险项目已覆盖超13亿人。医疗卫生服务提供体系主要依靠公立医院（含中医院）和其他公立卫生机构，同时私立部门作为公共筹资和服务提供的有益补充。

我国卫生服务提供体系主要包括公共卫生服务提供体系和医疗服务提供体系，其中公共卫生服务组织包括疾病预防控制、妇幼卫生保健、健康教育、卫生信息、卫生监督管理等机构；医疗卫生服务组织体系包括省、市、县三级医院和基层医疗卫生服务机构。

医疗服务体系分为农村和城市医疗卫生服务提供体系。医疗卫生服务体系总体上以公立医疗卫生机构为主，非公立医疗卫生机构也在其中扮演着重要角色。农村医疗卫生服务体系以县级医院为龙头，乡镇卫生院和村卫生室为基础。县级医院为县城内的医疗中心，主要负责基本医疗卫生服务及危急重症患者的抢救，并承担对乡镇卫生院、村卫生室的业务技术指导和培训；乡镇卫生院负责开展常见病、多发病的诊疗服务，并承担对村卫生室的业务管理和技术指导；村卫生室承担一般疾病的诊治工作。乡镇卫生院和村卫生室共同承担农村居民的基本公共卫生服务。城市医疗卫生服务体系是以社区卫生服务机构为基础、以城市医院为依托，分工协作，共同推进的医疗卫生服务体系。社区卫生服务机构承担城市居民基本公共卫生服务，即一般常见病、多发病的初级诊疗服务和康复服务，发挥健康"守门人"职责。城市医院和社区卫生机构建立分工协作机制，城市医院通过技术支持、人员培训等方式，带动社区卫生持续发展。国家级、省级和市级的大型综合型医院承担城乡居民危急重症和疑难杂症的诊疗、医学教育和科研等方面的职责。此外，中国的医疗服务体系还包括中国传统医学服务体系，包括中医、蒙医、藏医等民族传统医学。中医医疗服务体系主要由国家级、省级、市级、县级公立中医院和综合医疗机构的中医科室组成，非公立中医医疗机构也占有一定的比例。

2023 年 3 月，中共中央办公厅、国务院办公厅印发《关于进一步完善医疗卫生服务体系的意见》，以习近平新时代中国特色社会主义思想为指导，深入贯彻党的二十大精神，总结新冠疫情防控经验，对进一步完善医疗卫生服务体系提出了一系列要求和举措，着力促进优质医疗资源扩容和区域均衡布局，发展公共卫生和基层服务等薄弱环节，加强机构管理和分工协作，优化服务流程，对于解决群众看病就医的急难愁盼问题，满足群众全方位、全周期健康需要，促进卫生健康事业高质量发展，推进健康中国建设具有重要意义。

公共卫生服务体系主要包括疾病控制机构、妇幼保健机构、卫生监督机构、精神卫生专业机构等。上述机构一般分为国家、省、市、县四级，乡镇和村级不单独设置，相关职能整合在相应级别的医疗卫生机构中，如乡镇卫生院、村卫生室等。其中，疾病预防控制机构指实施疾病预防控制与职业、放射、环境、学校卫生等公共技术管理和服务的专业机构，包括疾病预防控制中心、口腔疾病、精神疾病等各类专业防治站（所）等。妇幼保健机构是主要为妇女儿童提供预防保健等公共卫生服务的专业机构。卫生监督机构主要承担食品与医疗市场、传染病等的卫生监督工作。精神卫生专业机构主要承担精神障碍疾病的预防、治疗、管理、技术支持与指导工作。

（二）临床医学与医院

在中国，医院是三大类医疗卫生服务机构之一（其余两类为基层医疗卫生机构、专业公共卫生机构）。中国的医院既提供住院服务，也提供门诊服务。由于中国的医疗卫生服务体系目前尚没有建立完善的守门人制度和双向转诊制度，因此，医院也提供基本医疗卫生服务。根据医院服务针对的人群和疾病类型，医院包括综合医院和专科医院，综合医院提供针对各类人群和各类疾病的综合的医疗服务，专科医院则提供某些专科的服务，比如儿科医院、耳鼻喉科医院、妇产科医院、口腔医院等。

中国的医院包括西医医院和传统医学医院。大多数医院提供西医服务，除此之外，在每一座城市和县城都有一所中医医院提供中医服务，在少数民族地区，也存在其他传统医学，如藏医院、蒙医院等。根据所有制的不同，医院分为公立医院和私立医院，目前公立医院是中国医院的主体，私立医院也在近些年取得了一定的发展，大多数私立医院为营利性医院，也有一部分为非营利性医院。从 1989 年开始，中国对医院实施分级管理制度。根据医院的规模和功能，分为 3 级。

一级医院：是直接向一定人口的社区提供预防、医疗、保健、康复服务的基层医院、卫生院。一级医院的床位数为 20～99 张，承担的主要功能：①预防保健：社区卫生防疫工作、妇幼保健工作、计划生育手术和计划指导工作、健康教育等。②医疗服务：社区内常见病、多发病的门诊住院诊治，普及急救知识与技术，社区康复医疗等。③卫生行政管理：目前这一类医院大多数被称为基层医疗卫生机构。

二级医院：是向多个社区提供综合医疗卫生服务和承担一定教学、科研任务的地区性医院。二级医院的床位数为 100～499 张，承担的主要功能：①医疗卫生服务：对社区提供全面、连续的医疗、护理、预防保健和康复服务。②与医疗相结合开展教学、科研工作。③指导地区内基层医疗机构做好社区治疗、预防保健、康复和精神卫生等工作。

三级医院：是向几个地区提供高水平专科性医疗卫生服务和执行高等教学、科研任务的区域性以上医院。三级医院的床位数为 500 张以上。承担的主要功能：①提供专科的医疗服务，解决危重疑难病症，接受二级转诊，对下级医院进行业务技术指导和人才培训。②完成培养各种高级医疗专业人才的教学和承担省以上科研项目的任务。③参与指导一、二级预防工作。

无论哪一级的医疗机构，临床医学均是医务人员发挥主导诊断、治疗作用的有效武器，是医疗行为的核心要素。

二、临床医学的作用

临床医学是医学科学中研究疾病的诊断、治疗和预防的各专业学科的总称。它根据患者的临床表现，从整体出发，结合研究疾病的病因、发病机制和病理过程，进而确定诊断，通过治疗和预防以消除疾病、减轻患者痛苦、恢复患者健康、保护劳动力。临床医学是直接面对疾病、患者，对患者直接实施治疗的科学，重点在诊断与治疗疾病。医生是医疗活动的主体，被誉为生命健康的守护者，主要工作内容为诊疗活动。诊疗主要包括诊断、治疗，指通过各种检查手段，使用药物、器械及手术等方法，对疾病做出判断，达到消除疾病、缓解病情、减轻痛苦、改善功能、延长生命的目的，并帮助患者恢复健康的活动。

临床医学的性质既属于应用科学，又不是单纯的应用科学，不只是应用已知的知识和理论解决临床问题，更多的是在复杂的情景下，直面临床问题，在未知中探索、决策，努力减少未知因素的影响，设法达到治病救人的目的。

第五节　临床医学的发展趋势

21 世纪已经迈入第 3 个十年，医学同人类社会一样，进入高科技时代。临床医学的发展趋势可能会聚焦以下方面。

一、分子生物学与基因技术

生命科学依然是临床医学的研究热点，分子生物学将对医学的发展继续起主导作用，并与生物技术、生物医学工程等学科结合，形成多学科联动，带动医学各领域的发展，加速预防、诊断、治疗等的更新。应用基因技术诊断与治疗疾病也将得以普及，通过基因检测可以迅速诊断疾病，通过修补与更换损伤的基因，可以预防和治疗疾病。信息学、生物信息学也将改变医学工作的方式。

"2015 清华大学精准医学论坛"提出：精准医学"集合现代科技手段与传统医学方法，科学认知人体机能和疾病本质，以最有效、最安全、最经济的医疗服务获取个体和社会健康效益最大化的新型医疗"。简言之，精准医学即是根据个体情况量身定制个性化治疗方案。精准医学模式为"个性化医疗"+ 遗传检测 + 靶向治疗。精准医学已经广泛应用于肿瘤靶向治疗和遗传病诊断，通过基因测序找到肿瘤患者基因突变的靶标，给予靶向药物，监控相关肿瘤标志物的变化，结合高分辨影像学检测，精确跟踪治疗效果，并随时调整方案。对于基因突变的患者，精准治疗甚至可以代替传统的"地毯式"放化疗，不仅明显提高治疗效率，还可避免严重的放化疗毒副反应。例如：吉非替尼是一种选择性表皮生长因子受体（EGFR）酪氨酸激酶抑制剂，可抑制肿瘤细胞生长、加速肿瘤细胞凋亡，用于 EGFR19/21 外显子突变的中晚期非小细胞肺癌患者，可显著改善患者的生存质量。

二、互联网 +、大数据与临床

随着计算机网络技术的发展，信息化管理已在医院广泛开展，电子病历、电子医嘱、电子处方等现代化办公手段已在临床广泛应用；数字化门诊系统、数字化医技系统、数字化病房医疗护理系统、数字化社区信息系统等已初具规模。

"互联网 +"指利用新型互联网技术来促进传统行业的发展，不仅是传统行业本身技术和业务的创新，更是与互联网的深度融合。"互联网 + 医疗"的具体形式包括移动医疗、远程医疗、电子病历、医疗信息数据平台、智能可穿戴医疗产品、信息化服务等。

互联网、云计算、超强生物传感器、基因组测序等创造性力量喷涌而出，爆炸的数据通过云服务集群实现无限大的计算存储能力，这些来源多样、类型多样、具有潜在价值的数据群称"大数据"，将在医学的各方面，诸如临床研究分析、临床决策制定、疾病转归预测、个体化治疗、医疗质量管控等方面发挥巨大的作用。部分研究者认为，大数据时代医生的日常诊疗已伴随产生大量患者信息数据，如果与他们的基因组学相结合，与他们的其他个人资料相结合，利用信息分析技术，完全可以产生有相当价值的医学信息，甚至可以部分替代传统的医学研究模式。

三、人工智能应用于临床

人工智能指探索用计算机模拟人的智能，让机器像人一样认知、思考、学习和工作。人工智能（artificial inteligence，AI）是计算机科学的一个分支，研究、开发用于模拟、延伸和扩展人类智能的理论、方法、技术，研究目的是了解人类智能的实质，并设计制作出与人类智能相似的机器。该领域的研究包括机器人、语音识别、图像识别、自然语言处理、机器学习和专家系统等。人工智能的科学研究经历了 60 多年的漫长探索，21 世纪后，由于云计算、大数据等软硬件技术的发展，人工智能的研究和应用进入空前高潮，正在掀起人类历史上的一场新的革命性变化，也将对医学产生革命性影响。人工智能在医疗领域的应用包括人工智能辅助诊疗、人工智能辅助影像技术、智能医疗导诊专家系统、人工智能辅助药物挖掘研发、智能健康管理（诸如疾病风险识别、虚拟护士助理、精神健康顾问、远程在线问诊、健康干预、基于精准医学的健康管理等）。目前，人工智能辅助诊疗和人工智能辅助影像技术是最成熟、最突出的实例。人工智能用于医学诊疗中，让计算机对专家医生的医疗知识和经验积累进行"深度学习"，模拟医生的思维和诊断推理，从而提供可靠性较高的诊断和治疗方案。人工智能诊疗系统融合了知识图谱、自然语言处理、认知技术、自动推理、机器学习、信息检索等技术，大数据搜集、分析、评价，快速给出诊疗决策。目前，世界上最成熟的医疗系统，可以在 17 秒内阅读 3469 本医学专著、248000 篇论文、69 种治疗方案、61540 次实验数据、106000 份临床报告，每天跟进 5000 项最新的医学研究成果，同时能够正常接诊。美国多家医院使用其提供辅助诊疗服务，服务的临床病种包括乳腺癌、肺癌、结肠癌、前列腺癌、膀胱癌、卵巢癌等多种癌症。2017 年世界癌症日（2 月 4 日），该医疗系统第一次在我国"出诊"，仅用 10 秒就开出了癌症处方。

四、新型医用材料的应用

科技在进步，社会在发展，医用材料对人类疾病的治疗、康复起着越来越重要的作用。如生物材料作为医学材料革命的关键领域，使用生物材料可以制作医疗设备、人工器官、移植物等所有与人体接触的人造材料。近年来，人工智能技术的应用和新材料的研发，已经为生物材料领域带来了许多新进展。如 3D 打印技术和新型仿生材料的出现，使得制作假肢和人工器官的效果显著提高。未来生物材料领域的发展将会趋向于更多的定制化制造，实现个体化医疗的目标。如纳米材料是一种材料学中的新兴领域，具有很多天然材料所不具备的特质——高强度、高导电性、高热稳定性等，这些特质让纳米材料拥有广泛的应用领域，还有仿真材料、智能材料等。新型材料的应用推动了医疗领域的发展，推动了医学材料革命的进步。

五、转化医学与临床

20 世纪后半段及 21 世纪初，临床医学的基础研究已取得长足进步，但人们却产生这样的疑惑：发表了那么多高质量的论文，发现了那么多关于人类自身的新知识，为什么疾病依旧肆虐、病痛仍未解除？转化医学概念由此诞生。转化医学又称转换医学，它不是新兴的单一学科，而是一种状态、一个平台，甚至是一种理念，是将基础医学研究与临床治疗连接起来的一种新思维方式。转化医学倡导以患者为中心，从临床工作中发现和提出问题，由基础研究人员进行深入研究，然后再将基础科研成果快速转向临床应用，基础与临床工作者密切合作，以促进基础研究、提高医疗水平、解决健康问题。药物研发、分子诊断、医疗器械、生物标志物、样本库等都属于转化医学的范畴。

六、整合医学与临床

世界上的许多国家均存在多种医学学说。例如在我国，中医、西医并存，中医关注脏腑、经络学说，西医目前仍以分科为基础。随着老龄化社会的到来，老年患者数量呈井喷式增长，他们往往同时患有多种疾病，多种病理机制共同作用，使疾病的诊断和治疗难度明显增加，整合医学应运而生。整合医学指在理念上实现医学整体和局部的统一，整合医学的观念与中医整体观不谋而合，在策略上以患者为核心，在实践上将各种防治手段有机融合。整合医学将各领域最先进的知识理论和临床各专科最有效的实践经验，根据社会、环境、心理进行调整，使之成为更加适合人体健康和疾病治疗的新的医学体系。整合医学的核心是团队合作、多科合作，全程关注。对慢性病患者，如原发性高血压患者，医生不仅要提供单次就诊意见，给予降压治疗处方，还需要了解患者的遗传背景和生活方式，评估心、脑、肾等多处靶器官的状态，全程指导疾病二级预防；随着患者疾病状态的变化，医生随时给予诊疗方案变更，推荐患者接受其他专科诊疗。

七、医学观念的转变

未来医学的任务将从以防病治病为主逐步转为以维护和增加健康、提高人的生命质量为主。医学的对象将从以患者为主的模式逐步转变成为面向整个人群的模式。整个社会卫生资源将重点分为两极，即社区医学服务与医学中心。医学工作的范围将从"出生到死亡"扩展到"生前到死后"。

习近平总书记指出："现代化最重要的指标还是人民健康，这是人民幸福生活的基础。把这件事抓牢，人民至上、生命至上应该是全党全社会必须牢牢树立的一个理念。"

复习思考题

1. 疾病的转归有哪些？
2. 健康的定义是什么？
3. 躯体健康的标准有哪些？
4. 何谓循证医学？循证医学对临床医学有哪些影响？

第二篇
诊断学基础

第一章

诊断学概论

扫一扫，查阅本章数字资源，含PPT、音视频、图片等

诊断是指通过对就医者的病情了解及各种检查手段的结果分析，对疾病的原因、部位、性质及功能改变所做出的判断。诊断学是研究诊断疾病的基本理论、基本技能和临床思维方法的学科，是基础医学与临床医学之间的桥梁课程，是临床各专业的基础学科。

诊断疾病是一个复杂的医疗过程，其最终目的为明确疾病的部位与性质，为临床治疗提供准确的依据。诊断学主要包括以下内容。

1. 病史采集 即问诊，是通过与就医者或病史知情者交谈，以获取病史资料的诊断方法。获取病史资料的可靠程度，建立良好的医患关系，对进一步的临床诊治工作十分重要。

2. 症状诊断 症状指疾病作用于机体，导致生理功能发生异常时，患者主观感受到的异常或不适，如头痛、恶心、胸闷、心悸等。症状是通过问诊获取的，具有一定的主观性。

3. 检体诊断 检查者应用自己的感官或借助于一定的检查工具，对被检查者进行检查，称为体格检查，基本方法包括视诊、触诊、叩诊、听诊、嗅诊，操作具有很强的技艺性。通过体格检查来了解被检查者的身体状态，获取诊断依据的诊断方法，称为检体诊断，是临床最基本的诊断方法，具有重要的临床诊断价值。体格检查的异常发现称为体征（sign），指疾病致体表、内在结构发生异常，通过体格检查获取的客观存在的异常表现，如黄疸、肝大、脾大、心脏杂音等。体征较症状更具有临床诊断价值。

4. 实验诊断 是指通过生物学、化学、免疫学、血液学、细胞学、病理学等实验室方法，对人体的血液、体液、分泌物、排泄物或组织标本进行检验，以获取病原体、病理变化及脏器功能状态等资料的诊断方法。

5. 器械检查 借助于一定的医疗仪器进行疾病诊断的方法，如心电图、肺功能、内镜检查等。

6. 影像学诊断 应用成像技术诊断疾病的方法，包括超声诊断、放射诊断、放射性核素诊断等。

7. 病历书写与诊断方法 病历是医务人员在医疗活动过程中形成的文字、符号、图表、影像、切片等医疗资料总和，包括门（急）诊病历和住院病历，是具有法律效力的医疗档案。病历书写是对问诊、体格检查、辅助检查、诊断、治疗、护理等医疗活动所获得的资料，进行归纳、分析、整理形成医疗活动记录的行为。诊断的四个重要步骤：①调查研究、搜集资料。②分析判断、整理资料。③推理判断、提出诊断。④反复验证、确定诊断。诊断内容包括病因诊断、病理解剖诊断、病理生理诊断、疾病的分型与分期及并发症诊断、伴发疾病诊断。

复习思考题

一、名词解释

症状 体征 实验诊断 检体诊断

二、问答题

1. 简述诊断学的内容。

2. 诊断的四个重要步骤是什么?

扫一扫，查阅本章数字资源，含PPT、音视频、图片等

第一节 发 热

正常人体温在体温调节中枢的控制下，呈产热与散热过程的动态平衡，并保持相对恒定。人体在致热原的作用下或各种原因导致体温调节中枢功能障碍，使机体产热大于散热而致体温升高超过正常范围，称发热。

正常人体温（腋测法）一般在 36 ～ 37℃，各种因素会影响体温，正常情况下，24 小时内体温波动不超过 1℃。

【病因和分类】

发热依据病因的不同，分为感染性发热与非感染性发热，临床上以前者多见。

（一）感染性发热

各种病原体如细菌、病毒、真菌、支原体、衣原体、寄生虫等的感染。

（二）非感染性发热

1. 血液病　如白血病、淋巴瘤、恶性组织细胞病等。

2. 结缔组织疾病　如系统性红斑狼疮、皮肌炎等。

3. 变态反应性疾病　如风湿热、血清病、药物热等。

4. 内分泌与代谢疾病　如甲状腺功能亢进症、严重脱水等。

5. 其他　如心肌梗死、脑出血、大手术后、广泛性皮炎、恶性肿瘤、中暑、中毒、自主神经紊乱等。

【临床表现】

1. 发热的分度（口测法）　①低热：37.3 ～ 38℃。②中等度热：38.1 ～ 39℃。③高热：39.1 ～ 41℃。④超高热：>41℃。

2. 发热过程　体温上升期、高热持续期和体温下降期。

【热型及临床意义】

将不同时间测得的体温记录在体温单上，并将各数值点连接成曲线，该体温曲线的不同形态

称热型。

1. 稽留热 体温维持在 39～40℃及以上，达数天或数周，24 小时内体温波动 <1℃，见于肺炎链球菌肺炎、伤寒等。

2. 弛张热 体温在 39℃以上，24 小时内体温波动 >2℃以上，最低体温仍高于正常，见于脓毒症、风湿热、化脓性炎症、重症结核等。

3. 间歇热 体温骤升至高峰后持续数小时，又骤降至正常，高热期与无热期反复交替出现，见于疟疾、急性肾盂肾炎等。

4. 回归热 体温骤升至 39℃以上，持续数天后骤降至正常，高热期与无热期各持续若干天并规律性交替，见于回归热、霍奇金淋巴瘤等。

5. 波状热 体温逐渐升高达 39℃或以上，数天后逐渐降至正常，持续数天后又逐渐升高，如此反复多次，常见于布鲁菌病。

6. 不规则热 发热无规律性，见于结核、风湿热、支气管肺炎等。

【伴随症状】

1. 寒战 见于肺炎链球菌肺炎、脓毒症、化脓性胆管炎、急性肾盂肾炎、疟疾、钩端螺旋体病、急性溶血，以及药物或输液反应等。

2. 皮疹 见于麻疹、伤寒、猩红热、水痘等，或风湿热、结缔组织病、药疹等。

3. 昏迷 先发热后昏迷者见于颅内感染、中毒性痢疾、中暑等；先昏迷后发热者见于脑出血、巴比妥类药物中毒等。

4. 口唇单纯疱疹 见于肺炎链球菌肺炎、流行性脑脊髓膜炎、流感等。

5. 皮肤黏膜出血 见于病毒性肝炎、肾综合征出血热、脓毒症等。

6. 肝脾肿大 见于病毒性肝炎、胆道感染、布鲁菌病、结缔组织病、白血病等。

第二节 疼 痛

一、头痛

头痛指局限于头颅上半部（眉弓、耳廓上缘、枕外隆突连线以上部位）的疼痛。

【病因】

1. 颅内疾病 感染、血管病变、占位性病变、颅脑外伤及偏头痛等。

2. 颅外病变 颅骨疾病、颈部疾病、神经痛或耳、鼻、眼、牙齿疾病等。

3. 全身性疾病 急性感染如流感、伤寒、肺炎等；心血管疾病如高血压；中毒如铅中毒、酒精中毒；其他如尿毒症、低血糖、贫血、肺性脑病、中暑等。

4. 精神心理因素 抑郁、焦虑等。

【临床表现】

1. 起病特点 急性起病伴发热常为感染性疾病；急剧头痛伴意识障碍而无发热者为颅内血管病变。长期反复发作性或搏动性头痛多为血管性头痛或神经症。头痛慢性进行性加重伴颅内压增高，考虑为颅内占位性病变。

2. 疼痛部位　一侧头痛多为偏头痛。深部而弥漫的头痛应考虑颅内病变。额部或全头痛多为高血压所致。剧烈头痛伴颈痛常为蛛网膜下腔出血。眼眶、前额部的头痛常为眼源性头痛。

3. 头痛的程度与性质　三叉神经痛、偏头痛、脑膜刺激征的疼痛最剧烈。颅内占位性病变多为轻中度。高血压及血管性、发热性疾病的头痛常为搏动性。神经痛多呈电击样、刺痛。紧张性头痛多为重压感、紧箍性。

4. 发生时间与持续时间　颅内占位性病变、鼻窦炎头痛清晨明显。丛集性头痛常在晚间发生。女性偏头痛与月经周期相关。

5. 诱发、加重、缓解因素　颅内高压、血管性、颅内感染、颅内肿瘤头痛可因咳嗽、体位改变而加重。丛集性头痛在直立时可缓解。神经性头痛可因紧张、焦虑诱发与加重。

【伴随症状】

1. 伴剧烈呕吐　提示颅内压增高，见于颅脑外伤、急性脑血管病、颅内感染等。呕吐后头痛减轻多见于偏头痛。

2. 伴眩晕　见于小脑肿瘤、椎 - 基底动脉供血不足、基底型偏头痛。

3. 伴发热　见于全身感染性疾病及颅内感染性疾病。

4. 伴脑膜刺激征　见于脑膜炎、蛛网膜下腔出血等。

5. 其他　伴视力障碍见于屈光不正早期；伴意识障碍见于脑出血、颅内急性感染、一氧化碳中毒、脑疝等；伴癫痫发作见于颅内肿瘤、脑寄生虫、脑血管畸形等。

二、胸痛

胸痛主要由胸部疾病引起，或可由腹部疾病引起，其严重程度与病情的轻重不完全一致。

【病因】

1. 胸壁疾病　胸壁软组织炎症、肋骨病变、脊柱疾患、肋间神经炎、带状疱疹等。

2. 心血管疾病　冠心病、心包炎、心肌炎、心脏瓣膜病、肥厚性梗阻型心肌病、主动脉夹层、心脏神经症等。

3. 呼吸系统疾病　胸膜炎、胸部肿瘤、支气管与肺部病变、气胸、肺梗死等。

4. 其他　食管疾病、纵隔疾病、腹部疾病、过度通气综合征等。

【临床表现】

1. 年龄　青壮年多考虑胸膜炎、气胸、胸壁疾病、心肌炎、心肌病、心脏瓣膜病、肺部炎症等。老年人多考虑冠心病、主动脉夹层、肺癌等。

2. 部位　肋间神经炎所致的疼痛常沿肋间神经分布。纵隔、食管疾病所致的疼痛在胸骨后。心绞痛、心肌梗死多有胸骨后及心前区疼痛，并牵涉左肩、左臂内侧、无名指及小指。主动脉夹层所致的疼痛多位于胸背部，向下腹、腰部、腹股沟、下肢放射。胸膜疾病、肺梗死的疼痛多在胸侧部。肺尖部肿瘤常为肩部、腋下痛，向上肢内侧放射。

3. 性质　神经性疼痛呈刀割样痛、灼痛、刺痛。心绞痛为压榨性、窒息感。食管炎所致的疼痛呈烧灼样。胸膜炎为撕裂样、尖锐刺痛。肺癌呈闷痛。肺梗死为刺痛或绞痛。

4. 持续时间　平滑肌痉挛、缺血性疼痛为阵发性。炎症性、肿瘤、栓塞或梗死所致疼痛为持续性。

5. 影响因素　心绞痛常在劳累、情绪激动时诱发与加重，含服硝酸甘油可迅速缓解，而心肌梗死的胸痛则部分缓解或不能缓解。胸膜炎、肋间神经炎、气胸时，咳嗽、深呼吸加重。食管疾病在进食时加重。

【伴随症状】

1. 伴咳嗽、咳痰　见于气管炎、支气管炎、肺炎、胸膜炎等。

2. 伴咯血　见于肺栓塞（梗死）、肺癌、肺结核等。

3. 伴呼吸困难　见于自发性气胸、肺炎链球菌肺炎、肺栓塞、胸膜炎等。

4. 伴吞咽困难　见于食管疾病。

5. 伴面色苍白、大汗、血压下降甚至休克　见于急性心肌梗死、主动脉夹层、主动脉窦瘤破裂、大面积肺栓塞等。

三、腹痛

腹痛多由腹腔脏器疾病所致，但腹外及全身性疾病也可引起，根据起病缓急分为急性腹痛与慢性腹痛。

【病因】

1. 急性腹痛　腹腔脏器或腹膜急性炎症，空腔脏器阻塞或扩张、扭转、破裂，急性腹腔血管阻塞，腹壁疾病，胸部疾病牵涉痛，全身性疾病如腹型过敏性紫癜、尿毒症、酮症酸中毒、急性溶血等。

2. 慢性腹痛　腹腔脏器慢性炎症，空腔脏器运动异常、扭转或梗阻，腹腔肿瘤，脏器包膜牵张，胃肠神经功能紊乱，以及全身性疾病，如尿毒症、铅中毒等。

【临床表现】

1. 部位　一般腹痛部位多为病变的部位；部位不确定或弥漫性腹痛多见于弥漫性腹膜炎、机械性肠梗阻、急性出血坏死性肠炎、铅中毒、腹型过敏性紫癜等。

2. 诱因　胆囊炎、胆石症多由进食油腻食物诱发。急性胰腺炎可由暴饮暴食、酗酒诱发。

3. 性质与程度　消化性溃疡穿孔多为急性上腹刀割样、烧灼样疼痛。急性胰腺炎为中上腹持续性疼痛或阵发性加剧。胆石症或泌尿系统结石、胃肠痉挛呈阵发性绞痛。胆道蛔虫症为阵发性剑突下钻顶样疼痛。急性弥漫性腹膜炎为持续广泛性腹痛。慢性胃炎多为隐痛。脏器包膜牵张时为胀痛。

4. 发作时间　餐后疼痛见于胆道疾病、胃部肿瘤或消化不良。周期性、节律性上腹痛见于胃、十二指肠溃疡。

5. 与体位的关系　胃黏膜脱垂患者左侧卧位时疼痛可减轻。胰腺癌患者仰卧位时疼痛明显加重。

【伴随症状】

1. 伴寒战、发热　提示急性炎症。

2. 伴黄疸　见于肝、胆、胰疾病及急性溶血。

3. 伴呕吐　见于急性胃肠炎、幽门梗阻、肠梗阻等。

4. 伴反酸、嗳气　见于胃炎或消化性溃疡。

5. 伴腹泻 见于肠道炎症、胃肠功能紊乱、消化道肿瘤等。

6. 伴血便 鲜血便见于急性痢疾、肠套叠、肠梗阻、过敏性紫癜、消化道肿瘤、急性出血性坏死性肠炎等；柏油样便，多见于消化性溃疡等并发上消化道出血。

7. 伴休克 无明显贫血见于胃肠穿孔、绞窄性肠梗阻、肠扭转、急性出血坏死性胰腺炎等，有明显贫血见于肝脾破裂、异位妊娠破裂等。

第三节　咳嗽与咳痰

咳嗽是一种保护性反射，通过咳嗽可以清除呼吸道分泌物及气道内异物。痰液是气管、支气管、肺泡内的分泌物，借助咳嗽将其排出口腔外的动作过程，称咳痰。

【病因】

1. 呼吸道疾病 呼吸道黏膜受到刺激时均可引起咳嗽，包括各种物理（包括异物）、化学、过敏因素的刺激，以及炎症和肿瘤的刺激，其中呼吸道感染是最常见的原因。

2. 胸膜疾病 胸膜炎、胸膜间皮瘤、自发性气胸或胸腔穿刺等均可引起咳嗽。

3. 心血管疾病 二尖瓣狭窄或其他原因所致左心衰竭引起肺淤血或肺水肿时，可引起咳嗽和咳痰，肺栓塞也可引起咳嗽。

4. 中枢神经因素 如皮肤受冷刺激，或有三叉神经分布的鼻黏膜及舌咽神经支配的咽峡部黏膜受刺激时，可反射性引起咳嗽，脑炎、脑膜炎时也可出现咳嗽。

5. 其他因素所致慢性咳嗽 如服用血管紧张素转化酶抑制剂后的咳嗽、胃食管反流病所致咳嗽等。

【临床表现】

1. 咳嗽的性质 咳嗽无痰或痰量极少，称干性咳嗽，见于急性或慢性咽喉炎、喉癌、急性支气管炎初期、气管受压、支气管异物，或肿瘤、胸膜疾病、原发性肺动脉高压及二尖瓣狭窄等。咳嗽伴有咳痰称湿性咳嗽，见于慢性支气管炎、支气管扩张症、肺炎、肺脓肿和肺结核等。

2. 咳嗽的时间与规律 突发性咳嗽见于吸入刺激性气体或异物、淋巴结或肿瘤压迫气管或支气管分叉处。发作性咳嗽见于百日咳、咳嗽变异性哮喘等。慢性咳嗽多见于慢性支气管炎、支气管扩张症、肺脓肿及肺结核。夜间咳嗽常见于左心衰竭和咳嗽变异性哮喘等。

3. 咳嗽的音色 ①咳嗽声音嘶哑，多为声带的炎症或肿瘤压迫喉返神经所致。②鸡鸣样咳嗽，表现为连续阵发性剧咳伴有高调吸气回声，多见于百日咳，会厌、喉部疾患或气管受压。③金属调咳嗽，见于纵隔肿瘤、主动脉瘤或支气管癌直接压迫气管。④咳嗽声音低微或无力，见于严重肺气肿、声带麻痹及极度衰弱者。

4. 痰的性质和量 ①黏液性痰多见于急性支气管炎、支气管哮喘及肺炎链球菌肺炎的初期、慢性支气管炎、肺结核等。②浆液性痰见于肺水肿等。③脓性痰见于化脓性细菌性下呼吸道感染。④血性痰是由于呼吸道黏膜受侵害、损害毛细血管或血液渗入肺泡所致。痰量多常见于支气管扩张症、肺脓肿和支气管胸膜瘘等。恶臭痰提示厌氧菌感染；铁锈色痰见于肺炎链球菌肺炎；黄绿色或绿色痰，提示铜绿假单胞菌感染；痰白黏稠且牵拉成丝难以咳出，提示真菌感染；大量稀薄浆液性痰中含粉皮样物，提示棘球蚴病；粉红色泡沫痰是肺水肿的特征。

【伴随症状】

1. 伴发热 多见于急性呼吸道感染、肺结核、胸膜炎等。

2. 伴胸痛 常见于肺炎、胸膜炎、支气管肺癌、肺栓塞和自发性气胸等。

3. 伴呼吸困难 见于喉水肿、喉肿瘤、支气管哮喘、慢性阻塞性肺疾病、重症肺炎、肺结核、大量胸腔积液、气胸、肺淤血、肺水肿、气管或支气管异物等。

4. 伴咯血 见于支气管扩张症、肺结核、肺脓肿、支气管肺癌、二尖瓣狭窄等。

5. 其他 伴大量脓痰，见于支气管扩张症、肺脓肿。伴有哮鸣音，多见于支气管哮喘、慢性喘息性支气管炎。伴杵状指（趾），见于支气管扩张症、慢性肺脓肿、肺癌等。

第四节　呼吸困难

呼吸困难指患者主观感觉空气不足、呼吸费力，客观表现为呼吸用力，甚至张口呼吸、鼻翼扇动、端坐呼吸，辅助呼吸肌参与呼吸运动，可伴有发绀，呼吸频率、深度与节律异常。

【病因】

1. 呼吸系统疾病

（1）气道狭窄或阻塞　喉炎、肿瘤或异物导致上呼吸道狭窄和梗阻；支气管哮喘、慢性阻塞性肺疾病等导致下呼吸道痉挛或狭窄。

（2）肺脏疾病　肺炎、肺淤血、肺水肿、肺不张、肺栓塞、肺脓肿、肺癌、弥漫性肺间质纤维化、卡氏肺囊虫肺炎（肺孢子菌肺炎）、严重急性呼吸综合征等。

（3）胸廓、胸膜疾病　气胸、胸腔积液、胸膜粘连、胸廓外伤或畸形等。

（4）神经肌肉疾病　急性多发性神经根炎、脊髓灰质炎、重症肌无力致呼吸肌麻痹等。

（5）膈肌运动障碍　大量腹水、腹腔巨大肿瘤、胃扩张、膈麻痹及妊娠晚期等。

2. 循环系统疾病　各种原因引起的心力衰竭、心包填塞、原发性肺动脉高压、急性肺栓塞等。

3. 代谢紊乱与中毒　尿毒症、糖尿病酮症酸中毒，吗啡类、巴比妥类药物中毒，有机磷杀虫药、一氧化碳、亚硝酸盐、氰化物中毒等。

4. 血液病　重度贫血、高铁血红蛋白血症或硫化血红蛋白血症等。

5. 神经精神因素　颅脑疾患，如脑外伤、脑出血、脑炎、脑膜炎、脑肿瘤等，以及分离性障碍（癔症）、焦虑症等。

【临床表现】

1. 肺源性呼吸困难

（1）吸气性呼吸困难　吸气显著困难，如气道严重狭窄、呼吸肌高度紧张、胸腔负压增大而出现胸骨上窝、锁骨上窝、肋间隙在吸气时明显凹陷，称"三凹征"，多伴有干咳与高调吸气性喘鸣音，因喉、气管、大支气管狭窄或阻塞所致，见于喉痉挛、喉头水肿、喉炎、喉癌、气管异物、气管肿瘤或气管受压等。

（2）呼气性呼吸困难　呼气费力，呼气时间明显延长，多伴广泛哮鸣音，因广泛肺组织弹性减弱、小气道狭窄或阻塞所致，见于支气管哮喘、慢性阻塞性肺疾病等。

（3）混合性呼吸困难　吸气与呼气均困难，多伴呼吸浅速及病理性呼吸音，由于广泛胸部病变致呼吸面积减少所致，见于重症肺炎、重症肺结核、肺不张、肺梗死、弥漫性肺间质纤维化、大量胸腔积液与气胸等。

2. 心源性呼吸困难　主要由左心衰竭引起。

（1）劳力性呼吸困难　见于左心衰竭早期，于体力活动时出现呼吸困难，休息后可减轻或缓解。

（2）端坐呼吸　呼吸困难于平卧时加重，坐位时减轻，患者被迫采取半卧位或端坐位以减轻呼吸困难。

（3）夜间阵发性呼吸困难　夜间入睡后患者因缺氧严重到一定程度时，突然被憋醒而端坐呼吸、咳嗽，轻者数分钟后缓解；重者因急性肺水肿出现面色发绀、烦躁不安、大汗，伴有哮鸣音，咯浆液性粉红色泡沫痰，查体两肺底闻及湿啰音及满布哮鸣音，心率加快，可有奔马律，称心源性哮喘。

【伴随症状】

1. 伴发热　见于肺炎、肺结核、肺脓肿、颅内感染等。

2. 伴胸痛　见于肺炎、胸膜炎、肺癌、自发性气胸、急性心肌梗死、肺梗死等。

3. 伴咳嗽、咳痰　见于慢性支气管炎、支气管扩张症、肺脓肿、肺结核、重症肺炎、急性左心衰竭等。

4. 伴意识障碍　见于脑出血、颅脑外伤、脑膜炎、休克型肺炎、急性中毒、肺性脑病、尿毒症、糖尿病酮症酸中毒等。

5. 伴心悸、下肢水肿　见于心脏疾患。

第五节　咯　血

咯血是指喉及喉部以下呼吸器官的出血，经咳嗽由口腔咯出。经口腔排出血液，有咯血和呕血两种情况，需要主要鉴别。

【病因】

1. 呼吸系统疾病　①支气管疾病：见于支气管扩张症、支气管肺癌、支气管内膜结核、慢性阻塞性肺疾病等。②肺脏疾病：见于肺结核、肺炎、肺脓肿等，其中肺结核为最常见的咯血原因。

2. 循环系统疾病　①心脏瓣膜病：见于二尖瓣狭窄。②急性肺水肿：肺静脉压增高，咯粉红色泡沫样痰。③其他：如原发性肺动脉高压、某些先天性心脏病等。

3. 其他　①血液病：血小板减少性紫癜、白血病、血友病、再生障碍性贫血等。②急性传染病：肾综合征出血热、肺出血性钩端螺旋体病等。③自身免疫性疾病：系统性红斑狼疮、结节性多动脉炎等。④子宫内膜异位症等。

【临床表现】

1. 年龄　青壮年咯血常见于肺结核、支气管扩张症、心脏瓣膜病等。中老年长期吸烟者（20支/日，烟龄达20年）应考虑肺癌的可能。

2. 咯血量　每日 <100mL，为小量咯血；每日 100 ～ 500mL，为中等量咯血；每日 >500mL，或每次 >100mL，为大量咯血。大量咯血常见于空洞型肺结核、支气管扩张症、慢性肺脓肿；原发性支气管肺癌多为持续存在或间断的痰中带血，多无大量咯血；慢性支气管炎、肺炎多于剧烈咳嗽时痰中带血。

3. 颜色与性状　肺结核、支气管扩张症、肺脓肿、出血性疾病所致的咯血，颜色为鲜红色；肺炎链球菌肺炎、肺吸虫病的痰多为铁锈色；砖红色胶冻样痰见于肺炎克雷伯菌肺炎；急性肺水肿时咯粉红色泡沫样痰；二尖瓣狭窄所致咯血为暗红色。

【伴随症状】

1. 伴发热　见于肺结核、肺炎、肺脓肿、流行性出血热等。

2. 伴胸痛　见于肺炎链球菌肺炎、肺结核、支气管肺癌、肺梗死等。

3. 伴呛咳　见于原发性支气管肺癌、支原体肺炎等。

4. 伴脓痰　见于支气管扩张症、肺脓肿、空洞型肺结核等。

第六节　呕血与黑便

呕血是指各种原因引起上消化道（屈氏韧带以上）出血，血液经由口腔呕出。黑便是血液经过肠道，血红蛋白中的铁与肠道内硫化物结合成硫化铁而使粪便呈柏油样或呈黑色。两者为上消化道出血基本的、重要的临床表现。

【病因】

1. 消化系统疾病

（1）最常见的病因为消化性溃疡，其次为食管 - 胃底静脉曲张破裂、急性胃黏膜病变。

（2）食管炎、食管癌、食管贲门黏膜撕裂、慢性胃炎、胃癌、胃黏膜脱垂症等。

（3）上消化道邻近器官病变如肝癌、肝脓肿、肝动脉瘤破裂、急性出血坏死性胰腺炎、胆管癌、壶腹癌、主动脉瘤破溃入食管等。

2. 其他疾病　血小板减少性紫癜、过敏性紫癜、白血病、血友病、弥散性血管内凝血。感染性疾病如流行性出血热、钩端螺旋体病、急性重型肝炎、脓毒症等。应用溶栓、抗凝药物治疗不当，应用非甾体抗炎药。慢性疾病如尿毒症、慢性肺源性心脏病、呼吸衰竭、系统性红斑狼疮等。

【临床表现】

临床表现的差异取决于出血的部位、出血量及速度。

1. 症状　呕血前先有上腹不适、恶心，继而呕吐血性胃内容物或黑便。出血量较少时，多无全身症状，一次出血量较大时，伴有全身症状甚至周围循环衰竭症状，出现乏力、头晕、畏寒、冷汗、心悸、呼吸急促、脉搏细速、血压下降、四肢厥冷、休克等。

2. 呕血颜色　红色或暗红色，见于出血量较多，在胃内停留时间较短或食管出血。若为咖啡渣样，提示出血量较少，在胃内停留时间较长，血红蛋白与胃酸作用形成酸化血红蛋白。消化道出血量大可呕出鲜红色、暗红色血液，伴有黑色或柏油样便。

3. 出血量评估　出血量 5mL 以上，大便隐血试验阳性；出血量在 50mL 以上出现黑便；胃内积血量在 250mL 以上可出现呕血。一次出血量在 400mL 以下时，一般无全身症状。一次出血量达到 500 ～ 800mL，可出现急性失血的症状，常见头晕、心悸、眼花、口渴、乏力、冷汗等症状。一次出血量达到 800 ～ 1000mL 或以上，可出现皮肤苍白、脉搏细速、血压下降、呼吸急促、神志不清、休克等急性周围循环衰竭表现。

【伴随症状】

1. 伴上腹痛　伴有慢性、周期性、节律性上腹痛，见于消化性溃疡。

2. 伴肝脾肿大　同时伴蜘蛛痣、肝掌、腹壁静脉曲张、腹水、黄疸，见于肝硬化；伴肝区疼痛、质地坚硬、有结节者，见于肝癌。

3. 伴黄疸　见于肝癌、胆道疾病、急性传染病等。

4. 伴皮肤黏膜出血　见于血液病、急性传染病等。

5. 其他　有服药史、应激状态，应考虑急性胃黏膜病变。

第七节　黄　疸

黄疸是因血清中总胆红素浓度升高，致使巩膜、皮肤、黏膜呈黄染的现象。正常血清总胆红素 1.7 ～ 17.1μmol/L。当血清总胆红素浓度升高达 17.1 ～ 34.2μmol/L 时，临床不易察觉，称隐性黄疸。如血清总胆红素浓度高于 34.2μmol/L，皮肤、黏膜和巩膜出现黄染，称显性黄疸。

【病因】

1. 溶血性黄疸　①先天性溶血性贫血，如地中海贫血、遗传性球形红细胞增多症、蚕豆病等。②后天性获得性溶血性贫血，如自身免疫性溶血性贫血、新生儿溶血、误输异型血及脓毒症、疟疾、蛇毒、毒蕈、阵发性睡眠性血红蛋白尿等。

2. 肝细胞性黄疸　各种肝细胞广泛损害的疾病，如病毒性肝炎、中毒性肝炎、肝硬化、肝癌、钩端螺旋体病等。

3. 胆汁淤积性黄疸　①肝内梗阻：肝内胆管泥沙样结石、癌栓、华支睾吸虫病等。②肝内胆汁淤积：毛细胆管型病毒性肝炎、药物性胆汁淤积、原发性胆汁性肝硬化、妊娠期特发性黄疸等。③肝外梗阻：胆总管结石、胆总管狭窄或炎性水肿、胆管肿瘤、壶腹癌、胆道蛔虫病等。

4. 先天性非溶血性黄疸　临床少见，如 Gilbert 综合征等。

【临床表现】

1. 溶血性黄疸　①一般黄疸较轻，呈浅柠檬色。②急性溶血多有发热、寒战、呕吐、头痛、腰痛等，并有不同程度的贫血与血红蛋白尿，尿呈酱油色或茶色，严重时伴周围循环衰竭和急性肾衰竭的表现。③慢性溶血多为先天性，有贫血、黄疸、脾肿大三大特征。

2. 肝细胞性黄疸　①黄疸呈浅黄、深黄色，甚至橙黄色。②多有发热、乏力、食欲不振、恶心、呕吐、肝区疼痛、肝功能减退的表现，肝脾肿大，严重者有出血倾向。

3. 胆汁淤积性黄疸　①黄疸呈暗黄色、黄绿色，甚至褐绿色。②皮肤瘙痒。③心动过缓。④尿色如浓茶，粪便颜色呈浅灰或白陶土色。

【伴随症状】

1. 伴发热 见于急性胆囊炎、病毒性肝炎、急性溶血、钩端螺旋体病等。

2. 伴上腹痛 见于胆道结石、胆道蛔虫病、急性肝炎、肝脓肿、肝癌等。

3. 伴肝大 见于病毒性肝炎、肝癌等。

4. 其他 胰头癌常伴有胆囊肿大，肝硬化失代偿期常伴有脾肿大、腹水等。

第八节　意识障碍

意识障碍是指高级神经中枢功能（意识、感觉和运动）受损，导致人对周围环境及自身状态的识别和觉察能力出现障碍，可表现为嗜睡、意识模糊、昏睡和谵妄，严重者昏迷。

【病因】

1. 急性感染 重症肺炎、中毒性痢疾、伤寒、恙虫病等，以及颅脑感染性疾病。

2. 颅脑非感染性疾病 脑缺血、脑出血、脑肿瘤、脑震荡、癫痫等。

3. 内分泌与代谢障碍 甲状腺危象、甲状腺功能减退症、尿毒症、糖尿病、低血糖症、肝性脑病、肺性脑病等。

4. 心血管疾病 重度休克、Adams-Stokes 综合征（阿-斯综合征）等。

5. 水、电解质紊乱 低钠血症、低氯性碱中毒、高氯性酸中毒等。

6. 急性中毒 镇静催眠药、抗精神病药中毒，有机磷杀虫药、氰化物、一氧化碳、酒精和吗啡等中毒，毒蛇咬伤等。

7. 物理性及缺氧性损害 中暑、日射病、电击伤、淹溺、高山病等。

【临床表现】

1. 嗜睡 是最轻的意识障碍，是一种病理性持续睡眠状态，可被唤醒，醒后能正确回答问题及做出各种反应，停止刺激后很快又入睡。

2. 意识模糊 是意识水平轻度下降，较嗜睡更深的一种意识障碍。患者能保持简单的精神活动，但对时间、地点、人物定向能力发生障碍。

3. 昏睡 是觉醒度降至很低水平，是比嗜睡重的意识障碍。患者处于沉睡状态，不易唤醒。高声呼唤、强烈疼痛刺激或压迫眼眶、摇晃身体等可以唤醒，刺激减弱后很快又入睡，醒时答话简短、模糊或答非所问。

4. 谵妄 是一种兴奋性增高为主的高级神经中枢急性活动失调状态，表现为意识模糊、幻觉、躁动不安、语言杂乱，以及定向力、认知、逻辑思维、情感紊乱等。

5. 昏迷 是最严重的意识障碍。表现为意识完全性丧失，各种刺激不能使其觉醒，根据程度不同分为3个阶段：浅昏迷、中度昏迷、深昏迷。

【伴随症状】

1. 发热 先发热后出现意识障碍，见于严重感染、中暑；先出现意识障碍后发热，见于脑出血、蛛网膜下腔出血、急性中毒等。

2. 呼吸缓慢 是呼吸中枢受抑制的表现，见于吗啡、镇静催眠药物、有机磷杀虫药等中毒。

3. 瞳孔异常　瞳孔散大见于颠茄类及乙醇等中毒、癫痫发作、低血糖症等疾病；瞳孔缩小见于脑桥出血或有机磷杀虫药中毒，吗啡类、巴比妥类药物中毒等；瞳孔大小不等多见于脑疝。

4. 血压异常　伴高血压见于脑出血、高血压脑病、脑梗死、尿毒症等；伴低血压见于各种原因的休克。

5. 其他　伴脑膜刺激征阳性见于脑膜炎、蛛网膜下腔出血；伴口唇呈樱桃红色提示一氧化碳中毒；伴心动过缓见于颅内高压症、房室传导阻滞、吗啡或毒蕈中毒等。

第九节　晕　厥

晕厥是指广泛的一过性脑供血不足所致的短暂性意识丧失。发作时患者因肌张力丧失不能保持正常姿势而倒地，一般为突然发作，意识迅速（数秒至数分钟）恢复，很少留后遗症。

【病因】

1. 血管舒缩功能障碍　单纯性晕厥、体位性低血压、颈动脉窦综合征、排尿性或咳嗽性或疼痛性晕厥。

2. 心源性晕厥　如阵发性心动过速、阵发性心房颤动、Adams-Stokes 综合征等心律失常、急性心肌梗死、心包填塞等。

3. 脑源性晕厥　脑动脉粥样硬化、短暂性脑缺血发作、偏头痛、慢性铅中毒等。

4. 其他　低血糖症、过度通气综合征、哭泣性晕厥、重度贫血及高原晕厥等。

【临床表现】

1. 血管舒缩功能障碍

（1）血管抑制性晕厥　又称单纯性晕厥，占晕厥的 70% 左右，多见于年轻体弱女性，有情绪紧张、饥饿、妊娠、疲劳等诱因，发作前有头晕、眩晕、恶心、乏力、上腹部不适、面色苍白等前驱症状，逐渐摇晃、跌倒，常伴有血压下降、脉搏微弱，持续数秒或数分钟后苏醒，无后遗症。

（2）体位性低血压性晕厥　是指从卧位或蹲位突然转为直立位时发生的晕厥。

（3）颈动脉窦性晕厥　晕厥可自发或因急剧转颈、低头或衣领过紧，颈动脉窦突然受压而诱发，男性居多。

（4）情境性晕厥　与某些特殊情景状态（吞咽、排尿、排便、咳嗽、疼痛等）相关联的神经调节性晕厥。

2. 心源性晕厥　有心血管病病史，可发生于卧位、体力活动时或活动后，发生迅速，无任何预兆，与体位无关，最严重的为 Adams-Stokes 综合征。

3. 脑血管性晕厥　椎 - 基底动脉的缺血症状包括眩晕、复视、视物模糊、基底神经功能障碍、晕厥和猝倒症。椎 - 基底动脉系统缺血和严重双侧颈动脉缺血时可引起晕厥，多伴有神经系统定位体征或症状，如瘫痪、眼球运动障碍，一般以眩晕为主。

4. 其他　低血糖反应表现为头晕、乏力、饥饿感、心悸、出汗、震颤、晕厥甚至昏迷等。哭泣性晕厥好发于幼童，先有哭泣，继而屏住呼吸发生晕厥。

【伴随症状】

1. 伴明显的自主神经功能障碍　见于血管抑制性晕厥。

2. 伴面色苍白、发绀、呼吸困难　见于急性左心衰竭。

3. 伴心率和心律明显改变　见于心源性晕厥。

4. 其他　伴有抽搐、头痛、呕吐、视听障碍等，见于中枢神经系统疾病；伴有发热水肿等，见于心肺疾病。

复习思考题

一、名词解释

稽留热　弛张热　呼吸困难　大量咯血　意识障碍　谵妄

二、问答题

1. 非感染性发热的病因有哪些?

2. 简述急性腹痛的病因及临床表现。

3. 试述心源性呼吸困难的临床表现。

4. 如何从临床表现分辨不同的黄疸类型?

5. 简述晕厥与昏迷的区别。

扫一扫，查阅本章数字资源，含PPT、音视频、图片等

第一节 基本检查法

体格检查是指医生运用自己的感官或借助于简单的工具（如体温计、血压计、叩诊锤、听诊器等），以了解患者身体状况的基本检查方法，包括视诊、触诊、叩诊、听诊及嗅诊。

一、视诊

视诊是医生用视觉观察患者全身或局部表现的检查方法。

二、触诊

触诊是指医生通过手的触觉对被检查者身体各部分检查的方法，包括浅部触诊法和深部触诊法，后者又分为深部滑行触诊法、深压触诊法、双手触诊法和冲击触诊法。以腹部触诊最为重要。

1.浅部触诊法 是将一只手放在被检查部位，用掌指关节和腕关节的协同动作以旋转或滑动方式轻压触摸，常用于检查关节、软组织、浅部动静脉、神经、淋巴、阴囊等体表浅在病变，观察有无腹部抵抗感、触痛、搏动、包块及脏器肿大等。

2.深部触诊法 是将一手或双手重叠放在被检查部位，逐渐加压向深层触摸以了解被检查部位深部组织及脏器状况，常用于腹部检查，了解和评估腹腔病变及脏器情况。根据检查目的和手法不同，深部触诊法可分为以下4种：①深部滑行触诊法：常用于检查腹腔深部包块及胃肠病变。②深压触诊法：常用于腹部压痛点、反跳痛的检查及探测腹腔深在病变的部位。③双手触诊法：常用于检查肝、脾、肾、子宫等脏器及腹腔肿块。④冲击触诊法：一般只用于有大量腹水且伴有脏器肿大或肿块的患者。冲击触诊法会使被检查者感到不适，操作时应避免用力过猛。

三、叩诊

叩诊是指医生用手叩击被检查者身体表面某一部位，使之振动而产生音响，根据振动和音响的特点，判断被检查部位的组织或脏器有无异常的诊断方法，包括直接叩诊法和间接叩诊法。临床上根据叩诊时被叩击部位产生的音响不同，叩诊音分为清音、浊音、鼓音、实音和过清音5种（表2-1）。

表 2-1　人体各种叩诊音的分布及意义

类型	性质	正常分布区	病理意义
清音	音调低、音响较强、音时较长	肺脏区域	支气管炎
浊音	音调较高、音响较弱、音时较短	肝及心脏浊音区	肺有浸润、炎症、肺不张，胸膜增厚时
鼓音	音调低、音响较清音强、音时较长	胃泡区及腹部	气胸、气腹、肺内空洞
实音	较浊音音调更高、音响更弱、音时更短	肝、心脏实音区	肺实变、胸腔大量积液、实质性肿块
过清音	音调、音响介于鼓音与清音之间，音调较清音低，音响较清音强	生理情况下不出现	肺气肿、肺含气量增加

四、听诊

听诊是医生直接用耳或借助听诊器听取被检者体内各部位发出的声音，来判断正常与否的检查方法，包括直接听诊和间接听诊，后者对心肺疾病的诊断尤其重要。

1. 直接听诊　是医生用耳廓直接贴附在被检查者体表某部位进行听诊。这种方法所听到的声音一般较弱，目前只在某些特殊或紧急情况下才会采用。

2. 间接听诊　是借助听诊器进行听诊。此法应用范围广，除用于心、肺、腹的听诊外，还可以听取身体其他部位的声音，如血管音、皮下捻发音、骨折摩擦音等。

五、嗅诊

嗅诊是医生通过嗅觉判断患者发出的异常气味与疾病之间关系的检查方法。

1. 呼吸气味　糖尿病酮症酸中毒患者有特殊的烂苹果味；有机磷杀虫药中毒可有刺激性蒜味；肝性脑病患者有肝腥味；尿毒症患者有氨味。

2. 呕吐物气味　胃排空困难，食物在胃内滞留过久、发酵可有强烈的酸味；肠梗阻时呕吐物有粪臭味。

3. 汗液气味　正常人汗液无强烈刺激性气味。风湿热或长期服用水杨酸、阿司匹林等解热镇痛药物时可有酸性汗味；腋臭患者汗液有特殊的狐臭味。

4. 痰液气味　正常痰液无特殊气味。大量咯血者痰液带血腥味；支气管扩张症、肺脓肿患者的痰液常有恶臭。

5. 尿液气味　膀胱炎及尿潴留患者尿液呈浓烈的氨味；糖尿病酮症酸中毒者尿液可呈烂苹果味。

6. 粪便气味　胰腺功能不良或消化不良的患者，粪便有腐败性臭味；细菌性痢疾患者的粪便有腥臭味；阿米巴痢疾患者的粪便有肝腥味。

第二节　一般状态检查

一般状态检查是对患者全身状态的概括性观察，以视诊为主，需配合使用触诊等检查方法。

一、全身状态检查

1. 性别　是根据人的性征特点判断的，某些疾病可引起性征改变，如肾上腺皮质肿瘤可导致女性出现男性化；肝硬化可使男性出现乳房发育。

2. 年龄 与疾病的发生及预后密切相关。如佝偻病、麻疹、白喉等多见于幼儿及儿童；结核病、风湿热好发于青少年；动脉硬化性疾病、某些恶性肿瘤多发生于中老年。

3. 生命体征 是评价生命活动是否存在及其质量的重要征象，包括体温、脉搏、呼吸、血压。

（1）体温 体温的高低、升高的特点及持续时间长短，对临床疾病的诊断及病情评估具有重要意义。测量方法有口测法、肛测法和腋测法。3种测量方法及正常范围见表2-2。

表2-2 3种体温测量方法及正常值

	口测法	肛测法	腋测法
方法	舌下含5分钟	体温计头端涂润滑剂，插入肛门内达体温计长度的一半，5分钟	腋下10分钟
正常值	36.3～37.2℃	36.5～37.7℃	36～37℃
优缺点	可靠，婴幼儿及意识障碍者不宜使用	安全可靠，适用于婴幼儿及神志不清者	简便、安全，不易发生交叉感染

（2）脉搏 正常安静、清醒状态下，成人脉率为60～100次/分，婴幼儿可达130次/分；节律规整；动脉管壁光滑、柔软，有一定的弹性。

（3）呼吸 观察记录呼吸的频率及节律，详见本章第四节。

（4）血压 目前临床上均采用袖带加压法，测量两次，取两次血压的平均值记录。根据《中国高血压防治指南》（2020年修订版），血压标准见表2-3。

表2-3 血压水平的定义和分类

类别	收缩压（mmHg）	舒张压（mmHg）
正常血压	<120	和 <80
正常高值	120～139	和（或）80～89
高血压	≥140	和（或）≥90
1级高血压（轻度）	140～159	和（或）90～99
2级高血压（中度）	160～179	和（或）100～109
3级高血压（重度）	≥180	和（或）≥110
单纯收缩期高血压	≥140	和 <90

注：当收缩压和舒张压分属于不同级别时，以较高的分级为准。

4. 发育与体型

（1）发育 成人发育正常的指标：头长为身高的1/7～1/8；胸围等于身高的1/2；双上肢平展的长度等于身高；坐高约等于下肢的长度。病态发育常与内分泌的关系尤为密切，如幼年甲状腺功能减退导致呆小症，垂体功能障碍导致侏儒症、巨人症、肢端肥大症等。

（2）体型 是身体各部发育的外观表现，包括骨骼、肌肉的生长与脂肪分布的状态等。成年人体型可分为正力型、无力型（瘦长型）、超力型（矮胖型）。

5. 营养状态 根据皮肤、毛发、皮下脂肪、肌肉的发育情况进行综合判断。理想体重（kg）=身高（cm）-105。目前常用体重指数（body mass index，BMI）判定体重是否正常。BMI（kg/m²）=体重（kg）/身高²（m²）。我国BMI的正常范围为18.5～23.9kg/m²。体重减轻到不足标准体重的90%或BMI<18.5kg/m²称消瘦。超过标准体重的20%或BMI≥28kg/m²（我国标准）为肥胖。

临床上通常用良好、中等、不良 3 个等级对营养状态进行描述。

（1）良好　黏膜红润，皮肤光泽、弹性良好，皮下脂肪丰满，肌肉结实，指甲、毛发润泽，肋间隙及锁骨上窝平坦，肩胛部和股部肌肉丰满。

（2）不良　黏膜苍白，皮肤干燥、弹性降低，皮下脂肪菲薄，肌肉松弛无力，指甲粗糙无光泽，毛发稀少，肋间隙及锁骨上窝凹陷，肩胛骨和髂骨嶙峋突出。

（3）中等　介于上述两者之间。

6. 意识状态　详见第二篇第一章第八节。

7. 面容与表情　健康人面容润泽，表情自如。某些疾病呈现特征性面容与表情，如急性病容、慢性病容、贫血面容、甲亢面容、黏液性水肿面容、肾病面容、肝病面容、满月面容、二尖瓣面容、苦笑面容、面具面容等。

8. 体位　指休息状态时身体所处的状态。常见的体位有以下几种。

（1）自动体位　身体活动自如，不受限制，见于正常人、轻型患者或一般情况良好的患者。

（2）被动体位　患者不能自己随意调整体位及移动肢体位置，见于极度衰弱或意识丧失者。

（3）强迫体位　患者为减轻病痛被迫采取的某些特殊体位，如强迫仰卧位、强迫端坐位、强迫蹲位、辗转体位等。

9. 步态　健康成人躯干端正，肢体活动灵活适度。某些疾病可出现特征性的步态，如剪刀步态、醉酒步态、共济失调步态、慌张步态、跨阈步态、蹒跚步态等。

二、皮肤检查

1. 颜色　正常皮肤红润有光泽。常见的皮肤颜色异常如苍白、发红、发绀、黄染、色素脱失及色素沉着等。

2. 皮疹　多为全身性疾病的表现之一，常见的皮疹有斑疹、玫瑰疹、丘疹、斑丘疹、荨麻疹。

3. 皮下出血　压之不褪色，见于血液系统疾病、重症感染、某些血管损害性疾病，以及毒物或药物中毒等。皮下出血根据其直径大小及伴随情况分为以下几种：①出血直径小于 2mm 者为瘀点。②直径 3 ～ 5mm 者为紫癜。③直径 5mm 以上者为瘀斑。④片状出血并伴有皮肤显著隆起者为血肿。皮下出血应注意与红色的皮疹相鉴别：皮疹压之可褪色，皮下出血点压之不褪色。皮下出血常见于血液系统疾病、重症感染、某些血管损害性疾病，以及毒物或药物中毒等。

4. 蜘蛛痣与肝掌　蜘蛛痣为皮肤小动脉末端分支性扩张所形成的血管痣，形似蜘蛛，多出现于面、颈、手背、上臂、前胸和肩部等处，常见于慢性肝炎、肝硬化。慢性肝病患者手掌大、小鱼际处常发红，加压后褪色，称肝掌。

5. 水肿　是皮下组织的细胞内及组织间隙液体积聚过多所致，分为凹陷性水肿与非凹陷性水肿。根据水肿的程度，可分为轻、中、重 3 度：①轻度：仅见于眼睑、眶下软组织、胫骨前及踝部皮下组织，指压后轻度下陷，复平较快。②中度：全身组织均见明显水肿，指压后可出现明显的或较深的组织下陷，平复较慢。③重度：全身组织严重水肿，身体低位皮肤紧张发亮，甚至有液体渗出，胸腔、腹腔等浆膜腔内可见积液。

另外，还要注意皮肤的弹性、湿度、皮下结节、溃疡与瘢痕、毛发等特征。

三、浅表淋巴结检查

淋巴结分布于全身，一般只检查浅表淋巴结。正常情况下，浅表淋巴结直径多在 0.2 ～ 0.5cm，质地柔软，表面光滑，与毗邻组织无粘连，不易触及，无压痛。

浅表淋巴结肿大的临床意义：①局限性淋巴结肿大：见于非特异性淋巴结炎、淋巴结结核、恶性肿瘤淋巴结转移。②全身淋巴结肿大：见于白血病、淋巴瘤、系统性红斑狼疮、传染性单核细胞增多症及某些感染性疾病等。

第三节　头颈部检查

一、头部检查

1.头发　脱发常见于佝偻病、脂溢性皮炎、系统性红斑狼疮、甲状腺功能减退症、放射线及抗癌药物治疗等。

2.头颅　新生儿头围约34cm，到18岁达53cm或以上，之后基本不再变化。矢状缝和其他颅缝大多在出生后6个月逐渐骨化，最迟于2岁闭合。过早骨化会影响颅脑的发育。

3.头部器官

（1）眼　检查包括视功能（视力、视野、色觉和立体视）、外眼（眼睑、泪、器、结膜、眼球和眼压）、眼前节（角膜、巩膜、前房、虹膜、瞳孔、晶状体）和内眼（玻璃体、眼底）4部分。

瞳孔检查：①瞳孔的大小及形状：正常瞳孔直径2～5mm，双侧等大等圆。瞳孔扩大见于青光眼绝对期、视神经萎缩、濒死状态、药物（阿托品、可卡因）影响、失明等。瞳孔缩小见于虹膜炎、中毒（有机磷杀虫剂、毒蕈）、药物（吗啡、氯丙嗪等）影响等。双侧瞳孔大小不等见于脑外伤、脑肿瘤、脑疝等。②对光反射：迟钝或消失见于昏迷时。③集合反射：包括调节反射、聚合反射，消失见于动眼神经受损。

（2）耳　检查外耳（耳廓、外耳道）、鼓膜、乳突及听力。外耳道有脓性分泌物见于急、慢性中耳炎。乳突有明显压痛见于化脓性中耳炎。

（3）鼻　检查时注意外形，有无鼻翼扇动、鼻出血，鼻中隔有无偏曲或穿孔，鼻黏膜及鼻腔有无分泌物。鼻窦（鼻窦体表投影部位）有压痛见于鼻窦炎。

（4）口

1）口唇：正常口唇红润光泽。口唇苍白见于贫血、休克等；发绀见于心力衰竭和呼吸衰竭等。口角糜烂见于核黄素缺乏。

2）口腔黏膜：观察有无色素沉着、出血点、斑点、溃疡等。如乳白色薄膜覆盖于口腔黏膜、口角等处，为鹅口疮（白念珠菌感染），见于长期使用广谱抗生素和抗癌药或免疫力低下患者。

3）牙齿：注意有无龋齿、缺齿、残根及义齿。

4）舌：正常呈粉红色，薄白苔。检查时注意有无舌的形态、感觉及运动等异常。

5）咽及扁桃体：观察咽部及扁桃体有无红肿、滤泡、分泌物、假膜等。扁桃体位于扁桃体窝内，正常人不易看见。扁桃体肿大分为3度。

6）喉嘶哑或失音：见于急性喉炎、喉上神经或喉返神经受损、喉癌等。

7）口腔气味：大蒜味见于有机磷杀虫药中毒；烂苹果味见于糖尿病酮症酸中毒；氨味见于尿毒症。

（5）腮腺　肿大见于急性流行性腮腺炎、腮腺肿瘤。

二、颈部检查

正常颈部双侧对称，伸屈及转动自如。静坐或立位时颈部血管不显露。检查有无颈静脉怒张、颈静脉搏动、颈动脉异常搏动等。

三、甲状腺检查

甲状腺位于甲状软骨下方，紧贴气管两侧，中间有峡部相连，表面光滑，薄而柔软，不易触及。

1. 甲状腺肿大的分度　①Ⅰ度肿大：视诊未见肿大，触诊能触及。②Ⅱ度肿大：视诊、触诊均发现肿大，但在胸锁乳突肌以内。③Ⅲ度肿大：肿大超过胸锁乳突肌外缘。

2. 甲状腺肿大的临床意义

（1）甲状腺功能亢进　对称性或不对称性肿大，质地柔软，可触及震颤，闻及血管杂音。

（2）单纯性甲状腺肿　肿大显著，可以为弥漫性，也可呈结节性，无甲状腺功能亢进表现。

（3）甲状腺癌　包块有结节感，质地坚硬，不规则，常与周围组织粘连。

（4）慢性淋巴性甲状腺炎（桥本甲状腺炎）　弥漫性或结节性肿大，易与甲状腺癌混淆。

（5）甲状旁腺腺瘤　甲状旁腺位于甲状腺之后，发生腺瘤时可使甲状腺突出，也随吞咽移动，需结合甲状旁腺功能亢进的临床表现加以鉴别。

四、气管检查

正常人气管位于颈部前正中，无偏移。气管偏向患侧见于肺不张、肺纤维化、胸膜粘连等。气管偏向健侧见于大量胸腔积液、气胸、纵隔肿瘤、甲状腺肿大等。Oliver 征见于主动脉弓动脉瘤。

第四节　胸部检查

一、胸部的体表标志及分区

（一）骨骼标志

1. 胸骨柄　胸骨上端略呈六角形的骨块，上部两侧与左右锁骨的胸骨端相连接，下方与胸骨体连接。

2. 胸骨角　由胸骨柄与胸骨体的连接处向前突起而成，两侧分别与左右第 2 肋软骨相连，为计数肋骨的主要标志。胸骨角还标志支气管分叉、心房上缘和上下纵隔交界，以及相当于第 4 或第 5 胸椎的水平。

3. 腹上角　左右肋弓在胸骨下端会合处形成的夹角，又称胸骨下角，正常为 70°～ 110°。

4. 剑突　胸骨体下端的突出部分，呈三角形，底部与胸骨体相连。

5. 肋骨与肋间隙　肋骨共有 12 对，由后上方向前下方倾斜，第 1、2 肋骨之间的间隙为第 1 肋间隙，以此类推。

6. 脊柱棘突　后正中线的标志，以第 7 颈椎棘突最为突出，常作为识别和计数胸椎的标志。

7. 肩胛骨　位于后胸壁第 2 ～ 8 肋骨之间。肩胛骨的最下端称为肩胛下角，可作为第 7 或第

8肋骨水平的标志，或相当于第8胸椎的水平。

8. 肋脊角　第12肋骨与脊柱构成的夹角，为肾脏和输尿管上端所在的区域。

（二）垂直线标志

1. 前正中线　通过胸骨正中的垂直线。

2. 锁骨中线　通过锁骨肩峰端与胸骨端两者中点的垂直线。

3. 胸骨线　沿胸骨边缘与前正中线平行的垂直线。

4. 胸骨旁线　通过胸骨线和锁骨中线中间的垂直线。

5. 腋前线　通过腋窝前皱襞沿前侧胸壁向下的垂直线。

6. 腋后线　通过腋窝后皱襞沿后侧胸壁向下的垂直线。

7. 腋中线　自腋窝顶端于腋前线和腋后线之间向下的垂直线。

8. 肩胛线　双臂自然下垂时通过肩胛下角向下的垂直线。

9. 后正中线　脊柱中线。

（三）自然陷窝和解剖区域

1. 腋窝　上肢内侧与胸壁相连的凹陷部。

2. 胸骨上窝　胸骨柄上方的凹陷部，正常气管位于其后。

3. 锁骨上窝　锁骨上方的凹陷部，相当于两肺上叶肺尖的上部。

4. 锁骨下窝　锁骨下方的凹陷部，下界为第3肋骨下缘，相当于两肺上叶肺尖的下部。

5. 肩胛上区　双侧肩胛冈以上的区域，其外上界为斜方肌的上缘。

6. 肩胛下区　两肩胛下角的连线与第12胸椎水平线之间的区域。

7. 肩胛间区　两肩胛骨内缘之间的区域。

二、胸壁、胸廓与乳房

1. 胸壁检查　检查胸壁时，除注意皮肤、营养状态、淋巴结和骨骼肌发育外，应重点检查有无胸壁静脉怒张、皮下气肿、胸壁压痛等。

2. 胸廓检查　正常胸廓双侧对称，前后径与横径比例约为1:1.5。桶状胸见于慢性阻塞性肺疾病、老年人或矮胖体型者。扁平胸见于瘦长体型者、慢性消耗性疾病。佝偻病胸为佝偻病所致，表现为鸡胸、漏斗胸或肋骨串珠等，多见于儿童。

3. 乳房检查　视诊时注意观察乳房大小、对称性、外表、乳头状态及有无溢液。触及乳房包块应注意其部位、大小、外形、硬度、压痛、活动度，以及有无腋窝淋巴结肿大等情况。

三、肺和胸膜检查

（一）视诊

正常情况下，男性和儿童以腹式呼吸为主，女性以胸式呼吸为主。成人正常静息状态的呼吸频率为12～20次/分，新生儿约为44次/分。呼吸节律规整，深浅适中。

（二）触诊

1. 胸廓扩张度　即呼吸时的胸廓动度，检查部位在胸廓前下部。一侧胸廓扩张受限，见于大量胸腔积液、气胸、胸膜增厚和肺不张等；增强见于健侧的代偿性肺气肿、酸中毒大呼吸等。

2. 触觉语颤　检查者将左右手掌的尺侧缘或掌面轻放于两侧胸壁的对称部位，然后嘱被检查者用同等的强度重复"yi"长音，自上而下，从内到外比较两侧相应部位震颤的异同，注意有无增强或减弱。触觉语颤的强弱主要取决于气管、支气管是否通畅及胸壁传导是否良好。增强见于肺实变、压迫性肺不张、肺空洞等；减弱或消失见于肺气肿、阻塞性肺不张、胸腔积液、气胸等。

3. 胸膜摩擦感　是两层胸膜随呼吸运动相互摩擦而产生，见于胸膜炎、肺梗死、胸膜肿瘤及尿毒症等。

（三）叩诊

正常肺部叩诊音为清音。肺与肝或心交界的重叠区域，叩诊音为浊音。左侧腋前线下方与含气的胃泡相重叠，叩诊呈鼓音。正常肺部清音区如出现浊音、实音、过清音或鼓音，皆为异常叩诊音。

（四）听诊

1. 呼吸音　包括支气管呼吸音、支气管肺泡呼吸音、肺泡呼吸音。呼吸运动异常、呼吸道阻塞、肺部感染、肺不张、肺顺应性降低、胸腔肿物等疾病可出现病理性呼吸音，包括异常肺泡呼吸音、异常支气管呼吸音及异常支气管肺泡呼吸音。

2. 啰音　正常情况下肺内无啰音。按性质，啰音分为湿啰音和干啰音。

（1）湿啰音　吸气时气体通过呼吸道内的稀薄分泌物（渗出液、痰液、血液、黏液、脓液等），形成水泡并破裂所产生的声音，故又称水泡音，见于支气管扩张症、肺水肿、肺结核、支气管炎、肺炎、肺淤血等。

（2）干啰音　由于气管、支气管或细支气管狭窄或部分阻塞，空气吸入或呼出时形成湍流所产生的声音，见于支气管哮喘、慢性支气管炎、心源性哮喘等。

3. 胸膜摩擦音　临床意义同胸膜摩擦感。

四、心脏检查

（一）视诊

1. 心前区隆起　多见于先天性心脏病及儿童期心瓣膜病二尖瓣狭窄等。

2. 心尖搏动　正常成人心尖搏动位于左侧第 5 肋间锁骨中线内侧 $0.5 \sim 1.0cm$ 处，搏动范围直径为 $2.0 \sim 2.5cm$。心尖搏动位置异常可见于生理情况下，也可见于病理情况下：心脏本身病变如左心室肥大等，胸部疾病如肺不张、粘连性胸膜炎、胸腔积液、气胸等，腹部疾病如大量腹水、腹腔巨大肿瘤等。

（二）触诊

1. 心前区搏动　心尖区抬举性搏动见于左心室肥厚；胸骨左下缘抬举性搏动见于右心室肥厚。

2. 震颤　为器质性心脏病的表现。其发生机制及临床意义同心脏杂音。

3. 心包摩擦感　见于各种原因造成的心包炎。

（三）叩诊

心脏叩诊用于确定心界及其形状。心浊音界包括相对浊音界和绝对浊音界。检查有无心浊音界增大、缩小或消失，以及位置异常。

（四）听诊

1. 心脏瓣膜听诊区 心脏各瓣膜开放与关闭时所产生的音响传导至胸壁最易听清的部位，称心脏瓣膜听诊区，与该瓣膜的解剖部位（瓣膜体表投影位置）不完全一致。常用的 5 个瓣膜听诊区：①二尖瓣区：位于心尖搏动最强处，又称心尖区。②肺动脉瓣区：在胸骨左缘第 2 肋间。③主动脉瓣区：在胸骨右缘第 2 肋间。④主动脉瓣第二听诊区：位于胸骨左缘第 3、4 肋间。⑤三尖瓣区：在胸骨体下端偏左或偏右。听诊常开始于二尖瓣听诊区，沿逆时针方向依次检查肺动脉瓣区、主动脉瓣区、主动脉瓣第二听诊区、三尖瓣听诊区。

2. 听诊内容

（1）心率 正常成人为 60～100 次/分，儿童较快。成人心率 >100 次/分、婴幼儿心率 >150 次/分，称心动过速；心率 <60 次/分，称心动过缓。两者可由生理性、病理性或药物性因素引起。

（2）心律 指心脏跳动的节律。正常心律规整。常见的心律失常有过早搏动和心房颤动。

（3）心音 一个心动周期有 4 个心音，按出现的先后顺序依次为第一心音（S_1）、第二心音（S_2）、第三心音（S_3）、第四心音（S_4）。心脏听诊可闻及 S_1、S_2，部分青少年可闻及 S_3、S_4，属病理性，一般听不到。

（4）心音异常 在生理性及病理性因素影响下，心音的强弱、性质可发生改变。

（5）额外心音 是在正常 S_1、S_2 之外听到的附加心音，多为病理性。收缩期额外心音有收缩早期喷射音和收缩中、晚期喀喇音；舒张期额外心音有奔马律、开瓣音等。

（6）心脏杂音 是正常心音与额外心音以外，在心脏收缩或舒张过程中出现的异常声音，对心脏疾病的诊断具有重要价值。杂音听诊要点：杂音的听诊部位、出现的时期、强度、性质（音调和音色）、传导，以及引起血流动力学改变的因素对杂音的影响，如体位、呼吸、运动等。根据临床意义，心脏杂音可分为病理性杂音和生理性杂音。根据产生杂音的心脏部位有无器质性病变，又可分为器质性杂音和功能性杂音。

（7）心包摩擦音 临床意义同心包摩擦感。

五、血管检查

脉搏检查部位一般常用桡动脉，根据情况可选用颈动脉、颞动脉、肱动脉、股动脉、足背动脉等。脉搏的检查内容包括脉率、脉律、紧张度和动脉壁弹性、强弱及脉波。

视诊注意有无毛细血管搏动征、肝-颈静脉回流征（阳性提示肝淤血，见于右心衰竭、缩窄性心包炎等）。触诊脉搏时注意有无水冲脉、交替脉、重搏脉、奇脉等。听诊注意有无枪击音、杜氏双重杂音及其他血管杂音。周围血管征包括头部随脉搏呈节律性点头运动、颈动脉异常搏动、毛细血管搏动征、水冲脉、枪击音及杜氏双重杂音，见于脉压差增大的疾病，如主动脉瓣关闭不全、甲亢等。

第五节 腹部检查

腹部主要由腹壁、腹腔和腹腔内脏器组成。腹部范围上起膈肌，下至盆腔。腹腔内有很多重要脏器，涉及消化、泌尿、内分泌、生殖、血液、血管等系统。腹部检查时，患者取仰卧位，屈曲双下肢，必要时改变体位。检查者注意按视、触、叩、听顺序进行腹部检查。

一、腹部体表标志与分区

（一）腹部体表标志

1. 肋弓下缘 由第 8 ~ 10 肋软骨构成，为体表腹部上界，常用于腹部分区及肝、脾测量。

2. 腹上角 两侧肋弓至剑突根部的交角，常用于体型判断、肝脏的测量。

3. 脐 腹部的中心，平第 3 ~ 4 腰椎之间。

4. 髂前上棘 腹部分区标志和骨髓穿刺部位。

5. 腹直肌外缘 相当于锁骨中线的延续，常作为手术切口和胆囊点定位。

6. 腹中线 前正中线的延续。

7. 腹股沟韧带 腹部体表的下界，股动、静脉定位标志。

（二）腹部分区

临床常用的腹部分区有四区法和九区法。

1. 四区法 以脐为中心，划一水平线和一垂直线，把腹部分成左上腹、左下腹、右上腹、右下腹。

2. 九区法 用两条水平线和两条垂直线将腹部分成九个区。上水平线为两侧肋弓下缘的连线，下水平线为两侧髂前上棘的连线；左、右两条垂直线是在髂前上棘至腹中线连线的中点上所做的垂直线。

（1）右上腹部（右季肋部） 肝右叶、胆囊、结肠肝曲、右肾、右肾上腺。

（2）右侧腹部（右腰部） 升结肠、空肠、右肾。

（3）右下腹部（右髂部） 盲肠、阑尾、回肠末端、淋巴结、女性右侧卵巢及输卵管、男性右侧精索。

（4）上腹部 胃、肝左叶、十二指肠、胰头和胰体、横结肠、腹主动脉、大网膜。

（5）中腹部（脐部） 十二指肠下部、空肠、回肠、下垂的胃或横结肠、肠系膜及淋巴结、输尿管、腹主动脉、大网膜。

（6）下腹部（耻骨上部） 回肠、乙状结肠、输尿管、胀大的膀胱、女性增大的子宫。

（7）左上腹部（左季肋部） 胃、脾、结肠脾曲、胰尾、左肾、左肾上腺。

（8）左侧腹部（左腰部） 降结肠、空肠、回肠、左肾。

（9）左下腹部（左髂部） 乙状结肠、淋巴结、女性左侧卵巢及输卵管、男性左侧精索。

二、腹部体格检查

（一）视诊

观察腹部外形、呼吸运动、腹壁皮肤、腹壁静脉、胃肠型和蠕动波等。

（二）触诊

1. 腹壁紧张度　正常人腹壁柔软，有一定张力。某些病理情况可使全腹或局部紧张度增加或减弱。

（1）腹壁紧张度增加　胃肠穿孔或脏器破裂致急性弥漫性腹膜炎；结核性腹膜炎或腹膜肿瘤；肠胀气或大量腹腔积液。

（2）腹壁紧张度减低　见于经产妇、瘦弱的老年人、慢性消耗性疾病、大量放腹水后。全腹紧张度消失见于腹肌瘫痪和重症肌无力等。

2. 压痛及反跳痛　正常腹部无压痛及反跳痛。腹肌紧张、压痛及反跳痛称腹膜刺激征，是急性腹膜炎的体征。压痛局限于某一点时，即为压痛点，如麦氏点压痛阳性考虑阑尾炎、胆囊点压痛（墨菲征阳性）特征性考虑急性胆囊炎。

3. 腹腔脏器触诊

（1）肝脏　主要了解肝下缘的位置、质地、表面、边缘、压痛、搏动及摩擦感等。

（2）脾脏　正常脾脏不能触及。触及脾脏应注意其大小、质地、表面、有无压痛及摩擦感等。

（3）胆囊　正常胆囊不能触及。胆囊肿大且压痛见于急性胆囊炎；胆囊肿大无压痛见于胰头癌；胆囊肿大有实性感见于胆囊结石或胆囊癌。

（4）肾脏　正常人肾脏一般不能触及，如触及肾脏应注意其大小、形状、质地、表面、敏感性及移动度等。

正常胰腺和空虚的膀胱不能触及。除上述脏器触诊外，还可能触及包块，可能为肿大或异位的脏器、炎症性肿块、肿瘤等。

（三）叩诊

正常腹部除肝、脾所在部位叩诊呈浊音或实音外，其余部位均为鼓音。腹腔内游离液体超过1000mL以上，可出现移动性浊音。肝区叩击痛见于肝炎、肝脓肿等；肾区叩击痛见于肾盂肾炎、肾结核、肾结石等。

（四）听诊

1. 肠鸣音　指肠蠕动时，肠管内气体和液体随之流动，产生一种断续的咕噜声。正常肠鸣音为4～5次/分。急性胃肠炎、胃肠道出血或机械性肠梗阻时肠鸣音活跃（>10次/分）；老年性便秘、低钾血症、胃肠动力低下时肠鸣音减弱（数分钟1次）；急性腹膜炎或麻痹性肠梗阻时，肠鸣音可消失。

2. 振水音　是胃内气体与液体相撞击而发出的声音。空腹或餐后6～8小时仍有振水音，提示胃内液体潴留，见于胃扩张、幽门梗阻等。

3. 血管杂音　腹中部的收缩期杂音提示腹主动脉瘤或腹主动脉狭窄；左、右上腹部的收缩期杂音提示肾动脉狭窄。脐周或上腹部的静脉性杂音提示门静脉高压侧支循环形成。

第六节　脊柱四肢与神经系统检查

一、脊柱检查

（一）脊柱弯曲度

1. 生理性弯曲　正常人直立时，从脊柱侧面观察有 4 个生理弯曲：颈段稍向前凸，胸段稍向后凸，腰椎明显向前凸，骶椎明显向后凸。正常人脊柱无侧弯。

2. 病理性变形　①脊柱后凸：即驼背，见于佝偻病、脊柱结核病、强直性脊柱炎、脊椎退行性变等。②脊柱前凸：见于晚期妊娠、大量腹水、腹腔巨大肿瘤、髋关节结核及先天性髋关节后脱位等。

（二）脊柱活动度

正常人脊柱颈、腰椎段的活动范围最大，胸椎段较小，骶椎和尾椎段已融合成骨块状，几乎无活动性。脊柱活动受限常见于软组织损伤、骨质增生或破坏、脊椎外伤、椎间盘突出等。

（三）脊柱压痛与叩击痛

正常脊柱无压痛及叩击痛。胸、腰椎病变如结核、椎间盘突出、外伤或骨折，均可在相应脊椎处出现压痛与叩击痛。椎旁肌肉压痛见于腰背肌纤维炎或劳损。

二、四肢与关节检查

1. 杵状指（趾）　见于支气管扩张症、肺脓肿、支气管肺癌、发绀型先天性心脏病、肝硬化等。

2. 匙状甲　见于缺铁性贫血等。

3. 梭形关节　见于类风湿关节炎。

4. 膝内翻、膝外翻　见于佝偻病和大骨节病。

三、神经系统检查

（一）运动功能检查

1. 肌力　指肢体随意运动时肌肉收缩的力量。肌力分为 0 ～ 5 级。

（1）0 级　完全瘫痪，测不到肌肉收缩。

（2）1 级　肌肉可收缩，但不能产生动作。

（3）2 级　肢体在床面上能水平移动，但不能抬离床面。

（4）3 级　肢体能抬离床面，但不能抗阻力。

（5）4 级　能做抗阻力动作，但不完全。

（6）5 级　正常肌力。

2. 肌张力　指肌肉松弛状态的紧张度和被动运动时遇到的阻力。肌张力增高见于锥体束损害、锥体外系损害；降低见于周围神经炎、小脑病变和肌源性病变等。

3. 不随意运动　指意识清楚时，随意肌不自主收缩而产生的不能自控的异常动作，见于震颤、舞蹈症、手足搐搦、手足徐动症等。

4. 共济运动　检查方法有指鼻试验、对指试验、跟膝胫试验、轮替动作、闭目难立征。

（二）感觉功能检查

1. 浅感觉检查　包括痛觉、触觉、温度觉检查。

2. 深感觉检查　包括运动觉、位置觉、振动觉检查。

3. 复合感觉检查　包括皮肤定位觉、实体辨别觉、两点辨别觉和体表图形觉。

（三）神经反射检查

神经反射检查包括生理反射和病理反射，前者分为浅反射和深反射。

1. 浅反射　刺激皮肤、黏膜或角膜等引起的反射，包括角膜反射、腹壁反射、提睾反射、跖反射、肛门反射（表 2-4）。

表 2-4　浅反射及检查方法

类型	检查方法	反应
角膜反射	直接：被检查者注视内上方，用细棉签毛轻触其角膜外缘	眼睑迅速闭合
	间接：刺激一侧角膜，观察对侧反应	对侧眼睑闭合
腹壁反射	上：用钝头竹签迅速沿肋缘下自外向内轻划腹壁	上腹肌收缩
	中：从腹外侧沿脐水平向脐部轻划	中腹肌收缩
	下：自腹股沟上划向耻骨联合	下腹肌收缩
提睾反射	竹签自下向上轻划股内侧上方皮肤	同侧提睾肌收缩，睾丸上提
跖反射	用钝头竹签划足底外侧，由足跟向前至近小跖趾关节处转向蹞趾侧	足趾屈曲
肛门反射	大头针轻划肛门周围皮肤	肛门外括约肌收缩

2. 深反射　刺激骨膜、肌腱经深部感受器完成的反射。神经传导途径上任何部位受损都会出现反射减弱或消失。大脑皮质通过锥体束抑制脊髓，锥休束受损时出现深反射亢进（表 2-5）。

表 2-5　深反射及检查方法

类型	检查方法	反应	反射中枢
肱二头肌反射	患者前臂半屈曲内旋位。医生左手托其肘部，左拇指置于其肱二头肌腱上。右手持叩诊锤轻叩其左拇指	肱二头肌收缩，前臂屈曲	颈髓 5～6 节段
肱三头肌反射	患者前臂半屈曲内旋位。医生用左手托住其前臂，右持叩诊锤轻叩其鹰嘴上方的肱三头肌腱	肱三头肌收缩，前臂伸展	颈髓 6～7 节段
桡骨膜反射	患者前臂置于半屈半旋前位。医生左手扶托患者腕部，使腕关节自然下垂，叩诊锤叩击其桡骨茎突	肱桡肌收缩，屈肘，前臂旋前	颈髓 5～6 节段
膝反射	患者端坐，小腿完全松弛下垂与大腿成直角。医生轻叩其髌骨下股四头肌腱	股四头肌收缩，小腿伸展	腰髓 2～4 节段
跟腱反射	患者端坐，足跟着地，使大腿和小腿成钝角，膝稍外展。医生左手握其足掌并稍背屈。轻叩跟腱	腓肠肌收缩，足向跖面屈曲	骶髓 1～2 节段

3. 病理反射　包括 Babinski 征、Oppenheim 征、Gordon 征、Chaddock 征、Hoffmann 征等。阳性提示锥体束损害。

（四）脑膜刺激征

脑膜刺激征包括颈强直、Brudzinski 征、Kernig 征。阳性为脑膜受激惹的体征，见于脑膜炎、蛛网膜下腔出血、颅内压增高等。

（五）坐骨神经受刺激征

坐骨神经受刺激征即 Lasegue 征，坐骨神经根受刺激的表现，见于腰椎间盘突出症、坐骨神经痛等。

复习思考题

一、名词解释

生命体征　营养不良　强迫体位　蜘蛛痣　心脏杂音　肠鸣音　浅反射　深反射

二、问答题

1. 简述体温、脉搏、呼吸、血压的正常范围。

2. 简述体表淋巴结肿大的临床意义。

3. 简述瞳孔检查的内容及临床意义。

4. 简述啰音的临床意义。

5. 简述麦氏点压痛、墨菲征阳性的临床意义。

6. 如何对肌力进行分级？

实验诊断是运用物理学、化学和生物学等实验技术，对人体的血液、分泌物、排泄物及组织细胞等进行检验，协助临床进行诊断、病情评估、制定防治措施和判断预后的方法。

第一节　血、尿、粪一般检查

一、血液一般检测

1. 红细胞计数和血红蛋白测定　红细胞计数是单位容积血液中红细胞的总数。参考值：成年男性（$4.0 \sim 5.5$）$\times 10^{12}/L$，成年女性（$3.5 \sim 5.0$）$\times 10^{12}/L$，新生儿（$6.0 \sim 7.0$）$\times 10^{12}/L$。

血红蛋白参考值：成年男性 $120 \sim 160g/L$，成年女性 $110 \sim 150g/L$，新生儿 $170 \sim 200g/L$。

临床意义：红细胞计数、血红蛋白量低于参考值低限，称贫血。病理性贫血见于红细胞生成减少或破坏过多、失血性贫血；高于参考值上限，见于血液浓缩、慢性阻塞性肺疾病、发绀型先天性心脏病、某些肾病及肿瘤、真性红细胞增多症等。病因诊断还需结合红细胞大小、形态、染色反应、结构等是否异常。

2. 白细胞计数和白细胞分类计数　白细胞计数是单位容积血液中各种白细胞的总数。参考值：成人（$4 \sim 10$）$\times 10^9/L$；儿童（$5 \sim 12$）$\times 10^9/L$；新生儿（$15 \sim 20$）$\times 10^9/L$。白细胞分类计数是各种类型白细胞的比值。

成人外周血中白细胞 $>10 \times 10^9/L$ 称白细胞增多，$<4 \times 10^9/L$ 称白细胞减少。

临床意义：①中性粒细胞：病理性增多见于急性化脓性感染、组织损伤、急性大失血、急性溶血、中毒及急、慢性粒细胞白血病等；减少见于病毒感染、血液病、脾功能亢进症、药物及理化因素等。②嗜酸粒细胞：增多见于变态反应性疾病、寄生虫病、某些血液病等；减少见于伤寒、副伤寒、休克、库欣综合征等。③嗜碱粒细胞：增多见于过敏性疾病、慢性粒细胞白血病、嗜碱粒细胞白血病、转移癌、骨髓纤维化、慢性溶血等；减少无临床意义。④淋巴细胞：增多见于病毒感染、血液病、急性传染病恢复期等；减少见于应用皮质激素、烷化剂等，以及接触放射线、免疫缺陷性疾病等。⑤单核细胞：增多见于生理性及某些感染、血液病。

3. 血小板计数　正常成人外周血中血小板计数（$100 \sim 300$）$\times 10^9/L$，$<100 \times 10^9/L$ 为血小板减少，见于生成障碍、破坏或消耗增多、分布异常；$>400 \times 10^9/L$ 为血小板增多，见于反应性及原发性增多。

二、尿液检查

1. 一般性状检查

（1）尿量　正常成人尿量为 1000～2000mL/24h。尿量 >2500mL/24h 者称多尿，病理性多尿见于糖尿病、尿崩症等。尿量 <400mL/24h 或 17mL/h 者称少尿。尿量 <100mL/24h 称无尿，病因分为肾前性、肾性和肾后性。

（2）颜色与透明度　正常尿液透明呈淡黄色至深黄色，病理性改变有血尿、血红蛋白尿、肌红蛋白尿、脓尿、菌尿、胆红素尿、乳糜尿等。

（3）气味　新鲜尿液有氨味，见于慢性膀胱炎及尿潴留；尿液呈烂苹果味，见于酮症酸中毒；尿液有蒜臭味，见于有机磷杀虫药中毒。

（4）酸碱性　正常尿液 pH 值为 5.0～7.0，减低见于酸中毒、高热、痛风、口服酸性药物等；增高见于膀胱炎、碱中毒、尿潴留、肾小管性酸中毒、应用利尿剂等。

（5）比重　正常人尿比重为 1.015～1.025。增高见于糖尿病、急性肾炎、肾病综合征等；降低见于大量饮水、慢性肾炎、慢性肾衰竭、尿崩症等。

2. 化学检查

（1）尿蛋白　正常成人尿蛋白定量检测值为 0～80mg/24h。尿蛋白定性检测呈阳性或定量检测 >150mg/24h，称蛋白尿。

（2）尿糖　正常人尿糖值为 0.56～5.0mmol/24h，定性试验为阴性。尿糖定性试验为阳性时称糖尿，见于糖尿病、应激性高血糖、妊娠期等。

（3）酮体　正常人尿中酮体定性检测为阴性。当大量脂肪分解产生大量酮体，使血酮体增高并由尿排出，称酮尿，多见于糖尿病酮症酸中毒等。

3. 显微镜检查

（1）细胞　①红细胞：正常尿中无红细胞，若离心尿沉渣红细胞 1～2 个 / 高倍视野，即为异常；红细胞 ≥3 个 / 高倍视野，尿外观无血色，称镜下血尿；尿液含血量多，呈淡红色、红色或有血凝块，称肉眼血尿。血尿常见于肾小球肾炎、尿路感染等。②白细胞和脓细胞：离心尿沉渣 >5 个 / 高倍视野，为白细胞或脓细胞增多，常见于尿路感染。③上皮细胞：分为肾小管上皮细胞、移行上皮细胞、扁平上皮细胞。

（2）管型　是蛋白质、细胞或碎片在肾小管、集合管中凝固而成的圆柱形蛋白聚体，分为透明管型、颗粒管型、细胞管型、脂肪管型、蜡样管型等。白细胞管型多见于肾盂肾炎，颗粒管型、蜡样管型多见于慢性肾炎、慢性肾脏病等。

（3）结晶体　碱性尿中出现磷酸钙、尿酸钙结晶等；酸性尿中出现尿酸、草酸钙结晶等。

（4）病原体　有助于泌尿系统感染的诊断。清洁中段尿细菌定量培养 ≥10^5/mL，为阳性；直接涂片镜检，细菌达 1 个 / 油镜视野以上，为阳性。

三、粪便检查

1. 一般性状检查

（1）量　正常成人大多每日排便 1 次，量 100～300g。

（2）颜色与性状　正常成人的粪便呈黄褐色、质软、圆柱状。婴儿粪便呈黄色或金黄色糊状。病理性改变有糊状或水样便、黏液便、脓血便、鲜血便、柏油样便、白陶土样便等。柏油样便见于上消化道出血，白陶土色便见于胆管梗阻。

（3）气味 正常粪便有臭味。慢性肠炎、胰腺疾病及直肠癌溃烂感染时有恶臭，阿米巴痢疾时有腥臭味。

（4）寄生虫体 如蛔虫、蛲虫、绦虫、钩虫虫体等。

2. 显微镜检查

（1）细胞 检测有无白细胞、红细胞、巨噬细胞、肿瘤细胞等。

（2）寄生虫 镜检找虫卵、原虫滋养体及包囊等。

3. 化学检查 消化道少量出血时，红细胞被消化分解，肉眼和显微镜下均不能发现，称隐血，用化学或免疫方法检测，称隐血试验（OBT）。正常人的隐血试验为阴性，阳性见于消化道出血。

4. 细菌学检查 粪便中细菌多为正常菌群，大量应用抗生素、伪膜性肠炎等可致菌群消失或比例失调。

第二节 血液生化检查

一、肝功能检查

1. 蛋白质代谢检查 肝脏是机体蛋白代谢的主要器官，测定血清蛋白含量和分析其组分的变化，可了解肝脏对蛋白质的代谢功能。

血清总蛋白（STP）和白蛋白（A）、球蛋白（G）比值测定：STP 是 A 和 G 的总称。①STP、A 降低：见于急性或亚急性重症肝炎、慢性肝炎、肝硬化、肝癌、药物或中毒性肝损伤等。A 持续下降者，提示肝细胞坏死进行性加重，预后不良。②STP、G 增高：见于慢性肝病、多发性骨髓瘤、淋巴瘤等。③A/G 倒置：A/G<1，见于肝功能严重损伤；病情好转时 A 回升，A/G 也趋向正常。

2. 血清酶及同工酶检测

（1）丙氨酸氨基转移酶（ALT）和天冬氨酸氨基转移酶（AST） 升高见于急、慢性肝脏疾病，急性心肌梗死（AMI）时 AST 升高明显。

（2）碱性磷酸酶（ALP）及其同工酶 升高见于肝脏疾病，ALP 和转氨酶同时测定，有助于黄疸的鉴别；骨骼疾病、癌症、慢性肾衰竭等 ALP 也升高。

（3）γ 谷氨酰转移酶（γ-GT）及其同工酶 升高有助于肝癌、阻塞性黄疸、病毒性肝炎、肝硬化的诊断。

3. 胆红素代谢检查

（1）血清总胆红素 为血清中结合胆红素与非结合胆红素的总和。其升高有助于判断黄疸的程度、病因、类型。

（2）尿胆红素 增高见于肝细胞性黄疸、胆汁淤积性黄疸等。

（3）尿中尿胆原 增高见于溶血性或肝细胞性黄疸等；减少见于胆汁淤积性黄疸等。

二、肾功能检查

肾小球功能检测

（1）血清尿素氮（BUN） 增高的原因分肾前性、肾性、肾后性3类。

（2）血清肌酐（Cr） 升高见于肾小球滤过功能减退，是评估肾功能的重要指标之一。

（3）内生肌酐清除率（Ccr） 单位时间内，肾脏把若干毫升血浆中的内生肌酐全部清除出去，内生肌酐清除率是判断肾小球损害及肾功能损害程度的敏感指标。

（4）血清尿酸 增高见于肾脏疾病、痛风等；降低见于肾小管重吸收功能损害等。

三、血糖及其代谢产物检测

1. 空腹血糖 正常成人空腹血浆葡萄糖（FPG）为 $3.9 \sim 6.1$ mmol/L。当 6.1<FPG<7.0mmol/L 时，称空腹血糖受损（IFG）；FPG $\geqslant$ 7.0mmol/L，或餐后 2 小时或随机血糖 $\geqslant$ 11.1mmol/L，可作为诊断糖尿病的标准；FPG<2.8mmol/L 称低糖血症。FPG 增高见于糖尿病、皮质醇增多症、应激性高血糖、药物影响或及肝、胰疾病等；减低见于胰岛素增多性疾病、降糖治疗过量、胰岛素拮抗激素缺乏等。

2. 口服葡萄糖耐量试验（OGTT）与胰岛素（或 C- 肽）释放试验 分别检测 FPG 和口服 75g 葡萄糖后 0.5、1、2、3 小时的血糖和血清胰岛素（或 C- 肽）浓度，正常人口服葡萄糖后血糖暂时升高，同时刺激胰岛素分泌增加，血糖在短时间内可降至空腹水平，此为耐糖现象；若血糖在短时间内不能降至空腹或原来水平，称糖耐量异常或降低（IGT）。胰岛素（或 C - 肽）释放实验，可了解胰岛 B 细胞的基础和储备功能，C- 肽可真实反映内源性胰岛素水平。

3. 糖化血红蛋白 A1c（HbA1c）检测 可反映近 $2 \sim 3$ 个月的平均血糖水平，用于糖尿病控制情况的评价及筛检、预测血管并发症、鉴别高血糖。

四、血清脂质和脂蛋白检测

1. 血清脂质 总胆固醇是动脉粥样硬化的危险因素之一。甘油三酯也是动脉粥样硬化的危险因素之一。

2. 血清脂蛋白

（1）高密度脂蛋白 与甘油三酯及与冠心病的发病均呈负相关，减低见于心脑血管病、糖尿病、肾病综合征等；增高对防止动脉粥样硬化及冠心病有重要作用。

（2）低密度脂蛋白 是动脉粥样硬化的危险性因素之一，与冠心病发病呈正相关。

（3）脂蛋白（a） 是动脉粥样硬化和血栓形成的重要独立危险因子。

3. 血清载脂蛋白 A 可清除组织脂质和抗动脉粥样硬化，与冠心病发病率呈负相关。

4. 血清载脂蛋白 B 与动脉粥样硬化、冠心病的发生率呈正相关。

五、血清电解质检测

1. 血钾

（1）血清钾 <3.5mmol/L 时，称低钾血症。临床意义：①摄入量不足：如饥饿、营养不良、吸收不良。②排出增多：钾从消化道大量丢失，如严重呕吐、腹泻及胃肠引流等；钾从肾脏丢失过多，如利尿剂、肾上腺皮质功能亢进、醛固酮增多症等可使尿钾丢失过多。③钾向细胞内转移：如家族性周期性麻痹、肌无力症、给予大量葡萄糖等。

（2）血清钾 >5.5mmol/L 时，称高钾血症。临床意义：①排出减少：肾脏功能障碍、尿路阻塞及肾衰竭，肾上腺皮质功能减退症，使用保钾利尿剂螺内酯、氨苯蝶啶等。②细胞内钾外移增多：组织损伤和血细胞破坏，见于溶血反应、挤压综合征、大面积烧伤等，注射高渗盐水或甘露醇，支气管哮喘发作、肺炎、休克等引起酸中毒，导致血清钾增高；药物作用如 β 受体阻滞剂、洋地黄类药物，使细胞钾外移。③摄入过量：如高钾饮食、补钾过多过快、输大量库存血液。

2. 血钠

（1）血清钠 <135mmol/L，称低钠血症。临床意义：摄入量不足，如饥饿、营养不良、吸收不良等。

（2）血清钠 >145mmol/L，称高钠血症。尿钠排出减少，如肾上腺皮质醇增多症、原发性醛固酮增多症；水丢失过量，如大量出汗、甲亢等因为失水大于失钠，使血清钠相应增高等。

3. 血氯 血清氯 <95mmol/L，称低氯血症。血清氯 >105mmol/L，称高氯血症。

4. 血钙 血清总钙 <2.25mmol/L，称低钙血症。临床意义：①吸收减少，体内缺乏维生素D，如佝偻病；吸收不良性低钙血症；钙磷比例紊乱见于肾衰竭、软骨病等；成骨作用增强见于原发性甲状旁腺功能减退症、甲亢患者术后引起的继发性甲状旁腺功能减退症等。

六、心脏病生物标志物检测

1. 心肌坏死标志物测定

（1）血清酶及其同工酶 ①血清肌酸激酶（CK）及其同工酶：CK 增高见于心肌或骨骼肌损伤、急性脑血管病等；减低见于甲亢、激素治疗及长期卧床等。其同工酶 CK-MB 对 AMI 诊断的特异性和敏感性均很高，是传统的"金标准"。②血清乳酸脱氢酶（LD）及其同工酶：LD 诊断组织损伤灵敏度较高，但特异性较差；其同工酶升高的意义较大，见于心肌损害、肝脏疾病等。

（2）心肌肌钙蛋白 T（cTnT）及肌钙蛋白 I（cTnI） 是目前诊断急性冠脉综合征最特异的指标，正逐步取代 CK-MB 成为 AMI 诊断的"金标准"，对评价心肌损伤程度及微小心肌损伤的诊断有较大意义。

2. 心力衰竭标志物测定 心肌细胞所分泌的 B 型心钠素（脑钠肽 BNP）在活化酶的作用下裂解为活性形式的 active-BNP 和非活性形式的 NT-pro BNP，主要用于心力衰竭、AMI 的诊断、监测和评估，指导心脏病的治疗等。

七、血、尿淀粉酶及同工酶测定

淀粉酶包括胰腺的淀粉酶同工酶 P 和腮腺的淀粉酶同工酶 S。急性胰腺炎和慢性胰腺炎急性发作时前者增高；腮腺炎、肺癌、卵巢癌时后者增高。

第三节 肿瘤标志物检测

肿瘤标志物是某一肿瘤组织特异性地表达或分泌的蛋白质、糖类、酶类、激素类、IgG 和核糖核酸物质，在正常组织或其他肿瘤组织不表达或低表达。

一、蛋白质类肿瘤标志物检测

1. 血清甲胎蛋白（AFP） 诊断原发性肝癌的特异性标志物。

2. 癌胚抗原（CEA） 无特异性，升高可见于结肠癌、胃癌、胰腺癌等。

3. 鳞状上皮细胞癌抗原（SCC） 升高可见于宫颈癌、肺鳞状细胞癌、食管癌、卵巢癌等。

4. 总前列腺特异抗原（t-PSA）及游离前列腺特异抗原（f-PSA） 前列腺癌时，血清 t-PSA 明显升高，f-PSA/t-PSA 比值 <10%；f-PSA/t-PSA 比值 >25%，提示前列腺增生。

二、糖脂类肿瘤标志物检测

1. 癌抗原 15-3（CA15-3） 乳腺癌、转移性卵巢癌、结肠癌、肺癌、原发性肝癌等可增高。

2. 癌抗原 125（CA125） 对卵巢癌诊断价值较大，宫颈癌、乳腺癌、胰腺癌等也有增高。

3. 癌抗原 19-9（CA19-9） 对胃肠道恶性肿瘤，尤其对胰腺癌敏感度及特异性较高。

4. 癌抗原 50（CA50） 增高见于胰腺癌、胆（管）囊癌、原发性肝癌、卵巢癌等。

5. 癌抗原 72-4（CA72-4） 增高见于卵巢癌、大肠癌、胃癌、乳腺癌和胰腺癌等。

三、酶类肿瘤标志物检测

神经元特异性烯醇化酶（NSE）升高主要见于小细胞肺癌，还见于神经母细胞瘤等。

四、激素类肿瘤标志物检测

人绒毛膜促性腺激素（hCG）增高见于葡萄胎、绒毛膜上皮细胞癌，降低见于流产、异位妊娠等。

复习思考题

一、名词解释

少尿　高钾血症　空腹血糖受损　糖耐量异常　蛋白尿

二、问答题

1. 何谓贫血？简述其临床意义。

2. 简述中性粒细胞增多和减少的临床意义。

3. 简述肝功能检查的内容和临床意义。

4. 简述糖尿病、空腹血糖受损、低糖血症的诊断标准。

扫一扫，查阅本章数字资源，含PPT、音视频、图片等

近代影像诊断技术发展十分迅速，自 1895 年伦琴发现 X 线不久，就被用于人体检查。20 世纪 50 年代到 60 年代出现了超声成像和 γ 闪烁成像；20 世纪 70 年代和 80 年代又相继出现了 X 射线计算机体层成像（CT）、磁共振成像（MRI）和发射型计算机体层成像（ECT）等新的成像技术。目前，数字成像由 CT 与 MRI 扩展到 X 线成像，图像的保存、传输与利用已使用图像存档与传输系统（PACS），并使远程放射学成为现实。影像诊断已成为临床医学中运用高科技手段最多、发展最快、作用重大的学科之一。

第一节　影像学概论

X 线具有穿透性、荧光效应、感光效应、电离效应。X 线在荧屏上或胶片上形成影像，基于人体组织有密度和厚度的差别。

一、X 线成像

1.普通检查　包括荧光透视和 X 线摄影，后者常需行两个或以上方位拍摄，如正位、侧位和斜位等。

2.特殊检查　软 X 线摄影、体层容积成像均用于乳腺的检查。

3.X 线造影检查　对缺乏自然对比的组织或器官，可将密度高于或低于该组织或器官的物质引入器官内或其周围，使之产生对比以显影，即为造影检查。

二、X 射线计算机体层成像（CT）

CT 是用 X 线束从多个方向对人体部位有一定厚度的层面进行扫描。CT 图像是数字化重建的断层图像，较 X 线图像有更高的密度分辨力。CT 技术包括平扫、对比增强扫描和造影扫描。

三、磁共振成像（MRI）

MRI 是利用人体中的氢原子核（质子）在磁场中受到射频脉冲的激发而发生核磁共振现象，产生磁共振信号，经过信号采集和计算机处理而获得重建断层图像的成像技术。MRI 诊断已广泛应用于临床，并显示出优越性。

四、超声检查

超声检查是利用超声波的物理特性和人体器官组织声学性质上的差异，以波形、曲线或图像

的形式记录并诊断的方法，具有简便易行、可重复、无创伤、无特殊禁忌证等优点，在诊断中有重要地位。

五、不同成像技术综合应用

不同的检查技术有各自的优缺点和适应范围，可互为补充。如呼吸系统疾病，最佳的检查方法是 X 线摄影和 CT 检查；MRI 检查有利于对纵隔病变的定位和定性诊断；超声检查虽不用于胸部病变的诊断，但是胸腔、心包积液穿刺的最佳定位与导向工具。

第二节　X 线诊断

分析 X 线所见时，首先要分辨阴影的位置、大小、密度、形态等是否正常；分析 CT 图像应先了解是平扫还是增强扫描，器官及病变的大小、形态和周围解剖关系等，还可测定 CT 值，了解密度的高低、增强扫描有无强化等。最终诊断还需要与临床资料综合分析。

一、肺与纵隔

1. 诊断价值　X 线和 CT 普遍应用于胸部检查。胸部摄影是胸部疾病最常用的检查方法，胸部透视仅作为胸部摄片的补充检查或预检。CT 检查平扫分别使用肺窗和纵隔窗观察肺和纵隔；CT 检查增强扫描主要用于鉴别血管性或非血管性病变，明确纵隔病变与心脏、大血管的关系，了解病变的血供情况，鉴别良性、恶性病变等。

2. 常见呼吸系统疾病的影像诊断

（1）大叶性肺炎　多为肺炎链球菌致病。炎症累及整个肺叶，也可呈肺段分布。①充血期：可无阳性发现，或仅肺纹理增多，透明度略低。②实变期：表现为密度均匀的致密影，炎症累及肺段则表现为片状或三角形致密影；累及整个肺叶，呈以叶间裂为界的大片致密阴影。③消散期：实变区密度逐渐减低，表现为大小不等、分布不规则的斑片状阴影。炎症最终可完全吸收，或只留少量索条状阴影。

（2）支气管肺炎　多见于婴幼儿、老年及极度衰弱的患者。病理变化为支气管周围的肺实质炎症，在支气管和肺泡内产生炎性渗出物。

病变多在两肺中下野的内、中带，两肺纹理增多、增粗、模糊，沿肺纹理分布有散在小斑片状模糊致密影，密度不均，密集的病变可融合成大片状。

（3）间质性肺炎　由细菌或病毒感染所致。病变主要侵犯小支气管壁及肺间质，引起炎性细胞浸润。①X 线表现：两肺门及中下肺野纹理增粗、模糊，并可见网状及小斑片状影，由于细支气管的部分阻塞，有时伴有弥漫性肺气肿。②CT 表现：早期或轻症病例，高分辨力 CT 见两侧支气管血管束增粗，呈不规则改变，并伴有磨玻璃样阴影。较重者表现为小斑片状阴影。肺门及纵隔淋巴结可有增大。

（4）原发性支气管肺癌　肺癌起源于支气管上皮、腺体或细支气管及肺泡上皮。影像学上常按照肺癌的发生部位分为 3 型：①中央型：肿瘤发生在肺段和段以上支气管。②周围型：肿瘤发生于肺段以下支气管。③弥漫型：肿瘤发生在细支气管或肺泡。

CT 表现如下。

1）中央型肺癌：①支气管改变：包括支气管壁增厚和支气管腔狭窄。②肺门肿块：表现为分叶状或边缘不规则的肿块，常同时伴有阻塞性肺炎或肺不张。③侵犯纵隔结构。④纵隔肺门淋巴结转移。

2）周围型肺癌：能提供较 X 线胸片更清晰的图像，有利于显示结节或肿块的边缘、形态、瘤周表现、内部结构特点及密度变化等，从而更易明确诊断。增强扫描时，肿块呈密度均匀的中等或以上增强，更有助于肺癌的诊断。另外，增强 CT 对发现肺门纵隔淋巴结转移更敏感。

3）弥漫型肺癌：CT 表现为两肺弥漫不规则分布的结节，多在 1cm 以下，边缘模糊，常伴有肺门、纵隔淋巴结转移。病变融合后可见大片肺炎样实变影。

二、心脏与大血管

1. 诊断价值　冠状动脉血管造影常用于冠心病的诊断及治疗后随访，是冠状动脉搭桥术或血管成形术术前必做的检查。冠状动脉和肺动脉 CTA（CT 血管造影）在临床上广为应用，以判断冠状动脉、肺动脉的形状，有无狭窄、闭塞情况等，主要用于冠心病、肺栓塞的诊断。

2. 常见循环系统疾病的影像诊断

（1）高血压性心脏病　心影呈靴型，左室肥厚增大，主动脉扩张、迂曲、延长。左心功能不全时左心房增大，并有肺淤血及肺水肿征象。

（2）慢性肺源性心脏病　为肺动脉高压和肺部慢性病变的改变。①肺动脉高压。②右心室增大，心呈二尖瓣型，心胸比率大于正常者不多，与肺气肿、膈低位等因素有关。③肺部慢性病变，有慢性支气管炎、广泛肺组织纤维化及肺气肿等表现。

三、食管与胃肠道

腹部平片用于观察膈下游离气体和肠腔内有无异常气液平。食管与胃肠道检查首选硫酸钡造影，分为食管造影、上胃肠道造影、小肠系造影、结肠造影。CT 检查对胃肠道肿瘤的内部结构、胃肠壁浸润和转移有较好的诊断价值。

四、急腹症

1. 诊断价值　急腹症一般以普通 X 线检查为主。CT 检查在脏器损伤、腹腔积液、急性胆囊炎等疾病的诊断方面，较 X 线检查更有诊断价值。

2. 常见急腹症的影像诊断

（1）单纯性小肠梗阻　当梗阻发生后 3～6 小时，立位可显示出近端肠曲胀气扩张，肠内有高低不等、长短不一的阶梯状气液面。仰卧位可见膨胀充气、盘曲排列的肠管，梗阻端远侧无气体或有少许气体。

（2）胃肠道穿孔　常继发于溃疡、创伤破裂、炎症及肿瘤，其中胃十二指肠溃疡为穿孔最常见的原因。到目前为止，腹部透视及立位腹部平片仍是诊断胃肠道穿孔最简单、最有效的方法。主要征象为膈下游离气体，表现为膈下线条状或新月状透亮影。

（3）腹部外伤　实质脏器包膜下破裂：CT 扫描时，实质脏器呈高或等密度影，脏器实质可显示压迫内陷，其他包括腹腔内积气、积血、急性腹膜炎征象等。

五、肝、胆系与胰腺

1. 诊断价值　超声检查常用于肝、胆系及胰腺疾病的筛查。CT 优于超声，已成为临床最常用的检查手段，螺旋 CT 增强多期扫描有利于对占位性病变的鉴别。胰腺疾病的诊断主要依靠超声、CT、MRI 等检查。

2. 常见肝胆、胰腺疾病的影像诊断

（1）原发性肝癌　CT检查有以下表现。

1）平扫：常见肝硬化征象，肝实质内出现单发或多发、圆形或类圆形的边界清楚或模糊的肿块，肿块多数为低密度。

2）增强扫描：①动脉期：肿瘤很快出现明显的斑片状、结节状强化，CT值迅速达到峰值。②门静脉期：正常肝实质对比增强密度开始升高，肿瘤对比增强密度迅速下降。③平衡期：肿块对比增强密度继续下降，在明显强化的肝实质内又表现低密度状态。全部对比增强过程呈"快进快出"现象。

（2）肝囊肿　CT平扫检查显示肝实质内圆形低密度区，边缘锐利，境界清楚，囊内密度均匀，CT值为0～20HU。对比增强后，囊内无对比增强，在周围强化的肝实质的衬托下，囊肿境界更加清楚。

（3）肝硬化　CT检查早期可为正常；少数肝硬化表现为全肝萎缩；更多的表现为尾叶、左叶外侧段增大，右叶发生萎缩，肝各叶大小比例失调。肝轮廓边缘显示凹凸不平，肝门、肝裂增宽，以及脾大、腹水、胃底和食管静脉曲张等门脉高压征象。

（4）胆石症与胆囊炎　CT检查可见肝内、外胆管或胆囊内单发或多发、圆形、多边形或泥沙状的高密度影。胆总管结石可见上部胆管扩张。合并急性胆囊炎则胆囊增大，直径 >5cm，胆囊壁弥漫性增厚超过 3mm 并有明显均匀强化，胆囊周围常有环形低密度水肿带或液体潴留。慢性胆囊炎则表现为胆囊缩小，胆囊壁增厚，可有钙化，增强扫描有强化。

（5）胆囊癌　CT检查有以下表现。

1）胆囊增大或缩小，肿瘤表现为3种类型：①胆囊壁增厚型：胆囊壁呈不规则或结节状增厚。②腔内型：胆囊腔单发或多发乳头状肿块，肿块基底部胆囊壁增厚。③肿块型：胆囊腔全部被肿瘤所占据，形成软组织肿块。

2）对比增强，肿瘤及其局部胆囊壁明显强化。

3）同时可见胆管受压、不规则狭窄和上部扩张。

（6）急性胰腺炎　CT检查对急性胰腺炎的诊断有重要作用，对了解病变的范围和程度很有帮助。急性胰腺炎的典型表现是胰腺局部或弥漫性肿大，密度稍减低，胰腺周围常有炎性渗出，导致胰腺边缘不清，邻近肾前筋膜增厚。

（7）胰腺癌　CT平扫为等密度或低密度，较大的肿块可引起胰腺局部增大。增强扫描时肿块强化不明显，呈相对低密度。胰管、胆管扩张可形成"双管征"，为胰头癌的常见征象。胰腺癌进一步发展，可使胰周脂肪层消失，邻近血管可被推移或包埋。胰周、腹膜后、肝门淋巴结和肝内可发生转移。

六、泌尿系统

1. 诊断价值　泌尿系结石首选腹部平片检查，静脉尿路造影对肾盂和输尿管扩张、积水及病因的明确具有一定的临床价值。肾和输尿管检查最常应用的方法是超声和CT，可发现和确诊绝大多数肿瘤、结石、囊肿等病变。

2. 常见泌尿系统疾病的影像诊断

肾结石　平片检查，肾结石可为单侧或双侧性，位于肾窦区，表现为圆形、卵圆形、桑葚状或鹿角状高密度影，可均匀一致，也可浓淡不均或分层。桑葚、鹿角状和分层均为结石典型表现。侧位片上，肾结石与脊柱影重叠，借此与胆囊结石、淋巴结钙化等鉴别。CT检查，能够确切发现位于肾盏和肾盂内的高密度结石影。

七、骨关节系统

1. 诊断价值　X 线平片是骨、关节疾病首选的影像学检查方法。CT 密度分辨率高，显示骨、关节和软组织改变优于 X 线平片。

2. 常见骨关节疾病的影像诊断

（1）长骨骨折　X 线平片检查的基本表现：骨折断面呈不规则的透明线，称骨折线，骨皮质断裂、不连续，在骨松质则表现为骨小梁中断、扭曲、错位。嵌入性或压缩性骨折则骨小梁紊乱，甚至局部骨密度增高，而可能看不到骨折线。

（2）脊柱骨折　①X 线平片：表现为椎体压缩，呈楔形，前缘骨皮质嵌压。正位片可见横形不规则线状致密带，其上下椎间隙一般保持正常。严重时常并发脊椎后突成角、侧移，甚至发生椎体错位。②CT 检查：可以充分显示脊椎骨折、骨折类型、骨折片移位程度、椎管变形和狭窄，以及椎管内骨碎片或椎管内血肿等。CT 还可以对某些脊髓外伤情况做出判断。

（3）慢性骨关节病　退行性骨关节病是一种由于关节软骨退行性改变所引起的慢性骨关节病，X 线检查即可确诊。四肢关节如髋与膝关节退行性骨关节病的 X 线表现，包括由于关节软骨破坏，而使关节间隙变窄，关节面变平，边缘锐利或有骨赘突出。脊椎退行性骨关节病的 X 线表现，包括脊椎小关节和椎间盘的退行性变。脊椎小关节改变包括小关节突变尖、关节面骨质硬化和关节间隙变窄。

八、中枢神经系统

1. 诊断价值　X 线平片只能大致反映颅骨骨质改变。CT 检查既能反映颅骨骨质改变，还能显示颅内病变，对大部分病变可做出定位及定性诊断，是脑部检查的主要技术。

2. 常见神经系统疾病的影像诊断

（1）脑挫裂伤　是脑挫伤和离裂伤的合称。急性期的 CT 表现：低密度脑水肿区出现多发、散在的点状高密度出血灶，并可出现明显的占位效应。

（2）颅内血肿　多发生于额、颞叶，位于受力点或对冲部位脑表面区。急性期的 CT 表现：均匀的高密度灶，血肿的形状与密度因血肿的期龄和部位而不同。

（3）脑出血　自发性脑内出血多继发于高血压、动脉瘤、血管畸形等，以高血压性脑出血常见。CT 表现同血肿的病期有关。血肿好发于基底节或（和）丘脑。新鲜血肿为边缘清楚、密度均匀的高密度区。2 ～ 3 天后血肿周围出现水肿带，血肿周围水肿以第 2 周明显，可持续 1 个月。血肿及水肿可引起占位表现。

（4）缺血性脑梗死　脑血管闭塞后 24 小时内，CT 可无阳性发现。以后则出现低的或混杂密度区，多为楔形和不整形，边缘不清，常并发脑水肿和占位表现；1 ～ 2 周后边缘变清楚；2 ～ 3 周后病灶变成等密度；4 ～ 6 周则变为边缘清楚、近于脑脊液密度的囊腔，病侧脑室扩大。

（5）腔隙性脑梗死　系因小的终末动脉闭塞所致，位于基底节与脑干，CT 表现为直径 2 ～ 15mm、边缘清楚的低密度灶。

（6）脑萎缩　是指由于各种原因所致的脑组织细胞的体积和数量的减少，常伴有脑脊液的增加，CT 表现为脑室系统和蛛网膜下腔的扩大，即所谓"代偿性脑积水"。

第三节　超声诊断

超声诊断有 4 种方式：A、B、D、M 型超声诊断。其中 A 型超声目前基本被淘汰，很少用于临床。

一、B 超诊断

B 超即辉度调制型超声，可清晰显示脏器外形与毗邻关系，以及软组织的内部回声与结构、血管与其他管道的分布等，是目前临床应用最广的超声检查仪。临床上主要用于甲状腺、肝、胆、脾、胰、肾与膀胱等脏器的检查。

二、D 型超声诊断

D 型超声用于检测血流的方向、速度、分布范围、性质、有无反流及异常分流等，具有重要的临床诊断价值，常用于心脏、血管检查。

三、M 型超声诊断

M 型超声主要用于探测心脏，称 M 型超声心动图描记术，常与扇形扫描心脏实时成像相结合使用。

第四节　磁共振诊断

磁共振（MRI）检查能够进行磁共振水成像、磁共振血管成像及磁共振功能成像，被广泛应用于人体各个系统检查和疾病的诊断。

一、中枢神经系统检查

MRI 可清晰显示脑皮质、脑灰质、脑脊液，尤其对中线结构、颅后窝、近颅底病变、脊髓、椎间盘等的显示明显优于 CT，故广泛用于中枢神经系统疾病的诊断。MRI 对脑梗死的发现较 CT 早，可于起病后 6 小时发现异常；对脑干和小脑腔隙性梗死的诊断较 CT 也有明显优势；对脑血管异常的显示有独特的优势，可显示病灶本身及其周围脑组织的水肿、出血及血栓等，显示正常血管、脑血管畸形中的异常血管、脑肿瘤的血供和异常新生血管等。

二、呼吸系统检查

MRI 对鉴别肺内外、纵隔内外、横膈上下病变，了解病变的起源，有较高的价值。MRI 能清晰显示纵隔的结构，对纵隔肿瘤、血管病变，以及肺门与纵隔淋巴结转移的诊断，有明显优势。MRI 对于肺脏的显示较差，主要用于检查中央型肺癌，与 CT 比较，MRI 对确定肺门部肿块与支气管的关系，以及纵隔血管受累等更清楚。

三、循环系统检查

MRI 对大血管狭窄、心肌与心包病变、主动脉夹层动脉瘤、心脏瓣膜病变、先天性心脏病缺损部位可直接显示并诊断。对原发性心肌病、继发性心肌病变的诊断有较高价值。对冠心病的诊断有独特优势，可显示冠状动脉狭窄、心肌缺血及心室的运动状况。

四、消化系统检查

MRI 对肝癌和肝脏血管瘤的诊断和鉴别具有十分重要的价值；对肝脏弥漫性病变、肝脓肿及胆系、胰腺、脾脏病变的诊断有较高的价值；对胃肠道肿瘤病变的范围、与周围组织的关系、分期和术后复发的诊断有一定价值。磁共振胰胆管成像技术（MRCP）对胆管及胰管病变的显示有独特优势。仿真内镜 MRI 成像为胃肠腔表面直观情况提供了新的诊断方法。

五、泌尿系统检查

MRI 对肾脏和膀胱恶性肿瘤病变的部位、范围、邻近脏器侵犯及转移显示准确；在显示泌尿系梗阻上有独特优势。MR 尿路造影可直接显示尿路，对输尿管狭窄与梗阻有重要诊断价值。但 MRI 对泌尿系结石不能显示。

六、生殖系统检查

MRI 对子宫肌瘤、子宫癌、卵巢肿瘤，以及前列腺良性增生和前列腺癌的诊断有重要价值，对盆腔内血管与淋巴结转移较易区别。

七、骨骼、肌肉系统检查

MRI 对骨髓和软组织的病变是最敏感而无创的检查方法，优于 X 线和 CT。MRI 是评估关节软骨病变的主要的非创伤性检查，对关节软骨变性与坏死的诊断早于其他影像学检查。MRI 可用于脊柱外伤时对椎间盘突出、椎体骨折和韧带撕裂的观察；对脊髓挫裂伤和脊髓受压等也有较高的诊断价值。

八、其他

MRI 对乳腺疾病，尤其是乳腺癌的诊断有重要价值，对眼、耳、鼻与鼻窦、咽喉、甲状腺、颈部淋巴结、血管及颈部肌肉的显示清楚，有良好的诊断价值。

复习思考题

一、名词解释

X 射线计算机体层成像　磁共振成像　超声检查

二、问答题

1. 简述 CT 的基本检查技术和临床应用。

2. 简述 B 超对脏器、组织的显像特点。

3. MRI 在中枢神经系统疾病诊断中的应用优势有哪些？

4. MRI 在泌尿系统疾病诊断中的应用优势有哪些？

第一节　心电图基本知识

心脏是维持血液循环的动力泵，能自行产生电激动。心脏机械性收缩之前，心肌先发生电激动。心肌的电激动传布全身，在身体不同部位的表面发生电位差。通过心电图机把不断变化的电位连续描记成的曲线，即心电图（electrocardiogram，ECG）。

ECG检查作为一种方便、适宜的无创性检查，已广泛运用于循环系统疾病的诊断与治疗评估、重症监护、术前心脏评估与围手术期监护、运动医学等临床医疗的各个领域。

一、心电图各波段的组成和命名

每个心动周期包括四个波、三个段、两个间期，见图2-1。

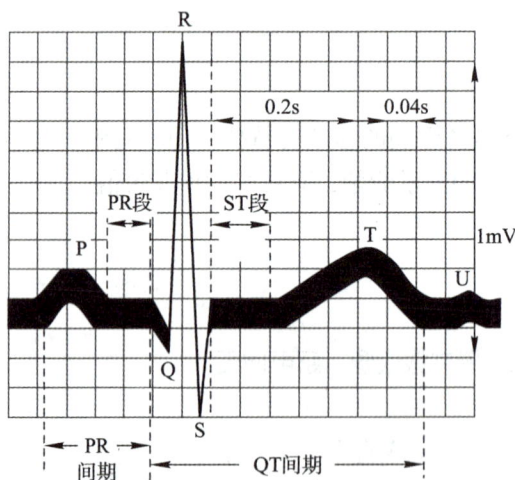

图 2-1　心电图各波和波段示意图

P波：反映左、右心房去极化过程的电位和时间变化。

PR段：反映电激动通过房室交界区产生的微弱电位变化。

PR间期：反映激动从窦房结发出后经心房、房室交界、希氏束、束支及浦肯野纤维网传到心室肌所需要的时间，即自心房去极化开始至心室去极化开始的时间。

QRS波群：反映左、右心室去极化过程的电位和时间变化。

ST段：反映左、右心室早期缓慢复极化过程的电位和时间变化。

T 波：反映左、右心室晚期快速复极化过程的电位和时间变化。

QT 间期：反映左、右心室去极化与复极化全过程的时间。

U 波：产生机制尚未明了，一般认为代表心室肌的后继电位。

二、心电图导联体系

在人体不同部位放置电极，通过导联线与心电图机电流计的正负极相连，这种记录心电图的电路连接方法，称心电图导联。电极位置、连接方法不同，组成不同的导联。

国际通用的 12 导联系统：①肢体导联：Ⅰ、Ⅱ、Ⅲ、aVR、aVL、aVF 导联，反映心脏额面情况。②胸导联：V_1、V_2、V_3、V_4、V_5、V_6 导联，反映心脏水平面（横面）情况。在特殊情况下加做 $V_{3R} \sim V_{6R}$、$V_7 \sim V_9$，以弥补体表 12 导联的不足。

三、心电图的测量

ECG 直接描记在由纵线和横线交织而成的小方格纸上，小方格的各边细线间隔均为 1mm，横向距离代表时间，用以计算各波和间期所占的时间。心电图纸移动的速度常规默认为每秒 25mm，故每 1mm（1 小格）代表 0.04s；粗线间隔内有 5 小格，故每两条粗线之间代表 0.2s。纵向距离代表电压，用以计算各波振幅的高度或深度，当输入定准电压为 1mV 使曲线移位 10mm 时，1 小格为 1mm，代表 0.1mV。

四、正常心电图波形特点

1. P 波 正常 P 波的时间 <0.11s，电压在肢导联 <0.25mV，胸导联 <0.2mV。

2. PR 间期 成人心率在正常范围时，PR 间期为 0.12 ~ 0.20s。

3. QRS 波群 正常成人 QRS 波群时限为 0.06 ~ 0.10s。正常胸导联，V_1、V_2 导联多呈 rS 型，R/S<1，R_{V1}<1.0mV。自 V_1 至 V_6 导联 R 波逐渐增高，S 波逐渐减小，R/S 的比值逐渐增大。正常 R 峰时间在 V_1、V_2 导联一般不超过 0.04s，在 V_5、V_6 导联一般不超过 0.05s。R 峰时间的延长，对于心室肥大及室内传导阻滞的诊断有重要意义。

4. ST 段 正常为一等电位线，可有轻度偏移。任何导联 ST 段压低应 <0.05mV。

5. T 波 正常是一个不对称的宽大而光滑的波，前支较长，后支较短，其方向大多与 QRS 波群主波的方向一致。在以 R 波为主的导联中，T 波不应低于同导联 R 波的 1/10。

6. QT 间期 心率 60 ~ 100 次 / 分时，其正常范围在 0.32 ~ 0.44s 之间。

7. U 波 是 T 波后 0.02 ~ 0.04s 时出现的一个小波，其方向与 T 波方向一致，电压低于同导联的 T 波，并非在每个导联中都明显易见。

第二节 常见心律失常

正常心脏的激动起源于窦房结，按一定的频率和节律发出冲动，以一定的传导速度和顺序通过心房、房室结、His 束、左右束支、浦肯野纤维，最后至心室肌而使之除极。当心脏激动的起源部位、频率、节律，激动传导的顺序、路径、速度、方向中任何一个环节发生异常，均称心律失常，分为激动起源异常和传导异常两大类。

一、窦性心律

窦房结是心脏正常的起搏点，起源于窦房结的心律称窦性心律。ECG 表现：P 波在 I、Ⅱ、aVF、V_4 ～ V_6 导联直立，aVR 导联倒置，心率 60 ～ 100 次 / 分。

二、窦性心律失常

1. 窦性心动过速 成人窦性心率 >100 次 / 分，一般不超过 160 次 / 分。

2. 窦性心动过缓 成人窦性心率 <60 次 / 分，一般不低于 40 次 / 分。

3. 窦性心律不齐 在同一导联 PP 间期差异 >0.12s，常与呼吸有关。

4. 窦性停搏 在规则的 PP 间期后，突然 P 波脱落，形成长的 PP 间期，长 PP 间期与正常 PP 间期之间非整倍数关系。

5. 病态窦房结综合征 持续窦性心动过缓，心率 <50 次 / 分，且不易被药物纠正，常伴有窦性停搏或窦房阻滞。

三、期前收缩

窦房结以下的异位起搏点自律性增高，提前发出激动而引起的一次（或两次）心脏搏动，称期前收缩，即过早搏动。按激动起源不同，期前收缩分为房性、交界性及室性。

1. 室性期前收缩 ①提前出现 QRS 波群及 T 波，其前无 P 波。②提前出现的 QRS 波群呈宽大畸形，时间 >0.12s，并有继发性 T 波改变。③室性期前收缩后有一完全性的代偿间歇（即期前的 QRS 波群前后两个 RR 间隔之和等于两个正常的 RR 间隔）。

2. 房性期前收缩 ①提前出现 P 波，其形态与窦性 P 波稍有差异。② PR 间期≥ 0.12s。③期前 P 波后的 QRS 波群通常正常。④房性早搏后多前有一不完全性代偿间歇（即提前 P 波的前后两个 PP 间隔之和较两个正常的 PP 间隔之和为短）。

3. 交界性期前收缩 ①提前出现的 QRS–T 波群，其形状与窦性心律中的 QRS 波形基本相同。②提前的 QRS–T 波群前无直立 P 波，若有 P 波则为逆行（P′波），可在 QRS 波之前（P′R 间期 <0.12s），可埋于 QRS 波之中（P′R 间期为零），或在 QRS 波之后（RP′间期 <0.20s）。③常具有完全性代偿间歇。

4. 期前收缩临床意义 房性期前收缩可见于正常人、洋地黄中毒、器质性心脏病、甲状腺功能亢进症等。交界性期前收缩少见，可见于洋地黄中毒、器质性心脏病。室性期前收缩可见于正常人、功能性因素、洋地黄中毒、器质性心脏病、电解质紊乱、心脏机械刺激等。

四、异位性心动过速

期前收缩连续出现≥ 3 次，称异位性心动过速，分为室上性（心房性、交界性）与室性心动过速。

1. 阵发性室上性心动过速 包括房性、交界性心动过速。①连续出现 3 个或 3 个以上房性、交界性早搏。②心动过速发作时有突发、突止的特点，频率为 150 ～ 250 次 / 分。③ QRS 波群正常，RR 间距规则。④心动过速通常由一个房性期前收缩诱发。⑤可有继发性 ST–T 改变。阵发性室上性心动过速见于正常人、旁路传导、器质性心脏病、洋地黄中毒、甲状腺功能亢进症、电解质紊乱等。

2. 室性心动过速 ①连续出现 3 个或 3 个以上室性早搏。②频率为 150 ～ 200 次 / 分。

③ QRS 波群宽大畸形，T 波方向与主波方向相反。④ RR 间距大致规则。⑤ P 波与 QRS 波群无关，呈房室分离。⑥可出现心室夺获及室性融合波，为特征性改变。室性心动过速见于器质性心脏病、洋地黄中毒、电解质紊乱、机械刺激、药物作用等。

五、扑动与颤动

当心房或心室的异位起搏点发生冲动，在心房或心室内形成环形激动及多发微折返，使心房或心室部分心肌连续进行除极及复极活动，便形成扑动或颤动。

1. 心房扑动　心房肌发生的 250～350 次 / 分的规则扑动。①窦性 P 波消失，代之以大小、间距规则一致的 F 波，频率为 250～350 次 / 分，无等电位线。② F 波以固定的比例下传（一般 2：1～4：1），心室律一般规则。③ QRS 波群形态正常。④多呈阵发性，不稳定，常转为窦性心律或房颤律。心房扑动见于器质性心脏病、甲状腺功能亢进症、药物作用等。

2. 心房颤动　临床上常见的心律失常，心房肌发生的 350～600 次 / 分的颤动。①窦性 P 波消失，代之以大小不等、间距不规则的 f 波，频率为 350～600 次 / 分。② f 波部分下传，心室律绝对不规则，RR 间距不等。③ QRS 波群形态正常。心房颤动见于器质性心脏病、甲状腺功能亢进症、药物作用、特发性等。

3. 心室扑动与颤动　为最严重的心律失常，常见于器质性心脏病、电解质紊乱、意外伤害、药物中毒等。心室扑动表现：QRS 波群消失，代之以快速而规则的大振幅心室扑动波，频率为 180～250 次 / 分，心室扑动不能持久，如不恢复便会转为心室颤动。心室颤动往往是心脏停搏前的短暂征象，心电图出现 QRS 波群完全消失，代之以大小、形态不一的极不规则的低小颤动波，频率为 250～500 次 / 分，逐渐演变为直线。心室扑动与颤动均是极严重的致命性心律失常。

六、房室传导阻滞

房室传导阻滞是指由于房室传导系统某个部位的不应期延长，引起激动传导延缓或阻断的现象，分为窦房阻滞、房内阻滞、房室阻滞和室内阻滞；按阻滞程度分为一度（传导延缓）、二度（部分激动传导发生中断）和三度（传导完全中断）。

1. 一度房室阻滞　房室传导时间延长，但每个来自心房的激动均可下传至心室，心电图表现为 PR 间期 >0.20s，每个 P 波之后有 QRS 波群。

2. 二度房室阻滞　一部分心房的激动不能下传心室。心电图主要表现为部分 P 波后 QRS 波脱落，分为两种类型。

（1）二度 I 型　PR 间期逐渐延长，直至 P 波未能下传，脱漏一次 QRS-T 波群，之后 PR 间期最短，然后再逐渐延长，直至 P 波后脱漏 QRS-T 波群。

（2）二度 II 型　PR 间期固定（正常或延长），部分 P 波未能下传，脱漏 QRS-T 波，形成一定的比例脱漏。病变通常在希氏束下方，易发展为完全性房室传导阻滞。

3. 三度房室阻滞　也称完全性房室传导阻滞。心房的激动不能通过房室结下传心室，呈完全性房室分离。窦房结的激动控制心房，心室的激动由阻滞部分以下的潜在起搏点发出，出现交界性逸搏（QRS 波形态正常，频率为 40～60 次 / 分）或室性逸搏（QRS 波宽大畸形，频率为 20～40 次 / 分），P 与 QRS 无关系，PR 间期不固定，PP 间距 >RR 间距。因心室率过慢，易发生心源性脑缺血（Adams-Stokes 综合征），需安装起搏器。

第三节 心肌缺血与心肌梗死

一、心肌缺血

由于冠状动脉粥样硬化致冠状动脉供血不足引起心肌局部缺血，ECG 表现为 ST 段、T 波的改变。

心绞痛发作间歇期多无明显 ECG 改变，发作时多有特征性 ECG 改变，面对缺血区的导联出现 ST 段水平型或下垂型压低，T 波低平、双向或倒置。变异型心绞痛发作时 ST 段抬高。慢性冠状动脉供血不足表现为 ST 段下移，T 波异常。

二、心肌梗死

心肌梗死为冠心病严重的临床类型，由于冠状动脉供血急剧，持久较少或中断，相应供血区域心肌组织发生缺血、损伤、坏死。

（一）心肌梗死心电图基本特征

1. 缺血型改变 冠状动脉急性闭塞后，心肌缺血一般先发生于心内膜下，面向缺血区的导联出现 T 波高大直立；如心肌缺血发生在心外膜下，面向缺血区的导联出现 T 波倒置。

2. 损伤型改变 面向损伤心肌的导联出现 ST 段弓背向上抬高。

3. 坏死型改变 坏死心肌丧失电活动，面向梗死区的导联出现病理性 Q 波。

（二）心肌梗死的图形演变及分期

心肌梗死的图形演变具有特异性，因此，随访观察 ECG 演变对诊断及病情评估更有意义。心肌梗死可分为超急性期、急性期、近期（亚急性期）和陈旧期 4 个时期。

（三）心肌梗死的定位诊断

心肌梗死的部位多与冠状动脉分支的供血区域相关。左冠状动脉前降支发生梗死的机会最多；单纯前间壁心肌梗死多见。根据梗死图形出现的导联可做出梗死部位的定位判断。

复习思考题

一、名词解释

心电图　窦性心律　窦性心动过速　期前收缩　心房颤动　心室颤动

二、问答题

1. 心电图在临床的作用有哪些？

2. 简述心电图各波段的命名及代表的意义。

3. 试述正常心电图的波形特点。

4. 心肌梗死的心电图特征性改变是什么？

内窥镜是一种由体外经过人体自然腔道或体表切口进入体内直接观察脏器病变，确定其部位、范围，进行照相、活检或刷片，并可进行某些治疗的光学仪器，是进行诊断和介入治疗的不可或缺的工具之一。目前有胃镜、结肠镜、小肠镜、十二指肠镜、支气管镜、胆道镜、膀胱镜、腹腔镜、胸腔镜等内窥镜，新型内镜技术如胶囊内镜、放大内镜、色素内镜、超声内镜、共聚焦内镜等，大大提高了内镜的诊治范围及深度。

一、上消化道内镜检查

胃十二指肠镜是食管、胃、十二指肠疾病最常用和最准确的检查方法。

（一）适应证

1. 原因不明的吞咽困难，胸骨后疼痛、烧灼，上腹部疼痛、不适，饱胀、食欲下降等上消化道症状者。

2. 不明原因的上消化道出血。

3. X 线检查不能确诊或不能解释的上消化道病变，特别是黏膜病变和疑有肿瘤者。

4. 需要随访观察的溃疡病、萎缩性胃炎、术后胃、反流性食管炎、Barrett 食管等。

5. 药物或手术治疗的疗效观察和随访。

6. 食管静脉曲张的硬化剂注射与结扎、镜下止血、异物取出、食管狭窄的扩张、上消化道息肉摘除等治疗。

（二）禁忌证

1. 严重心律失常、严重心功能不全、心肌梗死急性期、严重呼吸衰竭及支气管哮喘发作等严重心肺疾患。

2. 休克、意识障碍等危重状态。

3. 精神失常等情况不能合作者。

4. 食管、胃、十二指肠穿孔急性期。

5. 严重咽喉疾患、腐蚀性食管炎和胃炎、巨大食管憩室、主动脉瘤及严重颈胸段脊柱畸形。

6. 急性传染性肝炎或胃肠道传染病一般暂缓检查；慢性乙型、丙型肝炎或病原携带者，艾滋病患者应具备特殊的消毒措施。

二、下消化道内镜检查

下消化道内镜检查包括乙状结肠镜、结肠镜和小肠镜检查，以结肠镜应用较多，可达回盲部甚至末端回肠。在此介绍结肠镜检查的适应证和禁忌证。

（一）适应证

1. 不明原因的便血、排便习惯改变，或有腹痛、肿块、消瘦、贫血等征象，怀疑结肠、直肠及末端回肠病变者。
2. 钡剂灌肠或乙状结肠镜检查结肠有狭窄、溃疡、息肉、癌肿、憩室等，需进一步确诊者。
3. 转移性腺癌、CEA、CA19-9升高，需寻找原发病灶者。
4. 炎症性肠病的诊断与随诊。
5. 结肠癌早期镜下治疗，结肠癌术前确诊、术后随访。
6. 行镜下止血、息肉切除、整复肠套叠、肠扭转、扩张肠狭窄及放置支架解除肠梗阻等治疗。

（二）禁忌证

1. 肛门、直肠严重狭窄。
2. 急性重度结肠炎，如急性细菌性痢疾、急性重度溃疡性结肠炎及憩室炎等。
3. 急性弥漫性腹膜炎、腹腔脏器穿孔、多次腹腔手术、腹内广泛粘连及大量腹水者。
4. 妊娠期妇女。
5. 严重心肺功能衰竭、精神失常及昏迷患者。

三、支气管镜检查

支气管镜主要用于支气管、肺和胸腔疾病的诊断、治疗与抢救。

（一）适应证

1. 原因不明的咯血，需明确出血部位和咯血原因者；或原因和病变部位明确但内科治疗无效，或反复大咯血而又不能行急诊手术需局部止血治疗者。
2. X线胸片疑为肺癌者或X线胸片阴性，但痰细胞学阳性的"隐性肺癌"者。
3. 性质不明的弥漫性病变、孤立性结节或肿块，需钳取或针吸肺组织做病理切片或细胞学检查者。
4. 原因不明的肺不张或胸腔积液者，干咳或局限性喘鸣者、喉返神经麻痹和膈神经麻痹者。
5. 吸收缓慢或反复发作性肺炎。
6. 需用双套管吸取或刷取肺深部细支气管的分泌物做病原学培养者。
7. 取支气管异物、肺化脓症吸痰及局部用药、手术后痰液潴留吸痰等治疗，肺癌局部瘤体的放疗和化疗等；可在支气管镜下行球囊扩张或放置镍钛记忆合金支架等介入治疗。

（二）禁忌证

1. 对麻醉药过敏者及不能配合检查的受检者。
2. 有严重心肺功能不全、严重心律失常、频发心绞痛者。

3. 全身状况极度衰弱不能耐受检查者。

4. 凝血功能严重障碍者。

5. 主动脉瘤有破裂危险者。

6. 新近有上呼吸道感染或高热、哮喘发作、大咯血症状尚未控制者。

四、膀胱尿道镜检查

膀胱尿道镜检查主要用于膀胱及尿道疾病的诊断，还可用于对上尿路疾病的检查，是诊断和治疗泌尿系疾病的常用方法。

（一）适应证

1. 经过一般检查及 B 超、X 线检查等手段，仍不能明确诊断的膀胱、尿道及上尿路疾患。

2. 诊断膀胱、尿道肿瘤并活检。

3. 需要进行输尿管插管，以备逆行尿路造影，或收集上尿路尿做特殊检查，或作为盆腔手术的术前准备等。

4. 明确膀胱、尿道的结石、畸形、狭窄、异物、瘘等。

5. 经膀胱尿道镜进行治疗，如取异物、电灼、电切、输尿管扩张、肾盂内灌药等。

6. 原因不明的反复泌尿系感染。

（二）禁忌证

1. 泌尿生殖系的急性炎症或妇女月经期、妊娠期，原则上不做膀胱镜检查。

2. 尿道狭窄、包茎、尿道内结石嵌顿，膀胱镜无法插入者。

3. 膀胱容量小于 50mL。

4. 有全身出血性倾向的患者，应避免做此项检查。

5. 体质极度虚弱、心肺衰竭者。

6. 由于骨、关节疾病，因体位关系不能进行检查者。

五、腹腔镜检查

腹腔镜是通过腹壁切口置入内镜对腹腔内病变进行诊断和治疗，其创伤小，痛苦轻，可使诊断与手术一体化。

（一）适应证

1. 诊断方面，用于外科急腹症、慢性腹痛、腹部外伤、腹部肿瘤的诊断及处理。

2. 治疗方面，外科治疗用于胆囊切除、胆管切开取石、胆管癌切除、脾切除、肝叶切除、胃穿孔缝合修补、胃高位迷走神经切断、阑尾切除、左或右半结肠切除、直肠癌根治术、疝修补术等。妇科治疗如卵巢囊肿剥除、盆腔粘连分解、输卵管通液、子宫肌瘤切除、宫颈息肉切除等。泌尿科的精索静脉曲张结扎、盆腔淋巴结清扫、肾切除、肾囊肿去顶等手术。

（二）禁忌证

1. 严重的心、肺、肝、肾功能不全。

2. 盆腔、腹腔巨大肿块，肿块上界超过脐孔水平，或妊娠子宫大于 16 孕周，子宫肌瘤体积超过 4 孕月，盆腔、腹腔可供手术操作空间受限，肿块妨碍视野，建立气腹或穿刺均可能引起肿块破裂。

3. 弥漫性腹膜炎伴肠梗阻。

4. 腹部疝或横膈疝。

5. 严重盆腔粘连。

复习思考题

1. 简述胃十二指肠镜检查的适应证和禁忌证。

2. 简述结肠镜检查的适应证和禁忌证。

3. 简述膀胱镜检查的适应证和禁忌证。

第三篇
内科疾病

扫一扫，查阅本章数字资源，含PPT、音视频、图片等

内科学是研究内科疾病的病因、发生发展规律、诊断方法和防治措施的一门临床医学，是临床医学一级学科范畴的二级学科。内科学所阐述的内容是现代临床医学各学科的基础，涉及面广、整体性强，并与各临床学科密切相关。

一、内科学的起源

内科学这一名称起源于德国，1882 年在一次德国学术会议上，正式使用了"内科学"的名称来代替"临床医学"，随后逐渐由包罗万象的临床医学向有专门的训练、知识和技能的内科学分化转变，更加关注病理生理变化，强调通过改善内在的病理生理过程以使患者病情得到改善。

二、内科学的范畴和内容

内科学是与外科学相对而言，其诊治措施不具创伤性或仅有轻微的创伤性（如介入疗法等）。20 世纪 50 年代后，随着临床医学的迅速发展，内科学范畴下的三级学科众多，包括呼吸系统疾病、循环系统疾病、消化系统疾病、泌尿系统疾病、造血系统疾病、内分泌及代谢疾病、风湿免疫疾病等常见疾病及理化因素所致的疾病。近年来老年医学、临床免疫学、肿瘤学、遗传学等与内科有关的内容也渗透到内科学各系统之中。随着专科的不断分化，神经病学和传染病学已从内科学分离，成为独立的二级学科。同时，从原有的生物医学模式到现在的生物 – 心理 – 社会医学模式的转变，从经验医学到循证医学的发展，以及病因学、诊断技术等各专业的发展与进步，内科学的内容也在随之更新。

三、内科疾病的治疗原则

内科学的基本要求：诊断能对症状和体征做出病理生理解释，并能通过治疗，改善引起病变的内在基础，而不只是单纯的抑制异常症状或体征。治疗应注重个体化，结合患者情况，明确治疗的目的与针对性，分清轻重缓急，诊治讲求实效，同时应重视对患者的心理和精神因素的评估与干预。

第一节　肺　炎

肺炎（pneumonia）指包括终末气道、肺泡和肺间质的炎症，可由病原微生物（包括细菌、病毒、真菌或其他微生物）、免疫损伤、过敏及药物、理化因素等多种感染性和非感染性因素所致。其中以感染性病原体引起的肺炎最为常见。成人肺炎仍以细菌性占绝大多数。细菌性肺炎的常见病原为肺炎链球菌、流感嗜血杆菌、金黄色葡萄球菌和肺炎克雷伯菌等。肺炎多见于儿童和老年人，特别是机体免疫功能低下者（如应用免疫抑制剂、器官移植、肿瘤、艾滋病、嗜酒、糖尿病、尿毒症等）。

肺炎按病理解剖学或影像学分为大叶性（肺泡性）肺炎、小叶性（支气管性）肺炎和间质性肺炎。

肺炎按患病环境分为社区获得性肺炎（CAP）和医院获得性肺炎（HAP）。CAP指在医院外罹患肺实质的感染性炎症，包括具有明确潜伏期的病原体感染而在入院后平均潜伏期内发病的肺炎。HAP指患者入院时不存在，也不处于潜伏期，而于入院48小时后在医院（包括老年护理院、康复院等）内发生的肺炎。

肺炎按病因学分为细菌性肺炎，如肺炎链球菌肺炎、金黄色葡萄球菌肺炎、肺炎克雷伯菌肺炎、流感嗜血杆菌肺炎、铜绿假单胞菌肺炎等；非典型病原体所致肺炎，如军团菌肺炎、支原体肺炎和衣原体肺炎等；病毒性肺炎，如冠状病毒、腺病毒、流感病毒、麻疹病毒等所致肺炎；肺真菌病，如白念珠菌、曲霉菌等所致者；其他病原体所致肺炎，如立克次体（如Q热立克次体）、寄生虫（如肺包虫、肺吸虫、肺血吸虫）等，以及理化因素、免疫损伤、过敏及药物等导致的肺炎。

肺炎链球菌肺炎

肺炎链球菌肺炎（pneumococcal pneumonia）由肺炎链球菌引起，起病急骤，以高热、寒战、咳嗽、咯铁锈色痰及胸痛为特征，并有肺实变体征。X线胸片呈肺段或肺叶急性炎性实变。近年来因抗生素的广泛使用，导致本病的起病方式、症状及X线改变可不典型。

【病因和发病机制】

健康人的鼻咽部常有肺炎链球菌存在，但一般不致病。当上呼吸道病毒感染、受寒、过劳、醉酒、全身麻醉和长期卧床等，导致呼吸道防御功能受损或全身免疫力低下时，有毒力的肺炎链球菌入侵人体而致病。

肺炎链球菌不产生毒素，不引起原发性组织坏死和空洞，其致病力为高分子多糖体荚膜对组织的侵袭作用，引起肺泡壁水肿、白细胞与红细胞渗出，含菌的液体通过肺泡孔或呼吸性细支气管向邻近肺组织蔓延，甚至累及几个肺段或整个肺叶。

【临床表现】

病前常有受凉、淋雨、疲劳、醉酒、上呼吸道感染等病史，约半数患者先有上呼吸道感染前驱症状。

1.症状　起病急骤，寒战、高热，全身肌肉酸痛，常伴头痛、乏力。咳嗽、痰少，痰的性状典型表现为铁锈色，但现在较少见。患侧胸痛，是肺炎累及胸膜所致。重者可有气急、发绀、呼吸困难。感染性休克时有高热（也可体温不升），血压下降，四肢厥冷，多汗，口唇发绀，严重时出现神经精神症状，如嗜睡、谵妄、烦躁不安、意识模糊甚至昏迷等。

2.体征　急性热病容，呼吸急促，口周可出现疱疹。早期肺部无明显异常体征，仅有患侧呼吸运动减弱，呼吸音减弱及少量湿啰音。肺实变时，患者呼吸运动减弱，触觉语颤增强，叩诊呈浊音，听诊呼吸音减弱或消失，并可出现支气管呼吸音等体征。消散期可闻及湿啰音。

【辅助检查】

1.血常规　白细胞计数升高，中性粒细胞增多，可有核左移、中毒颗粒。年老体弱、酗酒、免疫功能低下者白细胞计数可不增高，但中性粒细胞比例仍增高。

2.痰涂片　痰直接涂片做革兰氏染色，如发现典型的革兰氏染色阳性、带荚膜的双球菌，可初步做出病原诊断。

3.细菌培养　痰培养 24～48 小时可以确定病原体。

4.胸部 X 线　早期仅见肺纹理增粗或受累的肺段、肺叶稍模糊。肺实变期可见片状密度增高影，或表现为大片实变影，在实变阴影中可见透明的支气管影即"空气支气管征"，肋膈角可有少量胸腔积液征。消散期阴影密度逐渐减低，变为散在的、大小不等的片状阴影。

【诊断与鉴别诊断】

（一）诊断

根据典型症状、体征、血象改变及 X 线征象即可做出初步诊断，病原菌检测是确诊本病的主要依据。

（二）鉴别诊断

本病应与葡萄球菌肺炎、肺炎克雷伯菌肺炎、病毒性肺炎和支原体肺炎、急性肺脓肿、肺结核、肺癌、渗出性胸膜炎等疾病鉴别。

【治疗】

1.抗生素治疗　诊断明确即开始抗菌药物治疗。首选青霉素 G，病情重者，适当加大剂量。对青霉素过敏或耐药者，可选喹诺酮类或 β 内酰胺类抗生素静脉滴注。万古霉素对所有肺炎球菌均有抗菌活性，作为大多数情况下耐青霉素的重症患者的首选药物。抗菌药物疗程视病情而定，一般为 10～14 天。

2. 对症和支持治疗 卧床休息，多饮水，补充足够蛋白质、热量及维生素。高热、进食不足应适当静脉补液；物理降温，一般不用解热药；烦躁不安、谵妄、失眠者，酌用地西泮，禁用抑制呼吸中枢的镇静药；监测血压、心率、呼吸和尿量。有明显呼吸困难和发绀者给予氧疗，若发生呼吸衰竭，必要时进行机械通气。

3. 感染性休克的治疗 并发感染性休克时，应积极抢救。除有效控制感染外，应立即给予静脉补充血容量，应用血管活性药，应用糖皮质激素及对症治疗等。

4. 其他并发症处理 如胸腔积液、脓胸、化脓性心包炎、脑膜炎、关节炎等，给予相应治疗。

第二节 慢性阻塞性肺疾病

慢性阻塞性肺疾病（chronic obstructive pulmonary disease，COPD）简称慢阻肺，是一种具有气流受限特征的可以预防和治疗的疾病，气流受限不完全可逆、呈进行性发展，与气道和肺组织对烟草烟雾等有害气体或有害颗粒的异常慢性炎症反应有关。

慢阻肺是呼吸系统的常见病、多发病，患病率和病死率均居高不下。因肺功能进行性减退，严重影响患者的劳动力和生活质量，造成巨大的社会和经济负担。

【病因和发病机制】

本病确切的病因不清楚，可能是多种环境因素与个体遗传易感因素长期相互作用的结果。

（一）病因

1. 环境因素

（1）吸烟 为主要的发病因素，包括被动吸烟。烟龄越长，吸烟量越大，COPD 患病率越高。

（2）职业粉尘和化学物质 当职业性粉尘及化学物质（烟雾、过敏原、有机与无机粉尘、化学物质及室内空气污染等）的浓度过大或接触时间过久，均可导致与吸烟无关的 COPD 发生。

（3）空气污染 烟雾、各种粉尘、二氧化硫、生物燃料燃烧、油烟。

（4）感染因素 呼吸道感染是 COPD 发病和加剧的另一个重要因素。

（5）其他因素 免疫功能紊乱、营养不良等。

2. 个体因素 遗传因素为 α1- 抗胰蛋白酶缺乏、气道高反应性。

（二）发病机制

炎症机制（气道、肺实质和肺血管的慢性炎症）、蛋白酶 – 抗蛋白酶失衡机制（蛋白酶引起弹性蛋白破坏）、氧化应激机制（内源性抗氧化物下降、氧化应激损伤）及自主神经功能失调（胆碱能神经张力增高）等共同作用，导致小气道病变和肺气肿病变，两者共同作用，造成COPD 特征性的持续气流受限。

【临床表现】

（一）症状

1. 慢性咳嗽 通常为首发症状。初起咳嗽呈间歇性，早晨较重，以后早晚或整日均有咳嗽，夜间可有阵咳。

2.咳痰　一般为白色黏液或浆液性泡沫样痰，晨起较多。合并细菌感染时痰量增多，可有脓性痰。

3.气短或呼吸困难　早期在劳力时出现，后逐渐加重，以致在日常活动甚至休息时也感到气短，是 COPD 的标志性症状。

4.喘息和胸闷　部分患者特别是重度或急性加重时，出现喘息和胸闷。

5.其他　晚期可出现体重下降、食欲减退等全身症状。

（二）体征

早期体征不明显，随着病情发展，可出现桶状胸，双侧呼吸运动减弱；双侧语颤减弱；双肺叩诊呈过清音，心浊音界缩小，肺下界和肝浊音界下移；呼吸音减弱，呼气延长；并发感染时肺部可有湿啰音。

【辅助检查】

1.肺功能检查　是判断持续气流受限的主要客观指标，对 COPD 诊断、严重程度评估、疾病进展、预后及治疗反应等均有重要意义。使用支气管扩张剂后，第 1 秒用力呼气容积占用力肺活量比值（FEV_1/FVC）<0.70，FEV_1<80% 预计值，可确定为持续气流受限。肺总量（TLC）、功能残气量（FRC）和残气量（RV）增高，肺活量（VC）减低，表明肺过度充气。

2.胸部 X 线和 CT 检查　早期 X 线胸片可无明显变化，以后逐渐出现肺纹理增多、增粗、紊乱，以及出现肺气肿改变。CT 检查不作为常规检查，主要用于对肺部疾病的鉴别诊断。

3.动脉血气分析　对确定发生低氧血症、高碳酸血症、酸碱平衡失调及判断呼吸衰竭的类型有重要价值。呼吸衰竭的血气诊断标准：静息状态下海平面呼吸空气时动脉血氧分压（PaO_2）<60mmHg，伴或不伴动脉血二氧化碳分压（$PaCO_2$）>50mmHg。

4.其他　COPD 合并细菌感染时，外周血白细胞增高，核左移；痰培养可检出病原菌。

【诊断与鉴别诊断】

（一）诊断

本病主要根据吸烟等危险因素史、临床症状、体征、辅助检查结果综合分析确定。肺功能检查见持续气流受限是 COPD 诊断的必备条件，吸入支气管扩张剂后 FEV_1/FVC<0.70 即明确存在持续气流受限，在排除其他疾病后可确定 COPD 的诊断。

（二）鉴别诊断

本病应与支气管哮喘、慢性充血性心力衰竭、支气管扩张症、弥漫性细支气管炎等鉴别。

【治疗】

（一）稳定期治疗

治疗原则：防止病情进一步发展，维护肺功能，改善活动能力，提高生活质量。

1.健康教育　戒烟是影响 COPD 自然病程的最有力的干预措施；控制职业或环境污染。

2. 应用支气管扩张剂 是控制 COPD 症状的主要治疗措施，根据病情选用相应药物，如 β_2 受体激动剂、抗胆碱药、茶碱类等。

3. 应用糖皮质激素 对中度到极重度的 COPD，以及反复急性加重者，可以吸入性糖皮质激素和长效的 β_2 受体激动剂联合治疗。

4. 祛痰药 对痰不易咳出者可应用黏液溶解剂氨溴索。

5. 长期家庭氧疗（LTOT） 对 COPD 并发慢性呼吸衰竭者可提高生活质量和生存率。目的是使患者海平面静息状态下，达到 $PaO_2 \geqslant 60mmHg$ 和（或）使 SaO_2 升至 90%。

6. 康复治疗 包括呼吸生理治疗、肌肉训练、营养支持等多方面措施。

（二）急性加重期治疗

确定 COPD 急性加重的原因：主要是气管 – 支气管病毒、细菌感染。

1. 控制性氧疗 持续低流量吸氧，避免吸入氧浓度过高引起二氧化碳潴留。

2. 应用抗生素 急性加重最多见的原因为细菌或病毒感染。当患者呼吸困难加重，咳嗽伴痰量增加、有脓性痰时，应及时应用敏感抗生素。

3. 应用支气管扩张剂 药物的使用同稳定期。

4. 应用糖皮质激素 全身糖皮质激素治疗，对住院的急性加重期患者可酌情应用。

5. 其他治疗 补充液体，纠正酸碱失衡及电解质紊乱，加强营养支持，积极排痰，防治并发症，必要时机械通气。

第三节　慢性肺源性心脏病

慢性肺源性心脏病（chronic pulmonary heart disease），简称慢性肺心病，是由支气管、肺、胸廓或肺血管慢性病变引起的肺血管阻力增加、肺动脉高压，继而右心室肥厚、扩大，甚至发生右心功能衰竭的心脏病。

慢性肺心病是呼吸系统的常见病，随年龄的增长，患病率增高。冬春季节，气候骤然变化是本病急性发作的重要因素，急性呼吸道感染常为该病发生呼吸衰竭、心力衰竭的主要诱因。

【病因】

1. 支气管、肺疾病 以 COPD 最为多见，占 80%～90%，其次为间质性肺疾病、支气管哮喘、支气管扩张症、重症肺结核、尘肺等。

2. 胸廓运动障碍性疾病 少见，胸廓活动受限、肺受压、支气管扭曲或变形，导致肺功能障碍，并发肺气肿、肺动脉高压，发展成肺心病。

3. 肺血管疾病 罕见，多发性肺小动脉栓塞及肺小动脉炎，以及特发性肺动脉高压、慢性血栓栓塞性肺动脉高压。

4. 其他 睡眠呼吸暂停综合征、肥胖低通气综合征。

以 COPD、间质性肺疾病和睡眠呼吸暂停综合征最为多见。

【发病机制和病理】

肺血管阻力增加所致的肺动脉高压是导致肺心病的始动和核心条件。慢性肺心病的主要病理基础是肺血管阻力增加，引起肺动脉高压，致使右心室负荷加大，继而出现右心室肥厚、扩大及心力衰竭。

【临床表现】

进展缓慢，除原有肺、胸疾病的症状和体征外，主要是逐步出现肺、心功能衰竭及其他器官损害的表现。

（一）肺、心功能代偿期

主要是原发病的表现。慢性咳嗽、咳痰、气促，活动后心悸、呼吸困难、乏力、劳动耐力下降。查体有肺气肿征，听诊呼吸音减弱，偶有干、湿啰音，心音遥远。肺动脉瓣区第二心音亢进，提示有肺动脉高压。剑突下可见心脏搏动，三尖瓣区闻及收缩期杂音，提示有右心室肥大。

（二）肺、心功能失代偿期

以呼吸衰竭为主要临床表现，有或无心力衰竭。

1. 呼吸衰竭 急性呼吸道感染为常见诱因，引起缺氧和二氧化碳潴留，表现为呼吸困难、发绀等，严重者有肺性脑病表现。

2. 心力衰竭 以右心衰竭为主，患者心悸、气促、发绀更明显，伴食欲不振、腹胀、恶心等。颈静脉怒张，肝大、有压痛，肝颈静脉回流征阳性，可出现腹水及下肢水肿，可出现心率增快及心律失常，严重者可出现肺水肿及全心衰竭体征。

（三）并发症

1. 肺性脑病 由于呼吸功能衰竭所致缺氧、二氧化碳潴留，引起精神障碍、神经系统症状的综合征，为慢性肺心病晚期严重的并发症之一，是肺心病死亡的首要原因。

2. 酸碱失衡及电解质紊乱 肺心病出现呼吸衰竭时，因缺氧和二氧化碳潴留导致多种酸碱失衡，以呼吸性酸中毒最常见。

3. 心律失常 由于肺心病失代偿期低氧血症、高碳酸血症、酸碱失衡和电解质紊乱等影响，常出现心律失常，多表现为房性期前收缩及阵发性室上性心动过速。

4. 休克 不多见，一旦发生，预后凶险。

5. 消化道出血 缺氧、高碳酸血症及右心衰竭所致的体循环淤血，造成消化道黏膜糜烂、坏死或溃疡形成，引起出血。

6. 其他 并发弥散性血管内凝血（DIC）等。

【辅助检查】

1. X 线检查 除肺、胸基础疾病及急性肺部感染的特征外，尚可有肺动脉高压征，如右下肺动脉干扩张，其横径 ≥ 16mm；肺动脉段明显突出或其高度 ≥ 3mm；右心室肥大，是诊断慢性肺心病的主要依据。

2. 心电图检查 右心室肥大的改变如电轴右偏，重度顺钟向转位，$R_{V1}+S_{V5} \geq 1.05mV$ 及肺型 P 波，可作为诊断慢性肺心病的参考条件。

3. 超声心动图检查 较心电图和 X 线胸片更敏感，有肺动脉增宽和右心增大、肥厚的征象。

4. 动脉血气分析 可有呼吸衰竭及酸碱失衡的表现。慢性肺心病肺功能代偿期仅出现低氧血症或合并高碳酸血症，当 $PaO_2 < 60mmHg$，伴或不伴 $PaCO_2 > 50mmHg$，表示发生呼吸衰竭。动脉血气分析可确定呼吸衰竭的性质和程度，且对指导治疗有重要意义。

5. 血液检查 红细胞及血红蛋白升高，合并感染时白细胞总数增高、中性粒细胞增加；全血黏度及血浆黏度增加。

6. 其他 肺功能检查对早期或缓解期肺心病有诊断意义。痰细菌学检查对急性加重期肺心病，可以指导抗菌药的选用。

【诊断与鉴别诊断】

（一）诊断

有慢阻肺或慢支、肺气肿病史，或其他肺、胸疾病，或肺血管病史，有肺动脉高压、右心室肥大或右心功能不全表现，并有相应的心电图、X线表现，超声心动图、肺功能等检查可以做出诊断。

（二）鉴别诊断

本病需与冠心病、心瓣膜病、原发性扩张型心肌病、缩窄性心包炎等相鉴别。

【治疗】

治疗原则：增强患者免疫功能，去除诱发因素，减少或避免急性发作，逐渐改善肺、心功能。

（一）肺、心功能失代偿期（急性加重期）

治疗原则：积极控制感染，通畅呼吸道，改善呼吸功能，纠正缺氧和二氧化碳潴留，控制呼吸衰竭和心力衰竭，防治并发症。

1. 控制呼吸道感染 是最主要措施之一。呼吸道感染是发生呼吸衰竭和心力衰竭的常见诱因，宜根据痰培养和药敏试验选用抗菌药。

2. 纠正呼吸衰竭 通畅呼吸道，纠正缺氧和二氧化碳潴留。吸氧，应用支气管扩张剂、止咳祛痰药，改善通气，必要时应用呼吸兴奋剂。严重患者行气管切开，进行机械通气。

3. 控制心力衰竭 肺心病患者一般在积极控制感染、改善呼吸功能后，心力衰竭可得到改善。对治疗无效或较重患者可适当选用利尿剂、正性肌力药或血管扩张药。

4. 控制心律失常 病因消除后心律失常往往会自行消失，避免应用 β 受体阻滞剂。

5. 并发症处理 积极治疗肺性脑病及其他并发症，如酸碱平衡失调、电解质紊乱、休克、上消化道出血、DIC 等。

（二）肺、心功能代偿期（缓解期）

长期氧疗以改善缺氧状态，健康教育以控制危险因素，耐寒及康复锻炼以增强患者的免疫功能，去除诱因以减少或避免急性加重期的发生，逐渐使肺、心功能得到部分或全部恢复。

第四节　支气管哮喘

支气管哮喘（bronchial asthma）简称哮喘，是由嗜酸粒细胞、肥大细胞、T 淋巴细胞、中性粒细胞、气道上皮细胞等多种细胞和细胞组分参与的气道慢性炎症。这种炎症使易感者对各种激发因子具有气道高反应性（AHR），并可引起气道缩窄、阻力增加，表现为反复发作性喘息、呼气性呼吸困难、胸闷和咳嗽等症状，常在夜间和（或）清晨发作或加剧，常出现广泛多变的可逆性气流受限，多数患者可自行缓解或经治疗缓解。

【病因和发病机制】

哮喘的病因和发病机制尚未完全阐明，大多认为受遗传因素和环境因素的双重影响。

1. 遗传因素　多基因遗传倾向，其发病具有家族集聚现象，亲缘关系越近，患病率越高。

2. 环境因素　主要为激发因素，包括变应原性因素，如室内变应原（尘螨、猫狗宠物、蟑螂）、室外变应原（花粉、草粉）、职业性变应原（油漆、谷物粉、面粉、饲料、活性染料）、食物（鱼、虾、蟹、牛奶、蛋类及食品添加剂）、药物（阿司匹林、普萘洛尔、抗生素）和非变应原性因素，如大气污染、吸烟、运动、肥胖等。

本病主要发病机制可能包括气道免疫–炎症机制、气道高反应性、呼吸道重塑和神经调节机制等。

【临床表现】

1. 症状　突出的临床特点是反复发作的伴有哮鸣音的呼气性呼吸困难，或发作性胸闷和咳嗽，严重者被迫采取坐位或呈端坐呼吸，干咳或咳大量白色泡沫痰，甚至发绀等，也可以咳嗽（咳嗽变异性哮喘）或胸闷（胸闷变异性哮喘）为唯一症状，多与接触变应原、冷空气、物理、化学性刺激，以及病毒性上呼吸道感染、运动等有关。症状可在数分钟内发生，短期内自行消失，亦可持续数小时至数天，经治疗后缓解。症状多在夜间发作或加重。发作严重者可在短时间内即出现严重呼吸困难和低氧血症。

2. 体征　发作时被迫端坐，胸廓饱满，呼吸动度变小，语音共振减弱，双肺叩诊呈过清音，双肺可闻及广泛的哮鸣音，呼气音延长。

3. 并发症　严重时可并发气胸、纵隔气肿；长期反复发作或感染可导致慢性并发症，如COPD、支气管扩张症、间质性肺炎和慢性肺心病。

【辅助检查】

1. 血常规检查　发作期可有嗜酸粒细胞增多，并发感染时可有白细胞总数增高，中性粒细胞比例增加。

2. 诱导痰检查　大多数哮喘患者诱导痰液中嗜酸粒细胞计数增高（>2.5%）。

3. 肺功能检查　哮喘诊断和评估的重要手段，支气管激发试验阳性，支气管舒张试验阳性，平均每日呼吸流量峰值（PEF）昼夜变异率 >10%，或 PEF 周变异率 >20%，是重要的诊断依据。

4. 动脉血气分析　严重发作时可出现缺氧。由于过度通气，可使 $PaCO_2$ 下降、pH 值上升，表现为呼吸性碱中毒。病情恶化，出现缺氧和 CO_2 潴留，表现为呼吸性酸中毒。

5. X 线检查　发作时两肺透亮度增加，呈过度通气状态，缓解期多无异常。

6. 过敏原试验和抗体测定　体内变应原试验包括皮肤变应原试验和吸入变应原试验，外周血变应原特异性 IgE 增高，结合病史，有助于病因诊断。

【诊断与鉴别诊断】

（一）诊断

1. 典型哮喘的临床症状和体征

（1）反复发作喘息、气急、胸闷或咳嗽，夜间及晨间多发，常与接触变应原、冷空气、理化刺激及病毒性上呼吸道感染、运动等有关。

（2）发作时双肺可闻及散在或弥漫性哮鸣音，呼气相延长。

（3）上述症状和体征可经治疗缓解或自行缓解。

2. 可变气流受限的客观检查　①支气管舒张试验阳性。②支气管激发试验阳性。③平均每日 PEF 昼夜变异率 >10%，或 PEF 周变异率 >20%。

符合上述症状和体征，同时具备气流受限客观检查中的任一条，并除外其他疾病所引起的喘息、气急、胸闷和咳嗽，可以诊断为哮喘。

3. 咳嗽变异性哮喘　是指咳嗽作为唯一或主要症状，无喘息、气急等典型哮喘症状，同时具备可变气流受限客观检查中的任一条，除外其他疾病所引起的咳嗽。

（二）鉴别诊断

本病需与其他导致气喘、咳嗽、哮鸣音的疾病相鉴别，主要是左心衰竭引起的呼吸困难、COPD、上呼吸道阻塞性疾病、变态反应性支气管肺曲菌病等。

【治疗】

治疗原则：长期规范地应用抗炎药物使哮喘维持临床控制；预防哮喘急性发作；减少并发症的发生；改善肺功能，提高生活质量。

（一）脱离变应原

立即使患者脱离并长期避免接触变应原是治疗哮喘最有效的方法。

（二）药物治疗

1. 缓解哮喘发作的药物　主要包括 β_2 受体激动剂（吸入、口服或静脉注射，首选吸入疗法），抗胆碱药（吸入抗胆碱药），茶碱类药物（治疗哮喘的有效药物，药物有氨茶碱和控释茶碱）等。

2. 控制或预防哮喘发作药物　包括糖皮质激素（吸入激素是维持哮喘长期稳定的最基本的治疗，是哮喘的一线药物）和白三烯受体拮抗剂（具有一定程度的抗炎作用）等。

（三）急性发作期治疗

取决于发作严重程度及对治疗的反应。目的在于尽快缓解症状、解除气流受限和低氧血症。若有相关死亡高危因素的患者，当急性发作时应尽早到医院就诊，同时还需要制定长期治疗方案以预防再次急性发作。

（四）教育与管理

教育与管理是哮喘维持控制的保障，目的是指导患者自我管理，对治疗目标达成共识，制定个体化的书面教育与管理计划，以达到控制和避免发作的目的。

第五节　原发性支气管肺癌

原发性支气管肺癌（primary bronchogenic carcinoma）简称肺癌，指起源于支气管黏膜或腺体的肺部恶性肿瘤，主要分为小细胞肺癌和非小细胞肺癌，发病率为恶性肿瘤的首位。本病的临床症状多隐匿，早期缺乏特异的临床症状，难以早期诊断、早期治疗。典型阶段以咳嗽、咳痰、咯血、胸痛和消瘦等为主要表现，X 线影像学主要表现为肺部结节、肿块影等。

【病因和发病机制】

病因和发病机制迄今尚未明确，但认为与下列因素有关。

1. 吸烟　目前研究表明，吸烟是肺癌最为重要的致病因素。

2. 职业致癌因素　已被确认的致人类肺癌的职业因素包括石棉、砷、铬及其化合物、镍、芥子气、氯乙烯、煤烟、焦油和石油中的多环芳烃类、烟草的加热产物等。

3. 空气污染　室内小环境污染有室内被动吸烟、燃料燃烧和烹调产生的致癌物。室外大环境污染有汽车废气、工业废气等。

4. 电离辐射　职业性或非职业性大剂量电离辐射可引起肺癌，如 α 射线等。

5. 饮食与营养　成年期水果和蔬菜的摄入量低，肺癌发生的危险性升高。

6. 遗传和基因改变　肺癌是个体易感性与环境致癌因素相互作用的结果。

7. 其他　肺结核、病毒感染、真菌毒素（黄曲霉菌）、机体免疫功能的低下、内分泌失调等。

【病理和分类】

（一）按解剖学分类

1. 中央型肺癌　发生在段支气管以上至主支气管的肺癌，约占肺癌的 3/4，以鳞状细胞癌和小细胞未分化癌常见。

2. 周围型肺癌　发生在段支气管以下的肺癌，约占 1/4，以腺癌常见。

（二）按组织病理学分类

1. 非小细胞肺癌（NSCLC）

（1）*鳞状上皮细胞癌（鳞癌）*　多起源于段或亚段的支气管黏膜，并有向管腔内生长的倾向，多为中央型，常见于老年男性。

（2）*腺癌*　肺癌最常见的类型，主要起源于支气管黏液腺，女性多见。

（3）*大细胞癌*　未分化的非小细胞癌，缺乏小细胞癌、腺癌或鳞癌的特征，较为少见。

2. 小细胞肺癌（SCLC）　肺神经内分泌肿瘤，以增殖快速和早期广泛转移为特征，对化疗和放疗较敏感。

【临床表现】

肺癌的临床表现与肿瘤大小、类型、发展阶段、所在部位、有无并发症或转移有密切关系。5%～15%的患者无症状。

（一）原发肿瘤引起的症状

1. 咳嗽 为早期症状，常为无痰或少痰的刺激性干咳，黏液型腺癌可有大量黏液痰。

2. 咯血 多见于中央型，可有间歇或持续性痰中带血，侵蚀大血管，可引起大咯血。

3. 喘鸣 引起支气管腔部分阻塞时，可有呼吸困难、气短、喘息，偶尔表现为喘鸣。

（二）肿瘤局部扩展引起的症状

1. 胸痛 侵犯胸膜或胸壁时，出现不规则的钝痛、隐痛或剧痛，在呼吸、咳嗽时加重。

2. 呼吸困难 肿瘤压迫大气道，可出现吸气性呼吸困难。

3. 吞咽困难 肿瘤侵犯或压迫食管可引起吞咽困难。

4. 声音嘶哑 肿瘤直接压迫或转移至纵隔淋巴结，压迫喉返神经，出现声音嘶哑。

5. 上腔静脉压迫综合征 肿瘤侵犯纵隔，压迫上腔静脉，出现头面部、颈部和上肢水肿。

6. Horner 综合征 肺尖部肺癌又称肺上沟癌（pancoast 癌），压迫颈交感神经，引起病侧眼睑下垂、瞳孔缩小、眼球内陷，同侧额部与胸壁无汗或少汗。

（三）癌远处转移引起的症状

肺癌可转移至任何器官系统，受累及部位出现相应的症状和体征。

（四）肺癌的肺外表现

肺癌非转移性的胸外表现，称副癌综合征。①内分泌综合征，包括库欣综合征、抗利尿激素分泌异常综合征、类癌综合征（与肿瘤释放不同的血管活性物质有关）、异位促性腺激素、低血糖、高钙血症等。②骨骼 - 结缔组织综合征，包括肥大性肺性骨关节病、神经 - 肌病综合征等。

【辅助检查】

1. X 线胸片 分辨率低，对早期肺癌的检出有一定的局限性。

2. 胸部 CT 具有更高的分辨率，可发现肺微小病变和普通 X 线胸片难以显示的部位。

3. MRI 在明确肿瘤与大血管之间的关系上有优越性。

4. 放射性核素 单光子发射计算机断层显像（SPECT）、正电子发射断层显像（PET），可发现早期肺癌和其他部位的转移灶。

5. 痰细胞学检查 敏感性 <70%，但特异性高。

6. 支气管镜检查 可明确肿瘤的存在和进行组织学诊断。

【诊断与鉴别诊断】

（一）诊断

1. 早期诊断 取决于患者对肺癌防治知识的掌握及医务人员对肺癌早期征象的识别，避免漏诊、误诊。对有症状就诊者尽快明确诊断。症状包括以下方面：①无明显诱因的刺激性咳嗽持续 2～3 周，治疗无效。②原有慢性呼吸道疾病，咳嗽性质改变者。③持续或反复在短期内痰中带血而无其他原因可解释者。④反复发作的同一部位的肺炎。⑤原因不明的肺脓肿，无中毒症状，无大量脓痰，无异物吸入史，抗感染治疗效果不显著者。⑥原因不明的四肢关节疼痛及杵状指（趾）。⑦X 线显示局限性肺气肿或段、叶性肺不张，孤立性圆形病灶和单侧性肺门阴影增大。⑧原有肺结核病灶已稳定，而形态或性质发生改变者。⑨无中毒症状的胸腔积液，尤其是血性、进行性增加者。

2. 精准诊断　掌握肺癌的基因组学、蛋白组学、代谢组学及其他分子分型信息，以指导精准治疗。

（二）鉴别诊断

肺癌主要与肺结核、结核性胸膜炎、肺炎、肺脓肿、肺结节病、纵隔淋巴瘤等鉴别。

【治疗】

治疗方案应该根据肺癌临床分期、组织病理学和分子病理学决定。治疗原则：早期 NSCLC 通过外科手术或放疗根治，对化疗的反应较 SCLC 差。晚期 NSCLC 主要依赖化疗、靶向治疗、放疗及免疫治疗等综合治疗。通常 SCLC 发现时已转移，难以通过外科手术根治。支气管动脉灌注化疗适用于失去手术指征，全身化疗无效的晚期患者。

1. 手术治疗　为主要治疗方法。除Ⅲb 及Ⅳ期外，凡无手术禁忌证者均应以手术治疗或争取手术治疗为主，术后加放疗、化疗、免疫治疗等综合治疗。手术原则是彻底切除原发灶和胸腔内有可能转移的淋巴结，尽可能保留正常肺组织。切除率以鳞癌最高，腺癌次之，小细胞癌最低。鳞癌比腺癌和大细胞癌术后效果好。

2. 放疗　放射线对癌细胞有杀伤作用，对放射线的敏感性从小细胞未分化癌、鳞癌、腺癌依次递减。放疗分为根治性与姑息性放疗，根治性用于病灶局限、因解剖原因不宜手术或拒绝手术者；姑息性放疗用于抑制肿瘤的发展，延迟肿瘤扩散，缓解临床症状。

3. 化疗　小细胞未分化癌对化疗最敏感，鳞癌次之，腺癌最差。

4. 靶向治疗　代表药物有表皮生长因子受体 – 酪氨酸激酶抑制剂（EGFR TKI）和单克隆抗体。

5. 局部治疗　经支气管动脉和（或）肋间动脉灌注加栓塞治疗、经支气管镜用电刀切割瘤体、激光烧灼等。

6. 其他　支持治疗、免疫治疗、中医药治疗等。

第六节　肺结核

结核病是由结核分枝杆菌引起的可累及全身组织器官的慢性传染病，主要通过空气在人与人之间传播，痰排菌患者为其重要的传染源。临床上以肺结核最常见，是严重危害人类健康的主要传染病。

肺结核指发生在肺组织、气管、支气管及胸膜的结核病变，在我国属于乙类传染病，临床上多呈慢性过程，少数可急性发病，常有低热、乏力、盗汗、消瘦等全身症状和咳嗽、咯血等呼吸系统表现。及时诊断、有效治疗，多数患者预后良好。

【病因和发病机制】

（一）病原菌

结核病的病原菌为结核分枝杆菌复合群，包括结核分枝杆菌、牛分枝杆菌、非洲分枝杆菌和田鼠分枝杆菌，其中前三型为人类致病菌。人肺结核的致病菌 90% 以上为结核分枝杆菌。

（二）发病机制

1. 致病性 结核菌菌壁含有高分子量的脂肪酸、脂质、蛋白质、多糖类组成的复合成分，与其致病力与免疫反应有关。

2. 感染途径 呼吸道感染为肺结核的主要感染途径；次要途径为经消化道感染。痰中带有大量结核杆菌的开放性肺结核患者是主要传染源。结核杆菌侵入体内形成结核感染，无论发病与否均产生免疫反应与变态反应。

3. 免疫反应与变态反应 人体对结核菌的自然免疫力（先天性免疫力）是非特异性的。接种卡介苗或经过结核菌感染后所获得的免疫力（后天性免疫力）具有特异性，能将入侵的结核菌杀死或包围，制止其扩散，使病灶愈合。获得性免疫强于自然免疫，但二者对预防结核病的保护作用都是相对的。人体感染结核菌后可由于免疫的存在而不发病。反之，患有糖尿病、艾滋病、麻疹或使用免疫抑制剂、糖皮质激素时，免疫力下降，容易感染而发病，或引起原已稳定的病灶重新活动。

【病理】

1. 基本病变 主要有渗出、增生和变质（干酪样坏死）3 种，多同时存在，以何种病变为主取决于机体免疫力，变态反应的强弱，入侵结核菌数量、毒力及治疗措施等因素。

2. 结核病变的转归 主要取决于机体免疫力、变态反应及细菌的致病力等几种力量的对比。①吸收：渗出性病灶经治疗可吸收，完全吸收为临床痊愈。②纤维化：较大病灶在吸收愈合过程中，伴有纤维组织增生，形成条索状瘢痕。③钙化：干酪性病灶因失水、收缩及钙盐沉积，最终形成钙化灶而愈合。④液化：干酪样病灶中结核菌大量繁殖，引起病灶液化，从而形成结核空洞，造成支气管播散，当机体抵抗力增强时，病变被纤维组织包裹，形成结核球。

3. 肺结核病灶的播散 ①支气管播散：最常见，可引起干酪性肺炎、支气管内膜结核，并可导致大小不同的新病灶出现。②淋巴管播散：初感染时结核菌被细胞吞噬，经淋巴管带至肺门淋巴结，导致肺门淋巴结结核，也可致支气管淋巴结结核。③血行播散：病灶侵蚀血管，大量结核菌进入血循环，引起急性、亚急性和慢性血行播散型肺结核或全身粟粒性结核。④直接播散：向邻近肺组织或胸膜直接蔓延，使病灶扩大或致结核性胸膜炎。⑤消化道：当大量痰结核菌被咽入消化道，也可引起肠结核、腹膜结核。

【临床表现】

典型肺结核起病缓慢，病程长，有低热、乏力、食欲不振、咳嗽、少量咯血。但多数患者无显著症状，经 X 线检查时发现，也可因突然咯血经进一步检查确诊。少数患者因突然起病，表现为严重毒性症状与呼吸道症状。

（一）症状

1. 全身中毒症状　表现为午后低热、盗汗、乏力、食欲减退、体重减轻。若肺部病灶恶化、播散时可有高热、中毒症状加重。妇女可有月经失调或闭经。

2. 呼吸系统症状　①咳嗽、咳痰：常为干咳或有少量黏液痰，伴继发感染时可有大量脓痰。②咯血：约半数患者有不同程度咯血。炎性病灶使毛细血管通透性增高，引起痰中带血；小血管损伤可有中等量咯血；空洞壁动脉瘤破裂可发生大量咯血；有时钙化的结核病灶因硬结机械损伤血管或因结核性支气管扩张而咯血。大咯血时可发生失血性休克，血块阻塞大气道可引起窒息。③胸痛：病变累及壁层胸膜时，相应部位出现刺痛并随呼吸、咳嗽而加重。④呼吸困难：病变范围广泛，肺功能减退时可出现呼吸困难，若并发气胸或大量胸腔积液，可出现严重呼吸困难。

（二）体征

1. 全身体征　中毒症状严重时，出现面颊潮红；大咯血后患者面色苍白；久病者可有贫血、消瘦、营养不良。

2. 胸部体征　早期病灶小或位于肺组织深部，多无异常体征。若病变范围较大，患侧呼吸运动减弱，叩诊呈浊音，听诊呼吸音减弱，或有支气管肺泡呼吸音及湿啰音。肺结核好发于肺上叶尖后段及下叶背段，若锁骨上下、肩胛间区叩诊呈浊音，咳嗽后闻及湿啰音，对诊断有参考意义。若病变范围较大、纤维化或胸膜增厚粘连时，患侧胸廓凹陷，肋间隙变窄，呼吸运动减弱，气管移位，叩诊呈浊音，健侧出现代偿性肺气肿体征。

【辅助检查】

1. 结核菌检查　确诊肺结核最特异的方法，痰中找到结核菌是确诊肺结核的主要依据，也是制定治疗方案、考核疗效、随访病情的重要指标。痰菌阳性表明其病灶是开放性的，具有传染性。

2. 影像学检查　胸部X线检查可早期发现肺结核并有助于判断病灶部位、范围、性质、发展情况和治疗效果。CT检查有助于发现微小或隐蔽性病变，了解病变范围和组成，进行鉴别诊断。

3. 结核菌素试验　结核菌素是从生长过结核菌的培养液中撮炼出来的结核菌代谢产物，主要含有结核蛋白。应用结核菌纯蛋白衍生物（PPD）做左前臂内侧皮内注射，使局部形成皮丘，48～72小时测量皮肤硬结直径。PPD试验硬结直径≥5mm为阳性，≥15mm为强阳性。

（1）结核菌素试验阳性的临床意义　①曾有结核感染，并不一定现在患病。②强阳性反应，常提示体内有活动性结核病。③3岁以下强阳性反应，应视为有新近感染的活动性结核病，需要治疗。

（2）结核菌素试验阴性的临床意义　①没有结核菌感染。②结核菌侵入体内时间未到4～8周，变态反应未充分建立。③应用糖皮质激素或抗肿瘤化疗药物等免疫抑制剂。④严重结核病或各种危重患者或淋巴细胞免疫系统缺陷者（艾滋病等）对结核菌素无反应。

4. 其他检查　①红细胞沉降率：活动性肺结核可增快，但对诊断无特异性价值，血沉正常不能排除活动性肺结核。②支气管镜：对发现支气管结核、了解有无肿瘤、吸取分泌物、解除阻塞或做细菌检查，以及获取活组织做病理检查等有重要价值。③浅表淋巴结活组织检查：对结核病鉴别诊断有必要。

【临床分型】

1.原发性肺结核　初次感染结核杆菌引起的肺结核，多见于儿童，包括原发综合征和胸内淋巴结结核（儿童包括干酪性肺炎和气管、支气管结核）。

2.血行播散性肺结核　大多跟随于原发性肺结核，儿童较多见，原发病灶中结核杆菌侵入血流引起，分为急性、亚急性、慢性，其中急性血行播散性肺结核病情多严重。

3.继发性肺结核　成年人肺结核最常见的类型，包括浸润性肺结核、空洞性肺结核、结核球、干酪性肺炎、慢性纤维空洞性肺结核和毁损肺等。

4.结核性胸膜炎　包括干性、渗出性胸膜炎和结核性脓胸。

5.其他肺外结核　按部位和脏器命名，如骨关节结核、肾结核、肠结核等。

6.菌阴肺结核　3次痰涂片及1次培养均阴性的肺结核。

【诊断与鉴别诊断】

（一）诊断

1.可疑症状患者的筛查　有可疑症状如咳嗽、咳痰持续2周以上和咯血等，要进行痰抗酸杆菌和胸部X线检查。

2.是否为肺结核　通过系统检查确定病变性质。

3.有无活动性　结核活动性病变必须给予治疗。

4.是否排菌　是确定传染源的唯一方法。

5.是否耐药　通过药物敏感试验确定是否耐药。

6.明确初治复治　两者治疗方案不同。

（二）诊断依据

1.症状、体征　结核中毒症状及呼吸系统症状、体征为诊断提供重要线索。

2.X线检查　为早期发现肺结核的重要方法，也为临床分型，确定病灶活动性、部位、范围等提供重要依据。

3.痰结核菌检查阳性　确诊肺结核的特异性指标，也是观察疗效、确定传染性、随访病情的重要指标。应连续多次查痰。

（三）鉴别诊断

肺结核应与肺癌、肺炎、肺脓肿、支气管扩张症、慢性支气管炎等疾病鉴别，依据病史、临床特点及相应辅助检查，一般不难鉴别。

【治疗】

（一）抗结核化学药物治疗（化疗）

1.化疗原则　早期、联合、适量、规律、全程。活动性肺结核是化疗的适应证。初治患者按原则规范化疗，疗效达98%，复发率低于2%。

2. 化疗药物

（1）全杀菌剂　包括异烟肼、利福平。

（2）半杀菌剂　包括链霉素、吡嗪酰胺。

（3）抑菌剂　包括乙胺丁醇、对氨基水杨酸钠。

3. 化疗方案

（1）短程化疗　具有药量小、疗效好、副作用少、患者易于接受等优点。短程化疗方案必须包括两种杀菌药物，首选杀菌力强的异烟肼、利福平；疗程不能短于 6 个月，全球结核病控制策略（DOTS）指在治疗过程中，每次用药都必须在医务人员或经培训的督导员的直接监督下进行。

（2）疗效判定　①痰结核菌：减少或转阴，表明为好转期；痰结核菌转阴连续 6 个月（每月至少查痰 1 次），表明进入稳定期。②X 线检查：斑片状病变较前吸收消散，或转为纤维化、钙化；空洞缩小或闭合均表示病情好转或痊愈。③临床症状：减轻或消失提示病情好转，但不能作为判定疗效的决定指标。

（二）对症治疗

1. 毒性症状　在有效抗结核药物治疗的同时，加用糖皮质激素，以减轻毒性症状、炎症和过敏反应。症状缓解后，逐渐减量，至 6～8 周停药。

2. 咯血　小量咯血则安静休息，消除紧张情绪，可自行停止。咯血量较大时，应严格卧床休息、镇静、吸氧，并予以紧急处理，包括应用垂体加压素、止血药，维持有效循环血容量等，必要时紧急手术治疗。

复习思考题

1. 何谓肺性脑病、咳嗽变异性哮喘、慢性阻塞性肺疾病？

2. 院内获得性肺炎的概念是什么？

3. 中央型肺癌的特点是什么？

4. 简述支气管哮喘的诊断标准。

5. 简述肺炎的病因学分类。

6. 简述原发性肺癌的病因。

7. 简述原发性肺癌局部扩展的临床表现。

8. 简述应用抗肺结核药物的原则。

循环系统由心脏、血管和调节血液循环的神经体液部分组成。循环系统疾病包括心脏和血管疾病，合称心血管病，其中以心脏病最为多见，在内科疾病中占较大比重。随着人们生活水平的不断提高、平均寿命明显延长，心血管病已成为危害人类健康和导致死亡的主要原因，是世界范围内因疾病导致人类死亡的第一位死因。

第一节　心力衰竭

心力衰竭（heart failure）指由于任何心脏结构和功能异常导致心室舒张和（或）收缩功能受损的一组临床综合征，临床常见呼吸困难、乏力、下肢水肿、尿少、食欲不振等表现。

【分类】

1. 按心力衰竭发生的部位　左心衰竭、右心衰竭、全心衰竭，以左心衰竭多见。

2. 按左室射血分数　射血分数降低的心力衰竭、射血分数保留的心力衰竭和射血分数中间值的心力衰竭。

3. 按心力衰竭起病缓急　急性心力衰竭、慢性心力衰竭。

慢性心力衰竭起病缓慢，为器质性心脏病患者不可避免的结局，是大多数心血管疾病的最终归宿与最主要的死亡原因。本节重点介绍慢性心力衰竭。

一、慢性心力衰竭

【病因和发病机制】

（一）基本病因

1. 原发性心肌损害　常见于冠心病、心肌炎、扩张型心肌病、糖尿病心肌病等。

2. 心脏负荷过重　①压力负荷（后负荷）过重：左心室压力负荷过重见于高血压、主动脉瓣狭窄等；右心压力负荷过重见于肺动脉高压、肺动脉瓣狭窄等。②容量负荷（前负荷）过重：见于瓣膜反流性病变（如二尖瓣关闭不全、主动脉瓣关闭不全）、心内外分流性病变（如动脉导管未闭、房间隔缺损）和全身性血容量增多（如严重贫血、甲状腺功能亢进症等）。长期负荷过重可引起继发性心肌收缩力减弱。

3. 心室舒张期充盈受限　心室舒张期顺应性减低（如高血压左心室肥厚、冠心病、心肌缺血、肥厚型心肌病）、心包疾病（心包积液或缩窄性心包炎）、限制型心肌病及二尖瓣狭窄等，均致左心室舒张期充盈受限而使心搏出量减少。

（二）诱发因素

心力衰竭的发生与加重多由各种诱发因素引起。

1. 感染　呼吸道感染为最常见诱因。

2. 严重的心律失常　快速性心律失常如心动过速、心房颤动等。缓慢性心律失常如高度房室传导阻滞、严重窦性心动过缓等。

3. 体力活动和情绪激动　心率加快、心肌耗氧增加，加重心脏负担，从而诱发心力衰竭。

4. 妊娠与分娩　心脏病孕产妇，在妊娠期（尤其第 28 ～ 32 周）、分娩期（特别是第二产程）及产后 2 天内，血流动力学变化显著及心脏负荷过重，易诱发心力衰竭。

5. 血容量增加　输血、输液过多或过快，钠盐摄入过多，可造成血容量急剧增加。

6. 治疗不当　如洋地黄过量或不恰当停用，应用有抑制心肌收缩力的药物（如维拉帕米等），不恰当停用降压药或利尿药等。

7. 原有心脏疾病加重或并发其他疾病　如冠心病发生心肌梗死，或合并贫血、肺栓塞，或甲状腺功能亢进症等。

【临床表现】

（一）左心衰竭

1. 症状

（1）呼吸困难　左心衰竭早期最重要和最常见的症状。①劳力性呼吸困难：左心衰竭最早出现的症状，最初仅发生在重体力劳动时，休息后可缓解。②端坐呼吸：患者平卧时出现呼吸困难，常被迫采取坐位或半坐位以解除或减轻呼吸困难。③夜间阵发性呼吸困难：发作多在夜间熟睡后，常因胸闷、气急而惊醒，可伴有咳嗽、哮鸣音、咳泡沫样痰或呈哮喘状态，又称心源性哮喘。轻者坐起后气急逐渐消失，严重者可持续发作，甚至发展为急性肺水肿。

（2）咳嗽、咳痰和咯血　咳嗽是左心衰竭的主要症状之一，体力劳动或夜间平卧时加重，同时咯白色泡沫样痰。肺泡和支气管黏膜淤血，使血浆或红细胞渗入肺间质肺泡内，或肺毛细血管或支气管黏膜下静脉破裂，可致咯血。

（3）其他症状　如乏力、发绀等，严重时由于脑缺血、缺氧，可出现嗜睡或烦躁、神志错乱等精神症状。

2. 体征

（1）心脏体征　除原有心血管疾病的体征外，有左心室增大、心率增快、肺动脉瓣区第二心音亢进，心尖部可闻及舒张期奔马律，可触到交替脉。

（2）肺脏体征　两肺底部可闻及湿啰音，是左心衰竭的重要体征之一。若继发支气管痉挛，可伴有哮鸣音。

（二）右心衰竭

1. 症状　因慢性持续淤血引起各脏器功能改变所致。①如长期消化道淤血可致食欲不振、消化不良、恶心、呕吐和腹泻。②肾脏淤血引起尿量减少、夜尿多、蛋白尿和肾功能减退。③肝淤血引起上腹饱胀是右心衰竭一个较早的症状，长期肝淤血可引起黄疸、心源性肝硬化，此外亦有呼吸困难的表现。因右心衰竭多继发于左心衰竭而存在，也可见于肺部疾患所致的单纯右心衰竭。

2. 体征　除原有心血管病体征外，还可出现以下体征。

（1）心脏表现　心前区抬举性搏动，心率增快，胸骨左缘可闻及舒张期奔马律。

（2）颈静脉充盈或怒张　右侧较明显，为右心衰竭的早期表现。

（3）肝脏肿大、肝颈静脉回流征阳性　右心衰竭的早期表现，常发生于水肿之前。

（4）水肿、胸水与腹水　下垂性凹陷性水肿是右心衰竭的典型体征。水肿最早出现在身体的下垂部位，立位时以脚、踝内侧和胫前较明显，仰卧时则表现为骶部水肿。严重者全身水肿，并可出现胸水、腹水。胸水以右侧者多见，腹水多发生于晚期病例。

（5）发绀　因肺部氧合不全、血流缓慢，血液在组织内淤积，组织自毛细血管血液中吸取较多的氧而使还原血红蛋白增加，多为周围性紫绀，出现在肢体下垂部分及周围部位，如指（趾）端、面颊、耳垂等。

（6）营养不良、消瘦甚至恶病质　见于晚期患者。

（三）全心衰竭

全心衰竭同时有左、右心衰竭的表现。但右心衰竭时，右心室排血量减少，使左心衰竭所致的肺淤血之呼吸困难表现有所减轻。

【辅助检查】

1. 利钠肽及肌钙蛋白检测　为心力衰竭诊断及预后判断的重要指标，临床常用 BNP 及 NT-pro BNP，未经治疗者水平正常可排除心力衰竭。肌钙蛋白水平可明确是否存在严重急性冠脉综合征，严重心力衰竭时可轻微升高。

2. X 线检查　心影大小及外形有助于原发性心脏病的诊断。可见肺淤血的表现，肺门及上肺血管影增强；肺泡性肺水肿时，肺门呈现蝴蝶影；部分患者可见胸腔积液。

3. 超声心动图检查　可提供各心腔大小变化及心瓣膜结构和功能情况，是评估心脏结构和功能的首选方法。

4. 心电图检查　无特异性表现，但能帮助判断心肌缺血、陈旧性心肌梗死及心律失常等。

5. 创伤性血流动力学检查　对急性重症心力衰竭患者必要时采用漂浮导管，经静脉插管直至肺小动脉，测定各部位的压力及血液含氧量，计算心脏指数（CI）及肺小动脉楔压（PCWP），直接反映左心功能。CI 正常值为 $2.5 \sim 4$L/（min·m²）；PCWP 正常值为 $6 \sim 12$mmHg。

【诊断与鉴别诊断】

（一）诊断

依据病因、病史、症状、体征及客观检查综合做出心力衰竭的诊断。临床诊断应包括病因诊断、病理诊断、病理生理诊断及心功能状态诊断。

1. 首先明确器质性心脏病的诊断。

2. 心力衰竭的症状与体征是诊断的重要依据。左心衰竭肺淤血引起不同程度的呼吸困难，右心衰竭体循环淤血引起的颈静脉怒张、肝大、水肿等是诊断心力衰竭的重要依据。

3. 辅助检查有助于诊断。

（二）心脏功能评价

美国纽约心脏病学会（NYHA）1928年提出的分级方案，主要根据患者自觉的活动能力划分为4级：①Ⅰ级：体力活动不受限制。一般活动不引起乏力、心悸、呼吸困难或心绞痛。②Ⅱ级：体力活动轻度受限。休息时无症状，日常活动即可引起乏力、心悸、呼吸困难或心绞痛。③Ⅲ级：体力活动明显受限。休息时无症状，小于日常的活动即可引起上述症状。④Ⅳ级：不能从事任何体力活动。休息时亦有症状，体力活动后加重。

（三）鉴别诊断

1. 左心衰竭　主要与支气管和肺部疾病所引起的呼吸困难相鉴别。其中以心源性哮喘与支气管哮喘的鉴别诊断较重要（表3-1）。

表3-1　心源性哮喘与支气管哮喘的鉴别

鉴别要点	心源性哮喘	支气管哮喘
病史	严重器质性心脏病，如冠心病、心肌病等	支气管哮喘病史
发病诱因	肺部感染、劳累、过多过快输液等	接触致敏原、运动、应用药物等
主要表现	突发严重呼吸困难、被迫坐起、烦躁不安、心动过速、奔马律等	突发胸闷、气促、带有哮鸣音的呼气性呼吸困难、双肺漫布哮鸣音等
辅助检查	X线胸片示肺淤血、心脏超声EF下降等	X线胸片示双肺透光度增强
治疗要点	半卧位；吸氧；应用吗啡、利尿剂、强心剂等	吸氧；吸入及静脉注射支气管扩张剂、糖皮质激素等

2. 右心衰竭　与心包积液、缩窄性心包炎、肾炎、肝硬化等引起的水肿和腹水相鉴别（表3-2）。

表3-2　右心衰竭与肝硬化的鉴别

鉴别要点	右心衰竭	肝硬化
病史	器质性心脏病史，如肺心病、风心病等	慢性肝病病史，如病毒性肝炎、酒精性肝硬化等
发病诱因	肺部感染常见	劳累、感染、饮食不当、药物等
主要表现	消化道症状、颈静脉怒张、肝大、下肢水肿、呼吸困难等	消化道症状、腹水、肝掌、蜘蛛痣等，不出现颈静脉怒张等表现
辅助检查	X线胸片、心脏超声等	肝脏超声、肝功能检查等
治疗要点	控制感染；吸氧；应用利尿剂、强心剂等	保肝治疗；必要时抽取腹水等

【治疗】

治疗原则：防治病因，去除诱因；减轻心脏前后负荷；增强心肌收缩力；缓解神经内分泌激活。

（一）一般治疗

1. 基本病因的治疗。针对病因治疗，如控制高血压，药物、介入及手术治疗改善冠心病心肌缺血，慢性心瓣膜病实施换瓣手术等。

2. 消除诱因。常见的诱因为感染特别是呼吸道感染，应积极选用适当的抗菌药治疗。心律失常特别是心房颤动也是诱发心力衰竭的常见原因，如不能及时复律，应尽快控制心室率。潜在的甲状腺功能亢进症、贫血等也可能是心力衰竭加重的原因，应注意检查并予以纠正。

3. 改善生活方式，干预心血管损害的危险因素，控制高血脂、高血压、糖尿病，戒烟、戒酒，控制体重。饮食宜低盐、低脂，重度心力衰竭患者应限制每日出入水量，每日称体重可以早期发现液体潴留。应鼓励心力衰竭者进行心脏康复治疗，提高生活质量。在呼吸道疾病流行或冬春季节，可接种流感、肺炎球菌疫苗以预防感染。

4. 密切观察病情演变及定期随访，了解对药物治疗的顺从性、药物的不良反应和患者的饮食等情况，及时发现病情恶化并采取措施。

（二）药物治疗

1. 利尿剂　利尿剂是心力衰竭治疗的最常用药物，通过排钠排水缓解淤血症状、减轻水肿。常用利尿剂：①噻嗪类利尿剂：以氢氯噻嗪为代表。②袢利尿剂：以呋塞米（速尿）为代表。③保钾利尿剂：螺内酯（安体舒通）。④精氨酸加压素（AVP）受体拮抗剂：托伐普坦。长期使用利尿剂最容易出现的副作用是电解质紊乱，特别是血钾紊乱可导致严重后果，应随时监测。

2. 肾素－血管紧张素系统抑制剂　包括血管紧张素转化酶抑制剂（ACEI），血管紧张素Ⅱ受体阻滞剂（ARB）和血管紧张素受体脑啡肽酶抑制剂（ARNI），联合应用β受体阻滞剂及在特定患者中应用醛固酮受体拮抗剂的治疗策略，以降低心力衰竭的发病率和死亡率。常用药物ACEI包括依那普利、福辛普利、贝那普利、雷米普利等，ARB包括缬沙坦、氯沙坦、坎地沙坦等。

3. β受体阻滞剂　心力衰竭患者合理使用β受体阻滞剂可明显增加运动耐量，降低死亡率。常用药物如美托洛尔、比索洛尔、卡维地洛等。

4. 醛固酮受体拮抗剂　醛固酮在心肌细胞外基质重塑中起重要作用。常用药物如螺内酯、依普利酮等。

5. 洋地黄类正性肌力药　主要适用于心功能减退所致的充血性心力衰竭；心房扑动或伴有快速室率的心房颤动；室上性快速性心律失常，如室上性心动过速、心房颤动、心房扑动。老年人、缺血缺氧、肾功能不全、低血钾等易致洋地黄毒性反应，用量须减少。

6. 其他药物　如伊伐布雷定、血管扩张药、能量代谢药物，以及一些新型的复方制剂如库巴曲坦等，都可以改善心力衰竭症状。

二、急性心力衰竭

急性心力衰竭指由于急性心脏病变引起心排血量显著、急骤降低，导致组织器官灌注不足和急性淤血的综合征。临床以急性左心衰竭较常见，主要表现为急性肺水肿，重者伴心源性休克。急性右心衰竭较少见，临床可发生于急性右室心肌梗死和大面积肺栓塞等。

【病因和发病机制】

任何心脏结构或功能的突发异常，使心排血量急剧降低，肺静脉压突然升高，均可发生急性左心衰竭。常见的病因：①急性收缩力减低，如急性心肌炎、广泛前壁心肌梗死等引起的急性弥漫性心肌损害。②心脏容量负荷突然加重，如急性瓣膜功能障碍，血液反流，以及输液、输血过多或过快等。③急剧的心脏后负荷增加，如高血压心脏病血压急剧升高。④严重的心律失常，如快速性心房颤动、显著的心动过缓等。

主要的病理生理基础为心脏收缩力突然严重减弱，心排血量急剧减少，或左室瓣膜性急性反流，左室舒张末压迅速升高，肺静脉回流受阻，肺静脉压快速升高，肺毛细血管压随之升高，使血管内液体渗入肺间质和肺泡内，形成急性肺水肿。

【临床表现】

突发严重呼吸困难，呼吸频率常达 30～40 次 / 分，强迫端坐位，面色灰白、发绀，大汗，烦躁，频繁咳嗽、咯粉红色泡沫样痰，极重者可因脑缺氧而神志模糊。急性肺水肿早期可因交感神经激活，血压一过性升高；随病情持续，血管反应减弱，血压下降。急性肺水肿如不能及时纠正，严重者可出现心源性休克。体征表现有心率增快，心尖区第一心音减弱，可有舒张早期奔马律，肺动脉瓣区第二心音亢进，两肺满布湿啰音和哮鸣音。

【诊断与鉴别诊断】

根据典型症状与体征即可做出诊断。

急性呼吸困难应与支气管哮喘鉴别；与肺水肿并存的心源性休克，与其他原因引起的休克不难鉴别。疑似患者可行 BNP/NT-pro BNP 检测，阴性者几乎可排除急性心力衰竭的诊断。

【治疗】

急性左心衰竭是临床急危重症，应尽快明确诊断，积极迅速抢救，主要治疗急性肺水肿。

1. 体位：患者取半卧位或端坐位，双腿下垂，以减少静脉回流。

2. 吸氧：立即用鼻管高流量给氧，或面罩加压给氧。

3. 镇静：皮下或肌内注射吗啡 5～10mg，不仅可以镇静，使呼吸深度减小，频率减慢，从而改善通气 / 换气及躁动给心脏带来的额外负担；还可迅速扩张外周静脉及小动脉，减轻心脏的前、后负荷。伴有神志障碍、慢性肺部疾病时禁用。

4. 快速利尿：静脉注射呋塞米 20～40mg，通过利尿、扩张静脉作用，有利于肺水肿的缓解。

5. 扩张血管：能降低心室前、后负荷，从而缓解肺淤血，可用硝普钠、硝酸甘油等。

6. 洋地黄类药物：毛花苷 C 适用于房颤伴快速心室率，并已有心室扩大伴左室收缩功能不全者。

7. 氨茶碱：可扩张支气管并有正性肌力及扩血管、利尿作用。

8. 机械辅助治疗：极危重患者需要时可采取主动脉内球囊反搏和临时心肺辅助系统。

9. 急性症状缓解后，应对诱因及基本病因进行治疗。

第二节　心律失常

心律失常（cardiac arrhythmia）指心脏激动的频率、节律、起源部位、传导速度与激动次序的异常。心律失常可发生在正常人，但多见于器质性心脏病患者，严重的心律失常必须及时处理，以免危及生命。

【分类】

（一）按心律失常发生机制分类

1. 激动形成异常

（1）窦房结心律失常　窦性心动过缓、窦性心动过速、窦性停搏、窦性心律不齐。

（2）异位心律　①主动性异位心律：期前收缩、阵发性心动过速、心房扑动、心房颤动、心室扑动、心室颤动。②被动性异位心律：逸搏、逸搏心律。

2. 激动传导异常

（1）生理性　干扰及房室分离。

（2）病理性　①传导阻滞（窦房传导阻滞、房内传导阻滞、房室传导阻滞、室内传导阻滞）。②房室间传导途径异常（预激综合征）。

（二）按心律失常发生时心率快慢分类

1. 快速性心律失常　主要包括期前收缩、心动过速、心房扑动和心房颤动等。

2. 缓慢性心律失常　常见有窦性心动过缓、窦房传导阻滞、窦性停搏、房室传导阻滞、病态窦房结综合征等。

【病因和发病机制】

心律失常的病因有冠状动脉粥样硬化性心脏病、心肌病、心肌炎和心脏瓣膜病等，另外还包括自主神经功能失调、电解质紊乱、内分泌失调、麻醉、低温、中枢神经疾病及药物作用等。

心律失常的发生有多种不同机制，主要包括激动形成异常、激动传导异常或二者兼有之。

1. 激动形成异常　自律性增高、异常自律性与触发活动致激动形成的异常。

2. 激动传导异常　折返是所有快速性心律失常中最常见的发生机制（激动兴奋某一节段心肌组织后，又返回并再一次激动该组织）。

【诊断】

心律失常的诊断方法，要分 3 个步骤进行，即病史采集、体格检查及心电图等辅助检查。

1. 病史采集　心律失常发作时患者症状并不明显，有的可出现心悸、胸闷、胸痛、黑蒙、晕厥，应详细追问以下情况：①发作时心率、节律，发作起止与持续时间。②发作时有无低血压、昏厥、抽搐、心绞痛或心力衰竭等表现。③既往发作的诱因、频率和治疗过程，有助于判断心律失常的性质。

2. 体格检查　应着重判断心率与节律及心律失常对血液动力状态的影响。听诊心音及颈动脉窦按摩有助于做出心律失常的初步鉴别诊断。

3. 辅助检查

（1）心电图　发作时的心电图记录是确诊心律失常的重要依据。

（2）长时间心电图记录　动态心电图检查连续记录患者 24 小时或 72 小时的心电图。患者日常工作与活动均不受限制，有利于明确心律失常或心肌缺血发作与日常活动的关系及昼夜分布特征。有危及生命的严重心律失常患者实施连续心电监护，有助于明确诊断并保护患者生命安全。

（3）运动试验　如患者有与运动有关的心律失常症状（晕厥、持续性心悸），应考虑做运动试验，可发现复杂的室性心律失常，确定心律失常与活动的关系。

（4）心内电生理检查 利用心导管技术，将多根多极导管经静脉和（或）动脉插入，置于心腔内不同部位，在窦性心律、起搏心律、程序刺激和心动过速时，同步记录局部心脏电活动，以研究和探讨心脏电活动的生理和病理生理规律。心内电生理检查主要价值：①诊断：确立心律失常及其类型的诊断，了解心律失常的起源部位与发生机制。②治疗性应用：射频导管消融，明确安装永久心脏起搏器和复律除颤器指征，包括缓慢性心律失常的起搏器治疗和埋藏式心脏复律除颤器（ICD）的植入。③判断预后：通过电刺激确定患者是否易于诱发室速、是否有发生心脏性猝死的危险。

【常见心律失常】

常见心律失常的临床特征见表3-3。

表3-3 常见心律失常临床特征

病名	临床特征
窦性心律失常	
窦性心动过速	窦性心律，频率>100次/分，可见于运动、激动、发热、贫血、甲亢、心肌炎、药物影响等
窦性心动过缓	窦性心律，频率<60次/分，常见于年轻人，特别是运动员。如出现心排血量不足等症状，需要治疗
病态窦房结综合征	窦房结病变，多种心律失常，对有症状的患者，应接受起搏器治疗
房性心律失常	
房性期前收缩	起源于心房激动，多为功能性，吸烟、饮酒、咖啡均可诱发，多表现为心悸或无症状，通常无须治疗，明显症状给予治疗
心房扑动与颤动	房颤较常见，两者多见于器质性心脏病，都有引起心房内血栓形成与血栓栓塞并发症的潜在危险，是脑卒中的常见原因之一
室性心律失常	
室性期前收缩	起源于心室激动，正常人与各种心脏病均可发生，电解质紊乱、精神不安及过量烟、酒、咖啡等因素均可诱发。有器质性心脏病的应积极治疗；功能性的早搏，无明显症状，不必药物治疗
室性心动过速	连续3个或以上的室早，多发生于各种器质性心脏病，最常见于冠心病，多数应积极治疗
房室交界性心律失常	包括交界性期前收缩、逸搏、非阵发性房室交界性心动过速、阵发性室上性心动过速等

【治疗】

（一）抗心律失常药物

1.治疗原则 ①病因和诱因的纠正。②注意抗心律失常药物的适应证：直接导致明显症状或血液动力学障碍，有致命危险。③注意药物不良反应。

2.抗心律失常药物的分类 见表3-4、表3-5。

表3-4 抗快速性心律失常药物

分类	代表药物	适应证
I类		
I_A类	奎尼丁、普鲁卡因胺、丙吡胺	室性、室上性
I_B类	美西律、苯妥英钠、利多卡因	室性
I_C类	氟卡尼、恩卡尼、普罗帕酮	室性、室上性

续表

分类	代表药物	适应证
Ⅱ类	美托洛尔、阿替洛尔、比索洛尔	室性、室上性
Ⅲ类	胺碘酮、索他洛尔	室性、室上性
Ⅳ类	维拉帕米、地尔硫䓬	室上性

表 3-5　抗缓慢性心律失常药物

分类	代表药物	注意事项
β 受体兴奋剂	肾上腺素、异丙肾上腺素	慎用于高血压、冠心病
M 胆碱受体阻断剂	阿托品	禁用于前列腺肥大、青光眼
其他	氨茶碱	忌静脉用量过大、滴速过快

（二）人工心脏起搏器

人工心脏起搏器是通过发放一定形式的电脉冲，刺激心脏，使之激动和收缩，即模拟正常心脏的冲动形成和传导，以带动心搏的治疗方法，主要用于治疗缓慢性心律失常，也用于快速性心律失常的治疗和诊断。严重缓慢性心律失常，永久心脏起搏是唯一有效而可靠的治疗方法。

永久起搏器主要适应证：①伴有临床症状的任何水平的完全或高度房室传导阻滞。②不论何种原因引起的间歇性心室率 <40 次 / 分，或 RR 间期 >3 秒以上。③病态窦房结综合征导致有症状的心动过缓，如头晕、黑蒙、心力衰竭、晕厥等。

临床工作中常根据电极导线植入分类为单腔起搏器、双腔起搏器和三腔起搏器。

（三）电除颤和电复律

电除颤和电复律是将一定强度的电流通过心脏，使全部或大部分心肌在瞬间除极，然后心脏自律性最高的起搏点重新主导心脏节律，通常是窦房结。主要适应证：①各种严重的，甚至危及生命的恶性心律失常，如室颤。②持续时间较长的快速性心律失常，药物治疗无效。

（四）心导管消融术

心导管消融术是通过心导管将电能、激光、冷冻或射频电流引入心脏内以消融特定部位的心肌细胞，借以融断折返环路或消除病灶治疗心律失常的方法。目前临床应用的射频消融术，创伤范围小，操作时无须麻醉，更安全有效。主要适应证：①有威胁患者生命的快速性心律失常，如预激综合征、高危旁路并发心室率极快的心房颤动、特发性室速等。②频繁发作的房性折返性心动过速或房室结折返性心动过速，药物治疗或预防无效，或药物治疗产生不可耐受的副作用。③对药物不能控制心室率的快速房性心律失常。

第三节　原发性高血压

高血压（hypertension）是一种以体循环动脉血压持续升高为特征的心血管综合征，长期高血压是多种心脑血管疾病的重要危险因素，并导致重要脏器如心、脑、肾等器官的损害，最终可导致这些器官的功能衰竭。发病分为原发性与继发性。原发性高血压（即高血压病）占 95% 以上，血压升高的病因不明，与遗传有关；继发性高血压不足 5%，血压升高是某些疾病的临床表现之一，本身有明确而独立的病因。

目前，我国采用 2020 年修订的《中国高血压防治指南》的分类标准，即 18 岁以上成年人，在未服用抗高血压药物的情况下，收缩压 ≥ 140mmHg 和（或）舒张压 ≥ 90mmHg 即诊断为高血压。我国的高血压患病率逐年上升，2012 ～ 2015 年我国 18 岁及以上居民高血压患病率为 27.9%（标化率 23.2%）。

【病因和发病机制】

高血压的病因和发病机制至今尚未完全阐明，已证实为多种因素共同作用的结果。

（一）发病因素

1. 遗传因素 原发性高血压有明显的家族倾向。目前基因学研究已证实，原发性高血压相关基因是最基本病因。

2. 环境因素

（1）体重因素 人的体重与基础血压呈正相关，超重与血压升高密切相关，单纯控制体重即可以明显降低血压，同时超重者交感神经活力亦明显升高。

（2）膳食因素 高钠饮食，低钙、低镁饮食与高血压相关。另外，食物中饱和脂肪酸过高、不饱和脂肪酸与脂肪酸比值降低，均可引起血压升高。

（3）吸烟 烟草中的尼古丁可导致血压升高。

（4）饮酒 长期大量饮酒，为高血压病的易患因素。

（5）社会、精神、心理因素 包括职业特点、经济状况、文化程度、人际关系等社会因素，通过饮食、精神、心理等因素，产生对血压的影响。精神紧张、情绪波动、环境刺激等也可影响血压水平。

（二）发病机制

动脉血压水平取决于心排血量与总外周血管阻力。对原发性高血压发病机制的长期大量研究表明，交感活性亢进、肾素 – 血管紧张素 – 醛固酮系统（RAAS）激活等直接或间接影响外周血管阻力、心排血量的因素，如心率增快、心肌收缩力增强、外周血管收缩等，均可使血压升高。

【临床表现】

（一）一般表现

原发性高血压通常起病缓慢，常无症状，偶然于体格检查时发现血压升高，少数患者则在发生心、脑、肾等并发症后才被发现。早期主要症状为头痛、眩晕、气急、疲劳、心悸、耳鸣等，但症状轻重与血压水平不一定平行，且常在患者得知患有高血压后才注意到。体格检查可闻及主动脉瓣区第二心音亢进、收缩期杂音或收缩早期喀喇音，长期持续高血压可有左心室肥厚并可闻及第四心音。

原发性高血压初期仅在精神紧张、情绪波动后血压暂时升高，随后可恢复正常，以后血压升高逐渐趋于明显持久，但一天内白昼与夜间血压水平仍有明显差异。

（二）高血压危重症

1. 恶性高血压　多见于中青年。发病急骤，血压显著升高，舒张压≥ 130mmHg，头痛、视力减退、视网膜出血、渗出和视乳头水肿。肾功能损害明显，出现蛋白尿、血尿、管型尿，迅速发生肾功能不全。

2. 高血压危象　在某些诱因下，血压急剧升高（通常 210 ～ 220mmHg/130 ～ 140mmHg），同时出现剧烈头痛、心悸、气急、烦躁、恶心、呕吐、面色苍白或潮红、视力模糊等。控制血压后可迅速好转，但易复发。

3. 高血压脑病　多发生在重症高血压患者，出现脑水肿及颅内压升高。表现为严重头痛、呕吐、意识障碍，轻者仅有烦躁、意识模糊，或者一过性失明、失语、偏瘫等。严重者发生抽搐、昏迷。

（三）并发症

原发性高血压后期的临床表现常与心、脑、肾功能不全或器官并发症有关。高血压病患者由于长期血压升高、动脉硬化，重要脏器心、脑、肾和大动脉供血不足而致纤维化，在此基础上逐渐出现功能障碍。临床表现根据各脏器损害和衰竭出现的时间、轻重不同而各异。

1. 心脏　最常见而重要的是高血压性心脏病和冠状动脉粥样硬化性心脏病，最终导致充血性心力衰竭。高血压可促使冠状动脉粥样硬化的形成和发展，并使心肌氧耗量增加，可出现心绞痛甚至心肌梗死、心力衰竭以至于猝死。

2. 脑　高血压可促进脑动脉粥样硬化发生，出现记忆力、智力减退，精神变态，行为异常，痴呆，还可发生脑出血及脑血栓形成、高血压脑病。脑是高血压最主要靶器官，也是我国高血压最主要致死及致残的原因。

3. 肾　原发性高血压对肾脏的损害主要表现为良性肾小动脉硬化，由于进展缓慢，老年患者患病率较高，是高血压性肾脏病的病理基础，可致肾功能逐渐减退，先后出现多尿、夜尿增多、尿浓缩功能降低、尿比重低而固定等，最后发生氮质血症以至于尿毒症。而肾脏病变又可加重高血压，形成恶性循环。

4. 血管　除心、脑、肾、血管病变外，严重高血压可致主动脉夹层并促使其破裂，导致猝死。

【辅助检查】

1. 常规检查　用于诊断、了解靶器官功能状态的检查，包括血、尿常规，肾功能，血尿酸，血脂，血糖，电解质，心电图，胸部 X 线和眼底检查。早期患者上述检查可无特殊异常，后期高血压患者可出现尿蛋白增多及尿常规异常，肾功能减退，胸部 X 线可见主动脉弓迂曲延长、左室增大，心电图可见左心室肥大劳损。部分患者可伴有血脂异常，亦常有血糖、血尿酸和同型半胱氨酸水平增高。眼底检查有助于了解高血压的严重程度。

2. 动态血压监测　是由仪器自动定时测量血压，连续 24 小时或更长。可测定昼夜各时间段血压的平均值和离散度，能较敏感、客观地反映实际血压水平，可用于诊断"白大衣性高血压"，即在诊所内血压升高，而诊所外血压正常；可判断高血压的严重程度，了解其血压变异性和血压昼夜节律，指导降压治疗和评价降压药物疗效。

3.用于鉴别诊断的检查　根据具体情况选择超声、放射性核素肾图、肾动脉造影、CT、MRI、血或尿中儿茶酚胺及其代谢产物香草基杏仁酸（VMA）测定、血钾等。

【诊断与鉴别诊断】

（一）诊断

1.确定诊断　非同日 3 次规范测量血压，收缩压 ≥ 140mmHg 或（和）舒张压 ≥ 90mmHg，排除继发性因素，可确定诊断。

2.分级诊断　依据中国高血压分类标准（2020 年修订版），见第二篇表 2-3。

3.分层诊断　依据中国高血压分类标准（2020 年修订版），见表 3-6、表 3-7。

表 3-6　高血压患者心血管风险水平分层

其他危险因素和病史	高血压		
	1 级高血压	2 级高血压	3 级高血压
无	低危	中危	高危
1 ～ 2 个其他危险因素	中危	中危	很高危
≥ 3 个其他危险因素，或靶器官损害	高危	高危	很高危
临床并发症或合并糖尿病	很高危	很高危	很高危

表 3-7　影响高血压患者心血管预后的重要因素

心血管危险因素	靶器官损害	伴临床疾患
• 高血压（1 ～ 3 级） • 男性 >55 岁；女性 >65 岁 • 吸烟 • 糖耐量受损 • 血脂异常 • 早发心血管病家族史 　一级亲属发病年龄 <50 岁 • 腹型肥胖 　腰围：男性 ≥ 90cm 　　　　女性 ≥ 85cm 　或肥胖：BMI ≥ 28kg/m²	• 左心室肥厚 　心电图：超声心动图 • 颈动脉超声 IMT>0.9mm 或动脉粥样斑块 • 蛋白尿或血清肌酐轻度升高 • 视网膜普遍或灶性动脉狭窄	• 脑血管病 　脑出血 　缺血性脑卒中 　短暂性脑缺血发作 • 心脏疾病 　心肌梗死史 　心绞痛 　冠状动脉血运重建史 　充血性心力衰竭 • 肾脏疾病 　糖尿病肾病 　肾功能受损 • 外周血管疾病 • 视网膜病变：出血或渗出，视乳头水肿 • 糖尿病

注：IMT 为颈动脉内膜中层厚度；BMI 为体重指数。

（二）鉴别诊断

原发性高血压应与继发性高血压相鉴别，常见的继发性高血压有肾性高血压和内分泌疾病继发的高血压。

1.急性肾小球肾炎　起病急骤，发病前 1 ～ 3 周多有链球菌感染史，有发热、水肿、血尿等表现。尿常规检查可见蛋白、红细胞和管型，血压为一过性升高。青少年多见。

2.慢性肾小球肾炎　由急性肾小球肾炎转变而来，或无明显急性肾炎史，而有反复浮肿、明显贫血、血浆蛋白低、氮质血症，蛋白尿出现早而持久，血压持续升高。

3. 肾动脉狭窄　一般可见舒张压中、重度升高，可在上腹部或背部肋脊角处闻及血管杂音。肾动脉造影可明确诊断。

4. 原发性醛固酮增多症　女性多见。以长期高血压伴顽固性低血钾为特征，超声检查、放射性核素、CT、MRI 可确定肿瘤部位。

5. 嗜铬细胞瘤　可出现阵发性或持续性血压升高，阵发性血压升高时还可伴心动过速、出汗、头痛、面色苍白等症状，历时数分钟或数天，一般降压药无效，发作间隙血压正常。

6. 库欣综合征　患者除有高血压之外，还有满月脸、水牛背、向心性肥胖、毛发增多、血糖升高等。

【治疗】

治疗原则：降低血压至达标血压；防止或减少心脑血管及肾脏并发症，降低病死率和病残率。在治疗高血压的同时还需对所有已明确的可逆性危险因素，如吸烟、高胆固醇、糖尿病、高尿酸血症等有关的临床情况进行治疗。

（一）血压控制目标

在患者能耐受的情况下，逐步降压至达标。65 岁以下高血压患者，应将血压（收缩压 / 舒张压）降至 140/90mmHg 以下；65 岁及以上的患者收缩压应控制在 150mmHg 以下，如能耐受再进一步降低；伴有肾脏疾病、糖尿病或病情稳定的冠心病的高血压患者，一般将血压降至 130/80mmHg 以下，脑卒中后的高血压患者达标血压 <140/90mmHg。

（二）非药物治疗

非药物治疗即生活方式干预，适用于所有高血压患者。

1. 减轻体重　体重指数（BMI）控制在 <25kg/m^2。

2. 减少钠盐摄入，增加钾摄入　高血压患者每日食盐总量以不超过 6g 为宜，增加膳食中钾摄入量（新鲜蔬菜、水果和豆类）。

3. 合理膳食　高血压患者和有进展为高血压风险的正常血压者，饮食以水果、蔬菜、低脂奶制品、富含食用纤维的全谷物、植物来源的蛋白质为主，减少饱和脂肪和胆固醇摄入。

4. 戒烟限酒　建议高血压患者严格戒烟和不饮酒。如饮酒，则应少量并选择低度酒，避免饮用高度烈性酒。

5. 增加运动　运动有利于减轻体重和改善胰岛素抵抗，提高心血管适应调节能力，稳定血压水平。较好的运动方式是低或中等强度的等张运动，可根据年龄及身体状况选择慢跑或步行，一般每周 3 ～ 5 次，每次 20 ～ 60 分钟。

6. 减轻精神压力，保持心理平衡　精神紧张可激活交感神经，从而使血压升高。精神压力增加的主要原因包括过度的工作和生活压力及病态心理，包括抑郁症、焦虑症、A 型性格、社会孤立和缺乏社会支持等。

（三）降压药物治疗

1. 药物治疗基本原则　①宜从较小的有效剂量开始，2 ～ 3 周后根据需要调整。②尽可能选用长效制剂，便于长期治疗且可减少血压波动。③联合用药：在低剂量单药治疗不满意时联合用药，可减少每种用药剂量，减少副作用而降压作用增强。④个体化：根据患者具体情况选择调整降压药物，通常要终身治疗。

2. 常用降压药物

（1）利尿剂　适用于轻、中度高血压，尤其适宜于老年人单纯收缩期高血压及心力衰竭伴高血压的治疗。可单独用，更适宜与其他类降压药合用。常用药物有噻嗪类、袢利尿剂和保钾利尿剂3类。

（2）β受体阻滞剂　降压作用缓慢，1～2周内起作用，适用于轻、中度高血压，尤其是心率较快的中青年患者或合并心绞痛、心肌梗死后的高血压患者。常用药物有美托洛尔、比索洛尔等。较高剂量β受体阻滞剂治疗时突然停药可导致撤药综合征。

（3）钙通道阻滞剂（CCB）　有维拉帕米、地尔硫䓬及二氢吡啶类3类药物。二氢吡啶类最常用，降压迅速，作用稳定，可用于中、重度高血压的治疗，尤适用于老年人单纯收缩期高血压。常用药物有硝苯地平、氨氯地平、非洛地平等。开始治疗阶段有反射性交感活性增强，引起心率增快、面部潮红、头痛、下肢水肿等，尤其使用短效制剂时明显。

（4）血管紧张素转化酶抑制剂（ACEI）　对各种程度高血压均有一定降压作用，对伴有心力衰竭、左室肥大、心肌梗死后、糖耐量减低或糖尿病肾病蛋白尿等合并症的患者尤为适宜。高血钾、妊娠、肾动脉狭窄患者禁用。最常见的不良反应是干咳，停用后即可消失。常用药物有卡托普利、依那普利、培哚普利、贝那普利、雷米普利等。

（5）血管紧张素Ⅱ受体阻滞剂（ARB）　通过对血管紧张素Ⅱ受体的阻滞，有效地阻断血管紧张素对血管收缩、水钠潴留及细胞增生等不利作用。适应证与ACEI相同，不引起咳嗽反应为其优点。ARB降压作用平稳，可与大多数降压药物合用。常用药物有缬沙坦、氯沙坦、厄贝沙坦等。

第四节　冠状动脉粥样硬化性心脏病

冠状动脉粥样硬化性心脏病（coronary atherosclerotic heart disease）指冠状动脉因粥样硬化引起管腔狭窄或闭塞，导致心肌缺血、缺氧甚至坏死的心脏病，简称冠心病（coronary heart disease，CHD），也称缺血性心脏病（ischemic heart disease）。

冠心病是多重危险因素（如高龄、男性、血脂异常、高血压、糖代谢异常、吸烟、肥胖和家族史等）作用于不同的环节所致。好发于40岁以上成年人，男性发病早于女性。据《中国心血管病健康与疾病报告2021》，2019年中国冠心病死亡率，城市为121.59/10万，农村为130.14/10万。

【临床分型】

1. 慢性冠脉病（chronic coronary artery disease，CAD）　包括稳定型心绞痛、缺血性心肌病和隐匿性冠心病等。

2. 急性冠脉综合征（acute coronary syndrome，ACS）　包括不稳定型心绞痛（unstable angina，UA）、非ST段抬高型心肌梗死（non-ST-segment elevation myocardial infarction，NSTEMI）、ST段抬高型心肌梗死（ST-segment elevation myocardial infarction，STEMI），以及冠心病猝死。

一、稳定型心绞痛

稳定型心绞痛（stable angina pectoris）即劳力性心绞痛，是在冠状动脉重度固定性狭窄基础上，由于心肌负荷增加引起心肌短暂而严重的缺血缺氧，导致患者出现以短暂的胸部压榨性疼痛为主要特征的临床综合征。胸痛发作的程度、频度、性质及诱发因素在数周至数月内无明显变化。

【发病机制】

冠脉狭窄严重时，其血流量减少，血管扩张能力减弱，对心肌的血供相对比较固定。休息时可无症状，活动或情绪激动时心脏负荷增加，需求量增加，心肌相对性缺血缺氧，心肌内乳酸、丙酮酸、K^+ 等代谢产物积聚，刺激心脏内自主神经传入神经末梢，经 1～5 胸交感神经节和相应的脊髓段，传至大脑，产生痛觉。但痛觉多不反映在心脏部位，而反映在与自主神经进入水平相同脊髓段的脊神经所分布的区域，即胸骨后、左上肢等。

【临床表现】

典型稳定型心绞痛发作的特点如下。

1. 诱因　常由体力活动或情绪因素所诱发，吸烟、饱食、寒冷刺激、心动过速、休克等情况下也可发生。疼痛发作于诱因发生的当时，而不是劳累之后，清晨多见。

2. 性质　为压榨性、紧缩性或胀痛，也可为烧灼样痛，针刺样或刀割样痛则不是典型心绞痛的表现。严重时可伴有出汗或濒死感。

3. 部位　胸骨体上、中段后方，可波及心前区，有自身手掌或拳头大小范围，界限不清晰，常放射至左肩、左上臂内侧、左前臂尺侧，甚至无名指和小指，也可向上放射至颈部、咽喉部或下颌部。

4. 持续时间　疼痛出现后常迅速加重并达到高峰，多在 3～5 分钟内减轻、消失。持续时间多不超过 15 分钟。

5. 缓解方法　休息可缓解心绞痛，舌下含服硝酸甘油后数分钟内可完全缓解。

一般无异常体征。

【辅助检查】

1. 心电图检查　为性价比最高的无创诊断冠心病的方法。

（1）静息时心电图　半数患者为正常心电图，也可有非特异性 ST-T 异常、房室或束支传导阻滞，以及各种类型的期前收缩。

（2）心绞痛发作时心电图　95% 患者可出现暂时性心肌缺血引起的 ST 段压低（≥0.1mV），有时出现 T 波倒置（≥0.2mV）。但心电图诊断心肌缺血最有价值的是 ST 段及 T 波的动态变化，即心绞痛发作时的 ST 段压低及 T 波倒置，心绞痛缓解后心电图恢复发作前形态。

（3）心电图负荷试验　最常用的是运动负荷试验，通过运动增加心脏负荷来诱发心肌缺血。心电图出现 ST 段水平型或下斜型压低 ≥0.1mV（J 点后 60～80ms）并持续 2 分钟为运动试验阳性。

（4）心电图连续监测　连续记录并自动分析 24 小时（或更长时间）的心电图，胸痛发作时的缺血性 ST-T 改变可帮助确定心绞痛的诊断，也可检出无症状性心肌缺血。

2. 放射性核素检查 通过放射性核素的灌注缺损，可测定心肌缺血区和心肌梗死后瘢痕部位，以及测定左心室射血分数并显示节段性室壁运动障碍。

3. 冠状动脉造影（CAG） 是诊断冠心病的"金标准"。CAG 显示冠状动脉狭窄处管腔直径减少 70% 以上，严重影响冠脉血供。

4. 其他检查 ①二维超声心动图可检测到缺血区心室壁的运动异常，运动或药物负荷超声心动图检查用以评价心肌灌注和存活性。②CT 血管造影（CTA）并进行冠状动脉二维及三维重建，可判断冠脉管腔狭窄和管壁钙化程度，也有助于了解管壁内斑块分布的范围和性质。③血管内超声（IVUS）显像可更精确地显示血管病变的性质和斑块负荷，并指导介入治疗。④冠状动脉血流储备分数（FFR）测定，从功能学上判断冠状动脉狭窄是否引起有临床意义的心肌缺血。⑤血管镜检查也已用于冠状动脉病变的诊断。

【诊断与鉴别诊断】

（一）诊断

根据典型的发作特点，结合年龄和冠心病易患因素，除外其他原因所致的胸痛，可初步诊断。发作时心电图 ST-T 的动态改变、心电图负荷试验阳性及放射性核素检查异常支持心绞痛的诊断。选择性冠状动脉造影、血管内超声及血流储备分数测定有助于确诊。

加拿大心血管病学会（CCS）把心绞痛严重度分为 4 级。

Ⅰ级：一般体力活动（如步行和登楼）不受限。

Ⅱ级：一般体力活动轻度受限，平地步行 200m 以上或登楼一层以上受限。

Ⅲ级：一般体力活动明显受限，平地步行 200m 以内或登楼一层引起心绞痛。

Ⅳ级：轻微活动或休息时即可发生心绞痛。

（二）鉴别诊断

1. 心脏神经症 胸痛部位多在左胸乳房下、心尖部附近，或经常变动。性质常为短暂的刺痛或持久的隐痛，叹气后症状多可缓解。症状多在活动之后出现，而不在活动的当时，轻微体力活动反觉舒适，甚至可耐受较重的体力活动而不发生胸痛或胸闷。含服硝酸甘油无效或在 10 多分钟后才"见效"。常伴有心悸、疲乏、睡眠障碍及其他神经功能紊乱的症状。

2. 急性冠脉综合征 见"急性冠脉综合征"。

3. 其他疾病引起心绞痛 严重的主动脉瓣狭窄或关闭不全、风湿性冠状动脉炎、梅毒性主动脉炎引起冠状动脉口狭窄或闭塞、肥厚型心肌病、X 综合征等均可引起心绞痛，应寻找基础疾病。

4. 肋间神经痛 常累及 1～2 个肋间，不一定局限在胸前，为刺痛或烧灼样痛，多为持续性，咳嗽、深呼吸和转动身体可使疼痛加剧，沿神经行径处有压痛，手臂上举活动时局部有牵拉疼痛。

5. 不典型疼痛 需与胃食管反流病、膈疝、消化性溃疡、肠道疾病、颈椎病等鉴别。

【治疗】

（一）发作时治疗

1. 休息 多数患者暂停活动后心绞痛减轻或消失。

2. 药物治疗　硝酸酯类可直接扩张冠状动脉、降低阻力、增加冠脉血管的血流量，并减低心脏前后负荷和心肌的氧耗，从而缓解心绞痛。目前最常用硝酸甘油片舌下含服，亚硝酸异戊酯经鼻腔吸入也有效。

（二）缓解期治疗

应注重生活方式的改善和危险因素的控制，可改善预后。如避免各种已知的诱发因素；忌暴饮暴食；戒烟限酒；调整日常生活与工作量；减轻精神负担；保持适当的体力活动，一般每周不少于 5 次，每次 30 分钟以上，锻炼以不发生心绞痛为度；一般不需卧床休息。

1. 药物治疗

（1）改善缺血、减轻症状的药物　使用长效抗心绞痛药物，防止心绞痛发作。必要时可联合应用各类抗心绞痛药物。① β 受体阻滞剂：通过减慢心率、降低血压、减低心肌收缩力和氧耗量，从而缓解心绞痛的发作。常用美托洛尔、比索洛尔、卡维地洛等。②钙通道阻滞剂：抑制心肌收缩，减少心肌氧耗；扩张冠状动脉，改善心肌供血；扩张周围血管，降低动脉压，减轻心脏负荷；还可降血黏度，抗血小板聚集，改善心肌的微循环。常用维拉帕米、地尔硫䓬、硝苯地平等。③长效硝酸酯制剂：扩张冠状动脉，改善心肌供血。常用单硝酸异山梨酯、单硝酸异山梨酯缓释片。④其他：包括伊伐布雷定、曲美他嗪、雷诺嗪、尼可地尔，也可用于稳定型心绞痛的治疗。

（2）减少心血管病事件，改善预后的药物　包括阿司匹林、氯吡格雷、β 受体阻滞剂、他汀类调脂药、ACEI 或 ARB 等。上述药物若无禁忌，均应使用。

2. 经皮冠状动脉介入治疗（percutaneous coronary intervention，PCI）　在导引钢丝引导下，将带球囊的心导管经外周动脉送到冠状动脉的狭窄部位，扩张球囊挤压斑块以减轻冠脉狭窄，多数患者还需要在狭窄部位置入支架。PCI 不但改善患者生活质量，还可明显改善高危患者的心肌梗死发生率和死亡率。

3. 冠状动脉旁路移植（coronary artery bypass graft，CABG）　取自身内乳动脉、桡动脉或大隐静脉等作为旁路移植材料，动脉桥的一端自锁骨下动脉发出，另一端与重度狭窄的冠状动脉段的远端吻合，以恢复狭窄远段缺血区的血供。术后 80%～90% 患者心绞痛症状改善，65%～85% 患者的生活质量有所提高。CABG 可改善患者预后。

二、急性冠脉综合征

急性冠脉综合征（acute coronary syndrome，ACS）是一组由于冠状动脉粥样硬化斑块破裂或糜烂，导致斑块不稳定，冠状动脉内血栓形成，继而引起急性心肌缺血导致的临床综合征，主要包括不稳定型心绞痛（UA）、非 ST 段抬高型心肌梗死（non-ST elevated myocardial infarction，NSTEMI）、ST 段抬高型心肌梗死（ST elevated myocardial infarction，STEMI）及冠心病猝死。

急性 ST 段抬高型心肌梗死

急性 ST 段抬高型心肌梗死是在冠状动脉病变的基础上，冠脉血供急剧减少或中断，相应的心肌严重而持久的急性缺血，引起部分心肌的坏死。临床上常表现为持久的胸骨后剧痛、发热、白细胞计数和血清心肌酶增高，以及心电图动态改变，可并发心律失常、心力衰竭或休克，为冠心病的严重类型。

随着人民生活水平的提高及人口老龄化的出现，心血管疾病患病率持续增长。据估计，到

2030 年，中国急性心肌梗死患者将从 2010 年的 810 万增至 2260 万。2001 年至 2011 年，我国 STEMI 患者住院率增加近 4 倍。从 2013 年开始，农村地区急性心肌梗死病死率大幅超过城市（2016 年农村、城市地区急性心肌梗死死亡率分别为 74.72/10 万和 58.69/10 万）。

【病因和发病机制】

冠状动脉管腔严重狭窄（病理基础多为冠状动脉粥样硬化，偶为栓塞、炎症、先天性畸形、痉挛和冠状动脉口阻塞）导致的心肌血供不足，而侧支循环未充分建立。在此基础上，一旦血供进一步减少或中断，导致相应心肌严重而持久地急性缺血达 20 ～ 30 分钟，即可发生心肌梗死。促使斑块破裂出血及血栓形成的诱因有以下几种。

1. 粥样斑块裂隙、糜烂或破溃，管腔内血栓形成，粥样斑块内或其下发生出血或血管持续痉挛，冠状动脉完全闭塞。

2. 休克、脱水、出血、外科手术或严重心律失常，导致心排血量骤降，冠状动脉灌流量锐减。

3. 重体力活动、情绪激动或血压剧烈波动，导致左心室负荷明显加重，儿茶酚胺类物质分泌增多，心肌需氧、需血量猛增，冠状动脉供血明显不足。

【病理】

冠状动脉闭塞后 20 ～ 30 分钟，相应的受供血心肌即有少量坏死。1 ～ 2 小时绝大部分心肌呈凝固性坏死，心肌间质充血、水肿，伴多量炎症细胞浸润。随后，坏死的心肌纤维逐渐溶解，形成肌溶灶，渐有肉芽组织形成。坏死组织 1 ～ 2 周开始吸收，并逐渐纤维化。在 6 ～ 8 周形成瘢痕愈合，称陈旧性心肌梗死。

病理变化导致心肌收缩力减弱、心肌运动不协调，射血分数减低，心搏量和心排血量下降，心肌顺应性减低。左心室舒张末压增高、收缩和舒张末期容量增多。血压下降，心率增快或心律失常。如影响窦房结、房室结及束支的血供，则产生不同部位、各种程度的心脏传导阻滞。

【临床表现】

最早出现与最突出的症状为突发剧烈而持久的胸痛。

1. 先兆表现　半数以上患者在发病前数日有乏力、胸部不适，活动时心悸、气急、烦躁、心绞痛等前驱症状，其中以新发生心绞痛或原有心绞痛加重最为突出。

2. 症状

（1）胸痛　发生于清晨者较多见，疼痛部位和性质与心绞痛类似，但多无明显诱因，程度重，持续时间长，可达数小时，休息和舌下含服硝酸甘油片多不能缓解。患者常烦躁不安、出汗、恐惧，甚至有濒死感。少数患者表现为胸闷；也有患者一开始即表现为急性左心衰竭或休克。

（2）全身症状　有发热、心动过速、白细胞增高和血沉增快等，由坏死物质吸收所引起。一般在持续性胸痛发生 24 小时后出现，体温在 38℃左右，很少超过 39℃，持续约 1 周。

（3）胃肠道症状　常伴有频繁的恶心、呕吐、呃逆和上腹胀痛，与迷走神经受坏死心肌刺激和心排血量降低组织灌注不足等有关。肠胀气亦不少见。

（4）心律失常　见于 75% ～ 95% 的患者，多发生在起病 1 ～ 2 天内，24 小时内最多见。室性心律失常最常见，尤其是室性期前收缩，房室传导阻滞和束支传导阻滞也较多见。

（5）低血压和休克 如疼痛缓解而收缩压仍低于 80mmHg，伴有烦躁不安、面色苍白、皮肤湿冷、脉细速、大汗、尿量低于 20mL/h、神志淡漠，甚至昏厥者，为休克表现。

（6）心力衰竭 主要是急性左心衰竭，为梗死后心脏舒缩功能显著减弱或不协调所致，发生率为 32%～48%。右心室心肌梗死者可一开始即出现右心衰竭表现，伴血压下降。AMI 引起的心力衰竭按 Killip 分级如下：① Killip Ⅰ 级：无明显心力衰竭。② Killip Ⅱ 级：有左心衰竭，肺部啰音 <50% 肺野。③ Killip Ⅲ 级：急性肺水肿，肺部啰音 >50% 肺野。④ Killip Ⅳ 级：心源性休克。

3. 体征

（1）心脏体征 心脏浊音界可正常或轻、中度增大；心率多增快；心尖区第一心音减弱；可出现奔马律；10%～20% 患者在起病第 2～3 天出现心包摩擦音，为反应性纤维性心包炎所致；心尖区可出现粗糙的收缩期杂音，可伴收缩中晚期喀喇音，为二尖瓣乳头肌功能失调或断裂所致。

（2）血压 几乎所有患者血压均有不同程度的降低。

（3）其他 可有与心律失常、休克或心力衰竭有关的其他体征。

【辅助检查】

1. 心电图

（1）特征性改变 发生心肌梗死后，随着时间的推移，在心电图上可先后出现缺血、损伤和坏死 3 种类型的图形：①"缺血性"改变：对称性 T 波倒置。②"损伤性"改变：主要表现为 ST 段抬高。③"坏死性"改变：宽而深的 Q 波（病理性 Q 波）或 QS 波。背向梗死部位的导联出现相反改变，即 R 波增高，ST 段压低和 T 波直立并增高。

（2）动态演变 ①超急期：起病数小时内出现异常高大两肢不对称的 T 波。②急性期：数小时后，ST 段弓背向上型抬高，与直立的 T 波连接，形成单曲线，持续数日到 2 周。③亚急性期：ST 段回到基线，T 波则继续演变，变为平坦或倒置。④慢性期：数周至数月后，T 波呈 V 形倒置，两肢对称，波谷尖锐。

（3）定位诊断 心梗的部位多与冠脉分支的供血区域相关，可据梗死图形出现于导联位置而做出梗死部位的定位判断。

2. 超声心动图 了解心室壁的运动和左心室功能，确诊室壁瘤和乳头肌功能失调等。

3. 实验室检查

（1）血常规和血沉 起病 24 小时后白细胞计数增多，中性粒细胞增多，嗜酸粒细胞减少或消失，血沉增快，上述异常可持续 1～3 周。

（2）血清心肌酶测定 血清心脏肌钙蛋白（cTnI 或 cTnT）及肌酸激酶的 MB 亚单位（CK-MB）升高，提示有心肌坏死，升高的程度与心肌梗死的范围相关。

【诊断与鉴别诊断】

1. 诊断 存在急性心肌损伤，血清心脏肌钙蛋白升高和（或）回落，且至少 1 次高于正常值上限，同时有急性心肌缺血的临床证据之一：①急性心肌缺血的症状。②新的缺血性心电图改变。③新发病理性 Q 波。④新的存活心肌丢失或室壁节段运动异常的影像学证据。⑤冠状动脉造影或腔内影像学检查或尸检证实冠状动脉血栓。

2. 鉴别诊断 急性心肌梗死主要与心绞痛、急性心包炎、急性肺栓塞鉴别，不典型患者应注

意与急腹症，如急性胰腺炎、消化性溃疡穿孔、急性胆囊炎、胆石症等鉴别（表 3-8）。

表 3-8 急性心肌梗死与心绞痛、急性心包炎鉴别

鉴别要点	急性心肌梗死	心绞痛	急性心包炎
胸痛特点			
1. 部位	胸骨中下段或上腹部	胸骨上、中段之后	心前区
2. 性质	与 AP 相似，但更剧烈	压榨性或窒息性	针刺样锐痛
3. 诱因	不常有	劳力、激动、饱食等	体位变化、深呼吸加重
4. 时限	长，数小时或 1～2 天	短，1～5 分钟	持续性
5. 频率	不频繁	频繁发作	持续性
6. 硝酸甘油疗效	作用较差	显著缓解	不缓解
气喘或肺水肿	常有	极少有	可有
血压	降低，甚至发生休克	升高或无显著改变	可降低、脉压缩小
心包摩擦音	可有	无	早期可有
坏死物质吸收表现			
1. 发热	常有	无	有
2. 白细胞增加	常有	无	有
3. 血沉增快	常有	无	可有
4. 心肌酶增高	有	不增高	累及心肌时可增高
心电图变化	有特征性和动态性变化	无变化或暂时性 ST-T 变化	广泛性 ST-T 弓背向下抬高

【治疗】

治疗原则：尽早恢复冠脉血流，挽救濒死的心肌，防止梗死面积扩大；保护和维持心脏功能，及时处理严重心律失常、泵衰竭和各种并发症，防止猝死；使患者不但能度过急性期，且康复后还能保持尽可能多的有功能的心肌。

1. 监护和一般治疗

（1）休息 急性期卧床休息至少 12 小时，保持安静，解除焦虑，减少外部因素影响。

（2）吸氧 最初几日间断或持续吸氧。

（3）监测 进行心电图、血压和呼吸的监测，必要时还可监测肺毛细血管楔压和静脉压。除颤仪床旁备用。

（4）护理 视病情 24 小时内可鼓励患者在床上行肢体活动，若无低血压，第 3 天就可在病房内走动，梗死后第 4～5 天，逐步增加活动直至每天 3 次，每次步行 100～150m。第 1 日宜进流质饮食，进食不宜过饱，可少量多餐。保持大便通畅。

2. 解除疼痛

（1）哌替啶 50～100mg 肌内注射，或吗啡 5～10mg 皮下注射，必要时 1～2 小时后再注射，以后每 4～6 小时可重复应用。

（2）应用 β 受体阻滞剂。

（3）心肌再灌注疗法可迅速解除疼痛。

3. 血运重建治疗 尽早开通闭塞的冠状动脉，恢复心肌血流，挽救濒临坏死的心肌，缩小心

肌坏死的范围，可改善预后，是一种积极的治疗措施。

（1）PCI　具备施行介入治疗条件的医院，应在患者首次医疗接触后的 90 分钟内直接施行 PCI，以恢复梗死相关血管的血供。PCI 开通血管的成功率明显高于溶栓疗法。

（2）溶栓疗法　无条件在适当时间内行 PCI 的患者，如无禁忌证，应在接诊后 30 分钟内行溶栓治疗。应用纤维蛋白溶酶原激活剂激活血栓中纤维蛋白溶酶原，使其转变为纤维蛋白溶酶而溶解血栓。具体可选择以下药物：①选择性纤溶酶原激活剂（仅作用于血栓部位），如重组组织型纤维蛋白溶酶原激活剂（rt-PA）、替奈普酶、阿替普酶和来替普酶。②尿激酶。

（3）紧急冠状动脉旁路搭桥术　介入治疗失败或溶栓治疗无效且有手术指征者。

4. 抗血小板治疗　初始应使用负荷剂量，如阿司匹林 300mg 嚼服，氯吡格雷 300～600mg 或替格瑞洛 180mg 口服。维持量为口服肠溶阿司匹林 75～100mg，每日 1 次，氯吡格雷 75mg，每日 1 次，或替格瑞洛 90mg，每日 2 次。

5. 抗凝治疗　肝素是溶栓治疗的辅助用药。对未行溶栓治疗的患者，肝素静脉应用是否有利并无充分证据。

6. ACEI 或 ARB　ACEI 有助于改善心肌重构，减少 AMI 的病死率和充血性心力衰竭的发生率。除非禁忌，所有患者均应选用，通常在起病 24 小时内开始给药。

7. 调脂治疗　积极且严格降脂治疗，他汀类药物为基石。如若血脂仍不达标，可加用依折麦布或者 PCSK9 抑制剂。

8. 并发症的治疗　包括抗心律失常治疗、控制休克及心力衰竭治疗。但起病 24 小时内宜尽量避免使用洋地黄制剂。

9. 恢复期的处理　出院后继续实施冠心病的二级预防措施。

【预后】

急性期住院病死率以往达到 30% 左右，采用监护治疗后降至 15% 左右，采用溶栓疗法后再进一步下降至 8% 左右，急诊 PCI 后降至 6% 以下。死亡多在第 1 周，尤其在发病的数小时内，发生严重心律失常、休克或心力衰竭者，病死率高。

不稳定型心绞痛和非 ST 段抬高型心肌梗死

不稳定型心绞痛和非 ST 段抬高型心肌梗死（UA/NSTEMI）是由于冠状动脉粥样斑块破裂或糜烂，伴有不同程度的表面血栓形成、血管痉挛及远端血管栓塞所导致的一组临床症状，合称为非 ST 段抬高型急性冠脉综合征（non-ST segment elevation acute coronary syndrome，NSTE-ACS）。UA 和 NSTEMI 的病因与临床表现相似，但严重程度有所不同，后者缺血更严重并伴有心肌损害。

【病因和发病机制】

NSTE-ACS 与 STEMI 的病因相似。区别是 STEMI 的病理基础是冠状动脉的急性完全闭塞，而 UA/NSTEMI 是相应冠状动脉的严重狭窄。

【病理】

UA 无心肌坏死，NSTEMI 常因心肌严重的持续性缺血导致灶性或心内膜下心肌坏死。

【临床表现】

UA 患者的胸痛症状与稳定型心绞痛相似，通常程度更重，持续时间更长，胸痛在休息时也可发生。如下临床表现可考虑 UA：1 个月内新发的劳力性心绞痛（初发型劳力性心绞痛）；既往为稳定型劳力性心绞痛，但近 1 个月内诱发心绞痛的体力活动阈值下降，心绞痛发生频率、严重程度和持续时间增加（恶化型劳力性心绞痛）；静息时发生心绞痛（自发性心绞痛）；卧位心绞痛；心绞痛发作时伴心电图 ST 段抬高（变异型心绞痛）；心肌梗死后（2 周内发生的不稳定）心绞痛；心绞痛发作时伴有出汗、恶心、呕吐或呼吸困难。NSTEMI 的胸痛表现与 UA 相似，NSTE-ACS 无特异性的体征。

【辅助检查】

1. 心电图检查 多数患者胸痛发作时有一过性 ST 段压低（≥ 0.1mV）、抬高（变异型心绞痛）和（或）T 波倒置（≥ 0.2mV）、低平、高尖等。通常上述心电图改变可随着心绞痛的缓解而完全或部分消失。正常的心电图不能排除急性冠脉综合征诊断。

2. 连续心电监护 可发现无症状或心绞痛发作时的 ST 段改变。

3. 冠状动脉造影和其他侵入性检查 可见到冠状动脉狭窄、斑块破裂、夹层、血栓形成等征象。冠脉内超声显像和光学相干断层显像可以更准确地提供斑块分布、性质和是否有斑块破裂及血栓形成等信息。

4. 心脏标志物检测 UA 的心肌标志物（cTnI、cTnT 或 CK-MB）不增高，NSTEMI 则增高。

【诊断与鉴别诊断】

根据典型的心绞痛症状、动态的缺血性心电图改变，应考虑 NSTE-ACS 诊断，血清心肌标志物（cTn 或 CK-MB）不增高者，考虑为 UA，反之则为 NSTEMI。

鉴别诊断见"STEMI"及"稳定型心绞痛"部分。

【危险分层】

UA/NSTEMI 患者临床表现的严重程度与预后均有较大的异质性，应尽早进行危险分层。GRACE 风险模型纳入了年龄、心率、收缩压、肌酐、心功能分级、心电图 ST 段偏移、心肌生物指标、入院是否心脏停搏，根据得分进行 UA/NSTEMI 的风险评估，判断是否需要行冠脉血运重建治疗。

【治疗】

1. 治疗原则 UA/NSTEMI 的治疗目的是即刻缓解缺血和预防心肌梗死或死亡。

2. 一般治疗和药物治疗 与 STEMI 类似，可参见相关章节，重点在于以下治疗。

（1）抗血小板治疗：需联合服用阿司匹林和（或）ADP 受体阻滞剂行抗血小板治疗。

（2）抗凝治疗：可供选择的有普通肝素、低分子肝素、磺达肝癸钠，一般使用 5 ～ 7 天。UA/NSTEMI 患者 PCI 术中的抗凝可考虑直接抗凝血酶制剂比伐芦定，出血发生率明显降低。

（3）UA/NSTEMI 不使用溶栓剂治疗。

3. 冠状动脉血运重建术 冠状动脉血运重建术包括 PCI 和 CABG，主要根据临床特点、术者经验和基础冠心病的严重程度选择血运重建策略。

第五节　慢性心脏瓣膜病

心脏瓣膜病（valvular heart disease）系指各种致病因素，如风湿性心脏炎、瓣膜黏液样变性、瓣膜退行性变、瓣膜及其附属结构腱索及乳头肌缺血性坏死、损伤等，导致心脏瓣膜结构和（或）功能异常，引起心腔内压力或容量负荷增加，进而引起心房或心室结构改变及功能失常，最终出现心力衰竭、心律失常等临床表现的一组疾病。

心脏瓣膜病变可累及心脏四个瓣膜中的一个或多个，以二尖瓣病变最常见，其次为主动脉瓣。同时累及二个或二个以上瓣膜者，称为联合瓣膜病。

【病因】

心脏瓣膜病以风湿性心脏瓣膜病为常见，瓣膜退行性病变有增加的趋势。

1. 风湿热，好发于 20 ～ 40 岁青壮年女性，部分患者有明确的风湿热病史，约半数患者无急性风湿热病史。

2. 结缔组织病，如系统性红斑狼疮可致二尖瓣狭窄。

3. 感染性心内膜炎。

4. 先天性畸形，如先天性二尖瓣脱垂导致二尖瓣关闭不全，主动脉瓣先天性二叶瓣畸形等。

5. 退行性病变，老年性退行性钙化可导致主动脉瓣狭窄，为 65 岁以上老年单纯主动脉瓣狭窄的常见病因。

6. 创伤，如胸部穿通或钝挫伤导致瓣叶、瓣膜附属结构、升主动脉根部损伤。

一、二尖瓣狭窄

二尖瓣狭窄最常见病因为风湿热，好发于青壮年女性，早期可为单纯性二尖瓣狭窄，后期多合并二尖瓣关闭不全。

【病理】

风湿性心内膜炎反复发作致二尖瓣膜间炎症、融合粘连，瓣叶与腱索增厚、钙化、挛缩、粘连，最终导致瓣膜僵硬、瓣口狭窄。按病变程度可分为隔膜型与漏斗型。

1. 隔膜型　瓣体病变轻，腱索病变不明显，瓣叶柔软，可自由活动，无瓣膜关闭不全。

2. 漏斗型　瓣膜明显增厚、纤维化，甚至钙化，腱索与乳头肌相互粘连及挛缩，瓣叶活动受限，瓣膜呈漏斗状，狭窄明显，且多伴有关闭不全。

二尖瓣狭窄造成跨瓣血流受阻，左心房压力升高、扩张、肥厚以增强收缩，克服由于狭窄所致的瓣口流量限制，增加左室充盈。随着左心房压力进一步增高，肺静脉及肺毛细血管扩张、淤血，肺静脉压升高，发生阻塞性肺淤血，导致呼吸困难、咯血、肺水肿。病情进一步发展，出现肺动脉压升高，逐渐出现右心衰竭及体循环淤血。

【临床表现】

二尖瓣狭窄的临床表现与瓣口狭窄的程度及血流动力学异常有关。正常二尖瓣口面积为 4 ～ 6cm^2，瓣口面积 <2cm^2 为轻度二尖瓣狭窄，<1.5cm^2 为中度狭窄，<1.0cm^2 为重度狭窄。一般瓣膜口面积 <1.5cm^2 时，患者出现明显症状，但与左心房压力升高程度、速度、有无心律失常

和感染等并发症及心功能状态有关。

（一）症状

1. 肺淤血所致症状

（1）呼吸困难　最常见和最早出现的症状。开始为劳力性呼吸困难，随着病情加重，可出现夜间阵发性呼吸困难，即平卧位休息时由于回心血量增加，出现呼吸困难，坐起片刻后症状缓解。严重时可出现端坐呼吸，患者不能平卧。

（2）咳嗽　平卧或活动后因肺淤血加重可引起反射性咳嗽；左心房扩大压迫支气管时也可出现干咳；并发呼吸道感染也出现咳嗽。

（3）咯血　大咯血多见于严重二尖瓣狭窄的早期，咯血因肺静脉压减低可自行停止；心房颤动或血栓脱落致肺栓塞，肺动脉高压、肺淤血或支气管内膜血管破裂等可出现反复痰中带血；急性肺水肿时咯粉红色泡沫痰。

2. 左心房肥大的压迫症状　压迫左侧喉返神经出现声音嘶哑；压迫食管出现吞咽困难。

3. 右心衰竭　引起体循环淤血，出现食欲不振、下肢浮肿和尿少等。

（二）体征

1. 视诊　两颧部及口唇轻度紫绀（即二尖瓣面容）。心前区隆起见于久病儿童患者。

2. 触诊　心尖区可触及舒张期震颤，严重狭窄患者可不明显。

3. 叩诊　心相对浊音界于胸骨左缘第3肋间（心腰部）向左扩大。

4. 听诊　①心尖部第一心音亢进，呈拍击样。②舒张早期闻及二尖瓣开瓣音，在胸骨左缘第3～4肋间、心尖内上方最清楚。③心尖部舒张中、晚期隆隆样杂音，收缩期前增强，左侧卧位或活动后较明显，为特征性体征。④因肺动脉高压与右心室射血时间延长，可致肺动脉瓣区第二心音亢进与分裂。⑤肺动脉瓣环扩张，可出现相对性肺动脉瓣关闭不全，在胸骨左缘2～3肋间听到舒张早期叹气样杂音，深吸气时加强。

（三）并发症

1. 急性肺水肿　是患者病情加重及反复住院治疗的主要原因。

2. 血栓栓塞　多继发于心房颤动，常出现脑栓塞、肠系膜动脉栓塞、肢体动脉栓塞等。

3. 亚急性感染性心内膜炎　二尖瓣狭窄患者相对少见。

4. 肺部感染　是病情加重的常见原因。

5. 心律失常　以房性心律失常多见，多数患者中晚期并发心房颤动，并可导致血栓栓塞。

6. 心力衰竭　中晚期常因并发心力衰竭而就诊，多需要住院治疗。二尖瓣狭窄以右心衰竭为主。

【辅助检查】

1. X线胸片　轻度狭窄者心影可正常。中度以上狭窄者表现如下：①左心房增大，后前位X线胸片上右心房边缘的后方有一密度增高影（双心房影），左心缘变直，左前斜位见左主支气管上抬，右前斜位并吞钡时，食管下段可见左心房压迹。②肺动脉段突出。③慢性肺静脉高压及肺淤血时，血管影明显，血流重新分布，肺上部血管影较下部多。

2. 心电图　①窦性心律时，左房增大，出现"二尖瓣型P波"，即P波增宽（≥110ms）并呈双峰型（峰距 ≥ 40ms）。②右心室肥厚的表现。③出现心房颤动。

3. 超声心动图 直接观察二尖瓣活动度，瓣口狭窄程度，瓣膜增厚情况，左心房、右心腔的大小及心壁厚度，并可直接检查左心房有无血栓存在。

【诊断与鉴别诊断】

（一）诊断

患者有呼吸困难的症状，典型体征、X 线和心电图改变，多可做出诊断，超声心动图可确诊，并有助于判断病变类型和程度。

（二）鉴别诊断

器质性二尖瓣狭窄的鉴别诊断见表 3–9。

表 3–9　二尖瓣狭窄的鉴别

鉴别疾病	鉴别要点
功能性二尖瓣狭窄	见于先天性心脏病，如动脉导管未闭、室间隔缺损等
相对性杂音	主动脉关闭不全时，在心尖部可闻及舒张期杂音，称 Austin-Flint 杂音。该杂音较轻，无第一心音亢进、开瓣音及细震颤，用亚硝酸异戊酯后杂音减轻或消失
左心房黏液瘤	良性肿瘤，有蒂附着于房间隔，心室舒张时瘤体移至二尖瓣附近，部分阻塞二尖瓣口。杂音随体位变化，心脏超声可明确诊断
先天性二尖瓣狭窄	较少见，二尖瓣呈降落伞样畸形，亦可位于腱索及乳头肌平面，多在幼儿期出现，常早期死亡

【治疗】

药物治疗可以缓解症状，本病的根本治疗为手术治疗，近年来介入治疗取代了部分外科手术。

（一）内科治疗

1. 代偿期治疗 长期甚至终身使用苄星青霉素预防风湿热复发，预防感染性心内膜炎，防治心律失常、肺部感染，避免加重心脏负担。

2. 失代偿期治疗 防治急性肺水肿、心房颤动、心力衰竭和栓塞。

（二）介入和手术治疗

二尖瓣口有效面积 <1.5cm² 伴有症状，应用介入或手术方法扩大瓣口面积，以缓解临床症状。如肺动脉高压明显，即使症状不重，也应及早行有创治疗。

1. 经皮球囊二尖瓣成形术 为缓解单纯二尖瓣狭窄的首选方法。

2. 直视分离术 适合瓣叶严重钙化、病变累及腱索和乳头肌、左心房内有血栓者。

3. 人工瓣膜置换术 为二尖瓣狭窄患者的根本性治疗。适应证：①严重瓣膜和瓣下结构钙化或畸形，不宜做分离术者。②二尖瓣狭窄合并明显二尖瓣关闭不全者。

二、二尖瓣关闭不全

二尖瓣关闭不全的病因以风湿热为主，也可见于二尖瓣腱索断裂、感染性心内膜炎、二尖瓣黏液样变性、冠状动脉粥样硬化性心脏病、肥厚型心肌病、瓣膜退行性病变或瓣环钙化等，也见于瓣环扩大引起的相对性关闭不全。

【病理】

二尖瓣在左心室收缩期不能正常关闭，左心室部分血液反流入左心房，使左心房扩张及肥厚，左房压升高，导致肺毛细血管扩张，肺静脉淤血。晚期致肺动脉压升高，进而导致右心室肥厚和右心衰竭。

另一方面，左心房容量负荷增加，舒张期左心室充盈量增多，代偿期左心室排血量不因反流而下降；失代偿期则左心室舒张末压进一步增高，出现左心衰竭、肺淤血加重、肺动脉压增高、右心室肥厚和右心室衰竭加重。

【临床表现】

（一）症状

轻度二尖瓣关闭不全患者可终生无症状。多数患者无症状期较长，可长达 20 年。一旦出现临床症状，心功能损害多为不可逆性，主要表现为左心衰竭症状，病情急剧进行性恶化，可出现心房颤动，肺水肿及咯血较二尖瓣狭窄少见。

（二）体征

1. 触诊　心尖搏动向左下移位，心尖部可触及抬举样搏动。

2. 叩诊　心浊音界向左下扩大。

3. 听诊　心尖部闻及 3/6 级以上粗糙的全收缩期吹风样杂音，向左腋下及背部传导，可伴有收缩期震颤；心尖部第一心音正常或减弱，少数患者出现第三心音及短促的舒张期杂音（相对性）。肺动脉瓣区第二音亢进及分裂。

（三）并发症

感染性心内膜炎较二尖瓣狭窄患者多见；心房颤动见于 3/4 的慢性重度二尖瓣关闭不全患者；体循环栓塞较二尖瓣狭窄少见；心力衰竭多出现于疾病的晚期。

【辅助检查】

1. X 线胸片　左心房及左心室增大，可有肺动脉段凸出，肺血管影增多，左心衰竭者可见肺淤血及肺间质水肿。

2. 心电图　可出现二尖瓣型 P 波，也可呈房颤心律，严重者可有左心室肥厚和劳损。

3. 超声心动图　可显示二尖瓣装置的形态特征，二尖瓣关闭不全、反流征象及程度，左心房、左心室增大。

【诊断与鉴别诊断】

（一）诊断

依据病史及临床表现，结合心脏超声检查，诊断并不困难。

（二）鉴别诊断

本病应与急性二尖瓣关闭不全、三尖瓣关闭不全、室间隔缺损等相鉴别。

【治疗】

1. 内科治疗 以对症治疗为主，重点是预防风湿热及感染性心内膜炎的发生。

2. 外科治疗 应在发生不可逆性左心功能不全之前进行，否则手术预后仍不佳。

三、主动脉瓣关闭不全

主动脉瓣关闭不全是常见的慢性心脏瓣膜病，约 2/3 的慢性主动脉瓣关闭不全由风湿热所致，亦可见于感染性心内膜炎、先天性畸形、主动脉瓣黏液样变性等。梅毒性主动脉炎、Marfan 综合征、强直性脊柱炎等，可致主动脉根部及瓣环扩大而出现主动脉瓣关闭不全。在慢性心脏瓣膜病中，主动脉瓣病变占 30% ～ 40%，且多数合并有二尖瓣病变。单纯的主动脉瓣关闭不全多为非风湿性。

【病理】

主动脉瓣增厚缩短、僵硬，游离缘有赘生物，瓣膜根部常有交界处粘连，可造成不同程度狭窄。风湿性主动脉瓣关闭不全多与狭窄并存。

心室舒张期，左心室同时接受左心房和主动脉反流的血液，导致左心室过度充盈，引起左心室代偿性扩张及肥厚，可较长时期维持相对正常的有效心排血量。当心率加快时，舒张期缩短，反流减少，患者可较长期维持相对正常的体能。一旦左心室功能失代偿，左心室舒张末压增高，最终出现左心衰竭。左心房压力增加，出现肺淤血和肺动脉高压，最终可致右心衰竭。由于主动脉在舒张期反流，主动脉舒张压减低，脉压增加，引起周围血管体征。主动脉舒张压减低导致冠状动脉灌注不足，可诱发心绞痛。

【临床表现】

（一）症状

可长期无症状，轻症者一般可维持 20 年以上。有周围血管征的患者，最初的症状为头颈部搏动感、心悸、心前区不适等，晚期可出现左、右心衰竭的症状，病程中部分患者可有心绞痛发作。因舒张压减低，常有体位性头昏，但晕厥罕见。

（二）体征

1. 心脏体征 心尖搏动增强、范围扩大并向左下移位。心浊音界向左下扩大，呈靴形心。胸骨左缘 2 ～ 3 肋间及主动脉瓣区闻及舒张早期高调递减型叹气样杂音，向心尖部传导，坐位前倾及呼气末明显。明显的主动脉瓣关闭不全，因主动脉反流致相对性二尖瓣狭窄，可在心尖部闻及舒张中晚期隆隆样杂音。

2. 周围血管征 脉压差增大，导致水冲脉、颈动脉搏动增强、口唇及指甲毛细血管搏动、动脉枪击音、双期血管杂音（Duroziez 征）。

（三）并发症

轻、中度主动脉瓣关闭不全易并发感染性心内膜炎，晚期可发生心力衰竭。

【辅助检查】

1. X 线胸片　左心室增大，心影呈靴形，主动脉弓凸出，有明显搏动。

2. 心电图　左心室肥大及劳损表现。

3. 超声心动图　主动脉瓣开放与关闭速度增快，关闭不能合拢。左心室及流出道增宽，主动脉内径增大。超声可判断主动脉反流的程度。

4. 心血管造影　升主动脉造影可估计主动脉瓣关闭不全的程度，了解主动脉根部情况，有助于确定手术方案。

【诊断与鉴别诊断】

（一）诊断

根据病史、典型杂音及周围血管体征、X 线胸片、心电图和心脏超声检查，即可明确诊断。

（二）鉴别诊断

1. 相对性肺动脉瓣关闭不全　Graham-Steell 杂音于吸气时明显，不伴有周围血管征，超声心动图可协助鉴别。

2. 感染性心内膜炎　急性起病，突然出现主动脉瓣区舒张期杂音，由于感染的瓣膜变形、破裂或穿孔，以及赘生物重力牵拉所致。杂音多变，不伴其他瓣膜病变，有感染的临床征象。超声检查可发现赘生物。

【治疗】

1. 内科治疗　以对症治疗为主，防治感染性心内膜炎。

2. 外科治疗　人工瓣膜置换术为严重主动脉瓣关闭不全的主要治疗方法，应在不可逆性左心衰竭出现前实施。

四、主动脉瓣狭窄

主动脉瓣狭窄约占慢性心脏瓣膜病的 1/4，男性多见。单纯主动脉瓣狭窄少见，常同时伴有主动脉瓣关闭不全和二尖瓣病变。风湿热为主动脉瓣狭窄的主要病因，亦可见于先天性二叶瓣畸形或三叶瓣畸形（3 个半月瓣大小不等），瓣膜老年性退行性病变、钙化等。65 岁以上老年人单纯主动脉瓣狭窄的主要病因为瓣膜老年性退行性病变、钙化。

【病理】

正常主动脉口面积为 3 ～ 4cm²，当瓣口面积小于 1cm² 时，左心室排血受阻，左心室压力增加，导致左心室肥厚，顺应性减低，左心室舒张末压进行性升高，心排出量减少，终致左心衰竭。通过压力传递，左心房后负荷增加，左心房代偿性肥厚，功能失代偿时出现肺淤血。

由于心排血量减低及左心室肥厚、心肌耗氧量增加，患者于活动后出现心肌缺血、心绞痛发作。

【临床表现】

（一）症状

轻者可多年无症状。典型主动脉狭窄常见以下三联征。

1. 呼吸困难 劳力性呼吸困难，为常见的首发症状，并见于90％的有症状患者。严重时出现夜间阵发性呼吸困难、端坐呼吸和急性肺水肿。

2. 心绞痛 见于大多数的有症状患者。

3. 晕厥 部分有症状患者于直立、运动中或运动后即刻由于脑缺血导致晕厥发生。原因为心排血量减少，运动增加心肌氧耗、加重心肌缺血、运动扩张周围血管而使心排血量相对更加不足，并进一步减少回心血量，导致脑动脉灌注减少。

（二）体征

左心室肥厚明显时，出现心尖搏动向左下移位。主动脉瓣区有3/6级以上喷射性收缩期杂音，呈递增-递减型，向颈部传导，常伴有收缩期震颤，为本病的典型体征。主动脉瓣第二音减低并有逆分裂，部分患者可闻及收缩期喷射音。

【辅助检查】

1. X线胸片 早期心影正常，后期左心室增大，主动脉根部因长期血流喷射影响而扩张。

2. 心电图 左心室肥厚、劳损及左心房增大的表现。

3. 超声心动图 主动脉瓣增厚，开放速度减慢、幅度减少；左心室壁增厚。多普勒超声于主动脉瓣测出收缩期湍流频谱。通过测定主动脉瓣口的最大血流速度，可计算最大跨瓣压力阶差及瓣口面积，从而评估其狭窄程度。

【诊断与鉴别诊断】

（一）诊断

依据病史、典型杂音、X线胸片、超声心动图可明确诊断。

（二）鉴别诊断

本病需与肥厚性梗阻型心肌病相鉴别。后者有以下特点：①收缩期喷射性杂音在胸骨左缘第3、4肋间最明显，不向颈部传导。②主动脉第二心音正常。③无收缩期喷射音。④超声心动图示室间隔与游离壁厚度之比 >1.3∶1，左心室流出道狭窄。

【治疗】

1. 内科治疗 对症治疗为主，各种器械检查、手术前后，应注意预防感染性心内膜炎。

2. 外科治疗 人工瓣膜置换术为治疗主动脉瓣狭窄的主要方法，重度狭窄伴心绞痛、晕厥或心力衰竭为手术主要指征。

3. 经皮球囊主动脉瓣成形术 不适于手术治疗的严重钙化性主动脉瓣狭窄患者，可改善左心室功能和症状。手术死亡率为3%，1年死亡率为45%。

4. 经皮主动脉瓣置换术　该方法不是治疗主动脉瓣狭窄的首选方法，对不适合外科手术的高危患者（如极高龄、慢性肺部疾病、肾衰竭、贫血、肿瘤），可考虑经皮主动脉瓣置换术。

复习思考题

1. 何谓劳力性呼吸困难？慢性心力衰竭的病因有哪些？

2. 何谓急性冠脉综合征？简述非 ST 段抬高型心肌梗死的诊断依据。

3. 诊断 ST 段抬高型心肌梗死常用的辅助检查有哪些？其临床价值分别是什么？

4. 简述 ST 段抬高型心肌梗死患者急性期监护与一般治疗的内容。

5. 何谓原发性高血压？试述高血压的治疗原则及降压药物治疗原则。

6. 慢性心脏瓣膜病的病因有哪些？

扫一扫，查阅本章数字资源，含PPT、音视频、图片等

消化系统包括食管、胃、十二指肠、空肠、回肠、结肠、乙状结肠、直肠，以及肝、胆、胰腺等消化腺，其主要生理功能为摄入食物，并进行消化、分解、吸收、排泄。消化系统与外界相通，使消化道黏膜接触病原体、致癌物质、毒物的机会较多，因而易发生炎症、损伤、肿瘤等消化系统疾病。

第一节　慢性胃炎

慢性胃炎（chronic gastritis）指由各种病因引起的胃黏膜的慢性炎症。慢性胃炎是消化系统的常见病、多发病。按新悉尼系统分类，慢性胃炎分为非萎缩性、萎缩性和特殊类型胃炎 3 类。慢性非萎缩性胃炎指不伴有胃黏膜萎缩性改变、胃黏膜层以淋巴细胞和浆细胞浸润为主的慢性胃炎。根据炎症分布的部位，分为胃窦炎、胃体炎和全胃炎。

【病因和发病机制】

慢性胃炎的发生主要与 Hp 感染有关，与自身免疫、胆汁反流等因素也有一定的关系。

1. 幽门螺杆菌（Hp）　我国属 Hp 高感染率国家，估计人群中感染率在 40%～70%。人是目前唯一被确认的 Hp 传染源。人与人之间可通过口 - 口或粪 - 口途径传播。

Hp 经口进入胃内，部分可被胃酸杀灭，部分则附着于胃窦部黏液层，依靠其鞭毛穿过黏液层，定居于黏液层与胃窦黏膜上皮细胞表面，一般不侵入胃腺和固有层内。一方面避免了胃酸的杀菌作用，另一方面难以被机体的免疫机制清除。胃黏膜炎症发展与转归取决于 Hp 毒株及其毒力、宿主个体差异和胃内微生态环境等多因素的综合结果。

2. 自身免疫因素　自身免疫性胃炎以胃体黏膜壁细胞萎缩为主，在患者血液中存在壁细胞抗体（PCA）和内因子抗体（IFA）。PCA 使壁细胞总数减少，导致胃酸分泌减少或丧失，IFA 致内因子分泌丧失，引起维生素 B_{12} 吸收不良，导致恶性贫血（巨幼红细胞性贫血）。本病还可伴有其他自身免疫性疾病，如桥本甲状腺炎、白癜风等。

3. 其他因素　十二指肠液反流、胃黏膜损伤因子、胃黏膜淤血缺氧等因素可各自或与 Hp 感染协同起作用。

【临床表现】

（一）症状

慢性胃炎大多数无明显的临床症状，有症状者，多出现非特异性消化不良的表现，如上腹隐痛或不适、烧灼、饱胀、嗳气、反酸、恶心等，症状的轻重程度与内镜所见和组织病理学分级无明显的相关性。恶性贫血者常有全身衰弱、疲软，可出现明显的厌食、体重减轻、贫血，一般消化道症状较少。

（二）体征

慢性胃炎除了上腹部可有轻压痛外，一般无明显的腹部体征。

【辅助检查】

1. 胃镜及病理组织学检查 胃镜检查同时结合活体组织病理学检查是诊断慢性胃炎最可靠的方法。胃镜下，慢性非萎缩性胃炎的黏膜呈红黄相间，或黏膜皱襞肿胀增粗；萎缩性胃炎的黏膜色泽变淡，皱襞变细而平坦，黏液减少，黏膜变薄，有时可透见黏膜下的血管。由于内镜所见与活组织检查的病理表现不尽一致，故诊断时应两者结合，在充分活检基础上以组织病理学诊断为准。

2. Hp 检测 有助于慢性胃炎的病因诊断和选择治疗方案。检查方法有侵入性和非侵入性两大类，前者包括快速尿素酶法、组织学检查法、Hp 培养法，后者主要有 ^{13}C 或 ^{14}C 尿素呼气试验、血清学检查及聚合酶链反应（PCR）等。其中，快速尿素酶法是临床上最常用的方法，Hp 培养法是最可靠的方法。

3. 自身免疫性胃炎的相关检查 疑为自身免疫性胃炎者应检测血 PCA 和 IFA，PCA 多呈阳性，伴恶性贫血时 IFA 多呈阳性。血清维生素 B_{12} 浓度测定及维生素 B_{12} 吸收试验有助恶性贫血的诊断。

【诊断与鉴别诊断】

（一）诊断

慢性胃炎的确诊依靠胃镜检查和胃黏膜组织病理学检查。Hp 检测有助于病因诊断，怀疑自身免疫性胃炎应检测相关自身抗体及血清胃泌素。

（二）鉴别诊断

慢性胃炎的主要鉴别诊断见表 3-10。

表 3-10 慢性胃炎的鉴别诊断

鉴别疾病	鉴别要点
胃癌	多见于 40 岁以上的中老年人，若有上腹部不适症状，特别是伴有体重下降、大便隐血阳性者，应做胃镜活检加以鉴别
胃溃疡	有慢性、周期性、节律性上腹痛的特点，疼痛多在进食后明显，溃疡位置不同症状亦不相同，贲门部的溃疡会有进食梗噎，幽门部溃疡则易形成幽门梗阻。确诊依赖于上消化道钡餐和胃镜检查
慢性胆道疾病	多数患者有右上腹痛和急性发作史，上腹不适症状常在进食油腻后加重，腹部 B 超可见胆囊壁增厚、胆石症等表现

【治疗】

1. 一般治疗 避免食用刺激性的物质，如烟酒、浓茶、咖啡等；多食水果、蔬菜；饮食规律；保持心情舒畅。

2. 病因治疗

（1）根除 Hp 对于 Hp 引起的慢性胃炎，是否应常规根除，治疗意见尚不统一。建议根除 Hp 的适应证如下：①伴有胃黏膜糜烂、萎缩及肠化生、异型增生者。②有消化不良症状者。③有胃癌家族史者。国内指南将含有铋剂的四联方案作为一线治疗方案推荐（证据等级Ⅰa，推荐级别为 A 级）。PPI、铋剂联合两种抗生素作为补充疗程。常用药物见表 3-11。

表 3-11 根除 Hp 的常用药物

药物分类	代表药物
抗生素	克拉霉素、四环素、甲硝唑、替硝唑、喹诺酮类抗生素
PPI	埃索美拉唑、奥美拉唑、兰索拉唑、泮托拉唑、雷贝拉唑
铋剂	枸橼酸铋钾、果胶铋、次碳酸铋

（2）自身免疫性胃炎的治疗 目前尚无特异治疗方法，发生恶性贫血时肌内注射维生素 B_{12}，可减轻或纠正贫血，必要时可考虑使用糖皮质激素。

（3）十二指肠液反流 使用助消化药及促胃动力药等。

3. 对症治疗 消化不良症状的严重程度与慢性胃炎之间并无明确的平行关系，抑酸或抗酸药、促胃肠动力药、胃黏膜保护药、中药等均可试用，对胃黏膜上皮修复及炎症也可能有一定作用。

4. 异型增生治疗 口服选择性 COX-2 抑制剂塞来昔布对胃黏膜重度炎症、肠化、萎缩及异型增生的逆转可能有一定益处；也可适量补充复合维生素和含硒食物等。对药物不能逆转的局灶中、重度不典型增生（高级别上皮内瘤变），在确定没有淋巴结转移时，可在胃镜下行黏膜剥离术，并应视病情定期随访。对药物不能逆转的灶性重度不典型增生伴有局部淋巴结肿大时，应考虑手术治疗。

5. 患者教育 食物应多样化，避免偏食，注意营养均衡，不吃霉变食物，少吃熏制、腌制、富含硝酸盐和亚硝酸盐的食物，多吃新鲜食物；避免进食过于粗糙、浓烈、辛辣刺激食物。戒烟戒酒，畅情志及保证睡眠。

【预后】

慢性非萎缩性胃炎预后良好；肠上皮化生通常难以逆转；部分患者萎缩可以改善或逆转；不典型增生虽然也可以逆转，但重度者易转变为癌。对有胃癌家族史、食物营养单一、常食熏制或腌制食品的患者，需警惕肠上皮化生、萎缩及不典型增生向胃癌的进展。

第二节 消化性溃疡

消化性溃疡（peptic ulcer, PU）指胃肠道黏膜被自身消化而形成的溃疡，可发生于食管、胃、十二指肠、胃-空肠吻合口附近，以及 Meckel 憩室，以胃、十二指肠球部溃疡最为常见。消化性溃疡是一种全球性常见病，估计约有 10% 的人一生中曾患过本病。本病可发生于任何年龄段。十二指肠溃疡（duodenal ulcer，DU）多见于青壮年，胃溃疡（gastric ulcer，GU）多见于中老年。消化性溃疡的发生，男性多于女性，DU 与 GU 之比约为 3：1。

【病因和发病机制】

（一）病因

病因复杂，不同患者的致病因素并不完全相同，其中 Hp 感染、胃酸及胃蛋白酶分泌增多、胃黏膜屏障受损是引起消化性溃疡的重要因素。药物因素、精神神经因素、遗传因素、环境因素等均与本病发生有关。

（二）发病机制

消化性溃疡的发病机制是胃酸、胃蛋白酶的侵袭作用与黏膜的防御能力之间失衡，使胃酸对黏膜产生自我消化。

1. Hp 感染 Hp 感染引起的胃黏膜炎症，削弱了胃黏膜的屏障功能，使胃酸对胃黏膜的侵蚀作用增强，是 GU 的主要病因。一般认为，消化性溃疡的发生，是 Hp、宿主和环境因素三者相互作用的结果。

2. 胃酸和胃蛋白酶 消化性溃疡最终形成是由于胃酸 / 胃蛋白酶对黏膜自身消化所致，其中胃酸在溃疡形成过程中起决定性作用。胃酸并非消化性溃疡形成的唯一的决定因素，但是胃酸分泌增多是绝大多数消化性溃疡，特别是 DU 发生的必要条件。

3. 非甾体抗炎药（NSAIDs） 是引起消化性溃疡的另一个常见病因，引起的溃疡以 GU 多见。溃疡形成及其并发症发生的危险性除与服用 NSAIDs 种类、剂量、疗程有关外，尚与高龄同时服用抗凝药、糖皮质激素等因素有关。其他如糖皮质激素、氯吡格雷、化疗药物等，亦可以诱发溃疡形成。

4. 胃黏膜屏障受损 胃黏膜上皮细胞本身有多种防护机制，各种有害因素，如 NSAIDs、Hp 感染等长期、反复作用，导致胃黏膜屏障受损，使 H^+ 反弥散进入黏膜，产生炎症，诱发溃疡形成。

5. 其他因素 应激、吸烟、长期精神紧张、无规律进食、胃排空障碍等都是消化性溃疡发生的常见诱因。

【临床表现】

上腹痛是消化性溃疡的主要症状，但部分患者可无症状，而以出血、穿孔等并发症为首发症状。

（一）症状

上腹痛为主要症状，性质多为灼痛，亦可为钝痛、胀痛、剧痛或饥饿样不适感，多位于中上腹，可偏右或偏左，一般为轻至中度持续性痛。典型的消化性溃疡有如下临床特点：①慢性过程，病史可达数年至数十年。②周期性发作，发作与缓解期相交替，发作期可为数周或数月，缓解期亦长短不一，短者数周，长者数年；发作常有季节性，多在秋冬或冬春之交发病，可因精神情绪不良或过劳而诱发。③发作时上腹痛呈节律性，与饮食相关，典型 DU 多为饥饿痛，节律性为疼痛—进食—缓解，部分患者为午夜痛。GU 疼痛常发生在餐后 1 小时，至下餐前自行消失，部分患者仅表现为无规律性的上腹隐痛或不适，可伴有反酸、嗳气、上腹胀等症状。

（二）体征

溃疡活动时上腹部可有局限性轻压痛，缓解期无明显体征，若并发梗阻、穿孔、出血时则出现相应的体征。

（三）特殊临床类型

1.复合溃疡 指胃和十二指肠均有活动性溃疡，DU 往往先于 GU 出现，约占消化性溃疡的 7%，多见于男性，幽门梗阻发生率较高。复合溃疡中的胃溃疡较单独的胃溃疡癌变率低。

2.幽门管溃疡 指发生于距幽门孔 2cm 以内的溃疡。胃酸分泌一般较高，上腹痛的节律性不明显，餐后很快发生疼痛，早期出现呕吐，易出现幽门梗阻、出血和穿孔等并发症。内科治疗效果较差。

3.球后溃疡 指发生于十二指肠球部远端的溃疡，多位于十二指肠降段的初始部及乳头附近。X 线及胃镜检查易漏诊。球后溃疡夜间痛及背部放射痛更为常见，易出血。内科治疗效果差。

4.巨大溃疡 指直径大于 2cm 的溃疡，常见于有 NSAIDs 服用史及老年患者；易发生慢性穿透或穿孔，疼痛剧烈而顽固，多放射至背部。对药物治疗反应较差，愈合时间较慢。

5.老年人消化性溃疡 常无症状或症状不明显，疼痛多无规律，较易出现体重减轻和贫血。由于 NSAIDs 在老年人使用广泛，老年人溃疡有增加的趋势。

6.无症状性溃疡 约 15% 消化性溃疡患者可无症状，而以出血、穿孔等并发症为首发症状，可见于任何年龄，以老年人较多见。NSAIDs 引起的溃疡近半数无症状。

7.难治性溃疡 经正规抗溃疡治疗而仍未愈合的溃疡。

（四）并发症

1.出血 溃疡侵蚀周围或深处的血管可引起出血。出血是消化性溃疡最常见的并发症，也是上消化道出血最常见的病因。十二指肠球部溃疡较胃溃疡易发生出血。轻者表现为黑便，重者出现呕血。有慢性腹痛的患者，出血后腹痛可减轻。

2.穿孔 溃疡病灶向深部发展穿透浆膜层则并发穿孔，发生穿孔后胃肠的内容物漏入腹腔而引起急性腹膜炎，呈突发剧烈腹痛，持续而加剧，先出现于上腹，继之延及全腹。患者常有腹壁板样僵直，压痛、反跳痛阳性，肝浊音界消失，部分患者出现休克。

3.幽门梗阻 多由十二指肠球部溃疡及幽门管溃疡引起。炎性水肿和幽门平滑肌痉挛所致暂时梗阻可因药物治疗、溃疡愈合而消失；瘢痕收缩或与周围组织粘连而阻塞胃流出道，则呈持续性梗阻，需要手术治疗。临床症状常有明显上腹胀痛，餐后加重、呕吐后可稍缓解，呕吐物可为宿食，严重呕吐可致失水，低氯、低钾性碱中毒，体重下降，营养不良。查体可见胃蠕动波及振水声。

4.癌变 溃疡由良性演变为恶性的概率很低。胃溃疡有可能癌变，十二指肠球部溃疡一般不发生癌变。

【辅助检查】

1.胃镜及黏膜活检 胃镜检查是诊断消化性溃疡的首选方法，可确定有无病变、部位及分期；鉴别溃疡的性质；评价治疗效果；对合并出血者给予止血治疗。

2. X 线钡餐检查　适应证：①了解胃的运动情况。②有胃镜检查禁忌者。③不愿接受胃镜检查者和没有胃镜时。尽管气钡双重造影能较好地显示胃肠黏膜形态，但其效果仍逊于胃镜。溃疡的 X 线钡餐征象有直接和间接两种。直接征象为龛影，对溃疡的诊断有确诊意义。间接征象有局部压痛、胃大弯侧痉挛性切迹、十二指肠球部激惹及变形。间接征象仅有提示意义。X 线钡餐检查在溃疡合并穿孔、活动性出血时列为禁忌。

3. Hp 检测　为消化性溃疡诊断的常规检查项目。快速尿素酶试验是侵入性检查的首选方法。组织学检查可直接观察 Hp，结合快速尿素酶试验，可提高诊断准确率。细菌培养是诊断 Hp 感染最可靠的方法，但主要用于科研。^{13}C 或 ^{14}C 尿素呼气试验检测 Hp 的敏感性及特异性高而无须胃镜检查，可作为根除治疗后复查的首选方法。

4. 粪便隐血试验　了解溃疡有无合并出血。粪便隐血试验呈阳性，提示溃疡活动。粪便隐血持续阳性者，应注意排除癌变。

【诊断与鉴别诊断】

（一）诊断

慢性病程、周期性发作、节律性上腹疼痛是疑诊消化性溃疡的重要病史，胃镜检查可以确诊。不能接受胃镜检查者，X 线钡餐发现龛影，也可以诊断溃疡。

（二）鉴别诊断

常见疾病的鉴别诊断要点见表 3–12。

表 3–12　消化性溃疡的鉴别

鉴别要点	功能性消化不良	慢性胆囊炎、胆石症	胃癌
起病特点	年轻妇女多见	疼痛与进食油腻有关	中年以上多见，病情进行性、持续性发展
主要症状	餐后上腹饱胀、嗳气、反酸、恶心和食欲减退等	右上腹痛并放射至背部，伴发热、黄疸	全身表现明显，消瘦、贫血等
主要体征	无明显阳性体征	Murphy 征（＋）	腹部肿块，淋巴结肿大，腹水，晚期有恶液质
检查特点	X 线和胃镜检查可完全正常或只有轻度胃炎	B 超检查或内镜下逆行胆道造影检查可鉴别	内镜检查中组织病理可确诊

【治疗】

治疗原则：去除病因，控制症状，促进溃疡愈合，预防复发和避免并发症。

（一）一般治疗

嘱患者生活规律，避免过度劳累和精神紧张，戒烟酒，服用 NSAIDs 者尽可能停用。

（二）药物治疗

消化性溃疡的药物治疗主要包括根除 Hp、制酸及保护胃黏膜。DU 治疗重点在于根除 Hp 与制酸，GU 治疗侧重于保护胃黏膜。

1. 根除 Hp 治疗　消化性溃疡不论活动与否，均应根除 Hp。具体见"慢性胃炎"一节。

2. 治疗溃疡　常用药物包括 H_2 受体拮抗剂，如雷尼替丁和法莫替丁；质子泵抑制剂，如兰索拉唑和雷贝拉唑；保护胃黏膜药物，如枸橼酸铋钾和铝碳酸镁。

（三）治疗并发症

针对疾病过程中出现的并发症，应及时诊断并予以治疗。急性上消化道出血根据出血情况采取药物、内镜或手术治疗；急性穿孔、幽门梗阻及可疑恶变，经确诊后及时给予手术治疗。

【预后】

有效的药物治疗可使溃疡愈合率达到 95%，青壮年患者消化性溃疡死亡率接近零，老年患者主要死于严重的并发症，尤其是大出血和急性穿孔，病死率 <1%。

第三节　胃　癌

胃癌（gastric cancer）指源于胃黏膜上皮细胞的恶性肿瘤，主要是胃腺癌，占胃部恶性肿瘤的 95% 以上，也是最常见的消化道恶性肿瘤。我国发病率北方高于南方，农村高于城市，男女之比约为 2∶1，55～70 岁为高发年龄段。

【病因和发病机制】

在不良环境、不健康饮食及 Hp 等多种因素作用下，胃黏膜发生持续慢性炎症，由萎缩性胃炎逐渐肠化，出现异型增生，向胃癌演变。在此过程中，胃黏膜细胞增殖与凋亡之间的平衡被打破，活化与胃癌发生相关的癌基因、抑制抑癌基因，使胃上皮细胞过度增殖又不能启动凋亡信号，逐渐进展为胃癌。

1. 环境和饮食因素　生活在火山岩地带、高泥碳土壤、水土含硝酸盐过多、微量元素比例失调或化学污染等环境中，可直接或间接经饮食途径参与胃癌的发生。流行病学研究提示，多吃新鲜水果和蔬菜、使用冰箱及正确贮藏食物，可降低胃癌的发生。经常食用霉变食品、咸菜、腌制烟熏食品，以及过多摄入食盐，可增加危险性。

2. Hp 感染　与胃癌有共同的流行病学特点，胃癌高发区人群 Hp 感染率高；Hp 抗体阳性人群发生胃癌的危险性高于阴性人群；1994 年，WHO 宣布 Hp 是人类胃癌的 I 类致癌原。

3. 遗传因素　胃癌有明显的家族聚集倾向，家族发病率高于人群 2～3 倍。浸润型胃癌有更高的家族发病倾向。

4. 癌前状态　分为癌前疾病和癌前病变。前者指与胃癌相关的胃良性疾病，有发生胃癌的危险性；后者指较易转变为癌组织的病理学变化，主要指异型增生。癌前疾病包括萎缩性胃炎、胃息肉、胃溃疡、残胃炎。癌前病变包括萎缩性胃炎伴肠化及异型增生。

【病理】

1. 好发部位　好发部位依次为胃窦、贲门、胃体、全胃或大部分胃。

2. 分期

（1）早期胃癌　指病灶局限于黏膜和黏膜下层，而不论有无局部淋巴结转移。

（2）进展期（中、晚期）胃癌　胃癌深度超过黏膜下层，已侵入肌层者称中期，侵及浆膜或浆膜外者称晚期胃癌。

3. 组织分类 需要注意的是，同一肿瘤中两种生长方式可以同时存在。分化程度由高到低依次为管状腺癌、黏液腺癌、髓样癌、弥散型癌。

（1）根据腺体的形成及黏液分泌能力可分为管状腺癌、黏液腺癌、髓样癌、弥散型癌。

（2）根据癌细胞分化程度可分为高度分化、中度分化和低度分化3大类。

（3）根据肿瘤起源可分为肠型胃癌、弥漫型胃癌。

（4）根据肿瘤生长方式可分为膨胀型、浸润型。

4. 转移途径

（1）淋巴转移 占胃癌转移的70%。一般按淋巴引流顺序，先转移到局部淋巴结，再到远处淋巴结，包括腹腔动脉旁、胰旁、贲门旁、胃上、主动脉周围及膈上淋巴结、左锁骨上淋巴结等处。

（2）血行转移 晚期多见，最常转移至肝脏，其次是肺、骨、肾等处。

（3）直接蔓延 可沿组织间隙向周围组织浸润而直接蔓延，蔓延部位与胃癌生长部位有关。

（4）种植转移 癌细胞侵出浆膜层脱落入腹腔，种植于腹腔、盆腔、卵巢与直肠膀胱陷凹等处，也可在直肠周围形成一明显的结节状板样肿块。

【临床表现】

（一）症状

早期胃癌多无症状，部分患者可有消化不良症状。进展期胃癌可有上腹痛、餐后加重、纳差、厌食、乏力及体重减轻等。

胃癌发生并发症或转移时可出现一些特殊症状，贲门癌累及食管下段时可出现吞咽困难；并发幽门梗阻时，可有恶心、呕吐；溃疡型胃癌出血时可引起呕血与黑便，继之出现贫血。

（二）体征

早期胃癌无明显体征，进展期胃癌在上腹部可扪及肿块，有压痛。肿块多位于上腹偏右相当于胃窦处。

（三）并发症

1. 出血 多呈呕血及黑便，约5%可发生难治性大出血。

2. 幽门或贲门梗阻 可出现进食困难、呕吐、腹胀及营养不良等症状。

3. 穿孔 较良性溃疡少见，多见于幽门前区的溃疡型癌。

【辅助检查】

1. 胃镜检查 结合黏膜组织活检，是目前最可靠的诊断手段。

（1）早期胃癌 好发于胃窦部及胃体部，特别是小弯侧，可表现为小的息肉样隆起或凹陷，也可呈平坦样，但黏膜粗糙、触之易出血，斑片状充血及糜烂。

（2）进展期胃癌 胃镜下多可做出拟诊，肿瘤表面常凹凸不平、糜烂，有污秽苔，活检时易出血；也可呈深大溃疡，底部覆有污秽灰白苔，溃疡边缘呈结节状隆起，无聚合皱襞，病变处无蠕动。癌组织发生于黏膜之下，在胃壁内向四周弥漫浸润扩散，同时伴有纤维组织增生。当病变累及胃窦，可造成胃流出道狭窄；当其累及全胃，可使整个胃壁增厚、变硬，称皮革胃，胃镜下黏膜可无明显病变，甚至普通黏膜活检也常呈阴性结果。临床疑诊时，可行大块黏膜切除，提高诊断的阳性率。

胃癌病灶处的超声内镜（EUS）检查可较准确地判断肿瘤侵犯深度，有助于区分早期胃癌和进展期胃癌；还能了解有无局部淋巴结转移，可作为 CT 检查的重要补充。

2. X 线钡餐检查　当患者有胃镜检查禁忌证时，可行 X 线钡餐检查。气钡双重造影和多角度摄影可提高其阳性率。早期胃癌 X 线钡餐检查较难发现，可表现为局部黏膜僵直或呈毛刷状，中晚期胃癌钡餐阳性率可达 90%，其 X 线征有胃壁强直、皱襞中断、蠕动波消失、充盈缺损、胃腔缩小及不规则的癌性溃疡龛影等。

3. 实验室检查　缺铁性贫血较常见，若伴有粪便隐血试验阳性，提示肿瘤有长期小量出血。

【诊断与鉴别诊断】

（一）诊断

胃癌的诊断主要依据胃镜检查及胃黏膜组织活检。早期诊断是根治胃癌的前提，对有中上腹痛、消化不良、呕血或黑便者应及时行胃镜检查。对下列胃癌的高危患者应定期胃镜检查：①慢性萎缩性胃炎伴肠化或异型增生者。②良性溃疡经正规治疗 2 个月无效者。③胃切除术后 10 年以上者。

（二）鉴别诊断

1. 胃良性溃疡　以中青年居多，有慢性、周期性、节律性上腹痛的特点，疼痛多在进食后明显，溃疡位置不同，症状亦不相同。确诊依赖于上消化道钡餐和胃镜检查。

2. 胃黏膜下肿瘤　内镜下多见圆形、椭圆形隆起，基底界线多不明显，活检有助于病理确诊，超声内镜对鉴别诊断有很大帮助。

3. 胃恶性淋巴瘤　缺乏特异性症状，内镜可见粗大及水肿的黏膜皱襞，有大小不等的息肉或结节状隆起伴糜烂及浅表溃疡，呈地图状分布，活检阳性率低，应做大块活检并在深部取材，超声内镜对鉴别诊断有很大帮助。

【治疗】

胃癌治疗效果取决于是否能早期诊断。早期胃癌无淋巴转移时，可采取内镜治疗；进展期胃癌在没有全身转移时，可行手术治疗；肿瘤切除后，应尽可能清除残胃的 Hp 感染。

（一）内镜治疗

早期胃癌特别是黏膜内癌，可行内镜下黏膜切除术（EMR）或内镜黏膜下剥离术（ESD），适用于高或中分化、无溃疡、直径小于 2cm 且无淋巴结转移者。应对切除的癌变组织进行病理检查，如切缘发现癌变或浅表型癌肿侵袭到黏膜下层，需追加手术治疗。

（二）手术治疗

对于早期胃癌，可采取胃部分切除术。进展期胃癌如无远处转移，尽可能根治性切除；伴有远处转移者或伴有梗阻者，则可行姑息性手术，保持消化道通畅。外科手术切除加区域淋巴结清扫是目前治疗进展期胃癌的主要手段。

（三）化学治疗

早期胃癌且不伴有任何转移灶者，术后一般不需要化疗。尽管胃癌对化疗不够敏感，但术前、术中、术后化疗仍有一定作用。术前化疗即新辅助化疗可使肿瘤缩小，增加手术根治及治愈机会；术后辅助化疗方式主要包括静脉化疗、腹腔内化疗、持续性腹腔温热灌注和淋巴结靶向化疗等。

（四）其他治疗

基础及临床前期研究表明，生长抑素类似物及 COX-2 抑制剂能抑制胃癌生长，改善患者生活质量，不良反应少，疗效还有待进一步证实。其他尚包括中医药治疗、光动力学治疗、介入治疗和营养支持治疗等。

（五）预防

养成良好的生活习惯，多吃新鲜的疏菜和水果、少吃腌腊制品，可以降低胃癌的发病率。Hp 感染是胃癌发生的重要病因之一，对于有胃癌前疾病者，根除 Hp 可能部分预防胃癌的发生。积极治疗与胃癌发病有关的疾病，如中－重度萎缩性胃炎、中－重度肠型化生、不典型增生、有胃癌家族史者，应予根除 Hp 治疗。

【预后】

胃癌的预后直接与临床分期有关。迄今为止，手术仍然是胃癌的最主要治疗手段，但由于胃癌早期诊断率低，大部分胃癌在确诊时已处于中晚期，5 年生存率仍较低。

第四节　功能性胃肠病

功能性胃肠病（FGIDs）是仅表现有反复发作的胃肠道功能紊乱症状，而无器质性改变的一组胃肠道功能疾病，多由生理、精神心理及社会因素所引起，最常见的是功能性消化不良及肠易激综合征。由于该类疾病患病率的增加，近年来得到临床重视。

【病因和发病机制】

本病的病因和发病机制尚未完全清楚。消化系统的生理活动除了受胃肠激素调节外，还受神经系统调节。患者因心理、社会、精神因素影响，出现神经系统功能紊乱，引起胃肠动力障碍、内脏感觉过敏、胃底对食物的容受性舒张功能下降、胃肠道激素分泌紊乱等，均可导致功能性胃肠病的发生。

【临床表现】

（一）症状

患者临床表现多样，可具备某个症状或一组症状，常反复发作或呈持续性。

1. 消化系统症状　可有进食后烧灼样或非烧灼样胸骨后不适或疼痛、喉中异物感、食欲减退、餐后饱胀、早饱、上腹痛、上腹灼烧感、恶心、嗳气、腹泻、便秘等症状，甚至可出现反刍综合征，即患者持续或反复将刚进食、咽下不久的食物反流口中，然后吐出或重新咀嚼吞咽，反食前无干呕。

2. 消化系统外症状 包括头痛、头晕、抑郁、焦虑、失眠、注意力不集中等。

（二）体征

患者可无阳性体征，或仅有腹部压痛。

【辅助检查】

因该类疾病为功能性疾病，无特异性辅助检查，检查目的主要为排除器质性疾病：①血、尿、粪常规，粪便隐血试验。②肿瘤标记物检测。③内分泌检查。④ Hp 检测。⑤影像学检查：B 超、钡餐造影、钡灌肠造影、胃肠镜、CT、核磁扫描等。建议同时进行抑郁症与焦虑症量表测评。

【诊断与鉴别诊断】

（一）诊断

根据病史和临床表现，排除相关器质性疾病后，本病可依据罗马Ⅳ标准进行诊断。

1. 功能性消化不良诊断标准 存在以下 1 项或多项：餐后饱胀不适、早饱、中上腹痛、中上腹烧灼感症状；呈持续或反复发作的慢性过程（症状出现至少 6 个月，近 3 个月症状符合以上诊断标准）；排除可解释症状的器质性疾病（包括胃镜检查）。

2. 肠易激综合征诊断标准 有超过 6 个月，近 3 个月症状持续存在的腹部不适或腹痛，并伴有下列特点中至少 2 项：①症状在便后改善。②症状发生与排便次数相关。③症状发生与粪便性状相关。

（二）鉴别诊断

本病需与消化系统的各类器质性疾病相鉴别。

【治疗】

1. 一般治疗 帮助患者正确认识和理解疾病，建立良好生活习惯，找到诱发因素，给予心理治疗。

2. 对症治疗 目前无特效药物，可根据经验给予抑制胃酸、促胃肠动力、帮助消化、解痉止泻或通便药物，必要时给予抗焦虑及抗抑郁药物。另外，中医药在对该类疾病的症状缓解方面具备一定优势。

【预后】

本病是良性疾病，预后良好，需要注意与器质性疾病鉴别，注意随访跟踪。

第五节　炎症性肠病

炎症性肠病（IBD）是一类慢性、反复发作性，累及回肠、直肠、结肠的异常免疫介导的肠道炎性疾病。溃疡性结肠炎（UC）和克罗恩病（CD）是 IBD 的主要类型。UC 病变局限于结肠黏膜与黏膜下层，呈连续性弥漫性分布。CD 多累及末端回肠和邻近结肠，呈节段性分布。

【病因和发病机制】

本病的病因和发病机制尚未完全明确，饮食、吸烟、卫生条件及不良生活方式等环境因素、遗传因素、感染因素和免疫因素等，共同影响疾病的发生发展。

【临床表现】

本病可见于任何年龄，以青壮年更为多见，发病性别无明显差异，一般为亚急性起病，轻重不一，易反复发作。

（一）症状

1. 消化系统症状

（1）腹泻　黏液脓血便是 UC 活动期的重要表现，轻者每日 2～4 次，严重者可达 10 次以上，甚至大量便血；CD 腹泻也为常见症状，一般无脓血或黏液便，若累及下段结肠或肛门直肠者，也可有黏液血便及里急后重感。

（2）腹痛　UC 常表现为左下腹或下腹部轻至中度阵痛，伴里急后重，排便后疼痛缓解。而 CD 多为右下腹或脐周阵发性痉挛性疼痛，常于进餐后加重，排便或排气后缓解，若出现持续性疼痛或明显压痛，甚至出现反跳痛，应考虑急性穿孔的可能。

（3）其他症状　可有腹胀、食欲不振、恶心呕吐、里急后重及肛周不适。

2. 全身症状　可表现为发热及营养不良，常伴发口腔黏膜溃疡、皮肤结节性红斑、外周关节炎、强直性脊柱炎等。

（二）体征

本病的体征主要是腹部包块及瘘管形成，少数 CD 患者可在右下腹和脐周触及腹部包块，固定提示粘连，多因内瘘形成。内瘘形成可致腹泻加重、营养不良及感染。外瘘可见粪便与气体非正常排出。

（三）并发症

1. 中毒性巨结肠　约 5% 的重症 UC 患者可出现中毒性巨结肠，表现为毒血症、电解质紊乱，出现肠形、腹部压痛、肠鸣音消失，常因低钾血症、钡剂灌肠、应用抗胆碱能药等诱发，易引起肠穿孔，预后差。

2. 癌变　少数 UC 患者可癌变。

3. 其他　CD 最常见的并发症为肠梗阻，其次为腹腔内脓肿。

【辅助检查】

1. 血液学检查　常有血红蛋白下降，白细胞升高，以中性粒细胞增高为主，严重者可出现中性粒细胞核左移并有中毒颗粒；血小板计数可以升高。血沉加快及 C 反应蛋白增高提示进入活动期。

2. 粪便检查　以糊状黏液脓血便最常见，镜检可见大量红细胞、白细胞；应行病原学检查，排除感染性结肠炎。

3. 自身抗体　外周血抗中性粒细胞胞质抗体（p-ANCA）和抗酿酒酵母抗体（ASCA）可能阳性。

4. 肠镜检查　是诊断本病最重要的辅助检查。UC 表现为连续性、弥漫性黏膜改变，包括血管纹理模糊、充血、水肿、糜烂或多发浅溃疡。CD 可见阿弗他溃疡或纵形溃疡，黏膜呈鹅卵石样改变，肠腔狭窄，肠壁僵硬，炎性息肉，病变呈节段性、非对称性分布。

【诊断与鉴别诊断】

（一）诊断

1. 溃疡性结肠炎　具有持续或反复发作的腹泻和黏液脓血便，腹痛、里急后重，伴有（或不伴有）全身症状者，在排除感染性结肠炎、CD、缺血性肠炎、放射性肠炎等基础上，结合结肠镜检查及结肠黏膜活检可诊断本病。

2. 克罗恩病　具有持续或反复发作的右下腹或脐周痛、腹泻、体重下降，特别是伴有肠梗阻、腹块、肠瘘、发热等表现，结合影像学检查可诊断本病。

（二）鉴别诊断

1. 慢性细菌性痢疾　常有急性细菌性痢疾史，粪便检查可分离出痢疾杆菌，结肠镜检查取黏液脓性分泌物培养的阳性率较高，抗菌治疗有效。

2. 阿米巴肠炎　主要侵袭右半结肠，也可累及左侧结肠，结肠溃疡较深，边缘潜行，溃疡间黏膜多正常，粪检多可找到阿米巴滋养体 / 包囊，抗阿米巴治疗有效。

3. 大肠癌　多见于中年以后，经直肠指检可触及肿块，结肠镜及 X 线钡剂灌肠检查对诊断有价值。

【治疗】

治疗原则：控制急性发作，维持缓解，减少复发，防治并发症；强调饮食调理和营养补充。

1. 应用控制急性发作的药物

（1）氨基水杨酸制剂　是治疗轻、中度炎症性肠病的主要药物，主要适用于病变局限在结肠者。价格便宜但不良反应较多。

（2）糖皮质激素　本病活动期首选药物，可与氨基水杨酸制剂或免疫抑制剂联用。但也应注意该类药物的不良反应。

（3）免疫抑制剂　适用于对糖皮质激素治疗效果不佳的或糖皮质激素依赖的慢性活动期患者。

2. 对症治疗　维持水、电解质平衡，纠正贫血及低蛋白血症。在腹痛、腹泻的对症治疗时应注意抗胆碱能药或部分止泻药（如地芬诺酯、洛哌丁胺）有诱发中毒性巨结肠的风险。

3. 手术治疗　若并发癌变、大出血、穿孔、中毒性巨结肠、肠梗阻、瘘管形成时，可考虑手术治疗。

第六节　肝硬化

肝硬化（cirrhosis of liver）是由不同病因长期损害肝脏所引起的一种常见的慢性进行性肝病。

组织学表现为慢性、进行性、弥漫性肝细胞变性、坏死、再生；广泛纤维组织增生，形成假小叶，逐渐造成肝脏结构的不可逆改变。早期可无临床症状，后期主要表现为肝功能减退和门静脉高压。晚期可出现消化道出血、肝性脑病、自发性腹膜炎等严重并发症。男女均可患病，发病高峰年龄在 35 ～ 48 岁，男性多于女性。

【病因和发病机制】

（一）病因

引起肝硬化的病因很多，国外以慢性乙醇中毒引起的酒精性肝硬化多见；在我国由病毒性肝炎所致的肝硬化最常见，主要为慢性乙型、丙型和丁型病毒性肝炎演变而来。另外，长期胆汁淤积、循环障碍、寄生虫感染、营养不良、化学毒物和药物中毒、遗传和代谢疾病、自身免疫性肝炎等，均可引起肝组织纤维化，最终形成肝硬化。约 10% 肝硬化的病因未能明确，称之为隐源性肝硬化。

（二）发病机制

各种病因导致肝细胞变性坏死，当肝受到损伤时，肝星状细胞被激活，细胞因子生成增加，胶原合成增加，形成弥漫性屏障即肝窦毛细血管化。残存肝细胞形成不规则的再生结节，同时纤维组织弥漫性增生，形成纤维隔，包绕再生结节形成假小叶。由于肝内血循环的紊乱，一方面造成肝细胞缺氧和营养障碍，加重肝细胞坏死，另一方面使门静脉血流入肝血窦时发生淤积及窦后肝静脉流出受阻，形成门静脉高压。

【临床表现】

肝硬化起病隐匿，进展缓慢。患者相当长的时期内症状轻微，后期才出现两大类表现，即肝功能减退和门静脉高压症的临床表现。少数重症肝炎患者，3 到 6 个月便可形成肝硬化。临床上根据肝硬化的病程分成肝功能代偿期和失代偿期，但两期界限很难截然分开。

（一）代偿期表现

原发病症状为主，时轻时重，可表现为乏力、食欲减退、腹部不适、恶心、上腹部隐痛、轻微腹泻等。肝轻度肿大，质地偏硬，无或轻度压痛，脾轻或中度肿大。肝功能检查多数正常或轻度异常。

（二）失代偿期表现

主要表现为肝功能减退和门静脉高压症的症状与体征，同时可有全身多系统的症状。

1. 肝功能减退的临床表现

（1）全身症状　消瘦、纳减、乏力、精神萎靡、面色黝黑、夜盲、浮肿、舌炎、不规则低热等。

（2）消化道症状　食欲不振、上腹部饱胀不适、恶心、呕吐、易腹泻。上述症状的产生与肝硬化门静脉高压时胃肠道淤血水肿、消化吸收不良和肠道菌群失调等有关。肝缩小、质硬、边缘锐利，可有结节感，半数以上患者出现轻度黄疸。

（3）出血倾向和贫血　牙龈出血、鼻衄、皮肤黏膜出血、贫血等，出血与贫血是由凝血因子合成减少、脾功能亢进、营养不良等因素引起。

（4）内分泌失调　肝功能减退时对雌激素、醛固酮和抗利尿激素的灭活作用减弱，引起这些激素在体内蓄积：①雌激素增多，通过负反馈机制抑制腺垂体的分泌功能，从而影响垂体－性腺轴、垂体－肾上腺皮质轴的功能，致雄激素、糖皮质激素减少。雌、雄激素平衡失调，表现为男性睾丸萎缩、性欲减退、毛发脱落、乳房发育，女性月经失调、闭经、不孕等，并可致小动脉扩张，出现肝掌、蜘蛛痣。②糖皮质激素分泌减少，可见皮肤色素沉着，特别是面部黝黑。③醛固酮、抗利尿激素增多，导致钠、水潴留，引起腹水。

2. 门静脉高压症的表现

（1）脾脏肿大　脾脏呈充血性肿大，多为轻、中度肿大，部分可达脐下。上消化道大出血时，脾可短暂缩小。晚期常继发脾功能亢进，白细胞、血小板和红细胞计数减少。若脾周围炎、脾梗塞时可有左上腹疼痛。

（2）侧支循环建立和开放　门静脉压力增高时，消化器官和脾脏回心血液流经肝脏受阻，为了减少淤滞在门静脉系统的血液回流，门静脉与体静脉间的交通支大量开放并扩张为曲张的静脉，建立门体侧支循环，主要有食管和胃底部静脉曲张、腹壁和脐周静脉曲张、痔静脉曲张及腹膜后组织间隙静脉曲张等，其中食管和胃底静脉曲张容易引起破裂大出血。

（3）腹水　是肝硬化失代偿期最突出的体征之一。腹水一般发展缓慢，出现腹水前常有腹胀、上消化道大出血、感染等原因，则可促使腹水迅速增长。中等以上腹水常伴下肢浮肿。大量腹水使腹部膨隆，状如蛙腹，有时抬高横膈引起呼吸困难，出现端坐呼吸和脐疝。部分患者同时伴有胸腔积液，多见于右侧。

（三）并发症

肝硬化易导致多种并发症，患者常因并发症而死亡。

1. 急性上消化道出血　是肝硬化最常见的并发症，大多数因食管－胃底静脉曲张破裂，部分因并发消化性溃疡、急性胃黏膜糜烂、门静脉高压性胃病所致，多表现为突发大量呕血或柏油样便。

2. 肝性脑病　是晚期肝硬化最严重的并发症，也是最常见的死亡原因之一。急性上消化道大出血、大量放腹水、利尿、感染、电解质紊乱、低血糖、手术麻醉、高蛋白饮食等均可诱发肝性脑病。

急性肝性脑病患者在起病数日内即进入昏迷直至死亡，昏迷前可无前驱症状。慢性肝性脑病以慢性反复发作性木僵与昏迷为突出表现。前驱期表现为轻度性格改变和行为失常，可有扑翼样震颤。继而上述症状加重，出现意识错乱、睡眠障碍、行为失常、肌张力增加，可有不随意运动及运动失调。至昏睡期，患者出现昏睡和精神错乱，各种神经体征持续或加重，最终神志完全丧失，不能唤醒。部分肝性脑病患者呼出的气体带有特殊的肝腥味，称"肝臭"。

3. 原发性肝癌　并发肝癌者多在大结节性或大小结节混合性肝硬化的基础上发生，如短期内肝脏迅速增大、持续性肝区疼痛、肝表面发生肿块或产生血性腹水等，应怀疑并发原发性肝癌。

4. 感染　肝硬化患者抵抗力低下，门体静脉间侧支循环建立，增加了肠道病原微生物进入人体的机会，易并发各种感染，如支气管炎、胆道感染、自发性腹膜炎等。

5. 肝肾综合征　大量腹水患者有效循环血量不足，肾内血液重新分布，致自发性尿少、氮质血症、稀释性低钠血症等，肾脏无病理改变，称肝肾综合征。

6. 其他　电解质和酸碱平衡紊乱、门脉高压性胃病、肝源性糖尿病、肝源性溃疡等。

【辅助检查】

1. 实验室检查

（1）血液一般检查　可出现白细胞、血红蛋白及血小板降低。

（2）肝功能检测　血清白蛋白降低而球蛋白增高，白蛋白与球蛋白比例降低或倒置。血清蛋白电泳中，γ 球蛋白增高，β 球蛋白轻度增高。血清 ALT 与 AST 增高。凝血酶原时间在代偿期多正常，失代偿期则有不同程度延长。重症者血清胆红素有不同程度增高。

（3）免疫学检查　细胞免疫功能减退，IgG 升高，可出现非特异性自身抗体，如抗核抗体、抗平滑肌抗体、抗肝脂蛋白膜抗体等。补体减少、玫瑰花结形成率及淋转率下降、CD8（Ts）细胞减少，功能下降。病因为病毒性肝炎者，乙型、丙型或乙型加丁型肝炎病毒标记呈阳性反应。甲胎蛋白可增高，若超过 500μg/L 或持续升高，应疑合并肝癌。

（4）腹腔积液检查　新近出现腹腔积液者、原有腹腔积液迅速增加原因未明者，应做腹腔穿刺，抽腹腔积液做常规检查、腺苷脱氨酶（ADA）测定、细菌培养及细胞学检查。一般为淡黄色漏出液，如并发自发性腹膜炎，则透明度降低，比重增高，白细胞增多，中性粒细胞大于 250×10^6/L，李凡他试验阳性。腹水呈血性，应高度怀疑癌变，应做细胞学检查。

2. 影像学检查

（1）X 线检查　食管静脉曲张时，食管吞钡 X 线检查显示虫蚀样或蚯蚓状充盈缺损及纵行黏膜皱襞增宽；胃底静脉曲张时，吞钡检查可见菊花样充盈缺损。

（2）超声检查　可测定肝脾大小、腹水及估计门静脉高压。肝硬化时肝实质回声增强、不规则、不均匀，为弥漫性病变。门静脉高压时，出现门静脉及脾静脉内径增宽、脾大、腹水。肝硬化患者应进行常规 B 超检查，有助于早期发现原发性肝癌。

（3）CT 或 MRI 检查　可反映肝硬化的病理形态学改变。CT 表现为肝脏各叶比例失常，密度降低，边缘结节样改变，肝裂增宽、脾大、腹腔积液。MRI 在显示肝脾大小及腹水方面与 CT 意义一致，因 30% ～ 50% 的肝硬化合并肝癌，MRI 较 CT 对肝癌的敏感性更佳。

3. 内镜检查　胃镜可直接观察食管 - 胃底静脉曲张的程度与范围；并发上消化道出血时，可判明出血部位和病因，并进行止血治疗。食管 - 胃底静脉曲张是诊断门静脉高压的最可靠指标。腹腔镜能窥视肝外形、表面、色泽、边缘及脾等改变，在直视下还可做穿刺活组织检查，其诊断准确性优于盲目性肝穿。

4. 肝组织活检　肝穿刺活检可确诊。

【诊断与鉴别诊断】

（一）诊断

肝硬化的诊断包括有无肝硬化、肝硬化病因、肝功分级及是否存在并发症。临床诊断肝硬化需要有肝功能减退及门静脉高压同时存在的证据。若临床表现不典型，但肝活检见假小叶形成亦可确诊。

（二）鉴别诊断

本病应与血液病、代谢性疾病引起的肝脾肿大相鉴别；应与结核性腹膜炎、缩窄性心包炎、慢性肾小球肾炎等引起腹水的疾病相鉴别；应与肝癌相鉴别。

【治疗】

目前尚无有效方法逆转肝硬化的进展。目前的治疗旨在延缓疾病进展，治疗并发症。

1. 病因治疗 肝炎病毒复制活跃是肝硬化进展的重要危险因素，故针对病因的抗 HBV、抗 HCV 等治疗可能延缓肝硬化的发展。

2. 保肝治疗 避免应用损伤肝脏药物，加强营养支持，维护肠内营养，对延缓疾病进展有益。水飞蓟宾胶囊、还原型谷胱甘肽、甘草酸二铵等保肝药物虽有一定的药理学基础，目前循证医学证据不足。

3. 并发症治疗

（1）腹水 卧床休息，限制水钠摄入，联合应用保钾及排钾利尿剂，或采取经颈静脉肝内门体分流术（TIPSS），排放腹水加输注白蛋白等。

（2）食管 - 胃底静脉曲张 避免进食坚硬食物；口服 PPI 或 H_2 受体拮抗剂，减少胃酸刺激；口服普萘洛尔等非选择性 β 受体阻滞剂，收缩内脏血管，减少内脏高动力循环。或通过内镜结扎（EVL）实施断流术，TIPSS 实施门 - 体分流术，部分脾动脉栓塞实施限流术等，调节门静脉压力。若合并出血，应积极抢救。迅速建立血流动力学监护，扩容、输血；降低门脉压（应用生长抑素、奥曲肽、硝酸甘油 + 垂体后叶素等）；止血、抑酸；三腔管压迫止血；内镜治疗及胃冠状静脉栓塞、外科手术、经颈静脉肝内门体分流术等。

（3）脾功能亢进 可服用升白细胞和促血小板药物（如利血生、鲨肝醇、氨肽素等），必要时可行脾切除术或脾动脉栓塞术治疗。

（4）自发性腹膜炎 先经验性选用主要针对革兰阴性杆菌并兼顾革兰阳性球菌的抗生素，后根据药敏结果和患者对治疗的反应调整抗菌药物。

（5）肝性脑病 消除诱因，低蛋白饮食，口服乳果糖纠正氨中毒，可与谷氨酸钠合并使用增强疗效，给予支链氨基酸治疗，拮抗相关性毒素，防止脑水肿。

（6）肝肾综合征 积极治疗原发病，控制上消化道大出血、感染等诱发因素，维持水、电解质及酸、碱平衡，应用血管活性药物如多巴胺、前列腺素 E_2 改善肾血流，增加肾小球滤过率，必要时透析治疗。

4. 肝脏移植手术 终末期肝硬化的最佳治疗措施。

【预后】

肝硬化的预后与病因、肝功能代偿程度及并发症有关。TIPSS 及肝移植的开展已明显改善了肝硬化患者的预后。

第七节　原发性肝癌

原发性肝癌（primary carcinoma of the liver）简称肝癌，为肝细胞或肝内胆管上皮细胞发生的恶性肿瘤，死亡率居恶性肿瘤第二位，男性多见。

【病因】

病因和发病机制尚不明确，目前认为与长期大量饮酒、病毒性肝炎、进食黄曲霉素污染粮食或含亚硝胺食物等化学致癌物质、血吸虫及华支睾吸虫感染、环境因素及遗传因素有关。

【病理】

（一）分型

1. 大体形态分型

（1）块状型 最多见，直径≥5cm；若≥10cm称巨块型，可呈单个、多个或融合成块，多为圆形，质硬，呈膨胀性生长，易引发肝破裂。

（2）结节型 为大小和数量不等的癌结节，直径一般<5cm，常伴有肝硬化。

（3）弥漫型 最少见，可见有米粒至黄豆大小的癌结节弥散分布于整个肝脏。

（4）小癌型 直径<3cm的孤立癌结节，或相邻两个癌结节直径之和<3cm者，称小肝癌。患者一般无明显临床症状，AFP（甲胎蛋白）可阳性，肿瘤切除后可恢复正常。

2. 组织学分型

（1）肝细胞型 肝细胞型癌（HCC）由肝细胞发展而来，约占90%。

（2）胆管细胞型 胆管细胞型癌（ICC）较少见，癌细胞来自胆管上皮细胞。

（3）混合型 此型最少见，肝细胞癌和胆管细胞癌两种类型同时出现。

（二）转移途径

1. 血行转移 分为肝内转移和肝外转移。肝内转移发生最早、最常见。肝外转移最常见部位为肺，还可累及肾上腺、骨、肾、脑等器官。

2. 淋巴转移 转移至肝门淋巴结最多见，也可转移到胰、脾、主动脉旁上淋巴结及锁骨上淋巴结。

3. 种植转移 发生率低。从肝脱落的癌细胞可种植在腹膜、膈、胸腔等处引起血性腹水、胸水。如种植在盆腔，可在卵巢形成较大肿块。

【临床表现】

本病起病隐匿，早期症状常不明显，经甲胎蛋白（AFP）普查检出的早期病例，可无任何症状和体征，称业临床肝癌。因出现症状而自行就诊者多数已属中晚期。

（一）症状

1. 肝区疼痛 是肝癌最常见的症状。肝被膜被牵拉、侵犯或瘤卒中均可致肝区疼痛。半数以上患者有肝区疼痛，多呈持续性胀痛或钝痛。如肿瘤生长缓慢也可无疼痛或仅有轻微钝痛。当肝表面的癌结节破裂，坏死的癌组织及血液流入腹腔时，可突然引起剧痛，从肝区开始迅速延至全腹，产生急腹症的表现。如出血量大，则引起昏厥和休克。

2. 全身表现 进行性消瘦、食欲减退、乏力、发热、牙龈出血、营养不良和恶病质。少数肝癌患者由于癌本身代谢异常，进而影响宿主机体，导致内分泌或代谢异常，可有特殊的全身表现，称伴癌综合征，以自发性低血糖症、红细胞增多症较常见，其他罕见的有高血钙、高血脂、类癌综合征等。对肝大且伴有这类表现的患者，应警惕肝癌的存在。

3. 转移灶表现 可因转移部位不同而异。肺转移可引起咳嗽、咳血、呼吸困难；胸腔转移可出现血性胸水；骨骼或脊柱转移可有局部疼痛或神经受压症状；脊神经损害时可引起截瘫；颅内转移可出现相应的定位症状和体征，颅内高压可导致脑疝而突然死亡。

（二）体征

1. 肝肿大 肝呈进行性增大，质地坚硬，表面凹凸不平，有大小不等的结节或巨块，边缘钝而不整齐，常有不同程度的压痛。肝癌突出于右肋弓下或剑突下时，上腹可呈现局部隆起或饱满，如癌位于膈面，则主要表现为膈抬高而肝下缘可不大。位于肋弓下的癌结节最易被触到，有时因患者自己发现而就诊。

2. 黄疸 一般在晚期出现，可因肝细胞损害而引起，或由于癌块压迫或侵犯肝门附近的胆管，或癌组织和血块脱落引起胆道梗阻所致。

3. 肝硬化征象 肝癌伴有肝硬化门静脉高压症者可有脾大、腹水、静脉侧支循环形成等表现。腹水很快增多，一般为漏出液。血性腹水多因癌侵犯肝包膜或向腹腔内破溃而引起，偶因腹膜转移癌所致。

（三）并发症

可并发肝性脑病、上消化道出血、肝癌结节破裂出血及继发感染等。

【辅助检查】

1. 血清甲胎蛋白（AFP）测定 是诊断本病的特异性指标。放射免疫法测定持续血清AFP>400ng/mL（μg/L），并排除妊娠、生殖腺胚胎瘤，即可考虑肝癌的诊断。阳性率约30%。

2. 影像学检查

（1）超声检查 因简便无创，为肝癌筛查首选方法，可显示 >1cm 的肝内占位，同时可了解病灶血供，引导肝穿刺活检。

（2）CT 及 MRI 检查 诊断肝癌及确定治疗策略的重要手段。可检出直径 1.0cm 左右的微小癌灶。CT 增强扫描及磁共振成像可对良、恶性肝内占位病变进行鉴别，特别是为血管瘤的鉴别提供依据。

（3）选择性腹腔动脉或肝动脉造影检查 创伤性检查，作为诊断肝癌的补充手段，可发现血管丰富的 <2.0cm 的小肝癌。

3. 肝穿刺行针吸细胞学检查 B 超导引下细针穿刺行组织性检查是肝癌诊断的"金指标"，为创伤性检查，适用于经过各种检查仍不能确诊，但又高度怀疑者。

【诊断与鉴别诊断】

（一）诊断

国际上广泛使用的肝癌诊断标准是满足下列 3 项中的任 1 项，即可诊断肝癌：①具有两种典型的肝癌影像学（超声、增强 CT、MRI 或选择性肝动脉造影）表现，病灶 >2cm。②1 项典型的肝癌影像学表现，病灶 >2.0cm，AFP>400ng/mL（μg/L）。③肝脏活检阳性。对高危人群（各种原因所致的慢性肝炎、肝硬化及 >35 岁的 HBV 或 HCV 感染者），每 6 ～ 12 个月检测 AFP 和进行 US 筛查，有助于肝癌早期诊断。

（二）鉴别诊断

1. 肝脓肿 往往有发热明显的炎症表现，查体时肿大的肝脏表面光滑、无结节，触痛明显。

邻近脓肿的胸膜壁常有水肿，右上腹肌紧张。血常规白细胞增高，超声可探得肝内液性暗区。

2. 继发性肝癌　许多肿瘤可能转移至肝脏，继发于胃癌者最为多见，其次为肺、胰、结肠和乳腺癌等，应注意鉴别。继发性肝癌一般病情发展相对缓慢，多数有原发癌的临床表现，甲胎蛋白检测为阴性。确诊的关键在于病理检查和找到肝外原发癌灶。

【治疗】

随着诊断技术的进步，以及高危人群的普查和重点随访，早期肝癌和小肝癌的检出率和手术根治切除率逐年增加，加上手术方法的改进和多种治疗措施的综合运用，肝癌的治疗效果明显提高。临床上应该遵循因期制宜的治疗原则：① I 期，尽可能手术切除，因故不能切除者可行肝移植或局部非切除手术疗法，术后酌情加辅助治疗。② II 期，手术（切除或非切除）和（或）放疗、动脉内给药等综合治疗，部分病例选择行二期手术切除。③ III、IV 期，以生物靶向或中医药治疗为主，肝功能 Child-Pugh 分级 A ～ B 级者可行全身化疗。

1. 手术治疗　手术切除是目前早期肝癌最有效的治疗手段。手术适应证：①无明显心、肾、肺损害，能耐受手术者。②肝功能代偿良好，无明显黄疸、腹水者。③无远处转移者。④影像学提示肿瘤局限于一叶或半肝，有切除可能，或尚可行姑息性外科治疗者。⑤较小或局限的复发性肝癌有切除可能者。⑥肝内占位经各种检查不能完全排除恶性肿瘤而又易于切除者。

2. 肝动脉栓塞化疗（TACE）　TACE 或 TACE 加门静脉栓塞（PVE）是不能手术切除肝癌的主要治疗方法，被推荐为中晚期肝癌的首选标准治疗，3 年生存率可达 50%。

3. 局部消融治疗　超声、CT 或 MRI 影像引导定位，经皮、经腹腔镜或经开腹手术，用物理或化学方法使肿瘤组织凝固坏死，从而达到杀伤肿瘤细胞、缩小癌灶、减轻症状的目的，也为肿瘤的二期切除创造条件，主要包括射频、微波及无水酒精注射。

4. 放射治疗　近年来放疗的重要性日益引起重视。随着放射源、放射设备和技术的进步及定位方法的改进，放疗疗效有所提高，应用范围更加广泛，如立体定向放射治疗（SBRT）、质子束治疗（PBT）等安全、有效的放疗手段。

5. 全身化疗　主要适用于有肝外转移、局部病变不适合手术、局部治疗失败、弥漫型肝癌、合并门静脉主干和（或）下腔静脉癌栓者。不推荐传统化疗，含奥沙利铂的联合化疗可获得较好疗效。

6. 靶向治疗　单独应用或与其他疗法联合应用均对肝癌有一定的客观疗效，且能改善患者的生活质量。

7. 抗病毒治疗及其他保肝治疗　合并乙肝病毒感染且复制活跃的肝癌患者，口服核苷（酸）类似物抗病毒治疗非常重要。因此，抗病毒治疗应贯穿肝癌治疗的全过程。

8. 肝移植术　主要用于小肝癌合并严重肝硬化者。但静脉癌栓、肝内播散或肝外器官转移者应为禁忌。因肝源短缺等因素，目前暂不推荐对肝功能良好、能耐受肝切除的患者行肝移植术。

【预后】

早期诊断、早期治疗且有条件行肝外科手术治疗者，预后相对较好。若合并肝外转移、肝癌破裂等预后差。

第八节　急性胰腺炎

急性胰腺炎（acute pancreatitis，AP）指多种病因引起的胰酶激活，继而出现胰腺局部炎症反应，伴或不伴其他器官功能改变的疾病。临床上以急性上腹痛、恶心、呕吐、发热和血清淀粉酶、脂肪酶升高等为特征，病情较重者可发生全身炎症反应综合征（SIRS），并可伴有器官功能障碍。本病为消化系统常见的急危重症，随着生活方式的变化（高脂饮食和酒精摄入增多），我国 AP 的发病率居高不下，可发生于任何年龄，女性多于男性。大多数患者的病程呈自限性，20%～30% 患者的临床经过凶险，总体病死率为 5%～10%。

【病因和发病机制】

（一）病因

1. 胆石症与胆道疾病　胆石症及胆道感染等是急性胰腺炎的主要病因。此外，胆道结石、胆道感染或胆道蛔虫症，可造成壶腹部狭窄或 Oddi 括约肌痉挛，胆汁反流入胰管；胆道炎症时，细菌及毒素、游离胆酸、非结合胆红素等也可通过淋巴管扩散到胰腺，激活胰酶，引起急性胰腺炎。

2. 大量饮酒和暴饮暴食　酒精可促进胰液分泌，当胰管流出道不能充分引流大量胰液时，胰管内压升高，引发腺泡细胞损伤。暴饮暴食使大量食糜短时间内进入十二指肠，引起十二指肠乳头水肿和 Oddi 括约肌痉挛，同时刺激大量胰液与胆汁分泌，由于胰液和胆汁排泄不畅，引发急性胰腺炎。此外，应注意酒精常与胆道疾病共同导致急性胰腺炎。

3. 胰管梗阻　胰管结石或蛔虫、胰管狭窄、肿瘤等均可引起胰管阻塞，当胰液分泌旺盛时胰管内压增高，使胰管小分支和胰腺泡破裂，胰液与消化酶渗入间质，引起急性胰腺炎。

4. 其他　高钙血症、药物（如噻嗪类利尿剂、硫唑嘌呤、糖皮质激素、磺胺类等）、病毒感染、手术或外伤等因素均可能引起胰腺炎。有 5%～25% 的急性胰腺炎病因不明，称为特发性胰腺炎。

（二）发病机制

AP 的发病机制至今未完全阐明，目前认为是由上述各种病因单独或同时作用于胰腺，引起胰腺分泌过度、胰液排泄障碍、胰腺血循环障碍，从而使胰酶在胰腺内被激活引发胰腺自身消化和由此产生的全身连锁反应。

【临床表现】

根据 AP 的严重程度，临床分为轻症急性胰腺炎（mild acute pancreatitis，MAP），中度重症急性胰腺炎（moderately severe acute pancreatitis，MSAP）和重症急性胰腺炎（severe acute pancreatitis，SAP）3 类。

（一）症状

1. 腹痛　为本病主要和首发症状，常于饱餐、饮酒或脂餐后突然发生，初起疼痛位于中上腹或左上腹部，可迅速扩散至全腹。腹痛轻重不一，可为钝痛、刀割样痛或绞痛，持续性疼痛伴阵发性加剧，可向腰背部呈束带状放射。少数年老体弱者腹痛可不明显。

2. 恶心、呕吐　约 80% 患者伴有恶心，频繁呕吐胃内容物、胆汁、咖啡渣样液体，吐后腹痛不缓解。同时有腹胀，甚至出现麻痹性肠梗阻。

3. 发热　多有中度以上发热，持续 3～5 天。合并胰腺感染（包括胰腺坏死、胰腺脓肿、感染性急性假性囊肿）或胆源性胰腺炎时，可出现持续高热。

4. 休克 重症急性胰腺炎常伴发休克，甚至发生猝死。

5. 其他 可伴有肺不张、胸腔积液，部分患者伴有血糖升高。

（二）体征

1. MAP 腹部体征不明显，常与主诉腹痛的程度不相符，肠鸣音减弱，无腹肌紧张和反跳痛。

2. SAP 上腹压痛明显，伴腹肌紧张及反跳痛阳性，提示出现急性腹膜炎。伴麻痹性肠梗阻者有明显腹胀，肠鸣音减弱或消失；可出现胸水、腹水征。若脐周皮肤出现青紫（cullen 征），两腰部皮肤呈暗灰蓝色，系坏死组织及出血沿腹膜间隙与肌层渗入腹壁下所致；并发胰腺及周围脓肿或假性囊肿时，上腹部可触及有明显压痛的肿块；如压迫胆总管可出现黄疸。

（三）并发症

1. 局部并发症 ①胰腺脓肿：重症胰腺炎起病 2～3 周，因胰腺及胰周坏死组织继发感染而形成脓肿。②胰腺假性囊肿：常在病后 3～4 周形成，系由胰液和液化的坏死组织在胰腺内或其周围被包裹所致。

2. 全身并发症 重症胰腺炎常并发不同程度的多器官功能衰竭。

【辅助检查】

1. 血液一般检查 多有白细胞增多及中性粒细胞核左移。

2. 淀粉酶测定 血清淀粉酶在起病 6～12 小时开始上升，约 24 小时达高峰，48 小时左右开始下降，多持续 3～5 天。血淀粉酶超过正常值上限 3 倍（>500U/L）即可确诊急性胰腺炎。尿淀粉酶升高较晚，在发病后 12～14 小时开始升高，下降缓慢，持续 1～2 周，尿淀粉酶值受患者尿量的影响。胰源性腹水和胸水中的淀粉酶值亦明显增高。

3. 血清脂肪酶测定 血清脂肪酶常在起病后 24～72 小时开始上升，持续 7～10 天，对延迟就诊的患者有诊断价值，且特异性高。但其升高程度与病情严重程度不呈正相关。

4. 血生化检查 暂时性血糖升高常见。持久的空腹血糖 >10mmol/L，反映胰腺坏死，提示预后不良；少数患者出现血胆红素升高，可于发病后 4～7 天恢复正常；血清天冬氨酸氨基转移酶（AST）、乳酸脱氢酶（LDH）可升高；暂时性血钙降低（<2mmol/L）见于重症急性胰腺炎，低血钙程度与临床严重程度平行，若血钙 <1.5mmol/L 提示预后不良；可出现高甘油三酯血症，可能是病因或是后果，后者在急性期过后可恢复正常。

5. C 反应蛋白（CRP） CRP 是组织损伤和炎症的非特异性标志物，于急性胰腺炎发病 72 小时后升高 >150mg/L，提示胰腺组织坏死。

6. 腹部平片 可发现肠麻痹或麻痹性肠梗阻征象。"哨兵袢"和"结肠切割征"为胰腺炎的间接征象。

7. 腹部 B 超 应作为常规初筛检查。在发病初期（24～48 小时）行 B 超检查，可以初步判断胰腺组织形态学变化。

8. 腹部 CT 根据影像改变进行分级，对急性胰腺炎的诊断和鉴别诊断，评估其严重程度，特别是对鉴别轻症和重症胰腺炎，以及附近器官是否累及具有重要价值。增强 CT 是诊断胰腺坏死的最佳方法，疑有胰腺坏死合并感染者，可行 CT 引导下穿刺。

【诊断与鉴别诊断】

（一）诊断

作为急腹症之一，应在患者就诊后 48 小时内明确诊断。AP 的完整诊断应包括 AP 诊断、分类诊断、病因诊断和并发症诊断。

1. 诊断标准 AP 的诊断依据包括临床特征、血清胰酶浓度及 CT 检查。临床上符合以下 3 项特征中的 2 项即可诊断 AP。①急性、突发、持续、剧烈的上腹部疼痛，可向背部放射。②血清淀粉酶和（或）脂肪酶活性至少高于正常上限值 3 倍。③增强 CT/MRI 呈 AP 典型影像学改变（胰腺水肿或胰周渗出积液）。

2. 分类诊断 ① MAP：符合 AP 诊断标准，不伴有器官功能衰竭及局部或全身并发症。② MSAP：伴有一过性的器官衰竭（48 小时内可以恢复），或伴有局部 / 全身并发症。③ SAP：伴有持续（>48 小时）的器官功能衰竭。

3. 病因诊断 包括胆源性 AP、酒精性 AP、脂源性 AP、PEP（ERCP 术后胰腺炎）等。

（二）鉴别诊断

1. 消化性溃疡 急性穿孔患者多有溃疡病史，以突然出现的腹痛为主要特点，血淀粉酶可有轻中度升高，一般不超过 500U/L，早期即见腹膜炎症状，腹部 X 线透视可见膈下游离气体有助于诊断。

2. 急性心肌梗死 患者多有冠心病史，以突然发生的心前区压迫感或疼痛为主要表现，血尿淀粉酶多正常，心肌酶升高，心电图见心肌缺血或心肌梗死的图像。

3. 胆囊炎和胆石症 可有血、尿淀粉酶轻度升高，腹痛以右上腹多见，向右肩背部放射，右上腹压痛，Murphy 征阳性。B 超检查有助于鉴别。

4. 急性肠梗阻 以腹痛、呕吐、腹胀、排便排气停止为特征，肠鸣音亢进或消失，腹部平片可见气液平面。

【治疗】

治疗原则：采取以内科治疗为主的综合治疗原则。MAP 的治疗以禁食、抑制胃酸分泌、抑制胰腺外分泌和胰酶活性、补液治疗为主。补液只要补充每天的生理需要量即可，一般不需要进行肠内营养。对于 MSAP 及 SAP 需要采取器官功能维护、应用抑制胰腺外分泌和胰酶的抑制剂、早期肠内营养、合理使用抗菌药、处理局部及全身并发症、镇痛等措施。

1. 监护 从炎症反应到器官功能障碍至器官衰竭，病情变化复杂，应加强监护，根据症状、体征、实验室检测、影像学变化及时了解病情发展。

2. 减少胰液分泌及抑制胰酶活性

（1）禁食 食物是胰液分泌的天然刺激物，起病后短期禁食，降低胰液分泌，减轻自身消化。

（2）抑制胃酸 胃液可促进胰液分泌，适当抑制胃酸分泌可减少胰液量，缓解胰管内高压。

（3）应用生长抑素及其类似物 天然生长抑素由胃肠黏膜 D 细胞合成，可抑制胰泌素和缩胆囊素刺激的胰液基础分泌。急性胰腺炎时，循环中生长抑素水平显著降低，可予外源性补充生长抑素或生长抑素类似物奥曲肽，持续静脉滴注，应用 3～7 天。

（4）**抑制胰酶活性** 仅用于 SAP 的早期，但疗效尚有待证实。

3. 有效镇痛 对严重腹痛者，可肌内注射哌替啶，每次 50～100mg。由于吗啡可增加 Oddi 括约肌压力，胆碱受体拮抗如阿托品可诱发或加重肠麻痹，故均不宜使用。

4. 急诊内镜或外科手术治疗 对胆总管结石性梗阻、急性化脓性胆管炎、胆源性败血症等胆源性急性胰腺炎应尽早行 ERCP（内镜逆行胰胆管造影术）治疗。

5. 防治感染 病程中易发生感染，感染常加重病情，甚至促进死亡。

6. 营养支持 对于 MAP 患者，在短期禁食期间可通过静脉补液提供能量。根据血电解质水平补充钾、钠、氯、钙、镁，注意补充水溶性和脂溶性维生素。病情缓解后应尽早过渡到肠内营养。恢复饮食应从少量、无脂、低蛋白饮食开始，逐渐增加进食量和蛋白质摄入量，直至恢复正常饮食。

7. 外科治疗

（1）**腹腔灌洗** 可清除腹腔内细菌、内毒素、胰酶、炎性因子等，减少这些物质进入血循环后对全身脏器损害。

（2）**手术治疗** 目前不主张早期手术。一般认为，理想的手术时机是发病 4 周以后。

8. 中医药治疗 对急性胰腺炎有一定疗效，常用大承气汤辨证加减。

【预后】

MAP 患者常在 1 周左右康复，不留后遗症。SAP 患者死亡率约 55%，存活的患者易发生胰腺假性囊肿、脓肿和脾静脉栓塞等并发症，遗留不同程度的胰腺功能不全。未去除病因的部分患者可经常复发急性胰腺炎，反复炎症及纤维化可演变为慢性胰腺炎。

复习思考题

1. 简述慢性胃炎的病因。
2. 简述消化性溃疡腹痛的特点。
3. 消化性溃疡可出现哪些并发症？
4. 何谓早期胃癌？简述胃癌的治疗原则。
5. 何谓功能性消化不良？常见临床疾病有哪些？
6. 何谓急性脂源性胰腺炎？试述重症急性胰腺炎的治疗。
7. 肝硬化的病因有哪些？

第一节　原发性肾小球疾病

原发性肾小球疾病指一组病因不明，有血尿、蛋白尿、水肿、高血压、肾功能损害等临床表现，病变主要累及双侧肾小球的疾病。发病机制、病理改变、病程和预后不尽相同。本病有多种分类方法，最常见的是根据临床表现分为相应的临床综合征，或根据肾活检的病理改变进行分型。原发性肾小球疾病的临床分型：①急性肾小球肾炎。②急进性肾小球肾炎。③慢性肾小球肾炎。④无症状性血尿或（和）蛋白尿（又称隐匿性肾小球肾炎）。⑤肾病综合征。

一、急性肾小球肾炎

急性肾小球肾炎（acute glomerulonephritis）简称急性肾炎，是以急性肾炎综合征为共同临床表现的一组疾病。表现为血尿、蛋白尿、高血压、水肿等，可伴有一过性肾功能不全。多数患者存在前驱感染，其中最典型的疾病为急性链球菌感染后肾小球肾炎。

【病因和发病机制】

常因机体感染 β-溶血性链球菌"致肾炎菌株"所致，常见于上呼吸道感染（扁桃体炎）、猩红热、皮肤感染（多为脓疱疮）等感染后。

本病由感染所诱发的免疫反应引起。肾小球毛细血管内皮细胞增生，严重可致毛细血管阻塞，导致血尿，肾小球滤过膜损伤，出现蛋白尿及"球管失衡状态"，引起少尿及无尿、高血压、水肿等症状。

【临床表现】

本病起病急，临床表现轻重悬殊；好发于儿童及青少年，男性多于女性。大部分患者发病前有咽部或皮肤链球菌感染史。感染后 1～3 周急性起病。

1. 水肿　常为本病早期症状，见于 80%～90% 的患者。典型表现为晨起眼睑水肿或伴下肢轻度凹陷性水肿，重者延及全身，甚至伴胸、腹水。2～4 周后，大多可自行消肿。

2. 高血压　见于 80% 以上的患者，多为轻、中度，偶尔高血压。

3. 尿液异常　①少尿：起病时多数尿量 <400mL/d。2 周后尿量增加，肾功能恢复。少数患者可发展为无尿。②血尿：常为无痛性、全程血尿，约半数为肉眼血尿，持续 1～2 周后转为镜下血尿。③蛋白尿：尿蛋白超过 150mg/d，称蛋白尿，2～4 周可完全消失。

4. 全身表现 常有疲乏、厌食、恶心、呕吐、嗜睡、头晕、视力模糊及腰部隐痛等。

【辅助检查】

1. 尿液检查 尿红细胞、蛋白尿，也可出现红细胞管型、颗粒管型。

2. 血液一般检查 白细胞常升高，血红蛋白轻度下降；血沉增快。

3. 血液生化检查 血钠、血浆白蛋白轻度下降，少尿者多有血钾增高，可有一过性氮质血症。

4. 免疫学检查 血清补体一过性下降，8周内逐渐恢复。大多数患者血清抗链球菌溶血素"O"滴度升高。

【诊断与鉴别诊断】

（一）诊断

链球菌感染后1～3周，出现血尿、蛋白尿、水肿、高血压。结合实验室检查可明确诊断。血清补体一过性下降对本病具有诊断意义。必要时需做肾穿刺活检明确诊断。

（二）鉴别诊断

1. 急进性肾小球肾炎 发病过程与本病相似，但呈进行性少尿、无尿、急骤发展的肾衰竭。预后不良。

2. 慢性肾炎急性发作 发作时症状同本病，但有慢性肾炎病史。在感染等诱因下发病，临床症状出现迅速，常有明显贫血、低蛋白血症、肾功能损害等。B超显示双肾体积缩小。症状控制后，贫血仍存在，肾功能不能恢复正常。

【治疗】

治疗原则：本病为自限性疾病，多数患者预后较好。主要为对症治疗，防治并发症，保护肾功能。

1. 一般治疗 卧床休息；给予富含维生素的低盐饮食；水肿且尿少者，适当限制液体摄入量；氮质血症时，应限制蛋白质入量，给优质低蛋白饮食；高血钾者应限制钾的摄入。

2. 治疗感染灶 感染灶明显，须用青霉素2周或直到治愈。对病情反复、扁桃体病灶明显者，可在病情稳定时行扁桃体切除术。

3. 对症治疗

（1）利尿 用于经控制水钠摄入量后，水肿仍明显者。常用噻嗪类利尿剂，如氢氯噻嗪25mg，每日2～3次口服。

（2）控制血压 利尿可控制血压，必要时可用钙通道阻滞剂、血管紧张素转化酶抑制剂等降压。

（3）并发症处理 合并高钾血症、心力衰竭、急性肾衰竭、高血压脑病等严重情况时，应积极治疗。必要时行血液净化治疗。

二、慢性肾小球肾炎

慢性肾小球肾炎（chronic glomerulonephritis）简称慢性肾炎，以蛋白尿、血尿、高血压、水肿为基本临床表现，起病方式各不相同，病情迁延，呈缓慢进展，可有不同程度的肾功能损害，部分患者最终将发展到终末期肾衰竭。

【病因和发病机制】

病因尚不明确，绝大多数慢性肾炎由不同病因、不同病理类型的原发性肾小球疾病发展而来，起始因素多为免疫介导炎症。免疫炎症损伤持续进行，为慢性肾炎发病及进行性恶化的原发机制。高血压、大量蛋白尿、高血脂等非免疫因素也参与其慢性进展的过程。

【临床表现】

大多数患者起病隐匿、病程长。疾病早期，部分患者可无明显症状，或仅出现尿检异常或乏力、疲倦等非特异性症状，多数患者可出现不同程度的高血压。随病情进展，肾功能逐渐下降，出现血肌酐进行性升高、夜尿增多等症状。

1. 水肿　以晨起眼睑及双下肢水肿为特点。

2. 高血压　为部分患者首诊的原因，多为中度高血压，以舒张压升高明显，甚至伴有高血压心脏病、高血压脑病、眼底出血、视乳头水肿等。

3. 血尿　尿沉渣红细胞可有增多。

4. 蛋白尿　见于所有患者，尿蛋白定量多在 1 ～ 3g/d。

5. 肾功能损害　随病情进展，逐渐出现血尿素氮、血肌酐升高，晚期出现慢性肾衰竭、尿毒症。部分患者除有上述一般慢性肾炎表现外，常有不同程度的贫血，早期由于蛋白质大量丢失、营养不良而引起；晚期则由于肾实质毁损，促红细胞生成素分泌减少所致。

【辅助检查】

1. 血液一般检查　常有不同程度的贫血。

2. 尿液检查　常有尿蛋白和（或）血尿，有时可查见管型。

3. 肾功能检测　血肌酐、尿素氮进行性升高，肾小球滤过率下降。

4. 肾脏超声　可出现双肾回声增强、肾皮质变薄、双肾缩小等变化。

5. 肾组织病理检查　慢性肾炎的病理类型多样，随疾病进展，所有类型的慢性肾炎均可能发展为程度不等的肾小球硬化、肾间质纤维化、肾脏萎缩。

【诊断与鉴别诊断】

（一）诊断

凡存在临床表现如血尿、蛋白尿、水肿和高血压者均应警惕引起的继发性慢性肾炎的可能。但确诊前需排除继发性肾小球疾病，如系统性红斑狼疮、糖尿病、高血压肾病的可能。诊断疑难时，应做肾穿刺病理检查。

（二）鉴别诊断

1. 原发性高血压继发肾损害　本病患者年龄较大，先有高血压后见蛋白尿，尿蛋白量常较少，一般低于 1 ～ 1.5g/d，肾小管功能损害一般早于肾小球损害。肾穿刺病理检查常有助鉴别。

2. 慢性肾盂肾炎　本病多见于女性，常有尿路感染病史。多次尿沉渣中有白细胞，尿细菌培养阳性,对本病的活动性感染诊断有重要意义。

3. 其他继发性肾炎 需与狼疮性肾炎、过敏性紫癜性肾炎、糖尿病肾病、痛风肾、多发性骨髓瘤肾损害、肾淀粉样变性等鉴别。

【治疗】

治疗原则:以防止或延缓肾功能进行性恶化、改善缓解临床症状及防治严重并发症为主要目的,采用综合性防治措施,对水肿、高血压或肾功能不全患者应强调休息,避免剧烈运动和限制钠盐,根据肾活检的病理类型进行针对性治疗。

1. 一般治疗 注意休息,避免劳累。低盐饮食,优质低蛋白饮食。肾功能不全患者应限制蛋白及磷的摄入,根据肾功能减退的程度给予低蛋白饮食 0.8 ~ 1.0g/(kg·d),以优质蛋白(牛奶、蛋、瘦肉等)为主,同时控制饮食中磷的摄入。

2. 控制高血压和保护肾功能

(1)血管紧张素转化酶抑制剂(ACEI)或血管紧张素Ⅱ受体阻滞剂(ARB)可降低肾小球内压,延缓肾功能恶化、减少蛋白尿,如贝那普利、氯沙坦等。尿蛋白≥ 1.0g/24h,血压应控制在 125/75mmHg;尿蛋白≤ 1.0g/24h,血压应控制在 130/80mmHg。

(2)若血压控制不理想,可联合多种降压药物:①钙通道阻滞剂:可有效控制血压并改善肾功能,常用硝苯地平或氨氯地平。②利尿剂:水钠潴留明显者加用,常用氢氯噻嗪、呋塞米。③ β 受体阻滞剂:如酒石酸美托洛尔片。④ α 受体阻滞剂:需注意避免直立性低血压。

3. 抗血小板治疗 可延缓肾功能减退,对系膜毛细血管性肾小球肾炎有一定的减少尿蛋白的作用。常用双嘧达莫及肠溶阿司匹林口服。

4. 避免肾功能损害因素 积极防治各种感染,避免使用有肾毒性药物,避免过度疲劳、妊娠等。

5. 其他 积极纠正血脂异常,控制血糖,防治高尿酸血症与痛风等。另外,可选用人工虫草制剂和黄葵胶囊等中药治疗。

第二节 尿路感染

尿路感染(urinary tract infection,UTI)是各种病原微生物直接侵袭泌尿系统所致的感染性疾病,可分为上尿路感染(肾盂肾炎)和下尿路感染(主要是膀胱炎)。很多微生物包括细菌、真菌、支原体、衣原体、病毒等侵入尿路均可引起尿路感染,但以细菌性尿路感染最为常见。女性发病率明显高于男性,男女之比为 8:1。未婚女性发病率为 1% ~ 3%,已婚女性增高约为5%。

【病因和发病机制】

(一)病因

任何细菌入侵尿路均可引起尿路感染,常见的致病菌为革兰阴性杆菌,其中大肠埃希菌占75% ~ 90%,最常见,其他有副大肠埃希菌、变形杆菌、克雷伯菌、产气杆菌、产碱杆菌和铜绿假单胞菌等。5% ~ 15%的尿路感染由革兰阳性菌引起,主要有粪链球菌和凝固酶阴性葡萄球菌。结核分枝杆菌、衣原体、真菌也可导致尿路感染。

（二）感染途径

1. 上行感染　病原菌由尿道上行感染至膀胱甚至输尿管、肾盂，是最常见的感染途径。其机制与各种原因引起膀胱输尿管反流，以及某些致病菌的纤毛附着于尿路黏膜上行至肾盂有关。

2. 血行感染　病原菌通过血流到达肾脏及尿路其他部位。此种途径少见，多发生在患有慢性疾病或接受免疫抑制剂治疗的患者。常见的病原菌有金黄色葡萄球菌等。

3. 淋巴道感染　下腹部和盆腔器官感染时，细菌可通过淋巴道，引发泌尿系统感染。此感染途径罕见。

4. 直接蔓延　泌尿系邻近器官、组织感染，可直接蔓延累及泌尿系统。

（三）易感因素

1. 尿路梗阻　是诱发尿路感染并易于上行的最主要原因。梗阻可由尿路解剖或功能异常引起，包括结石、肿瘤、畸形或神经性膀胱等。

2. 膀胱输尿管反流　正常排尿期间，功能完整的膀胱输尿管瓣膜可阻止膀胱内含菌尿液上行入肾脏，其功能或结构异常时，细菌则可随之进入肾盂，导致感染。

3. 医源性因素　用尿路器械如膀胱镜、输尿管镜、逆行尿路造影等诊治时，可致尿路黏膜损伤，并有可能带入细菌，引起尿路感染。留置导尿管时间越长，感染率越高。

4. 代谢因素　慢性失钾可导致肾小管病损而易继发感染；高尿酸血症、高钙血症或酸碱代谢异常，可使尿酸或钙质沉积于肾脏，易致尿路感染；糖尿病患者易患肾脓肿等并发症。

5. 机体免疫力低下　长期使用免疫抑制剂、长期卧床、晚期肿瘤、严重的慢性病和免疫缺陷病等，由于免疫力低下易导致尿路感染。

6. 性别和性活动　女性尿道较短（约4cm）而宽，距离肛门较近，并且开口于阴唇下方，是女性易发尿路感染的重要因素。性生活时可将尿道口周围的细菌挤压入膀胱引起尿路感染。中老年男性尿路感染发病率明显增高，前列腺肥大或前列腺炎是导致其尿路感染的一个重要原因，包茎、包皮过长也是男性尿路感染的诱发因素。

【临床表现】

（一）膀胱炎

膀胱炎常见于年轻女性，分为急性单纯性膀胱炎和反复发作性膀胱炎。主要表现为膀胱刺激征，即尿频、尿急、尿痛，尿液常混浊，并有异味，约30%患者出现血尿。一般无明显的全身感染症状，但少数患者可有腰痛、低热，可伴耻骨上方疼痛或压痛，部分患者出现排尿困难。血白细胞计数常不增高。

（二）急性肾盂肾炎

1. 泌尿系统症状　膀胱刺激征、腰痛和（或）下腹部痛、肋脊角及输尿管点压痛，肾区压痛和叩痛阳性。腰痛程度不一，多为钝痛、酸痛。部分患者症状不典型或缺如。

2. 全身感染症状　寒战、发热、头痛、全身酸痛、恶心、呕吐、食欲不振等，常伴有血白细胞计数升高和血沉增快。体温多超过38℃，多为弛张热，也可呈稽留热或间歇热，部分患者出现革兰阴性杆菌菌血症。

（三）慢性肾盂肾炎

病程隐蔽，半数以上患者可有急性肾盂肾炎病史，全身及泌尿系统局部表现可不典型，常见间歇性无症状细菌尿和间歇性尿急、尿频等下尿路感染症状，急性发作时症状明显，类似急性肾盂肾炎。

（四）无症状性菌尿

无症状性菌尿指患者尿培养有真性菌尿，而无尿路感染的症状，尿常规可无明显异常或白细胞增加，致病菌多为大肠埃希菌。

【辅助检查】

1. 血液一般检查 急性期白细胞可轻、中度增加，中性粒细胞比例升高，尤其以急性肾盂肾炎最为显著。慢性肾盂肾炎常伴有轻、中度贫血，血沉加快。

2. 尿液检查 尿液外观混浊，尿沉渣镜检白细胞超过 5 个 / 高倍视野，对尿路感染诊断意义较大。可有红细胞，少数患者出现肉眼血尿。尿蛋白含量多为微量。有白细胞管型者，多为肾盂肾炎。

3. 肾功能检测 慢性肾盂肾炎肾功能受损时，可出现血尿素氮及血肌酐升高，肾小球滤过率下降。

4. 尿细菌学检查 尿标本可取清洁中段尿或经导尿、膀胱穿刺获取。细菌定量培养菌落计数 ≥ 10^5CFU/mL，为有诊断意义菌尿。

5. 影像学检查 尿路 X 线及 B 超检查的主要目的是及时发现引起尿路感染反复发作的易感因素，如结石、梗阻、反流、畸形等。慢性肾盂肾炎可有两侧或一侧肾脏缩小、肾盂形态异常等改变。

【诊断与鉴别诊断】

（一）诊断

有尿路感染的症状和体征，细菌培养菌落数均 ≥ 10^5CFU/mL，即可诊断尿路感染。无尿路感染症状，两次尿细菌培养菌落数均 ≥ 10^5CFU/mL，均为同一菌种，即可诊断为无症状性菌尿。

1. 急性膀胱炎 常以尿路刺激征为突出表现，一般少有发热、腰痛；尿白细胞增多，尿细菌培养阳性等即可确诊。

2. 急性肾盂肾炎 常有全身（发热、寒战甚至毒血症状），局部（明显腰痛，伴或不伴尿路刺激征，输尿管点和（或）肋脊点压痛、肾区叩痛）症状和体征；常合并以下表现：①膀胱冲洗后尿培养阳性。②尿沉渣镜检白细胞管型，除外间质性肾炎、狼疮性肾炎等。③尿 N- 乙酰 –β–D- 氨基葡萄糖苷酶（NAG）、β_2-MG（β_2- 微球蛋白）升高。④尿渗透压降低。即可诊断。

3. 慢性肾盂肾炎 ①反复发作的尿路感染病史。②影像学肾外形凹凸不平且双肾大小不等，或静脉肾盂造影见肾盂肾盏变形、缩窄。③合并持续性肾小管功能损害。即可确诊。

（二）鉴别诊断

1. 肾结核 膀胱刺激征多较明显，晨尿结核杆菌培养可阳性，尿沉渣可找到抗酸杆菌，部分患者可有肺、生殖器等肾外结核病灶。

2. 肾结石　突发性肾绞痛伴肉眼血尿，尿检以红细胞为主，肾脏 B 超、静脉肾盂造影提示结石阳性，可资鉴别。

【治疗】

治疗原则：积极彻底进行抗菌治疗，消除诱发因素，防止复发。

（一）一般治疗

发热或症状明显时应卧床休息。应多饮水，勤排尿，促进细菌和炎症分泌物的排泄，及时去除诱发因素。给予足够热量及维生素，禁食辛辣刺激类食物等。

（二）抗感染治疗

抗生素应用原则：①根据尿路感染的部位，以及有无复杂尿路感染的因素，选择抗生素的种类、剂量及疗程。②在无病原学结果前，尤其是首发的尿路感染，应首选抗革兰阴性杆菌的抗生素，治疗 3 天症状无改善，应按药敏试验结果调整用药。③选择在尿和肾内浓度高的抗生素。④选用肾毒性小、副作用少的抗生素，尤其孕妇、儿童及肾损伤者。⑤单一药物治疗失败、严重感染、混合感染、耐药菌株出现时，需联合用药。

1. 急性膀胱炎　一般选择短疗程治疗，抗生素连用 3 ～ 7 天。停服 7 天后复查尿细菌培养，若结果阴性表明急性膀胱炎已治愈，若仍有真性细菌尿则继续应用抗生素治疗 2 周。

2. 急性肾盂肾炎　病情较轻者，可选口服抗生素治疗，疗程 10 ～ 14 天。严重感染全身症状明显者，需静脉给药，经治好转，于热退继续用药 3 天后，可改为口服抗生素，完成 2 周治疗。72 小时治疗未见明显好转者，应根据药敏结果及时调整抗生素，疗程 ≥ 2 周。

3. 慢性肾盂肾炎

（1）治疗关键在于积极寻找并去除易感因素。急性发作时，治疗同急性肾盂肾炎。

（2）反复发作者，应根据病情、参考药敏试验制定治疗方案。可联合用药，疗程适当延长至症状改善，菌尿消失，再应用长程低剂量抑菌治疗，维持半年。

4. 无症状性菌尿　是否治疗目前有争议，但有下述情况者应予治疗：①妊娠期无症状性菌尿。②学龄前儿童。③出现有症状感染者。④肾移植、尿路梗阻及其他尿路有复杂情况者。根据药敏结果选择有效抗生素，短疗程用药。

（三）疗效评定

1. 有效　治疗后反复查尿沉渣镜检及细菌学检查正常。
2. 治愈　症状消失，疗程结束时及结束后 2 周、6 周尿菌均阴性。
3. 失败　治疗后尿菌仍阳性，或经治疗后转阴，但 2 周或 6 周复查时尿菌仍为阳性，且为同一菌株。

第三节　慢性肾衰竭

慢性肾衰竭（chronic renal failure，CRF）指各种慢性肾脏病（CKD）晚期，肾实质已严重毁损，导致代谢产物潴留，伴有水、电解质及酸碱平衡失调和全身多系统症状为表现的临床综合征。本病为严重肾脏疾患的终末表现及重要的死亡原因。

慢性肾脏病（chronic kidney disease，CKD）指各种原因引起的慢性肾脏结构和功能障碍（肾脏损伤病史 >3 个月），包括 GFR（肾小球滤过率）正常和不正常的病理损伤，血液或尿液成分异常，以及影像学检查异常，或不明原因的 GFR<60mL/min 超过 3 个月。

【病因和发病机制】

CKD 的病因主要包括糖尿病肾病、高血压肾小动脉硬化、原发性与继发性肾小球肾炎、肾小管间质疾病、肾血管疾病、遗传性肾病等。近年来糖尿病肾病导致的慢性肾衰竭明显增加，有可能成为导致我国慢性肾衰竭的首要病因。

CRF 的发病机制尚未完全明确，目前主要认为由肾实质疾病导致部分肾单位破坏，残余"健存"肾单位代谢废物排泄负荷增加，代偿性发生肾小球内"三高"（肾小球毛细血管的高灌注、高压力和高滤过）而引起。

【临床表现】

（一）早期代偿期

肾储备功能下降（肾功能代偿期）和肾功能不全期的患者，可无任何症状，或仅有乏力、疲乏、夜尿增多（尿浓缩障碍所致）、腰酸等轻度不适。只有通过实验室检查才能发现肾功能的异常。

（二）中后期失代偿期

1. 心血管系统 出现动脉硬化、左心室肥厚和心力衰竭。心血管系统病变是慢性肾病患者最常见的并发症和最主要死因。

2. 消化系统 因尿毒素蓄积，可逐渐出现食欲不振、厌食、恶心、呕吐、口有尿味、消化道炎症和溃疡、呕血、便血及腹泻等。

3. 血液系统 主要为肾性贫血和出血倾向。肾脏产生促红细胞生成素（EPO）减少，为贫血的主要原因。

4. 神经系统 由于尿毒素的蓄积，可出现精神不振、记忆力下降、头痛、失眠、四肢发麻、肌痛、肌萎缩、情绪低落等症状。

5. 代谢异常 血甘油三酯升高，血浆白蛋白降低，肾脏合成 $1,25-(OH)_2D_3$ 减少，甲状旁腺功能亢进。铝沉积可导致肾性骨病，表现为骨痛、近端肌无力、骨折及身高缩短。骨外钙化导致皮肤瘙痒。

6. 内环境紊乱 常出现代谢性酸中毒、高钾血症、水钠代谢紊乱、低血钙和高血磷等。

【辅助检查】

1. 血液检查 ①血常规：血红蛋白降低，终末期可伴有血小板降低及白细胞偏高。②血生化：尿素氮、肌酐、尿酸增高；白蛋白正常或降低；高钾、低钠、高磷、低钙等。③血气分析示代谢性酸中毒：pH 值下降，AB、SB 及 BE 均降低，$PaCO_2$ 呈代偿性降低。

2. 尿液检查 可因基础病因不同而有所差异，可有不同程度的蛋白尿、血尿，尿比重下降等。

3. 肾小球滤过率测定 根据血肌酐等指标代入公式估算 GFR（eGFR），是 CRF 评估病情与进行临床分期的重要指标。

4.其他 泌尿系 B 超、肾穿刺活检等。

【诊断】

慢性肾衰竭的诊断主要依据病史、相关临床表现及肾功能检查。原有慢性肾脏病史，出现厌食、恶心、呕吐、腹泻、头痛、意识障碍时，应考虑 CRF。对既往病史不明，只因一些常见的内科症状，如乏力、厌食、恶心、胃纳不佳、贫血、高血压等就诊的患者，要结合本病相关辅助检查，排除 CKD/CRF 的可能。

【治疗】

治疗原则：早期诊断，积极有效治疗原发病，避免和纠正引起肾功能进展、恶化的危险因素，是慢性肾衰竭防治的基础，也是保护肾功能和延缓慢性肾脏病进展的关键。

（一）病因治疗

积极治疗原发病，如糖尿病、慢性肾小球肾炎、高血压等；禁止使用损害肾脏的药物。

（二）延缓慢性肾衰竭进展

1. 注意休息，适当运动。

2. 营养治疗，如低蛋白饮食，低盐饮食，低磷饮食，少尿者限钾。

3. 控制血压、控制蛋白尿：CKD 患者应严格控制高血压，首选血管紧张素转化酶抑制剂或血管紧张素 II 受体阻滞剂，血压控制不佳时加用钙通道阻滞剂等其他降压药。

4. 严格控制血糖：糖尿病患者空腹血糖控制在 5.0 ～ 7.2mmol/L，糖化血红蛋白小于 7%。

（三）并发症处理

1.纠正水、电解质紊乱

（1）脱水和低钠血症 尿毒症患者容易发生脱水和低钠血症，特别是长期食欲不振、呕吐、腹泻者。一旦发生，应及时补充。

（2）低钾血症和高钾血症 尿毒症患者使用利尿剂后，易发生低钾血症，应予补钾。出现高钾血症时，应停用一切含钾药物，并采取低钾饮食。紧急情况时予 10% 葡萄糖酸钙稀释后静推；葡萄糖与胰岛素合用将钾离子转入细胞内；袢利尿剂促进钾离子排泄。保守治疗不能纠正的严重高钾血症（血钾 >6.5mmol/L），应予血液透析治疗。

（3）高磷血症与低钙血症 高磷血症应予口服磷结合剂，严重低钙血症者可予活性维生素 D 及补钙治疗。

（4）代谢性酸中毒 口服碳酸氢钠，轻者为 1.5 ～ 3.0g/d，中重度患者为 3 ～ 15g/d，也可静脉输注。

2.贫血的治疗 静注或皮下注射重组人促红细胞生成素，也可口服罗沙司他等。缺铁应补充铁剂治疗。

3.治疗心血管并发症 ①心力衰竭是 CKD 主要死亡原因之一，可予重组人脑利钠肽、沙库巴曲缬沙坦等改善心功能。对于急性肺水肿、充血性心力衰竭者，应尽早进行血液净化治疗。②CKD 合并动脉粥样硬化者可行冠脉支架植入，但应谨慎行冠状动脉造影术。③积极降压，防治脑血管病的发生。

4.防治感染　预防各种病原体的感染。高危患者可每年接种流感疫苗、肺炎球菌疫苗等预防感染，进入透析前可接种乙肝疫苗。一旦发生感染，要积极治疗。

（四）肾脏替代治疗

用人工方法部分代替失去的肾功能，以维持患者生命。肾脏替代治疗包括血液透析、腹膜透析、肾脏移植。肾脏移植是目前最佳的肾脏替代治疗。

复习思考题

1.简述慢性肾小球肾炎的临床表现。

2.何谓无症状性菌尿？尿路感染的易患因素有哪些？

3.何谓慢性肾脏病？其治疗原则是什么？

4.何谓肾性骨病？如何治疗肾性骨病？

第一节 贫血总论

贫血（anemia）指人体外周血红细胞容积减少，低于正常范围下限，不能运输足够的氧至组织而产生的综合征。由于红细胞容积测定较复杂，临床上常以血红蛋白（Hb）浓度来代替。我国海平面地区，成年男性 Hb<120g/L，成年女性 Hb<110g/L，孕妇 Hb<100g/L，即可诊断为贫血。

【分类】

1. 按红细胞形态分类

（1）大细胞性贫血　巨幼细胞贫血，因叶酸及维生素 B_{12} 缺乏所致。

（2）正常细胞性贫血　再生障碍性贫血、溶血性贫血、急性失血性贫血等。

（3）小细胞低色素性贫血　缺铁性贫血、铁粒幼细胞贫血等。

2. 按病因和发病机制分类

（1）红细胞生成减少性贫血　①造血干/祖细胞异常所致贫血（再生障碍性贫血、纯红细胞再生障碍性贫血、造血系统恶性克隆性疾病）。②造血调节异常所致的贫血（骨髓纤维化、肾功能不全、垂体或甲状腺功能减退、肿瘤性疾病或某些感染性疾病）。③造血原料不足或利用障碍所致的贫血（叶酸或维生素 B_{12} 缺乏或利用障碍的巨幼细胞贫血、缺铁或铁利用障碍的缺铁性贫血或再生障碍性贫血）。

（2）红细胞破坏过多性贫血　即溶血性贫血（HA）。①红细胞自身异常所致的 HA（红细胞膜的异常、遗传性红细胞酶缺陷、遗传性珠蛋白生成障碍）。②红细胞外部因素所致的 HA（免疫性 HA、血管性 HA、生物因素、理化因素）。

（3）失血性贫血　各种原因引起的急、慢性失血。

【临床表现】

贫血的临床表现与贫血的病因、贫血导致血液携氧能力下降的程度、贫血时血容量下降的程度、发生贫血的速度与机体对贫血的代偿和耐受能力有关。贫血最常见的全身症状为乏力。

1. 神经系统表现　头痛、头晕、耳鸣、失眠、多梦、记忆力减退、注意力不集中等。

2. 皮肤、黏膜表现　苍白是贫血时皮肤、黏膜的最主要表现。

3. 呼吸系统表现　轻度贫血时，呼吸频率可能不增加；重度贫血时，呼吸加深加快，出现气短、呼吸困难。

4. 循环系统表现　轻度贫血时，仅活动后有心悸、气短；中、重度贫血时，无论何种状态均可出现心悸、气短。长期贫血，心脏供血不足，会导致贫血性心脏病，不仅有心率变化，还有心律失常、心脏结构异常，甚至心功能不全。

5. 消化系统表现　消化腺分泌减少甚至腺体萎缩，导致消化功能减低、消化不良，出现腹胀、纳差、大便规律和性状的改变。

6. 泌尿生殖系统表现　少尿、无尿，甚至出现肾功能不全。女性患者贫血可影响女性激素的分泌，凝血因子和血小板的质和量异常，出现月经失调。

7. 其他　毛发干枯、创口愈合缓慢、免疫功能低下等。

【诊断】

1. 询问病史　了解贫血发生的时间、速度、程度、并发症等。询问既往史，提供贫血的原发病线索。家族史提供贫血的遗传背景。个人史、月经生育史对营养不良性贫血、失血性贫血有辅助诊断价值。危险因素暴露史对造血组织受损和感染相关性贫血的诊断至关重要。

2. 体格检查　详细检查营养状况、皮肤黏膜、浅表淋巴结、心、肺、肝、脾、骨骼压痛情况等。

3. 实验室检查

（1）血液一般检查　Hb 测定为贫血严重程度提供依据。红细胞平均体积（MCV）、红细胞平均血红蛋白（MCH）和红细胞平均血红蛋白浓度（MCHC）反映红细胞大小、Hb 改变，为贫血的病理机制诊断提供线索。网织红细胞计数反映骨髓红系增生（或对贫血的代偿）情况。

（2）骨髓象检查　包括骨髓细胞涂片和活检。涂片反映骨髓细胞的增生程度，细胞成分、比例和形态变化。活检反映骨髓造血组织结构、增生程度、细胞成分和形态变化。

（3）贫血的病因检查　①血清铁和铁蛋白。②叶酸和维生素 B_{12}。③溶血实验。④肝肾功能。⑤粪便隐血试验。⑥胸部 CT、腹部彩超、胃肠镜检查等。

【治疗】

1. 病因治疗　首先要消除病因。消除了病因，贫血才能彻底治愈。

2. 补充造血原料　营养性贫血，如缺铁性贫血（IDA）和巨幼细胞贫血等，应积极补充铁剂、维生素 B_{12} 或叶酸等造血原料，可以获得良好效果。非营养不良性贫血补充造血原料多无效。

3. 刺激红细胞生成　对再生障碍性贫血等可给予雄激素类药物刺激红细胞生成。促红细胞生成素（EPO）多用于骨髓衰竭性疾病贫血、癌性贫血、肾性贫血。

4. 免疫抑制　部分患者可以应用糖皮质激素，再生障碍性贫血及某些类型的骨髓增生异常综合征（MDS）患者，可选环孢素 A（CsA）、糖皮质激素、抗胸腺细胞球蛋白（ATG）、抗淋巴细胞球蛋白（ALG）。

5. 脾切除术　可去除 RBC 的破坏场所，主要用以治疗脾功能亢进所致的贫血和遗传性球形红细胞增多症等。

6. 输血　急性大量失血引起的贫血应积极输血。重度贫血应考虑输血。难治性贫血如再生障碍性贫血（AA）、MDS、重型地中海贫血等须长期输注红细胞。过多的输血可引起铁过载，导致含铁血黄素沉着症等铁中毒表现，须严格掌握输血指征。

7. 造血干细胞移植　主要用于重型 AA 及重症 β 地中海贫血，有些患者可获得长期缓解或治愈。

一、缺铁性贫血

缺铁性贫血（iron deficient anemia，IDA）指体内贮存铁耗尽，红细胞内缺铁，血红素合成障碍，血红蛋白生成减少，发生的小细胞低色素性贫血。缺铁性贫血是最常见的贫血。

【铁代谢】

1. 铁的分布 体内的铁分为两部分：①功能状态的铁：包括血红蛋白铁、肌红蛋白铁、转铁蛋白铁、乳铁蛋白、酶和辅因子结合的铁。其中血红蛋白铁占67%，肌红蛋白铁占15%。②贮存铁：以铁蛋白、含铁血黄素形式贮存于肝脏、脾脏、骨髓等器官组织的单核吞噬细胞系统中。正常成年男性体内铁总量为50～55mg/kg，女性为35～40mg/kg。

2. 铁的来源与吸收 正常人每天造血需铁20～25mg，主要来自衰老破坏的红细胞。铁的吸收部位主要在十二指肠和空肠的上段。正常人维持体内铁平衡需每天从食物中摄铁1～1.5mg，妊娠期及哺乳期女性为2～4mg，动物食品铁吸收率高（可达20%），植物食品铁吸收率低（1%～7%）。食物铁状态（三价、二价铁）、胃肠功能（酸碱度等）、体内铁贮量、骨髓造血状态及某些药物（如维生素C）均会影响铁的吸收。人体每天排铁不超过1mg，主要通过肠黏膜脱落细胞随粪便排出，少量通过尿液、汗液排出，哺乳期妇女还通过乳汁排出。

3. 铁的转运 机体铁来自外源铁和内源铁，衰老及无效生成的红细胞所释放的铁被重新利用。进入血液的二价铁经铜蓝蛋白氧化为三价铁，与血浆中的转铁蛋白结合，运送至各组织中。

【病因和发生机制】

正常情况下，铁的吸收与排泄处于动态平衡。当需要增加、摄入不足、吸收不良、转运障碍、丢失过多及利用障碍等，可导致机体缺铁。

1. 铁的摄入不足 正常成年人每天需铁量为1～2mg，妊娠和哺乳期妇女、婴幼儿、青少年需铁量增加，摄入相对不足，易造成IDA。

2. 铁的吸收不良 胃大部切除术后、萎缩性胃炎、长期腹泻、慢性肠炎、克罗恩病等均可影响铁的吸收，造成IDA。

3. 慢性失血 慢性失血为成年人IDA的最常见病因。失血原因以月经量过多及消化道慢性失血最多见。

【临床表现】

临床表现与贫血程度、起病缓急有关，主要为贫血、组织缺铁、缺铁原发病的表现。

1. 贫血表现 常见症状有头晕、乏力、易倦、面色苍白、眼花、耳鸣、活动后心悸气短等。

2. 组织缺铁表现 发育迟缓、体力下降、智力低下；精神和行为异常，如注意力不集中、烦躁易怒、异食癖；毛发干枯脱落、皮肤干燥、匙状甲；口腔炎、舌炎等。

3. 缺铁原发病表现 如育龄女性月经过多；消化性溃疡、消化道肿瘤所致黑便、血便、痔等。

【辅助检查】

1. 血液一般检查 ①小细胞低色素性贫血，MCV<80fl，MCH<27pg，MCHC<32%；红细

胞体积小，中央淡染区扩大。②网织红细胞正常或轻度升高。③白细胞计数正常或降低。④血小板计数表现不一。

2. 骨髓象检查　①增生活跃或明显活跃，红系增生为主，中、晚幼红细胞比例增高。②粒系、巨核系正常。③骨髓细胞外铁染色阴性是 IDA 诊断的"金标准"。

3. 血液生化检测　①血清铁降低 <8.95μmol/L；总铁结合力 >64.44μmol/L。②转铁蛋白饱和度 <15%。③血清铁蛋白 <12μg/L。

【诊断与鉴别诊断】

（一）诊断

包括缺铁性贫血的诊断、贫血的病因诊断。临床上将缺铁性贫血分为缺铁、缺铁性红细胞生成、缺铁性贫血 3 个阶段。

1. 缺铁　体内贮存铁消耗，血清铁蛋白降低 <12μg/L，或骨髓铁染色铁粒幼细胞 <15% 或消失，细胞外缺铁，血红蛋白与血清铁等指标正常。

2. 缺铁性红细胞生成　红细胞摄入铁较正常少，除血清铁蛋白降低 <12μg/L 以外，转铁蛋白饱和度降低 <15%，红细胞游离原卟啉（FEP）增高，血红蛋白尚正常。

3. 缺铁性贫血　红细胞内血红蛋白明显减少，呈现小细胞低色素性贫血。

4. 病因诊断　查找病因尤为重要，只有明确病因才可能根治 IDA。

5. 贫血的程度判断

（1）轻度贫血　男性 Hb 为 90 ～ 120g/L；女性 Hb 为 90 ～ 110g/L。

（2）中度贫血　Hb 为 60 ～ 900g/L。

（3）重度贫血　Hb 为 30 ～ 160g/L。

（4）极重度贫血　Hb<30g/L。

（二）鉴别诊断

1. 珠蛋白生成障碍性贫血　常有家族史，有溶血的表现。但血清铁蛋白、骨髓可染铁、血清铁和铁饱和度不低且常增高。

2. 慢性病性贫血　常有慢性炎症、感染或肿瘤等基础疾病，贫血为小细胞性。血清铁蛋白和骨髓小粒含铁血黄素增多，血清铁、血清铁饱和度、总铁结合力减低。

3. 铁粒幼细胞性贫血　表现为小细胞性贫血，但血清铁蛋白浓度增高、骨髓小粒含铁血黄素颗粒增多、铁粒幼细胞增多，出现环形铁粒幼细胞。血清铁和铁饱和度增高，总铁结合力不低。

【治疗】

IDA 的治疗原则：病因治疗和铁剂治疗。

1. 病因治疗　尽可能地找出导致缺铁的病因，根除病因是关键。

2. 补充铁剂

（1）口服铁剂　是补充铁剂的首选治疗。最常用的是硫酸亚铁，此外还有琥珀酸亚铁和富马酸亚铁。餐后服用以减少药物对消化道的刺激。浓茶、咖啡、乳类等会抑制铁剂的吸收。口服铁剂有效的最早表现为外周血网织红细胞升高；Hb 于治疗后 2 周开始升高，一般 2 个月后恢复正常水平。Hb 完全正常后应继续服用铁剂 3 ～ 6 个月以补足体内铁贮存量。

（2）注射铁剂　口服铁剂不能耐受的患者，常用蔗糖铁或右旋糖酐铁注射，偶可出现过敏性休克。

二、再生障碍性贫血

再生障碍性贫血（aplastic anemia，AA）简称再障，是由多种病因导致骨髓造血功能衰竭，以骨髓增生极度低下，两系或三系（全血）血细胞减少，但骨髓中无恶性细胞浸润为主要特征，属于骨髓衰竭（bone marrow failure，BMF）综合征的一种。临床主要表现为贫血、出血、感染，一般无肝、脾、淋巴结肿大。我国 AA 发病率为 0.74/10 万，各年龄段均可发生，15～25 岁和 >60 岁为发病高峰年龄组，男性和女性的发病率无明显差异。根据患者的病情、血象、骨髓象及预后，分为重型（SAA）和非重型（NSAA）。

【病因和发病机制】

（一）病因

多数原因不明，可能与以下因素有关。

1. 化学因素　是再障的首要病因。最常见的致病药物为氯霉素、抗肿瘤药、退热镇痛药，其次为磺胺、有机砷；非药物性化学物质以苯及其衍生物多见。

2. 物理因素　电离辐射、X 线、放射性核素等，可干扰 DNA 的复制，抑制细胞有丝分裂，从而减少造血干细胞。

3. 病毒感染　特别是肝炎病毒、微小病毒 B19 等。

（二）发病机制

再障的发病机制往往是多方面因素作用的结果。

1. 造血祖细胞质和量的缺陷。

2. 骨髓造血微环境异常。

3. 免疫异常。

【临床表现】

AA 主要表现为贫血、出血和感染。

1. 重型再生障碍性贫血（SAA）　起病急，病情重，进展快。①贫血：进行性加重，伴有明显的头晕、乏力、心悸、气短等。②出血：有不同程度的皮肤、黏膜出血。严重可致深部脏器出血，甚至因颅内出血而危及生命。③感染：以呼吸道感染最多见，严重时出现脓毒症。

2. 非重型再生障碍性贫血（NSAA）　起病和进展较缓慢，贫血呈慢性经过；出血较轻微，内脏出血少见；感染以呼吸道感染多见，发热一般较轻，感染容易控制；若治疗有效，可能长期缓解以至痊愈，少数病例可转为重型再障。

【辅助检查】

1. 血液一般检查　呈全血细胞减少，为正细胞正色素性贫血，淋巴细胞比例增高，网织红细胞显著减少。

2. 骨髓象检查　骨髓小粒少，脂肪滴显著增多。骨髓有核细胞少，幼红细胞、粒细胞及巨核细胞均明显减少。淋巴细胞、浆细胞、组织细胞等非造血细胞相对增多。

【诊断与鉴别诊断】

（一）诊断

1. 再障诊断标准　①全血细胞减少，网织红细胞绝对值减少（儿童网织红细胞 <1%），淋巴细胞比例增高，至少符合以下 3 项中 2 项：Hb<100g/L；血小板（PLT）计数 <50×10⁹/L（儿童 <100×10⁹/L）；中性粒细胞（ANC）计数 <1.5×10⁹/L。②骨髓检查至少有一部位增生减低或重度减低，如增生活跃，须有巨核细胞明显减少及淋巴细胞相对增多，骨髓小粒成分中应见非造血细胞增多，脂肪组织增加，网硬蛋白不增加，无异常细胞。③必须除外引起全血细胞减少的疾病，如阵发性睡眠性血红蛋白尿（PNH）、MDS、自身抗体介导的全血细胞减少、急性白血病（AL）、恶性组织细胞病等。

2. SAA 的诊断标准　①发病急，贫血进行性加重，严重感染和出血，血液一般检查具备下述 3 项中的 2 项：网织红细胞绝对值 <15×10⁹/L；中性粒细胞计数 <0.5×10⁹/L；血小板计数 <20×10⁹/L。②骨髓增生广泛重度减低。③中性粒细胞计数 <0.2×10⁹/L，为极重型再障，预后凶险。

（二）鉴别诊断

1. 阵发性睡眠性血红蛋白尿（PNH）　典型的 PNH 患者有血红蛋白尿，出血、感染较少，网织红细胞升高，Rous 试验可阳性，Ham 试验多为阳性，外周血中可发现 CD55、CD59 阴性的中性粒细胞或红细胞。

2. 骨髓增生异常综合征（MDS）　MDS 中的难治性贫血与再生障碍性贫血较难鉴别。其以病态造血为特征，进一步可依据染色体核型异常等加以鉴别。

3. 低增生性急性白血病　可表现为外周血全血细胞减少，易与再生障碍性贫血相混淆。观察血象及骨髓，原始细胞明显增多，骨髓细胞形态学、染色体和融合基因异常可以鉴别。

【治疗】

（一）对症及支持治疗

1. 做好个人卫生和防护；避免创伤、出血；杜绝接触各类危险因素；必要的心理护理。
2. 严重贫血患者可输入悬浮红细胞；严重出血尤其内脏出血，可输入单采血小板；感染性发热，应取感染部位的分泌物、血、尿、便等做细菌培养及药敏实验，并经验性使用广谱抗生素治疗；合并肝功能损害，应酌情选用护肝药物。

（二）针对发病机制的治疗

1. 免疫抑制治疗
（1）抗淋巴 / 胸腺细胞球蛋白（ALG/ATG）　主要用于 SAA。
（2）环孢素　适用于全部 AA。
2. 促造血治疗
（1）造血生长因子　适用于全部 AA，特别是 SAA。

（2）雄激素　适用于全部 AA。

3. 造血干细胞移植　对 40 岁以下、无感染及其他并发症、有合适供体的 SAA 患者，可首先考虑异基因造血干细胞移植。

第二节　白血病

白血病（leukemia）是一组因造血前体细胞在某些分化阶段发生基因突变，导致细胞分化障碍、增殖失控、凋亡受阻而形成的造血系统恶性肿瘤，是一类造血干 / 祖细胞的恶性克隆性疾病。异常克隆性增殖的细胞称白血病细胞，主要病理生理特征为白血病细胞在骨髓及其他造血组织中大量增生，同时进入外周血并浸润其他组织器官，造成正常造血功能受到抑制，正常血细胞生成减少。临床主要出现贫血、出血、感染及肝、脾、淋巴结肿大等表现。

【病因和发病机制】

尚未阐明，可能与下列因素相关。

1. 生物因素　主要是病毒感染。病毒感染后，作为内源性病毒整合潜伏在宿主细胞内，一旦被激活，就会诱发白血病。已从人类 T 细胞白血病细胞中分离出逆转录病毒。

2. 电离辐射　研究表明，大面积和大剂量照射可使骨髓抑制和机体免疫力下降，DNA 突变、断裂和重组，导致白血病的发生。日本广岛和长崎原子弹爆炸后，幸存者中白血病的发病率比未遭受辐射地区高数十倍。强直性脊柱炎患者放射治疗后，白血病患病率明显增高。

3. 化学因素　许多能引起骨髓毒性的化学物质及药物都有致白血病的可能，已提出的有苯、氯霉素、磺胺、保泰松、乙双吗啉、抗癌药尤其是烷化剂，以及其他细胞毒性药物。

4. 遗传因素　主要指单卵孪生子，如一人发病，另一人的发病率为 1/5，比双卵孪生者高 12 倍。某些遗传性和免疫缺陷性疾病如先天性全血细胞减少症、先天性免疫球蛋白缺乏症等患者，易发生白血病。

白血病的发病比较复杂，很可能是多种致病因素的作用引起某些基因的突变，现认为染色体异常、癌基因突变、活化和抑癌基因失活等是白血病发病的重要机制。

【分类】

（一）根据白血病细胞的分化程度和自然病程分类

1. 急性白血病（acute leukemia，AL）　起病急，病情发展迅速，自然病程一般仅几个月。骨髓及外周血中以原始细胞及早期幼稚细胞为主。

2. 慢性白血病（chronic leukemia，CL）　病程较缓慢，自然病程一般为数年。骨髓及外周血中以较成熟幼稚细胞和成熟细胞为主。

（二）根据主要受累的细胞系列分类

根据主要受累的细胞系列，AL 可分为急性淋巴细胞白血病（ALL）和急性髓细胞白血病（AML）。CL 则分为慢性髓系白血病（CML）、慢性淋巴细胞白血病（CLL）及少见类型的白血病，如毛细胞白血病、幼淋巴细胞白血病等。

一、急性白血病

急性白血病（AL）是骨髓异常原始细胞和早期幼稚细胞克隆性增殖，正常造血功能受到抑制，可广泛浸润肝、脾、淋巴结等脏器。症状的缓急主要取决于白血病细胞在体内的增长速率和积蓄程度。按细胞形态分为 ALL 和 AML。在我国，AL 比 CL 多见，约 5.5∶1，其中 AML>ALL>CML>CLL，男性多于女性，成人以 AML 多见，儿童以 ALL 多见。

【临床表现】

（一）骨髓造血功能受抑制的表现

1. 发热和感染　半数患者以发热起病。发热程度不同，高热多提示存在继发感染。感染以咽峡炎、口腔炎最多见，肺部感染、肛周炎及皮肤感染也较常见。严重感染可致菌血症或脓毒症，是急性白血病最常见的死亡原因之一。较常见的致病菌有肺炎克雷伯菌、铜绿假单胞菌、大肠埃希菌、金黄色葡萄球菌等。长期使用广谱抗生素、化疗药及糖皮质激素等，易发生真菌感染，以念珠菌及曲霉菌多见。病毒感染也较多见，并且较重。

2. 出血　40% 的患者早期会发生出血。出血可发生在全身各部位，以皮肤瘀点、瘀斑、鼻出血、牙龈出血、月经过多为多见；眼底出血可影响视力；消化道及泌尿道等内脏出血亦多见。死于出血的患者大约 87% 是颅内出血所致。血小板减少、凝血异常及感染是出血的主要原因。

3. 贫血　随病情发展而进行性加重。引起贫血的主要机制是白血病细胞抑制了正常红细胞的增殖和分化，同时出血也可导致贫血加重。

（二）白血病细胞增殖浸润的表现

1. 淋巴结和肝脾肿大　急性淋巴细胞白血病较急性非淋巴细胞白血病显著，多为全身浅表淋巴结肿大，质地中等，无压痛。肝脾肿大一般为轻至中度。

2. 骨骼及关节　胸骨下端局限性压痛是 AL 最常见的骨骼浸润表现，具有诊断意义。四肢关节痛或骨痛在儿童特别多见。偶尔骨膜上出现肿块，可出现于颅骨、胸骨、肋骨或四肢骨，发生于眼眶周围，称绿色瘤，可引起眼球突出、复视，甚至失明。

3. 中枢神经系统　是白血病最常见的髓外浸润部位。中枢神经系统白血病（CNSL）多出现在治疗后缓解期。主要表现为头痛、恶心、呕吐、视力模糊、颈项强直，甚至抽搐、昏迷。CNSL 以儿童 ALL 最多见。

4. 皮肤黏膜　由于白血病细胞浸润，可致齿龈增生、肿胀。皮肤浸润表现为皮疹或皮下结节。

5. 睾丸　出现无痛性肿大，多为一侧性，另一侧虽无肿大，但在活检时往往也发现有白血病细胞浸润，多见于 ALL 化疗后的幼儿和青年，是仅次于 CNSL 的白血病髓外复发的根源。

【辅助检查】

1. 血液一般检查　贫血及血小板减少极常见，为正细胞正色素性贫血。白细胞计数多数增高，部分患者正常或低于正常范围，称白细胞不增多性白血病。白细胞增多性白血病患者血片中易找到原始和早期幼稚细胞，数量不等。

2. 骨髓象检查　是确诊白血病的主要依据和必做检查。骨髓有核细胞显著增生，正常红细胞及巨核细胞减少。白血病性原始细胞形态有异常改变。Auer 氏小体常见于 AML。

【诊断与鉴别诊断】

（一）诊断

1. 急性白血病（AL）的诊断 详细的病史资料及临床表现对于诊断具有重要的价值。临床表现有发热、出血、贫血等症状，查体见肝、脾、淋巴结肿大及胸骨压痛等体征，外周血检查示贫血、PLT 减少，骨髓细胞形态学及细胞化学染色显示某一系列原始或幼稚细胞超过标准，临床通常按 WHO 标准（≥ 20%）即可诊断。

2. 中枢神经系统白血病（CNSL）的诊断 由于绝大多数化疗药物不能透过血脑屏障，中枢神经系统成为白血病细胞的庇护所。CNSL 成为白血病复发的主要根源之一，严重影响白血病的疗效。ALL、AML-M$_4$、AML-M$_5$、AML-M$_2$ 易出现 CNSL，可发生在白血病的活动期或 CR 期。诊断标准：脑脊液白血病细胞计数 0.005×10^9/L（5 个/毫升），离心标本证明细胞为原始细胞，即可诊断为 CNSL。脑脊液流式细胞分析检查呈阳性也应按 CNSL 处理。

3. 睾丸白血病（TL）的诊断 TL 是白血病复发的原因之一，常见于儿童 ALL。表现为睾丸单侧或双侧肿大，质地变硬或呈结节状，缺乏弹性感，透光试验阴性，超声波检查可发现睾丸呈非均质性浸润灶，初诊患儿可不予活检。在全身化疗骨髓缓解的患儿出现睾丸肿大者，应进行活检以确定是否为 TL 复发。

（二）鉴别诊断

急性白血病主要与骨髓增生异常综合征、类白血病反应、传染性单核细胞增多症、原发免疫性血小板减少症等进行鉴别，依据外周血及骨髓象检查等相关检查，一般不难做出鉴别诊断。

【治疗】

AL 的治疗措施主要包括对症支持治疗、化学治疗、分子靶向治疗、免疫治疗、造血干细胞移植（HSCT），分为诱导治疗和缓解后治疗两个阶段。诱导治疗一般要求 2 个疗程内达到 CR。缓解后治疗又包括巩固治疗和维持治疗，治疗前需通过免疫表型、细胞遗传学、分子遗传学等实验方法进行精确诊断，根据患者年龄、病情、经济条件制定个体化治疗方案。

（一）对症支持治疗

1. 紧急处理高白细胞血症 当循环血液中白细胞计数 $>100 \times 10^9$/L 时，患者可产生白细胞淤滞症，患者表现为呼吸困难、低氧血症、言语不清、颅内出血等。应紧急使用血细胞分离机，清除过高的白细胞，同时给予化疗和水化治疗，预防白血病细胞崩解破坏所致的高尿酸血症、酸中毒、电解质异常、凝血异常等并发症。

2. 感染的防治 严重感染是急性白血病主要的死亡原因之一。要注意环境及个人卫生；粒细胞减少或缺乏者宜住层流病房或消毒隔离病房；有感染及发热者，及时行病原学等检查。在致病菌查明之前或有持续发热 >38.5℃者，应经验性予以广谱抗生素治疗。待病原学和药敏结果出来后再调整用药。

3. 输血支持治疗 如贫血较严重，可输注红细胞悬液。血小板计数过低引起的出血，输注血小板悬液是最有效的止血措施。如果弥散性血管内凝血（DIC）引起的出血，须抗 DIC 治疗。

4. 高尿酸肾病的防治 化疗时，白血病细胞大量崩解破坏，血清及尿中的尿酸浓度均高，阻塞肾小管，可致高尿酸血症肾病。患者出现少尿或无尿，甚至急性肾衰竭。密切监测患者尿量、肾功能，给予水化、碱化治疗，可服用别嘌醇抑制尿酸合成。

（二）化学治疗

急性白血病的化疗可分诱导缓解和缓解后治疗两个阶段。抗白血病治疗的第一个阶段是诱导缓解治疗，化学治疗是此阶段白血病治疗的主要方法。诱导缓解的目的是要迅速消灭白血病细胞，使骨髓的造血功能恢复正常，使患者达到完全缓解。急性白血病经诱导治疗达到完全缓解时，体内仍有一定数量的白血病细胞。因此，第一个阶段的诱导缓解治疗后，仍需继续巩固和强化治疗，即缓解后治疗，进一步消灭残存的白血病细胞，防止复发，延长缓解和生存时间，争取治愈。白血病复发大多在骨髓，但也可在髓外，如中枢神经系统、睾丸等，故也应重视髓外白血病的防治。

（三）造血干细胞移植（HSCT）

HSCT 已成为急性白血病患者长期生存及治愈的有效手段。HSCT 是对患者进行全身照射、化疗和免疫抑制预处理后，将正常供体或自体的造血细胞注入患者体内，使之重建造血和免疫功能。

【预后】

未经特殊治疗者，平均生存时间仅 3 个月左右。经支持治疗、联合化疗、靶向药物治疗及造血干细胞移植，很多患者可获得完全缓解，生存时间明显延长，甚至长期生存或治愈。影响预后的因素与年龄、肿瘤负荷、细胞类型、染色体核型、融合基因、原有基础疾病等相关。

二、慢性粒细胞白血病

慢性白血病（chronic leukemia，CL）是白血病细胞分化停滞于晚期阶段，骨髓及外周血中以晚期幼稚细胞及异常的成熟细胞为主，有一定的分化成熟能力的一组异质性造血系统恶性肿瘤。临床常见的 CL 为慢性髓细胞白血病（CML）和慢性淋巴细胞白血病（CLL）。

CML 最多见，简称慢粒，是一种发生在多能造血干细胞的恶性骨髓增殖性肿瘤。外周血粒细胞显著增多，可见 Ph 染色体和 BCR-ABL 融合基因。病程进展缓慢，自然病程分为慢性期（CP）、加速期（AP）和急变期（BP）。国内中位发病年龄 45 ~ 50 岁，男性多于女性。

【分期及临床表现】

1. 慢性期（CP） 一般持续 1 ~ 4 年，早期多无明显症状，患者常因其他原因就医或体检时发现白细胞异常增高或脾大。脾脏肿大是本病的主要体征。临床可有乏力、低热、出汗及消瘦等代谢亢进表现。外周血或骨髓中原始细胞 <10%，白细胞极度增高时，可发生白细胞淤滞症。

2. 加速期（AP） 可持续几个月到数年。常有发热、进行性体重下降；逐渐出现贫血、出血加重；脾脏进行性肿大；外周血或骨髓原始细胞 10% ~ 19%；外周血嗜碱粒细胞 >20%；出现 Ph 以外的染色体异常。

3. 急变期（BP） 为 CML 的终末期，临床同急性白血病。多数为急粒变，少数可急淋变或急单变。外周血或骨髓中原始细胞 >20% 或出现髓外原始细胞浸润。急性变预后极差，在数月内死亡。

【辅助检查】

1. 血液一般检查 白细胞计数明显增多为 CML 特征，可达 100×10^9/L 以上。白细胞分类可见到各发育阶段的粒系细胞，主要是中幼粒及以下各阶段细胞。嗜酸及嗜碱粒细胞均增高。早期红细胞和血小板正常或升高，晚期患者红细胞和血小板减少。

2. 骨髓象检查 骨髓增生明显至极度活跃，以粒细胞为主，粒红比例明显增高，其中中性中幼、晚幼及杆状核粒细胞明显增多，原始细胞 <10%。嗜酸、嗜碱粒细胞增多。红细胞相对减少。巨核细胞正常或增多，晚期减少。

3. 中性粒细胞碱性磷酸酶（NAP）测定 多数 CML 患者 NAP 缺如或降低，完全缓解时可恢复正常，复发时又下降。本试验有助于区别类白血病反应及其他骨髓增生性疾病。

4. 细胞遗传学检查 95% 以上患者的 CML 细胞 Ph 染色体阳性，形成 BCR-ABL 融合基因。

【诊断与鉴别诊断】

（一）诊断

根据白细胞异常增高，脾肿大，典型的血象与骨髓象，结合 Ph 染色体，BCR-ABL 融合基因阳性，即可做出诊断。

（二）鉴别诊断

本病主要与类白血病反应、其他引起脾大的疾病（如血吸虫病、疟疾、黑热病、肝硬化、脾功能亢进症等）、骨髓纤维化等疾病鉴别，骨髓象检查及细胞遗传学和分子遗传学检查等有助于鉴别诊断。

【治疗】

1. 分子靶向治疗 酪氨酸激酶抑制剂（TKI）能特异性阻断 ATP 在 ABL 激酶上的结合位置，使酪氨酸残基不能磷酸化，从而抑制 BCR-ABL 阳性细胞的增殖。《慢性髓性白血病诊疗指南》中已明确 TKI 是治疗 CML-CP（慢性粒细胞白血病慢性期）的首选药物。

2. 干扰素（IFN-α） 是分子靶向药物出现之前的首选药物，目前用于不适合 TKI 和异基因造血干细胞移植的患者。

3. 羟基脲（HU） 是细胞周期特异性化疗药，起效快，但持续时间较短，停药后很快回升。用药期间需密切监测血常规，及时调整药物剂量。目前限于高龄、有合并症、TKI 和 IFN-α 均不耐受的患者及用于高白细胞淤滞时的降白细胞处理。

4. 异基因造血干细胞移植（allo-HSCT） 是 CML 的根治性治疗方法，但在 CML 不作为一线选择，仅用于对 TKI 耐药、不耐受及进展期的患者。

【预后】

影响 CML 的主要预后因素：①初诊时预后风险积分。②治疗方式。③病程演变。TKI 应用以来，CML 患者生存期显著延长。

第三节　淋巴瘤

淋巴瘤（lymphoma）是一组起源于淋巴结和（或）结外淋巴组织，由单个突变淋巴细胞克隆性增生而形成的高度异质性恶性肿瘤，可分为霍奇金淋巴瘤（Hodgkin lymphoma，HL）和非霍奇金淋巴瘤（non-Hodgkin lymphoma，NHL）两大类。临床主要表现为无痛性淋巴结肿大，伴或不伴发热、夜间盗汗、体重下降等全身症状。淋巴瘤是常见恶性肿瘤，发病有年龄、性别、地域、城乡等差异，发病高峰年龄为 75 ～ 79 岁，男性多于女性，城市高于农村，以 NHL 多见。

本病的病因尚不清楚，迄今较为重要的是病毒病因学说。用荧光免疫法检查 HL 患者的血清，可发现部分患者有高效价抗 EB 病毒抗体。HL 患者的淋巴结在电镜下可见 EB 病毒颗粒。EB 病毒与 HL 的关系极为密切。

【临床表现】

无痛性进行性的淋巴结肿大或局部肿块是淋巴瘤的共同临床表现，具有以下两个特点：①全身性：淋巴瘤可发生在身体的任何部位，其中淋巴结、扁桃体、脾及骨髓是最易受到累及的部位。②多样性：组织器官不同，受压迫或浸润的范围与程度不同，引起的症状也不同。

淋巴瘤的临床表现除淋巴结肿大外，还伴随发热、盗汗、体重下降、皮肤瘙痒、恶病质等全身症状。

（一）霍奇金淋巴瘤（HL）

HL 多见于青年人，以无痛性淋巴结肿大为典型临床表现。最常见于纵隔或颈部淋巴结，其次为腋下淋巴结。少数患者仅有深部淋巴结肿大，如腹膜淋巴结肿大，压迫浸润邻近器官，引起相应症状。部分 HL 患者以原因不明的持续性或周期性发热为首发症状。临床上约 1/3 的患者有发热、夜间盗汗、体重降低等全身症状，也可出现全身皮肤瘙痒、饮酒后淋巴结疼痛等，如侵犯其他器官，如肝、脾、肺、脊椎等，可引起相应症状。

（二）非霍奇金淋巴瘤（NHL）

NHL 见于各年龄组，但随着年龄增长而发病增多，男性多于女性。根据淋巴瘤的生物学行为又可分为惰性 NHL 和侵袭性 NHL。

1. 惰性 NHL　通常生长缓慢，自然病程较长，大多数表现为无痛性淋巴结肿大，累及 1 个或多个外周淋巴结区，颈部淋巴结肿大最常见，胸部以肺门及纵隔淋巴结受累常见，肿大淋巴结可引起局部压迫症状。惰性 NHL 发热不明显，仅有局部浸润和压迫症状。

2. 侵袭性 NHL　常有发热、盗汗、消瘦，发展迅速，较 HL 更易发生远处播散及结外侵犯，肝脏侵犯常出现黄疸、转氨酶升高；中枢神经系统受侵时有发生。大约 20% 的患者会出现全身症状，如发热、体重下降、夜间盗汗。

【辅助检查】

1. 血象和骨髓象检查　HL 常有轻度或中度贫血，骨髓涂片找到淋巴瘤细胞是 HL 骨髓浸润的依据。NHL 可有不同程度的贫血，白细胞数一般在正常范围内，伴有淋巴细胞增多。血小板早期多正常，疾病晚期或伴有脾功能亢进时可减少。

2. 血液生化检查　疾病活动期有血沉加快。血清乳酸脱氢酶（LDH）升高提示预后不良。血清碱性磷酸酶和血钙增高常提示骨骼被累及。

3. 影像学检查　①B 超检查和放射性核素显像，可以探查体检时触诊遗漏的浅表淋巴结及腹膜后淋巴结。②胸部 CT 或 MRI 可了解肺部病灶、胸腔积液及纵隔与肺门淋巴结肿大等情况。CT 或 MRI 也是腹腔、盆腔检查的首选方法。③正电子发射断层显像（PET）可以显示淋巴瘤病灶及部位，是一种根据生化影像进行肿瘤定性定位的诊断方法。目前已将 PET/CT 作为评价淋巴瘤疗效的"金标准"。

4. 病理学检查　是最重要的诊断依据。根据组织病理学检查结果，方可做出淋巴瘤的诊断和分类分型诊断。

【诊断与鉴别诊断】

（一）诊断

进行性、无痛性淋巴结肿大者，应做淋巴结印片及病理切片检查；疑皮肤淋巴瘤时可做皮肤活检及印片；伴有血细胞数量异常、血清碱性磷酸酶增高或有骨骼病变时，可做骨髓活检，了解骨髓受累情况；采用单克隆抗体、细胞遗传学和分子生物学技术，根据组织病理学结果，做出淋巴瘤的诊断和分类分型诊断。

（二）鉴别诊断

1. 其他引起淋巴结肿大的疾病　需排除淋巴结炎和恶性肿瘤淋巴转移。

2. 以发热为主要表现的淋巴瘤　与结核病、脓毒症、结缔组织病、坏死性淋巴结炎和噬血细胞性淋巴组织细胞增多症等鉴别。

【治疗】

淋巴瘤病理分型和临床表现复杂、疑难病例多，我国抗癌协会淋巴瘤专业委员会制定了淋巴瘤多学科诊疗（MDT）模式，其目标在于减少淋巴瘤的误诊误治，缩短诊断和治疗等待时间，增强治疗方案的科学性和合理性，达到规范化和个体化治疗，从而改善临床疗效。

（一）化学治疗

1. HL　已成为化疗可治愈的肿瘤，治疗上主要采用化疗加放疗的综合治疗。化疗方案包括MOPP（氮芥、长春新碱、丙卡巴肼、泼尼松）方案和 ABVD（多柔比星、博来霉素、长春碱、达卡巴嗪）方案。

2. NHL　以化疗为主，放化疗结合的综合治疗。R-CHOP（利妥昔单抗 - 环磷酰胺、多柔比星、长春新碱、泼尼松）方案是治疗 NHL 标准的一线方案，成为 B 细胞淋巴瘤治疗的基础。此外，免疫调节剂、BTK 抑制剂、HDAC 抑制剂、CAR-T 细胞免疫治疗、HSCT 在淋巴瘤的治疗中也发挥了重要的作用。

（二）生物免疫治疗

1. 分子靶向治疗：如果肿瘤系表达 CD20 的 B 细胞淋巴瘤，可应用联合利妥昔单抗的化疗方案，能明显提高患者生存期。

2. CAR-T 细胞免疫治疗。

（三）放射治疗

放疗是淋巴瘤治疗的重要治疗措施。

1. 受累野放疗（IFRT）　用于复发难治或行根治性放疗的 HL 及 NHL，包括受侵部位的整个淋巴区域。

2. 受累淋巴结部位放疗（ISRT）和受累淋巴结放疗（INRT）　用于化疗后 CR/PR 的 HL 及 NHL，HL 一般不采用单纯放疗。与 HL 不同，肠系膜淋巴结在 NHL 中较常累及，常采用避开盆腔和肝脏的改良全腹照射（WAI）。放疗是非常有效的姑息治疗手段，尤其对多程化疗仍无反应的患者应考虑放疗，通常采用短程小剂量放疗。

（四）造血干细胞移植

自体造血干细胞移植（auto-HSCT）是淋巴瘤治疗的重要手段。

（五）手术治疗

由于局部放疗比手术切除缓解率高，故手术仅限于活组织检查，淋巴瘤合并脾功能亢进者则有脾切除指征。脾切除可改善患者全身症状和血象，为以后化疗创造有利条件。

第四节　原发免疫性血小板减少症

原发免疫性血小板减少症（primary immune thrombocytopenia，ITP），既往称为特发性血小板减少性紫癜（idiopathic thrombocytopenic purpura，ITP）是一种获得性自身免疫性出血性疾病，以无明确诱因的孤立性外周血血小板计数减少为主要特点，是临床上最常见的出血性疾病，约占出血性疾病总数的 30%。育龄期女性的发病率略高于同年龄组男性。ITP 随年龄的增长而增长，60 岁以上老年人是高发群体，且出血风险随年龄增高而增加。

ITP 的病因迄今未明。可能与细菌或病毒感染、免疫异常等因素有关。

【临床表现】

1. 症状　起病隐袭，常表现为反复的皮肤黏膜出血，鼻出血、牙龈出血、月经过多亦常见。严重内脏出血较少见。部分患者仅有血小板减少而没有出血症状。部分患者有明显的乏力症状。出血过多可出现贫血。

2. 体征　查体可发现皮肤紫癜或瘀斑，黏膜出血以鼻出血、牙龈出血或口腔黏膜血疱多见。一般无肝、脾、淋巴结肿大。

【辅助检查】

1. 血液一般检查　血小板计数减少。反复出血可有程度不等的正细胞或小细胞低色素性贫血。

2. 骨髓象检查　巨核细胞数正常或增多，伴发育成熟障碍，幼稚巨核细胞增加，产板型巨核细胞显著减少。红系、粒系正常。

3. 血小板相关免疫球蛋白（PAIg）和血小板膜糖蛋白（GP）特异性自身抗体测定　大部分

ITP 患者 PAIg 升高。

【诊断与鉴别诊断】

（一）诊断

ITP 的诊断标准如下。

1. 至少连续 2 次外周血检查示 PLT 计数减少，外周血涂片镜检血细胞形态无明显异常。

2. 脾脏一般不增大。

3. 骨髓检查巨核细胞增多或正常，伴成熟障碍。

4. 特殊实验检查：血小板糖蛋白特异性自身抗体、TPO 检查。

（二）鉴别诊断

ITP 主要与过敏性紫癜、继发性血小板减少症等具有出血倾向的疾病鉴别。

【治疗】

治疗原则：遵循个体化原则，鼓励患者参与治疗决策，兼顾患者意愿，在治疗不良反应最小化基础上提升 PLT 计数至安全水平，减少出血事件，降低病死率，关注患者健康相关生活质量（HRQOL）。PLT $\geq 30 \times 10^9$/L，无明显出血且不从事高出血风险工作或活动、无出血风险因素的 ITP 患者，一般无须治疗，可观察和随访。如患者有活动性出血症状（出血症状评分 ≥ 2 分），无论 PLT 水平，均应积极治疗。

（一）紧急治疗

ITP 患者发生危及生命的出血（如颅内出血）或需要急症手术时，应迅速提升 PLT 计数至安全水平。可给予输注血小板或静脉注射免疫球蛋白，和（或）静脉输注甲泼尼龙，和（或）皮下注射重组人血小板生成素（rhTPO）。其他措施包括停抗血小板聚集药物、控制高血压、局部加压止血、口服避孕药控制月经过多等。

（二）一线治疗

1. 糖皮质激素　各种糖皮质激素制剂的疗效相近，其作用机制有抑制抗原抗体反应、抑制巨噬细胞对 PLT 的吞噬、降低毛细血管通透性、刺激骨髓造血及 PLT 释放。常用药物：①大剂量地塞米松口服或静脉给药，无效或复发患者可重复 1 个周期。②泼尼松分次或顿服，起效后应尽快减量，6～8 周内减停，减停后不能维持疗效者考虑二线治疗。

2. 丙种球蛋白　主要用于紧急治疗、妊娠分娩、不耐受糖皮质激素或有禁忌证的患者，脾切除术前准备、慢作用药物发挥作用之前。

（三）二线治疗

1. 促血小板生成药物　rhTPO 是利用基因重组技术提纯制成的全长糖基化血小板生成素。

2. 利妥昔单抗（CD20 单抗）　是人鼠嵌合的抗 CD20 单克隆抗体，可清除血液、淋巴结和骨髓中 B 淋巴细胞。

3. 联合治疗　针对 ITP 不同的发病环节，联合治疗可以尽快提升患者 PLT 至安全水平。

4. 脾切除术　是治疗 CITP（慢性免疫性血小板减少性紫癜）的重要方法，其机制在于减少血小板抗体的产生，消除 PLT 的破坏场所。脾切除术前应进行病情再诊断及评估。

（四）三线治疗

全反式维甲酸（ATRA）联合达那唑应用 16 周。地西他滨静脉滴注，间隔 3 周后再次给药，共 3 ～ 6 个周期。

（五）其他药物

硫唑嘌呤、CsA、达那唑、长春新碱等，用于治疗 ITP 有一定疗效，但缺乏足够的循证医学证据，医师可根据临床经验及患者状况进行选择。

复习思考题

1. 何谓贫血？简述贫血的病因分类。
2. 简述贫血的临床表现与治疗。
3. 何谓造血干细胞移植？造血干细胞移植可用于治疗哪些血液系统疾病？
4. 试述原发免疫性血小板减少症的治疗。
5. 何谓中枢神经系统白血病？白血病的主要临床表现有哪些？

内分泌与代谢疾病

第一节　甲状腺功能亢进症

甲状腺功能亢进症（hyperthyroidism）简称甲亢，指甲状腺合成或分泌甲状腺激素（TH）过多引起的一组临床综合征。临床上以甲状腺肿大、高代谢症候群、神经及心血管系统兴奋性增高为主要特点。甲状腺功能亢进症病因复杂，临床上最常见类型为毒性弥漫性甲状腺肿，又称Graves病（GD），占全部甲亢的 80% ～ 85%，目前我国约有超过 1500 万的甲亢患者。女性多见，女性与男性的发病比例为（4 ～ 6）∶1，30 ～ 60 岁为高发年龄。本节主要讲授 Graves 病。

【病因和发病机制】

目前公认本病的发生与自身免疫有关，属于器官特异性自身免疫病。

1. 遗传因素　本病有显著的遗传倾向，是一个复杂的多基因疾病。目前发现与组织相容性复合体（MHC）基因相关。

2. 自身免疫　GD 患者的血清中存在针对甲状腺细胞的促甲状腺激素（TSH）受体的特异性自身抗体，称 TSH 受体抗体（TRAb）。TSH 受体抗体有两种类型，即 TSH 受体刺激性抗体（TSAb）和 TSH 受体刺激阻断性抗体（TSBAb）。TSH 受体刺激性抗体与 TSH 受体结合，激活腺苷酸环化酶信号系统，导致甲状腺细胞增生和甲状腺激素合成、分泌增加。

3. 环境因素　在具有遗传易感的人群（特别是女性）中，吸烟、高碘饮食、使用含碘药物（如胺碘酮）、应激、感染、妊娠等环境因素可使具有潜在性甲亢高危的患者发生甲亢；另外，垂体促甲状腺激素腺瘤可自主性过多分泌 TSH，导致甲状腺增生肿大和甲状腺激素分泌增多，发生甲亢。

【临床表现】

本病多见于女性，以 30 ～ 60 岁最多见，常缓慢起病，少数在精神创伤或感染等应激后急性起病。典型者有甲状腺毒症、甲状腺肿及眼征三组临床表现，可单独或先后出现，程度可不一致。

（一）甲状腺毒症表现

1. 高代谢综合征　患者表现有怕热多汗、皮肤潮湿、低热、多食善饥、体重锐减和疲乏无力。

2. 精神神经系统　神经过敏、多言好动、烦躁易怒、失眠不安，甚至幻想、躁狂症或精神分裂症，舌、手指和闭睑细震颤，腱反射亢进。

3. 心血管系统　心悸、气短、胸闷等。查体可见心动过速、收缩压升高、舒张压降低、脉压增大、周围血管征阳性、心律失常等。

4. 消化系统　食欲亢进，稀便、排便次数增加。重症患者可有肝大、肝功能异常，偶有黄疸。少数患者食欲减退、厌食、恶心、呕吐。

5. 肌肉骨骼系统　表现为肌无力和肌肉消瘦。部分患者发生甲亢性肌病，呈进行性肌无力和肌肉萎缩。少数患者可见指端粗厚、重症肌无力和骨质疏松。

6. 生殖系统　女性月经减少或闭经，男性阳痿，偶有乳腺增生。

7. 造血系统　外周血白细胞总数和粒细胞数可降低，淋巴细胞增多，可有低色素性贫血，可伴血小板减少性紫癜。

8. 皮肤及指端　小部分患者有典型的对称性黏液性水肿，局部皮肤增厚变粗，可伴继发感染和色素沉着、增生性骨膜下骨炎、类杵状指（趾）。

（二）甲状腺肿大

大多数患者有程度不等的甲状腺肿大。甲状腺呈弥漫性、对称性肿大，质软，久病较硬或呈橡皮感；无压痛，随吞咽而上下移动；可触及震颤，闻及血管杂音，为甲亢的特征性体征，具有诊断意义。少数不对称或无甲状腺肿大。

（三）眼征

有 25% ～ 50% 的患者伴有眼征，按病变程度可分为单纯性（良性、非浸润性）和浸润性（恶性）突眼两类。

1. 单纯性突眼　主要因交感神经兴奋眼外肌群和上睑肌张力增高所致，常见的眼征：①眼裂增宽，少瞬和凝视。②眼球内侧聚合不能或欠佳。③眼向下看时，上眼睑挛缩，不能跟随眼球下落。④眼向上看时，额部皮肤不能皱起。

2. 浸润性突眼　自身免疫炎症引起眶内软组织肿胀、增生和眼肌病变。患者诉眼内异物感、眼胀、畏光、流泪、复视、视野缩小等。眼球明显突出，严重者眼睑肿胀、闭合不全、结膜充血水肿，可导致角膜溃疡、全眼炎，甚至失明。

（四）特殊临床表现及类型

1. 甲状腺危象　是甲状腺毒症急性加重致多系统损伤的一组综合征，多发生于较重甲亢未予治疗或治疗不充分的患者，死亡率在 20% 以上。临床表现：高热（>39℃）、心率快（>140 次 /分）、烦躁不安、大汗淋漓、厌食、恶心、呕吐、腹泻，严重者有心力衰竭、休克或昏迷，甚至危及生命。白细胞总数及中性粒细胞常升高。血三碘甲状腺原氨酸（T_3）、甲状腺素（T_4）升高，TSH 显著降低，病情轻重与 TH 值可不平行。

2. 甲状腺毒症性心脏病　心动过速、心房颤动和心力衰竭。甲亢控制后上述心脏情况可好转或明显改善。甲亢患者有至少 1 项下述心脏异常表现者，应考虑诊断为甲亢性心脏病：①心脏增大。②心律失常。③充血性心力衰竭。④心绞痛或心肌梗死。需排除同时存在其他原因引起的心脏改变。

3. 淡漠性甲亢　多见于老人。起病隐袭，高代谢症候群、眼征及甲状腺肿均不明显。主要表现为神志淡漠、嗜睡、反应迟钝、心动过缓、明显消瘦或仅有腹泻、厌食或房颤；或以慢性肌病、甲亢性心脏病表现为主。老年人不明原因的突然消瘦、新发生心房颤动时应考虑本病。本病易发生甲状腺危象。

4. T₃型甲状腺毒症 老年人多见，TT_4、FT_4 正常，TT_3、FT_3 升高，TSH 减低，^{131}I 摄取率增加，症状较轻。

5. 亚临床型甲亢 其特点是血 T_3、T_4 正常，TSH 降低，不伴或伴有轻微的甲亢症状。主要依赖实验室检查结果诊断。

6. 妊娠期甲亢 ①妊娠期甲亢应依据血清 FT_4、FT_3 和 TSH 诊断。②妊娠 3 个月左右易出现一过性甲状腺毒症。③母体甲亢可引起胎儿或新生儿甲亢。④产后易出现甲亢。⑤患者甲亢未控制，建议不要怀孕，否则加重病情。

【辅助检查】

1. 血清甲状腺素测定

（1）血清总甲状腺素（TT_4）和血清总三碘甲腺原氨酸（TT_3）可能增高。

（2）甲亢时血清游离甲状腺素（FT_4）和游离三碘甲腺原氨酸（FT_3）增高，是诊断甲亢的首选指标。

2. 促甲状腺激素测定 甲亢时 TSH 减低，尤其对亚临床型甲亢具有重要的诊断意义。

3. 甲状腺自身抗体测定 未经治疗的 GD 患者 TSH 受体刺激抗体阳性率达 80% ～ 100%，经治疗缓解后，血清水平明显下降或转为正常，有助于病因诊断、疗效随访，以及判断治疗后复发的可能。

4. 影像检查 多普勒超声检查，可见患者甲状腺腺体弥漫性或局灶性回声减低，血流信号明显增加。CT、MRI 有助于异位甲状腺肿和球后病变性质的诊断。

【诊断与鉴别诊断】

（一）甲亢的诊断

诊断依据：①高代谢症状和体征。②甲状腺肿大或甲状腺结节。③血清 TT_3、FT_3、TT_4、FT_4 增高，TSH 减低。具备以上 3 项，并排除"非甲亢性甲状腺毒症"，诊断即可成立。

（二）GD 的诊断

诊断依据：①符合甲亢的诊断。②甲状腺弥漫性肿大（触诊和 B 超证实）。③眼球突出和其他浸润性眼征。④胫前黏液性水肿。⑤ TRAb 或 TSAb 阳性。

①～②项为诊断必备条件；③～⑤项为诊断的辅助条件。

（三）鉴别诊断

本病主要与单纯性甲状腺肿、神经症、自主性高功能性甲状腺结节等鉴别。

【治疗】

（一）一般治疗

适当休息，避免精神紧张及过度劳累。补充足够热量和营养，减少碘摄入量，禁用含碘药物。

（二）药物治疗

1. 抗甲状腺药物治疗　抗甲状腺药物抑制 TH 的合成和释放，分为硫脲类和咪唑类。硫脲类有丙硫氧嘧啶及甲硫氧嘧啶等；咪唑类有甲巯咪唑（他巴唑）和卡比马唑（甲亢平）等。

2. 其他辅助治疗药物

（1）碘及含碘物　通过抑制 TH 的释放，降低血液中 TH 的水平，仅适用于甲状腺危象及手术前准备。

（2）β 受体阻滞剂　可以迅速阻断儿茶酚胺，缓解甲亢患者心悸、精神紧张、震颤、多汗等症状，主要在药物治疗的初治期使用，常用比索洛尔、美托洛尔等。

（三）放射性 ^{131} 碘治疗

^{131}I 衰减时释放大量 β 射线，可破坏甲状腺滤泡上皮细胞，从而减少 TH 的产生。

1. 适应证　①成人 GD 伴甲状腺肿大 Ⅱ 度以上。②抗甲状腺药物治疗失败或过敏。③甲亢手术后复发。④合并心脏病、糖尿病。⑤甲亢合并白细胞和（或）血小板减少。

2. 禁忌证　妊娠和哺乳期妇女。

3. 并发症　放射性甲状腺炎、甲状腺功能减退症。

（四）手术治疗

1. 适应证　①甲状腺显著肿大，压迫邻近器官。②甲状腺较大，抗甲状腺药物治疗无效或停药后复发者。③结节性甲状腺肿伴甲亢者。④胸骨后甲状腺肿伴甲亢者。

2. 禁忌证　①高度突眼症，术后有加重的可能。②合并严重心、肝、肾疾病，不能耐受手术。③妊娠早期与晚期。

【预防】

GD 属于自身免疫性疾病，好发于青年女性。对于有明确遗传背景的高危人群，应避免环境因素诱发本病，包括预防感染，生活规律，日常生活中避免过度情绪变化、创伤等应激状态。

第二节　甲状腺功能减退症

甲状腺功能减退症（hypothyroidism）简称甲减，是由于结构和功能异常导致甲状腺激素分泌及合成减少或组织利用不足所引起的全身代谢减低的临床综合征。临床特点有高 TSH、低 T_4、低 T_3、易疲劳、怕冷、反应迟钝、抑郁、心动过缓、厌食等全身性低代谢表现。病理特征是亲水性的黏蛋白沉积于皮肤和皮下组织、肌肉、内脏等，表现为黏液性水肿。我国甲减年发病率为 2.9‰，女性患病率高于男性，随年龄增长患病率升高。

【分类】

1. 根据病变部位分类

（1）原发性甲减　最多见，约占全部甲减的 99%，是由甲状腺腺体本身病变引起的甲减，如自身免疫、甲状腺手术和甲状腺 ^{131}I 治疗等引起。

（2）中枢性甲减　下丘脑和垂体病变引起的促甲状腺激素释放激素（TRH）或促甲状腺激素

（TSH）产生和分泌减少所致。

（3）甲状腺激素抵抗综合征　甲状腺激素在外周组织实现生物效应障碍引起。

2. 根据病因分类　药物性甲减、手术后甲减、^{131}I 治疗后甲减、特发性甲减、垂体或下丘脑肿瘤术后甲减等。

3. 根据甲状腺功能减低的程度分类　临床甲减和亚临床甲减。

【病因】

1. 自身免疫性损伤　为最常见的原因，包括桥本甲状腺炎、产后甲状腺炎、萎缩性甲状腺炎等。

2. 甲状腺破坏　见于甲状腺手术、^{131}I 放射治疗等。

3. 摄碘过量　可诱发或加重自身免疫性甲状腺炎，也可导致具有潜在甲状腺疾病的人发生甲减。长期服用含碘药物如胺碘酮等，导致甲减的发生率为 5% ~ 22%。

4. 抗甲状腺药物　如锂盐、咪唑类、硫脲类药物等。

【临床表现】

（一）症状

患者多有 ^{131}I 放射治疗史、甲状腺手术史、桥本甲状腺炎及 Graves 病等病史或家族史；起病隐匿，进展缓慢，病程较长，多数患者缺乏特异性临床表现；以代谢率减低和交感神经兴奋性下降的表现为主，早期患者可以没有特异性症状。典型症状有怕冷、少汗、乏力、手足肿胀感、嗜睡、记忆力减退、关节疼痛、体重增加、便秘、女性月经紊乱或月经过多、不孕等。

（二）体征

典型体征有面色苍白，表情呆滞，反应迟钝，声音嘶哑，听力障碍，颜面和（或）眼睑水肿，唇厚、舌大常有齿痕，皮肤干燥、粗糙，皮温低，毛发稀疏干燥，常有水肿，脉率缓慢，跟腱反射时间延长。少数患者出现胫前黏液性水肿。累及心脏可出现心包积液和心力衰竭。重症患者可以发生黏液性水肿昏迷。

【辅助检查】

1. 甲状腺功能检查　原发性甲减者血清 TSH 增高，TT_4、FT_4 均降低，三者异常的程度与病情严重程度相关。TT_3、FT_3 早期正常，晚期减低。亚临床甲减仅有 TSH 增高，TT_4 和 FT_4 正常。

2. 自身抗体检查　甲状腺过氧化物酶抗体（TPOAb）和甲状腺球蛋白抗体（TgAb）是诊断自身免疫甲状腺炎（包括桥本甲状腺炎、萎缩性甲状腺炎）的主要指标。一般认为 TPOAb 的诊断意义确切，如果 TPOAb 升高伴血清 TSH 水平增高，提示甲状腺细胞已经发生损伤。

3. 其他检查　可有轻、中度贫血，血清总胆固醇升高。血清心肌酶谱可升高，部分患者血清催乳素升高伴有蝶鞍增大，需与垂体催乳素瘤相鉴别。

【诊断与鉴别诊断】

（一）诊断

有甲减的症状和体征，血清 TSH 增高，TT_4、FT_4 均降低，即可诊断为原发性甲减，应进一步明确甲减的原因；血清 TSH 减低或者正常，TT$_4$、FT$_4$ 降低，应考虑为中枢性甲减，需进一步进行下丘脑和垂体的相关检查，明确下丘脑和垂体病变。

（二）鉴别诊断

1. 垂体瘤　影像学检查发现蝶鞍增大者，应与垂体瘤鉴别。原发性甲减时 TRH 分泌增加，可导致高泌乳素血症、溢乳及蝶鞍增大，与垂体泌乳素瘤相似，可行 MRI 检查鉴别。

2. 甲状腺癌　患者甲状腺肿质地坚硬，需与甲状腺癌相鉴别。甲状腺癌多呈结节性，坚硬而固定，生长迅速，可伴局部淋巴结肿大，晚期可出现声音嘶哑、吞咽困难等压迫症状，超声及核素检查可见孤立病灶，穿刺细胞学检查有助于确定诊断。

【治疗】

治疗目标是将血清 TSH 和甲状腺激素水平恢复到正常范围，临床症状和体征消失。左旋甲状腺素（L-T$_4$）替代治疗，TSH 目标值为 0.5 ～ 2.0mIU/L。

1. 一般治疗　注意保暖，避免感染等各种应激状态。有贫血者可补充铁剂、维生素 B 和叶酸。对于碘缺乏所致的甲减，可以补充含碘食物治疗，但是对桥本甲状腺炎等甲减，应适当限制碘摄入，以免加重病情。

2. 临床甲减的甲状腺素补充或替代治疗　针对临床甲减主要给予甲状腺素补充或替代治疗，需要长期甚至终生服药。目前临床上最常用的是左甲状腺素（L-T$_4$），为甲减长期补充或替代治疗的首选药物。

3. 亚临床甲减的治疗　患病率随年龄增长而增高，女性多于男性。主要危害是引起血脂代谢异常，促进成年人动脉粥样硬化的发生、发展。部分病例可发展为临床甲减。治疗应根据不同年龄与状况分层治疗。

（1）重度亚临床甲减　血清 TSH ≥ 10mIU/L，需要给予 L-T$_4$ 治疗，使 TSH 控制在 0.3 ～ 3.0mIU/L。

（2）轻度亚临床甲减　血清 TSH<10mIU/L，若 TPOAb 阳性和（或）甲状腺肿大者也应予以 L-T$_4$ 治疗。

4. 妊娠期女性　甲减可影响胎儿智力发育，应尽快使血清 TSH 降低到 2.5mIU/L 以下。

5. 年轻患者　尤其是 TPOAb 阳性者，经治疗应将血清 TSH 降低到 2.5mIU/L 以下。

【预防】

碘摄入量与甲减的发生和发展显著相关。维持碘摄入量是防治甲减的基础措施，我国是一个外环境普遍碘缺乏的国家，从 1994 年开始实行了全民普遍食盐加碘防治碘缺乏的策略，并取得显著的成效。目前我国采取因地制宜、分类指导、科学补碘工作措施，加碘盐有 3 种不同浓度，每个地区可按照当地居民的碘盐营养水平，来选择碘盐浓度，特别是对于具有遗传背景、甲状腺自身抗体阳性和亚临床甲减等易感人群尤其重要。

第三节　糖尿病

糖尿病（diabetes mellitus，DM）是由遗传和环境因素共同引起的一组以慢性高血糖为特征的内分泌代谢性疾病。胰岛素分泌缺陷和利用缺陷单独或协同作用，引起碳水化合物及脂肪、蛋白质代谢紊乱，可引起多系统损害，导致眼、肾、神经、心脏、血管等组织器官的慢性进行性病变，功能减退及衰竭。病情严重或应激时可发生急性代谢紊乱。

糖尿病为常见病、多发病，其患病率随着人口老化、生活方式改变而呈逐渐增长趋势。WHO 报告，2021 年全球成年糖尿病患者人数达到 5.37 亿，预计到 2030 年数量将提升至 6.43 亿。我国成年人糖尿病的患病率也明显增高，2021 年患病率达 10.6%，糖尿病患者数已达 1.41 亿人。

【分类】

按病因，糖尿病可分为 1 型糖尿病（T1DM）、2 型糖尿病（T2DM）、特殊类型糖尿病和妊娠期糖尿病 4 种类型（《中国 2 型糖尿病防治指南》2020 年版），其中 T2DM 为最常见类型。

【病因和发病机制】

糖尿病的病因和发病机制尚未完全阐明，目前认为是遗传易感性与环境因素共同作用的多基因遗传病。

1. T1DM 是遗传因素和环境因素共同作用的自身免疫性疾病。某些环境因素作用于遗传易感性个体，激活 T 淋巴细胞介导的一系列自身免疫反应，选择性引起胰岛素 β 细胞破坏和功能衰竭，导致胰岛素分泌绝对缺乏。

2. T2DM 是由多个基因及环境因素综合引起的复杂疾病。环境因素，包括人口老龄化、生活方式不良、营养过剩、体力活动不足等，在遗传因素和上述环境因素的共同作用下，引起肥胖、胰岛素抵抗（IR）及 β 细胞功能缺陷，导致 T2DM。

【临床表现】

（一）无症状期

多数 T2DM 患者无任何症状，仅于健康体检或各种原因就诊时，进行血液生化检查发现高血糖。部分患者存在肥胖、高血压、动脉硬化、血脂异常或心血管疾病。

（二）代谢紊乱症候群

血糖升高后因渗透性利尿引起多尿，继而因口渴而多饮。为了补偿损失的体内糖分，患者常出现易饥多食。患者体内葡萄糖利用障碍，蛋白质和脂肪分解增多，引起体重减轻。

T1DM 患者大多起病较快，症状明显，病情较重。T2DM 患者多数起病缓慢，病情相对较轻。

（三）其他

部分患者可有皮肤瘙痒，尤其是外阴瘙痒；视物模糊；女性月经失调，男性阳痿。

（四）并发症

1. 急性并发症

（1）酮症酸中毒（DKA） 多发生在 T1DM，在一定诱因下，T2DM 也可发生。临床表现为"三多一少"症状加重，酸中毒时则出现食欲减退，恶心呕吐，极度口渴，尿量增多，呼吸深快，呼吸有烂苹果味，后期尿少失水，眼眶下陷，皮肤黏膜干燥，血压下降，心率加快，四肢厥冷，晚期时常有不同程度意识障碍，反射迟钝、消失，甚至昏迷。实验室检查尿糖、尿酮体强阳性，血糖 >13.9mmol/L，甚至更高。血酮体升高，二氧化碳结合力降低，失代偿期 pH 值低于 7.35。

（2）高渗高血糖综合征　多见于老年人，诱因常为感染、脱水、外伤、手术等。起病缓慢，逐渐出现严重脱水和神经精神症状，表现为迟钝、烦躁或淡漠、嗜睡，甚至昏迷，晚期尿少，甚至休克。实验室检查血糖达到或超过 33.3mmol/L，血浆渗透压达到或超过 320mOsm/（kg·H_2O）。

2. 慢性并发症

（1）大血管病变　糖尿病患者动脉粥样硬化的患病率较高，病情进展较快。动脉粥样硬化主要侵犯主动脉、冠状动脉、脑动脉、肾动脉和肢体外周动脉等，引起冠心病、脑卒中、肾动脉及肢体动脉硬化。

（2）微血管病变　是糖尿病的特异性并发症。微血管病变主要表现在肾、视网膜、神经、心肌组织。①糖尿病肾病：常见于病史超过 10 年的患者，是 T1DM 患者的主要死亡原因。②糖尿病性视网膜病变：糖尿病病程超过 10 年，大部分患者合并程度不等的视网膜病变，是失明的主要原因之一。③糖尿病性心肌病：可诱发心力衰竭、心律失常、心源性休克和猝死。

（3）神经病变　周围神经病变最常见，先出现肢端感觉异常，可伴痛觉过敏、疼痛，后期可有运动神经受累，出现肌力减弱甚至肌萎缩和瘫痪。

（4）糖尿病足　与下肢远端神经异常和不同程度周围血管病变相关，出现足部溃疡、感染和（或）深层组织破坏，严重者可造成截肢、致残、致死。

（5）其他　糖尿病还可引起视网膜黄斑病变、白内障、青光眼、口腔病变、皮肤病变等其他并发症。

3. 感染　糖尿病患者免疫功能降低，易合并各种感染。感染又可加重糖尿病病情。

【辅助检查】

1. 尿糖测定　尿糖阳性是诊断糖尿病的重要线索，但并非诊断依据。

2. 血糖测定　血糖升高是诊断糖尿病的主要依据，也是监控病情和判断疗效的主要指标。

3. 口服葡萄糖耐量试验（OGTT）　当血糖高于正常范围而又未达到诊断标准者，需进行 OGTT 评估糖代谢状态。成人应用 75g 葡萄糖溶于 250 ～ 300mL 水中，5 分钟内饮完，分别检测空腹血糖（FPG）及糖负荷后 2 小时静脉血浆葡萄糖（2hPG）。

4. 糖化血红蛋白 A1c（GHbA1c）测定　HbA1c 可反映取血前 8 ～ 12 周的平均血糖状况，是诊断和监测糖尿病病情的重要指标。

5. 血浆胰岛素、C 肽测定　反映基础和葡萄糖介导的胰岛素释放功能，为评估胰岛 β 细胞的功能检查。T1DM 患者明显降低，T2DM 患者可呈现高、正常及低的变化。

【诊断与鉴别诊断】

（一）诊断线索

糖尿病诊断以静脉血浆糖升高及糖化血红蛋白作为依据。应注意单纯空腹血糖正常不能排除糖尿病的可能性，应加验餐后血糖，必要时进行 OGTT。

1."三多一少"症状。

2. 以糖尿病的并发症或伴发病首诊的患者；原因不明的酸中毒、失水、昏迷、休克；反复发作的皮肤疖或痈、真菌性阴道炎、结核病；血脂异常、高血压、冠心病、脑卒中、肾病、视网膜病、周围神经炎、下肢坏疽及代谢综合征等。

3. 高危人群：IGR［IFG 和（或）IGT］、年龄超过 45 岁、肥胖或超重、巨大胎儿史、糖尿病或肥胖家族史。

此外，30 ～ 40 岁以上健康体检或因各种疾病、手术住院时应常规排除糖尿病。

（二）诊断标准

2019 年 WHO 公布新糖尿病诊断标准：空腹血糖值 ≥ 7.0mmol/L（126mg/L），OGTT 糖负荷后 2 小时血糖 ≥ 11.1mmol/L（200mg/L），HbA1c ≥ 6.5%（48mmol/L），或有糖尿病症状和体征、随机血糖 ≥ 11.1mmol/L（200mg/L），符合上述 4 条其中 1 条可诊断糖尿病。符合上述标准但对于无症状者建议在随后的 1 天重复检测以确认诊断。此外，血糖 5.6 ～ 6.9mmol/L 为空腹血糖受损（IFG），口服糖耐量试验 2 小时血糖 7.8 ～ 11.0mmol/L 为糖耐量减低（IGT）。

（三）鉴别诊断

1. 其他原因的尿糖阳性　肾性糖尿因肾糖阈降低所致，虽然尿糖阳性，但血糖及 OGTT 正常。甲亢可出现尿糖阳性，但 FPG 和 2hPG 正常。急性应激可出现一过性血糖升高，尿糖阳性，应激过后可恢复正常。

2. 继发性糖尿病　肢端肥大症、库欣综合征、嗜铬细胞瘤等表现有血糖增高或糖耐量异常，但有相应临床表现，血中相应激素水平增多及影像学改变。

3. 酮症酸中毒　应与低血糖昏迷、高渗高血糖综合征、乳酸性酸中毒鉴别。

【治疗】

治疗原则：近期目标是控制高血糖，纠正代谢紊乱，消除糖尿病症状，防止出现急性代谢并发症；远期目标是预防各种慢性并发症，提高生活质量和延长寿命（表 3-13）。

表 3-13　中国 2 型糖尿病的控制目标

检测目标	目标值
血糖（mmol/L）*	空腹 3.9 ～ 7.2 mmol/L（70 ～ 130mg/dL） 非空腹 <10.0 mmol/L（180mg/dL）
HbA1c（%）	<7.0
血压（mmHg）	<130/80
HDL-C（mmol/L）	男性 >1.0（40mg/dL） 女性 >1.3（50mg/dL）
TG（mmol/L）	<1.7（150mg/dL）
LDL-C（mmol/L）	未合并冠心病 <2.6（100mg/dL） 合并冠心病 <1.8（70mg/dL）
体重指数（BMI, kg/m²）	<24
尿白蛋白/肌酐比值（mg/mmol）	男性 <2.5（22mg/g） 女性 <3.5（31mg/g）
尿白蛋白排泄率	<20μg/min（30mg/d）
主动有氧活动（分钟/周）	≥ 150

注：* 为毛细血管血糖。

国际糖尿病联盟（IDF）提出糖尿病治疗的 5 个要点：医学营养治疗、运动疗法、血糖监测、药物治疗和糖尿病教育。

（一）糖尿病健康教育

通过宣教，让患者和家属了解糖尿病的基础知识、并发症及其危害、治疗目标、血糖自我监测的意义及技巧、危重情况的警告信号等。

（二）医学营养治疗

1. 计算总热量 用简易公式计算出理想体重［理想体重（kg）＝身高（cm）–105］，之后参考患者的工作性质和具体情况，计算每日所需总热量。成年人休息状态下每日每千克理想体重给予 25 ～ 30kcal 的热量，轻体力劳动者为 30 ～ 35kcal，中度体力劳动者为 35 ～ 40kcal，重体力劳动者给予 40kcal 以上。

2. 营养成分分配 碳水化合物占饮食总热量的 50% ～ 65%，蛋白质为 15% ～ 20%，脂肪为 20% ～ 30%。

3. 三餐热量分配 根据生活习惯、病情需要进行安排，可按 1/3、1/3、1/3 或 1/5、2/5、2/5 分配。

（三）运动疗法

长期坚持体育锻炼应作为糖尿病治疗的一项基本措施，适用于病情相对稳定，尤其是适合于肥胖的 T2DM 患者。运动可提高胰岛素敏感性，并有降糖、降压、减肥等作用。应遵循循序渐进、长期坚持的原则。

（四）口服降糖药物治疗

1. 磺脲类 刺激胰岛 β 细胞分泌胰岛素。适应证：经饮食与运动治疗未能良好控制的非肥胖 T2DM 患者。常用药物有格列本脲、格列齐特、格列美脲、格列吡嗪等，餐前半小时服用。不良反应以低血糖反应最常见。

2. 格列奈类 非磺脲类胰岛素促分泌剂，降血糖作用快而短，主要用于控制餐后高血糖。适应证：以餐后高血糖为主的 T2DM 患者。常用药物有瑞格列奈、那格列奈等。发生低血糖的风险较磺脲类低。

3. 双胍类 抑制肝葡萄糖输出，增加外周组织对胰岛素的敏感性，改善血脂水平，降低血小板聚集性，有助于延缓或改善糖尿病血管并发症。适应证：T2DM 的一线用药，尤其是无明显消瘦，伴血脂异常、高血压或高胰岛素血症的患者。常用药物为二甲双胍，进餐时服用或餐后立即服用。不良反应以消化道反应最常见。

4. α– 糖苷酶抑制剂 抑制小肠黏膜上皮细胞表面的 α– 糖苷酶，延缓碳水化合物的吸收，降低餐后高血糖。适应证：T2DM 餐后血糖明显升高者。常用药物有阿卡波糖、伏格列波糖等，进餐时与第 1 口饭嚼服。不良反应为肠胀气、腹泻。

5. 噻唑烷二酮类胰岛素增敏剂 增强靶组织对胰岛素的敏感性，减轻胰岛素抵抗。适应证：T2DM，尤其是肥胖、胰岛素抵抗明显者。常用药物有罗格列酮、吡格列酮。

6. 其他口服降糖药 二肽基肽酶 –4（DPP–4）抑制剂与钠 – 葡萄糖协同转运蛋白 2 抑制剂（SGLT–2i）为新型口服降糖药，可单独使用，也可与其他降糖药联合应用治疗 T2DM。常用药物有沙格列汀、达格列净。

（五）胰高血糖素样肽 –1 受体激动剂（GLP–1RA）

GLP–1RA 与胰岛 β 细胞的 GLP–1 相应受体结合后，可刺激胰岛素合成和分泌，减少胰高血糖素释放。常用药物有艾塞那肽、利拉鲁肽。皮下注射给药。

（六）胰岛素治疗

1. 适应证　①T1DM。②T2DM 经饮食、运动和口服降糖药治疗未获得良好控制。③新诊断的 T2DM 患者 HbA1c>9%，或空腹血糖 >11mmol/L，首选胰岛素治疗。④糖尿病酮症酸中毒、高渗高血糖综合征和乳酸性酸中毒伴高血糖时。⑤各种严重的糖尿病合并急性或慢性并发症。⑥糖尿病患者手术、妊娠和分娩。⑦某些特殊类型糖尿病。

2. 使用原则　应在综合治疗基础上进行，一般从小剂量开始，用量用法必须个体化，及时稳步调整剂量。

3. 不良反应　①低血糖反应：最多见。②过敏反应：皮肤瘙痒、荨麻疹。③局部反应：注射局部红肿、皮下脂肪萎缩或增生。④胰岛素水肿。⑤视力模糊。

（七）慢性并发症的治疗

糖尿病慢性并发症是患者致残、致死的主要原因。应定期进行各种慢性并发症筛查，以便早期诊断、早期防治。首先要全面控制共同危险因素，包括积极控制高血糖，严格控制血压，纠正脂代谢紊乱，抗血小板治疗，控制体重，戒烟和改善胰岛素敏感性等，并要求达标。

（八）胰腺移植和胰岛细胞移植

治疗对象主要为 1 型糖尿病患者，目前常局限于伴终末期肾病的糖尿病患者。

【预防】

T2DM 被认为是慢性生活方式疾病，应加强糖尿病知识的宣传教育，提倡健康的生活方式，尤其是养成健康的饮食习惯，适量有氧运动，保持正常体重，戒烟限酒，心理健康。

第四节　血脂异常

血脂异常（dyslipidemia）指血浆中脂质代谢与转运异常，表现为高胆固醇血症和（或）高甘油三酯血症，以及低高密度脂蛋白胆固醇血症等一系列血脂紊乱。由于脂质不溶或微溶于水，在血浆中必须与蛋白结合以脂蛋白的形式存在，故血脂异常实际上表现为脂蛋白异常血症。

血脂异常作为代谢综合征的组成部分之一，与多种疾病如肥胖症、2 型糖尿病、高血压、冠心病、脑卒中等密切相关。随着生活水平和生活方式的改变，我国血脂异常的患病率已明显升高，中国成人血脂异常总体患病率高达 40.40%，儿童、青少年高甘油三酯血症患病率也明显升高，预示未来成人血脂异常患病率及相关疾病患病率将继续升高。以低密度脂蛋白胆固醇（LDL–C）或血浆总胆固醇（total cholesterol，TC）升高为特点的血脂异常是动脉粥样硬化性心血管疾病（atherosclerotic cardiovascular disease，ASCVD）重要的危险因素。降低 LDL–C 水平，可显著减少 ASCVD 发病及死亡危险。其他类型的血脂异常，如甘油三酯（triglyceride，TG）增高或高密度脂蛋白胆固醇（high-density lipoprotein cholesterol，HDL-C）降低与 ASCVD 发病危险的升高也存在一定关联。

临床上依据病因将血脂异常分为原发性和继发性两类。

【病因和发病机制】

1. 原发性血脂异常　家族性脂蛋白异常血症是由于基因缺陷所致。大多数原发性血脂异常原因不明，认为是由多基因缺陷与环境因素相互作用的结果。临床上血脂异常多与肥胖症、高血压、糖耐量异常或糖尿病等疾病相伴发生，与胰岛素抵抗有关，称代谢综合征。

2. 继发性血脂异常　某些全身系统性疾病如糖尿病、甲状腺功能减退症、库欣综合征、肝肾疾病，以及过量饮酒等，均可引起血脂异常。某些药物如噻嗪类利尿剂、β 受体阻滞剂、糖皮质激素等，也可导致 TC 和 TG 水平升高。

【临床表现】

血脂异常可见于不同年龄、不同性别的人群，患病率随年龄增长而增高，高胆固醇血症发病高峰年龄在 50 ～ 69 岁。多数血脂异常患者无任何症状和体征，多在居民健康体检的常规血液生化检查时被发现。更多的临床表现是血脂异常导致的各种 ASVCD 的临床表现。

血脂异常主要表现为黄色瘤、早发性角膜环及脂血症眼底改变，以黄色瘤较为常见。黄色瘤最常见于眼睑周围，是一种局限性皮肤隆起，可为黄色、橘黄色或棕红色，多呈结节、斑块或丘疹状，质地一般柔软。严重的高胆固醇血症有时可出现游走性多关节炎。更多的临床表现是血脂异常导致的各种 ASCVD 的临床表现，也是患者就诊的主要原因。

【辅助检查】

测定血浆或血清血脂是诊断的主要方法，包括 TC、TG、LDL-C、HDL-C、ApoB 和 Lp（a）。抽血前的最后一餐应忌食高脂食物，并禁酒。

【诊断】

家族史、个人生活方式、健康体检可提供诊断线索，实验室检查可明确诊断。

为及时发现血脂异常患者，20 ～ 40 岁成年人至少每 2 年检测 1 次血脂；40 岁以上男性和绝经期后女性应每年检查血脂。ASCVD 患者及其高危人群，每 3 ～ 6 个月测定 1 次血脂。因 ASCVD 原因住院的患者，应在入院 24 小时内检测血脂。首次发现血脂异常时应在 2 ～ 4 周内复查，若仍属异常，则可确立诊断。

1. 血脂检查的重点对象　①有 ASCVD 病史者。②存在多项 ASCVD 危险因素（如高血压、糖尿病、肥胖、吸烟）的人群。③有早发性心血管病家族史者（指男性一级直系亲属在 55 岁前或女性一级直系亲属在 65 岁前患缺血性心血管病），或有家族性高脂血症患者。④皮肤或肌腱黄色瘤、跟腱增厚者。

2. 动脉粥样硬化性心血管疾病总体风险评估　依据《中国成人血脂管理指南（2023 年）》，ASCVD 总体风险评估是血脂干预决策的基础，全面评价 ASCVD 总体风险不仅有助于确定血脂异常患者降脂治疗的决策，也有助于临床医生针对患者风险水平制定个体化的综合治疗方案，从而最大限度地降低患者 ASCVD 总体风险，同时避免过度治疗造成的潜在危害。

3. 诊断标准　依据《中国成人血脂异常防治指南（2023 年）》的分层标准（表 3-14），其中血脂合适水平和异常切点主要适用于 ASCVD 一级预防的目标人群。

表 3-14　中国 ASCVD 一级预防人群血脂合适水平和异常分层标准（mmol/L）

分层	TC	LDL-C	HDL-C	TG	非-HDL-C	Lp（a）（mg/L）
理想水平		< 2.6			< 3.4	
合适水平	< 5.2	< 3.4		< 1.7	< 4.1	< 300
边缘升高	≥ 5.2 且 < 6.2	≥ 3.4 且 < 4.1		≥ 1.7 且 < 2.3	≥ 4.1 且 < 4.9	
升高	≥ 6.2	≥ 4.1		≥ 2.3	≥ 4.9	≥ 300
降低			< 1.0			

4. 临床分类

（1）高胆固醇血症　仅有总胆固醇增高。

（2）甘油三酯血症　仅有甘油三酯升高。

（3）混合型高脂血症　总胆固醇、甘油三酯二者都高。

（4）低高密度脂蛋白血症　仅有高密度脂蛋白胆固醇降低。

【治疗】

纠正血脂异常的目的在于降低 ASCVD 的患病率和死亡率。TC、LDL-C、TG 和 VLDL-C（极低密度脂蛋白胆固醇）增高是 ASCVD 的危险因素，其中以 LDL-C 为最首要降脂靶点，非 HDL-C 为次要降脂靶点。

（一）治疗原则

1. 根据患者个体 ASCVD 危险程度，决定是否启动药物治疗。

2. 以生活方式干预为基础，生活方式改善的同时可以干预其他 ASCVD 的危险因素。

3. 将控制 LDL-C 水平达标作为防控 ASCVD 危险的首要干预靶点，非 HLD-C 作为次要干预靶点。

4. 明确患者个体干预目标值，并使调脂治疗达到目标值。

5. 调脂药物首选他汀类，开始应用中等强度剂量，根据调脂疗效和患者耐受情况调整剂量。

6. 单用他汀类药物胆固醇水平不能达标者，可与其他调脂药物联合使用。

（二）控制目标水平

以降低 LDL-C 为首要干预靶点，根据 ASCVD 危险分层界定的 LDL-C 目标值（《基层血脂管理适宜技术中国专家建议》2022 版）设定调脂治疗干预靶点（表 3-15）。

表 3-15　根据 ASCVD 危险分层界定的 LDL-C 目标值

临床情况	LDL-C 目标值
≥ 2 次 ASCVD 事件（如心肌梗死、缺血性脑卒中、外周动脉血运重建或截肢）	< 1.4mmo/L 且降幅 ≥ 50%
ASCVD（冠心病、缺血性脑卒中、外周动脉疾病）	< 1.8mmo/L 且降幅 ≥ 50%
糖尿病（≥ 40 岁）	< 1.8mmo/L

续表

临床情况	LDL-C 目标值
糖尿病 <40 岁 + 危险因素 0 ～ 2 个 LDL-C ≥ 4.9mmo/L 慢性肾病（3 ～ 4 期） 高血压 + 危险因素 ≥ 1 个 危险因素 ≥ 3 个，或不伴任何危险因素的颈动脉斑块	<2.6mmo/L
不符合上述任何 1 种情况	<3.4mmo/L

注：ASCVD：动脉粥样硬化性心血管疾病；LDL-C：低密度脂蛋白胆固醇。危险因素包括年龄（男性 ≥ 45 岁，女性 ≥ 55 岁）、吸烟、高密度脂蛋白 <1.0mmo/L、肥胖（体重指数 ≥ 28kg/m²）、早发 ASCVD（男性 <55 岁，女性 <65 岁）家族史，存在 ≥ 2 种临床情况者，LDL-C 目标值调整为 <1.8mmo/L。

（三）治疗性生活方式干预

控制饮食和改善生活方式是血脂异常治疗的基础措施。控制饮食总热量，改善饮食结构，改变饮食习惯。通过锻炼，将体重指数（BMI）控制在 20.0 ～ 23.9kg/m²；完全戒烟并避免吸入二手烟；限制饮酒。

（四）药物治疗

1. 主要降低胆固醇的药物

（1）他汀类　是目前首选的降胆固醇药物，能够抑制胆固醇合成的限速酶活性，减少胆固醇合成，加速血清 LDL 分解，减少 VLDL 合成。因此，他汀类药物能显著降低血清 TC、LDL-C 和 ApoB 水平，也能降低血清 TG 水平和轻度升高 HDL-C 水平。适应证：高胆固醇血症、混合型高脂血症和 ASCVD 患者。常用药物包括阿托伐他汀、瑞舒伐他汀、氟伐他汀等。多数患者对他汀类药耐受性良好，少数患者可能出现转氨酶增高、肌痛、肌炎和横纹肌溶解症等。儿童、孕妇、哺乳期妇女和准备生育的妇女禁用。

（2）肠道胆固醇吸收抑制剂　抑制胆固醇和植物固醇在肠道的吸收，促进肝脏合成 LDL 受体，加速 LDL 清除，降低血清 LDL-C 水平。适应证：单用或与他汀类联合治疗高胆固醇血症、以胆固醇升高为主的混合型高脂血症。常用药物有依折麦布、海博麦布等。不良反应有头痛、恶心。禁用于妊娠期和哺乳期。

（3）胆酸螯合剂　促使胆酸随粪便排出，从而阻断肠道胆固醇的重吸收，降低 TC 和 LDL-C。适应证：高胆固醇血症、以胆固醇升高为主的混合型高脂血症。常用药物有考来烯胺。不良反应可见恶心、呕吐、腹胀、腹痛、便秘。

（4）普罗布考　通过影响脂蛋白代谢，使 LDL 通过非受体途径被清除，降低 TC 和 LDL-C。适应证：高胆固醇血症，尤其是纯合子型家族性高胆固醇血症。不良反应有恶心、腹痛。禁用于妊娠期和哺乳期。

（5）前蛋白转化酶枯草溶菌素 9（PCSK9）抑制剂　是新型调脂药物，促进 LDL-C 的清除，可显著降低 LDL-C 水平，目前推荐用于家族性高胆固醇血症，高剂量他汀类药物无法达到 LDL-C 控制目标及不能耐受他汀类药物的患者。常用药物有依洛尤单抗、阿利西尤单抗。

2. 主要降低甘油三酯的药物

（1）贝特类　通过激活过氧化物酶体增殖物，激活受体 α 和脂蛋白脂酶（LPL），降低血清 TG 和 VLDL-C 水平，轻度降低 TC 和 LDL-C，升高 HDL-C。适应证：高甘油三酯血症和以甘油三酯升高为主的混合型高脂血症。常用药物有非诺贝特、吉非贝齐、苯扎贝特等。不良反应与他汀类相似。

（2）烟酸类　抑制脂肪组织中激素敏感酯酶活性，降低 VLDL 分泌，降低 TG、VLDL-C、TC、LDL-C 及 Lp（a），HDL-C 轻度升高。常用药物有阿西莫司。不良反应可见面部潮红、消化道反应。

（3）高纯度鱼油制剂　主要成分为 ω-3 脂肪酸，可降低 TG 和轻度升高 HDL-C。主要用于高甘油三酯血症和以甘油三酯升高为主的血脂异常。有出血倾向者禁用。

（五）其他治疗

1. 脂蛋白血浆置换　是家族性高胆固醇血症，尤其是纯合子型家族性高胆固醇血症患者的重要辅助治疗措施。

2. 肝移植和其他手术治疗　肝移植可使 LDL-C 水平明显改善。极严重纯合子型家族性高胆固醇血症患者，在缺乏更有效的治疗时，可考虑采用部分回肠旁路手术和门腔静脉分流术。

【预防】

原发性血脂异常多与遗传因素有关，有明确血脂异常家族史者，应从小养成健康合理的饮食习惯，避免过多摄入高脂、高糖食物，定期监测体重，保持适当规律性有氧运动。

第五节　高尿酸血症与痛风

高尿酸血症（hyperuricemia，HUA）是嘌呤代谢紊乱引起的代谢异常综合征。无论男性、女性，非同日 2 次检测血尿酸超过 420μmmol/L，称高尿酸血症。血尿酸超过其在血液或组织液中的饱和度，可在关节局部形成尿酸钠晶体并沉积，诱发局部炎症反应和组织破坏，即痛风；尿酸盐可在肾脏沉积引发急性肾病、慢性间质性肾炎、肾结石，称尿酸性肾病，严重者呈关节畸形和（或）肾衰竭。高尿酸血症与痛风是慢性肾病、高血压、心脑血管疾病的独立危险因素，是过早死亡的独立预测因子。

近年来，我国高尿酸血症与痛风发病率显著上升，总体患病率为 13.3%，痛风为 1.1%。已成为继糖尿病、高脂血症之后又一常见代谢性疾病。

【病因和发病机制】

尿酸为人体内嘌呤核苷酸的分解代谢产物，80% 的嘌呤核苷酸由人体细胞代谢产生，20% 的嘌呤核苷酸由食物中获得。嘌呤经肝脏氧化代谢变成尿酸，之后由肾脏和肠道排出。正常人每天尿酸量的产生与排泄处于动态平衡，如生产过多或排出减少，均可引起高尿酸血症。事实上，尿酸的排出减少常与生成增多同时存在。

（一）高尿酸血症

1. 尿酸生成过多　约占高尿酸血症的 10%，人体尿酸来源分为外源性和内源性。

（1）外源性　占 20%，由食物中核苷酸分解而来。食物中核苷酸分解的嘌呤碱和嘧啶碱主要被分解而排出体外，若短时间内摄入大量含有嘌呤的食物，而摄入的嘌呤碱基不能被组织利用，经过氧化后生成大量尿酸。

（2）内源性　占80%，由体内的氨基酸、磷酸核糖、CO_2等化合物合成或核酸分解而来。因细胞增殖（白血病、淋巴瘤、骨髓瘤等）或因细胞过量破坏（溶血、烧伤、外伤、放疗、化疗等），均加速嘌呤核苷酸降解，增加尿酸形成。

2. 尿酸盐排出减少　约2/3的尿酸通过肾脏排出，约1/3的尿酸通过肠道、胆道等肾外途径排出。肾脏排尿酸缺陷占高尿酸血症的90%。肾小球的滤过率减少是慢性肾功能不全引起高尿酸血症的原因。氢氯噻嗪、呋塞米、乙胺丁醇、吡嗪酰胺、烟酸及葡萄糖、果糖等可促进尿酸再吸收，也使血尿酸升高。

（二）痛风

1. 高尿酸血症　5%～15%的高尿酸血症患者发展为痛风。

2. 遗传因素　与环境因素共同导致痛风，主要机制是尿酸排泄障碍。

3. 其他　某些疾病如肾脏疾病，以及恶性肿瘤化疗、长期应用某些药物等，可引发痛风。

【高尿酸血症与痛风的分类】

（一）高尿酸血症

1. 原发性 HUA　多由先天性嘌呤代谢障碍和（或）尿酸排泄减少所致。

2. 继发性 HUA　继发于其他疾病，如血液病、肾功能不全，以及使用某些药物或肿瘤放化疗等。

（二）痛风

1. 原发性痛风　为先天性，由遗传因素与环境因素共同致病，具有家族遗传易感性。

2. 继发性痛风　有某些原发病作用或药物导致的痛风，见于肾脏疾病、恶性肿瘤化疗或放疗等。

3. 特发性痛风　部分痛风患者无明显原因，称特发性痛风。

【临床表现】

原发性痛风常有家族遗传史，发病年龄多在40岁以上，肥胖者、经济优裕者发病率高。发病率随年龄渐增，男女之比为20∶1，女性发病多在绝经后。大多数原发性高尿酸血症患者没有症状，常伴有肥胖、高脂血症、高血压、2型糖尿病、动脉硬化和冠心病。

（一）分期及临床表现

1. 无症状期　仅有波动性或持续性高尿酸血症，从血尿酸升高至症状出现时间可达数年，也可终身不出现症状。

2. 急性关节炎期与间歇期

（1）急性关节炎　是痛风的首发症状。起病前可无先兆，多于半夜因剧痛而惊醒。半数以上首发于足大趾的跖趾关节，其他易受累部位依次为踝、足跟、膝、腕、指、肘等关节。受累关节红肿灼热、皮肤紧绷、局部触痛、功能受限。发病常有多种诱因，如饱餐、饮酒、劳累、受冷、感染等。发作可持续数小时、数天或数周，可自然缓解。部分患者可有发热、寒战等全身症状，可伴有白细胞升高、红细胞沉降率增快。

（2）间歇期 是急性关节炎发作后的无症状期，急性关节炎缓解后一般无明显后遗症，可能很长时间处于无症状阶段。

3. 慢性痛风石病变期 痛风石常与慢性痛风性关节炎并存。痛风石为本期的特征性表现，因尿酸盐产生速度过快，发生沉积，而形成结晶，多在关节附近及耳轮中沉积，形成黄白色、大小不一的赘生物，初起质软，渐硬如石，常使表皮菲薄而破溃成瘘管，并可使关节僵硬畸形，或侵蚀骨质乃至骨折。急性关节炎反复发作成为慢性关节炎，表现为多关节受累，持续关节肿胀、压痛、畸形、功能障碍。慢性期也可有急性发作加重。

（二）痛风性肾病

痛风性肾病指尿酸盐结晶沉积于肾组织而引起的间质性肾炎，表现为轻度腰酸痛、夜尿增多、蛋白尿、血尿，进而发生高血压、肾功能不全等。但由于痛风患者常伴有高血压、动脉硬化、肾结石等疾患，故可能是综合因素所致。

（三）尿酸性肾结石

原发性痛风发生率为 10% ～ 25%，继发性高尿酸血症者则更高。结石较大者常引起肾绞痛、血尿、尿路感染。严重者可诱发急性肾衰竭。

（四）其他表现

可出现眼部病变，表现为睑缘炎、眼睑皮下组织痛风石等。

【辅助检查】

1. 血尿酸测定 采用血清尿酸氧化酶法检测，血尿酸 >420μmol/L 为高尿酸血症。但血尿酸波动性大，受进水、利尿及药物的影响，故须反复监测。

2. X 线检查 急性关节炎可见受累关节周围非特异性软组织肿胀。慢性期可见软骨分离破坏，关节面不规则，关节间隙狭窄，软骨面、骨内、腔内可见痛风石沉积，骨质凿孔样、虫噬样缺损。尿酸性和混合性尿路结石可分别通过静脉肾盂造影及尿路平片确诊。

3. 关节液检查 急性关节炎期行关节腔穿刺，抽取滑囊液，在偏振光显微镜下见双折光的针形尿酸盐结晶。

4. 高频超声 尿酸性、混合性尿路结石均在超声检查时显影，能较敏感地发现尿酸盐沉积征象，超声检查关节肿胀患者有双轨征或不均匀低回声与高回声混合团块影，可辅助诊断痛风。

5. 双能 CT 扫描 受累关节及周围组织可出现尿酸盐晶体甚至骨侵蚀现象；受累部位可见不均匀的高密度斑点状痛风石影像。

【诊断与鉴别诊断】

（一）诊断

1. 高尿酸血症 在日常饮食时，非同日 2 次检测空腹血尿酸超过 420μmmol/L 且无临床症状者，诊断为高尿酸血症。在无嘌呤或严格限制嘌呤 5 天后，检测血尿酸和尿尿酸排泄情况，根据尿酸排泄率（UUE）和尿酸排泄分数（FE$_{UA}$）综合判定。高尿酸血症可分为排泄不良型、生成过多型、混合型和其他型。

2. 亚临床痛风　无症状高尿酸血症患者，如影像学检查发现尿酸盐结晶沉积和（或）痛风性骨侵蚀，可诊断为亚临床痛风。

3. 痛风　目前仍采用 2015 年美国风湿病学会（ACR）和欧洲风湿病联盟（EULAR）共同制定的痛风分类标准。

4. 难治性痛风　具备下列中的 1 项者：①单用或联合应用常规降尿酸药物足量、足疗程，但血尿酸 ≥ 360μmol/L。②接受规范治疗，痛风仍发作 ≥ 2 次 / 年。③存在多发性和（或）进展性痛风石。

（二）鉴别诊断

本病主要与继发性痛风或继发性高尿酸血症、类风湿关节炎、风湿性关节炎、创伤性关节炎及化脓性关节炎、非尿酸性尿路结石等疾病鉴别，在临床表现的基础上，借助于血液指标检测及相关影像学检查结果，不难做出鉴别。

【治疗】

治疗原则：纠正高尿酸血症；迅速终止急性关节炎发作症状；防止急性关节炎复发；防治尿酸结石和肾功能损害。

（一）非药物治疗

保持健康生活方式，包括控制体重、规律运动；限制酒精及高嘌呤、高果糖饮食的摄入；鼓励奶制品和新鲜蔬菜的摄入及适量饮水；不推荐也不限制豆制品（如豆腐）的摄入。高尿酸血症和痛风患者均应知晓并终生关注血尿酸的影响因素，始终将血尿酸水平控制在理想范围 240 ～ 420μmol/L，大部分患者需终生降尿酸药物治疗。

（二）药物治疗

1. 无症状高尿酸血症

（1）出现下列情况时，起始降尿酸药物治疗：血尿酸水平 ≥ 540μmol/L，或血尿酸水平 ≥ 480μmol/L 且有下列合并症之一：高血压、脂代谢异常、糖尿病、肥胖、脑卒中、冠心病、心功能不全、尿酸性肾结石、肾功能损害 2 期及以上。

（2）无症状者，建议血尿酸控制在 <420μmol/L；伴合并症时，建议控制在 <360μmol/L。

（3）肾脏排泄不良型高尿酸血症患者适用于促进尿酸排泄的药物治疗；肾脏负荷过多型，适用于抑制尿酸生成的药物治疗；混合型高尿酸血症，可两类药物联合治疗。

2. 痛风　患者血尿酸 ≥ 480μmol/L，或血尿酸 ≥ 420μmol/L，合并下列情况之一：痛风发作 ≥ 2 次 / 年、痛风石、慢性痛风性关节炎、肾结石、慢性肾脏疾病、高血压、糖尿病、血脂异常、脑卒中、缺血性心脏病、心力衰竭和发病年龄 <40 岁。

3. 降尿酸药物

（1）尿酸排泄促进剂　尿酸排泄减少是原发性痛风的主要原因。本类药物主要是抑制肾小管的重吸收而增加排尿酸作用。由于这类药物可使尿尿酸含量增高，对每日尿尿酸排出 >3.57mmol/L，有尿路结石及内生肌酐清除率 <30mL/（min·1.73m^2）者，不宜使用。急性尿酸性肾病禁用。在用药期间，特别是开始用药数周内应碱化尿液并保持尿量。常用药有苯溴马隆等。

（2）尿酸合成抑制剂　①别嘌醇：适用于尿酸生成过多者，肾功能下降，如根据血肌酐预估肾小球滤过率（eGFR）<60mL/（min·1.73m²）应减量使用。②非布司他：尤其适用于慢性肾功能不全患者。

4. 痛风急性发作期的抗炎镇痛药物

（1）秋水仙碱　有抗炎止痛特效，见效快。但该药毒性大，不良反应有恶心、呕吐、腹泻、肝损伤、骨髓抑制及脱发。禁用于骨髓抑制，肝、肾功能不全和白细胞减少者。无效者应改用非甾体抗炎药。

（2）非甾体抗炎药（NSAIDs）　为目前治疗痛风的一线用药。选择环氧化酶2抑制剂依托考昔或非选择环氧化酶2抑制剂如吲哚美辛，症状缓解后可减量，5～7天后停用。另有双氯芬酸、布洛芬、美洛昔康等。

（3）糖皮质激素　为二线用药，上述治疗无效或严重不良反应或发作累及2个以上大关节者，可短程使用糖皮质激素。常用于不能耐受NSAIDs、秋水仙碱或肾功能不全者。常用药为强的松。

5. 慢性期的治疗　旨在将血尿酸控制至正常水平，保护肾功能。目前主张急性发作缓解2周后，使用促进尿酸排泄或抑制尿酸生成的降尿酸药物，从小剂量开始，逐渐加量。在单一药物疗效不佳时合用两类降尿酸药物。如急性发作期已使用降尿酸药物，发作期间不必停药。

6. 碱性药物的应用　在碱性环境中，尿酸可转化为溶解度更高的尿酸盐，利于肾脏排泄。痛风患者在降尿酸治疗的同时通过使用药物碱化尿液，促进尿酸溶解，可使用枸橼酸制剂、碳酸氢钠碱化尿液。

7. 其他治疗

（1）合并高血压时，建议降压药物首选氯沙坦钾和（或）钙通道阻滞剂。

（2）合并高甘油三酯血症时，调脂药首选非诺贝特。

（3）合并高胆固醇血症时，调脂药首选阿托伐他汀。

（4）合并糖尿病时，优先选择有降尿酸作用的降糖药，如α-葡萄糖苷酶抑制剂、胰岛素增敏剂、二肽基肽酶-4抑制剂、钠-葡萄糖协同转运蛋白2抑制剂和二甲双胍等。

（5）关节活动困难者，应予以理疗和锻炼。

（6）痛风石破溃或有瘘管者，应手术刮除。

8. 继发性痛风的治疗　除上述治疗外，还需积极治疗原发病。

复习思考题

1. 简述临床常用的甲状腺功能评估指标及其临床应用。

2. 简述Graves病的诊断依据。

3. 简述甲状腺功能减退症的临床表现。

4. 简述甲状腺功能减退症的诊断要点。

5. 简述WHO糖尿病的分类。

6. 简述各类口服降糖药物的服用时间要求。

7. 试述糖尿病患者长期控制不达标可出现的急、慢性并发症。

8. 试述2型糖尿病的综合控制目标。

9. 试述血脂异常的治疗原则。

10. 简述痛风的临床分期。

11. 简述高尿酸血症的诊断。

12. 简述痛风急性发作期的治疗措施。

　　风湿免疫疾病（rheumatic diseases）指病因各不相同，但均累及骨骼、关节、肌肉及其周围软组织（如滑囊、肌腱、筋膜、血管、神经等）的一大类疾病。其病因可以是感染性、免疫性、代谢性、内分泌性、退行性、遗传性等。它可以是系统的，也可以是局限的。风湿性疾病发病率高，有一定的致残率。随着老龄化的进程，风湿性疾病危害人类健康的同时给家庭和社会带来沉重的负担。

第一节　类风湿关节炎

　　类风湿关节炎（rheumatoid arthritis，RA）是一种以侵蚀性关节炎为主要表现的全身性自身免疫性疾病。本病以双手、腕等外周关节受累为主的对称性、持续性多关节炎。除关节损害外，心、肺、神经系统等器官或组织也可受累，血清中可出现多种自身抗体。未经正确治疗的类风湿关节炎可迁延不愈，最终导致关节畸形和功能丧失。

　　我国类风湿关节炎的患病率为 0.2% ～ 0.4%，好发于 30 ～ 50 岁，女性多见，男女之比约为1：3。

【病因和发病机制】

　　感染及自身免疫反应是 RA 发病及迁延的中心环节；而遗传、内分泌及环境因素等则增加了本病的易感性。

　　免疫紊乱被认为是 RA 的主要发病机制。由易感基因参与、感染因子及自身免疫反应介导的免疫损伤和修复是 RA 发病及病情演变的基础。

【病理】

　　基本病理改变为滑膜炎。主要表现为滑膜的血管增生和炎性细胞浸润，以及滑膜炎导致的滑膜、软骨乃至软骨下骨组织的破坏。

　　滑膜与软骨连接处，滑膜细胞增生显著，新生血管尤为丰富，形成许多绒毛突入关节腔内，覆于软骨表面，称血管翳。它可阻断软骨从关节腔滑液中吸取营养，并释放金属蛋白酶类，是造成关节骨质破坏的病理学基础。

【临床表现】

　　RA 的发病可急可缓，多数患者为缓慢起病。

（一）关节症状

1. 晨僵：见于95%以上患者，经夜间休息后，晨起时受累关节出现较长时间的僵硬、胶黏着样感觉，晨起时明显，活动后感觉减轻。一般持续1小时以上。

2. 疼痛：疼痛及压痛是出现最早的表现。最常出现的部位为腕、掌指关节、近端指间关节，其次是趾、膝、踝、肘、肩等关节。疼痛多呈对称性、持续性，但时轻时重，关节的疼痛多伴有压痛，关节受累的皮肤可出现色素沉着。

3. 关节肿胀：多因关节腔积液及关节周围软组织炎症引起，病程长者可因滑膜慢性炎症后肥厚而引起肿胀，呈对称性，以腕、掌指关节、近端指间关节、膝关节最常受累。受累关节均可肿胀，且多与疼痛关节部位相同。

4. 关节畸形：手指关节的尺偏畸形、"纽扣花"或"天鹅颈"样畸形。关节畸形发生于关节病变晚期，并伴有关节旁肌肉萎缩。

5. 关节功能障碍。

（二）关节外病变

1. 类风湿血管炎　多见于病程长、血清RF（类风湿因子）阳性且病情活动的患者。

2. 类风湿结节　是本病较特异的皮肤表现，多见于男性，多伴有长期吸烟史。若RF显示阴性则需要进行鉴别诊断。

3. 心脏　可出现心包炎、心内膜炎、心肌炎。

4. 胸膜和肺　胸膜炎、肺间质纤维化、肺类风湿结节、间质性肺炎和肺泡炎。

5. 肾　多为抗风湿药引起的肾损害。

6. 神经系统　因风湿病变而使脊髓受压、周围神经受压，表现为感觉异常等。

7. 其他　贫血、干燥综合征等。

【辅助检查】

1. 血液一般检查　轻度至中度贫血，以正细胞低色素性较常见，活动期血小板可增高，白细胞总数及分类大多正常。血沉（ESR）增快和C反应蛋白（CRP）升高，表明本病处于活动期。

2. 自身抗体　①类风湿因子（RF）：为一种自身抗体，其含量与RA的活动性及严重性成正比。但RF也可出现于其他疾病如系统性红斑狼疮、干燥综合征、肺结核、亚急性感染性心内膜炎等患者的血液中。②抗角蛋白抗体谱：包括抗角蛋白抗体（AKA）、抗核周因子（APF）和抗环瓜氨酸肽抗体（CCP）等自身抗体，有助于RA的早期诊断，敏感性低于RF，但特异性高于RF。

3. 关节滑液检查　RA患者关节滑液增多，滑液中白细胞明显增多。

4. 影像学检查

（1）骨关节X线检查　对疾病的诊断、关节病变分期均很重要。临床首选双手指及腕关节摄片检查，骨损害的X线表现分为4期：①Ⅰ期：可见关节周围软组织肿胀或关节端骨质疏松。②Ⅱ期：可见关节间隙狭窄。③Ⅲ期：可见关节面出现虫蚀样破坏。④Ⅳ期：可见关节脱位或半脱位或关节强直（纤维性强直或骨性强直）。

（2）关节CT和MRI　CT有助于发现早期骨侵蚀和关节脱位等改变。MRI有助于发现关节内透明软骨、滑膜、肌腱、韧带和脊髓病变。

【诊断与鉴别诊断】

（一）诊断

目前仍沿用 1987 年美国风湿病学会（ACR）修订的类风湿关节炎诊断标准：①晨僵持续至少 1 小时 / 日，病程 ≥ 6 周。② 3 个或 3 个以上关节同时肿胀或积液 ≥ 6 周。③腕关节或掌指关节或近端指间关节肿胀 ≥ 6 周。④对称性关节肿胀 ≥ 6 周。⑤皮下结节。⑥手和腕关节的 X 线改变（至少有骨质疏松和关节间隙狭窄）。⑦类风湿因子阳性。具备以上 7 条中的 4 条或 4 条以上，可诊断类风湿关节炎。

（二）鉴别诊断

RA 应注意与骨性关节炎、痛风性关节炎、反应性关节炎、强直性脊柱炎和其他结缔组织病如系统性红斑狼疮、干燥综合征等所致的关节炎相鉴别。

【治疗】

RA 的病因与发病机制尚未完全阐明，故目前尚无根治及预防的有效措施。治疗原则：缓解临床症状；控制关节炎发展，防止和减少关节畸形与功能障碍；促进已破坏的关节修复。

1. 一般治疗　休息，急性期关节制动，恢复期加强关节功能锻炼等。

2. 药物治疗

（1）非甾体抗炎药（NSAIDs）　是改善关节炎症状的常用药，具有镇痛消炎作用，但不能阻止类风湿关节炎病变的进展。常用药物有布洛芬、萘普生、吲哚美辛、美洛昔康、塞来昔布等。该类药物的主要不良反应为消化功能紊乱，甚至消化道出血。

（2）改变病情抗风湿药（DMARD）　与 NSAIDs 不同，DMARD 一般起效缓慢，疼痛缓解作用较差，但抗炎效果持久，可减缓关节的侵蚀、破坏及由此而致的功能障碍。临床多将 DMARD 与 NSAIDs 合用治疗类风湿关节炎。常用药物有氨甲蝶呤、来氟米特、柳氮磺吡啶、羟氯喹、金制剂、青霉胺、环孢素等。

（3）糖皮质激素　具有较强的抗炎作用而迅速改善关节功能，缓解临床症状，但不能根治 RA，多数患者停用后复发，主要用于有关节外症状的重症、关节炎明显或急性发作者。常用泼尼松口服。在激素治疗过程中，应补充钙剂和维生素 D。

（4）植物药制剂　雷公藤多苷、白芍总苷、青藤碱。

（5）生物制剂　肿瘤坏死因子 –α 拮抗剂、白细胞介素 –1 和白细胞介素 –6 拮抗剂等。

3. 外科手术治疗　关节置换术用于较晚期患者有畸形并丧失功能者。

第二节　系统性红斑狼疮

系统性红斑狼疮（systemic lupus erythematosus，SLE）是自身免疫介导的，以免疫性炎症为突出表现的弥漫性结缔组织病。血清中出现以抗核抗体为代表的多种自身抗体和多系统受累是 SLE 的两个主要临床特征。我国的患病率约为 70/10 万，妇女中则高达 113/10 万，好发于生育年龄女性，多见于 15 ～ 45 岁年龄段，女：男为（7 ～ 9）∶1。

【病因和发病机制】

（一）病因

1. 遗传因素　SLE 存在遗传易感性。

2. 内分泌因素　①育龄期女性患者比同龄男性患者高 9 ～ 15 倍。②妊娠可诱发 SLE。③ SLE 患者体内雌激素水平增高，雄激素降低。

3. 环境因素　①紫外线照射可导致患者发病或病情加重。②某些化学药品可导致药物性狼疮，如普鲁卡因酰胺、磺胺嘧啶、异烟肼等。③病毒感染可能是 SLE 的诱发因素。

（二）发病机制

以遗传因素为基础，在环境因素或（和）性激素等影响下，促发异常的免疫应答。免疫系统紊乱贯穿于 SLE 整个发病过程，自身抗体可以与循环中的自身抗原形成免疫复合物而致病。免疫复合物的形成与沉积是 SLE 发病的主要机制。

【病理】

本病的基本病理改变是坏死性血管炎，是造成多系统损害的病理学基础。中小血管因免疫复合物的沉积或抗体的直接侵袭出现血管壁的炎症和坏死，继发血栓导致局部组织缺血和功能障碍。

【临床表现】

1. 全身症状　发热、全身不适、乏力、体重减轻等。

2. 皮肤和黏膜表现　鼻梁和双颧颊部呈蝶形分布的红斑是 SLE 特征性的改变。皮肤损害包括光过敏、脱发、网状青斑等，口或鼻黏膜溃疡常见。

3. 关节、肌肉表现　可有关节肿痛，最易受累的是手近端指间关节，膝、足、腕关节均可累及，非对称性。部分患者出现肌痛。

4. 系统脏器表现

（1）肾脏　狼疮性肾炎（LN）是 SLE 最常见和严重的临床表现，可有蛋白尿、血尿、管型尿、白细胞尿等。LN 对 SLE 预后影响甚大，肾衰竭是 SLE 的主要死亡原因之一。

（2）心血管　可有心包炎、心肌炎、心内膜及瓣膜病变等，以心包炎最多见。

（3）肺脏　有狼疮性肺炎、胸膜炎和胸腔积液。

（4）神经系统　大脑损害可出现精神障碍及癫痫样发作。脊髓损害表现为截瘫、大小便失禁或感觉运动障碍等；亦可有颅神经及周围神经损害。

（5）血液系统　贫血、白细胞减少、血小板减少等。

（6）消化系统　食欲不振、腹痛、呕吐等。

（7）其他　少数患者可出现眼部症状，为视网膜血管炎的表现，可有眼底出血、视盘水肿、视网膜渗出等而影响视力。

【辅助检查】

1. 一般检查　血常规检查可有贫血、白细胞减少和（或）血小板减少。尿常规检查可有蛋白、红细胞和各种管型。血沉在活动期常增快。

2.免疫学检查　①自身抗体：抗核抗体（ANA）在病情活动时几乎100%阳性；抗双链DNA（dsDNA）抗体诊断的特异性较高，但阳性率较低，与疾病活动和肾脏损害密切相关，抗体效价随病情缓解而下降；抗Sm抗体因其特异性高，为本病的特异性抗体，但阳性率低，可作为回顾性诊断的依据。②补体：活动性患者血清补体C4、C3、CH50明显下降，血中循环免疫复合物可升高。

3.肾组织活检　有助于狼疮性肾炎的诊断及估计预后。

4.影像学检查　有助于发现器官损害。颅脑CT、胸部CT及心脏超声检查，有助于发现相关脏器的损害。

【诊断与鉴别诊断】

（一）诊断

目前仍普遍采用美国风湿病学会（ACR）1997年推荐的SLE分类标准（表3-16）。

表3-16　SLE分类标准要点

1. 颊部红斑	固定红斑，扁平或高起，在两颧突出部位
2. 盘状红斑	片状隆起于皮肤的红斑，有角质脱屑和毛囊栓；陈旧病变可见萎缩性瘢痕
3. 光过敏	对日光有明显的反应，引起皮疹，从病史中得知或医生观察到
4. 口腔溃疡	经医生观察到的口腔或鼻咽部溃疡，一般为无痛性
5. 关节炎	非侵蚀性关节炎，累及2个或更多的外周关节，有压痛、肿胀或积液
6. 浆膜炎	胸膜炎或心包炎
7. 肾脏病变	尿蛋白定量 >0.5g/24h 或 +++，或管型
8. 神经病变	癫痫发作或精神病，除外药物或已知的代谢紊乱
9. 血液学疾病	溶血性贫血，或白细胞减少，或淋巴细胞减少，或血小板减少
10. 免疫学异常	抗dsDNA抗体阳性，或抗Sm抗体阳性，或抗磷脂抗体阳性（后者包括抗心磷脂抗体，或狼疮抗凝物，或至少持续6个月的梅毒血清试验假阳性，三者中具备1项阳性）
11. 抗核抗体	在任何时候和未用药物诱发"药物性狼疮"的情况下，抗核抗体滴度异常

注：上述11项中，符合4项或4项以上者，在除外感染、肿瘤和其他结缔组织病后，即可诊断为SLE。其敏感性和特异性分别为95%和85%。上述标准中，免疫学异常和高滴度抗核抗体更具有诊断意义。

（二）鉴别诊断

本病早期症状不典型，容易被诊断为原发性肾小球肾炎、原发免疫性血小板减少症、各种皮炎，甚至癫痫、精神病。关键是要提高警惕，想到SLE的可能性，进行抗核抗体和抗dsDNA抗体检测，以便早期发现。有些药物长期服用可引起药物性狼疮，应加以鉴别。

【治疗】

治疗原则：强调早期诊断和早期治疗，以避免或延缓不可逆的组织脏器的病理损害。评估脏器受损程度和疾病活动性，治疗方案个体化，检测药物的毒副作用。轻型SLE患者无重要脏器损伤，以对症治疗和局部治疗为主。重型SLE需根据病情联合用药。缓解期定期全面检查，维持治疗。

1. 一般治疗 急性活动期卧床休息，缓解期病情稳定患者可适当工作，但要避免过劳；避免日晒或其他紫外线照射；预防感染，及时发现和治疗感染；注意避免可能诱发狼疮的药物或食物；正确认识疾病，调节不良情绪。

2. 应用糖皮质激素 是治疗 SLE 的主要药物，具有较强的抗炎及免疫抑制作用，常用泼尼松、泼尼松龙等。重症患者可使用甲泼尼龙冲击疗法。副作用有感染、类固醇性糖尿病、高血压、股骨头坏死等。

3. 应用免疫抑制剂 常用药物有环磷酰胺、硫唑嘌呤、环孢素 A、霉酚酸酯、氨甲蝶呤等。

4. 应用抗疟药 可控制皮疹和减轻光敏感，常用药物有羟氯喹。

5. 应用丙种球蛋白 大剂量静脉注射丙种球蛋白可用于病情严重且器官衰竭，或合并全身严重感染的患者，为重要的辅助治疗措施，对危重的难治性 SLE 有较佳疗效。

6. 对症治疗 积极治疗狼疮性肾炎、贫血、血小板减少症等，及时发现及治疗各种感染。

复习思考题

1. 何谓晨僵、类风湿结节？其临床意义是什么？

2. 简述类风湿关节炎的关节表现。

3. 系统性红斑狼疮的病因有哪些？

扫一扫，查阅本章数字资源，含PPT、音视频、图片等

第一节 神经系统疾病总论

神经系统是人体结构最精细、功能最复杂的系统，按照解剖结构可分中枢神经系统和周围神经系统。中枢神经系统包括脑和脊髓，主管分析、整合、协调体内外环境传递来的信息，并使机体做出适当的反应；周围神经系统包括脑神经和脊神经，主管神经冲动的传递。

神经系统疾病指神经系统和骨骼肌由于感染、血管病变、外伤、肿瘤、中毒、免疫反应、变性、遗传、代谢障碍和先天性异常等引起的疾病。如急性脑血管病（脑梗死、脑出血等）是神经系统疾病中最常见的疾病，成为严重威胁人类健康和寿命的重要疾病；病原体直接侵入神经系统可引起病毒性脑炎、脊髓灰质炎、化脓性脑膜炎等感染性疾病；自身免疫反应可引起多发性硬化；神经系统变性可引起阿尔茨海默病、帕金森病等。同时，神经系统疾病与全身各系统疾病有着密切关系，如高血压、糖尿病、心脏病是脑血管病的重要危险因素；机体重要器官的功能障碍和代谢障碍也会引起神经系统损害，如肝性脑病、肺性脑病、糖尿病酮症酸中毒、低钠血症性脑病等；神经系统功能紊乱又可引起其他器官功能障碍，如脑卒中可影响心血管系统、消化系统等。精神疾病指在各种生物学、心理学及社会环境因素影响下，造成中枢神经系统功能失调，进而导致出现以认知、思维、情感、意志和行为等各种精神活动异常为主要临床表现的疾病，如精神分裂症、情感性障碍等。

一、神经系统疾病的临床表现

神经系统疾病的症状、体征主要有头痛、头晕、高级神经活动障碍（如意识、认知、语言）、感觉障碍（如肢体麻木、疼痛、感觉缺失）、运动障碍（如瘫痪、不自主运动、步态异常、共济失调）、反射异常及自主神经功能障碍等，按照其病理学基础可分为以下4组。

1. 缺损症状 神经系统遭受损伤时正常功能的减弱或丧失为缺损症状，如内囊出血时运动及感觉传导束损伤，对侧肢体出现瘫痪、感觉缺失。

2. 释放症状 高级中枢损伤后，对低级中枢的抑制解除，使其功能活动增加，此即释放症状。例如，上运动神经元损伤可出现锥体束征，表现为瘫痪肢体肌张力增高、腱反射亢进、病理反射阳性。

3. 刺激症状 指神经组织受激惹后产生的过度兴奋表现，如癫痫、三叉神经痛、坐骨神经痛等。

4. 休克症状 指中枢神经系统的急性严重病变时，引起在功能上与受损部位有密切联系的远

端部位的神经功能暂时性缺失，如急性脊髓横贯性损伤时，病变水平以下出现弛缓性瘫痪（脊髓休克），休克期过后，逐渐出现缺损症状或释放症状。

二、神经系统疾病的诊断原则

对于神经系统疾病的诊断，详细完整的病史资料、准确的神经系统体格检查十分重要，需要通过不断的临床实践来积累经验。

神经系统疾病的诊断特点还包括定向诊断、定位诊断和定性诊断。

1. 定向诊断　首先判断患者是神经科或是非神经科疾病。

2. 定位诊断　是根据疾病所表现的神经系统症状和体征，应用神经解剖、生理知识来分析和判断有关临床资料，初步确定病变的部位。

3. 定性诊断　是根据病史、体格检查结果，结合起病方式、疾病过程、伴随症状及各种辅助检查，来分析判断疾病的性质及病因，如炎症、肿瘤、血管病变、免疫反应等。

脑脊液检查和其他实验室检查、肌电图、脑电图能为疾病诊断提供重要线索，神经系统影像学检查如 CT 和 MRI 在一些疾病的诊断中起到重要作用，CT 血管造影（CTA），CT 灌注成像（CTP），功能性磁共振成像，包括弥散加权成像（DWI）、灌注加权成像（PWI）、磁敏感加权成像（SWI）等，正电子发射断层显像（PET）、单光子发射计算机断层显像（SPECT）、经颅多普勒超声（TCD）、诱发电位（EP）、数字减影血管造影（DSA）等新技术，均有助于神经系统疾病的诊断。随着分子生物学的发展，部分疾病的诊断被提高到基因水平。

三、神经系统疾病的治疗原则

神经系统疾病的治疗原则包括病因治疗、药物治疗、对症治疗、心理治疗和康复治疗。许多神经系统疾病是可以治愈的，如颅内感染、急性炎症性脱髓鞘性多发性周围神经病、特发性面神经麻痹、轻症脑血管病等；有些疾病虽不能根治，但经过治疗可以得到控制或缓解，如多发性硬化、重症肌无力等。还有部分疾病目前仍缺乏有效的治疗方法，如遗传代谢疾病、变性疾病等。

第二节　癫　痫

癫痫（epilepsy）是由大脑神经元异常放电所引起的短暂的中枢神经系统功能失调的有共同特征的症状群。临床上以突然发生、反复发作为特点，有不同的表现形式，如运动、感觉、自主神经、精神等方面的改变。

癫痫是神经系统常见病，我国目前约有 900 万以上患者，各个年龄组均可发病，青少年和老年人为高发人群。癫痫患者经过正规的抗癫痫药物治疗，约 70% 患者的发作可以得到控制，其中 50%～60% 的患者经 2～5 年的治疗可以痊愈，患者可以和正常人一样工作和生活。

【病因和发病机制】

1. 特发性（原发性）癫痫　指目前病因不明，尚未发现有引起癫痫发作的脑部结构性损伤或功能异常，但有明显的遗传倾向，常在特定年龄段发病，有特征性临床及脑电图表现，如发病于婴幼儿和青少年期，见于家族性颞叶癫痫、良性家族性新生儿惊厥、伴中央颞区棘波的良性儿童癫痫，占全部癫痫的 2/3，抗癫痫药物疗效较好。

2. 症状性（继发性）癫痫　指由多种明确的脑部疾病或导致脑组织代谢障碍的一些全身性疾

病引发的癫痫症状或癫痫综合征，抗癫痫药物疗效较差。常见的病因分为局限或弥漫脑部疾病和全身或系统性疾病，前者包括脑外伤、脑血管病、颅内肿瘤、中枢神经系统感染、先天性脑发育障碍、神经系统变性疾病、遗传代谢性疾病，后者包括缺氧、中毒、妊娠高血压综合征、高热、内分泌与代谢疾病、心血管疾病等。

3. 隐源性癫痫　指目前尚未找到确定的致痫病因，但随着科学技术发展，尤其是基因和分子医学的广泛应用，部分癫痫在分子水平的病因被确定，故此类型将逐渐减少。

癫痫的发病机制主要是兴奋增强和抑制衰减、内源性神经元爆发放电。

【影响发作的因素】

1. 遗传因素　癫痫有明显的家族聚集性。

2. 年龄　年龄对癫痫的发病率、发作类型、病因和预后均有影响。

3. 睡眠　有些癫痫发作与睡眠－觉醒周期有密切关系，如全面强直－阵挛性发作常在晨醒后发作；婴儿痉挛症常在醒后和睡前发作；伴中央颞区棘波的良性儿童癫痫常在睡眠中发作。

4. 诱发因素　女性患者中，任何类型的发作常在经期、排卵期或妊娠早期频发或加重；睡眠不足、疲劳、饥饿、便秘、饮酒、闪光、情感冲动及一过性电解质紊乱、代谢紊乱和过敏反应等，都可影响神经元放电阈值，从而激发癫痫发作。

【分类与临床表现】

癫痫发作的共性表现：①发作性，即突然发作，持续一段时间后迅速恢复，间歇期正常。②短暂性，即发作持续时间短，数秒或数分钟，除癫痫持续状态外，很少超过半小时。③重复性，即反复发作，如只发作1次，不能诊断为癫痫。④刻板性，即每次发作的临床表现几乎一致。

（一）部分性发作

部分性发作指起源于大脑半球局部神经元的异常放电，包括单纯部分性发作、复杂部分性发作和部分性发作继发全面性发作，前者无意识障碍，为局部性异常放电，后两者异常放电从局部扩展到双侧脑部，有意识障碍。

1. 单纯部分性发作　发作一般不超过1分钟，发作时无意识障碍，发作后能复述发作的细节，可作为复杂部分性发作或全面强直－阵挛性发作的先兆。

（1）部分运动性发作　身体某一局部出现不自主抽动，多见于侧口角、眼眶、手指或足趾，也可累及一侧面部或肢体，有时表现为言语中断，病灶多位于中央前回及附近。

（2）部分感觉性发作　①躯体感觉性发作为发生在口角、舌、手指或足趾等身体某一部位的发作性麻木感、针刺感、冷感、烧灼感、触电感等。②特殊感觉性发作，包括视觉性（如闪光、暗点、黑影等）、听觉性（如嗡嗡声、嘀嗒声等）、嗅觉性（如焦味等）、味觉性（如苦味、金属味等）、眩晕性（如眩晕感、飘浮感、下沉感等）。

（3）自主神经性发作　发作性自主神经功能紊乱，表现为皮肤发红或苍白、血压升高、心悸、多汗、立毛、瞳孔散大、恶心、呕吐、腹痛、烦渴、头痛、嗜睡、大小便失禁等。

（4）精神性发作　①各种类型的记忆障碍，如似曾相识感、陌生感、快速回顾往事、强迫思维等。②情感异常，如无名恐惧、愤怒、忧郁和欣快等。③错觉，如视物变大或变小，声音变强或变弱，感觉本人肢体变化等。精神性发作较少单独出现，多为复杂部分性发作的先兆，也可继发全面强直－阵挛性发作。

2. 复杂部分性发作（CPS） 又称精神运动性发作，发作时均有不同程度的意识障碍，患者对外界刺激无反应，发作后不能或部分不能复述发作的细节。典型发作特征为发作起始（先兆）出现错觉、幻觉、似曾相识感、恐惧、胃气上升感、心悸等精神、特殊感觉症状和自主神经症状，随后出现意识障碍、自动症和遗忘症。

3. 部分性发作继发全面性发作 单纯部分性发作可发展为复杂部分性发作，单纯或复杂部分性发作均可继发为全面性发作，最常见的是继发全面强直 – 阵挛性发作。

（二）全面性发作

发作最初的症状和脑电图提示发作起源于双侧脑部，多在发作初期即有意识丧失。

1. 全面强直 – 阵挛性发作（GTCS） 通常称大发作，以意识丧失和全身对称性强直后阵挛为特征，可由部分性发作演变而来，也可一起病即表现为全面强直 – 阵挛性发作。发作后期仍有短暂强直阵挛，造成牙关紧闭和大小便失禁。呼吸先恢复，口鼻喷出泡沫或血沫，随后心率、血压、瞳孔等恢复正常，肌张力松弛，意识逐渐恢复。自发作至意识恢复需要 5 ～ 15 分钟。醒后对抽搐全无记忆，感头昏、头痛、全身酸痛乏力、嗜睡，部分患者有意识模糊。脑电图呈明显脑电抑制，发作时间越长，抑制越明显。

2. 强直性发作 多见于弥漫性脑损害的儿童，睡眠中发作较多。表现为与强直 – 阵挛性发作中强直期相似的全身骨骼肌强直性收缩，使身体固定于特殊体位，头眼偏斜，躯干呈角弓反张，呼吸暂停，瞳孔散大，常伴有自主神经症状，如面色苍白等。发作一般不超过 1 分钟。发作期脑电图呈暴发性多棘波。

3. 阵挛性发作 几乎都发生在婴幼儿，肢体呈节律性反复阵挛性抽动，无强直期，伴意识丧失，持续 1 分钟至数分钟。脑电图可呈快活动、慢波或不规则棘 – 慢波。

4. 肌阵挛发作 表现为全身或某一肌群突发的、短暂的、触电样肌肉收缩，声、光等刺激可诱发，可见于任何年龄。发作期脑电图呈多棘 – 慢波或棘 – 慢波、尖 – 慢波。

5. 失张力性发作 表现为部分或全身肌肉肌张力突然丧失，不能维持原有的姿势，表现为头部和肢体下垂，或跌倒，持续数秒至 1 分钟，发作后可立即清醒站起。脑电图呈多棘 – 慢波或低电位活动。

6. 失神发作 突然发生和突然终止的意识丧失是失神发作的特征。典型失神发作通常称小发作，多见于儿童或少年，青春期前停止发作。患者突然有短暂的意识丧失，进行中的活动停止，呼之不应，两眼凝视不动，持续 5 ～ 30 秒，无先兆和局部症状，可伴有简单的自动性动作，如擦鼻、咀嚼、吞咽等，手中持物可坠落，一般不会跌倒。

（三）常见癫痫和癫痫综合征分类及部分类型的临床表现

癫痫或癫痫综合征是一组疾病或综合征的总称。有特殊病因，由特定症状和体征组成的特定癫痫现象，称癫痫综合征。

（四）癫痫持续状态

癫痫持续状态（status epilepticus，SE）目前定义：一次癫痫发作（包括各种类型癫痫发作）持续时间大大超过了该型癫痫发作大多数患者发作的时间，或反复发作，在发作间期患者的意识状态不能恢复到基线状态。从临床实际来看，全面性惊厥发作持续超过 5 分钟，或者非惊厥性发作或部分性发作持续超过 15 分钟，或者 5 ～ 30 分钟内两次发作间歇期意识未完全恢复者。任何类型癫痫均可出现癫痫持续状态，但通常是指全面强直-阵挛性发作持续状态。感染、中毒、代谢障碍、循环衰竭、慢性脑部疾病、突然停抗癫痫药等可引起癫痫持续状态。

【诊断与鉴别诊断】

（一）诊断

首先确定是否为癫痫，然后确定发作类型，尽可能查找原因。

1. 病史　了解患者有无意识障碍、舌咬伤、尿失禁等。

2. 神经系统查体　有助于区分症状性癫痫和特发性癫痫。

3. 脑电图检查（EEG）　是诊断癫痫最常用的辅助检查手段，可以发现癫痫起始部位，寻找病灶部位，或帮助确定癫痫发作类型。

4. 神经系统影像学检查　CT可发现占位病变、脑囊虫病、结节性硬化、脑血管病、脑发育不良等。MRI较CT更清楚，并可显示海马硬化、脑血管畸形等。血管成像主要显示脑血管畸形和动脉瘤。PET和SPECT可帮助寻找病灶部位。

（二）鉴别诊断

癫痫主要与偏头痛、短暂性脑缺血发作、癔病、各种原因引起的晕厥鉴别。详细询问病史，结合脑电图及影像学检查结果，可进行鉴别诊断。

【治疗】

（一）病因治疗

尽可能寻找病因，进行对症性治疗，如手术切除脑瘤、及时治疗各型脑炎、消除血管畸形等。对代谢性障碍引起癫痫者进行调整和替代，尽可能消除病因。

（二）药物治疗

1. 药物治疗原则

（1）确定是否用药　癫痫的诊断一经确立，半年内发作两次以上者，均应及时服用抗癫痫药物（AEDs）。但对首次发作、1年或数年发作1次、症状轻、检查无异常者，应密切观察，暂不用药。

（2）选药与用药个体化　按照癫痫的类型选用AEDs，优选单药治疗。从小剂量开始，逐渐增大剂量，使用最少的药物和最小的剂量，直至完全控制癫痫发作，无效时才联合用药。

（3）严密观察药物的不良反应　多数AEDs均有不同程度的不良反应，故用药后需及时定期监测血、尿常规，肝肾功能，药物浓度等，调整药量或逐渐更换AEDs。

（4）增减药物、停药及换药原则　增药可适当快，减药须慢，且逐一增减，严禁无故减药或停药，以免导致癫痫持续状态。一种一线药物用到最大可耐受剂量仍不能控制发作，可加用另一种药物，但应避免有相似毒副作用的药物叠加。停药应缓慢且逐渐减量，一般全面强直-阵挛性发作、强直性发作、阵挛性发作完全控制4～5年，失神发作完全控制半年后可考虑停药，停药前缓慢减量过程不少于1～1.5年，有自动症者可能需长期服药。

（5）病因治疗　不论哪种类型癫痫发作，均应在控制发作的同时积极查找病因，并及时纠正，对于控制和避免复发有非常重要的意义。

2. 常用药物 见表 3-17。

表 3-17 根据发作类型选择抗癫痫药物

发作类型	一线药物	二线药物	可以考虑的药物	可能加重发作的药物
全面强直-阵挛性发作	卡马西平、拉莫三嗪、奥卡西平、丙戊酸钠	左乙拉西坦、托吡酯	苯妥英钠、苯巴比妥	若合并失神或肌阵挛慎用：卡马西平、奥卡西平、苯妥英钠、加巴喷丁
肌阵挛发作	左乙拉西坦、丙戊酸钠、托吡酯	拉莫三嗪、氯硝西泮		卡马西平、奥卡西平、苯妥英钠、加巴喷丁
强直发作	丙戊酸钠	左乙拉西坦、拉莫三嗪、氯硝西泮、托吡酯	苯妥英钠、苯巴比妥	卡马西平、奥卡西平
失张力发作	丙戊酸钠、拉莫三嗪	左乙拉西坦、托吡酯、氯硝西泮	苯巴比妥	卡马西平、奥卡西平
失神发作	乙琥胺、拉莫三嗪、丙戊酸钠	托吡酯		卡马西平、奥卡西平、苯妥英钠、加巴喷丁
局灶性发作	卡马西平、拉莫三嗪、左乙拉西坦、奥卡西平、丙戊酸钠	托吡酯	苯巴比妥、苯妥英钠	

（三）外科治疗

难治性癫痫、癫痫灶易于手术切除、脑器质性病变诱发的癫痫，可考虑行外科手术治疗。

（四）癫痫持续状态的治疗

1. 保持呼吸道通畅，维持正常的呼吸、循环功能。

2. 尽快控制发作，防止惊厥性脑病。首选静脉注射地西泮，治疗过程需注意呼吸、血压监测。

3. 寻找病因，对因治疗。

4. 应用脱水剂减轻脑水肿。

5. 维持水、电解质、酸碱平衡。

第三节 脑血管性疾病

脑是神经系统的高级中枢，其代谢活动极其旺盛。正常人脑的重量约占体重的 2%，正常成人脑血流量为 800～1000mL/min，占每分心搏出量的 20%，葡萄糖和耗氧量约占全身总供给量的 20%。脑组织中几乎无葡萄糖和氧储备，故对缺血、缺氧十分敏感。当脑供血中断 2 分钟后脑电活动停止，5 分钟后神经细胞开始出现不可逆性损伤。

脑血管病（cerebrovascular diseases，CVD）是各种原因所致脑部血管性疾病的总称。急性脑血管病是因急性脑部血液循环障碍所引起的脑功能障碍的一组疾病，根据症状持续时间及结构影像学（CT 或 MRI）有无组织学损害，分为短暂性脑缺血发作（transient ischemic attack，TIA）和脑卒中（stroke）。脑卒中根据病理性质，又分为缺血性卒中和出血性卒中两大类，均以突发起病，迅速出现局灶性或全面性神经功能缺损为共同临床特征，是脑血管病的主要临床类型。

脑血管病是具有高发病率、高死亡率、高致残率和高复发率的严重疾病，我国是脑卒中的高发国家之一，目前全国有脑卒中患者1300万。脑血管病是导致我国人口死亡的主要疾病之一。

一、短暂性脑缺血发作

短暂性脑缺血发作（TIA）指局部脑动脉血供不足引起脑功能短暂丧失的一组疾病，表现为突然发作的局灶性脑功能缺失症状和体征，以反复发作的短暂性失语、瘫痪或感觉障碍为特点，一般持续5～20分钟，24小时内症状和体征消失，不遗留神经功能缺失，可反复发作。

【病因和发病机制】

发病可能由多种因素引起，主要病因为动脉粥样硬化。发病机制包括微栓塞、脑血管痉挛、脑血液动力学改变、颈部动脉或椎动脉受压等。

【临床表现】

TIA好发于50～70岁，男性多于女性，多在体位改变、活动过度、颈部突然转动或屈伸等情况下发病。

1. 颈内动脉系统TIA　较少见，但持续时间较久，且易引起完全性脑卒中。常见症状：一过性单眼失明或视觉障碍，发作性偏身瘫痪或单肢瘫痪，发作性偏身感觉障碍或单肢感觉障碍，发作性偏盲或视野缺损，如为主侧半球受累则可出现一过性失语。

2. 椎－基底动脉系统TIA　多见，且反复发作也多见，每次发作持续时间较短。常见症状：发作性眩晕，常伴有恶心、呕吐，多数患者出现眼球震颤，可出现一侧眼或双眼视野缺损，或复视、共济失调、吞咽困难、构音障碍，也可出现交叉性瘫痪等。

【诊断与鉴别诊断】

（一）诊断

TIA的诊断主要依据病史，表现为一过性局限性神经功能缺失的症状和体征，持续时间短暂，24小时内症状和体征消失。诊断TIA或TIA可能的患者，需进行CT或MRI检查，以排除临床经过短暂的脑梗死或脑出血。全面检查，寻找可能的病因、潜在病理状态和中风危险因素。

（二）鉴别诊断

TIA应注意与脑梗死、局灶性癫痫发作、梅尼埃病等进行鉴别。

【治疗】

治疗原则：明确基础病因，控制危险因素，积极治疗TIA，有效防止TIA再发及进展为脑梗死。

（一）一般治疗

有效控制高血压、糖尿病、高脂血症，积极治疗心脏疾病，低脂饮食、戒烟戒酒等。

（二）药物治疗

1. 抗血小板治疗　为急性非心源性 TIA 的首选治疗，口服肠溶阿司匹林等抗血小板药，预防中风和降低死亡率。

2. 应用抗凝药物　为急性非心源性 TIA 的首选治疗，非瓣膜病性房颤、新近发生的心肌梗死、血管造影发现颅外供脑动脉内血栓等患者，在 CT 排除颅内出血或大面积脑梗死，患者无出血性倾向及肝肾功能异常，血压在 160/90mmHg 以下的患者，应用抗凝药物治疗。

3. 扩容治疗　血压偏低或考虑存在血流动力学病因的患者，可给予扩容药物静脉滴注，常用低分子右旋糖酐等，使用过程中注意观测血压，避免血压过高。

4. 溶栓治疗　对于新近发生的符合传统定义的 TIA 患者，神经影像学检查发现明确脑梗死责任病灶，临床再次发作时不应等待，须进入卒中诊疗流程，积极进行溶栓治疗。

5. 应用降纤药物　血浆纤维蛋白含量明显增高时，可考虑降纤治疗，常用巴曲酶、安克洛酶和蚓激酶等，需检测血浆纤维蛋白含量。

6. 中药治疗　活血化瘀中药丹参、川芎、桃仁、红花等，有活血化瘀、改善微循环、降低血液黏度的作用，对治疗 TIA 有一定的作用。

（三）控制危险因素

积极查找病因，针对脑血管病危险因素，如高血压、糖尿病、心脏病、血脂异常和动脉粥样硬化等，应尽早启动治疗方案，详见本节脑梗死内容。

（四）手术和介入治疗

脑血管造影、颈部血管超声、TCD 证实有颅内外大动脉严重狭窄者，药物治疗无效时，可考虑手术治疗。常用的手术方法包括颈动脉内膜剥脱术（CEA）和动脉血管成形术（PCA）。

二、脑梗死

脑梗死（cerebral infarction，CI）又称缺血性脑卒中，指由于脑局部血液供应障碍，导致该血管供血区脑组织缺血、缺氧性坏死或脑软化。临床表现为急性出现相应的脑功能缺损的症状和体征，如偏瘫、失语等。本病约占全部脑卒中的 70%。

【脑梗死的分类】

1. 临床分型

（1）完全性前循环梗死（TACI）　大脑高级神经活动障碍，同向偏盲，对侧较严重的 3 个部位（面部、上肢、下肢）运动和感觉障碍。

（2）部分前循环梗死（PACI）　偏瘫、偏盲、偏身感觉障碍及高级神经活动障碍，较 TACI 局限。

（3）后循环梗死（POCI）　表现为椎 – 基底动脉综合征，同侧脑神经麻痹及对侧感觉运动障碍及小脑功能障碍。

（4）腔隙性脑梗死（LACI）　表现为各种腔隙综合征，如纯运动性轻瘫、纯感觉性卒中、共济失调性轻偏瘫等。梗死灶直径 1.5 ～ 2.0cm。

2. 病因学分型　目前临床常用的分类方法，采用 TOAST 病因分型。

（1）大动脉粥样硬化型 颅内或颅外大动脉狭窄 >50%，血管病变为粥样硬化，脑组织梗死灶直径大于 1.5cm，临床表现有皮质损害体征，至少有 1 个以上的动脉硬化卒中的危险因素，如高龄、高血压、血脂异常等，排除心源性脑栓塞。

（2）心源性脑栓塞型 临床表现与大动脉粥样硬化型相似，至少存在 1 种心源性卒中高度或中度危险因素。

（3）小动脉闭塞型 无明显临床表现或表现为各种腔隙综合征，无大脑皮质受累的表现，梗死灶直径 <1.5cm。

（4）其他病因型 除以上 3 种病因明确的类型外，其他少见的病因如凝血功能障碍性疾病、血液成分异常、血管炎、血管畸形、结缔组织病、大动脉夹层等导致的脑梗死。

（5）不明原因型 两种或多种病因，辅助检查阴性、未查明病因者。

动脉粥样硬化性脑梗死

动脉粥样硬化性脑梗死（atherosclerotic cerebral infarction，ACI）是脑梗死中最常见的类型。

【病因和发病机制】

本病最常见的病因为动脉粥样硬化，主要发生在大动脉，以动脉分叉处多见。在主动脉弓或颅内外大动脉粥样硬化病变的基础上，形成附壁血栓，或动脉粥样硬化斑块或附壁血栓脱落形成栓子，引起远端动脉管腔闭塞导致脑梗死。

【病理】

梗死后的脑组织由于缺血、缺氧发生软化和坏死。病初 6 小时以内，肉眼尚见不到明显病变；12 ～ 24 小时后出现形态学改变，神经元凝固性坏死；24 ～ 48 小时后梗死灶边界模糊水肿，脑沟变窄，脑回扁平，脑灰白质界限不清；3 ～ 5 天达脑水肿高峰期，大面积脑梗死可致脑疝形成；7 ～ 14 天脑组织的软化、坏死达到高峰，并开始液化。其后软化和坏死组织被吞噬和清除，胶质增生形成瘢痕，大的软化灶形成囊腔。完成此修复有时需要几个月甚至 1 ～ 2 年。

【临床表现】

（一）一般表现

本病多见于 50 ～ 60 岁老年人，常有高血压、糖尿病、冠心病、血脂异常等病史，部分患者病前有一次或多次短暂性脑缺血发作史。常于安静时或睡眠中发病，出现神经功能缺损的症状和体征，1 ～ 2 天内症状逐渐达到高峰。除脑干梗死和大面积梗死外，多数患者意识清楚，颅内压增高不明显。

（二）脑的局限性神经症状

1. 颈内动脉系统（前循环）脑梗死 责任血管不同、脑梗死的部位不同而临床表现不同。临床类型：①颈内动脉闭塞：症状性闭塞以偏瘫、偏身感觉障碍、偏盲"三偏征"为多见，主侧半球病变尚有不同程度的失语、失用和失认。②大脑中动脉闭塞：最为常见，主干闭塞时有三偏征，主侧半球病变时尚有失语。③大脑前动脉闭塞：近端阻塞时可无症状，周围支受累时瘫痪以下肢为重，可伴有下肢的皮质性感觉障碍及排尿障碍。

2. 椎 – 基底动脉系统（后循环）脑梗死　①小脑后下动脉闭塞：出现眩晕，眼球震颤，病灶侧舌咽、迷走神经麻痹，小脑性共济失调及 Horner 征，病灶侧面部与对侧躯体、肢体痛温觉减退或消失。②小脑前下动脉闭塞：眩晕、眼球震颤，两眼球向病灶对侧凝视，病灶侧耳鸣、耳聋，Horner 征及小脑性共济失调，病灶侧面部和对侧肢体感觉减退或消失。③基底动脉闭塞：高热、昏迷、针尖样瞳孔、四肢软瘫及延髓麻痹，急性完全性闭塞时可迅速危及生命。

（三）特殊类型的脑梗死

1. 大面积脑梗死　通常由颈内动脉主干、大脑中动脉主干或皮质支闭塞，出现病变对侧肢体全瘫、偏身感觉障碍及凝视病灶侧，梗死病灶大，病情重，易出现严重的脑水肿和颅内高压征象，甚至急性期发生脑疝死亡。

2. 分水岭脑梗死　相邻血管末端供血区的交界处脑组织发生缺血所致，多由于血液动力学改变导致脑组织低灌注，如大脑前、中动脉皮层支交界区或大脑中、后动脉皮质支或大脑前、中动脉深穿支分水岭区梗死，不同血管支配区病变的临床症状各异，但一般在积极补充血容量、纠正病因后病情易得到有效控制。

3. 出血性脑梗死　多见于大面积脑梗死后，在梗死的基础上出现了出血。其原因为脑梗死发生后，其梗死灶内的动脉自身滋养血管同时缺血，导致动脉管壁损伤、破裂、出血而致出血性脑梗死。

4. 多发性脑梗死　两个或两个以上不同供血系统动脉闭塞引起的梗死，常见于近心端的血管附壁血栓或心源性栓子脱落随血流进入颈内动脉和椎 – 基底动脉系统，也见于反复多次发生脑梗死所致。

【辅助检查】

1. 头颅 CT　是疑似脑卒中患者首选、最方便、快捷的影像学检查手段，一旦发病，立即行头颅 CT 平扫检查。通常在起病 24 小时后脑 CT 逐渐可见与闭塞血管一致的低密度灶，并能显示周围水肿的程度，有无合并出血等。多模式 CT，如 CT 灌注成像（CTP）可区别可逆性与不可逆性缺血，识别缺血半暗带，对指导急性脑梗死溶栓治疗及机械取栓有一定参考价值。

2. 头颅 MRI　可清晰显示早期梗死、小脑及脑干梗死等，发病 3 小时后显示的高信号缺血灶基本代表了梗死灶的大小，弥散加权成像（DWI）可早期确定病灶大小、部位，对早期发现小梗死灶较标准 MRI 更敏感，为早期治疗提供重要信息。

3. 血管病变检查　颅内、外血管病变检查有助于了解卒中的发病机制及病因，发现血管狭窄或闭塞的部位和程度，指导选择治疗方法。

4. 其他常规检查　包括血常规、血沉、血糖、血脂、凝血功能、肾功能、血电解质、血同型半胱氨酸及心电图、动态心电图、超声心动图等，均应列为常规检查项目，可以协助了解基础原发病情况、重要代谢指标情况及患者心血管系统情况等。

【诊断与鉴别诊断】

（一）诊断

诊断要点：①中老年人既往有高血压、糖尿病、心脏病等病史。②急性起病，突然出现局灶神经功能缺损（一侧面部或肢体无力或麻木、语言障碍等），少数为全面神经功能缺损。③症状或体征持续时间不限（当影像学显示有责任缺血性病灶时），或持续 24 小时以上（当缺乏影像学责任病灶时）。④脑 CT 或 MRI 检查有助于确诊。

（二）鉴别诊断

1. 脑出血 脑梗死有时与小量脑出血的临床表现极为相似，但活动中起病、病情进展快、高血压病史常提示脑出血，头颅 CT 检查可以确诊。

2. 颅内占位性病变 颅内肿瘤、硬膜下血肿和脑脓肿可呈卒中样起病，出现偏瘫等局灶体征，多伴有颅内压增高的表现，可资鉴别。如颅内压增高不明显时，须高度警惕，CT 或 MRI 检查可以确诊。

【治疗】

治疗原则：①尽早治疗：力争早诊断，确诊后尽早应用最佳方案开始治疗，以挽救缺血半暗区脑组织，减轻致残。②个体化治疗：依据患者年龄、卒中类型、病情严重程度、基础原发病及重要脏器功能状况制定最佳治疗方案。③综合性治疗：采取有轻重缓急的针对性治疗，同时进行支持治疗、对症治疗及早康复治疗。

（一）一般治疗

1. 保持呼吸道通畅 合并低氧血症患者应给予吸氧，气道功能严重障碍者应给予气道支持（气管插管或切开）及机械通气。

2. 调整血压 应先处理紧张焦虑、疼痛、恶心呕吐及颅内压增高等情况。血压持续升高，收缩压 ≥ 200mmHg 或舒张压 ≥ 110mmHg，或伴有严重心功能不全、主动脉夹层、高血压脑病的患者，可给予谨慎的降压治疗，一般在发病 24 小时内血压降低幅度不宜超过原有血压水平的 15%，可选用拉贝洛尔、尼卡地平等静脉药物，并严密观察血压变化，血压应控制在收缩压 <180mmHg，舒张压 <100mmHg。

3. 控制血糖 血糖超过 10mmol/L 时可给予胰岛素治疗，使血糖水平控制在 7.8 ～ 10mmol/L。

4. 降颅内压治疗 颅内压增高是急性重症脑梗死的常见并发症，是死亡的主要原因之一。根据病情酌情选用 20% 甘露醇快速静脉滴注。

5. 防治感染 脑梗死患者急性期易合并呼吸道、泌尿道感染，是导致病情加重的重要原因。尤其对意识障碍患者应特别注意翻身拍背，防止误吸。尽量避免留置尿管，一旦发生感染应做细菌培养及药物敏感试验，给予抗生素治疗。

6. 防治消化道出血 对大面积脑梗死及重症患者可预防性应用抑酸护胃药物防治应激性溃疡出血。发生上消化道出血可静脉予质子泵抑制剂，如奥美拉唑静脉注射。

7. 营养支持 注意水、电解质及热量平衡，如起病 48 ～ 72 小时仍不能自行进食者，应给予鼻饲流质饮食以保障营养供应。

8. 预防深静脉血栓 卧床患者可用低分子肝素 4000IU 皮下注射，每天 1 ～ 2 次，防止深静脉血栓形成和肺栓塞。

（二）特殊治疗

1. 静脉溶栓治疗 是目前最重要的恢复血流灌注的措施。溶栓药物包括重组组织型纤溶酶原激活剂（rt-PA）、尿激酶（UK）和替奈普酶。

2. 血管内介入治疗 包括动脉溶栓、桥接、机械取栓、血管成形和支架术等，对 rt–PA 静脉溶栓治疗无效的大血管闭塞患者，给予补救机械取栓（再通血管）可能提高疗效。

3. 抗血小板聚集治疗 应尽早开始使用阿司匹林（溶栓患者在溶栓 24 小时后使用）口服，或氯吡格雷口服。

4. 抗凝治疗 急性脑梗死患者一般不常规使用抗凝剂。长期卧床患者或合并高凝状态者，为预防深部静脉血栓形成及预防肺栓塞，可选用低分子肝素皮下注射。

5. 降纤治疗 用于不适合溶栓并经过严格筛选的病例，尤其适用于高纤维蛋白原血症的患者。常用巴曲酶，其他降纤制剂有降纤酶、安克洛酶、蚓激酶等。

6. 扩容治疗 急性缺血性卒中一般不推荐扩容治疗，但对于低灌注导致的急性脑梗死如分水岭脑梗死可考虑扩容治疗，但应注意观察心功能等，防止可能出现脑水肿加重、心力衰竭等并发症。

7. 应用他汀类药物 急性脑梗死患者在发病前已服用他汀类药物者，可继续使用他汀类药物治疗，改善预后。对动脉粥样硬化性脑梗死患者发病后可考虑尽早使用他汀类药物，如阿托伐他汀、瑞舒伐他汀、氟伐他汀等，根据患者的实际情况选择药物种类及剂量。

8. 脑保护治疗 神经保护剂可减少细胞损伤，提高脑组织对缺血、缺氧的耐受性。常用药物有胞磷胆碱等。

9. 其他药物治疗 中药制剂如丹参、三七、川芎等。

10. 外科治疗 对大面积脑梗死，可施行开颅减压术和（或）部分脑组织切除术；颈动脉狭窄超过 70% 的患者可考虑颈动脉内膜切除术。

11. 康复治疗 应尽早进行，并遵循个体化原则，制定短期和长期康复治疗计划，以促进神经功能恢复。

【预防】

脑卒中是最常见的急性脑血管病，具有发病率高、致残率高、死亡率高的流行病学特点，应积极按照规范的慢性病三级预防措施，进行个体化预防。

心源性脑栓塞

心源性脑栓塞（cardiogenic cerebral embolism，CCE）指由于心源性栓子通过血循环进入脑动脉系统，引起动脉管腔栓塞，导致该动脉供血区局部脑组织的坏死，占缺血性脑卒中的 15%～20%，其中 80% 发生于颈内动脉系统，20% 发生于椎 – 基底动脉系统。

【病因和发病机制】

心源性栓子的来源，包括心房颤动、慢性心脏瓣膜病、心肌梗死、心内膜炎及心脏手术等。其中半数来源于非瓣膜性的房颤，其次是心肌梗死、心脏瓣膜病、扩张型心肌病、人工心脏瓣膜、先天性心脏病（如卵圆孔未闭、房间隔缺损）等。

上述疾病导致心房与心室内血栓、赘生物脱落，或静脉系统栓子从右心分流到左心，随动脉血流进入颅内，导致脑动脉栓塞而发病。大多数心源性脑栓塞多见于颈内动脉系统的大脑中动脉，也可见于椎 – 基底动脉系统，或同时见于不同的动脉，形成多发性梗死灶。

【临床表现】

（一）一般表现

任何年龄均可发病，多在动态下急骤发病，症状在数分钟内达到高峰。当颅内大动脉或椎 – 基底动脉栓塞时，患者可迅速出现昏迷和颅内压增高症状。

（二）局部神经缺失症状

临床表现取决于栓塞的动脉（详见"动脉粥样硬化性脑梗死"内容）。

【辅助检查】

1. 颅脑 CT 和 MRI 发病 24 ～ 48 小时后颅脑 CT 示脑内可有低密度区，部分在低密度区域中间有高密度影（出血性梗死）。起病在 24 ～ 48 小时以内 CT 检查正常的患者，可选择 MRI 检查，可更早、更准确地显示梗死的部位、范围。

2. 心电图 应常规检查，可能发现心律失常、心肌梗死等异常。24 小时动态心电图可准确检测心律失常的规律，对心律失常的性质有较大的诊断价值。

3. 心脏超声检查 超声心动图检查可证实是否存在心源性栓子；心脏超声检查对左心室血栓、二尖瓣脱垂、感染性心内膜炎、卵圆孔未闭、房间隔动脉瘤、心脏黏液瘤和左房血栓等的诊断具有重要价值。

【诊断与鉴别诊断】

（一）诊断

诊断要点：①有冠心病心肌梗死、心脏瓣膜病、心房颤动等心源性栓子来源的基础原发病病史。②体力活动中骤然起病，迅速出现局限性神经缺失症状，症状在数秒钟到数分钟达到高峰，并持续 24 小时以上，神经系统症状和体征可用某一血管综合征解释。③意识常清楚或轻度障碍，多无脑膜刺激征。④脑部 CT、MRI 检查可显示梗死部位和范围，并可排除脑出血、肿瘤和炎症性疾病。

（二）鉴别诊断

1. 动脉粥样硬化性脑梗死 CCE 有起病急、病情迅速达高峰的特点，且既往多存在能提供栓子来源的其他病史，CT、MRI、超声心动图等可明确诊断。

2. 脑出血 与 CCE 都具有起病迅速的特点，但本病患者既往多有高血压病史。CCE 往往具有能提供栓子的其他病史，借助 CT 和 MRI 等手段可明确诊断。伴昏迷者须排除可引起昏迷的其他全身性或颅内疾病。

【治疗】

1. 心源性脑栓塞治疗 基本同"动脉粥样硬化性脑梗死"。当发生出血性脑梗死时，要立即停止溶栓、抗凝和抗血小板的药物，防止出血加重和血肿扩大；感染性栓塞禁用溶栓、抗凝，防治感染扩散，并应用抗生素。

2. 原发病治疗 治疗脑梗死的同时，应积极治疗原发病，如心肌梗死、心脏瓣膜病等，及时纠正心力衰竭及心律失常等，根除栓子来源，防止复发。

3. 抗栓治疗 急性期一般不主张抗凝治疗，有增加脑出血或其他部位出血的风险。可根据病情在发病 4 ～ 14 天开始口服抗凝药，急性期后口服抗凝药物是心源性脑卒中重要的预防措施，常用抗凝药物华法林或新型口服抗凝剂包括达比加群、利伐沙班等。

腔隙性脑梗死

腔隙性脑梗死（lacunar infarction，LI）指大脑半球深部或脑干的小穿通动脉闭塞形成的缺血性微梗死灶（梗死灶直径 <1.5cm），经吞噬细胞清除后，在脑实质中遗留下不规则的腔隙，约占脑梗死的 20%。本病常见于 50 岁以上的老年人，部分患者有高血压或短暂性脑缺血发作病史。一般预后较好，致死率、致残率较低，但是复发率较高。

【病因和发病机制】

目前认为本病的主要病因为高血压导致脑部小动脉及微小动脉壁脂质透明变性及纤维素性坏死，或部分患者有糖尿病史，发生小血管病变，最终导致管腔闭塞，形成微小梗死灶，经吞噬细胞清除后，产生腔隙病变。有研究证实，舒张压增高对于多发性腔隙性梗死的形成更为重要。

【临床表现】

本病多见于中老年人，半数以上的患者有长期高血压病史。临床症状一般较轻，体征单一，预后较好。许多患者并不出现临床症状，而是在头颅 CT 或 MRI 检查时发现。本病归纳有 21 种综合征，常见的有下列 5 种。

1. 纯运动性卒中 表现为面、舌、肢体不同程度瘫痪，而无感觉障碍、视野缺失、失语等。病灶位于放射冠、内囊、基底节、脑桥、延髓等。

2. 纯感觉性卒中 患者主诉半身麻木、受到牵拉、发冷、发热、针刺、疼痛、肿胀、变大、变小或沉重感。检查可见一侧肢体、身躯感觉减退或消失。感觉障碍偶可见越过中线影响双侧鼻、舌、阴茎、肛门等，说明为丘脑性病灶。

3. 共济失调性轻偏瘫 表现为病变对侧的纯运动性轻偏瘫和小脑性共济失调，以下肢为重，也可有构音不全和眼震。

4. 感觉运动性卒中 多以偏身感觉障碍，继而出现轻偏瘫，为丘脑后腹核并累及内囊后肢的腔隙性脑梗死所致。

5. 构音不全手笨拙综合征 患者严重构音不全，吞咽困难，一侧中枢性面、舌瘫，该侧手轻度无力伴有动作缓慢、笨拙（尤以精细动作如书写更为困难），指鼻试验不准，步态不稳，腱反射亢进和病理反射阳性。

本病常反复发作，引起多发性腔隙性脑梗死，称腔隙状态（lacunar state），常累及双侧皮质脊髓束和皮质脑干束，出现认知功能下降、假性球麻痹、类帕金森综合征和排尿、排便失禁等。

【辅助检查】

头颅 CT 检查可在大脑半球深部、基底节区、丘脑、脑桥发现单个或多个圆形、椭圆形低密度灶，边界清楚。MRI 呈长 T_1、长 T_2 信号，较 CT 更为清晰。

【诊断与鉴别诊断】

（一）诊断

诊断要点：①中年以后发病，且有长期高血压、糖尿病等病史。②临床症状符合上述腔隙性脑梗死典型表现之一者。③头颅 CT 及 MRI 检查证实与临床一致的腔隙病灶。④预后良好，短期内有完全恢复的可能。

（二）鉴别诊断

本病应与动脉粥样硬化性血栓性脑梗死、脑栓塞和脑实质小量出血鉴别。

【治疗】

本病的治疗基本同"动脉粥样硬化性脑梗死"。强调控制危险因素，尽早开始进行脑血管病的二级预防，尤其应积极治疗高血压，同时应注意降压不能过快、过低。

三、脑出血

脑出血（intracerebral hemorrhage，ICH）指非外伤性脑血管自发性破裂所致的脑实质内出血，占全部脑卒中的 10%～30%。临床表现以突发头痛、呕吐、意识障碍伴局灶性神经功能障碍为特点。脑出血的发病率为每年 60～80/10 万人，急性期病死率为 30%～40%，是死亡率最高的脑卒中类型。

【病因和发病机制】

（一）病因

高血压合并颅内小动脉硬化是脑出血的主要病因，其他病因有先天性脑动脉瘤、脑血管畸形、脑瘤、血液病（再生障碍性贫血、白血病、血小板减少性紫癜、血友病、红细胞增多症和镰状细胞病等）、感染、药物（抗凝及溶栓治疗等）、脑血管淀粉样变性、脑动脉炎等。

（二）发病机制

长期高血压可导致脑内细小动脉或深穿支动脉小动脉瘤或微夹层动脉瘤形成，当血压骤然升高时，血液自血管壁渗出或动脉瘤壁破裂，血液流入脑组织形成血肿。其他非高血压性因素引起的脑出血由于病因不同，有各自不同的发病机制。

【病理】

1. 出血部位 70% 的 ICH 发生在基底节的壳核及内囊区，主要由高血压引起，30% 分别发生在脑叶、脑干及小脑齿状核。

2. 病理改变 ICH 一般单发，也可多发或复发，出血灶大小不等。较大新鲜出血灶的中心是血液或血凝块（坏死层），周围是坏死的脑组织，其内含有点、片状出血（出血层），再外周为水肿伴炎细胞浸润的脑组织，形成占位效应。脑室系统受压变形并向对侧移位，部分血肿破入脑室系统形成血凝块，造成脑脊液循环严重梗阻。

ICH 发病 1～6 个月，中心血肿溶解，周围胶质增生，小出血灶形成胶质瘢痕，大的出血灶则形成椭圆形中风囊。

【临床表现】

ICH 多见于 50 岁以上患者，男性略多于女性，多有高血压病史，通常在情绪激动、劳动或活动时急性起病，寒冷季节多发，少数也可静态起病。出血早期血压多突然升高，并出现头痛、呕吐、意识障碍等全脑症状及肢体瘫痪、失语等局灶性神经功能缺失症状。发病后症状在数分钟至数小时达高峰。患者的临床表现，特别是局灶性神经功能缺失症状，与出血的部位及出血量有关。

（一）基底节区出血

1. 壳核出血　最常见，占 ICH 病例的 50%～60%，典型表现为"三偏征"，即病灶对侧偏瘫、偏身感觉障碍和同向性偏盲。双眼球常向病灶侧凝视；优势半球受累可有失语；大量出血多有意识障碍。

2. 丘脑出血　占 ICH 病例的 10%～15%，一侧丘脑出血且出血量较少时，表现为对侧轻瘫，对侧偏身感觉障碍，通常感觉障碍重于运动障碍，特别是深感觉障碍明显；出血量大，出现呕吐咖啡样物，呕吐频繁、呈喷射状，四肢瘫痪，双眼向鼻尖注视等。

（二）脑干出血

1. 脑桥出血　脑桥是脑干出血的好发部位，约占 ICH 病例的 10%。一侧小量出血，可无意识障碍，表现为交叉瘫痪（病侧周围性面瘫，对侧肢体中枢性瘫痪），双眼向出血对侧凝视等；大量出血（血肿 >5mL），患者迅速出现昏迷、眼球浮动、针尖样瞳孔、呕吐咖啡样胃内容物、去大脑强直、中枢性高热、中枢性呼吸障碍等，死亡率高。

2. 中脑出血　少见，患者常有意识障碍和头痛、呕吐。

3. 延髓出血　更为少见，重症患者可表现为突然意识障碍，影响呼吸、心率、血压等生命体征，继而死亡。

（三）小脑出血

小脑出血多由小脑齿状核动脉破裂引起，常有突发眩晕、头痛、频繁呕吐、走路不稳、后枕部疼痛，起病突然。暴发型常突然昏迷，数小时内迅速死亡。

（四）脑叶出血

脑叶出血也称皮质下白质出血，占 ICH 病例的 5%～10%，表现为头痛、呕吐、脑膜刺激征和出血脑叶的定位症状。顶叶出血最常见，其次为颞叶、枕叶、额叶，也有多发脑叶出血的病例。

（五）脑室出血

脑室出血占 ICH 病例的 3%～5%。原发性脑室出血为脑室内脉络丛破裂出血，较为少见。继发性者是由于脑内出血量大，穿破脑实质流入脑室。临床表现为呕吐、多汗、皮肤紫绀或苍白。

【辅助检查】

1.颅脑 CT 检查　为确诊 ICH 的首选检查。急性期血肿呈边界清楚的类圆形或不规则形均匀的高密度影，并可显示出血部位、血肿大小和形状、是否破入脑室、脑室有无移位受压和积血，以及出血周围脑组织水肿等。

2.MRI 检查　有助于发现结构异常，明确脑出血的病因。MRI 对急性脑出血诊断不及 CT，但对检出小脑和脑干的出血灶，并监测脑出血的演变过程优于 CT。

多模式 MRI 扫描，如磁敏感加权成像（SWI）对早期 ICH 及微出血较敏感，磁共振血管造影（MRA）可发现血管瘤、脑血管畸形等病变。

3.数字减影血管造影（DSA）　可清楚显示异常血管和造影剂外漏的破裂血管及部位。特别是患者安全度过急性期、病情稳定之后，如 CT 显示的血肿不在高血压性脑出血的好发部位，为进一步明确病因，可进行 DSA，以明确有无脑动脉瘤、血管畸形等病因。

4.其他　腰穿易导致脑疝形成或使病情加重，故一般不作为常规检查，只在无条件进行 CT 检查并考虑脑出血可能破入蛛网膜下腔时，才慎重考虑。

【诊断与鉴别诊断】

（一）诊断

诊断要点：①50 岁以上中老年患者，有长期高血压等病史。②在情绪激动或体力活动时突然发病，出现头痛、呕吐、意识障碍等症状。③发病后血压明显增高。④有偏瘫、失语等局灶性神经功能缺损的症状和体征，应高度怀疑脑出血。⑤头颅 CT 扫描见脑内高密度影可确诊。

（二）鉴别诊断

1.其他脑血管病　本病与动脉粥样硬化性脑梗死、心源性脑梗死、蛛网膜下腔出血的鉴别见表 3-18。

表 3-18　常见脑卒中的鉴别诊断

鉴别要点	动脉血栓性脑梗死	脑栓塞	脑出血	蛛网膜下腔出血
发病年龄	60 岁以上多见	青壮年多见	50～60 岁多见	不定
常见病因	动脉粥样硬化	心脏病、房颤	高血压及动脉粥样硬化	动脉瘤、血管畸形
起病状态	多于安静时、血压下降时	不定	活动、情绪激动、血压升高时	活动、激动时
起病速度	较缓（小时、天）	最急（秒、分）	急（分、小时）	急（分）
意识障碍	较少	少、短暂	常有，进行性加重	少、轻、谵妄
头痛、呕吐	少有	少有	常有	剧烈
偏瘫等	有	有	多有	多无
脑膜刺激征	无	无	偶有	明显
头颅 CT	脑内低密度灶	脑内低密度灶	脑内高密度灶	蛛网膜下腔高密度影
脑脊液	多正常	多正常	血性，压力高	均匀血性
DSA	可见阻塞的血管	可见阻塞的血管	可见破裂的血管	可见动静脉畸形或动脉瘤

2. 全身性疾病　应注意与引起昏迷的全身性及代谢性疾病鉴别，如酒精中毒、药物中毒及 CO 中毒、糖尿病高渗性昏迷、低血糖昏迷、肝性脑病及尿毒症性昏迷等。这些都有相关疾病的病史，无神经系统缺损定位体征，相关实验室检查异常，头颅 CT 无出血等，可以鉴别。

【治疗】

治疗原则：安静卧床，脱水降颅内压，减轻脑水肿；调整血压；防止继续出血；保护神经功能，促进恢复；加强护理，防止并发症。

（一）内科治疗

1. 一般治疗　安静卧床休息，避免情绪激动和不必要搬动。监护生命体征、意识障碍水平、瞳孔改变和神经系统定位体征等的变化。保持呼吸道通畅，加强护理。有意识障碍、缺氧的患者应给予吸氧。有消化道出血、意识障碍者宜禁食 24 ～ 48 小时。有昏迷或有吞咽困难的患者发病后 2 ～ 3 天内应给予鼻饲饮食。头部用冰帽降温，以利于减轻脑水肿及颅内高压。

2. 降低颅内压　约有 2/3 患者发生颅内压增高，严重高颅内压可导致脑疝形成，是脑出血死亡的主要原因。因此，积极控制脑水肿、降低颅内压为脑出血急性期治疗的重要环节。可选用以下药物：① 20% 甘露醇静脉滴注。②呋塞米静脉注射。不建议应用激素治疗来减轻脑水肿。

3. 调整血压　当平均动脉压 >130mmHg 或收缩压 >180mmHg 时，应给予降压治疗。间断或持续静脉应用降压药物以降低血压，但要保证脑灌注压 60 ～ 80mmHg；当平均动脉压 >150mmHg 或收缩压 >200mmHg 时，要持续静脉应用降压药物以积极降低血压。常用静脉降压药物有尼卡地平、乌拉地尔等，常用口服降压药物有血管紧张素 Ⅱ 受体阻滞剂、长效钙通道阻滞剂等。

4. 止血治疗　对于凝血功能正常的患者，一般不建议常规使用止血药。合并严重凝血功能障碍，如口服抗凝药物（华法林）引起的相关脑出血，可静脉应用维生素 K 对抗；普通肝素引起的相关脑出血，可用硫酸鱼精蛋白治疗；溶栓药物引起的相关脑出血，可选择输注凝血因子和血小板治疗。

5. 防治并发症　有呼吸道感染时，可根据经验或药物敏感试验选择抗生素。防止压疮和尿路感染。预防应激性溃疡出血。有癫痫发作或脑电检测有痫样放电者应给予抗癫痫药物治疗。

（二）外科治疗

急性期外科治疗的目的在于消除血肿，降低颅内压，解除脑组织受压，挽救患者生命。一般认为手术宜在发病后 6 ～ 24 小时内进行。常用的手术方法有开颅血肿清除术、锥孔穿刺血肿抽吸、立体定向血肿引流术、脑室引流术等。恢复期的患者，如考虑合并脑血管畸形、动脉瘤等，或已经确诊的患者，也需考虑手术治疗。

（三）康复治疗

脑出血后，只要患者病情不再进展、生命体征平稳，宜尽早进行康复治疗，包括肢体功能、言语障碍及心理的康复治疗。

（四）预防

一级、二级预防基本同脑卒中的预防措施，积极控制吸烟、酗酒、高血压、高血脂等危险因素，尤其是对血压的严格管控，防治措施包括减轻体重、减少膳食中脂肪含量、限制食盐摄入量、减少饮酒量、适当运动及严格遵医嘱行降压药物治疗。

四、蛛网膜下腔出血

蛛网膜下腔出血（subarachnoid hemorrhage，SAH）指脑底或脑表面血管（如先天性动脉瘤、高血压脑动脉硬化所致的微动脉瘤、脑血管畸形等）破裂后，血液直接流入蛛网膜下腔，又称自发性 SAH。脑实质或脑室出血、脑外伤后血液流入蛛网膜下腔称继发性 SAH。临床表现以突发头痛、呕吐及脑膜刺激征为特点，严重病例可伴有意识障碍。SAH 约占急性脑卒中的 10%，女性和男性的比例为（1.3 ～ 1.6）∶1。SAH 的预后与病因、出血部位、出血量、有无并发症及是否得到适当治疗有关。SAH 的预后总体较差，病死率高达 45%，即使存活也有很高的致残率。

【病因和发病机制】

1. 颅内动脉瘤　是最常见的病因，占 75%～ 80%。其中先天性粟粒样动脉瘤约占 75%，还可见高血压、动脉粥样硬化所致的梭形动脉瘤、夹层动脉瘤和感染所致的真菌性动脉瘤等。随着年龄的增长，动脉瘤破裂的概率增加，高峰年龄为 35 ～ 65 岁。

2. 血管畸形　约占 SAH 病因的 10%，多见于青年人。

3. 其他　如脑底异常血管网病（Moyamoya 病）占儿童 SAH 的 20%，还可见颅内肿瘤卒中、血液系统疾病、颅内静脉系统血栓形成和抗凝治疗并发症等。此外，原因不明者约占 10%。

【病理】

SAH 可见呈紫红色的血液沉积在脑底池和脊髓池中，血液进入蛛网膜下腔后，血性脑脊液可激惹血管、脑膜和神经根等邻近组织，引起无菌性脑膜炎反应。SAH 急性期可出现继发性的血管痉挛，严重者导致脑梗死。

【临床表现】

各年龄均可发病，以青壮年多见，女性略多于男性。多在情绪激动中或用力情况下突然起病，常以数秒或数分钟的速度骤然发生头痛，患者常能清楚地描述发病时间和情景。部分患者起病前数天或数周可有反复发作的头痛史。

（一）症状

剧烈头痛呈爆裂样，患者常将头痛描述为"最严重的头痛"，多呈持续性头痛，可放射至枕后或颈部，伴喷射性呕吐。多数患者无意识障碍或伴有一过性意识障碍，少数可出现癫痫样发作和烦躁、谵妄等精神症状。少数患者病情凶险，起病后迅速进入深昏迷，出现去脑强直，因中枢性呼吸衰竭而猝死。

（二）体征

发病数小时后可见颈强直、Kernig 征和 Brudzinski 征等脑膜刺激征阳性。脑膜刺激征常于发病后数小时出现，3 ～ 4 周后消失。部分患者有玻璃体下片状出血、视乳头水肿和视网膜出血等。其中玻璃体膜下出血是 SAH 的典型表现，约 20% 患者于发病 1 小时内即可出现。

（三）并发症

1. 再出血 为 SAH 主要的急性并发症，以 5～11 天为高峰，80% 发生在 1 个月内。具体表现：经治疗病情好转的情况下，突然发生剧烈头痛、恶心呕吐、意识障碍加重、原有局灶症状和体征加重或重新出现等，腰穿或头颅 CT 检查可确定有无再出血。

2. 脑血管痉挛 常于病后 3～5 天开始发生，5～14 天为迟发性血管痉挛高峰期，2～4 周逐渐消失，常表现为波动性的失语或轻偏瘫，是致残和死亡的重要原因。

3. 脑积水 急性脑积水发生于 SAH 后 1 周内，脑室急性扩大，出现剧烈头痛、呕吐、意识障碍等进行性颅内压增高的表现，复查头颅 CT 可以诊断；亚急性脑积水出现于起病数周后，表现为精神异常、步态异常和尿失禁。

4. 其他 部分患者发生低钠血症，5%～10% 的患者可发生癫痫发作。

【辅助检查】

1. CT 检查 为诊断 SAH 的首选方法。CT 显示大脑外侧裂池、前纵裂池、鞍上池、桥小脑角池、环池和后纵裂池高密度出血征象，并可确定有无脑内出血或脑室出血。

2. MRI 检查 CT 扫描阴性时，可行 MRI 进一步明确诊断。

3. DSA 检查 仍是目前临床明确有无动脉瘤的诊断"金标准"，可清楚显示动脉瘤的位置、大小，与载瘤动脉的关系，有无血管痉挛等；同时也能清楚显示血管畸形、烟雾病等，为 SAH 病因诊断提供可靠依据。造影时机一般选择在出血 3 天内或 3～4 周后，以避开脑血管痉挛和再出血的高峰期。

4. 腰椎穿刺 当临床表现高度怀疑 SAH，而 CT 扫描结果阴性时，强烈建议行腰椎穿刺术。SAH 的特征性表现是脑脊液在起病 12 小时后呈特征性改变，为均匀血性，压力增高。

5. 其他 TCD 对迟发性脑血管痉挛的动态监测有积极意义。血常规、凝血功能、肝功能及免疫学等检查，有助于寻找出血的其他原因。

【诊断与鉴别诊断】

（一）诊断

诊断要点：①突发剧烈头痛伴呕吐、颈项强直等脑膜刺激征，伴或不伴意识模糊，反应迟钝。②查体无局灶性神经体征，可高度提示蛛网膜下腔出血。③如颅脑 CT 证实脑池和蛛网膜下腔高密度出血征象，腰穿压力明显增高和均匀一致的血性脑脊液，眼底检查玻璃体下片块状出血等，可临床确诊。DSA、MR、CTA 等脑血管影像学检查有助于明确病因。

（二）鉴别诊断

SAH 主要应与脑出血、颅内感染、脑肿瘤等临床表现具有相似性的疾病进行鉴别。

【治疗】

治疗原则：防治再出血，降低颅内压，防治迟发性脑血管痉挛，减少并发症，寻找出血原因，治疗原发病和预防复发。

1. 一般处理 避免一切可能引起血压和颅内压增高的诱因。绝对卧床 4～6 周，避免搬动和过早起床。头痛、烦躁者给予止痛、镇静药物。频繁咳嗽时，应用强力止咳剂。频繁呕吐者，给予止吐药。保持大便通畅，稳定血压。

2. 降低颅内压 常用 20% 甘露醇静脉滴注；呋塞米静脉注射。

3. 防治再出血 抗纤溶药物可延迟动脉瘤破裂后凝血块的溶解，降低再出血率，常用 6- 氨基己酸。

4. 防治迟发性脑血管痉挛 尼莫地平可有效减少 SAH 引发的不良结局，应尽早使用。

5. 其他 治疗脑积水，防治癫痫，治疗低钠血症及低血容量，必要时选择手术治疗。

第四节 帕金森病

帕金森病（parkinson's disease，PD）是一种常见的中老年神经系统退行性疾病，临床上出现以运动迟缓、静止性震颤、肌强直和姿势平衡障碍的运动症状为主要特征，并可以伴有睡眠障碍、嗅觉障碍、自主神经功能障碍、认知和精神障碍等非运动症状。我国 65 岁以上人群的帕金森病患病率为 1.7%，目前我国帕金森病患者约 270 万人，占全球帕金森病患者数的一半，预期 2030 年将达到 500 万。该病的患病率随年龄增加而升高，男性略高于女性。帕金森病是一种慢性进展性疾病，无法治愈。多数患者在疾病的前几年可继续工作，但数年后逐渐丧失工作能力。到疾病晚期，由于全身僵硬，导致活动困难、吞咽和呼吸障碍、长期卧床，常死于肺炎、泌尿系感染、压疮等各种并发症。

【病因和发病机制】

帕金森病的病因迄今尚未完全明确，目前认为与环境因素、遗传因素及老化有关。

1. 环境因素 20 世纪 80 年代初发现一种嗜神经毒在人和灵长类中均可诱发典型的帕金森病，其在临床、病理、生化及对左旋多巴替代治疗方面的敏感性等特点，均与人类帕金森病很相似。帕金森病患者黑质中复合物 I 活性和还原型谷胱甘肽含量明显降低及氧化应激增强，提示抗氧化功能障碍及氧化应激损伤可能参与本病的发病和病情进展。

2. 遗传因素 帕金森病在一些家族中呈聚集现象，目前为止至少发现有 23 个单基因与家族性帕金森病连锁的基因位点。但研究发现，约 10% 的帕金森病患者有家族史，绝大多数患者为散发病例。

3. 神经系统老化 该病主要发生在中老年人，40 岁以前发病少见，提示神经系统老化与发病有关。随着年龄增长，黑质多巴胺能神经元进行性减少，但程度尚不至于发病，且在老年人群中患病者也只是少数。因此，神经系统老化可能只是帕金森病的促发因素。

4. 多因素交互作用 目前认为帕金森病并非单因素致病，而是多因素交互作用的结果。在环境因素、遗传基因、神经系统老化的共同作用下，通过氧化应激、线粒体功能障碍、蛋白酶体功能异常、炎症或免疫反应、兴奋性毒性、细胞凋亡等机制，导致黑质多巴胺能神经元大量变性、丢失，最终发病。

【临床表现】

发病年龄平均约 55 岁，多见于 60 岁以后，男性略多于女性，隐匿起病，缓慢发展。

（一）运动症状

症状常始于一侧上肢，逐渐累及同侧下肢，再波及对侧上肢及下肢。

1. 静止性震颤 常为首发症状，典型表现是拇指与屈曲的食指间呈"搓丸样"动作。令患者一侧肢体运动如握拳或松拳，可使另一侧肢体震颤更明显。该试验有助于发现早期轻微震颤。

2. 肌强直 被动运动关节时阻力增高，且呈一致性，类似弯曲软铅管的感觉，故称"铅管样强直"。在有静止性震颤的患者中可感到在均匀的阻力中出现断续停顿，如同转动齿轮，称"齿轮样强直"。

3. 运动徐缓 随意运动减少，动作缓慢、笨拙。查体见面容呆板、双眼凝视、瞬目减少，酷似"面具脸"。

4. 姿势障碍 疾病早期，表现为走路时患侧上肢摆臂幅度减小或消失，下肢拖曳。随着病情进展，步伐逐渐变小、变慢，启动、转弯时步态障碍尤为明显，自坐位、卧位起立时困难。有时迈步后，以极小的步伐越走越快，不能及时止步，称前冲步态或慌张步态。

（二）非运动症状

该类症状也是常见和重要的临床征象，而且有的可先于运动症状而发生。

1. 感觉障碍 疾病早期即可出现嗅觉减退或睡眠障碍，尤其是快速眼动期睡眠行为异常。中晚期常有肢体麻木、疼痛。

2. 自主神经功能障碍 临床常见，如便秘、多汗、脂溢性皮炎（油脂面）等。吞咽活动减少可导致流涎。疾病后期也可出现性功能减退、排尿障碍或直立性低血压。

3. 精神障碍 近半数患者伴有抑郁，并常伴有焦虑。15%～30%的患者在疾病晚期发生认知障碍乃至痴呆及幻觉，其中视幻觉多见。

4. 睡眠障碍 常伴有失眠、白天过度嗜睡等。

（三）运动并发症

运动并发症包括症状波动和异动症，是中晚期帕金森病患者常见症状。症状波动指随病情进展及长期药物治疗，患者对药物产生波动性反应，包括剂末现象、开-关现象、冻结步态等；异动症是患者出现舞蹈样、投掷样、肌张力障碍等刻板重复的不自主运动，可分为剂峰异动、"关"期肌张力障碍、双相性异动。

【辅助检查】

1. 血、脑脊液 常规检查均无异常。

2. 影像学检查 CT、MRI 检查无特征性改变，PET 或 SPECT 检查有辅助诊断价值。

3. 其他 嗅觉测试可发现早期患者的嗅觉减退；经颅多普勒超声可通过耳前的听骨窗探测黑质回声，可以发现大多数 PD 患者的黑质回声增强。

【诊断及鉴别诊断】

（一）诊断

1. 帕金森综合征（Parkinsonism）的诊断标准 帕金森综合征诊断的确立是诊断帕金森病的

先决条件。诊断帕金森综合征基于 3 个核心运动症状，即必备运动迟缓和至少存在静止性震颤或肌强直 2 项症状的 1 项，上述症状必须是显而易见的，且与其他干扰因素无关。对所有核心运动症状的检查，必须按照统一帕金森病评估量表（UPDRS）中所描述的方法进行。值得注意的是，MDS-UPDRS 仅能作为评估病情的手段，不能单纯地通过该量表中各项的分值来界定帕金森综合征。

2. 帕金森病的诊断 一旦患者被明确诊断存在帕金森综合征表现，可按照以下标准进行临床诊断。

（1）临床确诊的帕金森病 需要具备以下情况：①不存在绝对排除标准。②至少存在 2 条支持标准。③没有警示征象。

（2）临床很可能的帕金森病 需要具备以下情况：①不符合绝对排除标准。②如果出现警示征象则需要通过支持标准来抵消；如果出现 1 条警示征象，必须需要至少 1 条支持标准抵消；如果出现 2 条警示征象，必须需要至少 2 条支持标准抵消；如果出现 2 条以上警示征象，则诊断不能成立。

（二）鉴别诊断

PD 主要与特发性震颤、继发性帕金森综合征、帕金森叠加综合征、肝豆状核变性等疾病鉴别。鉴别依据来自于病史、临床表现及相关的辅助检查。

【治疗】

（一）治疗原则

1. 综合治疗 帕金森病症状复杂多样，应针对帕金森病患者的运动症状和非运动症状采取全面综合治疗，包括药物治疗、手术治疗、肉毒毒素治疗、运动疗法、心理干预、照料护理等。首选药物治疗，手术治疗则是药物治疗不佳时的一种有效补充手段，肉毒毒素注射是治疗局部痉挛和肌张力障碍的有效方法，运动与康复治疗、心理干预与照料护理则适用于帕金森病治疗全程。多学科协作的模式能更有效地治疗和管理帕金森病患者。目前无论哪种治疗手段都只能改善症状，不能阻止病情的发展，更无法治愈。因此，治疗不仅立足当前，而且需长期管理，以达到长期获益。

2. 用药原则 以达到有效改善症状、提高生活质量为目标。坚持"剂量滴定""以最小剂量达到满意效果"。

（二）药物治疗

1. 药物治疗原则 见图 3-1。

2. 保护性治疗 主要药物是单胺氧化酶 B 型（MAO-B）抑制剂。

3. 早期症状性治疗 疾病早期若病情未影响患者的生活和工作能力，应鼓励患者坚持工作，参与社会活动和医学体疗，可暂缓给予症状性治疗用药；若有影响，则应予以症状性治疗。

（1）首选药物原则 老年前（<65 岁）患者，且不伴智能减退，可有如下选择：①非麦角类 DR 激动剂。② MAO-B 抑制剂，或加用维生素 E。③金刚烷胺；若震颤明显而其他抗 PD 药物效果不佳则可选用抗胆碱能药。④复方左旋多巴 + 儿茶酚 -O- 甲基转移酶（COMT）抑制剂，即达灵复。⑤复方左旋多巴：一般在①、②、③方案治疗效果不佳时加用。

老年（≥65岁）患者，或伴智能减退者：首选复方左旋多巴，必要时可加用 DR 激动剂、MAO-B 抑制剂或 COMT 抑制剂。

（2）常用药物 ①复方左旋多巴：至今仍是治疗本病最基本、最有效的药物。②MAO-B 抑制剂：与复方左旋多巴合用可增强疗效，改善症状波动。③苯海索、丙环定、甲磺酸苯扎托品、东莨菪碱、环戊丙醇等抗胆碱能药：主要适用于震颤明显且年轻患者。④金刚烷胺：对少动、强直、震颤均有改善作用，对伴异动症患者可能有帮助。⑤DR 激动剂：目前大多以非麦角类 DR 激动剂为首选药物，如吡贝地尔缓释片、普拉克索。麦角类 DR 激动剂有溴隐亭、α-二氢麦角隐亭。⑥儿茶酚-O-甲基转移酶（COMT）抑制剂：主要有恩他卡朋和托卡朋。COMT 抑制剂与复方左旋多巴合用，可增强后者的疗效，改善症状波动。

4. 中期症状性治疗 若在早期阶段首选 DR 激动剂、司来吉兰或金刚烷胺 / 抗胆碱能药治疗的患者，发展至中期阶段时，则症状改善往往已不明显，此时应添加复方左旋多巴治疗；若在早期阶段首选低剂量复方左旋多巴治疗的患者，症状改善往往也不显著，此时应适当增加剂量，或添加 DR 激动剂、司来吉兰，或金刚烷胺，或 COMT 抑制剂。

5. 晚期症状性治疗 晚期帕金森病的临床表现极其复杂，其中有药物的副作用，也有疾病本身进展因素参与。晚期患者的治疗，一方面继续力求改善运动症状，另一方面需处理一些伴发的运动并发症和非运动症状。

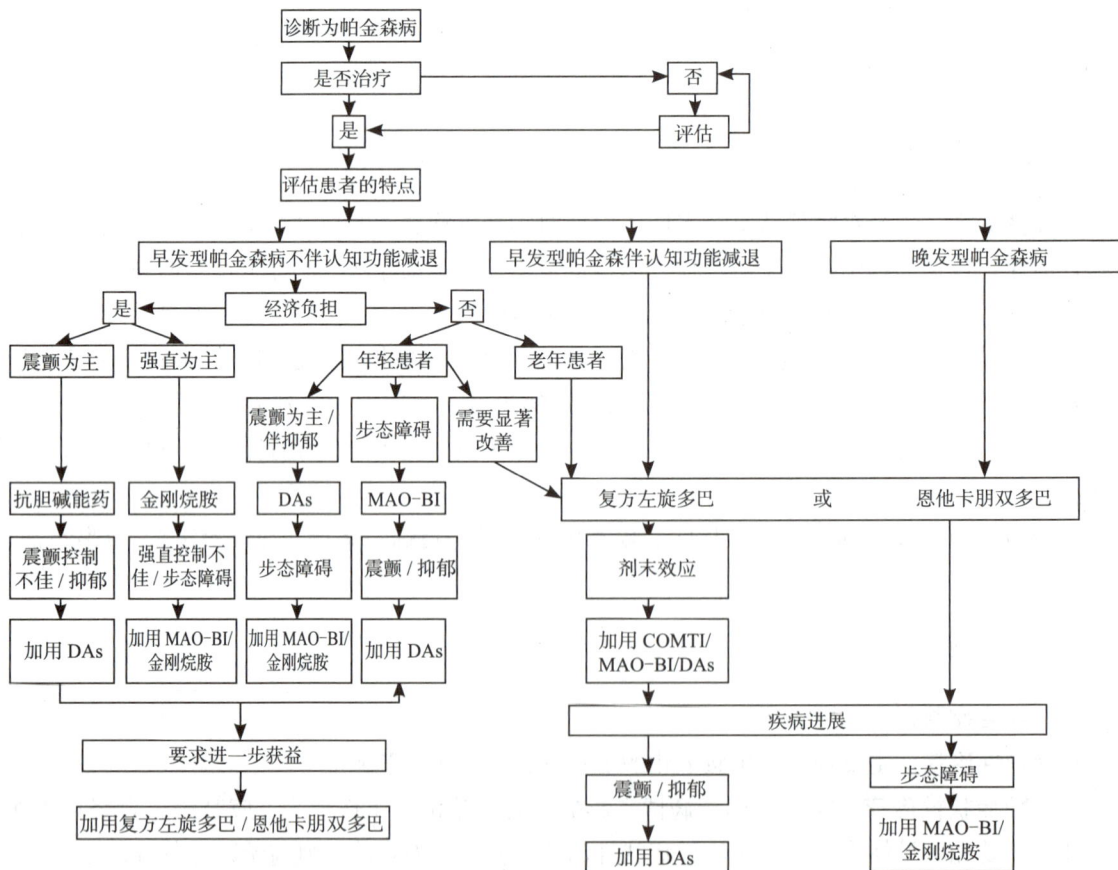

DAs：多巴胺受体激动剂；MAO-BI：单胺氧化酶抑制剂；COMTI：儿茶酚-O-甲基转移酶抑制剂。

图 3-1 帕金森病药物治疗流程图

引自《中国帕金森病治疗指南（第四版）》（2020 年）

（三）非运动症状治疗

非运动症状包括感觉障碍、自主神经功能障碍、精神障碍等，治疗必须遵循一定的原则。

1. 感觉障碍　包括麻木、疼痛、痉挛、睡眠障碍、嗅觉障碍等。其中睡眠障碍很常见，失眠若与夜间的帕金森病运动症状相关，睡前需加用复方左旋多巴控释片。

2. 自主神经功能障碍　最常见的有便秘，其次为泌尿障碍和直立性低血压等。对于便秘，增加饮水量和高纤维含量的食物对大部分患者行之有效，停用抗胆碱能药，必要时应用助便药。有泌尿障碍的患者需减少晚餐后的摄水量，也可试用奥昔布宁等外周抗胆碱能药。

3. 精神障碍　精神症状表现形式多种多样，如生动的梦境、抑郁、焦虑、错觉、幻觉、欣快、轻躁狂、精神错乱和意识模糊等。对药物调整无效的严重幻觉、精神错乱、意识模糊，可加用非经典抗精神病药，如氯氮平、奥氮平等。

（四）手术及干细胞治疗

早期药物治疗显效，而长期治疗疗效明显减退，同时出现异动症者可考虑手术治疗。干细胞移植结合神经营养因子基因治疗，将异体胚胎中脑黑质细胞移植到患者的纹状体，可纠正多巴胺递质缺乏，改善帕金森病的运动症状。

（五）中医、康复和运动疗法

中药、针灸和康复对帕金森病运动和非运动症状改善乃至对延缓病程的进展可能都有一定的帮助，特别是帕金森病患者多存在步态障碍、姿势平衡障碍、语言和（或）吞咽障碍等轴性症状，西药治疗效果不佳。物理与运动治疗、作业治疗、言语与语言治疗、吞咽治疗等有很好的辅助治疗作用，可针对不同的患者特点制定个体化和适应性康复和运动训练计划。

（六）心理疏导和治疗

帕金森病患者多存在抑郁、焦虑等心理障碍，抑郁是影响患者生命质量的主要危险因素之一，同时也会影响抗帕金森病药物的疗效。因此，对帕金森病的治疗不仅需要关注改善患者的运动症状，而且要重视改善患者的心理障碍，予以有效的心理疏导和抗抑郁药物治疗。

第五节　阿尔茨海默病

阿尔茨海默病（Alzheimer's disease，AD）是一种起病隐袭、以进行性认知功能障碍和行为损害为特征的中枢神经系统退行性疾病，主要表现为记忆障碍、失语、失用、失认、视空间能力损害、思维和计算力损害、执行功能障碍，以及人格和行为改变。目前认为 AD 在痴呆阶段前还存在极为重要的临床前或痴呆前阶段，此阶段可有 AD 病理生理改变，但没有或仅有轻微临床症状。

据 WHO 报道，目前全球有 5000 万人患有痴呆，其中 AD 是最常见的类型。我国 60 岁以上人群中，AD 患者已达 1000 万。AD 患病率与年龄密切相关。AD 是造成老年人失去日常生活能力的最常见疾病，是一种不可逆的慢性进展性疾病，现有的治疗措施均不能逆转发展；其进展速度亦无法预测，且个体差异大，病程 5～10 年，平均 7 年左右，晚期多死于严重的并发症，如肺部感染、营养不良、泌尿系感染、压疮等。

【病因和发病机制】

AD 分为家族性和散发性。家族性 AD 为常染色体显性遗传，65 岁以前起病，最常见的是与位于 21 号染色体的淀粉样前体蛋白（APP）基因、位于 14 号染色体的早老素 1（PS1）基因及位于 1 号染色体的早老素 2（PS2）基因突变最为相关。散发性 AD 与载脂蛋白 E（APOE）基因最为相关。

AD 的发病机制尚未阐明，其中影响较广的有 β-淀粉样蛋白瀑布假说、tau 蛋白假说、细胞周期调节蛋白障碍、氧化应激、炎性机制、线粒体功能障碍等多种假说。

【临床表现】

AD 通常隐匿起病，持续进行性发展，主要表现为认知功能减退和非认知性神经精神症状。按照最新分期，AD 包括两个阶段：痴呆前阶段和痴呆阶段。

（一）痴呆前阶段

痴呆前阶段分为轻度认知障碍发生前期和轻度认知障碍期（MCI）。前者没有任何认知功能障碍的临床表现或仅有极轻微的记忆力减退主诉。MCI 主要表现为记忆力轻度受损，学习和保存新知识的能力下降，计算、定向、视空间、执行功能等认知领域也可出现轻度受损，但不影响日常生活能力。

（二）痴呆阶段

患者认知功能损害导致了日常生活能力下降，根据认知损害的程度大致可以分为轻、中、重 3 期。

1. 轻度　此期的主要表现是记忆障碍。首先出现的是近事记忆减退，随着病情的发展，可出现远期记忆减退。部分患者出现视空间障碍，外出后找不到回家的路，不能精确地临摹立体图。面对生疏和复杂的事物容易出现疲乏、焦虑和消极情绪，还会表现出人格方面的障碍，如不爱清洁、不修边幅、暴躁、易怒、自私多疑。

2. 中度　除记忆障碍继续加重外，工作、学习新知识和社会接触能力减退，特别是原已掌握的知识和技巧出现明显的衰退，可出现一些局灶性脑部症状如失语、失用、失认或肢体活动不灵等，有些患者还可出现癫痫、强直-少动综合征。患者常有较明显的行为和精神异常，性格内向的患者变得易激惹、兴奋欣快、言语增多，出现明显的人格改变，甚至做出一些丧失廉耻（如随地大小便等）的行为。

3. 重度　此期的患者除上述各项症状逐渐加重外，还有情感淡漠、哭笑无常、言语能力丧失，以致不能完成日常简单的生活事项如穿衣、进食，终日无语而卧床，与外界（包括亲友）逐渐丧失接触能力，四肢出现强直或屈曲瘫痪、括约肌功能障碍。此外，此期患者常可并发全身系统疾病的症状，如肺部及尿路感染、压疮及全身性衰竭症状等，最终因并发症而死亡。

【辅助检查】

1. 实验室检查　血、尿常规、血生化检查均正常。脑脊液检查可发现 Aβ42 水平降低，总 tau 蛋白和磷酸化 tau 蛋白增高。

2. 脑电图　AD 的早期脑电图改变主要是波幅降低和 α 节律减慢。晚期则表现为弥漫性慢波。

3.影像学检查 CT检查见脑萎缩、脑室扩大；头颅MRI检查显示的双侧颞叶、海马萎缩。SPECT灌注成像和氟脱氧葡萄糖PET成像可见顶叶、颞叶和额叶，尤其是双侧颞叶的海马区血流和代谢降低。使用各种配体的PET成像技术（如PIB-PET）可见脑内的Aβ沉积。

4.神经心理学检查 对AD的认知评估领域应包括定向力、记忆功能、言语功能、应用能力、注意力、知觉（视、听、感知）和执行功能7个领域。

5.基因检查 有明确家族史的患者可进行APP、PS1、PS2基因检测，突变的发现有助于确诊。

【诊断与鉴别诊断】

（一）诊断

应用最广泛的AD诊断标准是由美国国立神经病语言障碍卒中研究所和阿尔茨海默病及相关疾病学会制定的AD不同阶段的诊断标准，并推荐AD痴呆阶段和MCI期的诊断标准用于临床。

1.AD痴呆阶段的临床诊断标准

（1）很可能的AD痴呆核心临床标准 ①符合痴呆诊断标准。②起病隐袭，症状在数月至数年中逐渐出现。③有明确的认知损害病史。④表现为遗忘综合征（学习和近记忆下降，伴1个或1个以上其他认知域损害），或者非遗忘综合征（语言、视空间或执行功能三者之一损害，伴1个或1个以上其他认知域损害）。

（2）可能的AD痴呆 有以下任一情况时，即可诊断。

1）非典型过程：符合很可能的AD痴呆诊断标准中的第1和第4条，但认知障碍突然发生，或病史不详，或认知进行性下降的客观证据不足。

2）满足AD痴呆的所有核心临床标准，但具有以下证据：①伴有与认知障碍发生或恶化相关的卒中史，或存在多发或广泛脑梗死，或存在严重的白质病变。②有路易体痴呆特征。③有引起进行性记忆和认知功能损害的其他神经系统疾病，或非神经系统疾病，或用药证据。

2.AD源性MCI的临床诊断标准

（1）符合MCI的临床表现 ①由患者主诉，或者知情者、医生发现的认知功能改变。②1个或多个认知领域受损的客观证据，尤其是记忆受损。③日常生活力保持独立性。④未达痴呆标准。

（2）发病机制符合的AD病理生理过程 ①排除血管性、创伤性、医源性引起的认知功能障碍。②有纵向随访发现认知功能持续下降的证据。③有与AD遗传因素相关的病史。

（二）鉴别诊断

AD主要与血管性痴呆、额颞叶痴呆、路易体痴呆、帕金森病痴呆、亨廷顿病痴呆、谵妄状态等相鉴别。

【治疗】

由于AD患者认知功能衰退不可逆，因而其治疗仍旧是未能解决的问题。总的原则如下。

1.生活护理 包括使用某些特定的器械等。有效的护理能延长患者的生命及改善患者的生活质量，并能防止摔伤、外出不归等意外的发生。

2.非药物治疗 包括职业训练、音乐治疗和群体治疗等。

3. 药物治疗

（1）改善认知功能 ①胆碱能制剂：用于改善认知功能的药物包括乙酰胆碱前体、乙酰胆碱酯酶抑制剂和选择性胆碱能受体激动剂，有多奈哌齐、利斯的明、石杉碱甲等。② NMDA 受体拮抗剂：美金刚用于中晚期 AD 患者的治疗。③临床上有时还使用脑代谢赋活剂如吡拉西坦、茴拉西坦和奥拉西坦；微循环改善药物如麦角生物碱类制剂；钙通道阻滞剂如尼莫地平等。

（2）控制精神症状 很多患者在疾病的某一阶段出现精神症状，如幻觉、妄想、抑郁、焦虑、激越、睡眠紊乱等，可给予抗抑郁药物和抗精神病药物，如氟西汀、帕罗西汀、西酞普兰、舍曲林和利培酮、奥氮平、思瑞康等。使用原则：①低剂量起始。②缓慢增量。③增量间隔时间稍长。④尽量使用最小有效剂量。⑤治疗个体化。⑥注意药物间的相互作用。

4. 支持治疗
重度患者自身生活能力严重减退，常导致营养不良、肺部感染、泌尿系感染、压疮等并发症，应加强支持治疗和对症治疗。

复习思考题

1. 何谓短暂性脑缺血发作？简述短暂性脑缺血发作的临床表现。
2. 何谓腔隙性脑梗死？常见的临床类型（综合征）有哪些？
3. 脑出血的病因有哪些？
4. 何谓蛛网膜下腔出血？蛛网膜下腔出血的病因有哪些？
5. 简述癫痫的药物治疗原则。
6. 帕金森病的临床表现有哪些？
7. 简述阿尔茨海默病的临床分期及表现。

第四篇

外科疾病

第一节 绪 论

外科学是医学科学的一个重要组成部分，其与社会、文化、科学和哲学的发展密切相关。

一、外科学的范畴

1. 损伤 由暴力或其他致伤因子引起的人体组织破坏，多需要手术或其他外科处理，以修复组织或恢复功能。

2. 感染 致病的微生物或寄生虫侵袭人体，导致组织、器官的损害、破坏，发生坏死和脓肿，局部感染病灶适宜手术治疗。

3. 肿瘤 绝大多数的良性、恶性肿瘤都需要手术处理。

4. 畸形 有先天性与后天性畸形，多需要手术整形，以恢复功能和改善外观。

5. 其他性质的疾病 常见的有器官梗阻、结石、内分泌功能失常、寄生虫病、血液循环障碍与各种原因引起的大出血等，通常需要手术纠正。

二、外科学的起源与发展

据古代埃及文献记载，在公元前3000~公元前1500年间，便能做断肢、眼球摘除手术。我国在商代的甲骨文中就有"疥""疮"等字的记载；在周代，外科已成为一门独立的学科，外科医师称"疡医"，主治脓疡、溃疡及金创等；汉代杰出的外科学家华佗用"麻沸散"进行全身麻醉，施行死骨剔除术和剖腹术等；南北朝以后，历代外科学家留下了许多著作，论述了感染、疝、痔、断肠、刎颈、骨折、脱位等疾病的治疗，充分说明中医外科学具有悠久的历史和丰富的实践经验。

现代外科学奠基于19世纪40年代，先后解决了手术疼痛、伤口感染和止血、输血等问题。随着现代科学的发展，外科又进一步分成若干专科，如腹部外科、心胸外科、神经外科、泌尿外科、血管外科及骨科等；又根据手术方式的不同分成整形外科、显微外科、腔镜外科、移植外科等。由于手术范围的日益发展，对麻醉的要求不断提高，建立了麻醉科、重症监测治疗室等。

现代外科传入我国已有百余年历史，新中国成立后有了高速发展，成立了比较完整的外科体系，专科发展齐全，新技术、新方法不断呈现，很多领域逐步赶上甚至超过发达国家水平。大面积烧伤的救治与断肢再植的成功，在世界外科领域处于领先水平。在中西医结合治疗急腹症、骨折、痔瘘、脉管炎等疾病方面，创造了我国外科治疗的特色。

三、如何学习外科学

结合非医学类专业的特点和临床医学概论的学习要求，在外科学的学习中必须强调以下 3 个方面。

1. 明确学习目的　通过学习外科学的临床知识，更好地为人的健康服务。从专业角度上讲，非医学类专业的学生在毕业后将从事间接为患者服务的职业，因此，掌握外科临床的基本知识，是每位学生必须具备的职业素质。

2. 掌握学习方法　对于非医学类专业的学生来说，因相关课程的学习时间较少，医学基本理论还未涉及，学习过程中存在一定的困难，因此，应把学习重点放在掌握外科常见疾病的主要病因、临床特点及治疗原则和转归上。

3. 提高学习效果　外科学的知识面宽，如何在有限的课时内更好地掌握相关知识，提高学习效果，是学习过程中必须解决的关键问题，除掌握学习方法以外，还应根据学科特色，结合外科的实践和技能，加深对所学知识的理解，同时可以借助数字化教材，积极参与指导性自学。

第二节　无菌术

无菌术（asepsis）是为了预防伤口的感染，针对感染源所采取的一种预防措施，包括灭菌法、消毒法和相关的操作规则及管理制度。

从理论上讲，灭菌指杀灭一切活的微生物，包括芽孢。而消毒则指杀灭病原微生物和其他有害微生物，但并不要求杀灭或清除所有微生物。

人体皮肤和周围环境普遍存在微生物，其可以通过直接接触、飞沫和空气污染伤口。外科各种手术、穿刺、注射、插管、换药等过程，必须遵守无菌操作原则，以预防感染或交叉感染的发生。

一、手术器械、物品、敷料的消毒和灭菌

1. 化学消毒剂　有药物浸泡消毒法、甲醛气体熏蒸法、环氧乙烷熏蒸法、过氧化氢等离子体低温法等。

2. 物理灭菌法　有高压蒸汽灭菌法、煮沸灭菌法、干热灭菌法、电离辐射法等。

二、手术人员和患者手术区域的准备

1. 手术人员的准备　包括一般准备，如更换手术室的清洁鞋、衣、裤，戴口罩、帽子；手臂消毒，即上臂中上 1/3 交界处以下的皮肤消毒。常用的手臂消毒剂有乙醇、异丙醇、碘伏、氯己定等。穿无菌手术衣和戴无菌手套。如盆腔、腹腔内的手术，必须用消毒盐水洗尽手套表面的滑石粉方可上手术台手术。

2. 患者手术区域的准备　手术前皮肤准备，如清洁皮肤、更换清洁衣裤等；手术区域皮肤消毒，消毒范围一般为切口周围直径 15cm 范围的皮肤，清洁伤口由切口向四周消毒，污染伤口由外周向中心消毒；手术区铺无菌单，如铺置开刀巾、中单与剖腹单等。

三、手术进行中的无菌原则

1. 八"不准"　不准接触未消毒物品，不准拾回坠落物品，不准继续使用破损手套及污染物品，不准继续使用湿透的无菌单，不准谈笑及面向手术野咳嗽、打喷嚏，不准在手术室内随意走

动，参观者不准贴近手术人员，患感染性疾病者不准进入手术室。

2.五"应该"　同侧手术人员应该背对背转位，切口缝合前应该消毒，切开皮肤与空腔脏器应该妥善保护，参观手术人员应该控制，手术室工作人员应该严格监督。

四、手术室的设置、消毒和管理

1.一般手术室的设置和要求

（1）手术室房间的数量、面积大小应根据医院的规模、性质、手术科室床位的数量及开展手术工作的需要而定。

（2）手术室的室内结构要牢固和便于清洁，应选用牢固、耐洗刷、隔音好的材料。

（3）应用保暖防湿设备，保持适宜的温湿度。

（4）室内设备宜简单、实用，只放置与手术相关的物品、用具和仪器。

（5）手术室的附属房间应分别设置，并与手术室构成一个完整单位。

2.手术室的消毒方法

（1）紫外线照射灭菌　主要适用于室内空气的消毒，此外还用于空调导管等物体表面的消毒。

（2）乳酸熏蒸消毒　适用于普通手术后的消毒。

（3）甲醛、高锰酸钾消毒　适用于破伤风、气性坏疽等特殊感染手术后的消毒。

（4）过氧乙酸熏蒸法　用于手术室空气消毒。

第三节　麻　醉

麻醉（anesthesia）指通过药物或其他方法，使患者整体或局部暂时失去感觉，已达到无痛的目的，为手术或其他医学检查、治疗的顺利进行提供暂时的条件。麻醉是人类在不断地与外伤和手术引起的疼痛进行斗争的实践中发展起来的学科，并随着外科等相关学科的不断发展而逐渐完善。目前，麻醉学已成为临床镇痛的理论基础和重症救治的重要学科。麻醉不仅包括手术镇痛的范围，而且还包含保障患者的安全，为手术创造良好的条件，并涉及麻醉前后整个围手术期的准备与治疗。随着麻醉学的不断发展，麻醉学的领域不断扩大为临床麻醉、复苏急救、重症监测治疗和疼痛治疗等工作。

麻醉方法的分类在临床上各有不同。根据麻醉作用的范围与性质，目前临床将麻醉方法大致分为以下几类。

一、全身麻醉

应用全身麻醉药，抑制中枢神经系统，有控制地使患者暂时丧失意识和全部感觉的方法，称全身麻醉（general anesthesia），简称全麻。全麻药主要作用于中枢神经系统，首先抑制大脑皮质，其次抑制中脑及小脑，然后抑制脊髓，最后抑制延髓生命中枢。这种抑制是可逆的，并且易于控制。根据全麻药进入人体的途径不同，全麻可分为吸入麻醉和非吸入麻醉两大类。非吸入麻醉包括静脉麻醉、肌内注射麻醉和直肠灌注麻醉等，临床上主要施用静脉麻醉。

1.吸入麻醉　是指挥发性麻醉药或麻醉性气体经肺泡进入血循环，作用于中枢神经系统而发挥全麻作用的方法，具有可控性强、较为安全的优点。常用药物有氧化亚氮（笑气）、异氟烷、七氟烷、地氟烷等。

2. 静脉麻醉　将全麻药注入静脉内，经血循环作用于中枢神经系统，由此产生麻醉的方法称静脉麻醉。其优点在于用药简单方便，对呼吸道无刺激，诱导迅速平稳，患者舒适。目前尚没有一种较为理想的静脉全麻药。临床常采用几种药物联合使用，以达到相互取长补短的目的。这种用药方法称静脉复合麻醉。常用药物有硫喷妥钠、氯胺酮、γ–羟丁酸钠、乙醚酯、异丙酚等。

二、局部麻醉

应用局部麻醉药暂时阻滞机体某一区域的周围感觉神经传导，使该神经支配的部位丧失痛觉，称局部麻醉（local anesthesia），简称局麻。其优点在于简单易行、安全、并发症少，对患者生理功能影响最小。局麻主要应用于各种较表浅局限的中小型手术，以及全身情况差或伴有其他严重病变而不宜采用其他麻醉方法的患者。

（一）常用局部麻醉方法

1. 黏膜表面麻醉　用渗透性强的局麻药与黏膜接触，产生黏膜痛觉消失的方法称黏膜表面麻醉，亦称表面麻醉，常用于表浅手术或内镜检查术。常用药物有 0.5%～2% 丁卡因、2%～4% 利多卡因。

2. 局部浸润麻醉　沿手术切口线分层注射局麻药，以阻滞组织中的神经末梢，称局部浸润麻醉，适用于各类中小型手术，亦适用于各种封闭治疗和特殊穿刺的局部止痛。其操作要点是"一针技术、分层注射、加压注射、边注射边抽吸、广泛浸润和重复浸润"。常用药物有 0.5% 普鲁卡因、0.25%～0.5% 利多卡因。

3. 区域阻滞麻醉　在手术部位的周围和基底部浸润局麻药，以阻滞进入手术区域的神经支和神经末梢，称区域阻滞麻醉。区域阻滞麻醉的要点与局部浸润麻醉相同。本法最适用于皮下小囊肿摘除、浅表小肿块活检等。常用局麻药与浸润麻醉相同。

4. 神经及神经丛阻滞麻醉　将局麻药注射于神经干的周围，使该神经干所支配的区域产生麻醉，称神经及神经丛阻滞麻醉。常用的神经阻滞方法有颈丛神经、臂丛神经、腰丛神经阻滞及坐骨神经、肋间神经阻滞。常用药物为 1% 利多卡因。

（二）局麻药的不良反应

不良反应的发生率取决于药物本身的毒性强度、用药是否恰当合理及机体对药物的耐受程度，主要包括全身毒性反应、过敏反应和特异质反应。

1. 全身毒性反应

（1）症状　主要在中枢神经系统和心血管系统。中枢神经系统方面常首先出现过度兴奋状态，而后则迅速进入严重抑制阶段，出现昏迷甚至呼吸停止。心血管系统方面表现为心肌收缩无力、心排血量减少、动脉血压下降、房室传导阻滞，甚至出现心房颤动或心搏停止。

（2）治疗　①出现中枢兴奋或惊厥时，应用苯巴比妥钠肌内注射或地西泮静脉注射，必要时考虑用肌松剂以控制惊厥，同时施行气管内插管。②呼吸抑制者，用面罩吸高浓度氧或气管内插管行人工呼吸供氧。③心血管功能抑制者，应用血管活性药和静脉补液维持有效循环，加强血压、脉搏、心电图监测，做好心肺脑复苏的准备，一旦呼吸、心跳骤停，需及时抢救。

2. 过敏反应

（1）症状　出现皮疹或荨麻疹，并有结合膜充血和脸面浮肿等，或表现为喉头、支气管黏膜水肿和痉挛，出现支气管哮喘和呼吸困难，严重时可出现过敏性休克。

（2）治疗 ①病情急剧时，先应用糖皮质激素以改善血管通透性。②支气管哮喘发作时，应用氨茶碱静脉缓注。③喉头水肿时应及时吸氧，呼吸困难时应及时做气管切开。④过敏性休克时，应紧急行休克综合治疗。

3. 特异质反应 当应用小剂量局麻药而出现严重中毒征象时称特异质反应，亦称高敏反应，一般后果严重。一旦出现应按中毒反应处理。

三、椎管内阻滞麻醉

将局麻药注射到椎管内不同腔隙中，阻滞了被药物浸润到的部分脊神经根，使其失去传导功能，产生相应区域的痛觉和运动消失，称椎管内阻滞麻醉。椎管内阻滞麻醉可分为 3 大类。

1. 蛛网膜下腔阻滞麻醉 注入蛛网膜下腔的局麻药作用于裸露的脊神经根，使脊神经所支配的相应区域产生阻滞麻醉，称蛛网膜下腔阻滞麻醉，简称脊麻。脊麻主要适用于下腹部以下的手术，如子宫及附件手术，膀胱、前列腺手术，疝修补术，低位肠道手术等。常用的药物有普鲁卡因、丁卡因、利多卡因、布比卡因等。

2. 硬脊膜外脊神经根阻滞麻醉 局麻药注入硬脊膜外腔后，在椎间孔处阻滞脊神经根，使脊神经根的支配区域产生阻滞麻醉，称硬脊膜外脊神经根阻滞麻醉，简称硬膜外麻醉。此法具有容易调节阻滞范围、任意延长麻醉时间、提高麻醉效果和安全的优点，主要适用于颈、胸壁、上肢、下肢、腹部和肛门会阴区各部位的手术。常用的药物有利多卡因、丁卡因、布比卡因、罗哌卡因等。

3. 蛛网膜下隙与硬脊膜外腔联合阻滞麻醉 简为脊麻 – 硬膜外联合阻滞，广泛用于下腹部及下肢手术。其特点是既有脊麻起效快、镇痛完善与肌松弛，又有硬膜外麻醉时调控麻醉平面、满足长时间手术的需要等优点。

第四节 输 血

输血（principles of blood transfusion）是医疗和急救的重要处理措施之一，包括输入全血、成分血和血浆增量剂，是治疗外伤、失血、感染等疾病引起的血液成分丢失或破坏和血容量降低的重要手段。输血作为一种替代性治疗，不但可以直接挽救患者的生命，输入的多种血液成分还能改善机体的循环、增加红细胞携氧能力、提高血浆蛋白、增强免疫力和凝血功能，并可刺激网状内皮系统和骨髓造血机能等。

一、血型

血型指红细胞血型，是红细胞表面各种抗原的差异。目前临床上应用的是 ABO 血型系统（表 4-1）。

表 4-1 各类血型凝集原与凝集素的关系

血型	凝集原（红细胞）	凝集素（血清）
A	A	抗 B
B	B	抗 A
AB	A、B	无
O	无	抗 A 和抗 B

交叉配血试验：输血时应以输同型血为原则，因此，在输血前必须常规做交叉配血试验。配

血原则分为主侧（直接）试验和次侧（间接）试验，两组须同时进行。主侧试验指把供血者的红细胞混悬液与受血者的血清相混合，次侧试验是把供血者的血清与受血者的红细胞混悬液相混合。两者必须都没有凝集现象或溶血现象时，才能输血。任何一侧出现凝集现象或溶血现象时，输血便不可施行。

二、外科输血的适应证与禁忌证

1. 适应证 包括急、慢性血容量和血成分丢失，重症感染及凝血机制障碍等。

2. 禁忌证 严格地讲，输血并无绝对禁忌证，患者需要输血时则可输血。但如有以下情况出现，则输血应慎重。

（1）充血性心力衰竭，大量输血可进一步加重心脏负担。

（2）急性肺水肿、恶性高血压、脑出血及脑水肿等。

（3）各种原因所致的肾衰竭而出现明显的氮质血症者。

（4）肝功能衰竭及各种黄疸，尤其是肝细胞性黄疸和溶血性黄疸患者，输血可能加重肝脏损害。

三、自体输血

自体输血又称自身输血，指收集患者自身的血液后在需要时进行回输，主要优点是既可节约库存血又可减少输血反应和疾病传播，并且不需要检测血型和进行交叉配血试验。自体输血常用的方法有 3 种。

1. 回收式自体输血 是将创伤后体腔内的血或手术过程中的失血，经抗凝过滤以后再回输给患者。

2. 预存式自体输血 是根据所需的预存血量，于术前一定日期内采集患者自身的血液，储存采得的血液以备手术之需。

3. 稀释式自体输血 是麻醉前从患者一侧静脉采血，再从另一侧静脉输入电解质溶液或血浆代用品等以补充血容量。采得的血液备术中回输用。

四、输血反应和并发症

临床上常根据输血反应和并发症发生原因的不同及症状出现的早晚，分为 4 大类，主要是与输入血液质量有关的反应。

1. 非溶血性发热反应 是最常见的一种输血反应，绝大多数由致热原引起。

（1）症状 多发于输血开始后 15 分钟~2 小时内，患者先出现发冷或寒战，继而出现高热，体温可达 39~41℃，常伴有恶心、呕吐、头痛、皮肤潮红及周身不适，但血压无明显变化，症状可于 30 分钟~2 小时内完全消退，伴随大量汗出，体温逐渐下降至正常。

（2）处理 ①立即减慢输血速度，症状严重者可停止输血。②为区别早期溶血反应及细菌引起的污染反应，血标本应立即送血库复查，并做细菌培养。③应用解热镇痛药物。

2. 过敏反应 是比较常见的输血反应，多发生在输血数分钟后，也可在输血中或输血后其他时间发生。过敏反应常发生于有过敏史的受血者。

（1）症状 主要表现为面色潮红、局部红斑、皮肤瘙痒，出现局限性或广泛性的荨麻疹，严重者可出现哮喘、喉头水肿、呼吸困难、恶心、腹痛、腹泻、神志不清、血压降低，甚至发生过敏性休克而危及生命。

（2）处理　①应用抗组胺药物。②针灸。③反应严重者立即停止输血，吸氧，并立即皮下注射 1∶1000 的肾上腺素 0.5 ～ 1mL 和（或）静脉滴注糖皮质激素（氢化可的松 100mg 加入 5% 葡萄糖氯化钠溶液 500mL 中）。如有休克者应积极采取抗休克措施。

3. 溶血反应　输血后，输入的红细胞或受血者自身的红细胞被大量破坏引起的一系列临床溶血表现，称溶血反应（HTR）。溶血反应分为急性溶血反应和迟发性溶血反应，是输血过程中最严重的并发症。

（1）症状　典型的急性 HTR 多在输血 10 ～ 20mL 后，患者突然感到头痛、呼吸急促、面部潮红、恶心、呕吐、心前区压迫感、全身麻木，严重时可出现寒战、高热、烦躁不安、呼吸困难、皮肤苍白或发绀、脉搏细弱、血压下降、休克。

迟发性溶血反应多发生在输血后 7 ～ 14 天，出现不明原因的发热和贫血，也可见黄疸、血红蛋白尿等。一般不严重，经适当处理后都可治愈。

（2）治疗　①凡怀疑有溶血反应者，立即停止输血。②核对受血者与供血者的姓名、血型、交叉配血试验报告及贮血瓶标签等，必要时重新做血型及交叉配血试验。③将剩余血液做涂片及细菌培养以排除细菌污染反应。④溶血反应早期的治疗重点是积极抗休克、维持循环功能、保护肾功能和防治弥散性血管内凝血（DIC）。⑤应用升压药物维持血压。⑥保护肾功能，肾功能的好坏是预后的关键。

4. 细菌污染反应　由于血液或输血用具被细菌污染而引起的输血反应，相对较少见。

（1）症状　在输入少量血液后即可突然出现寒战、高热、头痛、烦躁不安、大汗、呼吸困难、发绀、恶心、呕吐、腹痛、腹泻，查体可见脉搏细数、血压下降等，类似感染性休克的表现，外周血白细胞计数明显升高。

（2）处理　①立即停止输血。②积极抗休克、抗感染治疗。③对患者血和血袋血同时做涂片与细菌培养检查。

第五节　外科感染

外科感染（surgical infections）指凡需要外科处理的感染性疾病和发生在创伤、烧伤或手术后并发的感染。

【分类】

1. 按致病菌种类分类

（1）非特异性感染　又称化脓性感染或一般感染，病原菌多为化脓性细菌。

（2）特异性感染　由特异性细菌，如结核分枝杆菌、破伤风杆菌、气性坏疽杆菌等引起的感染，与非特异性感染不同，其临床表现、病程变化及治疗原则等各具特点。

2. 按感染范围分类　分为局限性感染和弥漫性感染。

3. 按病程分类　分为急性、亚急性和慢性感染 3 种。一般病程在 3 周以内者为急性；2 个月以上者为慢性；介于两者之间者为亚急性。

4. 其他　如原发性感染、继发性感染、混合性感染（2 种或 2 种以上的细菌引起的感染）、二重感染（大量使用抗生素而致正常人体菌群失调，使某一敏感菌被消灭而使剩下的细菌大量繁重，引起新的感染）、条件性（机会性）感染、医院内感染等。

【病因】

外科感染是因致病菌侵入人体所致。

（一）常见的化脓性致病菌

1. 葡萄球菌 属革兰染色阳性菌，其中以金黄色葡萄球菌的致病力最强，能引起多种感染。其特点为局限性组织坏死，产生黏稠、无臭的黄色奶油样脓液，可引起菌血症。

2. 链球菌 属革兰染色阳性菌，种类较多，常见致病菌有溶血性链球菌、绿色链球菌和粪链球菌。

3. 大肠埃希菌 属革兰染色阴性菌，常和其他致病菌一起引起混合感染，如阑尾脓肿、急性胆道感染、尿路感染等。其脓液稠厚，具有粪臭味。

4. 铜绿假单胞菌 属革兰染色阴性菌，脓液呈淡绿色，有特殊腥味，对大多数抗生素都不敏感，故伤口难以愈合。常见于大面积烧伤的创面感染。

5. 变形杆菌 属革兰染色阴性菌，是尿路感染、急性腹膜炎和大面积烧伤的混合感染的常见致病菌之一。

6. 厌氧菌 有芽孢厌氧菌如破伤风杆菌、梭状芽孢杆菌；无芽孢厌氧菌如类杆菌。厌氧菌常与需氧菌混合感染。

（二）感染发生的因素

致病菌入侵人体后，能否发生感染，以及发展及转归，取决于机体的抵抗力与致病菌毒力间的斗争过程，一旦人体三大屏障，即体表屏障、细胞屏障、免疫屏障遭到破坏，使易感性增加，就可能发生外科感染。

1. 局部因素

（1）局部缺血、组织坏死、死腔、血肿形成和异物存留时，可使组织抵抗力减弱，有利于细菌繁殖而发生感染。

（2）受累组织如疏松结缔组织、肺、胸腹腔、关节等部位的感染易扩散。

2. 全身因素

（1）小儿及老人防御功能相对较差，易致感染。

（2）接受化疗和放疗的患者易于感染，且感染易于扩散。

（3）营养不良、贫血、蛋白质及维生素缺乏者，抗感染能力降低。

（4）长期应用皮质激素，可使中性粒细胞和单核吞噬细胞系统功能降低，易致感染。

【临床表现】

1. 局部表现 主要有红、肿、热、痛及功能障碍，但这些临床表现不一定全部出现，随病期、病变范围和位置深浅而各异。

2. 全身表现 轻重不一，轻者可无任何全身症状，较重的常有发热、头痛、全身不适、乏力、血白细胞计数增高等，病程长者可出现营养不良、贫血等，感染严重者甚至可发生感染性休克。

【诊断】

外科感染一般根据临床表现即可做出临床诊断。波动感是诊断脓肿的主要依据。深部脓肿波动感不明显，但脓肿表面组织常有水肿，局部有压痛，全身症状明显，可用穿刺和超声检查协助诊断。对疑有全身感染者，应做血培养加药敏试验，以明确诊断。此外，X线、CT、MRI检查可视病情需要选择。

【治疗】

（一）治疗原则

1. 处理局部病灶是关键性治疗措施。
2. 合理使用抗生素可缩短疗程，改变预后。
3. 全身支持疗法以提高机体的抗病能力。
4. 对症处理。

（二）治疗方法

1. 局部治疗

（1）一般治疗　患部制动、休息。

（2）湿热敷　炎症早期应用可改善局部血液循环，促进感染吸收或局限化。肿胀明显者可用50% 硫酸镁湿敷。

（3）外用药　常用鱼石脂软膏，仅适用于较小感染的早、中期。

（4）手术疗法　包括脓肿切开引流和炎症器官切除术。

2. 全身治疗

（1）合理使用抗生素　一般应根据病灶细菌培养和药敏试验结果选用有效抗生素。

（2）支持疗法　目的是改善患者全身状况和增加自身抵抗力。治疗措施：①保证患者充分休息和睡眠。②予高热量和易消化的饮食，补充多种维生素，尤其是维生素 B、维生素 C。③不能进食的患者宜静脉输液补充所需的体液和热量，纠正水、电解质、酸碱平衡失调。④有贫血、低蛋白血症或全身消耗性疾病者，应予输血，有助于增强抵抗力、恢复体质。⑤有条件时，严重感染的患者可给予白蛋白、丙种球蛋白、氨基酸等药物加强支持治疗，以增强免疫能力。

3. 对症治疗

（1）疼痛剧烈的患者，影响休息和睡眠，应给予止痛剂。

（2）高热患者，尤其是小儿，应予降温治疗，以减少身体的消耗。

（3）有血压下降等休克征象时，应积极抢救。

（4）伴有其他疾病如糖尿病，慢性肝、肾疾病等，应予以相应治疗，并在治疗外科感染时，考虑到对这些疾病的影响。

第六节　损　伤

损伤（injury）指人体受到外界各种致伤因素的作用，造成组织破坏和功能障碍。损伤是最常见的意外伤害，也是导致人类死亡和残疾的常见原因。

【病因】

根据引起损伤的外界因素，一般可分为 4 类。

1. 机械性因素 如重物压砸、刀刺切割等。

2. 物理性因素 如高温、电流、冲击波、放射线或激光辐射伤等。

3. 化学性因素 如强酸、强碱、毒气等。

4. 生物性因素 如毒蛇、狂犬等咬伤。

【病理】

1. 局部反应 局部病理改变有损伤性炎症、变性、坏死和坏疽。其结果是局部产生红、肿、热、痛及组织变性、坏死。

2. 全身反应 表现为重要器官功能改变。

（1）心血管系统 可表现为心率加快、心肌收缩加强。原有心脏病或动脉硬化的患者代偿能力低，易引起心律失常、心力衰竭。

（2）肾 肾血流量明显减少，临床上常出现尿量少、尿比重增高，严重时可引起肾小管坏死，造成急性肾衰竭。

（3）呼吸系统 呼吸加深加快、呼吸障碍，甚至发生急性肺损伤（ALI）或急性呼吸窘迫综合征（ARDS）。

（4）神经系统 损伤后脑组织缺氧，临床上可出现头晕、烦躁不安、惊厥或谵妄等。

（5）消化系统 较重的损伤可发生腹胀、恶心、呕吐，甚至出现急性胃扩张，胃肠黏膜急性出血、糜烂和坏死等。若肝的血流明显减少，可出现血清胆红素或转氨酶增高等肝损征象。

【临床表现】

1. 局部症状 疼痛、肿胀及瘀斑、功能障碍、伤口和出血。

2. 全身症状

（1）体温升高 由于局部出血或组织坏死分解的产物被吸收所致，故称吸收热。体温一般在38℃左右。若有继发感染，则体温更高。

（2）休克 创伤性休克是严重损伤常见的并发症，主要由于组织严重损伤、大量出血、失液所致。

（3）尿量减少 常由于兼有肾缺血和肾中毒，抗利尿激素、醛固酮分泌增多，肾血流量减少所致。

【诊断】

1. 详细询问病史。

2. 全面系统的检查，诊断上应重视局部与整体的关系，只有进行全面、仔细的检查和分析，才能避免漏诊或误诊。

3. 合理运用辅助检查，对损伤的诊断有一定的意义，但必须在伤情允许时选用，以免增加患者痛苦，延误抢救。

4. 严密观察病情，密切观察患者的神志、脉搏、血压、呼吸、体温等生命体征。对未明确诊断及伤情严重者，更需进行认真的动态观察，以便掌握病情的变化，及时发现问题。

5. 确定伤情，通过全面检查、严密观察、判断分析后，基本上可以确定损伤的性质、部位、范围和程度。

【治疗】

（一）急救措施

1. 开放性伤口可用无菌急救包或干净纱布敷料覆盖并缠上绷带；肢体大血管损伤应采取加压包扎或止血带止血。对断离肢体或大块组织，应用无菌或清洁布包裹。

2. 胸部开放性损伤应尽快用厚敷料封闭伤口；张力性气胸应用粗针头于患侧第2肋间锁骨中线处穿刺减压。

3. 颅脑、胸腹腔内脏暴露或脱出应注意保护，勿随意回纳，避免污染或绞窄坏死。

4. 四肢骨折用夹板等固定；脊椎骨折须保持脊柱平直并卧硬板床再搬运，以免加重神经组织损伤。

5. 昏迷患者保持呼吸道通畅，防止窒息发生。

6. 呼吸、心跳停止应就地进行人工呼吸和胸外心脏按压等复苏术。

7. 有效止痛。若判明无颅脑及胸腹内脏损伤而剧痛者，可使用吗啡等镇痛药，并早期给予抗菌药以防感染。

8. 及时安全地护送伤员，途中应严密观察伤情变化。

（二）局部处理

1. 闭合性损伤

（1）局部应予适当制动或固定。

（2）抬高伤肢，促进静脉回流，改善局部血液循环，减轻肿胀及疼痛。

（3）若肿胀、瘀斑明显，早期局部进行冷敷，肿胀消退或缓解可改为热敷，加强主动功能锻炼，以促进组织功能恢复。

（4）对较大或有增大趋势的血肿，可穿刺抽血，并予加压包扎。

（5）四肢骨折可行手法复位外固定，复位失败或合并神经、血管损伤时应予手术处理。

（6）挤压伤如果出现伤肢肿胀严重并有感觉、运动功能障碍时，应及早局部切开减压。

（7）对颅脑、脊柱、胸部和腹部闭合性损伤造成重要内脏器官损伤，应采取紧急的相应治疗措施，如手术探查等。

2. 开放性损伤　及时正确地处理伤口，尽量清除污染物质，防止伤口感染是处理开放性损伤的关键。应根据具体伤情施行各种相应手术。临床上将伤口分为清洁伤口、污染伤口和感染伤口3类，处理各有不同。

（三）伤口处理

1. 伤口的分类

（1）清洁伤口　即无菌手术的伤口，临床上指伤口创缘整齐，周围组织损伤轻而没有污染的伤口。

（2）污染伤口　指伤口表面有细菌沾染，损伤时间在6～8小时以内，细菌尚未大量生长繁殖。此类伤口的处理原则：及时彻底地进行清创术，以清除感染源，将污染伤口变为清洁伤口。

（3）感染伤口　指受伤时间较长，细菌已侵入组织并生长繁殖，引起感染和化脓的伤口。处理原则：控制感染，加强换药，引流通畅，促进伤口早日愈合。

2. 伤口处理原则

（1）任何开放性创伤在无全身禁忌证的情况下均应及时（8～12小时内）正确地处理伤口，行清创术，以防止发生创口感染；同时应从伤口（必要时扩大伤口）进行彻底的探查和修补，明确伤道的走向，有哪些组织或脏器损伤；根据探查的结果进行止血、修复及损伤脏器的切除等。

（2）清创术的基本原则是在无菌操作技术下清除伤口内的一切污物、异物，切除一切无活力的、坏死的组织。彻底探查创口，根据需要止血、修复。

（3）伤后时间较长、已发生感染化脓的伤口，应加强换药，改善引流，剪除腐烂坏死组织，促进伤口早日愈合。

第七节　肿瘤概述

肿瘤（tumour）是机体中成熟的或正在发育的正常细胞，在不同有关因素的长期作用下，呈现过度增生和异常分化所形成的新生物。这种新生物不按正常器官组织的规律生长，丧失正常细胞的功能，并可破坏原来组织器官的结构，进而危及生命。肿瘤所形成的肿块与其他疾病所形成的肿块有着根本上的区别，肿瘤所形成的肿块常呈现持续的异常增生，而感染、损伤、变态反应所致细胞增生所形成的肿块，病因消除后就不再继续增生。

【病因】

现已发现许多外界因素如化学物质、射线、病毒等有致癌和促癌作用；机体的内分泌、遗传、免疫等方面的条件及多种疾病，也与肿瘤的发生有关。

1. 体外因素

（1）化学物质　致癌化学物质达1000种，其中30种与人类肿瘤肯定有关，包括亚硝基化合物、自然产物如黄曲霉素等类物质，其中以N-亚硝基化合物为最强烈的化学致癌物质，主要引起消化道肿瘤如食管癌、胃癌。被黄曲霉菌污染的食物，如发霉的花生、玉米等，可以分离出黄曲霉素，这种毒素在动物中很容易诱发肝癌。

（2）物理因素　放射线对组织细胞有电离作用，可能引起骨肉瘤、肺癌、白血病、恶性淋巴瘤、甲状腺癌等；紫外线可使易感者发生皮肤癌；石棉、玻璃丝等纤维吸入易致肺癌；慢性机械性刺激和创伤，如胆囊结石可继发胆囊癌，宫颈撕裂可发生宫颈癌。烧伤深瘢痕长期存在易癌变，皮肤慢性溃疡可能致皮肤鳞癌。

（3）生物因素　①病毒：EB病毒与淋巴瘤、鼻咽癌有关。单纯疱疹病毒与宫颈癌有关；C型RNA（核糖核酸）病毒与白血病、霍奇金淋巴瘤有关。②霉菌：如黄曲霉菌可引起肝癌、肾癌、胃肠癌。③寄生虫：如中华华支睾吸虫病与肝胆管癌有关；血吸虫病与大肠癌有关。

2. 体内因素

（1）遗传因素　在大多数情况下，遗传仅是一种易患肿瘤的倾向性，即易感性。具有这种遗传素质的人，在环境的作用下易发生肿瘤。而人类肿瘤中成视网膜细胞瘤、结肠息肉综合征、神经纤维瘤病、肾母细胞瘤是按常染色体显性遗传规律直接进行遗传的。乳腺癌、胃癌、肺癌有一部分也有遗传倾向。

（2）内分泌因素　内分泌失调是肿瘤的诱发因素之一。促进细胞增长的激素长时间地作用于靶组织有可能导致组织的增殖和癌变。如乳腺癌与雌激素水平有关，子宫内膜癌、卵巢癌、前列腺癌、甲状腺癌等与激素分泌失常有关。

（3）免疫因素　机体的免疫状态对肿瘤的发生和发展有很大的影响。先天性免疫缺陷，如丙球缺乏症等患者，白血病和淋巴造血系统肿瘤发生率显著增加；如肾移植后长期使用免疫抑制剂的患者，肿瘤发生率可为同龄正常人群的 100 倍。

3. 生活方式

（1）吸烟　吸烟者的肺癌发病率明显升高，常与吸烟史的长短及每日吸烟量的多少成正比。每日 1 包烟连续 20 年，发生肺癌的可能性为 1%，而每日吸烟 3 包，连续 45 年后，有 1/3 的人可发生肺癌。另外，被动吸烟者的肺癌发病率亦较正常人明显升高。丈夫吸烟，配偶的肺癌发病率高，相对危险性为正常人的 2.5 倍，与烟瘾重的人结婚发生肺癌的危险性可达 3 倍；母亲吸烟，子女的肺癌发病率较高，而父亲吸烟对子女影响较小。

（2）饮酒　酒不仅直接影响细胞，还导致营养不良，尤其是维生素 B 缺乏。饮酒主要可诱发胃、食管、肠及口腔癌。

另外，长期吃过热、过硬食物可能诱发食管癌；不良的口腔卫生，易引起口腔癌和食管癌；包皮过长或包茎，由于包皮垢的长期刺激，易致阴茎癌。

4. 可能癌变的良性疾病　色素痣、慢性溃疡、瘘管、窦道、黏膜白斑、乳腺囊性增生、乳管内乳头状瘤、乳腺纤维瘤、胃溃疡、慢性萎缩性胃炎、慢性肝炎肝硬化、隐睾、宫颈糜烂、葡萄胎等多种疾病，均有一定程度的发生癌变的可能。

【病理】

恶性肿瘤来自上皮组织者称"癌"，来自间叶组织者称"肉瘤"。癌与肉瘤之比为 9 : 1。肿瘤的发生与发展常有一定的过程，如癌的形成可分为癌前期、原位癌（癌组织只生长在上皮层内，尚未破坏基底膜、未侵入深层的原发性癌）、浸润癌几个阶段。癌前期是可逆的，及时治疗可阻止其发展为癌，从而降低癌的发生率；癌形成后，可有原位癌和浸润癌两个发展阶段，原位癌阶段单用局部治疗即可达到 100% 的治愈率，而浸润癌阶段，即使病灶很微小，也不能达到这样高的治愈率。

1. 生长方式

（1）外生性生长　肿瘤隆起，可呈现结节、乳头状、息肉状、菜花样等形状。

（2）膨胀性生长　肿瘤向周围扩展，挤压周围组织或邻近器官。周围组织常起反应，可形成纤维性包膜。

（3）浸润性生长　瘤细胞沿组织间隙或毛细淋巴管扩展。周围也可稍有纤维组织增生，但不能形成包膜，故境界不分明。

良性肿瘤一般只有前两种生长方式，临床上可有压迫、阻塞等症状，易切除，完全切除后常不复发；恶性肿瘤则具有以上 3 种生长方式，且以浸润性生长为主，故扩展范围常较大。良性、恶性肿瘤的鉴别要点见表 4-2。

表 4-2　良性肿瘤与恶性肿瘤的临床鉴别要点

鉴别要点	良性肿瘤	恶性肿瘤
生长方式	慢	快
生长速度	膨胀性生长	浸润性生长
与周围组织的关系	有包膜，不侵犯周围组织，界限清楚，活动度大	无包膜，破坏周围组织，界限不清，活动受限
血液供应	充分，肿瘤完整，体积有时很大	不足，常在中央形成坏死，发生溃烂

续表

鉴别要点	良性肿瘤	恶性肿瘤
转移	无	常有区域淋巴结转移，或侵犯邻近器官或经血液转移
全身情况	一般不影响全身情况，如体积巨大或发生于重要器官亦可威胁生命	晚期严重影响全身，可出现极度衰竭、贫血，呈恶病质
治疗后复发	不容易复发	容易复发

2. 转移途径　良性肿瘤无转移，恶性肿瘤易发生转移。转移的方式有 4 种。

（1）直接蔓延　即肿瘤从原发部位直接侵入周围组织、器官，如直肠癌侵犯膀胱、胃癌侵犯横结肠，使正常组织或器官遭到破坏。

（2）淋巴道转移　淋巴道转移多见于癌。癌细胞侵入淋巴管后，先累及区域淋巴结，形成转移癌，然后再转移到另一组淋巴结；最后经胸导管或右淋巴导管进入静脉内。

（3）血行转移　大多数由于癌细胞直接侵入静脉所引起，少数可间接地经过淋巴道再进入血液。常见转移部位为肺、肝、骨、脑、皮下组织等处。这种转移方式多见于肉瘤和分化较差的癌。

（4）种植性转移　胸、腹腔内器官肿瘤侵犯浆膜面时，脱落的癌细胞可黏附于其他处浆膜上，形成种植性癌结节和癌性胸、腹水（多呈血性）。如胃癌侵犯浆膜时，癌细胞可掉入腹腔、盆腔，在膀胱（或子宫）直肠窝形成种植性结节。

3. 分化程度　良性肿瘤的细胞分化良好，与原有细胞形态相似。恶性肿瘤的细胞分化不良，异型性较大者其生长和转移常较快。根据细胞分化程度分级，可表示肿瘤的急性程度。通常将癌分成为 Ⅰ、Ⅱ、Ⅲ级，或高分化、中分化、低分化 3 级，其恶性程度依次升高。

4. 生物学特点

（1）诱发新生血管　由恶性肿瘤细胞产生的肿瘤血管生成因子诱发宿主而成。

（2）无神经　肿瘤的生长没有神经，故在早期，如果不压迫患者的感觉神经，就不产生症状。

（3）瘤细胞特性的遗传　恶性肿瘤细胞能将其病理学和生物学特性遗传给子代细胞。

（4）多源性　机体受外来或内源性因素影响，许多部位的癌，尤其是治疗方法比较有效的，治愈后有时能发生多源性原发癌，如双侧乳癌。

（5）自行消退　恶性肿瘤有时未经治疗可以全部或部分自行消退。其消退率约为 1/10 万，以肾细胞癌为多，其原因可能与免疫反应、内分泌、药物、手术创伤、高热或感染等有关。

【诊断】

1. 病史询问　病史应全面、正确、客观。了解完整的病史，不仅可鉴别炎症、损伤或寄生虫性包块，还有助于鉴别是良性还是恶性，是原发灶还是转移灶。

（1）年龄　癌多发生于中年以上，少数亦见于青少年。肉瘤一般以青少年儿童多见，血管瘤多见于婴幼儿。同一器官发生不同肿瘤，其好发年龄也不相同，如乳癌多发生于 40 ～ 60 岁妇女，而乳腺纤维瘤以 20 ～ 30 岁妇女多见。

（2）病程　病程长短可提示肿瘤的性质。良性肿瘤发展缓慢，病程较长；恶性肿瘤发展迅速，病程较短。如果长期没有什么变化的良性肿瘤在短期内突然迅速增大或症状加剧，应考虑到恶变或合并内出血或感染。但少数恶性肿瘤其病程也较长，如皮肤基底细胞癌，甲状腺乳头状癌等。

（3）症状 对患者所述症状，应逐一询问其发生时间、性质及其变化程度。

（4）其他 还应了解患者的生活习惯、特殊嗜好，职业上的特殊情况和癌病家族史等。对曾在其他医院进行过治疗的患者，应询问其治疗经过，包括手术情况和病检结果。

2. 体格检查 是肿瘤诊断的最重要部分。根据患者症状的特点，对有关器官组织进行有目的和仔细的检查，尽早做出诊断。

（1）全身检查 目的在于确定是否患肿瘤，是良性或恶性、原发性或转移性。此外，还应注意患者的一般情况和身体其他组织器官有无转移，如疑为腹腔内脏的肿瘤，需检查锁骨上淋巴结，并应行直肠指检。对患者的重要器官如心、肺、肝、肾等也应检查，有助于选择治疗方法。

（2）局部检查 目的在于确定肿瘤发生的部位，与周围组织的关系，以及能否手术治疗。着重检查肿块发展范围及所属区域淋巴结的转移情况。肿瘤局部检查：①部位及大小：根据部位，可以分析肿瘤的性质和组织来源。②形态：肿瘤的形态和表面情况，可以提示肿瘤的性质。形态不规则，呈菜花状、"火山口"状或表面粗糙、凹凸不平的肿瘤，多属恶性。此外，还须注意肿瘤表面有无溃疡、充血、静脉怒张、局部温度升高等情况。③硬度：对估计肿瘤的性质有一定意义。如癌较硬；肉瘤较韧实，质较均匀；囊肿多有波动感；海绵状血管瘤和海绵状淋巴管瘤多呈压缩性等。④活动度：良性肿瘤呈膨胀性生长，活动度良好，恶性肿瘤多呈浸润性生长，其活动度受限，不能推动，甚至固定。⑤与周围组织的关系：决定于肿瘤的生长方式。由于膨胀性生长的肿瘤对周围组织是压迫或挤开的，相互间界限清楚；而浸润性生长的肿瘤，常侵犯并破坏其周围组织，因此，肿瘤与周围组织的界限不清。⑥区域淋巴结检查：对不同器官和部位的癌瘤应详细检查其所引流的区域淋巴结。了解淋巴结的大小、硬度、分散和融合，有无压痛，与皮肤或基底部组织有无粘连。

3. 辅助检查

（1）实验室检查 多数恶性肿瘤患者可出现贫血；胃癌患者可持续出现粪便隐血试验阳性，胃游离盐酸缺乏；前列腺癌血清酸性磷酸酶可能升高；成骨肉瘤患者碱性磷酸酶显著升高；肝癌可出现血清碱性磷酸酶升高；绒毛膜上皮癌患者的妊娠试验阳性等。

（2）X线检查 可帮助确定肿瘤的位置、形态、大小及与周围器官的关系等，也有助于判断肿瘤的性质，但对体积很小的瘤确诊率低。①普通X线透视与平片：可了解有无胸水、膈肌的运动及有无膈下游离气体等，以协助肿瘤的诊断。②造影检查：如疑上消化道肿瘤，可做胃肠钡餐检查，疑有结肠肿瘤可做钡灌肠检查，疑胰头肿瘤可行十二指肠低张造影等；疑泌尿系肿瘤时可做静脉肾盂造影；疑胆道肿瘤可行静脉胆道造影；伴阻塞性黄疸时可行经皮肝穿刺（PTC）胆管造影；对淋巴瘤、生殖系统肿瘤腹膜后淋巴结转移时，可做淋巴管造影。③特殊X线显影术：断层摄影和荧光摄影用于胸部肿瘤，钼靶摄影用于乳房肿瘤，CT用于颅内肿瘤、实质性脏器的肿瘤。

（3）内窥镜检查 通过内窥镜检查，能在直视下观察到脏器内腔的改变，确定病变部位及范围，还可以通过内窥镜取活组织检查以确定病变的性质。目前常用的有支气管镜、胃镜及结肠镜等。

（4）超声检查 目前广泛应用于肝、肾、胰、脾、颅脑、子宫、卵巢等部位肿瘤的检查。对判断肿瘤的性质如囊性、实质性、混合性方面有特殊的价值。

（5）同位素扫描 对诊断某些脏器的肿瘤有较好的参考价值，常用来诊断肝癌、甲状腺癌、乳癌等。

（6）免疫学诊断 如检测血清的甲胎蛋白可诊断原发性肝癌。

（7）MRI 对神经系统及软组织显像尤为清晰。

（8）细胞学检查 脱落细胞检查对肺癌、食管癌、宫颈癌及泌尿系癌肿的早期诊断有帮助。

采取活组织时原则上与手术时间的间隔越短越好，或在手术中行冰冻切片检查，明确诊断后，立即进行手术治疗。

4.临床分期　肿瘤的临床分期目的在于能合理制定治疗方案，给治疗效果以正确评价，较准确地判断预后。国际抗癌联盟以肿瘤（T）、淋巴结（N）、转移（M）3项指标决定分期，即TNM分期法。根据需要，分期又进一步分为临床诊断分期、手术时分期、术后病理分期、再治疗分期与尸检分期。

【治疗】

治疗肿瘤的主要手段是手术、放射疗法、化学疗法和免疫疗法等。手术与放射疗法属于局部治疗范畴，而药物和免疫治疗则主要着眼于全身。根据患者的具体情况，如病期的早晚、肿瘤的类型及扩散的范围等可采取不同的治疗方法。

（一）手术治疗

1.良性肿瘤　切除易恶变的、已有恶变倾向的、难以排除恶性的良性肿瘤，应尽早手术，手术时宜连同部分正常组织整块彻底切除。良性肿瘤出现危及生命的并发症时，应做紧急手术，如巨大甲状腺肿瘤压迫气管引起的呼吸困难。影响劳动力的、较大的或并发感染的良性肿瘤可择期手术。生长慢、无症状、不影响劳动、较小的良性肿瘤，可定期检查随访；妨碍功能、严重影响外观或患者要求切除者，可手术治疗。良性肿瘤的手术切除，应连同包膜完整切除，并做病理检查。

2.恶性肿瘤

（1）根治性手术　主要适用于对放射线敏感度不高的早期恶性肿瘤。此类手术的选择，应结合患者全身情况来考虑，应避免片面根治而不顾患者的整体状况，或无限制地扩大手术范围。①癌：施行联合根治术，即切除范围包括肉眼所见的病灶，连同一部分周围组织、器官的大部或全部，以及癌肿已经或将播散到附近区域淋巴结而将其做连续整块切除。②肉瘤：切除距肿瘤边缘3～5cm，头颈部需距离瘤缘1cm以上，深度至少包括其下方的肌膜，如已侵犯肌肉，最好将受累的肌肉从起点至止点全部切除。对恶性程度高、范围较广和较深的肿瘤，或侵犯主要神经、血管、骨骼者，以及骨肉瘤要考虑施行截肢或有关的关节离断术。

（2）姑息性手术　对晚期癌，病变广泛或已有远处转移而不宜接受根治手术者，为改善某一症状所施行的手术。其他还有诊断性手术、预防性手术、减体积手术等。

（二）放射疗法

放射线能损伤细胞，破坏细胞分裂，对新陈代谢旺盛、分化程度愈低的细胞受损伤愈剧，恢复愈慢。常用的有X线和放射性同位素 ^{60} 钴（^{60}Co）、^{32} 磷（^{32}P）、^{131} 碘（^{131}I）、^{198} 金（^{198}Au）等。

1.分类　①对放射线高度敏感的肿瘤：有造血系统肿瘤、性腺肿瘤、淋巴肉瘤、霍奇金淋巴瘤、多发性骨髓瘤及精原细胞瘤等。②对放射线中度敏感的肿瘤：有鼻咽癌、宫颈癌、乳癌、皮肤癌、食管癌及肺癌等。③对放射线敏感性差的肿瘤：有消化道癌如胃癌、结肠癌，软组织肉瘤和骨肉瘤、黑色素瘤等。

2.方法　①X线治疗：根据电压高低分为几种，其中接触治疗用于浅表肿瘤；深部X线治疗常用于鼻咽癌、食管癌、乳癌、子宫癌及肺癌等深部治疗。②镭治疗：用其γ射线，适用于腔内和组织内治疗，常用于宫颈癌和舌癌等。③ ^{60}Co治疗：是人工放射性同位素中应用最广的，利用其γ射线做深部肿瘤体外照射。④放射性同位素照射：如利用 ^{131}I治疗甲状腺癌，^{32}P治疗某些白血病、骨髓瘤、淋巴肉瘤等，^{198}Au 或 ^{32}P 可控制癌性胸、腹水。

放射治疗可选择内照射、腔内照射、组织内插入等。放射治疗可以抑制或消灭肿瘤，从而改变人体和肿瘤的比势，但同时也抑制人体的免疫功能，如血细胞、血小板下降，并可出现消化道反应，如食欲不振、恶性呕吐等。

（三）化学疗法

对绝大多数晚期癌瘤患者的治疗，均以药物为主或以药物作为综合治疗的重要一环。

1. 抗肿瘤药物分类　①细胞毒素类：又称烷化剂，常用药有氮芥、氧化氮芥、环磷酰胺、噻替哌、卡氮芥、马利兰等。②抗代谢类：影响和阻断了核酸的合成，常用药有 5- 氟尿嘧啶、氨甲蝶呤、呋喃氟尿嘧啶、阿糖胞苷等。③抗生素类：有一些抗生素具有抗肿瘤的作用，如放线菌素 D、丝裂霉素、阿霉素、争光霉素等。④生物碱类：能使细胞停止在有丝分裂中期，常用药为长春新碱、长春花碱、秋水仙碱、三尖杉等。⑤激素类：改变体内环境使之不利于肿瘤生长，加强机体对肿瘤侵害的抵抗力，常用药有强的松、地塞米松、乙烯雌酚、丙酸睾丸酮、黄体酮。

2. 给药途径　①全身用药：有口服、肌内注射、静脉注射。②局部用药：有局部涂抹、肿瘤内注射、腔内注射、动脉注射、区域性灌注等。局部应用可在肿瘤局部保持较高的药物浓度，全身毒性小，使用也比较方便。

3. 毒性反应　抗癌药物除作用于肿瘤外，也会损害正常组织，产生副作用，即毒性反应。因此，在使用抗癌药物应予注意。①骨髓抑制：在应用烷化剂、抗代谢及抗生素类药物时出现。表现为白细胞、血小板减少，用药时应每隔 3～5 天检查白细胞、血小板 1 次，并给肝制剂、维生素 B_4、维生素 C 等，以增加白细胞，严重时可输新鲜血。②胃肠道反应：主要表现为胃纳差、恶心、呕吐、腹泻等，较重的胃肠道反应，应予以对症处理。

4. 免疫治疗　人体免疫力强，癌瘤可自消或长期稳定带瘤生存；而先天性免疫缺陷和肾移植术后长期使用免疫抑制剂的患者，癌发病率高于正常，提示人体抗癌能力的重要性。免疫疗法目前仍作为手术、放射或化疗后消灭残留癌的综合治疗方法之一。肿瘤免疫治疗可分为特异性和非特异性两大类，每类又分为主动免疫、被动免疫和继承免疫 3 种（表 4-3）。

表 4-3　肿瘤免疫治疗分类

分类	特异性	非特异性
主动	肿瘤细胞及提取物	卡介苗、小棒状杆菌、多种病毒疫苗
被动	肿瘤相关抗原诱发的抗血清	γ 球蛋白
继承	肿瘤相关抗原致敏的淋巴细胞及其提取物（转移因子、免疫核酸）	非特异性抗原（如植物血凝素）致敏的淋巴细胞及其提取物（如转移因子、免疫核酸）

5. 其他治疗

（1）高温疗法　利用高温（41～43℃）能有选择性地破坏癌细胞。局部性高温使癌细胞因加热而坏死，而正常组织受损伤较少。全身性高温副作用较大，应用受到限制。

（2）冷冻疗法　冷冻可使细胞发生脱水，电解质浓度、pH 值变化及微血管栓塞而死亡。常用液氮，有接触冷冻、冷冻头插入及液氮灌入癌腔或直接喷涂瘤区等方法，多用于体表肿瘤，也有用于内脏肿瘤。

（3）激光治疗　利用激光的优点，对病变做无血切除术。激光配合光导纤维可用于内窥镜诊治，配合显微镜可做显微手术。要取得肿瘤治疗的满意效果，应将各种治疗方法综合应用，制定有效的治疗方案。综合治疗的效果远比任何单一方法治疗的效果好得多。

复习思考题

一、名词解释

外科感染　无菌术　全身麻醉　肿瘤

二、简答题

1. 外科感染发生的局部因素有哪些?

2. 外科感染的治疗原则是什么?

3. 损伤的局部症状有哪些?

4. 简述伤口的分类。

5. 何谓灭菌法,有哪些常用的灭菌方法?

6. 何谓无菌技术? 有哪些措施?

7. 试述肿瘤发生的体外因素。

8. 如何鉴别良性肿瘤与恶性肿瘤?

9. 肿瘤的转移途径有哪些?

第一节　颅内压增高症

颅内压增高（increased intracranial pressure）是神经外科常见临床综合征，是颅脑损伤、脑出血、脑积水、脑肿瘤和颅内感染性疾病等最常见的病理生理过程。在病理情况下，当颅内压超过200mmH$_2$O时，引发相应综合征，即为颅内压增高症。严重者可致脑疝，出现呼吸、循环衰竭，甚至死亡。

【病因】

颅腔内容物由脑、血液和脑脊液3种成分组成。正常情况下，颅内压主要靠脑脊液量的增减来调解。颅内压增高时，脑脊液分泌减少，吸收增加，使脑脊液量减少，降低颅内压；当颅内压降低时，脑脊液分泌增多，吸收减少，使脑脊液量增加，升高颅内压。另外还可通过脑血流量的增减来调节，脑血流量受呼吸、血压影响，使颅内压可有小范围波动，当颅腔内容物体积增大超过5%或颅腔容积缩减超过8%～10%，就可导致颅内压增高。

引起颅内压增高的原因可分为5大类。

1.脑体积增加。最常见的原因是脑水肿，脑实质液体积聚过多，包括血管源性脑水肿、细胞毒性脑水肿和渗透压性脑水肿。

2.颅内血容量增加。

3.颅内脑脊液量增加。

4.颅内占位病变。

5.颅腔容积缩小。

【病理生理】

1.影响颅内压增高的因素

（1）年龄　婴幼儿及小儿的颅缝未闭合，颅内压增高可使颅缝裂开，增加颅腔容积，老年人脑萎缩后颅内代偿空间增多，二者均可缓解颅内压。

（2）病变扩张速度　颅内病变体积扩张与颅内压上升呈现指数曲线，初期颅内压增长缓慢，体积扩张到一定程度后颅内压迅速上升，可引发颅内高压危象或脑疝。

（3）病变部位　位于颅脑中线或颅后窝占位性病变及静脉窦受累的病变，颅内压增高明显。

（4）伴发脑水肿程度　脑水肿越重，颅内压增高越明显，如颅脑转移性肿瘤、脑肿瘤放射治疗后、炎性反应等均引起明显的脑水肿。

（5）全身系统性疾病 电解质及酸碱平衡失调、尿毒症、肝性脑病、毒血症、肺部感染等，均可引起脑水肿，颅内压增高。

2. 颅内压增高的后果 颅内压增高可引起一系列中枢神经系统功能改变和病理变化。

（1）脑血流量减少 如颅内压不断增高，脑灌注压不断降低，当低于 40mmHg 时，脑血管自动调节功能丧失，脑血管不能扩张，脑血流量急剧下降，致脑缺血。当颅内压升至接近平均动脉压水平时，脑灌注压接近零，颅内血流几乎完全停止，甚至出现脑死亡。

（2）脑移位和脑疝 由于局部颅内压升高，局部脑组织受力不均匀，出现明显压力差，致脑组织被迫移位，产生脑疝而危及生命。

（3）脑水肿 颅内压增高引发脑水肿，多数为血管源性脑水肿和细胞毒性脑水肿二者的混合性水肿。

（4）库欣反应 颅内压急剧增高致心率和呼吸减慢、血压升高，称库欣反应，多见于急性颅内压增高者。

（5）胃肠功能紊乱及消化道出血 颅内压增高，部分患者可产生胃肠道功能紊乱，出现呕吐，胃及十二指肠出血、溃疡和穿孔等表现，与下丘脑自主神经中枢缺血、功能紊乱有关。

（6）神经源性肺水肿 颅内压增高，下丘脑、延髓受压可致 α 肾上腺素能神经活性增强，从而引发反应性血压增高，导致左心室负荷过重，肺静脉压增高，产生肺水肿，患者常出现呼吸急促、痰鸣、咯大量血性泡沫状痰。

【分类】

1. 根据颅内压增高范围分类

（1）弥漫性颅内压增高 临床上多见于弥漫性脑膜脑炎、弥漫性脑水肿、交通性脑积水、静脉窦血栓等。

（2）局灶性颅内压增高 常见于颅内血肿、颅内肿瘤、脑脓肿等。

2. 根据病变发展快慢分类

（1）急性颅内压增高 可见于外伤后颅内血肿、高血压性脑出血等。

（2）亚急性颅内压增高 可见于发展较快的颅内恶性肿瘤、转移瘤及各种颅内感染性疾病等。

（3）慢性颅内压增高 多见于颅内良性肿瘤、慢性硬脑膜下血肿等。

以上 3 类均可导致脑疝发生。脑疝发生又加重脑脊液、血液循环障碍，使颅内压力进一步增高，脑疝加重，从而形成恶性循环，最终导致患者死亡。

【临床表现】

（一）症状与体征

1. 头痛 是颅内压增高最常见的症状之一，以胀痛和撕裂痛多见，多在额部及颞部。随颅内压增高，头痛加重，当用力、咳嗽、弯腰或低头活动时头痛常加剧。

2. 呕吐 进餐后易发生剧烈头痛伴恶心、呕吐。呕吐呈喷射状，与饮食无关，可致水、电解质紊乱和体重减轻。

3. 视神经乳头水肿 是颅内压增高重要体征，表现为视神经乳头充血、边缘模糊、中央凹消失、视神经乳头隆起、静脉怒张。如颅内压增高不能及时解除，则视力恢复很困难，严重者甚至失明。

以上三者是颅内压增高的典型表现，称颅内压增高"三主征"。其各自出现时间不一致，可以其中一项为首发，也可单独或同时出现。

4. 意识障碍　早期可出现嗜睡、反应迟钝。若病情继续发展，可出现昏睡、昏迷、瞳孔散大、对光反射消失，甚至出现脑疝、去大脑强直。

5. 生命体征变化　为血压升高、脉搏徐缓、呼吸不规则、体温升高等病危状态（库欣反应）。甚至呼吸停止，最终因呼吸、循环衰竭而死亡。

6. 其他　小儿患者有头颅增大、颅缝增宽或分离、前囟饱满、头皮和额眶部浅静脉扩张，头颅叩诊呈"破罐声"（Macewen 征）；慢性颅内压增高还可有智力改变和精神障碍等症状。

（二）并发症

并发症主要有脑疝、神经源性肺水肿、枕叶坏死、脑内脏综合征。

【辅助检查】

1. 头颅 X 线摄片　持续 3 个月以上颅内压增高常见征象：①颅缝分离，头颅增大，多见于儿童。②脑回压迹增多。③蝶鞍骨质吸收。④颅骨板障静脉沟纹和蛛网膜颗粒压迹增多、加深。颅骨 X 线片无异常，不能否定颅内压增高的存在。

2. CT 检查　诊断颅内病变的首选检查，尤其适用于急症。目前 CT 具有快速、精确、无创伤的优点，有助于绝大多数病变做出定位甚至定性诊断。

3. MRI 检查　如 CT 不能确诊，可行 MRI 检查，属无创伤性检查，但所需时间较长，对颅骨骨质显现差。

4. 脑血管造影　数字减影血管造影是诊断脑动脉瘤、脑血管畸形等血管性疾病的"金标准"。

5. 腰椎穿刺　可以直接测量颅内压力，同时获取脑脊液做化验。但对颅内压增高患者做腰椎穿刺有诱发脑疝的危险，应慎重。

6. 颅内压监护　颅内压监护用记录器连续描记，以便随时了解颅内压变化，用以判断病情、指导治疗、评估预后。

【诊断与鉴别诊断】

1. 诊断　通过询问病史和神经系统检查，依据头痛、呕吐、视神经乳头水肿"三主征"及一些局灶性症状与体征，基本可做出颅内压增高的初步诊断。

2. 鉴别诊断　由于引起颅内压增高的病因很多，在临床上既要判断有无颅内压增高，又要同时鉴别颅内压增高的原因（病因诊断），有的尚需确定病变的部位（定位诊断）。因此，应仔细追询分析病史，认真查体，并做必要的影像学检查。

【治疗】

治疗原则：一般处理，用脱水剂降低颅内压，去除病因，营养脑细胞，对症支持治疗。

1. 一般处理

（1）监测与护理。凡有颅内压增高者，均应留院观察。密切观察病情变化，神志、瞳孔、生命体征的变化，掌握病情的动态发展。有监护指征者，应实施颅内压监测以指导治疗。暂时禁食以防吸入性肺炎。常规使用轻泻剂以保持排便通畅。

（2）静脉补液。一般应限制液体入量，应以量出为入为原则。

（3）保持呼吸道通畅，给予氧气吸入，昏迷及咯痰困难者考虑气管切开。

2. 病因治疗是最根本和最有效的治疗方法，是治疗颅内压增高的关键。依据原发病、导致颅内症增高的原因，采用适宜的治疗方法。

3. 降低颅内压，适用于颅内压增高但暂时尚未查明原因，或虽已查明原因但仍需要非手术治疗的病例。

4. 应用糖皮质激素，能改善血脑屏障通透性，减少脑脊液生成，多用于重型颅脑损伤等颅内压增高的治疗，但对颅脑创伤所致脑水肿无明确疗效，对重型颅脑损伤患者不推荐常规使用。

5. 冬眠低温／亚低温疗法，可降低脑新陈代谢率，减少脑耗氧量，防止脑水肿的发生、发展，对降低颅内压亦起到一定的作用。

6. 脑脊液体外引流。脑室缓慢放出少许脑脊液，可缓解颅内压增高。

7. 应用巴比妥类药物，可降低脑代谢率、耗氧量及增加脑缺氧耐受力，降低颅内压。

8. 辅助过度换气，目的是使体内 CO_2 排出，而使颅内压相应下降，但有脑缺血的危险，需适度掌握。

9. 应用抗生素控制颅内感染或预防感染。预防用药应选择广谱抗生素，术中和术后应用为宜。

10. 对症治疗及手术治疗。

第二节　颅脑损伤

颅脑损伤（craniocerebral injury）指因头部受到直接或间接外力的作用，而导致颅骨或脑组织的损伤，是一种常见的外科急症，致残率和死亡率位于全身各部位损伤之首，发生率仅次于四肢损伤。颅脑损伤分为头皮损伤、颅骨损伤、脑损伤，三者可单独存在或合并存在。

【病因】

颅脑损伤与头部受损伤的方式有关。根据作用力方式、大小、速度和受伤部位，颅脑损伤的类型和程度有所不同。外界暴力导致颅脑损伤一般有两种方式：直接损伤和间接损伤。

1. 直接损伤　暴力直接作用于头部引起的损伤。

（1）加速性损伤　损伤部位主要发生在着力点部位，即着力伤，如头部被飞来的石块击伤。

（2）减速性损伤　损伤部位不仅发生于着力点部位，也常发生于着力点部位的对侧，即对冲伤，如头部跌伤。

（3）挤压性损伤　两个不同方向的外力同时作用于头部，颅骨发生严重变形而造成的损伤，称挤压性损伤，如车轮压轧伤和新生儿产伤等。

2. 间接损伤　暴力作用于头部以外部位，作用力传递至颅脑造成的脑损伤。

（1）挥鞭样损伤　当躯干突然遭受加速性或减速性暴力时，头颅由于惯性，在颅颈之间发生强烈的过伸或过屈，或先过伸后又回跳性地过屈，有如挥鞭样动作，造成颅颈交界处延髓与脊髓连接部的损伤，即挥鞭伤。

（2）胸部挤压伤　胸部突然受到冲击挤压时，胸腔压力升高，经上腔静脉逆行传递并灌入颅内，使该静脉所属的上胸、肩颈、头面皮肤和黏膜及脑组织发生弥散点状出血，又称创伤性窒息。

（3）传递性损伤　坠落时双足或臀部着地，外力经脊柱传导至颅底引起颅底骨折和脑损伤。

【病理】

临床上将颅脑损伤分为原发性颅脑损伤和继发性颅脑损伤两类。原发性损伤指外力作用在头部，立即产生头部的病理性损害；继发性损伤是在原发性损伤的基础上，由原损伤后的病理生理改变而产生的一系列损伤，大部分是又经过一定时间才形成的病变及出现的症状，或伤后即出现原发损伤症状和体征，之后原症状又进行性加重。

1. 原发性脑损伤 包括脑震荡、脑挫裂伤及原发性脑干损伤。

2. 继发性脑损伤 主要有脑水肿和颅内血肿。颅脑损伤后降颅内压、防治脑水肿是临床主要的干预目标。

【分类】

（一）依据颅腔是否与外界相通分类

1. 开放性颅脑损伤 指头皮、颅骨、硬脑膜三层均已破裂，颅腔与外界直接相沟通。颅底骨折因多伴有颅底部位硬脑膜撕裂，使脑组织与外界相通（有脑脊液鼻漏或耳漏、气颅等存在的证据），因而也属于开放性颅脑损伤范畴。

2. 闭合性颅脑损伤 指上述三层组织结构中至少有一层尚未破裂，颅腔没有与外界相通。

（二）依据损伤组织层次分类

1. 头皮损伤 均由直接外力所致，包括头皮挫伤、头皮血肿、头皮裂伤和头皮撕脱伤。

2. 颅骨损伤

（1）按骨折形态分为线形骨折、凹陷骨折两种。凹陷骨折又分为粉碎性骨折和洞形（穿入）骨折。线形骨折包括颅缝分离，较多见，几乎均为颅骨全层骨折，个别仅内板断裂。

（2）按骨折部位分为颅盖骨折、颅底骨折。颅盖骨折按形态可分为线形骨折和凹陷骨折两种。颅底骨折按骨折所在解剖结构又分为颅前窝骨折、颅中窝骨折、颅后窝骨折。

（3）按创伤性质分为闭合性骨折、开放性骨折，依骨折部位是否与外界相通来区别。

3. 脑损伤 在颅脑损伤中最为严重。脑损伤分为原发性损伤和继发性损伤两大类。

（1）原发性脑损伤 包括脑震荡和脑挫裂伤。

（2）继发性脑损伤 包括脑水肿、脑肿胀和颅内血肿等。

（三）依据病情轻重分类

1. 轻型颅脑损伤 包括脑震荡，可伴有或无颅骨骨折。

2. 中型颅脑损伤 包括轻度脑挫裂伤，伴有或无颅骨骨折及蛛网膜下腔出血，无脑组织受压。

3. 重型颅脑损伤 包括广泛颅骨骨折、广泛脑挫裂伤及脑干损伤或颅内血肿。

4. 特重型颅脑损伤 脑原发损伤重，伤后深昏迷，去大脑强直或伴有其他脏器伤、休克等，已有脑疝，包括单侧或双侧瞳孔散大、生命体征紊乱。

（四）依据格拉斯哥昏迷计分法分类

格拉斯哥昏迷计分（glasgow coma scale, GCS）分别对伤员的运动、言语、睁眼反应进行评分，再累计算出得分，作为判断伤情的依据（表4-4）。依据得分，将颅脑损伤划分为4种类型。

1. 轻型　13～15分，伤后昏迷时间<20分钟。

2. 中型　9～12分，伤后昏迷20分钟～6小时。

3. 重型　3～8分，伤后昏迷>6小时，或在伤后24小时内意识恶化并昏迷>6小时。

4. 特重型　3～5分。

表4-4　格拉斯哥昏迷计分（GCS）

运动反应	计分	言语反应	计分	睁眼反应	计分
按吩咐动作	6	正确	5	自动睁眼	4
定位反应	5	不正确	4	呼唤睁眼	3
屈曲反应	4	错乱	3	刺痛睁眼	2
过屈反应（去皮层）	3	难辨	2	不睁眼	1
伸展反应（去脑）	2	不语	1		
无反应	1				

一、头皮损伤

头皮挫伤和头皮血肿

【临床表现】

1. 头皮挫伤　指头皮受到钝器击打后血管破裂出血，而头皮仍保持完整状态的损伤，具有一般软组织损伤的表现，出血较多时形成头皮血肿。

2. 头皮血肿　指头皮富含血管，受到钝器击打后血管破裂出血，当出血较多时就形成头皮血肿。按血肿位于不同的头皮解剖层次，分为以下3种类型。

（1）皮下血肿　位于头皮下，多见于摔伤或撞击伤；血肿压痛明显，张力高，比较局限，无波动，周边硬、中央软，中央可有凹陷感，易与凹陷骨折混淆。

（2）帽状腱膜下血肿　位于帽状腱膜下层，多由头部斜向暴力作用，头皮滑动撕裂血管所致。血肿较为多见，因在帽状腱膜与骨膜之间的组织疏松，出血可不受颅缝限制而广泛蔓延，甚至累及整个头部，有明显波动感，好似头上戴一顶有波动感的帽子。出血量可达数百毫升，严重者可出现休克。

（3）骨膜下血肿　位于颅骨骨膜下，常由颅骨骨折或摔伤所致。血肿张力高，局限于某一块颅骨范围内，不超出颅骨缝，常伴有颅骨骨折，多见于产伤。

各类型头皮血肿特征性表现见表4-5。

表4-5　头皮血肿的表现

血肿类型	血肿部位	血肿范围	血肿硬度
皮下血肿	皮下，较局限	位于损伤部位中心	周围硬中央软，无波动感
帽状腱膜下血	腱膜骨膜之间	可蔓延至全头	较软，波动感明显
骨膜下血肿	颅骨与膜之间	边缘不超过颅缝	张力大，有波动感

【辅助检查】

常用头颅 X 线、CT 扫描，协助判断有无颅骨骨折、脑损伤。

【治疗】

1. 头皮血肿 一般不需要处理，早期先冷敷，血肿较小者可加压包扎，1～2 周可自行吸收，巨大的血肿需 4～6 周才能吸收。

2. 帽状腱膜下血肿 血肿较小者，可加压包扎，待其自行吸收；血肿大且凝血功能正常者，可在皮肤消毒后穿刺抽吸血肿，再加压包扎。如反复穿刺加压包扎血肿仍不缩小者，需注意是否有凝血障碍等原因。婴幼儿巨大帽状腱膜下血肿，易引起贫血甚至失血性休克。已感染的血肿，需切开引流。

3. 骨膜下血肿 处理原则与帽状腱膜下血肿相同。伴颅骨骨折者不宜加压包扎，以防血液经骨折缝流入颅内，形成硬脑膜外血肿。同时应注意有无复合颅骨损伤、脑损伤的可能。

头皮裂伤

头皮裂伤指为锐器或钝器所致的头皮开放伤。伤口的大小、形状、深度与致伤因素及帽状腱膜层是否破裂有关。

【临床表现】

1. 伤口及出血 锐器伤伤口创缘整齐，钝器伤伤口不规则，创缘多有挫伤，着力点处常伴有颅骨骨折或脑损伤。因头皮血供丰富，常有活动性出血，量多，不易自止。

2. 休克 伤口大、出血多者，可致失血性休克。

【治疗】

1. 现场急救。应立即压迫创口，控制出血点，局部加压包扎。

2. 急救后宜尽早行清创缝合术，伤后超过 24 小时，如无明显感染征象，仍可一期清创缝合。

3. 依据伤口情况选择直接缝合、切升帽状腱膜或以转移皮瓣修补缝合。

4. 注意骨折及碎骨片，有脑脊液或脑组织外溢者，可按开放性颅脑损伤处理，术后常规使用抗生素和破伤风抗毒素。

头皮撕脱伤

头皮撕脱伤是最严重的头皮损伤，常因长发卷入转动机器，撕脱包括头皮、皮下组织连同帽状腱膜在内的大部或全部头皮，有时会连同骨膜，使颅骨暴露。

【临床表现】

1. 撕脱伤口及出血 撕脱伤伤口大，创缘不整齐，不规则，因头皮前三层连接紧密，常在帽状腱膜下层被一起撕脱，出血量多，不易自止，且易感染。

2. 休克 创面大、出血多，加上剧烈疼痛易致失血性休克。

【治疗】

1. 现场急救 立即包扎、止血。撕脱头皮和患者要一同送入医院。用无菌敷料或干净布包裹撕脱头皮，避免污染，隔水放置于有冰块的容器内，争取清创后再植。

2. 院内处理 先抗休克后行清创术，头皮不完全撕脱者争取在 6 ～ 8 小时内清创后复位缝合；如头皮已完全撕脱，清创后行头皮血管吻合或将撕脱的头皮切成皮片植回；如撕脱的皮片已不能再利用，需在颅骨外板上多处钻孔，待钻孔处长出肉芽组织后再植皮。注意预防感染和创面观察处理。

二、颅骨骨折

颅盖骨折

颅盖骨折分线性骨折和凹陷性骨折两种。

【临床表现】

1. 线性骨折 可伴有头皮损伤（挫裂伤、头皮血肿），局部压痛、肿胀，骨折本身仅靠触诊很难发现，需依靠 X 线摄片。

2. 凹陷性骨折 好发于额骨和顶骨，多呈全凹陷；范围较大和明显者，软组织出血不多，触诊多可确定；小的凹陷性骨折易与边缘较硬的头皮下血肿混淆，需经 X 线摄片方能鉴别。凹陷性骨折因骨片陷入颅内，使局部脑组织受压或产生挫裂伤，临床上可出现相应局灶性症状如癫痫。如并发颅内血肿，可产生颅内压增高症状。凹陷性骨折刺破静脉窦可引起致命大出血。骨折处切线位 X 线检查可显示凹陷的深度，CT 可明确骨折情况及有无合并脑损伤。

【治疗】

1. 线性骨折 一般无须处理，但要注意骨折线是否跨越脑膜中动脉或静脉窦，警惕硬脑膜外血肿的发生。

2. 凹陷性骨折 需手术治疗，可将陷入颅内骨折片撬起复位，或摘除碎骨片后做颅骨成形。非功能区的轻度凹陷，或无脑受压症状的静脉窦处凹陷性骨折，一般不予手术治疗。手术指征：①凹陷深度 >1cm。②位于重要功能区。③骨折片刺入脑内。④骨折引起瘫痪、失语等功能障碍或局限性癫痫。其他还包括抗感染、对症治疗。

颅底骨折

颅底骨折大多由颅盖骨折延伸而来，少数可因头部挤压伤或着力部位于颅底水平外伤所致。颅底骨折绝大多数为线形骨折，多由间接暴力所致。如高处坠落臀部着地，伤力上传至颅底引起颅底骨折。颅底骨折按骨折所在解剖结构又分为颅前窝骨折、颅中窝骨折、颅后窝骨折。

【临床表现】

一般表现：①皮下或黏膜下淤血斑。②耳、鼻出血或脑脊液漏。③颅神经损伤。

1. 颅前窝骨折 骨折多累及额骨水平部（眶顶）和筛骨。骨折出血进入眶内在眼睑和球结膜下形成淤血斑，俗称"熊猫眼"或"眼镜征"；可经鼻流出，与脑脊液鼻漏混合；脑膜撕裂者，脑脊液可沿额窦或筛窦再经鼻流出形成脑脊液鼻漏。气体经额窦或筛窦进入颅内可引起颅内积气。常伴嗅神经损伤。

2. 颅中窝骨折 骨折可累及蝶骨和颞骨。血液和脑脊液经蝶窦流入上鼻道再经鼻孔流出形成鼻漏。若骨折线累及颞骨岩部，血液和脑脊液可经中耳和破裂鼓膜由外耳道流出，形成耳漏；如鼓膜未破，则可沿耳咽管入鼻腔形成鼻漏。颞骨岩部骨折常发生面神经和听神经损伤。如骨折线居内侧，亦可累及视神经、动眼神经、滑车神经、三叉神经和外展神经。靠外侧的颅中窝骨折可引起颞部肿胀。

3. 颅后窝骨折 骨折常累及岩骨和枕骨基底部。在乳突和枕下部可见皮下淤血，或在咽后壁发现黏膜下淤血。骨折线居内侧者可出现舌咽神经、迷走神经、副神经和舌下神经损伤。颅底骨折诊断主要依靠临床表现，头颅 X 线摄片的价值有限，CT 扫描对颅底骨折有诊断意义。

【治疗】

颅底骨折本身无特殊处理，重点观察有无脑损伤和正确处理脑脊液漏。若脑膜同时撕裂产生脑脊液漏，关键是预防颅内感染，宜取头高位，注意鼻腔或外耳道清洁，严禁堵塞、冲洗、滴鼻；严禁鼻腔吸痰、放置鼻管、腰穿；避免擤鼻、用力咳嗽、屏气和打喷嚏，以防逆行感染或颅内积气；可应用抗生素。经非手术治疗多数脑脊液漏可在 1～2 周内自愈。但若漏液持续 4 周以上不愈、迟发或复发脑脊液漏；并有鼻腔或鼻窦慢性炎症，有感染可能或已有过颅内感染的脑脊液漏，应考虑手术修补。

三、脑损伤

脑震荡

脑震荡指头部受伤后立即出现一过性脑功能障碍，出现意识改变和近事遗忘，与脑干网状结构受损、功能紊乱有关。其特点为伤后即刻发生短暂的意识障碍和近事遗忘。

【临床表现】

1. 意识障碍 伤后即刻出现，持续数秒或数分钟，一般不超过 30 分钟。

2. 逆行性遗忘 指患者清醒后大多不能回忆受伤当时及伤前一段时间内发生的事情。

3. 自主神经功能紊乱 伤后有头晕、头痛、呕吐，较重者有面色苍白、瞳孔改变、出冷汗、脉细数、呼吸浅慢、血压下降、肌张力低、生理反射迟钝等表现，可随意识的恢复而恢复。

4. 神经系统检查 无阳性体征，如做腰椎穿刺，颅内压力和脑脊液在正常范围；头颅 X 线、CT、MRI 检查无异常。

【治疗】

单纯脑震荡无须特殊治疗，一般卧床休息 5～7 天，依病情可选用镇静安神、镇痛、脑神经营养等药物，多数患者 2 周内恢复正常，预后良好。耐心做好解释和心理疏导。

脑挫裂伤

脑挫裂伤是头部遭受暴力所导致的原发性脑器质性损伤，既可发生于着力点部位，也可在对冲部位，是脑挫伤和脑裂伤的总称。伴有外伤性蛛网膜下腔出血，继发脑水肿、颅内血肿时可危及生命。

【临床表现】

临床表现可因损伤部位、范围、程度不同而相差悬殊。轻者仅有轻微症状，重者深昏迷，甚至迅即死亡。

1. 意识障碍 是脑挫裂伤最突出的症状之一，与脑损伤轻重有关。

2. 头痛、恶心、呕吐 是最常见的症状。

3. 生命体征改变 因急性颅内压增高、脑疝，出现生命体征改变，如血压升高、心率下降、体温升高等。轻度和中度多无明显改变。

4. 局灶症状和体征 伤后立即出现与脑挫裂伤部位相应的神经功能障碍或体征，如运动区损伤出现对侧瘫痪，语言中枢损伤出现失语等。但额叶和颞叶前端等"哑区"损伤后，可无明显局灶症状或体征。

【辅助检查】

1. 头颅 CT 为目前首选检查，典型表现为局部脑组织有高低密度混杂影。高密度影点片状为出血灶，低密度影为水肿区；还可了解脑室受压、中线结构移位等情况。

2. 头颅 MRI 对较轻脑挫伤发现优于 CT，因检查时间长，很少用于急性颅脑损伤；可发现合并脑底部、胼胝体及轴索损伤情况。

3. 腰穿 检查脑脊液是否有血液，了解有无蛛网膜下隙出血；测定颅内压，明确颅内压增高程度，引流血性脑脊液，减缓颅内压增高症状。须注意颅内压明显增高者应慎用或禁忌。

【诊断】

伤后立即出现意识障碍、局灶症状和体征，以及生命体征改变等，多可诊断为脑挫裂伤。

1. 有神经系统阳性体征者，根据定位体征及意识障碍程度，结合受伤史，判断损伤部位及程度。

2. 无神经系统阳性体征者，以及多发性脑挫裂伤或脑深部损伤者，可无局灶症状和体征，可行辅助检查以明确诊断。

【治疗】

1. 非手术治疗

（1）密切观察病情变化 包括生命体征、意识、瞳孔和肢体活动情况。早期行重症监测，必要时复查头颅 CT。

（2）体位 抬高床头 15°～ 30°，以利颅内静脉血回流。对昏迷患者，头偏向一侧再取侧卧或侧俯卧位，以免涎液或呕吐物误吸。保持呼吸道通畅。

（3）降颅内压治疗 是治疗中最为重要的环节之一。

（4）对症治疗 降温、吸氧、止血、利尿、抗癫痫药物、亚低温冬眠治疗等；躁动不安者应查明原因，如疼痛、尿潴留、颅内压增高、体位不适、缺氧、休克等，给予相应处理。

（5）保护脑组织 常用巴比妥类药物（戊巴比妥）降低脑代谢率，改善脑缺血、缺氧，有益于重型脑损伤的治疗。神经节苷脂（GM_1）、胞磷胆碱、甲氯芬酯、乙酰谷酰胺、能量合剂等神经营养药物及高压氧治疗，对苏醒和功能恢复有帮助。

（6）营养支持 早期肠道外营养，尽早建立肠内营养。少数长期昏迷者，考虑放置空肠管或行胃造瘘术。

（7）应用抗生素 根据病情需要合理应用抗生素防治感染。

（8）改善微循环 可预防继发性脑损伤，常用低分子右旋糖酐、尼莫地平等。

2. 手术治疗

（1）手术指征 ①保守治疗无效，意识障碍加深，颅内压增高难以控制。②头颅 CT 提示严重脑挫裂伤，出血超过 30mL，明显中线移位、脑水肿。③小脑挫裂伤合并血肿超过 10mL，甚至有梗阻性脑积水者。④脑挫裂伤灶和血肿清除术后，病情好转又恶化，出现脑疝。

（2）手术方法 包括脑挫裂伤灶清除、额极或颞极切除、颞肌下减压或骨瓣切除减压等。

颅内血肿

颅内血肿是颅脑损伤中最常见、最严重的继发病变，发生率约占闭合性颅脑损伤的 10% 和重型颅脑损伤的 40%～50%，常因进行性颅内压增高，形成脑疝而危及生命。颅内血肿按症状出现时间分为急性血肿（3 天内）、亚急性血肿（3～21 天）和慢性血肿（21 天以上）。按部位则分为硬脑膜外血肿、硬脑膜下血肿和脑内血肿。

（一）硬脑膜外血肿

约占外伤性颅内血肿的 30%，大多属于急性型，可发生于任何年龄，最多见于颞部、额顶部和颞顶部。

1. 临床表现

（1）意识障碍 为主要症状，临床上有 3 种情况：①原发脑损伤轻，伤后无原发昏迷，待血肿形成后开始出现意识障碍。②原发脑损伤略重，伤后一度昏迷，随后完全清醒或好转，但不久又陷入昏迷。③原发脑损伤较重，伤后昏迷进行性加重或持续昏迷。硬脑膜外血肿多数有"中间清醒期"。

（2）颅内压增高 常有头痛、恶心、呕吐等颅内压增高症状，伴有血压升高、呼吸和脉搏缓慢等生命体征改变。

（3）瞳孔改变 颅内血肿使颅内压增高到一定程度，可形成脑疝。幕上血肿大多先形成小脑幕切迹疝，出现患侧瞳孔缩小，随即因动眼神经受压，患侧瞳孔散大；若继续发展，脑干严重受压，中脑动眼神经核受损，双瞳孔散大。与幕上血肿相比，幕下血肿较少出现瞳孔改变，而易出现呼吸紊乱甚至骤停。

（4）神经系统体征 原发脑损伤表现为伤后立即出现的局灶症状和体征。

2. 诊断 CT 扫描可直接显示硬膜外血肿，表现为颅骨内板与硬脑膜之间双凸镜形或弓形高密度影，还可了解脑室受压和中线结构移位的程度及并存的脑挫裂伤、脑水肿等情况，应及早应用于疑有颅内血肿患者的检查。

依据头部受伤史，伤后清醒，以后昏迷，或出现有中间清醒（好转）期意识障碍，结合 X 线摄片显示骨折线经过脑膜中动脉或静脉窦沟，或 CT 出现颅骨内板与硬脑膜之间双凸镜形或弓形高密度影，一般均可确诊。

3. 治疗

（1）手术治疗 急性硬脑膜外血肿原则上一经确诊即应手术，可根据 CT 扫描所见采用骨瓣或骨窗开颅，清除血肿，妥善止血。对少数病情危急，来不及做 CT 扫描等检查者，应直接手术钻孔探查，再扩大成骨窗清除血肿。一般先在瞳孔散大侧颞部骨折线处钻孔，可发现60%～70%的硬膜外血肿。

（2）非手术治疗 伤后无明显意识障碍，病情稳定，CT扫描所示血肿量<30mL，中线结构移位<1.0cm者，可在密切观察病情的前提下，采用非手术治疗。常用措施有呼吸道管理、吸氧、低温、止血、激素、脱水治疗等。

（二）硬脑膜下血肿

硬脑膜下血肿约占外伤性颅内血肿的40%，多属急性或亚急性型。出血来源主要是脑皮质血管（桥静脉或静脉窦），大多由对冲性脑挫裂伤所致，好发于额极、颞极及其底面，老年人多发，多有轻微头部外伤史。部分患者无外伤，可能与营养不良、维生素C缺乏、硬脑膜出血性或血管性疾病等相关。

1. 临床表现

（1）急性和亚急性硬膜下血肿 ①意识障碍：伴有脑挫裂伤急性复合型血肿患者多表现为持续昏迷或昏迷进行性加重，亚急性或单纯型血肿则多有中间清醒期。②颅内压增高及生命体征改变。③瞳孔改变：复合型血肿易引起脑疝而出现瞳孔改变，单纯型或亚急性血肿瞳孔变化出现较晚。④神经系统体征：伤后立即出现偏瘫等征象。

（2）慢性硬脑膜下血肿 进展缓慢，病程较长，主要表现如下：①以颅内压增高症状为主，缺乏定位症状。②以病灶症状为主，如偏瘫、失语、局限性癫痫等。③以智力和精神症状为主，表现为头昏、耳鸣、记忆力减退、精神迟钝或失常。

2. 诊断

（1）依据有较重头外伤史，伤后即有意识障碍，加重或出现中间清醒期，伴有颅内压增高症状，多说明有急性或亚急性硬膜下血肿。CT扫描示急性或亚急性硬膜下血肿，表现为脑表面新月形高密度、混杂密度或等密度影，多伴有脑挫裂伤和脑受压。

（2）慢性硬脑膜下血肿容易误诊、漏诊，应引起注意。凡老年人出现慢性颅内压增高症状、智力和精神异常，或病灶症状，特别是曾经有过轻度头部受伤史者，应想到慢性硬脑膜下血肿的可能，及时施行CT或MRI检查。CT显示慢性硬脑膜下血肿，表现为脑表面低密度或等密度的新月形或半月形影；MRI则为短T_1、长T_2信号影，可确诊。

3. 治疗 急性和亚急性硬脑膜下血肿的治疗原则与硬脑膜外血肿类似。慢性硬脑膜下血肿患者凡有明显症状者，即应手术治疗，且首选钻孔置管引流术。

（三）脑内血肿

脑内血肿少见，在闭合性颅脑损伤中，发生率为0.5%～1%，常与枕部着力时的额、颞对冲性脑挫裂伤同时存在。常见有两种类型：①浅部血肿：多由脑皮质血管破裂所致，常与硬膜下血肿同时存在，多位于额极、颞极及其底面。②深部血肿：系脑深部血管破裂所致，脑表面无明显挫裂伤，很少见。

1. 临床表现 与硬脑膜下血肿伴有脑挫裂伤的症状相似，两者常同时存在。

2. 诊断 病史、临床表现，结合CT扫描表现为脑挫裂伤区附近或脑深部白质内类圆形或不规则高密度影，即可做出临床诊断。

3. 治疗 脑内血肿的治疗与硬脑膜下血肿相同，多采用骨瓣或骨窗开颅，清除硬脑膜下血肿和明显挫碎糜烂的脑组织，显露脑内血肿，一并清除。对少数颅内压增高显著，病情进行性加重者，也应考虑手术，根据具体情况选用开颅血肿清除或钻孔引流术。预后较差，病情较急者死亡率达 50% 左右。

复习思考题

1. 颅内压增高的概念、临床表现和治疗原则是什么？
2. 简述颅脑损伤的直接与间接病因。
3. 简述头皮撕脱伤的现场急救措施。
4. 何谓脑震荡？患者一般出现哪些临床表现？
5. 颅内血肿按部位如何分类？

第一节　甲状腺疾病

一、甲状腺腺瘤

甲状腺腺瘤（thyroid adenoma）是起源于甲状腺滤泡的最常见的甲状腺良性肿瘤。本病可发病于任何年龄，以青年女性多见。甲状腺腺瘤癌变率较高，可达 10% ～ 20%。

【病因和病理】

甲状腺腺瘤分为滤泡状和乳头状囊性腺瘤两种。前者较常见，腺瘤有完整的包膜，切面呈完整的淡红色或深红色；后者少见，特点为乳头状突起，多为单发性结节，发展慢，病程较长。

【临床表现】

甲状腺腺瘤多见于 40 岁以下的妇女。颈部出现呈圆形或椭圆形的结节，多为单发，表面光滑、无压痛，可随吞咽动作上下移动。腺瘤生长缓慢，多数患者没有明显症状。腺瘤发生囊内出血时，肿瘤体积可在短期内迅速增大，伴胀痛。

【诊断与鉴别诊断】

甲状腺腺瘤与结节性甲状腺肿的单发结节在临床上较难区别，以下两点可供鉴别。

1. 甲状腺腺瘤多发于非单纯性甲状腺肿流行的地区，生长缓慢，经过数年或更长时间，一直单发。

2. 结节性甲状腺肿的单发结节经过一段时间后，多演变为多个结节。而且，腺瘤有完整包膜，周围组织正常，分界明显；结节性甲状腺肿的单发结节则无完整包膜。

【治疗】

甲状腺腺瘤有引起甲亢和恶变的可能，原则上应早期切除，以手术治疗为主要治疗手段。一般应行患侧甲状腺大部切除（包括腺瘤在内）。如腺瘤小，可行单纯腺瘤切除，但应做楔形切除，即腺瘤周围应裹有少量正常甲状腺组织。术中切除标本必须立即行冰冻切片检查，以判定有无恶变；术中冰冻切片如证实为甲状腺癌，需要改为根治手术。

二、甲状腺癌

甲状腺癌（thyroid carcinoma）是最常见的甲状腺恶性肿瘤，约占全身恶性肿瘤的 1%，近年来发病率有上升趋势，大部分甲状腺癌起源于滤泡上皮细胞。

【病理】

1. 乳头状癌 是成人甲状腺癌的最主要类型和儿童甲状腺癌的全部，多见于 30～45 岁女性。此型分化好，恶性程度较低，虽常有多中心病灶，约 1/3 累及双侧甲状腺，且较早便出现颈淋巴结转移，但预后较好。

2. 滤泡状腺癌 常见于 50 岁左右的中年人，肿瘤生长较快，属中度恶性，且有侵犯血管倾向，可经血运转移到肺、肝、骨及中枢神经系统。颈淋巴结转移仅占 10%，故患者预后不如乳头状癌。乳头状癌和滤泡状腺癌统称分化型甲状腺癌，约占成人甲状腺癌的 90% 以上。

3. 髓样癌 来源于滤泡旁降钙素分泌细胞（C 细胞），细胞排列呈巢状或囊状，无乳头或滤泡结构，呈未分化状；间质内有淀粉样物沉积；恶性程度中等，可有颈淋巴结侵犯和血行转移，预后不如乳头状癌，但较未分化癌好。

4. 未分化癌 多见于 70 岁左右老年人；发展迅速，高度恶性，且约 50% 患者在早期便有颈淋巴结转移，或侵犯气管、喉返神经或食管，常经血运向肺、骨等远处转移；预后很差，平均存活 3～6 个月，1 年存活率仅 5%～15%。

【临床表现】

1. 甲状腺内发现肿块是最常见的临床表现，有少部分患者甲状腺肿块不明显，而以转移灶就医时，应想到甲状腺癌的可能。

2. 随着病程进展，肿块增大常可压迫气管，使气管移位，并有不同程度的呼吸障碍症状。当肿瘤侵犯气管时，可产生呼吸困难或咯血；当肿瘤压迫浸润食管，可引起吞咽障碍；当肿瘤侵犯喉返神经，可出现声音嘶哑；交感神经受压，则引起 Horner 综合征；侵犯颈丛，可出现耳、枕、肩等处疼痛。

3. 未分化癌常以浸润表现为主。

4. 局部淋巴结转移可出现颈淋巴结肿大，有的患者以颈淋巴结肿大为首要表现。

5. 晚期常转移到肺、骨等器官，出现相应临床表现。

6. 髓样癌除有颈部肿块外，因其能产生降钙素（CT）、前列腺素（PG）、5- 羟色胺（5-HT）、肠血管活性肽（VIP）等，患者可有腹泻、面部潮红和多汗等类癌综合征或其他内分泌失调的表现。

【诊断与鉴别诊断】

1. 诊断 主要根据临床表现，若出现甲状腺肿块质硬、固定，颈淋巴结肿大，或有压迫症状者，或存在多年的甲状腺肿块在短期内迅速增大者，均应怀疑为甲状腺癌。

2. 鉴别诊断 应注意与慢性淋巴细胞性甲状腺炎相鉴别。甲状腺细针穿刺和细胞学检查可帮助诊断。此外，血清降钙素测定可协助诊断髓样癌。

【治疗】

手术是除未分化癌以外各型甲状腺癌的基本治疗方法，并辅助应用核素、甲状腺激素抑制及放射性外照射等治疗。

1. 手术治疗 甲状腺癌的手术治疗包括甲状腺本身的手术及颈部淋巴结清扫。

手术方式：①甲状腺癌直径 >4cm，并腺外浸润，或明显转移淋巴结，或远处转移者，初始手术方案应包括甲状腺全切除术或近全切除术，以及清除相应的癌肿侵犯组织和转移灶。②甲状腺癌直径在 1～4cm，不合并腺外浸润，并且术前检查无淋巴结转移者，初始手术方案可行双侧切除（即甲状腺全切除术或近全切除术）或单侧切除（腺叶切除术）。甲状腺腺叶切除术对于低风险的乳头状癌和滤泡状癌初始治疗是足够的。③对于甲状腺微小癌直径（<1cm）不合并腺外浸润，并且术前检查无淋巴结转移者，初始手术方案应选择甲状腺腺叶切除术。④在反复行 FNAC（细针穿刺细胞学）及联合分子标记物检查均无法诊断，患者又存在甲状腺癌高危因素及恶性高风险超声特征等影像学表现时，方才考虑行腺叶切除术而不是肿物剜除术，以协助诊断。而对侧腺体合并甲状腺结节时可以行双侧甲状腺全切除，但当对侧腺体结节并不考虑恶性时并不推荐行双侧甲状腺全切除。

2. 内分泌治疗 甲状腺癌做次全或全切除者，应终生服用左甲状腺素片，以预防甲状腺功能减退及抑制 TSH。左甲状腺素片的一般剂量以 TSH 保持在低水平，但以不引起甲亢为宜。

3. 放射性核素治疗 ^{131}I 治疗包括清除甲状腺癌术后残留甲状腺组织和治疗甲状腺癌转移病灶。

4. 放射性外照射治疗 主要用于未分化型甲状腺癌。

第二节　乳腺疾病

一、急性乳腺炎

急性乳腺炎（acute mastitis）是乳房的急性化脓性感染，绝大部分发生在产后哺乳期的妇女，尤以初产妇多见，发病常在产后 3～4 周。

【病因】

急性乳腺炎的发病主要有以下两方面的原因。

1. 乳汁淤积 为细菌的生长繁殖提供了有利条件。

2. 细菌侵入 乳头破裂，乳晕周围皮肤糜烂，致使细菌沿淋巴管侵入，是感染的主要途径。细菌也可直接侵入乳管导致感染，致病菌以金黄色葡萄球菌为主。

【临床表现】

1. 患者感觉乳房疼痛，局部红肿、发热。

2. 随着炎症发展，患者可有寒战、高热、脉搏加快等临床表现。

3. 常有患侧淋巴结肿大、压痛，外周血白细胞计数明显增高等伴随症状。

4. 局部表现有个体差异，一般起初呈蜂窝织炎样表现，数天后可形成脓肿，脓肿可以是单房或多房性。脓肿可向外破溃，深部脓肿还可侵及乳房与胸肌间的疏松组织中，形成乳房后脓肿。

5.感染严重者甚至可并发脓毒症。

【治疗】

治疗原则：消除感染，排空乳汁。

1.脓肿未形成期的治疗

（1）患侧乳房暂停哺乳，同时采取措施促使乳汁通畅排出（如用吸乳器吸出乳汁等），去除乳汁淤积的因素。

（2）局部理疗、热敷，有利于炎症早期消散；水肿明显者可用25%的硫酸镁湿热敷。

（3）局部封闭，可采用含有100万U青霉素的生理盐水20mL在炎性肿块周围封闭，若患者对青霉素过敏，可应用红霉素，必要时可每4～6小时重复注射1次。

（4）全身抗感染，抗菌药可根据细菌培养结果指导用药。因抗菌药可随乳汁分泌，故四环素类、氨基糖苷类、磺胺类和甲硝唑等药物应避免使用。

（5）中医药治疗以疏肝清热、化滞通乳为主，可用蒲公英、野菊花等清热解毒类药物。

2.脓肿形成期的治疗　脓肿形成后，主要治疗措施是及时行脓肿切开引流。脓腔较大时，可在脓腔的最低部位另加切口做对口引流。一般无须停止哺乳，因停止哺乳不仅影响婴儿的喂养，且提供了乳汁淤积的机会。但患侧乳房应停止哺乳，并以吸乳器吸尽乳汁，促使乳汁通畅排出，同时给予局部热敷。

【预防】

急性乳腺炎预防的关键在于防治乳汁淤积，同时避免乳头损伤，并保持局部清洁。要养成定时哺乳、婴儿不含乳头而睡等良好的哺乳习惯。每次哺乳应将乳汁吸空，如有淤积，可借吸乳器或按摩帮助排空乳汁。哺乳后应清洗乳头。发现乳头有破损或破裂，要及时治疗。注意婴儿的口腔卫生并及时治疗其口腔炎症。

二、乳腺癌

乳腺癌（breast cancer）是发生于乳腺上皮组织的恶性肿瘤，是女性最常见的恶性肿瘤之一，在我国占全身各种恶性肿瘤的7%～10%，呈逐年上升趋势。部分大城市报告乳腺癌占女性恶性肿瘤之首位。20岁以后发病率逐渐上升，45～50岁较高。与西方国家相比，我国乳腺癌的发病年龄更年轻。

【病因】

乳腺癌的发病原因尚不明确。乳腺是多种内分泌激素的靶器官，其中雌酮及雌二醇与乳腺癌的发病有直接关系。月经初潮年龄早、绝经年龄晚、不孕及初次足月产的年龄与乳腺癌发病均有关。一级亲属中有乳腺癌病史者，发病危险性是普通人群的2～3倍。营养过剩、肥胖、高脂饮食等因素，可加强或延长雌激素对乳腺上皮细胞的刺激，从而增加发病机会。环境因素及生活方式与乳腺癌的发病有一定关系。

【病理及分期】

1.病理　乳腺癌的组织学类型：①非浸润性癌。②早期浸润性癌。③浸润性特殊型癌。④浸润性非特殊型癌。

2.转移途径

（1）局部扩展　癌细胞沿导管或筋膜间隙蔓延，继而侵及 Cooper 韧带和皮肤。

（2）淋巴转移　主要途径：①癌细胞经胸大肌外侧缘淋巴管侵入同侧腋窝淋巴结，然后侵入锁骨下淋巴结至锁骨上淋巴结，进而可经胸导管（左）或右淋巴管侵入静脉血流而向远处转移。②癌细胞向内侧淋巴管，沿着乳内淋巴管的肋间穿支引流到胸骨旁淋巴结，继而达到锁骨上淋巴结，并可通过同样途径侵入血流。

（3）血运转移　乳腺癌是一种全身性疾病已得到共识。早期乳腺癌已有血运转移，癌细胞可直接侵入血液循环而致远处转移。最常见的远处转移依次为骨、肺、肝。

3.乳腺癌分期

（1）Ⅰ期　原发肿瘤小于 2cm，淋巴结无转移。

（2）Ⅱ期　原发肿瘤大于 2cm，有腋淋巴结转移，淋巴结活动。

（3）Ⅲ期　原发肿瘤大于 5cm，有腋淋巴结转移，淋巴结固定。

（4）Ⅳ期　原发肿瘤期任何大小，锁骨上或锁骨下淋巴结转移、远处转移。

【临床表现】

1.早期患侧乳房出现无痛、单发的小肿块，常是患者无意中发现。

2.肿块质硬、表面不光滑，与周围组织分界不很清楚，在乳房内不易被推动。

3.随着肿瘤增大，可引起乳房局部隆起。若累及 Cooper 韧带，可使其缩短而致肿瘤表面皮肤凹陷，即所谓"酒窝征"。邻近乳头或乳晕的癌肿因侵入乳管使之缩短，可把乳头牵向癌肿一侧，进而使乳头扁平、回缩、凹陷。

4.癌块继续增大，如皮下淋巴管被癌细胞堵塞，引起淋巴回流障碍，出现真皮水肿，皮肤呈"橘皮样"改变。

5.乳腺癌发展至晚期，可侵入胸筋膜、胸肌，以致癌块固定于胸壁而不易推动。如癌细胞侵入大片皮肤，可出现多数小结节，甚至彼此融合。有时皮肤可溃破而形成溃疡，这种溃疡常有恶臭，容易出血。

6.乳腺癌淋巴转移最初多见于腋窝淋巴结。肿大淋巴结质硬、无痛，可被推动；以后数目增多，并融合成团，甚至与皮肤或深部组织黏着。乳腺癌转移至肺、骨、肝时，可出现相应的症状，如肺转移可出现胸痛、气急；骨转移可出现局部疼痛；肝转移可出现肝肿大和黄疸等。

【诊断与鉴别诊断】

1.诊断　详细询问病史及临床检查后，大多数乳房肿块可得出诊断。但乳腺组织在不同年龄及月经周期中可出现多种变化，因而应注意查体方法及检查时距月经期的时间。乳腺有明确的肿块时诊断一般不困难，但不能忽视一些早期乳腺癌的体征，如局部乳腺腺体增厚、乳头溢液、乳头腐烂、局部皮肤内陷等，对有高危因素的妇女，可进行相应辅助检查。

2.鉴别诊断　乳腺癌应与下列疾病鉴别（表 4-6）。

表 4-6　乳腺癌的鉴别诊断

鉴别疾病	鉴别要点
乳腺纤维腺瘤	常见于青年妇女，肿瘤大多为圆形或椭圆形，边界清楚，活动度大，发展缓慢，一般易于诊断。40岁以上患者必须排除恶性肿瘤的可能

续表

鉴别疾病	鉴别要点
乳腺囊性增生病	多见于中年妇女，特点是乳房胀痛，肿块可呈周期性，与月经周期有关。肿块或局部乳腺增厚，与周围乳腺组织分界不明显，可考虑做手术切除及活检
浆细胞性乳腺炎	乳腺组织的无菌性炎症。临床上60%呈急性炎症表现，肿块大时皮肤可呈橘皮样改变。40%患者开始即为慢性炎症，表现为乳晕旁肿块，边界不清，可有皮肤粘连和乳头凹陷
乳腺结核	由结核杆菌所致乳腺组织的慢性炎症，好发于中、青年女性。病程较长，发展较缓慢。局部表现为乳房内肿块，肿块质硬偏韧，部分区域可有囊性感。肿块境界有时不清楚，活动度可受限，可有疼痛，但无周期性

【治疗】

手术治疗是乳腺癌的主要治疗方法之一，联合辅助化学药物治疗、内分泌治疗、放射治疗及生物治疗等。对早期乳腺癌患者手术治疗是首选。全身情况差、主要脏器有严重疾病、年老体弱不能耐受手术者，属手术禁忌。

1. 手术治疗

（1）乳腺癌根治术　手术切除全乳、胸大肌、胸小肌及腋窝淋巴清扫，现已少用。

（2）乳腺癌扩大根治术　在上述手术范围的基础上，同时切除胸廓内动、静脉及其周围的淋巴结（即胸骨旁淋巴结），现亦少用。

（3）乳腺癌改良根治术　早期乳腺癌应用根治术及改良根治术的生存率无明显差异，且该术式保留了胸肌，术后外观较好，现为常用的手术方式。

（4）单纯乳房切除术　手术切除整个乳腺，包括腋尾部及胸大肌筋膜。该术式适宜于原位癌、微小癌及年迈体弱不宜行根治术者。

（5）保留乳房的乳腺癌切除术　手术包括扩大切除肿块及腋窝淋巴结清扫，适合于临床Ⅰ期、Ⅱ期的乳腺癌患者，且乳房具有适当体积，术后能保持外观效果者。多中心或多灶性病灶、无法保证切缘无癌细胞浸润者，禁忌施行该手术。术后必须辅以全乳放疗等。国内现采用保乳手术的病例逐渐增多。

（6）前哨淋巴结活检术　前哨淋巴结指接受乳腺癌引流的第一站淋巴结，可采用示踪剂显示后切除活检，对腋窝前哨淋巴结病理结果阴性的乳腺癌患者可不做腋窝淋巴结清扫。国内采用此术式的病例亦逐渐增多。

（7）乳房整形和再造术　适用于保乳手术后外观不满意及全乳切除患者，按时间分为即刻再造和延期再造；按方法分为假体再造、自体组织再造、假体与自体组织联合再造。该术式已逐渐在国内医院推广。

目前尚无任何一类手术方式能够适合各种情况的乳腺癌。手术方式的选择还应根据疾病分期、病理分型及辅助治疗的条件而定，同时要结合患者本人的意愿。

2. 化学药物治疗　乳腺癌是实体瘤中应用化疗最有效的肿瘤之一，化疗在整个治疗中占有重要的地位。由于手术尽量去除了肿瘤负荷，残存的肿瘤细胞易被化学抗癌药物杀灭。一般认为辅助化疗应予术后早期应用，联合化疗的效果优于单药化疗，辅助化疗达到一定剂量，治疗期不宜过长，以6个月左右为宜，能达到杀灭亚临床型转移灶的目的。

3. 内分泌治疗　癌肿细胞中雌激素受体含量高者，称激素依赖性肿瘤，对内分泌治疗有效。而雌激素受体含量低者，称激素非依赖性肿瘤，对内分泌治疗效果差。因此，除对手术标本行病理检查外，还应测定雌激素受体和孕激素受体，不仅可帮助选择辅助治疗方案，对判断预后也有一定作用。主要药物有他莫昔芬，绝经后患者可服用芳香化酶抑制剂如阿那曲唑、来曲唑、依西美坦，效果优于他莫昔芬。

4. 放射治疗 乳腺癌局部治疗的手段之一。在保留乳房的乳腺癌手术后，放射治疗应于肿块局部广泛切除后给予较高剂量的放射治疗。目前根治术后不作为常规放疗，而对复发高危病例，放疗可降低局部复发率，提高生存质量。

5. 靶向治疗 常用曲妥珠单抗注射液，通过转基因技术制备，用于 HER2 过度表达的乳腺癌患者，可降低乳腺癌复发率。

第三节 胆道感染和胆石症

一、胆道感染

胆道感染（biliary tract infection）和胆石症（cholelithiasis）是外科常见的急腹症之一，其发病率呈逐年上升趋势，仅次于阑尾炎而居于第二位。胆道感染是胆道系统急、慢性炎症的总称，包括急、慢性胆囊炎和胆管炎。胆石症指胆囊、胆管部位出现结石后而形成的疾病。

【病因】

1. 梗阻因素 急性胆道感染的重要病因是结石所致的梗阻，胆道感染大部分合并有胆石症。除结石之外，胆道寄生虫病、粘连、乳头炎及胆囊功能性病变都可因梗阻使胆汁淤积。

2. 感染因素 全身或局部感染病灶均可经血行引起胆道感染，如邻近器官炎症的扩散、肠道炎症的上行感染等。在胆道梗阻的情况下，细菌不易随胆汁排出，在胆道内繁殖而发生胆道感染。

3. 血管因素 无结石性急性胆囊炎可发生于胆道手术、严重创伤、烧伤、大量失血等患者，局部血运障碍是其主要原因。在上述情况下，发生血管痉挛，使血流淤滞甚至小血栓形成，胆囊黏膜屏障受损，抵抗力降低，导致感染。

【临床表现】

1. 急性胆囊炎 发病与胆石有关者，视胆石的大小、部位、炎症轻重而临床表现不同。典型的临床表现是右上腹持续性痉挛性疼痛，可向右肩部放射，查体 Murphy 征阳性有助于诊断。患者常伴有恶心、呕吐和发热，体温多在 38.5℃以上，一般无寒战，少数患者可伴有轻度黄疸。

2. 慢性胆囊炎 大多数患者有反复发作的胆绞痛病史，平素常有餐后出现腹胀满、嗳气、呃逆等症状，反复出现右上腹、右季肋或右腰背轻微疼痛。

3. 急性梗阻性化脓性胆管炎 是急性胆道完全梗阻的化脓性炎症，发病急骤，初期表现为突发的剑突下或右上腹痉挛性疼痛，继而出现寒战、高热、黄疸，即 Charcot 三联征。在此基础上出现了休克和神经精神症状，称 Reynolds 五联征。

【诊断与鉴别诊断】

1. 诊断 胆道感染常有反复发作的病史，突出的症状是发热、腹部痉挛性疼痛、右上腹压痛和腹肌紧张。急性胆管炎多有黄疸，根据病史、体征，结合辅助检查，综合做出诊断。

梗阻性化脓性胆管炎的严重类型称重症胆管炎，其诊断标准如下：①发病急骤，病情严重。

②多需紧急减压引流。③梗阻可在肝外或二级肝管。④出现休克，血压降低，或有精神症状，或脉搏 >120 次 / 分。⑤血白细胞计数 $>20×10^9$/L。⑥体温 >39℃，或 <36℃。⑦胆汁为脓性或胆管内压力明显升高。⑧血培养阳性。

2. 鉴别诊断 见表 4-7。

表 4-7 胆道感染的鉴别诊断

鉴别疾病	鉴别要点
消化道溃疡穿孔	多有消化道溃疡病史，发病更为急骤，腹痛为刀割样持续性疼痛，迅速波及全腹，有时可发生休克，无黄疸
急性阑尾炎	高位阑尾炎可误诊为胆囊炎。阑尾炎初期甚少发热，腹痛由胃脘部开始数小时后转移固定于右下腹
急性胰腺炎	疼痛部位在左上腹或偏左侧，常伴有左腰背部疼痛。重症胰腺炎多有移动性浊音，腹穿有血性液体，血尿淀粉酶增高及穿刺液淀粉酶增高有诊断意义
胆道蛔虫病	常有呕吐蛔虫史，发病突然，表现为剑突下一种特殊的"钻顶"样剧烈绞痛，间歇期症状轻微或无表现

【治疗】

1. 非手术治疗 适用于急性胆道感染之轻症，无明显腹膜刺激症状或休克表现者，主要包括以下方法：①解痉止痛。②联合、足量应用抗生素。③中医治疗。

2. 手术治疗

（1）胆囊造瘘术 适用于病情危重，局部解剖关系不清的胆囊炎患者。

（2）胆囊切除术 适用于胆囊炎和胆囊结石患者。

（3）胆总管探查、T 型管引流术 适用于胆总管结石和急性胆管炎患者。

二、胆石症

【病因】

1. 胆汁淤积 见于胆道系统结构异常，如扭曲、狭窄等，是结石形成的必要条件。

2. 胆道感染 影响胆汁成分，并造成胆道组织的损害，形成狭窄而继发胆汁淤积。

3. 胆道异物 见于胆道寄生虫感染、外科缝线的线结、食物残渣等。

4. 代谢因素 见于胆固醇类结石或胆色素类结石。代谢紊乱是形成致石性病理胆汁的重要因素。代谢紊乱的原因有先天代谢缺陷（如某些限速酶环节缺陷）及后天体内某些脏器疾病而形成的因素。

肝胆管结石的形成与感染显著相关，两者互为因果，互相影响，可表现为肝胆管的急慢性炎症。

【病理】

肝胆管结石的病理改变有其特殊性，主要影响肝脏功能，出现胆管炎症、梗阻、扩张和肝实质的病理改变。肝胆管结石可使相应的肝段肝叶萎缩，严重者可完全纤维化，丧失正常功能。区域性肝脏纤维化，导致肝脏发生代偿性肥大，使肝脏变形移位。大面积肝纤维化可使肝再生障碍，继而出现胆汁性肝硬化、门脉高压症等并发症。

【临床表现】

1. 胆囊结石和肝外胆管结石的主要临床表现是胆绞痛，高脂饮食、暴饮暴食、过度疲劳是常见的诱发因素。

2. 胆绞痛发作多伴有恶心、呕吐，亦可出现钝痛，提示结石已引起胆道梗阻。

3. 肝外胆管结石不合并感染主要表现为肝区持续性闷胀痛，一侧肝胆管梗阻可无黄疸，黄疸多表示双侧肝胆管受阻。

【诊断与鉴别诊断】

1. 诊断

（1）胆囊结石　与高脂肪餐有关的右上腹绞痛，右上腹有轻压痛，即应考虑胆囊结石，腹部 B 超检查可明确诊断。

（2）肝外胆管结石　常有典型的胆绞痛发作，伴有黄疸，结石位于肝总管则触不到胆囊，结石位于胆总管以下时可触及胀大的胆囊。胆道造影、腹部 B 超检查可见胆管扩张和结石影像，必要时可行腹部 CT 等检查。

（3）肝胆管结石　左右肝管开口以上部分称肝胆管，肝胆管结石脱落导致继发性肝外胆管结石，临床症状和体征也多由肝外胆管结石引起。慢性炎症多不典型，类似慢性胆囊炎的临床表现，表现为肝区和胸背部的持续性胀痛、消化不良和低热。腹部 B 超或 CT 检查可协助确诊。

2. 鉴别诊断　见表 4-8。

表 4-8　胆石症的鉴别诊断

鉴别疾病	鉴别要点
消化性溃疡	胆囊结石发病率女性多于男性，消化性溃疡男性多于女性，胃镜和 B 超可提供鉴别依据
病毒性肝炎	有肝炎接触史及食欲不振、疲乏无力等症状，检查肝脏无触痛。黄疸性肝炎需与胆石性梗阻性黄疸鉴别。黄疸性肝炎以间接胆红素升高为主，GPT（丙氨酸氨基转移酶）明显升高；胆石症梗阻以直接胆红素升高为主，GPT 增高不如肝炎明显
壶腹周围癌	进行性消瘦，黄疸发生缓慢，无痛且呈进行性加重，完全梗阻者大便陶土色。胆石梗阻多为腹痛后出现黄疸，完全梗阻者甚少。腹部 B 超、CT 可协助鉴别诊断

【治疗】

1. 非手术治疗

（1）开放输液通道。

（2）联合、足量抗生素治疗，可先选用针对革兰阴性菌及厌氧菌的抗生素，并根据药敏结果调整方案。

（3）纠正水、电解质紊乱和酸碱失衡，常为等渗性或低渗性缺水及代谢性酸中毒。

（4）对症治疗，如降温和支持治疗。

（5）经以上治疗后病情仍未改善，应在抗休克的同时行紧急胆道引流治疗。

2. 手术治疗

（1）肝内胆管结石　胆管切开取石是最基本的方法，应争取切开狭窄的部位，通过胆道镜取出结石，直至取净。

（2）肝外胆管结石　一般行胆总管切开取石、T型管引流术，可采用开腹或腹腔镜手术。

（3）急性重症胆管炎　合并急性重症胆管炎的患者，如保守治疗效果不佳，应紧急行胆管减压引流，以中止胆汁及细菌向血液反流，阻断病情的恶化。

第四节　急性腹膜炎

急性腹膜炎（acute peritonitis）是一种常见的急腹症，可以由细菌、化学、物理损伤等因素引起。

【病因】

1. 继发性腹膜炎　是最常见的腹膜炎。

（1）腹腔内器官穿孔、损伤，引起腹壁或内脏破裂出血，是急性继发性腹膜炎最常见的原因。其中最常见的病因是急性阑尾炎坏疽穿孔，其次是胃十二指肠溃疡急性穿孔。急性胆囊炎胆囊壁坏死穿孔，可造成极为严重的胆汁性腹膜炎。

（2）外伤造成肠管、膀胱破裂，腹壁伤口进入细菌很快形成腹膜炎。

（3）腹内脏器炎症扩散，如急性胰腺炎、女性生殖器官化脓性感染等，含有细菌的渗出液在腹腔内扩散而引起腹膜炎。

2. 原发性腹膜炎　又称自发性腹膜炎，腹腔内无原发性病灶，致病菌多为溶血性链球菌、肺炎链球菌或大肠埃希菌。细菌进入腹腔的途径：①血行播散：致病菌来自呼吸道或泌尿系的感染灶，多见于婴儿和儿童的原发性腹膜炎。②上行性感染：来自女性生殖道的细菌，通过输卵管直接向上扩散至腹腔，如淋病性腹膜炎。③直接扩散：泌尿系感染时，细菌可通过腹膜层直接扩散至腹膜腔。④透壁性感染：在某些情况下，如肝硬化并发腹水、慢性肾衰竭、猩红热或营养不良等，机体抵抗力降低，肠腔内细菌可通过肠壁进入腹腔，引起腹膜炎。

【病理】

腹腔内进入细菌或胃肠内容物后，快速导致腹膜充血、水肿并失去原有光泽，随后产生大量浆液性渗出液，以稀释腹腔内的毒素，并渗出大量巨噬细胞、中性粒细胞，加以坏死组织、细菌和凝固的纤维蛋白，使渗出液变为混浊而成为脓液。原发性腹膜炎感染范围大，脓液的性质与细菌的种类有关。

腹膜炎治愈后，腹腔内多有不同程度的粘连。大多数粘连无不良后果，部分肠管粘连可扭曲或形成锐角，发生粘连性肠梗阻。

【临床表现】

根据病因不同，腹膜炎的发病不同，可以突然发生，也可逐渐出现。如空腔脏器破裂或穿孔引起的腹膜炎，多发病急骤；阑尾炎、胆囊炎等引起的腹膜炎，多先有原发症状，随后逐渐出现腹膜炎的临床表现。

1. 腹痛　是最主要的临床表现。疼痛程度与发病原因、炎症的轻重、年龄、身体素质等有关。疼痛多剧烈，呈持续性，深呼吸、咳嗽、改变体位时疼痛加剧。疼痛先从原发病变部位开始，随炎症扩散可延及全腹。

2. 恶心、呕吐　腹膜受到刺激，可引起反射性恶心、呕吐，吐出物多是胃内容物。发生麻痹性肠梗阻时可吐出黄绿色胆汁，甚至棕褐色粪样内容物。

3. 全身症状 症状的轻重与炎症的轻重有关。开始可正常，随后体温逐渐升高，脉搏逐渐加快。原有病变为炎症性，发生腹膜炎之前则体温已升高，发生腹膜炎后多继续升高。年老体弱的患者如脉搏增快而体温反而下降，常提示病情恶化。

4. 感染中毒症状 患者可出现高热、脉率增快、呼吸浅速、大汗、口干等，病情进一步发展，常出现面色苍白、虚弱、眼窝凹陷、皮肤干燥、四肢发凉、呼吸急促、口唇发绀、脉细微数、血压下降、意识障碍等，提示感染严重，合并重度脱水、代谢性酸中毒及休克。

5. 腹部体征 明显腹胀，腹式呼吸减弱或消失。腹胀加重是病情恶化的一项重要标志。腹部压痛、反跳痛和腹肌紧张是腹膜炎的特征性体征，以原发病灶所在部位最为明显，腹肌紧张的程度随病因与患者全身情况不同而不等。胃肠或胆囊穿孔可引起强烈的腹肌紧张，呈板状腹。

【辅助检查】

1. 血液一般检查 白细胞计数及中性粒细胞占比均增高。病情危重或机体反应能力低下的患者，白细胞计数可不增高，仅中性粒细胞比例增高。

2. 腹部立位平片 出现普遍胀气并有多个小液平面是肠麻痹征象；胃肠穿孔时可见膈下游离气体。

3. 腹部 B 超 可见腹内不等量的液体。可在 B 超指导下实施穿刺抽液或腹腔灌洗，协助诊断。

4. 腹部 CT 对腹腔内实质性脏器病变（如急性胰腺炎）的诊断帮助较大，对评估腹腔内渗液量也有一定帮助。

【诊断】

根据病史及典型体征，结合血液一般检查的改变，以及腹部 X 线检查、B 超检查或 CT 检查等，诊断一般不困难。儿童在急性上呼吸道感染期间突然出现腹痛、呕吐，伴有明显的腹部体征时，要综合分析排除原发性腹膜炎，以免漏诊。

【治疗】

1. 非手术治疗 对病情较轻或病程较长超过 24 小时，且腹部体征已减轻或有减轻趋势者，或伴有严重心肺等脏器疾患而存在手术禁忌证者，给予非手术治疗。非手术治疗也可作为手术前的基本治疗。

（1）体位：一般取半卧位，有利于病灶局限和引流，减轻因腹胀压迫膈肌而影响呼吸和循环功能障碍。

（2）禁食与胃肠减压：减少消化道内容物继续流入腹腔，有利于炎症的局限和吸收。

（3）纠正水、电解质紊乱：由于禁食、腹腔大量渗液及胃肠减压，易造成水、电解质失衡。根据患者的出入量及应补充的液体量，计算补充的液体总量，以纠正脱水和酸碱失衡。

（4）应用抗生素：继发性腹膜炎大多为混合感染，致病菌主要为大肠埃希菌、肠球菌和厌氧菌，根据细菌培养及药敏结果选用抗生素。

（5）补充热量和营养支持。

（6）对症治疗：镇定、止痛、吸氧可减轻患者的痛苦与恐惧心理。诊断不明或需进行观察时，暂不用止痛剂，以免掩盖病情。

2. 手术治疗 继发性腹膜炎患者绝大多数需要手术治疗。

（1）手术适应证 ①经上述非手术治疗 6～8 小时后（一般不超过 12 小时），腹膜炎症状及体征不缓解反而加重者。②腹腔内原发病严重，如胃肠道或胆囊坏死穿孔、绞窄性肠梗阻、腹腔内脏器损伤破裂，胃肠手术后短期内吻合口瘘所致的腹膜炎。③腹腔内炎症较重，有大量积液，出现严重的肠麻痹或中毒症状，尤其是有休克表现者。④腹膜炎病因不明，无局限趋势者。

（2）治疗原发病 查清腹膜炎的病因后，决定处理方法。

（3）彻底清理腹腔 开腹后立即用吸引器吸净腹腔内的脓液及渗液，清除食物残渣、粪便、异物等。

（4）充分引流 将腹腔内的渗液通过引流管排出体外，以防止发生腹腔残余脓肿。

（5）术后处理 继续禁食、胃肠减压、补液，应用抗生素和营养支持治疗，保证引流管通畅。

第五节 肠梗阻

肠梗阻（intestinal obstruction）指肠内容物不能正常顺利通过肠道，是外科常见的急腹症之一。本病不但可引起肠管本身解剖与功能上的改变，还可导致全身性生理功能的改变，处理不当可能危及生命。

【病因和分类】

1. 按发生机制分类

（1）机械性肠梗阻 最常见，是由于各种原因引起肠腔狭窄，因而使肠内容物通过障碍。常见病因：①肠腔堵塞：如寄生虫、粪块、大的胆结石、异物等。②肠管受压：如粘连带压迫、肠管扭转、嵌顿疝或受肿瘤压迫等。③肠壁病变：如先天性肠道闭锁、炎症性狭窄、肿瘤等引起。

（2）动力性肠梗阻 较少见，是由于神经反射或毒素刺激引起肠壁肌功能紊乱，使肠蠕动丧失或肠管痉挛，以致肠内容物不能正常运行，但无器质性的肠腔狭窄。常见病因分类：①麻痹性肠梗阻：可由急性弥漫性腹膜炎、腹部大手术、低血钾等引起。②痉挛性肠梗阻：可由肠道紊乱和慢性铅中毒引起。

（3）血运性肠梗阻 是由于肠系膜血管栓塞或血栓形成，导致肠管血运障碍，继而发生肠麻痹，甚至发生肠坏死或肠穿孔。

2. 按肠壁血运状态分类

（1）单纯性肠梗阻 仅肠内容物通过受阻，无肠管血运障碍。

（2）绞窄性肠梗阻 指梗阻并伴有肠管血运障碍，可因肠系膜血管受压、血栓形成或栓塞等引起。

3. 按梗阻部位分类 分为高位（如空肠上段）和低位（如回肠末段和结肠）肠梗阻。

4. 按梗阻程度分类 分为完全性和不完全性肠梗阻。

肠梗阻在不断变化的病理过程中，上述某些类型在一定条件下是可以互相转化的。

【临床表现】

由于肠梗阻的原因、部位、病变程度、发病急慢的不同，可有不同的临床表现，但肠内容物不能顺利通过肠腔则是共性的改变，其共同表现是腹痛、呕吐、腹胀、肛门停止排气、排便。

1. 腹痛 单纯性机械性肠梗阻一般表现为阵发性绞痛，腹痛发作时自觉有"气块"在腹中窜动。腹痛时可闻及肠鸣音，有时能见到肠型和肠蠕动波。绞窄性肠梗阻则表现为剧烈的持续性腹痛，可有阵发性加重。麻痹性肠梗阻多为持续性胀痛。

2. 呕吐 肠梗阻早期即可有反射性呕吐。呕吐随梗阻部位高低而表现不同，高位肠梗阻时呕吐出现早且频繁，呕吐物主要为胃十二指肠内容物；低位肠梗阻时呕吐出现晚而少见，吐出物可为粪样物；结肠梗阻直至晚期才出现呕吐，呕吐物呈棕褐色或血性；麻痹性肠梗阻时，呕吐多呈溢出性。

3. 腹胀 高位肠梗阻时腹胀不明显。低位肠梗阻及麻痹性肠梗阻时则表现为全腹膨胀。肠扭转等闭袢性肠梗阻则表现为不对称性腹胀。

4. 排气、排便停止 完全性肠梗阻发生后，排气、排便停止，但少数患者仍可在早期排出残存在梗阻部位以下肠管内的粪便或气体，不能因此而排除肠梗阻。不完全性肠梗阻可有少量的排气、排便，但梗阻症状不能缓解。肠套叠等绞窄性肠梗阻可排出黏液样血便。

【辅助检查】

1. 实验室检查 单纯性肠梗阻早期变化不明显，随着病情发展，血红蛋白含量及血细胞比容可因脱水、血液浓缩而升高，尿比重也增高。白细胞计数和中性粒细胞明显增加多见于绞窄性肠梗阻。动脉血气分析和血电解质检测，可协助了解酸碱失衡、电解质紊乱的情况。呕吐物和粪便检查出现大量红细胞或隐血试验阳性，应考虑出现肠壁血运障碍。

2. X 线检查 腹部立位 X 线检查是肠梗阻常用的检查方法，一般在肠梗阻发生 4 ～ 6 小时后检查即可。X 线检查显示肠腔内积气，立位平片可见液平面及胀气肠袢。

【诊断与鉴别诊断】

首先根据肠梗阻临床表现的共同特点，确定是否为肠梗阻，进一步确定梗阻的类型和性质，最后明确梗阻的部位和原因。

1. 是否肠梗阻 根据腹痛、呕吐、腹胀及肛门停止排气、排便四大症状和腹部可见肠型或蠕动波、肠鸣音亢进等体征，再结合腹部立位 X 线检查结果，一般可做出肠梗阻的诊断。但某些绞窄性肠梗阻的早期需要与输尿管结石、卵巢囊肿蒂扭转、急性坏死性胰腺炎等鉴别。

2. 机械性还是动力性梗阻

（1）*机械性肠梗阻* 具有上述典型临床表现，胀气仅限于梗阻部位以上的部分肠管，即使并发肠绞窄和麻痹，结肠也不会全部胀气。

（2）*麻痹性肠梗阻* 腹胀显著，肠蠕动减弱或消失，X 线检查可显示大、小肠全部充气扩张。

3. 单纯性还是绞窄性梗阻 因为绞窄性肠梗阻预后严重，有下列表现者，应考虑绞窄性肠梗阻的可能，需尽早进行手术治疗。

（1）发作急骤，起始即为持续性剧烈疼痛，或在阵发性加重之间仍有持续性疼痛。

（2）病情发展迅速，早期出现休克，抗休克治疗后改善不显著。

（3）有明显腹膜刺激征，体温上升、脉率增快、白细胞计数增高。

（4）腹胀不对称，腹部有局限性隆起或可触及压痛性肿块（胀大的肠袢）。

（5）呕吐出现较早，剧烈而频繁。呕吐物、胃肠减压抽出液、肛门排出物呈血性。腹腔穿刺抽出血性液体。

（6）腹部 X 线检查见孤立而胀大的肠袢。

（7）经积极非手术治疗而症状及体征无明显改善。

4. 高位还是低位梗阻

（1）高位小肠梗阻　呕吐发生早而频繁，腹胀不明显。

（2）低位小肠梗阻　腹胀明显，呕吐出现晚而次数少，并可呕吐粪样物，扩张的肠袢在腹中部，呈"阶梯状"排列，而结肠内无积气。

结肠梗阻与低位小肠梗阻的临床表现相似，可利用 X 线检查帮助鉴别诊断。结肠梗阻时扩大的肠袢分布在腹部周围，可见结肠袋，胀气的结肠阴影在梗阻部位突然中断，盲肠胀气最显著。

5. 完全性还是不完全性梗阻

（1）完全性梗阻　呕吐频繁，如为低位梗阻则腹胀明显，完全停止排便排气。X 线检查可见梗阻以上肠袢明显充气扩张，梗阻以下结肠内无气体。

（2）不完全性梗阻　呕吐与腹胀均较轻或无呕吐，X 线检查所见肠袢充气和扩张均不明显。

6. 肠梗阻的原因　应根据年龄、病史、体征、X 线检查等几方面分析。

【治疗】

治疗原则：解除梗阻和纠正因肠梗阻引起的全身生理功能紊乱。具体治疗方法要根据肠梗阻的类型、部位和患者的全身情况而定。

1. 非手术治疗

（1）禁食与胃肠减压　是治疗肠梗阻的主要措施之一，目的是减少胃肠道积留的气体、液体，减轻肠腔膨胀有利于肠壁血液循环的恢复，减少肠壁水肿。

（2）纠正水、电解质紊乱和酸碱失衡　是肠梗阻最突出的生理紊乱，应及早给予纠正。血液生化检查结果尚未获得前，要先给予平衡盐液。待有测定结果后再补充电解质与纠正酸碱失衡。在无心、肺、肾功能障碍的情况下，最初输入液体的速度可稍快，但需做尿量监测，必要时做中心静脉压监测。单纯性肠梗阻晚期或绞窄性肠梗阻，常有大量血浆和血液渗出至肠腔或腹腔，需要补充血浆和全血。

（3）防治感染　肠梗阻后，肠壁血液循环有障碍，肠黏膜屏障功能受损而有肠道细菌移位，或是肠腔内细菌直接穿透肠壁至腹腔内产生感染。同时，膈肌升高影响肺部气体交换与分泌物排出，易发生肺部感染。

（4）其他　腹胀可影响肺功能，应给予吸氧。为减轻胃肠道膨胀可给予生长抑素，减少胃肠液的分泌量。止痛剂的应用应遵循急腹症治疗的原则。

2. 手术治疗　适应证：①绞窄性肠梗阻。②有腹膜刺激征或弥漫性腹膜炎征象的肠梗阻。③肿瘤及肠道先天性畸形引起的肠梗阻。④非手术治疗无效者。

（1）单纯解除梗阻　如粘连松解术、肠切开去除异物、肠套叠或肠扭转复位术等。

（2）肠切除吻合术　如肠管因肿瘤、炎症性狭窄等发生梗阻，或局部肠袢已经失活坏死，则应做肠切除吻合术。

（3）短路吻合术　如病变肠管不能切除时，则可做梗阻近端与远端肠袢的短路吻合术。

（4）肠造口或肠外置术　适用于一般情况极差或因局部病变所限不能耐受和进行复杂手术的结肠梗阻患者，一般采用梗阻近侧造口以解除梗阻。如已有肠坏死，则宜切除坏死肠段，将两侧断端外置行造口术，待以后行二期手术再解决结肠病变。

第六节 急性阑尾炎

急性阑尾炎（acute appendicitis）是外科常见病，也是最多见的急腹症。由于外科技术、麻醉、抗生素的应用及护理等方面的进步，绝大多数患者能够早期就医、早期确诊、早期手术，收到良好的治疗效果。

【病因】

1. 阑尾管腔阻塞 是急性阑尾炎最常见的病因。阻塞的最常见原因为淋巴滤泡明显增生，其他原因为异物、炎性狭窄、食物残渣、蛔虫、肿瘤等。

2. 细菌入侵 致病菌多为肠道内的各种革兰阴性杆菌和厌氧菌。

3. 其他 阑尾先天性畸形，如阑尾过长、过度扭曲、管腔细小、血运不佳等。继发于胃肠道疾病，如回盲部肿瘤、肠克罗恩病阻塞阑尾开口等。

【临床表现】

1. 症状

（1）腹痛 急性阑尾炎腹痛始于上腹部或脐周，有时为阵发性，不同类型阑尾炎的腹痛程度存在差异。不同位置阑尾炎的腹痛位置不同，如盲肠后位阑尾炎腹痛在右侧腰部，盆位阑尾炎腹痛在耻骨上区，肝下区阑尾炎腹痛在右上腹部。

（2）胃肠道症状 常出现厌食、恶心、呕吐，通常出现在急性阑尾炎早期。部分病例可能出现腹泻，多由于阑尾炎症扩散至盆腔而形成脓肿刺激直肠所致，通常有里急后重感。弥漫性腹膜炎时可致麻痹性肠梗阻、腹胀、肛门排气、排便减少。

（3）全身症状 一般不显著。急性阑尾炎严重时，出现感染中毒症状，心率增快伴发热。若感染未能控制而出现腹腔广泛性感染时，可出现休克和脓毒症表现，甚至发生多系统器官功能障碍综合征。如发生门静脉炎时可出现寒战、高热、轻度黄疸。

2. 体征

（1）右下腹压痛 是急性阑尾炎最常见的重要体征。压痛点通常位于右下腹麦氏点，可随阑尾位置的变异而改变。老年人对压痛的反应较轻。

（2）腹膜刺激征 表现为腹部触痛、反跳痛阳性，腹肌紧张，肠鸣音减弱或消失等。小儿、老年人、孕妇、肥胖或虚弱者，或盲肠后位阑尾炎时，腹膜刺激征象可不明显。

（3）右下腹肿块 查体若发现右下腹饱满，可扪及一压痛性肿块，边界不清且固定，应考虑阑尾周围脓肿的诊断。

【治疗】

1. 非手术治疗 适应证：①单纯性阑尾炎及急性阑尾炎的早期阶段，适当药物治疗可能恢复正常者。②患者不接受手术治疗，全身情况差或客观条件不允许，或伴有其他严重器质性疾病等手术禁忌证者。③急性阑尾炎诊断未明确，尚处在临床观察期间者。主要措施包括选择有效的抗生素治疗。

2. 手术治疗 绝大多数急性阑尾炎诊断明确后应早期行阑尾切除术。

（1）急性单纯性阑尾炎 行阑尾切除术，切口一期缝合。有条件的医疗单位也可采用经腹腔镜阑尾切除术。

（2）急性化脓性或坏疽性阑尾炎　行阑尾切除术。腹腔内如有脓液，应仔细清除后再行关腹。注意保护切口，一期缝合。也可采用经腹腔镜阑尾切除术。

（3）穿孔性阑尾炎　宜采用右下腹经腹直肌切口，利于术中探查和确诊，切除阑尾，清除腹腔脓液或冲洗腹腔，根据情况放置腹腔引流管。术中注意保护切口，冲洗切口，一期缝合术后注意观察切口，有感染时及时引流。也可采用经腹腔镜阑尾切除术。

（4）阑尾周围脓肿　阑尾脓肿尚未破溃时可以按急性化脓性阑尾炎处理。如阑尾穿孔已被包裹形成阑尾周围脓肿，病情较稳定，宜应用抗生素治疗或同时联合中药治疗，以促进脓肿的吸收消退，也可在超声引导下穿刺抽脓或置管引流。术后应加强支持治疗，合理使用抗生素。

第七节　结肠癌

结肠癌（colon cancer）是发生于结肠的消化道恶性肿瘤，是胃肠道常见的恶性肿瘤，发病率位于胃肠肿瘤的第3位，以40～50岁发病率最高，男性多于女性。我国近20年来，尤其在大城市发病率明显上升。

【病因】

病因虽未明确，但其相关的高危因素逐渐被认识，如过多的动物脂肪及动物蛋白饮食，缺乏新鲜蔬菜及纤维素食品，缺乏适度的体力活动。另外，本病的发病与结肠息肉、慢性溃疡性结肠炎、血吸虫病等有关。遗传易感性在结肠癌发病中也具有重要地位。

【病理】

1. 病理分类

（1）息肉型　好发于回盲部、升结肠等右半结肠，癌体较大，外形似菜花样，向肠腔突出，表面容易溃烂、出血、坏死。

（2）狭窄型　好发于直肠、乙状结肠和降结肠等左半结肠，癌体不大，但质地硬，常围绕肠壁浸润而导致肠腔呈环型狭窄，容易引起肠梗阻。

（3）溃疡型　好发于左半结肠，癌体较小，早期形成凹陷性溃疡，容易引起出血、穿透肠壁侵入邻近器官和组织。

2. 转移途径

（1）淋巴转移　一般由近而远转移至结肠、结肠旁、系膜血管、系膜根部淋巴结等。

（2）血行转移　癌细胞主要是随门静脉经过肝脏到达肺、脑、骨等器官。结肠癌远处转移的部位主要是肝脏，约半数患者发生肝脏转移。

（3）浸润与种植转移　直接浸润是癌细胞转移到周围邻近组织脏器的常见方式。癌细胞脱落在肠腔内，种植在肠腔黏膜或直接种植在腹膜上。癌细胞播散至腹腔可以引起癌性腹膜炎，出现腹水等。

【临床表现】

结肠癌早期常无特殊症状，病程进展后主要有下列症状。

1. 排便习惯与粪便性状的改变　常为最早出现的症状，多表现为排便次数增多。

2. 腹痛 也是早期症状之一，常为定位不确切的持续性隐痛。

3. 腹部肿块 为瘤体本身可查见的腹部异常包块，有时可能为梗阻近侧肠腔内的积粪。肿块大多较硬，呈结节状。

4. 肠梗阻症状 一般属结肠癌的晚期症状，多表现为慢性低位不完全性肠梗阻的症状，如腹胀、便秘、腹部胀痛或阵发性绞痛。当发生完全梗阻时，症状加剧。

5. 全身症状 患者可出现贫血、消瘦、乏力、低热等。

【诊断】

结肠癌早期症状多不明显，易被漏诊。凡40岁以上有以下任一表现者，应列为高危人群：①一级亲属有结直肠癌史。②有癌症史或肠道腺瘤或息肉史。③粪便隐血试验阳性者。④以下5种表现具有2项以上者：黏液血便、慢性腹泻、慢性便秘、慢性阑尾炎史及精神创伤史。对高危人群或怀疑为结肠癌时，应行结肠镜检查或X线钡剂灌肠、气钡双重对比造影检查明确诊断。

【治疗】

1. 结肠癌根治性手术 切除范围包括癌肿所在肠袢及其系膜和区域淋巴结。常用术式如下。

（1）右半结肠切除术 适用于盲肠、升结肠、结肠肝曲的癌肿。

（2）横结肠切除术 适用于横结肠癌。

（3）左半结肠切除术 适用于结肠脾曲和降结肠癌。

（4）乙状结肠切除术 适用于乙状结肠癌。

2. 并发急性肠梗阻的手术 应当在进行胃肠减压、纠正水和电解质紊乱等准备后，早期施行手术。

3. 化学药物治疗 不论辅助化疗或肿瘤化疗均以5-氟尿嘧啶为基础用药。

4. 放射治疗 根据病情采用术前、术中或术后放疗。

5. 其他 包括支持治疗、中医药治疗、免疫治疗等。

复习思考题

一、名词解释

原发性腹膜炎　肠梗阻　机械性肠梗阻　绞窄性肠梗阻

二、问答题

1. 简述急性乳腺炎的临床表现。

2. 简述乳腺癌的分期。

3. 乳腺癌的临床表现有哪些？

4. 结肠癌的临床表现是什么？

5. 试述胆道感染的病因。

6. 简述急性腹膜炎的临床表现。

7. 简述急性阑尾炎腹痛的特点。

扫一扫，查阅本章数字资源，含PPT、音视频、图片等

第一节 食管癌

食管癌（esophageal cancer）是一种常见的上消化道恶性肿瘤，目前被列为全球第八大癌症，每年新发食管癌病例约 180 万例，因食管癌死亡约 46 万。我国是食管癌的高发地区，每年新发病例约 70 万例，占全球新发病例的 39%，死亡病例高达 27 万例，占全球的 58%。我国无论是新发病例数还是死亡病例数均居世界首位。我国食管癌高发地区为太行山南段的河南、河北、山西三省交界地区，发病率可达 32/10 万。整体发病率男性多于女性。

【病因】

食管癌的病因尚不明确，目前认为是多种因素致病，其中有些因素是主导因素，某些因素是促进因素。

1. 化学因素与摄入过量 含亚硝胺类化合物及其前体与食管癌发病关系密切。在食管癌高发区，亚硝酸盐含量较低发区高。

2. 物理因素及饮食习惯 长期饮用白酒、嗜烟，食用过热、过硬食物者，发病率较高。

3. 生物性致病因素 与真菌有关，食用被霉菌污染的食物能促使亚硝胺及其前体的形成，促进癌肿的发生。

4. 缺乏微量元素及维生素 饮食中缺乏钼、硒、铁、锌、氟，以及维生素 A、维生素 B_2、维生素 C、动物蛋白等，是食管癌高发区的特点。

5. 食管慢性炎症的刺激 如反流性食管炎、食管憩室、贲门失弛缓症等，引起胃酸反流，长期刺激食管。

6. 遗传因素 食管癌具有一定的遗传易感性。

【病理及分型】

1. 病理 早期食管癌病变多局限于黏膜表面（原位癌），表现为黏膜充血、糜烂、斑块或乳头状，少见肿块。但手术所见属原位癌者较少见，至中晚期癌肿逐渐长大，累积食管全周，并沿食管壁向上、下端扩展，同时可突入食管腔，还可穿过食管壁，侵入纵隔和心包。

2. 分型 按病理形态特征，食管癌可分为 4 型。

（1）髓质型 恶性程度最高，占中、晚期食管癌的 1/2 以上。

（2）蕈伞型 癌瘤多呈圆形或卵圆形肿块，向食管腔内呈蕈伞状突起。

（3）溃疡型　表面多有较深的溃疡，出血及转移较早，而发生梗阻较晚。

（4）缩窄型（硬化型）　呈环形生长，多累及食管全周，食管黏膜呈向心性收缩，故出现梗阻较早。

3. 好发部位和组织学分类　食管癌可发生在食管的各个部位，但以食管中段多见，下段和贲门次之，上段少见。组织学分类鳞状上皮细胞癌、腺癌多发生在食管下段。食管癌的细胞分化程度一般较好，未分化癌较少见，但恶性程度高。

4. 转移途径

（1）直接浸润　癌肿先向黏膜下层扩散，继而向四周扩散侵入邻近器官。食管上段癌可侵入喉部、气管及甲状腺。中段癌可侵入支气管；也可侵入胸导管、奇静脉、肺门及肺组织；部分可侵入主动脉，引起大出血而致死。下段食管癌常可累及贲门及心包。

（2）淋巴转移　最常见的转移途径，约占病例的 2/3。中段食管癌常转移至食管旁或肺门淋巴结，也可转移至颈部、贲门周围及胃左动脉旁淋巴结。下段食管癌常可转移至食管旁、贲门旁、胃左动脉旁及腹腔等淋巴结，偶可至上纵隔及颈部淋巴结。淋巴转移部位依次为纵隔、腹部、气管及气管旁、肺门及支气管旁。

（3）血行转移　发生较晚。最常见的是转移至肝（约占 1/4）与肺（约占 1/5），其他脏器依次为骨、肾、肾上腺、胸膜、大网膜、胰腺、心包膜、肺、甲状腺和脑等。

【临床表现】

1. 早期表现　表现往往不明显，时轻时重，进展缓慢，对症治疗后可缓解，常常会被忽视。

（1）吞咽食物梗噎感，有时吞咽食物时有停滞感，饮水后症状缓解消失。

（2）胸骨后疼痛或闷胀，多在吞咽粗糙硬食、热食或具有刺激性食物时疼痛明显，常可表现为烧灼样、针刺样。

（3）食管内异物感，患者感觉食管内有类似米粒或蔬菜片贴附于食管壁，咽不下又吐不出来，与进食无关，异物感的部位与食管病变部位一致。

（4）食物通过缓慢感及滞留感。

2. 中晚期表现　典型症状为进行性吞咽困难。

（1）进行性吞咽困难　开始为固体食物不能顺利咽下，继而半流质食物也受阻，最后流质（如水和唾液）咽下也有困难。吞咽不利程度与病理类型有密切关系，缩窄型及髓质型较严重。

（2）疼痛　胸痛或背部疼痛是中晚期食管癌常见的症状，疼痛为钝痛、隐痛或烧灼痛、刺痛，可伴有沉重感。胸背痛往往是癌外侵引起食管周围炎，甚至累及邻近器官、神经及椎旁组织所致。

（3）声音嘶哑　当肿瘤侵犯喉返神经时出现声带麻痹，导致声音嘶哑。

（4）Horner 综合征　肿瘤压迫颈交感神经节出现的一组症状，包括上睑下垂、额部无汗、瞳孔缩小等。

（5）呕血或黑便　因癌组织坏死、溃破或侵及大血管引起。

（6）颈部、锁骨上肿块　是晚期食管癌常见体征，肿块为无痛性，进行性增大、质硬，多为左侧，也可是双侧。

3. 终末期表现

（1）全身广泛转移，出现黄疸、腹水、呼吸困难、咳嗽、头痛、昏迷等。

（2）肿瘤侵及食管外膜，引起食管穿孔，出现食管 – 气管瘘、食管 – 纵隔瘘。

（3）最后出现恶病质状态，不能进食，引起水、电解质紊乱，全身衰竭。

【辅助检查】

1. 食管 X 线钡餐检查 对可疑病例，应进行食管吞稀钡 X 线双重对比造影。

2. 食管拉网脱落细胞学检查 我国独创的一种普查筛选诊断方法，早期病变阳性率达 90% ～ 95%。

3. 食管镜检查 可直视病灶，并可钳夹多块组织做活组织病理学检查。

4. 影像学检查 可行 CT、MRI、超声内镜（EUS）等检查，协助判断食管癌的浸润层次、向外扩展深度及有无纵隔淋巴结或腹内脏器转移。

【诊断与鉴别诊断】

1. 诊断 早期诊断、早期发现对食管癌的治疗十分重要。对有进食梗噎感、异物感及胸骨后疼痛不适等可疑症状，年龄超过 40 岁的人群，应做进一步检查。在查体时应特别注意锁骨上有无肿大淋巴结、肝有无肿块、有无胸腹水等远处转移体征，并进一步做上述的相关辅助检查。

2. 鉴别诊断 鉴别方法主要依靠食管 X 线钡餐和食管镜检查，见表 4-9。

表 4-9 食管癌的鉴别诊断

鉴别疾病	鉴别要点
反流性食管炎	表现为刺痛和灼痛，但无进行性加重。X 线检查无黏膜皱襞紊乱断裂，狭窄部分可扩张
贲门失弛缓症	多见于年轻女性，病程长，症状时轻时重。X 检查可见食管下端呈光滑的鸟嘴样狭窄，应用解痉剂可使之扩张
食管良性狭窄	多由误吞腐蚀剂、食管灼伤、异物损伤、慢性溃疡等引起的瘢痕所致。X 线检查示不规则细线状狭窄，狭窄范围多较广泛，边缘较光滑
食管良性肿瘤	主要为平滑肌瘤，发病年轻，病程较长，咽下困难多为间歇性。X 线钡餐检查可见食管有圆形、卵圆形或分叶状的充盈缺损，边缘整齐，周围黏膜正常

【治疗】

食管癌的治疗强调早期发现、早期诊断和早期治疗。治疗方法包括手术治疗、放射治疗、化学治疗和结合上述两种和两种以上疗法的综合治疗。

1. 手术治疗 是治疗食管癌的首选方法。全身情况良好，无明显远处转移征象者，均可考虑手术治疗。一般以颈段癌长度 ≤ 3cm、胸上段癌长度 ≤ 4cm、胸下段癌长度 ≤ 5cm 者切除的机会较大。

（1）手术适应证 ①早期食管癌，一旦确诊，应积极争取手术治疗。②Ⅱ期病例，全身情况良好者。③Ⅲ期病例，病变长度在 5cm 以上，无远处转移，只要全身情况允许，可考虑术前放疗的综合治疗方法。④放射治疗后复发者，病变范围不大，无远处转移，也应争取手术。⑤复发性食管癌，其他部位无转移者。

（2）手术禁忌证 ①病变侵犯范围大，已有明显的附近器官外侵及穿孔征象者。②已有远处转移者。③有严重心肺或肝肾功能不全者。④全身情况很差，出现恶病质者。

（3）手术方法 根据病变部位和患者的具体情况而定。手术径路常用左胸切开；中段食管癌切除术有用右胸切口者；联合切口有用胸腹联合切口或颈、胸、腹三切口者。根治性手术：原则上切除食管大部分，切除的长度应在距瘤上、下 5～8cm，切除范围包括肿瘤周围的纤维组织及所有淋巴结的清除。

2. 放射疗法 食管癌大多属于鳞状上皮细胞癌，对放射线中度敏感。放射和手术综合治疗，可扩大手术适应证、增加手术切除率，也能提高远期生存率。术前放疗可增加手术切除率，提高远期生存率，一般放疗结束后 2～3 周再手术较合适；对手术未能切除的癌组织做金属标记，术后 3～6 周再行放疗，根治性放疗多用于颈段或胸上段食管癌，也可用于有手术禁忌证且患者尚可耐受放疗者。

3. 化学治疗 分为姑息性化疗、新辅助化疗（术前）、辅助化疗（术后）。化学治疗必须强调治疗方案的规范化和个体化。采用化疗与手术治疗相结合或与放疗相结合的综合治疗，有时可提高疗效，或使患者症状缓解，存活期延长。

第二节　胸部损伤

胸部损伤在平时或战时均比较常见，可分为闭合性和开放性损伤两大类。胸腔内有心、肺等重要器官，严重损伤往往引起呼吸、循环功能紊乱，如不及时纠正，可迅速导致死亡。由于胸部损伤伤情变化较快，因此在未判明伤情轻重以前，均应按重伤处理，方不致贻误抢救时机。

【病因】

外力（包括利器伤、火器伤、暴力挤压伤、冲撞伤、钝器打击伤）作用于胸部，导致胸骨或肋骨骨折，破坏了胸廓的完整性，并可刺破胸膜和肺组织甚至心脏，产生气胸、血胸、心包积血、皮下气肿或引起血痰、咯血等。

【病理】

胸部损伤除血气胸等表现外，多处多根肋骨骨折时可出现反常呼吸运动、纵隔摆动，甚至发生呼吸、循环功能衰竭。如胸膜腔被破坏，则可出现闭合性气胸、开放性气胸、张力性气胸和创伤性血胸等。

【临床表现】

1. 肋骨骨折

（1）疼痛　骨折局部疼痛，尤其在深呼吸、咳嗽或转动体位时加剧，可出现不同程度的呼吸困难和循环功能障碍。

（2）查体　受伤局部胸壁可有肿胀，按之有压痛，甚至可有骨摩擦感。多根多处肋骨骨折时，伤侧胸壁可有反常呼吸运动，伴有皮下气肿、气胸、血胸并发症的患者，多有相应的体征。

2. 气胸与血胸

（1）闭合性气胸　多为肋骨骨折的并发症。少量气胸，肺萎陷30%以下多无症状。大量气胸时出现胸闷、胸痛和气促，查体可见气管向健侧移位，伤侧胸部叩诊呈鼓音，听诊呼吸音减弱或消失。

（2）开放性气胸　胸膜腔与外界相通，空气随呼吸而自由出入胸膜腔，形成开放性气胸，出现气促、呼吸困难和发绀、循环功能障碍，甚至休克。查体可见纵隔向健侧移位，伤侧胸部叩诊呈鼓音，听诊呼吸音减弱或消失。

（3）张力性气胸 气管、支气管或肺损伤处形成活瓣，气体随每次吸气进入胸膜腔，导致胸膜腔压力高于大气压，呼吸和循环功能严重障碍。严重者可见发绀、烦躁不安、昏迷，甚至窒息。查体可见伤侧肋间隙增宽，呼吸幅度降低，可有皮下气肿，叩诊鼓音，听诊呼吸音消失。

（4）创伤性血胸 可出现内出血征象，并可影响呼吸和循环功能。易并发感染，形成脓胸。少量血胸可无明显症状；大量血胸，尤其是急性失血，可出现脉搏细速、血压下降、气促等低血容量性休克的症状，以及胸膜腔积液征象。查体可见肋间隙饱满，气管向健侧移位，伤侧胸部叩诊呈浊音，心界移向健侧，呼吸音减弱或消失。

【辅助检查】

胸部 X 线摄片可显示肋骨骨折断裂线、断端错位，不同程度的肺萎陷和胸膜腔积气、积液，气管和心脏等纵隔内器官偏向健侧。

【诊断与鉴别诊断】

1. 诊断要点 根据病史、症状、体征及 X 线检查和胸膜腔穿刺结果，均可明确诊断。

2. 鉴别诊断 主要是鉴别肋骨骨折的同时是否存在血气胸等并发症，或胸部损伤的同时是否存在全身其他部分的损伤。详细的体格检查，结合必要的辅助检查均可明确诊断。

【治疗】

1. 肋骨骨折

（1）闭合性肋骨骨折 治疗原则是止痛、固定胸廓和防治并发症，用多头胸带或弹性胸带固定胸廓，口服镇痛、镇静药物。疼痛剧烈也可实施肋间神经阻滞或封闭骨折处。鼓励患者咳嗽排痰，保证呼吸道通畅，以减少呼吸系统并发症。

（2）胸壁反常呼吸运动 立即进行局部处理，包括包扎固定法、牵引固定法及内固定法。

（3）开放性肋骨骨折 伤口彻底清创，固定包扎，如胸膜穿破，做胸膜腔引流术。术后应用抗生素防治感染。

2. 气胸与血胸

（1）闭合性气胸 少量气胸无须治疗，积气可于 1～2 周内自行吸收。大量气胸需行胸膜腔穿刺或闭式胸腔引流术，排除积气。

（2）开放性气胸 急救处理是用无菌敷料封盖伤口，使开放性气胸转变为闭合性气胸，再穿刺胸膜腔，抽气减压，暂时解除呼吸困难。入院处理包括氧疗和输血、补液，纠正休克，清创、缝合胸壁伤口，并做闭式胸膜腔引流术。如疑有胸腔内脏器损伤或活动性出血，应剖胸探查。术后应用抗生素预防感染，鼓励患者咳嗽排痰和早期活动。

（3）张力性气胸 入院前或院内急救需迅速使用粗针头穿刺胸膜腔减压，并外接单向活瓣装置；在紧急时可在针柄部外接剪有小口的外科手套、气球等，使胸腔内高压气体易于排出，而外界空气不能进入胸腔。进一步处理应安置闭式胸腔引流，使用抗生素预防感染。待漏气停止 24 小时后，X 线检查证实肺已回复膨胀，可拔除引流管。持续漏气而肺难以膨胀时，需考虑开胸或电子胸腔镜探查手术。

（4）血胸 ①非进行性血胸：胸腔积血量少，可采用胸腔穿刺及时排出积血。中等量以上血胸、血胸持续存在会增加发生凝固性或感染性血胸的可能者，应该积极安置闭式胸腔引流，并使用抗生素预防感染。②进行性血胸：首先输入足量血液，预防发生低血容量性休克。须及时剖胸探查，寻找出血部位，进行相应处理。③凝固性血胸：最好在出血停止、患者情况稳定后，尽早剖胸清除积血和血块，以防感染或机化。血胸并发感染，按脓胸处理。

复习思考题

一、名词解释

张力性气胸　开放性气胸

二、问答题

1. 简述食管癌的早期表现。

2. 肋骨骨折的临床表现有哪些？

第一节 骨折概述

骨折（fracture）指骨的连续性或完整性发生中断，为常见的外科急症。

【病因】

1. 直接暴力 暴力直接作用使受伤部位发生骨折，如小腿被重物直接撞击后，胫腓骨骨干在被撞击的部位发生骨折。

2. 间接暴力 暴力通过传导、杠杆、旋转和肌肉收缩使肢体受力的远处发生骨折，如走路滑倒时手掌撑地，由于上肢与地面所成的角度不同，暴力向上传导，可发生桡骨远端骨折等。骤然跨步时，由于肌肉突然猛烈收缩，可使髂前上棘发生撕脱骨折。

3. 积累性劳损 长期、反复、轻微的直接或间接外力，集中作用于骨骼某一点上使之发生骨折。如长距离行军或长跑运动后发生的第2跖骨疲劳性骨折，骨折无移位，但恢复慢，又称应力性骨折。创伤性骨折和病理性骨折如骨髓炎、骨肿瘤、严重骨质疏松症等，病变骨骼受到轻微外力即发生的骨折。

【分类】

1. 依据骨折处皮肤黏膜是否完整分类 分为开放性骨折和闭合性骨折。

（1）开放性骨折 骨折附近的皮肤或黏膜破裂，骨折处与外界相通，如耻骨骨折引起的膀胱或尿道破裂，尾骨骨折引起的直肠破裂，均属该类型。

（2）闭合性骨折 骨折处皮肤或黏膜完整，不与外界相通。

2. 依据骨折的程度和形态分类 分为完全性骨折和不完全性骨折（图4-1）。

（1）完全性骨折 骨质的连续性和完整性完全中断或破坏，包括横形、斜形、螺旋形、压缩性、嵌插性、粉碎性骨折及骨骺分离。

（2）不完全性骨折 骨质的连续性和完整性仅有部分中断或破坏，如裂缝骨折、青枝骨折。

3. 依据解剖部位分类 分为脊柱的椎体骨折、长骨的骨干骨折、关节内骨折等。

4. 依据骨折稳定程度分类 分为稳定性骨折和不稳定性骨折。

（1）稳定性骨折 骨折端不易移位或复位后经适当外固定不易发生再移位者，如裂缝骨折、青枝骨折、嵌插骨折、长骨横形骨折等。

（2）不稳定性骨折 骨折端易移位或复位后仍易于发生再移位者，如斜形骨折、螺旋骨折、粉碎性骨折和股骨干骨折。

5. 依据骨折后的时间分类　分为新鲜骨折（2～3 周以内）和陈旧性骨折（超过 3 周）。

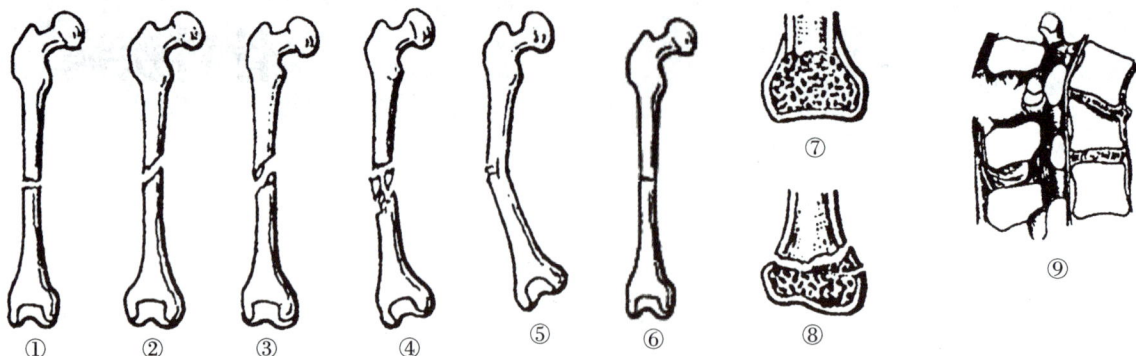

①横断骨折；②斜形骨折；③螺旋骨折；④粉碎骨折；⑤青枝骨折；⑥裂缝骨折；⑦嵌插骨折；⑧骨骺分离；⑨压缩骨折。

图 4-1　骨折的种类

6. 依据病因分类　为外伤性骨折和病理性骨折。

骨折段的移位：包括侧方移位、成角移位、旋转移位、分离移位、缩短移位（图 4-2）。

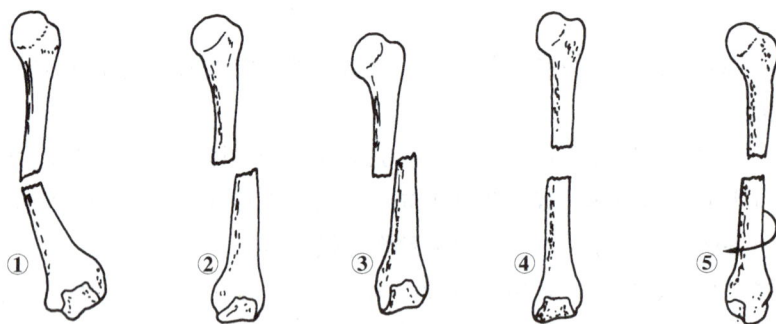

①成角移位；②侧方移位；③缩短移位；④分离移位；⑤旋转移位。

图 4-2　骨折的移位

【骨折的愈合】

骨折的愈合过程包括 3 个阶段：血肿机化演进期（需要 2 周）、原始骨痂形成期、骨痂改造塑形期。

影响骨折愈合的因素：患者的年龄、骨折的类型和数量、骨折部位的血液供应、感染的影响、软组织损伤的程度、是否有软组织的嵌入、健康情况的影响、治疗方法等。

【临床表现】

（一）全身表现

1. 休克　是骨折的常见并发症，多见于多发性骨折、股骨骨折、骨盆骨折、脊椎骨折和严重的开放性骨折。患者常因骨折大量出血、重要脏器或广泛性软组织损伤，以及剧烈疼痛、恐惧等多种因素综合引起有效循环血量锐减，导致休克。

2. 发热　只有在严重骨折伴有大量血肿，血肿吸收时，体温略有升高，通常不超过 38℃，开放性骨折体温升高时要考虑感染。

（二）局部表现

1. 骨折的专有体征

（1）畸形 由于骨折段移位，导致受伤部位失去正常形态，主要表现为短缩、成角、旋转畸形。

（2）异常活动 骨折后，在肢体没有关节的部位出现异常的活动。

（3）骨擦音或骨擦感 骨折端互相摩擦时，可产生骨擦音或骨擦感。

有上述 3 种体征即可确诊，但未见 3 个体征亦可能存在骨折，如嵌插骨折、裂纹骨折等。

2. 其他表现 可出现疼痛与压痛、局部肿胀与瘀斑及功能障碍，也可见于软组织损伤及炎症，此时需要借助 X 线检查才能确诊。

（三）并发症

1. 早期并发症 包括休克、感染、内脏损伤、重要动脉损伤、脊髓损伤、周围神经损伤、脂肪栓塞、骨筋膜室综合征等。

2. 晚期并发症 包括坠积性肺炎、压疮、损伤性骨化、创伤性关节炎、关节僵硬、缺血性骨坏死、缺血性肌挛缩。

【辅助检查】

1. X 线检查 能显示临床检查难以发现的损伤和移位，尤其对不完全性骨折及难于发现的骨折有重要诊断价值。X 线摄片须包括正位、侧位，并包括邻近关节，有时候加摄特定位置或健侧相应部位的对比 X 线片。

2. CT 检查 在复杂骨折或深在部位的损伤，如关节、骨盆、脊柱的骨折脱位，对判断骨折破坏程度、移位状态等具有重要的临床价值。CT 三维成像技术可以三维立体显示髋臼骨折等复杂骨折的真实情况。

3. MRI 检查 适用于了解软组织的病理变化，对比明显，层次分明，对明确脊柱骨折合并脊髓损伤情况、膝关节半月板及韧带损伤、关节软骨损伤等具有独特的优势，是普通 X 线片及 CT 无法替代的。

【诊断】

骨折的诊断主要依靠病史及体征，X 线检查对了解骨折的具体情况有重要的参考价值。

【治疗】

1. 院前急救措施

（1）用简单有效的方法挽救生命，保护患肢，安全迅速地转送至医院。

（2）首先抢救生命，疑有骨折者，因地制宜地临时固定，伤口加压包扎。开放性骨折创口多有出血，用绷带压迫包扎后即可止血。有大血管损伤出血时，可用止血带止血，并记录开始的时间。若骨折端已戳出创口，并已污染，但未压迫血管、神经时，不应立即复位，以免将污物带进创口深处，应待清创术后再行复位。若在包扎创口时骨折端已自行滑回创口内，应做好记录。

2. 治疗方法 治疗原则包括复位、固定和功能锻炼。

（1）复位方法 有手法复位和切开复位。复位标准：①解剖复位：恢复骨折处的正常解剖关系。②功能复位：未能达到解剖复位，但是愈合后对肢体功能无明显影响者。

（2）固定方法　有外固定和内固定：①外固定：应用石膏、小夹板、外固定支架等固定。②内固定：应用接骨板、螺钉、髓内针、张力带等固定。

（3）切开复位和内固定的指征　①骨折间隙有较多组织嵌入，手法复位失败。②关节内骨折，手法复位对位不好，将影响其功能。③手法复位与外固定达不到功能复位的要求。

（4）骨折的临床愈合标准　①局部无压痛及纵向叩击痛；局部无异常活动。②X线片显示骨折线模糊，有连续性骨痂。③外固定解除后，上肢向前平举1kg，持续1分钟，下肢不扶拐连续行走3分钟，不少于30步。④上述情况连续观察2周，骨折处不变形。

第二节　骨折各论

骨折包括上肢骨折、下肢骨折、脊柱及骨盆骨折，多由各种暴力直接或间接打击所致。

【临床表现】

（一）锁骨骨折

锁骨骨折好发于锁骨中1/3处，局部肿痛、患肩下沉，向前、内倾斜，患肢活动障碍，患儿出现不愿活动上肢，且穿衣服伸手入袖时啼哭等症状时，应该考虑锁骨骨折的可能。皮下可扪及骨折端，患者健侧手掌支托患肢肘部，头部向患侧偏斜。

（二）肱骨外科颈骨折

外伤后患肩肿痛、活动障碍、有畸形，分为3型：裂纹性骨折、外展型骨折、内收型骨折。

（三）肱骨干骨折

上臂肿胀、疼痛、压痛、功能障碍、畸形等，并发桡神经损伤时有手指、腕关节不能背伸，第1、2掌骨背侧皮肤感觉消失。

（四）肱骨髁上骨折

肱骨髁上骨折是小儿常见的骨折，分为伸直型和屈曲型。伸直型肱骨髁上骨折时，远侧骨折段向后上方移位，可以压迫或损伤肱动脉（发生前臂缺血性肌挛缩，导致爪形手畸形）、正中神经及桡神经（导致患肢侧手感觉、运动障碍）。屈曲型肱骨髁上骨折时，骨折远段向前上方移位，不易损伤血管、神经。肘后三角关系正常。

（五）桡骨远端骨折

桡骨远端骨折多见于中老年人，骨折发生在桡骨下端3cm内。常见两种类型：伸直型骨折（Colles骨折），桡骨远端向背、桡侧移位，侧面可见"餐叉"畸形（图4-3），正面呈"枪刺刀"畸形；屈曲型骨折（Smith骨折），移位与Colles骨折相反；如骨折侵及桡骨关节面，称Barton骨折。腕关节肿胀疼痛、压痛、功能障碍、畸形等，可合并肌腱及正中神经障碍。

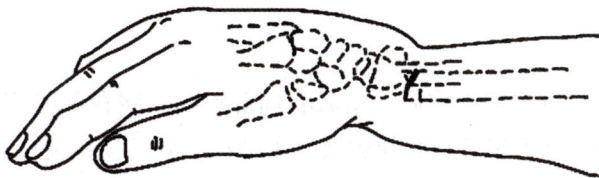

图 4-3　"餐叉"畸形

（六）股骨颈骨折

本病易发生骨折不愈合及股骨头坏死，易因长期卧床发生压疮、坠积性肺炎、泌尿系感染、血栓等并发症。

1. 分型

（1）按照骨折线位置分类　①股骨头下骨折。②颈中骨折。③基底骨折。

（2）按照骨折线方向分类　①内收骨折。②外展骨折。

（3）按照移位程度分类　①不完全骨折。②无移位的完全骨折。③部分移位的完全骨折。④完全移位的完全骨折。

2. 临床表现　髋部疼痛，腹股沟附近有压痛、叩痛及纵轴叩击痛。患肢可见外旋、缩短畸形，不能活动；髋、膝关节轻度屈曲及大粗隆上移。

（七）股骨粗隆间骨折

发病年龄比股骨颈骨折高，是老年人常见损伤。骨折愈合率高，但易发生髋内翻，也易因长期卧床发生压疮、坠积性肺炎、泌尿系感染、血栓等并发症。

1. 分型

（1）按照骨折线分类　①顺粗隆间骨折。②反粗隆间骨折。

（2）按照大、小粗隆部是否出现骨折而影响稳定性分类　①ⅠA 型（无移位）和ⅠB 型（有移位）为骨折线由外上方向内下方沿粗隆间线走行的两部分骨折。②ⅡA 型累及大粗隆的三部分骨折，ⅡB 型累及小粗隆的三部分骨折。③累及大粗隆与小粗隆的四部分骨折。

2. 临床表现　髋部疼痛，股骨间有压痛、叩痛及纵轴叩击痛。局部可见肿胀、瘀斑；患肢可见外旋、缩短畸形，不能活动。

（八）股骨干骨折

大腿有剧烈疼痛、肿胀、缩短、畸形和肢体的异常扭曲，髋膝不能活动等症状，该类患者出血较多，要注意全身情况。

（九）胫腓骨骨折

胫骨的中 1/3 与下 1/3 交接处最容易发生骨折。胫骨的前侧位于皮下，故骨折端极易穿破皮肤而形成开放性骨折。胫骨上 1/3 骨折时，压迫腘动脉，可造成小腿下段的严重缺血或坏疽。胫骨中 1/3 骨折时，淤血可以导致骨筋膜室内压力增加，造成缺血性肌挛缩或者坏疽。胫骨中下 1/3 交接处骨折，很容易发生骨折延迟愈合甚至不愈合。腓骨上端骨折很容易伤及腓总神经。临床表现为小腿的局部肿胀、疼痛、畸形较明显，但更应注意骨折的并发症，往往比骨折本身更严重。

（十）脊柱骨折

多有严重的外伤史，胸腰椎损伤后，患者有局部疼痛、腰背部肌痉挛，不能起立，翻身困难，感觉腰部软弱无力。由于腹膜后血肿刺激自主神经，肠蠕动减慢。颈椎损伤时，有头颈痛，不能活动。伴脊髓损伤者，可有肢体感觉、运动障碍。

1. 按照脊髓损伤程度分类

（1）脊髓震荡　伤后立即发生迟缓性瘫痪，损伤平面以下的感觉、运动、反射及括约肌功能丧失，常在数小时至数日内大部分恢复。

（2）脊髓损伤　①脊髓受压，早期可以出现迟缓性瘫痪，及时解除压力后脊髓功能可以部分或者全部恢复，压迫时间过长，可以发生永久性瘫痪。②脊髓实质性破坏。

（3）脊髓和神经根损伤　在胸10和腰1椎体之间的椎体骨折可以在损伤脊髓的同时合并神经根的损伤。

（4）马尾损伤　第2腰椎以下的椎体骨折可以损伤马尾神经。

（十一）骨盆骨折

有外伤史，常有休克，疼痛广泛，坐位或者下肢移动时疼痛加重，卧位时减轻，局部肿胀、皮下瘀斑及压痛均极显著，常可并发腹膜后血肿、尿道或膀胱损伤、直肠损伤和神经损伤等并发症。

【辅助检查】

1. X 线片检查　可确定骨折的类型、移位方向。

2. CT 和 MRI 检查　对脊柱、脊髓及关节损伤的诊治价值较大。

【诊断】

主要依据病史、临床表现和相关辅助检查结果，诊断不困难。

【治疗】

（一）锁骨骨折

幼儿青枝骨折可以仅用三角巾悬吊患肢3周。有移位的骨折可于手法复位后横"8"字绷带固定法或双圈固定法固定，3～4周后即可拆除外固定，很少需要手术。

（二）肱骨外科颈骨折

移位不大者手法复位、外固定；移位大、复位不良者可手术复位内固定。

（三）肱骨干骨折

手法复位后外固定，有神经损伤或手法治疗失败时，可手术。

（四）肱骨髁上骨折

手法复位后石膏外固定，血管神经损伤或手法治疗失败时，可手术。

（五）桡骨远端骨折

手法复位后外固定，很少需要手术，复位后注意桡骨关节面前倾 10°～15°、尺偏 20°～25° 的正常角度。

（六）股骨颈骨折

1. 非手术治疗

（1）无明显移位或嵌插型骨折　可将患肢置于轻度外展中立位，持续皮牵引或穿"丁"字鞋 6～8 周，3 个月后可扶腋拐下地、患肢不负重，6 个月后如骨折愈合可脱拐行走。卧床期间加强观察护理和功能锻炼。但可能发生骨折移位，而且长期卧床易发生致命并发症，故近来多主张采取手术治疗。

（2）有移位骨折　除年龄过大且全身情况差、合并严重基础疾病不能耐受手术者，均适于手术治疗。手术方法首选内固定内术。65 岁以上患者、高位股骨头下骨折、有明显移位者，可以考虑人工关节置换术。

（3）儿童股骨头骨折　儿童股骨头血液供应不同于成年人，不宜过早负重。

2. 手术指征　内收型有移位的骨折；65 岁以上头下型骨折；不愈合的陈旧性骨折、影响功能的畸形愈合等。

3. 手术方法　闭合复位内固定、切开复位内固定、粗隆间截骨校正力线、人工关节置换术。

（七）股骨粗隆间骨折

1. 非手术治疗　股骨粗隆间区血运良好，非手术治疗也能使骨折愈合。方法主要是骨牵引，维持患肢外展中立位和肢体长度。对于无法耐受牵引或骨折无移位者可穿"丁"字鞋。卧床期间加强观察护理和功能锻炼，拍摄 X 线片明确骨折端情况及进一步的治疗方案。10～12 周后，如骨折愈合可下床负重行走。

2. 手术指征　股骨粗隆间骨折多发生于高龄患者，长期卧床易发生致命并发症，手术可降低死亡率及髋内翻发生率，故近来多主张采取手术治疗。

3. 手术方法　髓内钉内固定、动力髋内固定、动力髁内固定、空心钉内固定等。

（八）股骨干骨折

股骨干骨折包括非手术治疗和手术治疗。非手术治疗可以用固定持续牵引或平衡持续牵引治疗，一般需要牵引 8～10 周。手术治疗常用髓内钉和钢板做内固定。

（九）胫腓骨骨折

稳定性闭合性骨折可手法复位外固定，开放性不稳定性骨折可行手术复位内固定或外固定支架。

（十）脊柱骨折

1. 急救搬运　脊柱损伤很容易损伤脊髓，应将患者平稳置于硬板上抬运，始终保持中立位，切忌脊柱扭屈、旋转。对于颈椎损伤的患者，要有专人托扶头部，沿纵轴向上略加牵引，使头颈随躯干一起滚动。

2. 治疗原则 及早解除对脊髓的压迫是保证脊髓功能恢复的首要问题，对椎体骨折或骨折脱位，应尽早予以复位。

3. 手术指征 ①颈、胸、腰椎骨折脱位有关节突交锁，应切开复位。②X 线片显示有碎骨片突入椎管压迫脊髓者，应做椎板切除术，取出骨片。③截瘫平面不断上升，多为椎管内有活动性出血，应行椎板切除术止血。④手法复位不满意；腰椎穿刺和压颈试验显示脑脊液仍有梗阻，应该考虑椎板切除探查减压术。

（十一）骨盆骨折

应根据全身情况进行治疗。有休克时积极抢救，各种危及生命的合并症应首先处理。骨盆骨折移位不明显者，只需卧床休息；若移位明显者可以行手法复位，再通过双下肢皮肤牵引或者骨盆兜悬吊固定。

第三节　关节脱位

关节脱位（dislocation of joint）是由于直接或间接暴力作用于关节，或关节有病理性改变，使骨与骨之间相对关节面正常对合关系破坏，发生移位。部分失去正常对合关系，称半脱位。外伤性脱位多发生于青壮年。四肢大关节中以肩、肘脱位最常见，髋关节次之，膝、腕关节脱位则少见。

【病因】

关节脱位的常见病因有外伤、病理及先天性等因素。

【分类】

1. 按原因分类 分为外伤性脱位、病理性脱位、先天性脱位及习惯性脱位。

2. 按脱位程度分类 分为全脱位及半脱位。

3. 按远侧骨端的移位方向分类 分为前脱位、后脱位、侧方脱位和中央脱位等。

4. 按脱位时间和发生次数分类 分为急性（2 周以内）、陈旧性（如脱位 2 周以上而未复位者）和习惯性脱位（1 个关节多次脱位）等。

5. 按是否有伤口与外界相通分类 分为闭合性脱位（皮肤完好，脱位处与外界不相通）与开放性脱位（关节面与外界相通）。

【临床表现】

脱位患者常见关节肿胀、疼痛、伤口、功能障碍。特征性体征为畸形、弹性固定和关节空虚。

1. 肩关节脱位 有外伤史，患处肿胀疼痛，活动障碍，有方肩畸形，肩胛盂处有空虚感，搭肩试验（Dugas 征）阳性。可合并肱骨大结节骨折，后者有骨摩擦音，无方肩畸形。

2. 肘关节脱位 按照尺桡骨近端移位的方向可有后脱位、外侧方脱位、内侧方脱位及前脱位，以后脱位较常见。有外伤史，患处肿胀疼痛，被动活动肘关节不能伸直，肘后空虚感，肘后部三点关系完全破坏。

3. 桡骨小头半脱位 多见于 5 岁以下的小儿，其桡骨头未发育好，环状韧带薄弱，前臂被提拉，桡骨头即向远端滑移；恢复原位时，环状韧带的上半部分不及退缩，卡压在肱桡关节内，称桡骨头半脱位。幼儿上肢有被牵拉病史，诉肘部疼痛，活动受限，检查所见体征很少，无肿胀和畸形，肘关节略屈曲，X 线检查阴性。

4. 髋关节脱位　按照股骨头脱位后的方向可以分为前、后和中心脱位，以后脱位最为常见。有明显的外伤史，髋关节疼痛、不能活动，患肢缩短。后脱位髋关节呈屈曲、内收、内旋畸形；前脱位患肢呈屈曲、外展、外旋畸形；中心脱位可以出现出血性休克。

【辅助检查】

X 线检查可以了解脱位情况，有无合并骨折。

【诊断】

根据病史、症状、体征和 X 线检查结果，即可明确诊断。

【治疗】

1. 肩关节脱位　手法复位包括 Hippocrates 法、Kocher 法和 Stimson 法，复位后三角巾悬吊 3 周。陈旧性或习惯性脱位，可手术治疗。

2. 肘关节脱位　手法复位后，三角巾悬吊患肢于胸前 2～3 周，固定期间即开始功能锻炼。复位失败、陈旧性及伴有血管神经损伤者，可手术治疗。

3. 桡骨小头半脱位　手法复位：肘关节屈曲 90°，术者一手压住桡骨头，一手轻柔地将前臂做旋前、旋后活动，即可复位，复位后不必固定。

4. 髋关节脱位　无骨折的患者可以行手法复位，常用的复位方法有 3 种：Allis 法（最常用），即提拉法；Bigelow 法，又名旋转法；Stimson 法，又名悬垂法。复位成功后患肢做皮肤牵引或穿丁字鞋 2～3 周，不必石膏固定。合并骨折的后脱位主张早期切开复位与内固定。

第四节　脊柱与关节退行性疾病

一、颈椎病

颈椎病（cervical spondylosis）系指因颈椎椎间盘退变及其继发椎间关节退行性改变，压迫或刺激相邻的脊髓、神经、血管等组织，而表现出的一系列症状或体征。颈椎病是常见的脊柱与关节退行性疾病，近年来发病有明显的年轻化趋势。

【病因】

颈椎在脊椎骨中体积最小而运动度最大，因而容易退变。颈椎功能单位有两个相邻椎骨的椎体、两个关节突关节、两个钩椎关节和椎间盘构成。颈椎椎间盘退行性变是颈椎病最基本的原因。由于颈椎椎间盘退变而使椎间隙狭窄，关节囊、韧带松弛，颈椎失稳，进而引起椎体、关节突关节、钩椎关节、前后纵韧带、黄韧带及项韧带增生、变性、钙化。上述退变进展到一定程度，可影响脊髓、神经和椎动脉等，产生相应的症状。

【临床表现】

依据病变累及脊髓、神经、血管等产生的病理变化和症状，颈椎病主要有以下临床分型。

1.神经根型 此型发病率最高。由于颈椎退变压迫或刺激脊神经根或脊神经根被牵拉产生神经根性症状。

（1）症状 表现为受累神经根相应支配的皮节范围放射性疼痛，同时可有皮肤感觉异常，可有受累神经根支配区的肌力减退、肌肉萎缩。上肢肌腱反射可减弱或消失。窦椎神经末梢受到刺激则出现颈项痛。

（2）体征 臂丛神经牵拉试验阳性、椎间孔挤压试验阳性，表现为诱发根性疼痛。不同神经根受累的临床表现见表4-10。

表4-10 颈神经根受累的临床症状和体征

椎间盘	颈神经根	症状和体征
C2～C3	C3	颈后部疼痛及麻木，特别是乳突及耳廓周围。无肌力减弱或反射改变
C3～C4	C4	颈后部疼痛及麻木并沿肩胛提肌放射，伴有向前胸放射。无肌力减弱或反射改变
C4～C5	C5	沿一侧颈部及肩部放射，三角肌处麻木感，三角肌无力和萎缩，无反射改变
C5～C6	C6	沿上臂和前臂外侧向远端放射痛至拇指和食指、拇指尖。手背第1背侧骨间肌处麻木。肱二头肌肌力和肱二头肌反射减弱
C6～C7	C7	沿上臂和前臂背侧中央向远端放射痛至中指，亦可至食指和无名指。肱三头肌肌力和肱三头肌反射减弱
C7～T1	C8	沿前臂内侧向远端放射痛至无名指和小指。小指和无名指尺侧麻木感。骨间肌、蚓状肌萎缩和肌力减弱，无反射改变

2.脊髓型 此型颈椎病最严重，由颈椎退变结构压迫脊髓所致。

（1）症状 患者出现上肢或下肢麻木无力、僵硬，触觉障碍，胸部束带感，双手精细动作笨拙，双足踩棉花感，行走不稳。后期出现尿频或排尿、排便困难等大小便功能障碍。

（2）体征 有感觉障碍平面，肌力减退，四肢腱反射活跃或亢进，而腹壁反射、提睾反射和肛门反射减弱或消失。Hoffmann 征、髌阵挛、踝阵挛及 Babinski 征等病理反射阳性。

3.椎动脉型

（1）症状 由于颈椎机械性压迫因素或颈椎退变所致颈椎节段性不稳定，椎动脉遭受压迫或刺激，使椎动脉狭窄、折曲或痉挛，造成椎 - 基底动脉供血不足，出现突发性眩晕甚至猝倒（多于头颅旋转时出现）、头痛、耳鸣、听力减退或耳聋、视力障碍。因椎动脉周围有大量交感神经的节后纤维，可出现自主神经症状，表现为心悸、恶心、呕吐、出汗等。

（2）体征 可查见听力减退、视力障碍、心动过速等。

4.交感型

（1）症状 中年妇女为多，职业多为长期低头、伏案工作。表现为主观症状多，客观体征少。患者感颈项痛、头痛、头晕，面部或躯干麻木发凉，易出汗或无汗，心悸，血压升高或降低、恶心、呕吐、胃肠胀气，痛觉迟钝，亦可耳鸣、听力减退，咽部异物感，视力障碍或眼部胀痛，干涩或流泪，或诉记忆力减退、失眠等症状。

（2）体征 主要有自主神经功能紊乱的相关体征。

【辅助检查】

颈椎病的诊断必须依据临床表现，结合影像学检查。

1. X 线检查 可见颈椎生理前凸减小、消失或反曲，椎间隙狭窄，椎体前后缘骨赘形成，关节突关节、钩椎关节增生，椎间孔狭窄，项韧带钙化等。

此外还应测定两个指标：①颈椎节段稳定性：过伸、过屈动力位片可示颈椎节段性不稳定，表现为在颈椎过伸和过屈位时两椎体位移距离 >3mm，或相邻椎体间隙成角相差 >11°。②颈椎管矢状径：在颈椎侧位片做颈椎管矢状径的测定，为颈椎椎体后侧中央至相对椎板连线之最短距离。颈椎矢状径临界值为 13mm，>13mm 为正常，<13mm 为椎管狭窄。

2. CT 检查 可见颈椎椎间盘突出，颈椎椎管矢状径变小，黄韧带骨化，硬膜间隙脂肪消失，脊髓受压。

3. MRI 检查 T_1 像可见椎间盘向椎管内突入等。T_2 像可见硬膜囊间隙消失，椎间盘呈低信号，神经根受压，脊髓受压或脊髓内出现高信号区。

【诊断与鉴别诊断】

各种类型颈椎病依据临床症状、体征，结合影像学检查，不难做出临床诊断。

1. 神经根型颈椎病 应与胸廓出口综合征、肘管综合征、腕管综合征等相鉴别。

2. 脊髓型颈椎病 应与肌萎缩侧索硬化症、脊髓空洞症等相鉴别。

3. 椎动脉型颈椎病 应与梅尼埃病、眼源性眩晕等相鉴别。

4. 交感型颈椎病 应与心脑血管疾病、神经官能症等相鉴别。

【治疗】

临床上常见的治疗方法分为保守治疗和手术治疗两类。

（一）保守治疗

神经根型、椎动脉型和交感型颈椎病主要行非手术治疗。

1. 非药物治疗 休息，改善不良工作体位和睡眠姿势；佩戴围领；推拿疗法；物理疗法；牵引疗法；中医适宜技术治疗；针灸及针刀疗法；功能锻炼。

2. 药物治疗 常用药物：①非甾体抗炎药：如双氯芬酸钠等。②肌松药：如乙哌立松等。③糖皮质激素：只用于疼痛严重者，不可长期应用。④辨证应用中药内服及中药外用。

（二）手术治疗

1. 手术指征 神经根型、椎动脉型和交感型颈椎病保守治疗半年无效；或影响正常生活和工作；或神经根性疼痛剧烈，保守治疗无效；或上肢某些肌肉尤其手内在肌无力、萎缩，经保守治疗 4～6 周后仍有发展趋势，则应采取手术治疗。脊髓型颈椎病症状重或进行性加重者应及时手术治疗，脊髓病变较重且病程长者手术疗效较差。

2. 手术方法 依据颈椎病病理及临床情况决定行颈椎前路或后路手术。手术包括对脊髓、神经构成致压物的骨赘、椎间盘和韧带等组织切除或行椎管扩大成形，使脊髓和神经得到充分减压。有时还需要通过植骨或内固定行颈椎融合，保持颈椎的稳定性。

二、腰椎间盘突出症

腰椎间盘突出症（lumbar disc herniation）系腰椎椎间盘发生退行性变以后在外力作用下纤维环破裂，单独或联合髓核组织、软骨终板向外突出，压迫或刺激窦椎神经、神经根或马尾神经，而引起以腰痛及下肢放射痛等临床症状为特征的腰腿痛疾患。腰椎间盘突出症是腰腿痛的最常见原因，是骨科的常见病、多发病，好发于 20 ～ 50 岁中青年，男性多于女性，轻者可不影响日常生活，重者则引起神经根、马尾神经损害，致使下肢感觉、肌力异常，甚至大小便功能障碍，对患者的生活、学习和工作均造成很大的影响。

【病因】

腰椎椎间盘退变是腰椎间盘突出症的基本病因。腰椎椎间盘退变与力学、生物化学、年龄、自身免疫及遗传因素相关，常见因素包括外伤、劳累、妊娠、遗传因素及腰骶椎先天异常等。多数患者因腰扭伤或劳累发病，少数可无明显诱因。

【病理】

椎间盘由髓核、纤维环和软骨终板构成。腰椎椎间盘承担身体大部分重力，在日常生活及劳动中，劳损较其他组织为重，且椎间盘营养由软骨终板渗透作用提供，营养有限而极易退变，在外力作用下发生纤维环破裂，髓核、软骨终板向各个方向突出（图4-4）。突出的椎间盘组织压迫或刺激神经根出现下肢放射痛，刺激窦椎神经或后纵韧带则出现腰痛，压迫马尾神经则出现马尾综合征。

根据椎间盘突出的病理形态可分为 4 型：膨出型、突出型、脱出型、游离型。

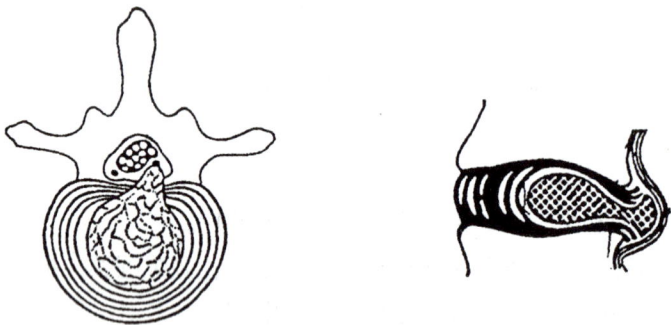

图 4-4　腰椎间盘突出示意图

【临床表现】

（一）症状

1.腰背痛　绝大部分腰椎椎间盘突出症患者都有腰背痛。

2.坐骨神经痛　由于约 95% 的腰椎椎间盘突出症发生在 L4 ～ L5、L5 ～ S1 椎间盘，故患者多有坐骨神经痛。

3.下腹痛或下肢前侧痛　在高位腰椎椎间盘突出，L1 ～ L4 神经根受压时，引起下腹部、腹股沟区或下肢前侧区疼痛。

4.肢体麻木　部分患者由于突出的椎间盘刺激本体感觉和触觉纤维引起麻木。

5. 间歇性跛行　腰椎间盘突出合并腰椎椎管狭窄容易引起间歇性跛行。

6. 肌肉瘫痪　神经根受到突出的椎间盘严重的压迫时可出现神经麻痹、肌肉瘫痪。

7. 马尾综合征　巨大的突出间盘压迫 L4 椎体平面以下的马尾神经时，患者可有大、小便障碍及鞍区感觉异常。

（二）体征

1. 脊柱畸形：腰椎生理前凸减小或者消失，甚则后凸畸形。可出现不同程度的侧弯，是为减轻疼痛的代偿性姿势。突出物在神经根内侧（腋下），则腰椎凸向健侧；突出物在神经根外侧（肩上），则腰椎凸向患侧。这样可使神经根松弛，以减轻神经根受到的压迫。

2. 腰部压痛：椎间盘突出节段的椎间隙棘突间、棘突旁有压痛。

3. 腰椎活动受限：腰椎各个方向活动度有不同程度的受限，以前屈为主。

4. 皮肤感觉障碍：受累的神经根支配区域的皮肤感觉可出现异常，早期多表现为皮肤过敏，随着病程进展，转而出现麻木或感觉减退。

5. 肌力减退或肌肉萎缩：神经根受累严重者可出现不同程度的肌力减退和肌肉萎缩，甚至可出现个别肌肉瘫痪。

6. 腱反射减弱或消失：L4 神经根受累，膝腱反射可减弱或消失，S1 神经根受累，跟腱反射减弱或消失。

7. 直腿抬高试验及加强试验阳性，仰卧挺腹试验阳性，股神经牵拉试验阳性（此检查用于 L2 ～ L3、L3 ～ L4 椎间盘突出的患者）。

【辅助检查】

1. 腰椎 X 线片　X 线片可无异常，部分患者可出现以下征象：腰椎侧弯，生理前凸变小和消失，重者甚至出现后凸、椎间隙变窄等。

2. CT 检查　可见椎间盘组织向后突出，压迫神经根和（或）硬膜囊；也能观察腰椎管的容积、关节突关节退变、侧隐窝狭窄、黄韧带肥厚及韧带钙化等。另外，CTM 即 CT 加脊髓造影，可提高诊断的准确性。

3. MRI 检查　对腰椎间盘突出症的诊断有重要意义，可全面地观察椎间盘退变情况，矢状位与轴位结合可对椎间盘的突出准确定位。

4. 其他检查　包括如肌电图、感觉诱发电位和运动诱发电位等。其中最重要的是肌电图检查，可以推断神经受损节段。

【诊断与鉴别诊断】

1. 诊断　根据病史、临床表现及影像学检查，诊断不困难。

2. 鉴别诊断　腰椎间盘突出症应与腰椎管狭窄症、腰臀部筋膜炎、梨状肌综合征、腰椎肿瘤、腰椎结核等相鉴别。

【治疗】

目前临床上常见的治疗方法分为保守治疗和手术治疗两大方面。

（一）保守治疗

1. 非药物治疗　①卧床休息。②急性期佩戴腰围。③推拿疗法。④物理疗法。⑤牵引疗法。⑥针灸疗法。⑦针刀疗法。⑧功能锻炼。

2. 药物治疗　常用药物：①非甾体抗炎药：如双氯芬酸钠等。②肌松药：如乙哌立松等。③糖皮质激素：只用于疼痛严重者，不可长期应用。④辨证应用中药内服及中药外用。

3. 其他疗法　神经阻滞疗法等。

（二）手术治疗

1. 手术指征　①腰腿痛病史超过半年，并经过至少6周以上的严格保守治疗无效；或虽保守治疗有效，但经常复发或症状较重。②疼痛剧烈，尤其下肢疼痛明显，严重影响行动及睡眠。③有严重的下肢肌力减弱、感觉减退等神经根麻痹及出现马尾综合征。④合并较重的退变性滑脱、节段性失稳和腰椎管狭窄。⑤病史虽不典型，经 CT、MRI、脊髓造影等影像学检查显示椎间盘对神经根或硬膜囊严重压迫。

2. 手术方法

（1）介入治疗　临床上主要有化学髓核溶解疗法或低温等离子射频消融术。

（2）微创手术　主要分为内镜下椎间盘切除术，其优点是手术创伤小、恢复快、住院时间短、治疗费用低、安全有效、对脊柱的稳定性影响小。微创手术的治疗效果几乎等同于开放手术，是未来发展的一个方向。

（3）开放手术　传统后路腰椎间盘髓核摘除术仍是目前最常用、疗效可靠的手术方法，包括开窗法、半椎板及全椎板切除术等。其他的术式有椎体间融合内固定术、棘突或椎体间弹性固定术及人工椎间盘置换术等。对于腰椎间盘突出症合并有腰椎不稳或退行性滑脱者，可慎重考虑椎体间融合内固定术。

三、骨关节炎

骨关节炎（osteoarthritis，OA）是一种以关节软骨退行性变和继发性骨质增生为特征的慢性关节疾病，又称骨性关节炎、骨关节病、退行性关节炎、肥大性关节炎或增生性关节炎。骨关节炎通常累及关节软骨，严重者累及整个关节，包括软骨下骨、关节囊、滑膜和关节周围肌肉，是最常见的关节疾病。本病好发于负重较大的髋、膝关节，脊柱及活动较多的指间关节等部位，以膝关节最常见。

【病因与分类】

骨关节炎分为原发性和继发性两类。

1. 原发性骨关节炎　是一种长期、缓慢、渐进的病理过程，至今病因尚不清楚，与遗传和体质有一定关系，可能是全身或局部的综合因素所致，如软骨营养、代谢异常、长期应力不平衡、累积性微小创伤等，多见于50岁以上中老年人。体重超重者，下肢关节过于承重劳损，易发此病。

2. 继发性骨关节炎　是在局部原有病变的基础上发生的病理变化，可发生于任何年龄。常见原因：①先天性关节结构异常。②后天性关节面不平整。③损伤或机械性磨损。④关节外畸形引起的关节受力不平衡。⑤关节不稳定。⑥继发于其他关节疾病。⑦医源性因素。

关节软骨的营养来自于关节腔内的滑液，因此，任何不利于滑液循环的因素均可影响关节软骨的功能，促使关节软骨变性。

【病理】

病理特点为关节软骨的变性、软骨下骨硬化和囊性变，以及边缘性骨赘形成，随后继发骨膜、关节囊及关节周围肌肉的改变，使关节面上生物应力平衡失调，病变不断加重，最终关节面完全破坏、畸形。

【临床表现】

（一）症状

主要症状是关节疼痛、肿大、僵硬、无力、活动障碍。通常起病缓慢，开始可因受凉、潮湿、劳累或轻微外伤而感到关节酸胀不适或钝痛，经休息可缓解，以后逐渐加重。如果关节处于一定位置过久，可出现暂时性僵硬，变换姿势时疼痛，稍微活动后渐灵活且疼痛减轻，称之为"休息痛"，但过度活动又可因关节面摩擦而疼痛加重。患者常感到关节活动时有"嘎吱"声。如增生的骨赘脱落形成游离体，可出现关节交锁。发作间歇期逐年缩短，最后症状可呈持续性。

（二）体征

病变关节可无肿胀或轻度肿胀，有的可见关节畸形、轻压痛，可有活动受限，活动时可有摩擦音或摩擦感，可见不同程度的肌萎缩或软组织痉挛。膝关节病变时可有挺髌试验阳性、磨髌试验阳性，伴有滑膜炎时出现关节内积液，可有浮髌试验阳性。髋关节病变时，内旋患髋可加重疼痛，因为内旋可使关节囊容积缩小，可有 Thomas 征阳性。手指指间关节病变可见侧方增粗，形成 Heberden 结节。

【辅助检查】

1. 实验室检查 血液检查一般无异常。关节液检查可见白细胞计数增高，偶见红细胞、软骨碎片和胶原纤维碎片，伴有滑膜炎时可出现 C 反应蛋白和红细胞沉降率轻度升高。

2. X 线检查 可见关节间隙狭窄，软骨下骨硬化加（或）囊性变，关节边缘增生和骨赘形成，可伴有不同程度的软组织肿胀、骨质疏松，有时可见关节内游离体。严重者出现关节内、外翻等畸形。

【诊断与鉴别诊断】

1. 诊断 不同部位的骨关节炎诊断标准各异，根据临床表现及辅助检查结果综合分析判断。

2. 鉴别诊断 引起关节疼痛的疾病很多，骨关节炎需与类风湿关节炎、痛风性关节炎、强直性脊柱炎、骨关节结核、反应性关节炎等相鉴别。

【治疗】

骨关节炎是一种退行性疾病，目前没有根治方法。治疗目的是缓解或解除症状，延缓关节退变，最大限度地保持、改善关节活动功能，恢复患者的日常生活。骨关节炎应注重预防，注意避免体重超重，进行必要的体育锻炼，同时尽量避免关节的超负荷运动。对儿童的各种畸形及时矫治、精细治疗影响关节的创伤，可避免或延缓骨关节炎的发生。

（一）保守治疗

1. 非药物治疗

（1）休息，合理的运动，避免不良姿势。可进行直腿抬高、游泳等锻炼，使关节在非负重位下屈伸活动，以保持关节最大活动度，增强肌力、保持关节稳定性。

（2）物理治疗、针灸疗法、推拿疗法。

（3）针刀疗法。

（4）辅助工具可采用手杖、拐杖、助行器等，以减少关节负重；根据骨关节炎所伴发的内翻或外翻畸形，采用相应的矫形支具或矫形鞋。

2. 药物治疗　如非药物治疗无效，可根据关节疼痛情况选择药物治疗。

（1）**局部药物治疗**　常用药物：①双氯芬酸钠等非甾体抗炎药及中药胶剂、膏剂、贴剂和擦剂等。②关节腔药物注射：透明质酸钠、几丁糖、糖皮质激素等，但糖皮质激素不宜随意选用，更应避免多次反复使用。

（2）**全身药物治疗**　依据给药途径，分为口服药物、针剂及栓剂。常用药物：①非甾体抗炎药：如双氯芬酸钠等。②软骨保护剂：如氨基葡萄糖等。③辨证应用中药内服。

（二）手术治疗

1. 手术指征　当患者有持续性疼痛和进行性畸形，经保守治疗不缓解时，可手术治疗。外科手术治疗的目的：①进一步协助诊断。②减轻或消除疼痛。③防止或矫正畸形。④防止关节破坏进一步加重。⑤改善关节功能。⑥综合治疗的一部分。

2. 手术方法　可依年龄、职业、生活习惯及患者要求等选择不同的手术方法：①关节镜下关节清理术。②游离体摘除术。③截骨术。④关节成形术。⑤关节融合术。⑥人工关节置换术。

复习思考题

一、名词解释

骨折　开放性骨折　闭合性骨折　不完全性骨折　稳定性骨折　脊髓震荡　关节脱位　颈椎病　Colles 骨折

二、问答题

1. 骨折愈合的标准是什么？

2. 骨折的专有体征有哪些？

3. 骨折的早期并发症有哪些？

4. 试述椎动脉型颈椎病的临床表现。

5. 试述交感型颈椎病的临床表现。

6. 腰椎间盘突出症的临床表现是什么？

第二十二章
泌尿外科疾病

扫一扫，查阅本章数字资源，含PPT、音视频、图片等

第一节 概 述

一、常见症状

1. 血尿 正常的尿液含有极少量的红细胞。未经离心的尿液在显微镜下每个高倍视野可有红细胞 0～2 个，如果超过此数，即为血尿。

（1）血尿的定位分析 ①初血尿：血尿仅见于排尿的开始，病变多在尿道，一般继发于炎症。②终末血尿：排尿行将结束时出现血尿，病变多在膀胱三角区、膀胱颈部或后尿道，多为炎症引起。③全程血尿：血尿出现在排尿的全过程，出血部位多在膀胱、输尿管或肾脏，肿瘤的可能性大。

（2）血尿的定性分析 无症状的血尿应首先考虑泌尿系肿瘤的可能性。血尿伴有疼痛，尤其是伴有绞痛，应考虑尿路结石；如伴有尿痛及尿流中断，应考虑膀胱结石；如伴有明显膀胱刺激症状，则以尿路感染、泌尿系结核及膀胱肿瘤等多见。

2. 尿混浊

（1）脓尿 指尿中含有脓液，镜检可查见大量脓细胞，表明泌尿系存在感染。脓尿可来源于肾脏、膀胱、前列腺或尿道。

（2）乳糜尿 尿液中含有乳糜，呈乳白色，状如牛奶，静置时间较长可形成乳糜凝块。常为丝虫病所引起，可与血尿同时存在，称乳糜血尿。乳糜试验可以定性。

（3）磷酸盐尿 指尿中含有较多的磷酸盐，尿液混浊如石灰水样，镜检可见到磷酸盐结晶，可由于尿液碱化或泌尿系存在能分解尿素的细菌感染所致。

3. 膀胱刺激症状 指尿频、尿急和尿疼。排尿次数增多谓之尿频，排尿有急迫感谓之尿急，排尿时感到疼痛谓之尿疼。正常人白天排尿 3～5 次，夜尿 0～2 次。日间尿次随饮水、气候和个人习惯等而异，但夜尿次数较为恒定，故夜尿次数增多临床意义较大。膀胱刺激症状的最常见原因为非特异性膀胱炎。此外，泌尿系结核、膀胱结石、肿瘤和异物、前列腺增生症、下尿路梗阻、前列腺炎、精囊炎等均可发生膀胱刺激症状。

4. 排尿困难 多由于膀胱以下的尿路梗阻所致，表现为起尿慢，排尿费力，尿线变细，射力减弱，尿流中断、滴沥等，可见于前列腺增生症、包茎、尿道狭窄、膀胱或尿道的结石、肿瘤、膀胱颈挛缩等，神经性膀胱也可致排尿困难。

5. 尿潴留 指尿液潴留于膀胱内不能排出。凡能引起排尿困难的病因，进一步发展，即可产

生尿潴留。此外，脊椎麻醉后也可出现暂时性尿潴留。

6. 尿失禁 膀胱内尿液不能控制而自行流出，称尿失禁，可分为以下两类。

（1）真性尿失禁 ①主动性真性尿失禁：指由于逼尿肌之强直性收缩致使尿液随时克服括约肌之控制而滴出，膀胱经常处于排空状态。其原因有严重的膀胱炎及婴幼儿之遗尿等。②被动性真性尿失禁：指由于括约肌的破坏或瘫痪或异常瘘道形成，致尿液经常滴出。经产妇的压力性尿失禁多属此类。

（2）假性尿失禁 指膀胱经常处于充盈状态而致尿液不断滴出，亦称充盈性尿失禁，如前列腺增生症、尿道狭窄。

二、常用检查方法

（一）实验室检查

1. 尿液检查

（1）尿常规检查 包括颜色、透明度、酸碱反应、比重、蛋白、尿糖及显微镜检查。

（2）尿液细菌学检查 普通细菌培养，细菌计数每毫升 10 万以上为真性菌尿，提示尿路感染，应同时做药敏试验，供临床用药参考。

（3）尿的细胞学检查 应收集新鲜尿液的沉渣，涂片染色，镜检查肿瘤细胞。肾盂癌或膀胱癌常可查见瘤细胞。采用荧光显微镜检可提高检出率。

2. 前列腺液检查 用前列腺按摩法采取前列腺液。前列腺炎时，白细胞或脓细胞于镜下每高倍视野达 10 个以上，有的成堆，卵磷脂小体减少，偶可查到滴虫。前列腺液亦可做细菌培养。急性前列腺炎或疑有前列腺癌时，不宜做前列腺按摩。

3. 精液检查 了解男性生育能力或输精管结扎术后的效果。1 周内没有排精，用手淫方式采取精液标本，立即送检或保存在体温下半小时内送检。精子计数每毫升 6000 万以上，精子活动率应在 60% 以上，畸形精子少于 10%。精子总数减少、活动力降低，以及畸形增多，均影响生育。

（二）X 线检查

X 线检查是泌尿生殖系疾病的重要诊断手段，检查前需进行肠道准备。

1. 尿路平片 可了解肾脏的位置、大小，泌尿系有无结石、钙化阴影。

2. 尿路造影 常用的有静脉尿路造影及逆行肾盂造影。静脉造影可同时了解双肾功能，但有时显影不满意，对有机碘造影剂过敏的患者不能进行此种检查；逆行造影需做膀胱镜检查及输尿管插管，有一定痛苦，但影像比较清晰。

3. CT 对泌尿生殖系肿瘤、囊肿、肾上腺肿瘤等占位性病变的诊断，准确率很高。对恶性肿瘤的早期诊断、肿瘤分期等，均有较高价值。

（三）内窥镜检查

1. 膀胱镜 可以用来直接观察膀胱内情况，可以通过输尿管插管、造影进一步了解肾脏及输尿管的情况；还可以进行取活检、取异物、电灼、电凝止血等诊疗操作。

2. 尿道镜 对尿道疾患有重要的诊断治疗价值，可以确定尿道炎症、溃疡、新生物等疾患，还可同时进行电灼、切割及取活检等。

3. 前列腺电切镜　是在膀胱镜和尿道镜基础上发展的新型经尿道电切除镜，主要用于经尿道切除前列腺（TURP），治疗前列腺增生症，还可用于膀胱内肿瘤电切（TURBT）、尿道电灼及膀胱颈尿道内瘢痕切除等。

4. 输尿管 - 肾盂镜　经尿道、膀胱插入输尿管至肾盂来进行观察、取石、碎石、活检、电灼肿瘤等。需在 X 线荧屏监视下操作。

（四）其他常用检查

1. B 超　对肾上腺肿瘤、肾占位性病变、肾积水、肾囊肿、尿路结石、膀胱肿瘤、前列腺、睾丸疾患等均有重要诊断价值。操作简易、价廉，可多次重复检查。多普勒超声可以清楚地显示肾血管灌注情况，可以监测肾移植术后移植肾的血液灌注情况。

2. MRI　对肾实质性疾病的诊断价值大，可检测出软组织成分的改变，对肾上腺疾患，肾肿瘤及其分期，膀胱、前列腺肿瘤及其分期，隐睾症等，均有很高的诊断价值。

第二节　泌尿系结石

泌尿系结石又称尿石症（urolithiasis），包括上尿路结石（肾结石、输尿管结石）和下尿路结石（膀胱结石和尿道结石），是泌尿外科最常见的疾病之一。本病好发于青壮年，男女比例约为3：1。发病原因尚不十分明确。临床上可出现腰痛、血尿、尿路梗阻、肾积水、肾功能受损，严重时可危及生命。结石为一种生物矿石，一般上尿路结石以草酸钙、磷酸钙结石为主，下尿路结石以尿酸钙和磷酸镁胺结石为主。

【病因】

目前认为尿石症的发病是由多种因素所促成，如外界环境、先天和后天的差异，包括遗传因素、生活习惯、所患疾病等对发生结石起重要的作用。泌尿系统本身的疾病和畸形等促进结石的生长。尿中形成结石晶体的盐类呈超饱和状态，尿中抑制晶体形成物质不足和核基质存在，是结石形成的主要因素。

【病理】

尿石症的病理改变与结石部位、大小、数目、继发炎症和梗阻程度等因素有关。结石在肾和膀胱内形成，可引起泌尿系统直接损伤、梗阻、感染和恶变。前三者病变可以互为因果，形成恶性循环。

【治疗原则】

1. 一般治疗　改善水源、水质。养成多饮水的习惯，使每日尿量维持在 1500～2000mL，以降低尿内盐类浓度，减少尿盐沉积的机会。控制尿路感染，及时排除尿路梗阻与尿路异物，按时更换导尿管等尿道滞留物。

2. 个体化治疗　对已排出结石或曾经手术取出结石的患者，应行结石成分分析。草酸盐结石患者应少吃菠菜、土豆、浓茶、番茄。尿酸结石者不宜食动物内脏等嘌呤含量高的食物，加服碳酸氢钠，以碱化尿液，使尿液 pH 值保持在 7～7.5。

一、上尿路结石

上尿路结石包括肾结石和输尿管结石。

【临床表现】

1. 腰腹部疼痛 程度与结石部位、大小、活动度等有密切关系。①肾盂内较小的结石，由于移动、嵌顿和直接刺激，可引起平滑肌痉挛，出现肾绞痛。典型的肾绞痛为突然发作，疼痛剧烈难忍，可呈阵发性发作。②肾盂及肾盏较大结石，移动度不大，可引起腰腹部钝痛。③少数肾盂内较大不能活动的结石，又无明显梗阻感染时，可长期无症状，甚至患肾完全无功能时，症状仍不明显。④肾盂输尿管连接处或上段输尿管结石梗阻时，疼痛可由腰腹部放射至同侧睾丸或阴唇及大腿内侧。⑤输尿管中段结石梗阻时，疼痛放射至中下腹，右侧易与急性阑尾炎混淆。⑥结石位于输尿管膀胱段或输尿管开口处，常伴有膀胱刺激症状和尿路与阴茎头部放射痛。

2. 血尿 常继发于疼痛之后。根据结石对黏膜损伤程度的不同，可表现为肉眼血尿和镜下血尿，以镜下血尿更为常见。

3. 梗阻 根据梗阻的时间和程度，有急、慢性梗阻和完全、不完全性梗阻之分。发生梗阻时，会出现相应的临床表现。

【辅助检查】

1. 实验室检查

（1）尿常规 镜检可见红细胞，如合并感染可见到脓细胞，有时尿中可见结晶。

（2）尿培养 合并感染时可发现致病菌，应同时做药物敏感试验。

（3）肾功能测定 血肌酐、尿素氮、尿肌酐、肌酐清除率等检查，了解有无肾功能损害。

（4）血、尿生化 血钙、磷、尿酸、钾、钠、氯、镁测定，必要时查24小时尿钙、磷、尿酸、草酸、胱氨酸、枸橼酸、钾、钠、氯、镁，了解有无血、尿生化异常。

（5）结石成分分析 收集排出的结石送检，为防治结石复发提供参考。

2. 影像学检查

（1）腹部平片（KUB） 95%以上结石能在X线平片中发现，必要时同时摄侧位片，以排除腹部其他钙化阴影。

（2）静脉尿路造影（IVP） 了解有无肾脏积水和功能障碍。透X线的尿酸结石可表现为充盈缺损。传统的KUB+IVP仍是上尿路结石最好的检查手段。

（3）B超 可发现X线平片不能显示的小结石和透X线结石，了解有无肾积水和肾实质病变。

（4）CT平扫 能发现普通影像学和超声检查不能显示或较小的输尿管结石。

（5）腔内检查 当上述方法不能确定诊断时，可选择逆行肾盂造影和输尿管肾镜检查。

【诊断】

典型肾绞痛后出现血尿，结合辅助检查结果，诊断不困难。与运动有关的血尿应首先考虑上尿路结石。

【治疗】

（一）保守疗法

适用于结石光滑而直径小于 0.6cm，无梗阻感染，或纯尿酸结石及胱氨酸结石。通常认为直径小于 0.4cm 的光滑结石，90% 能自行排出。保守疗法具体包括以下方法。

1. 一般治疗　如大量饮水、调节饮食、控制感染等。

2. 缓解肾绞痛　肌内注射阿托品或派替啶等，也可针刺肾俞、足三里、三阴交、京门，并予强刺激。

3. 调节尿 pH 值　口服枸橼酸钾、碳酸氢钠等碱化尿液，对尿酸和胱氨酸结石有一定防治作用。口服氯化铵使尿液酸化，有利于防止感染性结石的生长。

4. 溶石治疗　对胱氨酸结石用 D- 青霉胺、α - 巯丙酰甘氨酸、乙酰半胱氨酸治疗，有溶石作用。

（二）体外冲击波碎石（ESWL）

最适用于直径 <2.5cm 的结石。通过 X 线、B 超对结石进行定位，将冲击波聚焦后作用于结石。碎石效果与结石部位、大小、性质、是否嵌顿等因素有关。碎石排出过程中易引起肾绞痛。若击碎的结石堆积于输尿管内，可引起 "石街"，可继发感染。如需再次治疗，间隔时间不得少于 7 天。

（三）手术治疗

手术治疗分为腔内手术和开放性手术两类。手术前必须了解双肾功能，有感染时先进行抗感染治疗。输尿管结石手术，入手术室前摄腹部平片做最后定位。

双侧上尿路结石的手术原则：双侧输尿管结石先处理梗阻严重侧；一侧输尿管结石，对侧肾结石，先处理输尿管结石；双侧肾结石，先处理易于取出和安全的一侧。鹿角型结石需采用综合性治疗措施。

1. 腔内手术　有输尿管肾镜取石或碎石术、经皮肾镜取石或碎石术。前者适用于中下段输尿管结石，平片不显影结石，因肥胖、结石硬、停留时间长不能行 ESWL 治疗者；后者对结石远端尿路梗阻、质硬结石、残余结石、有活跃性代谢疾病及需再手术者尤为适宜。

2. 开放性手术　有输尿管切开取石术、肾盂切开取石术、肾窦切开取石术、肾实质切开取石术、肾部分切除术和肾切除术等。

二、下尿路结石

膀胱结石和尿道结石同属于下尿路结石。前者有原发性和继发性两种。原发性膀胱结石多见于男性，由于国人营养状况改善，发生率已明显下降；继发性结石以老年人多见，由于膀胱出口梗阻，异物及长期留置导尿管等所致。肾结石排至膀胱亦为原因之一。尿道结石绝大多数源于肾和膀胱，半数以上位于前尿道。

【临床表现】

膀胱结石的典型症状为排尿突然中断，改变体位后能自行排出，常伴有耻骨上、会阴部钝痛或剧痛，并可放射至阴茎和龟头。并发感染时可出现血尿、脓尿，产生膀胱刺激症状。儿童发生排尿困难时，常用手抓捏阴茎，可有阴茎异常勃起和遗尿。尿道结石表现为排尿困难、点滴状排尿及尿痛，严重时可出现急性尿潴留。

【诊断】

X 线摄片能显示膀胱和尿道的大部分结石；B 超也能为诊断提供依据；膀胱镜检查能直接见到结石；直肠指诊可触及较大的膀胱结石和后尿道结石，前尿道结石可经扪诊发现，甚至经尿道口可见到结石。

【治疗】

1. 较小的膀胱结石可经膀胱镜碎石钳机械碎石，此外还可经膀胱镜液电效应、超声、弹道气压、钬激光碎石。

2. 结石过大、过硬或有膀胱憩室者，应采取耻骨上膀胱切开取石。

3. 严重感染者行抗菌药治疗，儿童同时应做膀胱造瘘。

4. 尿道舟状窝结石可注入无菌石蜡油，将结石轻轻挤出尿道，原则上不做尿道切开取石。

5. 后尿道结石应在麻醉下，用尿道探条将结石轻轻推入膀胱，然后按膀胱结石处理。

第三节 前列腺疾病

一、慢性前列腺炎

前列腺炎（prostatitis）是泌尿外科常见疾病。前列腺炎并非单一疾病，而是几个不同类型的疾病的总称，是男性生殖系统中的常见病、多发病，好发于 20 ～ 40 岁的青壮年男性。前列腺炎的病因、临床表现各不相同，尤其是慢性前列腺炎和前列腺痛。目前，大多数前列腺炎的病因尚不清楚，治疗效果亦不甚满意。

【病因】

1. 慢性细菌性前列腺炎 由感染性和非感染性两种因素所致。

（1）感染性因素 主要致病菌有大肠埃希菌、变形杆菌、克雷伯菌、葡萄球菌或链球菌，也可由淋球菌感染所致。主要感染途径是经尿道逆行感染，可由于急性前列腺病变严重或治疗不彻底而引起，但临床上大多数患者并无急性发作的病史。

（2）非感染性因素 可见于经常性过多饮酒和前列腺过度充血，如性生活过度、性交中断、频繁手淫、会阴部长期受压等。所有这些因素为细菌的入侵和繁殖创造了良好的环境。

2. 非细菌性前列腺炎 是慢性前列腺炎中最为常见的类型。其病因尚不能肯定，可以由其他微生物，如沙眼衣原体、支原体、滴虫、真菌、病毒等所致。许多研究证明，即使与上述病原体感染有关，也不是其重要发病因素。发病可能与性生活无规律、勃起而不射精、性交中断或久坐、长途骑车引起盆腔和前列腺充血有关。过量饮酒和喜辛辣饮食常可加重前列腺炎症状，也可使已缓解的症状复发。

【病理】

慢性细菌性前列腺炎表现为部分或整个前列腺腺泡、腺管和间质呈炎症反应，并有多形核细胞聚集，淋巴细胞和巨噬细胞的组织浸润及小脓肿形成等。排尿不畅，感染的尿液可经前列腺管逆流至前列腺组织内形成微结石，使感染难以控制。

【临床表现】

（一）慢性细菌性前列腺炎

主要表现为排尿异常，尿道滴白，前阴、会阴、腰骶部疼痛不适，性功能障碍和神经衰弱等症状，是男性不育的常见原因之一。

1. 排尿异常 因前列腺管开口于后尿道，故本病常与后尿道炎并存，出现尿频、尿急、尿痛、排尿不适、尿道灼热感、排尿滴沥不尽等尿路刺激症状。由于炎症，前列腺淤血、腺液滞留，引起前列腺溢液，以尿末或大便时尿道口滴白为临床表现。

2. 局部症状 主要表现为会阴部及下腹部隐痛不适，疼痛可牵至腰骶部、耻骨以上及腹股沟区等。

3. 性功能障碍 部分患者可出现精神性阳痿、早泄或射精痛等。

4. 全身症状 可表现为头晕目眩、失眠多梦、神疲乏力、精神抑郁等症状，还可并发关节炎、虹膜炎、神经炎等。

（二）非细菌性前列腺炎

临床表现与细菌性前列腺炎有许多相似之处，如尿频、尿急、夜尿多、尿痛及骨盆区、耻骨上或会阴生殖区疼痛或不适，有射精后疼痛和不适是突出特征。查体所见与临床症状不一定相符。前列腺液内白细胞计数 >10 个 / 高倍视野，但细菌培养阴性，也无尿路感染史。用特殊检查方法检查前列腺液，可找到衣原体、支原体。如有盆腔、会阴部疼痛，而前列腺液检查正常，培养为无菌生长，称前列腺痛。

【辅助检查】

1. 前列腺液检查 每高倍视野中，白细胞数达 10 个以上或虽然少于 10 个，但有成堆脓细胞，卵磷脂小体减少，一般可做出慢性前列腺炎的诊断。

2. 前列腺液 pH 值测定 前列腺液 pH 值为 6 ～ 7，有慢性前列腺炎时，pH 值明显升高，而且前列腺炎治愈程度和前列腺液 pH 值回复正常成正比。

3. B 超检查 显示前列腺界限结构混乱不清。

【诊断】

必须将病史、症状、体征及实验室检查结合起来，综合分析，才能做出准确诊断。诊断需行直肠指检，腺体大小可为正常或稍大，两侧叶可不对称，质地偏硬或不均匀，中央沟存在，严重时前列腺有触压痛，同时进行前列腺按摩，取前列腺液标本送检。

【治疗】

（一）慢性细菌性前列腺炎

1. 应用抗生素 前列腺腺体外有一层类脂膜，是抗生素进入腺泡的屏障，故治疗应选用具有较强穿透力的抗菌药,如复方新诺明、罗红霉素等。目前认为喹诺酮类抗菌药治疗前列腺炎效果较好。一般疗程是 6 周。

2. 其他治疗 慢性前列腺炎的治疗除应用抗菌药以外,其他综合疗法还包括以下几种:①热水坐浴每日 2 次,每次 20 分钟。②选择高敏抗生素经直肠离子透入。③每周前列腺按摩 1 次。④有规律的性生活。⑤避免久坐、久骑,忌酒及辛辣食物。

(二)非细菌性前列腺炎

1. 应用抗菌药 衣原体、支原体感染时,可选用米诺环素、多西环素及碱性药物,其他可用红霉素、甲硝唑等治疗,疗程 2 ~ 4 周。

2. 其他治疗 禁食辛辣食品和酒精饮料;前列腺按摩和热水坐浴可有效缓解症状;α 受体阻滞剂可以解痉,改善症状。

二、前列腺增生病

前列腺增生病有良性前列腺增生(benign prostatic hypertrophy,BPH)和良性前列腺肥大之称,是老年男性的常见病。其发病率随年龄增长而逐渐递增,大多数的发病年龄在 50 ~ 70 岁之间。目前认为,男性 45 岁以后,前列腺可有不同程度的增生,50 岁以后开始出现临床症状,80 岁以上者,约 95% 的人都有前列腺增生。另有相当数量的患者可诱发急性尿潴留。

【病因】

前列腺的正常发育有赖于男性激素,虽然对前列腺增生的病因至今仍未完全阐明,近年来认为前列腺增生不是细胞增殖增多,而是细胞凋亡减少所造成的。

1. 老龄和有功能的睾丸 男性老年人随着年龄增大,雄激素的分泌量低于生理需要量,最终导致前列腺增生。这仍是目前前列腺增生的重要病因。

2. 雌雄激素间平衡失调 认为与前列腺增生有关。

【病理】

前列腺增生引起尿路病理改变的基本原因是造成膀胱出口部梗阻。梗阻的严重程度并不完全与增生腺体大小成正比,而与增生的部位有直接关系。由于梗阻后膀胱内尿液潴留,易继发感染和结石。

【临床表现】

前列腺增生多在 50 岁以后出现症状,60 岁左右症状更加明显,前列腺增生的症状完全是由于增生的腺体对膀胱颈与后尿道的压迫所造成的。

1. 尿频 为早期表现,排尿次数增多,尤其是夜间,严重时夜间排尿次数超过白天。

2. 排尿困难 进行性排尿困难是前列腺增生最重要的症状。轻度梗阻时表现为排尿等待、中断,尿后滴沥,以后可出现排尿费力、尿流变细、射程缩短,最终可呈滴沥状排尿,通常是由于增生前列腺压迫尿道,使尿道阻力增加所致。

3. 血尿 由于膀胱颈部的充血或并发炎症、结石,可出现不同程度的镜下血尿或肉眼血尿。

4. 尿潴留 常因气候变化、饮酒等使前列腺和膀胱颈部充血、水肿,在排尿困难的基础上,膀胱内尿液突然完全不能排出,产生急性尿潴留。

【辅助检查】

1.尿流率检查　通过测定最大尿流率（MFR）、平均尿流率（AFR）、排尿时间（T）及尿量（V）等指标，判断下尿路梗阻是否存在及程度。排尿量超过 150mL，MER<15mL/s，说明排尿不畅；MER<10mL/s 则梗阻严重，必须治疗。

2.B 超　经腹部 B 超可了解前列腺大小及残余尿量，还有助于了解有无肾积水和积水程度。

3.血清前列腺特异抗原（PSA）测定　正常值 <4ng/mL，直肠指检对该数值有影响。如前列腺体积较大，有结石或质地较硬时，血清 PSA 进行性升高，应考虑癌变的可能。

4.其他检查　膀胱镜检查除了可窥视后尿道、膀胱颈及腔内前列腺增生时的改变外，还可以发现膀胱内有无结节与占位性病变。静脉尿路造影和 CT 检查对前列腺增生的确诊也有重要意义。

【诊断】

50 岁以上男性出现尿频、排尿不畅等临床表现，须考虑前列腺增生症的可能。经直肠指检，可于直肠前壁扪及增生的前列腺。临床根据前列腺增生情况分为 3 度：①Ⅰ度，前列腺大小为正常的 1.5 ～ 2 倍，质地中等，中央沟变浅，估计重量为 20 ～ 25g。②Ⅱ度，前列腺大小为正常的 2～3 倍，质地中等硬度，中央沟极浅，估计重量为 25～50g。③Ⅲ度，前列腺超过正常的 3～4 倍，质地偏硬，中央沟消失，估计重量为 50 ～ 70g。

国际前列腺症状评分（international prostate symptom score，I-PSS）：是量化 BPH 下尿路症状的方法，是目前国际公认的判断 BPH 患者症状程度的最佳手段，见表 4-11。

表 4-11　国际前列腺症状评分（I-PSS）

	没有	少于 1 次	少于半数	大约半数	多于半数	几乎每次	评分
1.是否经常有尿不尽感	0	1	2	3	4	5	
2.两次排尿间隔是否经常小于两小时	0	1	2	3	4	5	
3.是否曾经有间断性排尿	0	1	2	3	4	5	
4.是否有排尿不能等待现象	0	1	2	3	4	5	
5.是否有尿线变细现象	0	1	2	3	4	5	
6.是否需要用力及使劲才能开始排尿	0	1	2	3	4	5	
7.从入睡到早起一般需要起来排尿几次	没有	1 次	2 次	3 次	4 次	5 次	
症状评分							

注：总分 0 ～ 35 分，轻度症状 0 ～ 7 分，中度症状 8 ～ 19 分，重度症状 20 ～ 35 分。

【治疗】

前列腺增生不引起梗阻则不需要治疗，已有梗阻而不影响正常生理功能可暂予观察，如已影响正常生理功能则应尽早治疗。

（一）药物治疗

对梗阻较轻、年老体衰或有心、肺、肾功能障碍的患者，可选择药物治疗。治疗前列腺增生的药物种类很多，目前较为公认的有 3 类。

1. α 受体阻滞剂　可降低平滑肌张力，减少尿道阻力，改善排尿功能。常用的有特拉唑嗪和阿夫唑嗪，坦索罗辛为超选择 $α_1$ 受体阻滞剂。

2. 5α – 还原酶抑制剂　服用 5 α – 还原酶抑制剂非那雄胺可降低前列腺内双氢睾酮，促使前列腺体积缩小。目前主张非那雄胺与 α 受体阻滞剂联合应用，可增加前列腺的细胞凋亡。

3. 植物药　非洲臀果木提取物（太得恩）能抑制 β –FGF（成纤维细胞生长因子 β）引起的前列腺成纤维细胞增生，改善排尿梗阻症状。

（二）急性尿潴留的处理

1. 导尿　是急性尿潴留最常用的处理方法。应执行严格的无菌操作技术，估计短期内不能恢复自行排尿时应留置导尿。

2. 耻骨上膀胱穿刺　是一种暂时的急救方法，常在导尿管无法插入，又受条件限制，无其他方法解决急性尿潴留时采用。

3. 膀胱造瘘　适用于排尿梗阻的病因无法解除，或保留导尿管拔除后再次发生急性尿潴留，而同时合并有心、肺、肝、肾等功能障碍的患者。方法有耻骨上膀胱穿刺造瘘和耻骨上膀胱切开造瘘两种。术后必须适时更换膀胱造瘘管，以防尿结石形成。

（三）手术治疗

1. 手术适应证　①经药物治疗病程仍在发展，尿流率异常情况加重，或膀胱残留尿量超过 100mL 以上。②由于梗阻诱发膀胱憩室或结石，肾及输尿管积水。③因梗阻引起慢性或反复发作的泌尿系感染。④前列腺增生伴出血，尤其是多量而反复出血者。⑤多次发生急性尿潴留，有感染、出血、肾积水或肾功能损害时，应采取相应措施，待全身情况改善后再考虑手术治疗。

2. 手术方法　具体方法有经尿道电切和开放性手术两种。后者分为耻骨上经膀胱前列腺摘除术和耻骨后前列腺摘除术。不同手术方法各有其优缺点和适应证，选择时应根据患者情况及医生对于手术方式的掌握程度决定。

（四）其他疗法

1. 经尿道气囊高压扩张术　适用于有排尿困难或尿潴留的高龄患者。治疗后能明显改善排尿症状，并可重复使用。

2. 前列腺尿道支架置入　通过扩张前列腺部尿道而起到治疗作用；长期置入易形成结石，再次引起排尿困难。

3. 激光治疗　可分为接触性、非接触性和组织内激光治疗。其对软组织具有凝固、焦化和气化作用，止血效果好，镜下视野清晰，不需频繁冲洗；可避免水中毒的发生。

第四节　泌尿系统肿瘤

一、肾癌

肾癌（renal cell carcinoma，RCC）又称肾细胞癌、肾腺癌，在成人恶性肿瘤中的发病率为 2%～3%，占肾恶性肿瘤的 85%，发病率在泌尿系统肿瘤中仅次于膀胱癌而占第 2 位。本病多发于 50～70 岁，男女之比约 3：2。随着影像学诊断的应用、普及，以及常规体检和健康意识的提高，无症状的肾肿瘤检出率较前提高。

【病理】

常为一侧肾单个病灶。病灶起源于肾小管上皮细胞，有时呈多囊性，可有出血、坏死和钙化。肾癌大多为透明细胞癌，亦可同时为颗粒细胞，梭形细胞癌较少见。透明细胞癌或颗粒细胞癌的生存情况大致相似，梭形细胞癌预后不良。肾癌局部扩散至肾外脂肪及邻近脏器，若局限在肾包膜内时恶性程度较小。淋巴结转移比静脉内扩散更为严重。远处转移常见于肺、脑、骨、肝等。

【临床表现】

血尿、疼痛和肿块称肾肿瘤"三联征"。

1.血尿 是肾癌最常见的症状，表明肿瘤已侵入肾盏、肾盂，均以无痛而间歇性发作为特征，经常以肉眼血尿而发现。

2.疼痛 多数呈钝痛，局限在腰部。血块堵塞输尿管时，可出现肾绞痛，应与肾结石鉴别。

3.肿块 因肾脏位置隐蔽，临床不易被发现，若在腰、腹部触及较大肿块时病变常常已属晚期。

4.全身症状 全身毒性症状是由于肿瘤组织坏死、出血、毒性物质吸收而引起的低热。另外，还可以出现全身不适、食欲减退、体重下降等其他肿瘤患者常有的症状。晚期可出现消瘦、贫血等恶病质改变。

5.内分泌紊乱 可表现为高血压、红细胞增多和高血钙等。

6.转移性肿瘤症状 如骨等转移部位出现的疼痛、持续性咳嗽、咯血、神经麻痹等而初次就诊。

【辅助检查】

1.B超 能探测肾内有无占位性病变。

2.X线检查 可显示肾脏大小、形状及有无钙化灶等。

3.排泄性尿路造影 可见肾盏、肾盂因肿瘤挤压而有不规则变化、狭窄、拉长或充盈缺损。若不显影时可选择逆行肾盂造影，以提供诊断依据。

【诊断】

具有典型的血尿、肾区疼痛、腹部肿块等症状的患者，诊断并不困难，但此时病程已属晚期。因此，有其中任何一个症状出现时都应引起重视，选择适当检查，明确诊断。

诊断有困难时，可进行CT、动脉造影、MRI等检查，有助于早期发现肾实质内肿瘤，且有助于鉴别其他肾实质内疾病，如肾平滑肌脂肪瘤和肾囊肿等。

【治疗】

（一）手术治疗

手术治疗是治愈肾癌的主要方法。根治性手术应切除肾及周围组织、筋膜、肾上腺、区域淋巴结和肾静脉，包括取出下腔静脉内的癌栓。对于巨大肿瘤，在手术前行肾动脉栓塞或者体外放疗，可使肿瘤瘤体缩小，曲张的静脉萎缩，以降低手术难度和减少术中出血。

（二）放疗和化疗

不能使肿瘤彻底控制，一般可作为姑息治疗以减轻痛苦，延长生命，或作为手术前后的辅助治疗。

（三）内分泌及免疫治疗

晚期肾癌可使少数患者的肿瘤部分退化。免疫治疗可能对转移癌有一定疗效。

二、膀胱癌

膀胱癌（carcinoma of urinary bladder）是泌尿系最常见的恶性肿瘤，也是全身较常见的恶性肿瘤之一。其发病率有上升趋势，男性多于女性，男女之比为 4∶1。

【病因】

多数病因目前尚不十分清楚，主要有化学致癌物质与内源性色氨酸代谢异常两方面。此外，吸烟、长期服用非那西丁、膀胱慢性感染、盆腔 X 线照射、膀胱的埃及血吸虫病、膀胱白斑病、腺性膀胱炎、尿路结石、尿潴留等也可能是膀胱癌的诱因。近年来，癌基因和抗癌基因对膀胱癌发病的影响，以及患者遗传基因和免疫状态在发病中所起作用的研究受到重视。

【病理】

膀胱癌的发生与肿瘤的组织类型、细胞分化程度、生长方式和浸润深度有关，其中以细胞分化程度和浸润深度最为重要。

组织类型分成来源于上皮组织和非上皮组织两大类。98% 的膀胱癌来自上皮组织，其中 95% 为移行上皮癌，鳞癌和腺癌各占 2% ～ 3%。起源于非上皮组织的肿瘤占全部膀胱肿瘤 2% 以下，多数为横纹肌肉瘤。

分化程度提示肿瘤的恶性度，通常以"级"表示。根据肿瘤细胞的大小、形态、染色、核改变、分裂相而定，多采用 3 级法：分化良好，恶性度低，属 Ⅰ 级；分化差，高度恶性，属 Ⅲ 级；介于两者之间属 Ⅱ 级。

按生长方式可将膀胱癌分成原位癌、乳头状癌和浸润癌，通常是一个病不同阶段的连续发展。癌细胞局限在黏膜内时称原位癌。移行细胞癌最多见，常呈乳头状外形，可呈浸润性生长。鳞癌浸润快而深，恶性程度高。

【临床表现】

膀胱癌高发年龄为 50 ～ 70 岁，占 58%，分化不良的浸润性膀胱癌常发生于高龄患者，横纹肌肉瘤好发于婴幼儿。

1. 血尿　绝大部分患者以间歇性无痛性全程肉眼血尿为第一症状，少数为镜下血尿。症状可间歇性发作，缓解期易给患者造成"治愈"的错觉而延误病情。出血程度与病变性质和程度并不一致。原位癌常呈镜下血尿，非上皮性肿瘤则血尿不明显。

2. 膀胱刺激症状　肿瘤大多发生在膀胱三角区，或伴肿瘤坏死、溃疡和合并感染。输尿管开口区的肿瘤有时可引起同侧肾盂和输尿管积水。如出现排尿困难、腰骶及下肢疼痛、下腹扪及浸润性肿块，均提示病变已属晚期。小儿横纹肌肉瘤常以排尿困难为主要症状。鳞癌和腺瘤恶性程度高，病情发展快。

【辅助检查】

1. 膀胱镜检查 是诊断膀胱癌的主要方法，其不但可直接看到肿瘤所在部位、形态、大小及数目等，还可以进行活检以确定肿瘤的恶性程度和深度。经尿道超声检查，能准确了解肿瘤浸润的范围和分期。而普通 B 超检查可以发现直径在 0.5cm 以上的肿瘤，临床常作为首选检查方法。

2. 排泄性尿道造影 可了解上尿路有无肿瘤、积水及肾功能情况，应作为膀胱癌的常规检查。膀胱造影时可见充盈缺损，肿瘤浸润膀胱壁时，局部可见僵硬、不整齐改变。CT、MRI 可发现肿瘤的深度及局部转移病灶。

3. 流式细胞光度术（FCP） 是测量细胞 DNA 含量异常的另一种检查膀胱肿瘤的细胞学方法。尿液内非整倍体细胞超过 15% 可诊断为癌。另外，测定肿瘤组织表面 ABO（H）抗原可对估计肿瘤的发展及预后有帮助。

【诊断】

凡病因不明的无痛性血尿或膀胱刺激症状的患者，特别是年龄在 40 岁以上者，均应考虑膀胱肿瘤的可能，必须进行详细检查。尿液细胞学检查在膀胱肿瘤诊断中有一定意义，阳性率为80%。近年应用尿检查端粒酶、BTA、BLCA-4 等可提高膀胱癌检出率。

【治疗】

膀胱肿瘤的治疗比较复杂，但仍以手术治疗为主。

（一）手术治疗

治疗应根据病理及局部病变程度选择经尿道手术、膀胱切开肿瘤切除、膀胱部分切除和全部膀胱切除等手术。膀胱全切除术包括前列腺和精囊在内。膀胱切除术后常用回肠代替膀胱。如患者全身情况差，无法切除肿瘤并有下尿路梗阻时，可做输尿管皮肤造口术。保留膀胱的各种手术，2 年复发率达 50% 以上。

（二）药物治疗

为防止术后肿瘤复发，可采用 BCG（卡介苗）、丝裂霉素、阿霉素、噻替哌、羟基树碱等做膀胱灌注。目前认为 BCG 效果最好。

（三）放射性治疗

效果不如根治性全膀胱切除，大多仅用于不宜手术的患者，但必须注意放射性膀胱炎的发生。

（四）化疗

化疗认为是治疗膀胱肿瘤重要的辅助手段，可选用 M-VAC 方案，即氨甲蝶呤、长春新碱、阿霉素、顺铂联合应用；VACA 方案，即长春新碱、放射菌素 D、环磷酰胺、阿霉素联合应用。

复习思考题

一、名词解释

尿频 尿失禁 排尿困难 肾绞痛

二、问答题

1. 简述尿失禁的分类及临床表现。

2. 怎样根据血尿出现阶段的不同初步判断出血部位？

3. 简述前列腺增生病的手术指征。

4. 试述泌尿道结石的预防。

5. 简述膀胱癌的治疗原则。

第五篇

妇产科学

扫一扫，查阅本章数字资源，含PPT、音视频、图片等

第一节　女性生殖系统解剖与生理

一、女性生殖系统解剖

女性生殖系统包括内、外生殖器官及其相关组织和邻近器官。

1. 外生殖器　女性外生殖器又称外阴，指生殖器官的外露部分，其位于两股内侧，前面为耻骨联合，后面为会阴，包括阴阜、大阴唇、小阴唇、阴蒂和阴道前庭等组织结构。位于阴道前庭的前庭大腺，腺管向内开口于前庭后方小阴唇与处女膜之间的沟内，性兴奋时分泌黄白色黏液起润滑作用。若腺管开口闭塞，易形成脓肿或囊肿。

2. 内生殖器　女性内生殖器为生殖器官的内藏部分，包括阴道、子宫、输卵管及卵巢，后二者合称子宫附件。

（1）阴道　为性交器官，月经血排出及胎儿娩出的通道。位于真骨盆下部中央，呈上宽下窄的管道，与膀胱和尿道相邻，与直肠相邻。上端包绕宫颈，下端开口于阴道前庭后部。环绕宫颈周围的部分称阴道穹隆。阴道壁由黏膜、肌层和纤维组织膜构成，有很多横纹皱襞，故有较大伸展性。阴道黏膜受性激素影响有周期性变化。

（2）子宫　为产生月经、孕育胚胎和胎儿的器官。子宫是一空腔肌性器官，位于骨盆腔中央、膀胱与直肠之间，下端接阴道，两侧有输卵管和卵巢。正常的子宫位置为轻度前倾前屈位，主要依靠子宫韧带及骨盆底肌和筋膜的支托作用。重约50g，长7～8cm，宽4～5cm，厚2～3cm，宫腔容量约5mL，分为宫体和宫颈。子宫韧带共有4对，分别是圆韧带、阔韧带、主韧带、宫骶韧带。

（3）输卵管　为卵子与精子相遇的场所，也是向宫腔运送受精卵的通道。输卵管全长8～14cm。根据输卵管的形态由内向外可分为4部分：间质部、峡部、壶腹部和伞部。伞部有"拾卵"作用。

（4）卵巢　为一对扁椭圆形的性腺，具有生殖和内分泌功能，能产生和排出卵子，以及分泌性激素。卵巢位于输卵管的后下方，以卵巢系膜连接于阔韧带后叶的部位称为卵巢门，有卵巢血管与神经出入。卵巢外侧以骨盆漏斗韧带连于骨盆壁，内侧以卵巢固有韧带与子宫连接。卵巢大小约4cm×3cm×1cm，重5～6g，呈灰白色；绝经后卵巢萎缩变小、变硬。卵巢表面无腹膜，由单层立方上皮覆盖；再往内为卵巢组织，分皮质与髓质。皮质在外层，其中有数以万计的原始卵泡（又称始基卵泡）及致密结缔组织；髓质在中心，无卵泡，含疏松结缔组织及丰富血管、神

经、淋巴管。

3. 血管、淋巴及神经 女性内外生殖器官的血供主要来源于卵巢动脉、子宫动脉、阴道动脉和阴部内动脉。盆腔的静脉均与同名动脉伴行，并在相应器官及其周围形成静脉丛，且互相吻合，故盆腔感染容易蔓延。女性盆部具有丰富的淋巴系统，淋巴结一般沿相应的血管排列，主要分为外生殖器淋巴与盆腔淋巴两组。当内、外生殖器官发生感染或恶性肿瘤时，可导致相应淋巴结肿大。外生殖器的神经主要由阴部神经所支配，内生殖器主要由交感神经与副交感神经所支配。

4. 邻近器官 女性的内外生殖器官与骨盆腔其他器官不仅在位置上互相邻接，而且其血管、淋巴及神经也相互密切联系。当某一器官有病变时，如创伤、感染、肿瘤等，易累及邻近器官。其邻近器官主要有尿道、膀胱、输尿管、直肠和阑尾。

二、女性生殖系统生理

（一）妇女一生各阶段的生理特点

女性从出生到衰老是一个渐进的生理过程，也是下丘脑－垂体－卵巢轴功能逐渐发育、成熟和衰退的过程。其一生各时期都有不同的组织学、解剖学变化及生理特点，根据其生理特点可按年龄划分为以下几个阶段。

1. 新生儿期 出生后4周内称新生儿期。

2. 儿童期 从出生4周到12岁左右称儿童期。

3. 青春期 从月经初潮至生殖器官逐渐发育成熟的时期称青春期，WHO规定青春期为10～19岁。这一时期的重要标志是月经来潮。

4. 性成熟期 一般自18岁左右开始，历时约30年。此期妇女性功能旺盛，卵巢功能成熟并分泌性激素，已建立规律的周期性排卵。

5. 绝经过渡期 可始于40岁，历时10余年，甚至20年。此期卵巢功能逐渐衰退，生殖器官亦开始萎缩，曾称"更年期"，即从卵巢功能开始衰退至绝经后1年内的时期。

6. 老年期 60岁后妇女机体逐渐老化，卵巢功能已衰竭，骨代谢失常引起骨质疏松，易发生骨折。

（二）月经及月经期的临床表现

月经指随卵巢的周期性变化，子宫内膜出现周期性脱落及出血。月经的出现是生殖功能成熟的标志之一。一般初潮年龄多在13～15岁之间，也有可能早在11～12岁，或迟至15～16岁。出血的第1日为月经周期的开始，两次月经第1日的间隔时间称1个月经周期，一般为21～35日，前后相差不超过7天。月经持续2～8天，出血量20～60mL，超过80mL即为病理状态。月经量的多少很难统计，临床上常通过每次或每日用卫生巾的个数来粗略估计量的多少。月经血一般呈暗红色，除血液外，还有子宫内膜碎片、宫颈黏液及脱落的阴道上皮细胞。月经时可伴有下腹及腰骶部下坠感，个别可有尿频、头痛、失眠、情绪波动、恶心、呕吐等症状。

（三）卵巢功能及其周期性变化

卵巢是女性的生殖内分泌腺，具有生殖功能及内分泌功能。从青春期开始到绝经前，卵巢在形态和功能上发生周期性变化称为卵巢周期，其主要变化包括从卵泡发育至成熟、排卵到黄体形成及萎缩。在卵巢周期变化中分泌的甾体激素主要为雌激素和孕激素及少量的雄激素等甾体激素。同时子宫内膜及生殖器其他部位也因卵巢周期的变化而变化。子宫内膜的变化周期分为增生期、分泌期和月经期。卵巢周期的变化受下丘脑－垂体－卵巢轴（HPOA）的神经内分泌系统控制。HPOA 的神经内分泌活动受到大脑高级中枢调控，并受其他内分泌腺功能的影响，如肾上腺、甲状腺及胰腺等，其功能异常均可导致月经的失调。

第二节　妊娠生理

妊娠是胚胎和胎儿在母体内发育成长的过程。成熟卵子受精是妊娠的开始，胎儿及其附属物自母体排出是妊娠的终止。妊娠是非常复杂、变化极为协调的生理过程。

一、受精及受精卵发育、输送与着床

获能的精子与次级卵母细胞于输卵管相遇，结合形成受精卵的过程称受精。受精发生在排卵后 12 小时内，整个受精过程约需 24 小时。晚期囊胚种植于子宫内膜的过程称受精卵着床。

1. 受精卵的形成　精液射入阴道内，经宫颈管、子宫腔进入输卵管腔，在此过程中精子获能。卵子从卵巢排出，经输卵管伞部进入输卵管内，停留在输卵管壶腹部等待精子。精子与卵子相遇后，精子头部顶体外膜破裂，释放出顶体酶，溶解卵子外围的放射冠和透明带，称顶体反应。精子通过顶体反应，穿过放射冠和透明带。精子头部与卵子表面接触时，卵子细胞质内的皮质颗粒释放溶酶体酶，使透明带结构发生改变，精子受体分子变性，阻止其他精子进入透明带，这一过程称透明带反应。穿过透明带的精子外膜与卵子胞膜接触并融合，精子进入卵子内。随后卵子迅即完成第二次减数分裂形成卵原，并与精原核融合，核膜消失，染色体相互混合，形成二倍体的受精卵，受精过程完成。

受精后 30 小时，受精卵借助输卵管蠕动和输卵管上皮纤毛推动向宫腔方向移动。同时开始进行有丝分裂，形成多个子细胞，称为分裂球。受透明带限制，子细胞虽增多，但并不增大，以适应在狭窄的输卵管腔中移动。受精后 50 小时为 8 细胞阶段，至受精后 72 小时分裂为 16 个细胞的实心细胞团，称为桑葚胚，随后早期囊胚形成。受精后第 4 日早期囊胚进入宫腔。受精后第 5～6 日早期囊胚的透明带消失，总体积迅速增大，继续分裂发育，晚期囊胚形成。

2. 受精卵着床　需经过定位、黏附和侵入的过程。受精卵着床必须具备的条件：①透明带消失。②囊胚细胞滋养细胞分化出合体滋养细胞。③囊胚和子宫内膜同步发育且功能协调。④孕妇体内分泌足够数量的孕酮。子宫有一个极短的窗口期允许受精卵着床。

受精卵着床后，在孕激素、雌激素作用下子宫内膜腺体增大。腺上皮细胞内糖原增加，结缔组织细胞肥大，血管充血，此时的子宫内膜称蜕膜。按蜕膜与囊胚的关系，蜕膜分为 3 部分：①底蜕膜：囊胚着床部位的子宫内膜，与叶状绒毛膜紧贴，以后发育成为胎盘的母体部分。②包蜕膜：覆盖在囊胚表面的蜕膜，随囊胚发育逐渐突向宫腔。③真蜕膜：底蜕膜及包蜕膜以外覆盖子宫腔其他部分的蜕膜，妊娠 14～16 周羊膜腔明显增大，使包蜕膜和真蜕膜相贴近，宫腔消失。

二、胎儿附属物的形成及其功能

胎儿附属物包括胎盘、胎膜、脐带和羊水，对维持胎儿宫内的生命及生长发育起重要作用。

1. 胎盘

（1）胎盘的结构　胎盘由羊膜、叶状绒毛膜和底蜕膜构成。羊膜和叶状绒毛膜构成胎盘的胎儿部分，底蜕膜构成胎盘的母体部分。妊娠足月胎盘呈圆形或椭圆形，重450～650g，直径16～20cm，厚1～3cm，中间厚，边缘薄。胎盘分为胎儿面和母体面。胎盘胎儿面的表面被覆羊膜，呈灰白色，光滑半透明，脐带动静脉从附着处分支向四周呈放射状分布，直达胎盘边缘。脐带动静脉分支穿过绒毛膜板，进入绒毛干及其分支。胎盘母体面呈暗红色，蜕膜间隔形成若干浅沟，分成母体叶。

（2）胎盘的功能　包括物质交换、防御、合成及免疫功能等。

1）物质交换：以简单扩散、易化扩散、主动转运和其他等方式进行。①气体交换：在母体与胎儿之间，O_2 及 CO_2 是以简单扩散方式进行交换，相当于胎儿呼吸系统功能。②营养物质供应：葡萄糖是胎儿热能的主要来源，以易化扩散方式通过胎盘。胎儿体内的葡萄糖均来自母体。氨基酸、钙、磷、碘和铁以主动运输方式通过胎盘。脂肪酸、电解质及维生素多数以简单扩散方式通过胎盘。胎盘中含有多种酶，可将复杂化合物分解为简单物质，也能将简单物质合成后供给胎儿。③排出胎儿代谢产物：胎儿代谢产物如尿素、尿酸、肌酐、肌酸等，经胎盘送入母血，由母体排出体外。

2）防御功能：胎盘的屏障作用极有限，各种病毒（如风疹病毒、巨细胞病毒等）及大部分药物可通过胎盘影响胎儿。细菌、弓形虫、衣原体、螺旋体可在胎盘部位形成病灶，破坏绒毛结构，进入胎体，感染胎儿。母血中免疫抗体如IgG能通过胎盘，使胎儿在生后短时间内获得被动免疫力。

3）合成功能：胎盘合体滋养细胞能合成多种激素、酶及细胞因子。合成的激素有蛋白、多肽和甾体激素，如人绒毛膜促性腺激素、人胎盘生乳素、雌激素、孕激素等。合成的酶有缩宫素酶、耐热性碱性磷酸酶等，还能合成前列腺素、多种神经递质和多种细胞因子与生长因子。

4）免疫功能：胎儿是同种半异体移植物。正常妊娠母体能容受，不排斥胎儿，其具体机制目前尚不清楚，可能与早期胚胎组织无抗原性、母胎界面的免疫耐受及妊娠期母体免疫低下有关。

2. 胎膜　由平滑绒毛膜和羊膜组成。胎膜外层为绒毛膜，在发育过程中缺乏营养供应而逐渐退化萎缩成为平滑绒毛膜。胎膜无血管，内层为羊膜，与覆盖胎盘、脐带的羊膜层相连。能转运溶质和水，参与维持羊水平衡；能合成血管活性肽、生长因子和细胞因子，参与血管张力的调节。胎膜的重要作用是维持羊膜腔的完整性，对胎儿起保护作用。胎膜含花生四烯酸（前列腺素前身物质）的磷脂，且含有能催化磷脂生成游离花生四烯酸的溶酶体，故在分娩发动上有一定作用。

3. 脐带　连接胎儿与胎盘的条索状组织。胚胎及胎儿借助脐带悬浮于羊水中。妊娠足月胎儿的脐带长30～70cm，平均约50cm，直径1～2.5cm，表面被羊膜覆盖，呈灰白色。脐带内含一条脐静脉，两条脐动脉。血管周围为华通胶（含水量丰富、来自胚外中胚层的胶样胚胎结缔组织），有保护脐血管的作用。脐带是母体及胎儿气体交换、营养物质供应和代谢产物排出的重要通道。若脐带受压则致血流受阻，缺氧可致胎儿窒迫，甚至危及胎儿生命。

4. 羊水　充满在羊膜腔内的液体称为羊水。妊娠早期羊水的来源是母体血清经胎膜进入羊膜腔的透析液，妊娠中期羊水主要来源于胎儿的尿液，妊娠晚期胎儿肺参与羊水的生成。羊水的吸收主要靠胎膜、胎儿的吞咽及脐带吸收。母体、胎儿、羊水三者间的液体保持平衡。妊娠期羊水量逐渐增加，妊娠38周约1000mL，此后羊水量逐渐减少，至妊娠40周羊水量约800mL。过期妊娠时羊水量明显减少，可减少至300mL以下。妊娠早期羊水为无色澄清液体。妊娠足月羊水略混浊、不透明，可见其内悬有小片状物（胎脂、胎儿脱落上皮细胞、毳毛、毛发、少量白细胞、白蛋白、尿酸盐等）。羊水中含大量激素和酶。足月妊娠时羊水比重为1.007～1.025，pH值约为

7.2，内含水分 98%～99%，1%～2% 为无机盐及有机物。羊水对胎儿及母体具有保护作用。

三、妊娠期母体的变化

妊娠期母体在生殖系统的变化及乳腺的变化最显著。其他五大系统，母体均有变化以适应妊娠状态。这里我们重点介绍生殖系统及乳腺的变化。

（一）生殖系统的变化

1.子宫　随妊娠进展，子宫体逐渐增大变软。至妊娠足月时子宫体积达 35cm×25cm×22cm，容量约 5000mL，约增加 1000 倍；重量约 1100g，增加近 20 倍。妊娠 12 周后，增大的子宫呈均匀对称并超出盆腔，在耻骨联合上方可触及。妊娠晚期由于乙状结肠占据在盆腔左侧，故子宫轻度右旋。为适应胎儿 – 胎盘循环的需要，妊娠期子宫血管扩张、增粗，子宫血流量增加。产后有效的子宫收缩是子宫胎盘剥离面迅速止血的主要机制。子宫峡部在妊娠后变软，逐渐伸展拉长变薄，扩展成宫腔的一部分，临产后伸展至 7～10cm，成为产道的一部分，称子宫下段，是产科手术学的重要解剖结构。妊娠期宫颈充血、水肿，宫颈管内腺体肥大，致使宫颈变软，外观呈紫蓝色。宫颈的结缔组织在妊娠不同时期的分布不同，致使妊娠期宫颈关闭维持至足月，而分娩期宫颈扩张及产褥期宫颈迅速复旧。妊娠期宫颈黏液增多，形成黏稠的黏液栓，有保护宫腔免受外来感染侵袭的作用。

2. 卵巢　妊娠期的卵巢排卵和新卵泡发育均停止，妊娠 10 周前妊娠黄体产生雌激素及孕激素，维持妊娠继续，妊娠 10 周后黄体功能由胎盘取代，黄体开始萎缩。

3. 输卵管　妊娠期的输卵管伸长，但肌层并不增厚。黏膜上皮细胞变扁平，在基质中可见蜕膜细胞。有时黏膜呈蜕膜样改变。

4. 阴道　妊娠期的阴道黏膜变软，水肿充血呈紫蓝色，皱襞增多，伸展性增加，有利于分娩时胎儿通过。阴道脱落细胞增加，分泌物增多呈白色糊状。阴道上皮细胞含糖原增加，乳酸含量增多，使阴道 pH 值降低，不利于致病菌生长，可防止感染。

5. 外阴　妊娠期的外阴部充血，皮肤增厚，大小阴唇色素沉着，大阴唇内血管增多及结缔组织变松软，使伸展性增加。妊娠时由于增大子宫的压迫，盆腔及下肢静脉血回流障碍，部分孕妇可有外阴或下肢静脉曲张，产后多自行消失。

（二）乳房的变化

妊娠期的胎盘分泌大量雌激素，刺激乳腺腺管发育，分泌大量孕激素，刺激乳腺腺泡发育。乳房于妊娠早期开始增大，充血明显。乳腺腺泡增生，使乳腺增大并出现结节，乳头增大变黑，易勃起。乳晕颜色加深，其外围的皮脂腺肥大，形成散在的结节状小隆起，称为蒙氏结节。于妊娠末期，尤其在接近分娩期挤压乳房时，可有数滴稀薄黄色液体溢出，称初乳。

四、胎儿发育及其生理特点

（一）胚胎、胎儿发育特征

以 4 周为一个孕龄单位，描述胚胎及胎儿发育的特征。

1. 妊娠 4 周末　可以辨认胚盘与体蒂。

2. 妊娠 8 周末　胚胎初具人形，头大占整个胎体的一半，能分辨出眼、耳、鼻、口。四肢已具雏形，各器官正在分化发育，心脏已形成。

3. 妊娠 12 周末　胎儿身长约 9cm，外生殖器已发生，可初辨出性别。胎儿四肢可活动。

4. 妊娠 16 周末　胎儿身长约 16cm，体重约 110g。从外生殖器可确定胎儿性别。头皮已长出毛发，胎儿开始出现呼吸运动。皮肤菲薄，呈深红色，无皮下脂肪。部分经产妇自觉胎动。

5. 妊娠 20 周末　胎儿身长约 25cm，体重约 320g。皮肤暗红，全身覆有胎脂及毳毛，开始出现吞咽、排尿功能。自该孕周起胎儿体重呈线性增长。胎儿运动明显增加，10% ～ 30% 的时间胎动活跃。

6. 妊娠 24 周末　胎儿身长约 30cm，体重约 670g。各脏器均已发育，皮下脂肪开始沉积，因量不多，皮肤仍呈皱缩状，出现眉毛及睫毛。细小支气管和肺泡已经发育。出生后可有呼吸，但生存力极差。

7. 妊娠 28 周末　胎儿身长约 35cm，体重约 1000g。皮下脂肪沉积不多，皮肤粉红，有时可有胎脂。四肢活动好，有呼吸运动，出生后可存活，但易患特发性呼吸窘迫综合征。

8. 妊娠 32 周末　胎儿身长约 40cm，体重约 1700g。皮肤深红，仍呈皱缩状，生活力尚可，出生后注意护理可能存活。

9. 妊娠 36 周末　胎儿身长约 45cm，体重约 2500g。皮下脂肪较多，身体圆润，面部皱褶消失。指（趾）甲已达指（趾）端。出生后能啼哭及吸吮，生活力良好。基本可以存活。

10. 妊娠 40 周末　胎儿身长约 50cm，体重约 3400g。发育成熟，皮肤粉红色，皮下脂肪多。外观体形丰满，足底皮肤有纹理，男性胎儿睾丸已降至阴囊内，女性胎儿大小阴唇发育良好。出生后哭声响亮，吸吮能力强，能很好地存活。

（二）胎儿的生理特点

1. 循环系统　胎儿的营养供给和代谢产物排出，均需经胎盘转输后由母体完成。由于胎儿期肺循环阻力高及胎盘脐带循环的存在，胎儿期的心血管循环系统不同于新生儿的心血管循环系统。

（1）胎儿血循环特点　①来自胎盘的血液沿胎儿腹前壁进入体内，分为 3 支：一支直接入肝，一支与门静脉汇合入肝，此两支的血液经肝静脉入下腔静脉；另一支为静脉导管直接入下腔静脉。可见进入右心房的下腔静脉血是混合血，有来自脐静脉含氧量较高、营养较丰富的血液，也有来自胎儿身体下半身含氧量较低的血液。②卵圆孔位于左右心房之间，由于卵圆孔开口处正对着下腔静脉入口，从下腔静脉进入右心房的血液，绝大部分经卵圆孔进入左心房。而上腔静脉进入右心房的血液，很少通过甚至不通过卵圆孔流向左心房，随后进入肺动脉。③由于肺循环阻力较大，肺动脉血液大部分经动脉导管流入主动脉，首先供应心、头部及上肢，仅约 1/3 的血液经肺静脉入左心房。左心房的血液进入左心室，继而进入升主动脉、降主动脉直至全身后，经腹下动脉再经脐动脉进入胎盘，与母血进行交换。可见胎儿体内无纯动脉血，而是动静脉混合血，各部位血氧含量只有程度上的差异。进入肝、心、头部及上肢的血液含氧量较高、营养较丰富以适应需要。注入肺及身体下半部的血液含氧量及营养较少。

（2）新生儿血循环特点　胎儿出生后，胎盘脐带循环中断，肺开始呼吸，肺循环阻力降低，新生儿血液循环逐渐发生改变。①出生后，脐静脉闭锁成肝圆韧带，脐静脉的末支静脉导管闭锁成静脉韧带。②出生后脐动脉闭锁，并与相连的闭锁的腹下动脉形成腹下韧带。③动脉导管位于肺动脉及主动脉弓之间，生后 2 ～ 3 个月完全闭锁成动脉韧带。④卵圆孔于生后因左心房压力增高，开始关闭，多在生后 6 个月完全闭锁。

2. 血液系统

（1）红细胞生成　约于受精后 3 周末胎儿建立血循环，红细胞主要来自卵黄囊。妊娠 10

周，肝是红细胞生成的主要器官，以后骨髓、脾逐渐具有造血功能。妊娠足月时骨髓产生 90% 的红细胞。妊娠 32 周红细胞生成素大量产生，故妊娠 32 周以后的新生儿红细胞数均增多，约为 6.0×10^{12}/L。胎儿红细胞的生命周期短，仅为成人的 2/3，故需不断生成红细胞。

（2）血红蛋白生成　在妊娠前半期均为胎儿血红蛋白，至妊娠最后 4～6 周，成人血红蛋白增多，至临产时胎儿血红蛋白仅占 25%。

（3）白细胞生成　妊娠 8 周以后，胎儿血循环内出现粒细胞。妊娠 12 周胸腺、脾产生淋巴细胞，成为体内抗体的主要来源。妊娠足月时白细胞计数可高达（15～20）$\times 10^9$/L。

3. 呼吸系统　胎儿呼吸功能是由母儿血液在胎盘完成气体交换来实现的。胎儿出生前需具备呼吸道（包括气管直至肺泡）、肺循环及呼吸肌的发育。B 超于妊娠 11 周可见胎儿胸壁运动，妊娠 16 周时出现能使羊水进出呼吸道的呼吸运动。新生儿出生后肺泡扩张，开始呼吸功能。出生时胎肺不成熟可导致呼吸窘迫综合征，影响新生儿存活力。

4. 消化系统　妊娠 11 周时小肠已有蠕动，至妊娠 16 周胃肠功能基本建立，胎儿吞咽羊水，吸收水分、氨基酸、葡萄糖及其他可溶性营养物质，对脂肪的吸收较差。胎儿肝内缺乏许多酶，不能结合红细胞破坏产生的大量游离胆红素。胆红素经胆道排入小肠，氧化成胆绿素，胆绿素的降解产物导致胎粪呈黑绿色。

5. 泌尿系统　妊娠 11～14 周时胎儿肾已有排尿功能，妊娠 14 周胎儿膀胱内已有尿液。胎儿通过排尿参与羊水的循环。

6. 内分泌系统　胎儿甲状腺于妊娠第 6 周开始发育，约在妊娠 12 周已能合成甲状腺激素。甲状腺素对胎儿各组织器官的正常发育均有作用，尤其是大脑的发育。妊娠 12 周至整个妊娠期，胎儿甲状腺对碘的蓄积高于母亲甲状腺，因此，孕期补碘要慎重。胎儿肾上腺发育良好，胎儿肾上腺皮质主要由胎儿带组成，能产生大量甾体激素，与胎儿肝、胎盘、母体共同完成雌三醇的合成。妊娠 12 周胎儿胰腺开始分泌胰岛素。

7. 神经系统　胎儿大脑随妊娠进展逐渐发育长大；胚胎期脊髓已长满椎管，但随后的生长缓慢。于妊娠 6 个月脑脊髓和脑干神经根的髓鞘开始形成，但主要发生在出生后 1 年内。妊娠中期胎儿内、外及中耳已形成，妊娠 24～26 周胎儿在宫内已能听见一些声音。妊娠 28 周胎儿眼对光开始出现反应，出生后对形象及色彩的视觉才逐渐形成。

8. 生殖系统及性腺分化发育　胎儿的性别由性染色体决定，胎儿性腺的发育对性别表型也起到辅助作用。性染色体 XX 或 XY 在受精卵形成时已确定，胚胎 6 周内胎儿的性别尚不能区分。此后在 Y 染色体的作用下，原始生殖细胞逐渐分化为睾丸。睾丸形成后刺激间质细胞分泌睾酮，促使中肾管发育，支持细胞产生副中肾管抑制物质，使副中肾管退化。外阴部 5α-还原酶使睾酮衍化为二氢睾酮，外生殖器向男性分化发育。睾丸于临产前降至阴囊内。若胚胎细胞不含 Y 染色体，原始生殖细胞分化为卵巢，由于缺乏副中肾管抑制物质，使副中肾管系统发育，形成阴道、子宫、输卵管。外阴部缺乏 5α-还原酶，外生殖器向女性分化发育。

第三节　妇科检查

一、基础体温测定

基础体温（BBT）是机体处于最基本情况下的体温，反映机体在静息状态下的能量代谢水平。在月经周期中，随不同时期雌、孕激素的不同，基础体温呈周期性变化。在月经后及卵泡期基础体温较低，排卵后因卵巢有黄体形成，使体温上升 0.3～0.5℃，一直持续到经前 1～2 日或月经第 1 日，体温又降至原来水平。

（一）测量方法

每晚睡前将体温表水银柱甩至 36℃以下，置于伸手可取的地方。第 2 日清晨醒后，不讲话，也不活动，取体温表放于舌下，测口腔温度 5 分钟。每天测体温时间最好固定不变。将测得结果逐日记录于基础体温单上，并连成曲线。将生活中有可能影响体温的情况如月经期、性生活、失眠、感冒等也随时记在体温单上。一般需连续测量，至少 3 个月经周期以上。

（二）临床应用

1. 指导避孕与受孕　育龄期妇女，排卵期在下次月经来潮前的 14 天左右。基础体温上升 4 天后可肯定已排卵，此时至月经来潮前的 10 天称为安全期。基础体温上升前后 2～3 天是排卵期范围，易受孕。

2. 协助诊断妊娠　妊娠后由于妊娠黄体的作用，使雌、孕激素水平增高，基础体温上升持续 18 天即可协助诊断早孕，若超过 20 天，其早孕诊断准确率更高。

3. 协助诊断月经失调　基础体温可反映排卵功能。无排卵型异常子宫出血的基础体温为单相。经促排卵药物治疗后，也可用基础体温监测治疗效果。排卵性月经失调，若黄体期短于 11 天，属黄体萎缩过早；若持续时间正常，但体温上升幅度 <0.3℃，可能是黄体发育不良；若基础体温虽为双相，但下降缓慢，可能是黄体萎缩过程延长，导致子宫内膜不规则脱落。基础体温测定结果还可提示闭经的原因，如基础体温为双相，则病变部位在子宫；基础体温为单相，则病变部位可能在卵巢或垂体、下丘脑。

二、诊断性刮宫

诊断性刮宫简称诊刮，其目的是刮取宫腔内容物做病理检查以协助诊断。若同时疑有宫颈管病变时，需对宫颈管及宫腔分步进行刮宫，称为分段诊刮。

（一）适应证

1. 子宫异常出血或阴道排液，疑为子宫内膜癌或宫颈管癌者。

2. 月经失调，如无排卵性异常子宫出血或闭经，需了解子宫内膜变化及其对性激素的反应。

3. 不孕症，需了解有无排卵或疑有子宫内膜结核者。

4. 因宫腔内有组织残留或异常子宫出血长期多量出血时，刮宫不仅有助于诊断，还有止血效果。

（二）操作方法

一般不需麻醉，对宫颈内口较紧者，酌情给镇痛剂、局麻或静脉麻醉。

1. 排尿后取膀胱截石位，外阴、阴道常规消毒、铺无菌巾。做双合诊，了解子宫大小及位置。用阴道窥器暴露宫颈，再次消毒宫颈与宫颈管，钳夹宫颈前唇或后唇，用子宫探针探子宫方向及宫腔深度。

2. 以刮匙顺序刮取宫腔内组织，特别注意到宫底及两侧宫角。取全部组织送病理检查。查看有无活动性出血。

3. 为排除子宫内膜癌，应做分段刮宫。先以小刮匙自宫颈内口至外口顺序刮一周，刮取宫颈管后再探宫腔深度并刮取子宫内膜。刮出的宫颈管及宫腔组织分别装瓶、固定，送病理检查。

（三）注意事项

1. 不孕症或有子宫异常出血者，应在月经前或月经来潮前 12 小时内刮宫，以判断有无排卵或黄体功能不良。

2. 出血、子宫穿孔、感染是刮宫的主要并发症。哺乳期、绝经后及子宫患恶性肿瘤者，均应查清子宫位置并仔细操作，以防子宫穿孔。有阴道出血者，术前、术后应给予抗生素。术中严格执行无菌操作。刮宫患者术后 2 周内禁止性生活及盆浴，以防感染。

3. 操作过程中不宜反复刮宫，以免伤及子宫内膜的基底层，造成子宫内膜炎或宫腔粘连，导致闭经。

三、阴道镜检查

阴道镜检查是利用阴道镜在强光源照射下直接观察宫颈阴道部上皮病变，借以观察肉眼看不到的宫颈阴道部较微小的病变，在可疑部分行定位活检，可提高确诊率。

（一）检查方法

检查前应有阴道细胞涂片检查结果，除外阴道毛滴虫、白念珠菌、淋菌等炎症。检查前 24 小时避免阴道冲洗、双合诊和性生活。

患者取膀胱截石位，用阴道窥器充分暴露宫颈阴道部，打开照明开关，将物镜调至与被检部位同一水平，调整好焦距至物像清晰为止。对可疑病变部位，取活检送病理检查。

（二）结果判断

1. 正常宫颈阴道部鳞状上皮　上皮光滑呈粉红色，涂 3% 醋酸后上皮不变色，碘试验阳性。

2. 宫颈阴道部柱状上皮　宫颈管内的柱状上皮下移，取代宫颈阴道部的鳞状上皮，肉眼见表面绒毛状，色红。

3. 转化区　即鳞状上皮与柱状上皮交错的区域，含新生的鳞状上皮及尚未被鳞状上皮取代的柱状上皮，阴道镜下见树枝状毛细血管。涂碘后，着色深浅不一。病理学检查为鳞状上皮化生。

4. 早期宫颈癌　强光照射下表面结构不清，局部血管异常增生，管腔扩大，失去正常血管分枝状。碘试验阴性或着色浅。

复习思考题

1. 简述妇女一生各阶段的生理特点。

2. 胎盘的功能是什么？

3. 何谓基础体温？简述基础体温随月经周期的变化。

第二十四章 常见妇科疾病

第一节 妇科炎症

女性生殖系统炎症是妇产科的常见病、多发病。感染可发生在下生殖道，如外阴、阴道炎症及宫颈炎症；也可侵袭上生殖道发生盆腔炎。炎症可局限于一个部位，也可同时累及几个部位。急性盆腔炎发展可引起弥漫性腹膜炎、败血症、感染性休克，严重者可危及生命；若急性期未得到及时彻底的治疗则可转成慢性盆腔炎，往往经久不愈，并可反复发作，不仅严重影响妇女的健康及其生活和工作，还可增加社会和家庭的负担。

一、外阴及阴道炎症

外阴及阴道炎症包括非特异性外阴炎、前庭大腺炎、前庭大腺脓肿、前庭大腺囊肿、滴虫阴道炎、外阴阴道假丝酵母菌病、细菌性阴道病、老年性阴道炎、婴幼儿外阴阴道炎等。其共同特点是阴道分泌物增加及外阴瘙痒。临床上以滴虫阴道炎、外阴阴道假丝酵母菌病、细菌性阴道病、老年性阴道炎较多见。

滴虫阴道炎

【病因】

滴虫阴道炎是常见的阴道炎，由阴道毛滴虫引起。阴道炎患者的阴道 pH 值一般在 5 ～ 6.5，多数 >6。月经前后因阴道 pH 值发生变化，容易引起炎症的发作。另外，滴虫还常侵入尿道或尿道旁腺，甚至膀胱、肾盂及男方的包皮皱褶、尿道或前列腺中。

【传染途径】

1. 经性交直接传播。
2. 经公共浴池、浴盆、浴巾、游泳池、坐式便器、衣物等间接传播。
3. 通过污染的器械及敷料等发生传播，为医源性传播。

【临床表现】

潜伏期为 4 ～ 28 天。

（一）症状

滴虫阴道炎的主要症状是稀薄的泡沫状白带增多及外阴瘙痒，间或有灼热、疼痛、性交痛等。

（二）体征

妇科检查时见阴道黏膜充血，严重者有散在出血斑点，后穹隆有多量白带，呈灰黄色、黄白色稀薄液体或黄绿色脓性分泌物，常呈泡沫状。

【辅助检查】

检查滴虫最简便的方法是生理盐水悬滴法。

【诊断与鉴别诊断】

（一）诊断

阴道分泌物增多伴外阴瘙痒，分泌物呈灰黄色或黄白色稀薄泡沫样；若在阴道分泌物中找到滴虫即可确诊。

（二）鉴别诊断

滴虫阴道炎应注意与外阴阴道假丝酵母菌病、细菌性阴道病、老年性阴道炎及宫颈炎等相鉴别。

【治疗】

1. 全身用药 甲硝唑 400mg 口服，每日 2 次，7 天为 1 个疗程；对初患者单次口服甲硝唑 2g，可收到同样效果。性伴侣应同时治疗。

2. 治愈标准 月经后复查白带，若经 3 次检查均阴性，方可称治愈。

3. 治疗中注意事项 下次月经后继续治疗 1 个疗程，以巩固疗效。内裤及毛巾煮沸 5 ～ 10 分钟以消灭病原体。性伴侣同时治疗。

外阴阴道假丝酵母菌病

外阴阴道假丝酵母菌病是常见的外阴、阴道炎症，曾称外阴阴道念珠菌病，过去曾称霉菌阴道炎。

【病因】

80% ～ 90% 的病原体为白假丝酵母菌，10% ～ 20% 为光滑假丝酵母菌、近平滑假丝酵母菌、热带假丝酵母菌等，多见于孕妇、糖尿病患者及接受大量雌激素治疗者。此外，长期大量应用抗生素、大量应用免疫抑制剂、穿紧身化纤内裤、肥胖等也易感染。

【传染途径】

假丝酵母菌除寄生于阴道外，还可寄生于人的口腔、肠道，当局部环境条件适合时易发病。

此外，少部分患者可通过性交直接传染或接触感染的衣物间接传染。

【临床表现】

（一）症状

主要表现为外阴瘙痒、灼痛，严重时坐卧不宁，异常痛苦，还可伴有尿频、尿痛及性交痛。急性期白带增多，白带特征是白色稠厚，呈乳酪或豆渣样。

（二）体征

妇科检查可见外阴红斑、水肿，伴有抓痕，小阴唇内侧及阴道黏膜附有白色膜状物，擦除后露出红肿黏膜面，阴道黏膜水肿、红斑；急性期还可能见到糜烂及浅表溃疡。

【辅助检查】

检查假丝酵母菌的方法是悬滴法。顽固病例可行培养法。顽固病例应检查尿糖及血糖，并详细询问病史，有无服用大量雌激素或长期应用抗生素的病史，以查找病因。另外，pH 值测定可鉴别单纯感染或混合感染。

【诊断与鉴别诊断】

（一）诊断

外阴瘙痒难忍，伴阴道分泌物增多，呈白色稠厚乳酪样或豆渣样，若在分泌物中找到白假丝酵母菌孢子和假菌丝即可确诊。

（二）鉴别诊断

本病应与引起阴道分泌物增多及外阴瘙痒的其他疾病，如滴虫阴道炎、细菌性阴道病、老年性阴道炎及宫颈炎等相鉴别。

【治疗】

1. 消除诱因 若有糖尿病应积极治疗；及时停用广谱抗生素、雌激素、皮质类固醇激素。勤换内裤，用过的内裤、盆及毛巾均应用开水烫洗。

2. 局部用药 ①咪康唑栓剂，每晚 200mg，连用 7 天。②克霉唑栓剂或片剂，每晚 150mg或 250mg，连用 7 天。③制霉菌素栓剂或片剂，每晚 1 片，连用 10～14 天。

3. 全身用药 氟康唑，150mg，顿服。常用于局部用药效果差、病情较顽固者，或未婚妇女。

4. 复发病例的治疗 若 1 年内发作 4 次或以上者，称复发性外阴阴道假丝酵母菌病（RVVC）。对复发病例应检查原因，消除诱因，同时性伴侣应检查及治疗。治疗以全身用药为主，氟康唑 150mg 口服，72 小时后加服 1 次；然后 150mg，每周 1 次，连用 6 个月。

细菌性阴道病

细菌性阴道病为阴道内正常菌群失调所致的一种混合感染，但临床及病理特征无炎症改变。

【病因】

本病因阴道内乳杆菌减少而其他细菌大量繁殖，主要有加得纳尔菌、消化链球菌、类杆菌、梭杆菌等厌氧菌和人型支原体等所致，其中以厌氧菌占多数。

【临床表现】

（一）症状

主要表现为阴道分泌物增多，有鱼腥臭味，性交后加重，可伴有轻度外阴瘙痒或烧灼感。

（二）体征

妇科检查阴道黏膜无充血的炎症表现，阴道内分泌物增多，呈灰白色、均匀一致、稀薄的分泌物，黏附于阴道壁上，但容易拭去。

【诊断与鉴别诊断】

（一）诊断要点

下列 4 项中有 3 项阳性即可临床诊断为细菌性阴道病。

①均匀、稀薄、白色阴道分泌物，常黏附于阴道壁。②阴道 pH>4.5（4.7～5.7）。③胺臭味试验阳性。④线索细胞阳性。

（二）鉴别诊断

本病的鉴别诊断见表 5-1。

表 5-1　细菌性阴道病与其他阴道炎的鉴别诊断

鉴别要点	细菌性阴道病	滴虫阴道炎	外阴阴道假丝酵母菌病	老年性阴道炎
病因	乳杆菌减少，加得纳尔菌等厌氧菌增多	阴道毛滴虫	假丝酵母菌	雌激素水平减低
主要症状	阴道分泌物增多，无或轻度外阴瘙痒	阴道分泌物增多，轻度瘙痒	重度瘙痒，烧灼感；阴道分泌物增多	阴道分泌物增多，灼热感
分泌物特点	白色、匀质、稀薄，鱼腥臭味	灰黄色稀薄泡沫状	白色稠厚乳酪样或豆渣样	淡黄色稀薄或脓血性
阴道黏膜	正常	充血，散在出血点	水肿，红斑	萎缩，充血，散在小出血点
阴道 pH 值	>4.5（4.7～5.7）	>5（5～6.5）	<4.5（4～4.7）	升高
胺臭味试验	阳性	阴性	阴性	阴性
显微镜检	线索细胞阳性	阴道毛滴虫	孢子或假菌丝	大量基底层细胞和白细胞，无其他病原菌

【治疗】

治疗原则：选用抗厌氧菌药物，主要有甲硝唑和克林霉素。

1. 全身用药 首选甲硝唑，400mg，每日 2 次，口服，共 7 天；或克林霉素 300mg，每日 2 次，共 7 天。

2. 局部用药 2% 克林霉素软膏涂布阴道，每晚 1 次，共 7 天；或甲硝唑阴道泡腾片 200mg 塞阴道，每晚 1 次，共 7 天。

萎缩性阴道炎

【病因】

萎缩性阴道炎多见于自然绝经及卵巢去势后的妇女，因卵巢功能衰退，雌激素水平减低，阴道壁萎缩，黏膜变薄，局部抵抗力降低，致病菌容易侵入繁殖而引起炎症发作。

【临床表现】

（一）症状

阴道分泌物增多及外阴瘙痒、灼热感。阴道分泌物稀薄，呈淡黄色，严重时呈脓血性白带。阴道黏膜萎缩，伴有性交痛。

（二）体征

妇科检查见阴道呈老年性改变，黏膜萎缩、菲薄，皱襞消失，黏膜充血，有散在小出血点或点状出血斑，有时可见浅表溃疡。溃疡面可与对侧阴道壁粘连，严重时造成狭窄甚至闭锁，分泌物引流受阻而造成阴道积脓或宫腔积脓。

【辅助检查】

1. 阴道分泌物检查 显微镜下见大量基底层细胞和白细胞。

2. 宫颈液基细胞学检查 以此排除宫颈癌。老年性阴道炎者结果正常或呈炎性改变。

3. 分段诊刮术 以排除宫颈癌及子宫内膜癌。

4. 阴道局部活组织检查 适用于阴道壁溃疡或肉芽组织者，以排除阴道癌。

【诊断】

绝经、卵巢切除术后或盆腔放疗后的妇女，出现阴道分泌物增多伴有外阴瘙痒、灼热感及性交痛等症状；检查见阴道黏膜萎缩、充血，有散在出血点，分泌物增多，呈淡黄色稀薄白带；结合相关辅助检查可明确诊断并排除其他疾病。

【治疗】

治疗原则：增强阴道抵抗力，抑制细菌生长。

1. 增强阴道抵抗力 针对病因给予雌激素治疗，可局部给药，也可全身给药。雌三醇软膏局部涂抹，每日 1～2 次，连用 14 天。为防止阴道炎复发，也可全身用药。

2. 抑制细菌生长 应用诺氟沙星 100mg，塞阴道，每日 1 次，共 7～10 天；也可加用保妇康栓等中药治疗。

二、宫颈炎症

宫颈炎症是妇科最常见的疾病之一。正常情况下，宫颈具有多种防御功能，当宫颈受损伤时，抗感染能力较差，容易发生感染，导致急、慢性宫颈炎症。

急性宫颈炎

【病因和发病机制】

目前急性宫颈炎最常见的病原体为淋病奈瑟菌、沙眼衣原体。淋病奈瑟菌及沙眼衣原体均感染宫颈管柱状上皮，沿黏膜面扩散，使浅层感染，引起黏液脓性宫颈炎。

【病理】

肉眼见宫颈红肿，宫颈管黏膜充血、水肿，脓性分泌物可经宫颈外口流出。光镜下见充血，宫颈黏膜及黏膜下组织、腺体周围大量嗜中性粒细胞浸润，显示为急性炎症改变。

【临床表现】

（一）症状

主要症状为阴道黏液脓性分泌物增多，伴外阴瘙痒及灼热感，可伴有腰酸及下腹部坠痛，或尿急、尿频、尿痛等下尿路感染症状。沙眼衣原体感染还可出现经量增多、经间期出血、性交后出血等症状。

（二）体征

妇科检查见宫颈充血、水肿、黏膜外翻、糜烂，有黏液脓性分泌物从宫颈管流出，宫颈触痛、质脆，且常有接触性出血。淋病奈瑟菌感染还可见到尿道口、阴道口黏膜充血、水肿及多量脓性分泌物。

【辅助检查】

1. 分泌物检查　宫颈分泌物涂片中，平均每高倍视野有30个以上的中性多核白细胞，或阴道分泌物湿片检查白细胞 >10 个 / 高倍视野，即可诊断急性宫颈炎。

2. 明确病原体　宫颈分泌物查找病原体为诊断的关键。

【诊断】

出现两个特征性体征之一、显微镜检查子宫颈或阴道分泌物白细胞计数增多，可初步诊断为急性宫颈炎，并进一步检测衣原体及淋病奈瑟菌。

【治疗】

治疗原则：及时、足量、规范、彻底治疗，同时治疗性伴侣。

治疗主要针对病原体，若为急性淋病奈瑟菌性宫颈炎，选用治疗淋病的药物，目前对于单纯的急性淋病奈瑟菌性宫颈炎主张大剂量、单次给药，常用的药物为三代头孢菌素，如头孢曲松钠、头孢克肟；氨基糖苷类如大观霉素。治疗衣原体感染选用四环素类、红霉素类及喹诺酮类。

慢性宫颈炎

【病因】

慢性宫颈炎多由急性宫颈炎转变而来，常因急性宫颈炎治疗不彻底，病原体隐藏于宫颈黏膜内形成慢性炎症。目前沙眼衣原体及淋病奈瑟菌感染引起的慢性宫颈炎亦日益增多，已引起注意。

【病理】

1. 慢性子宫颈管黏膜炎　临床表现为子宫颈管黏液及脓性分泌物，且反复发作。
2. 子宫颈息肉　由子宫颈管腺体和间质的局限性增生形成，并突出子宫颈外口。
3. 子宫颈肥大　由于慢性炎症的长期刺激，宫颈组织充血、水肿，腺体和间质增生。

【临床表现】

（一）症状

慢性宫颈炎多无症状，少数患者有淡黄色或脓性阴道分泌物增多，伴有血性白带或性交后出血。

（二）体征

妇科检查可见宫颈呈糜烂样改变，可有黄色分泌物从子宫颈口流出，或覆盖子宫颈口；有时可见子宫颈息肉或子宫颈肥大。

【诊断与鉴别诊断】

根据临床表现可初步做出慢性宫颈炎的诊断，但需进一步鉴别。宫颈柱状上皮异位应与宫颈上皮内瘤样病变及早期宫颈癌相鉴别，须常规做子宫颈细胞学检查和（或）HPV（人乳头瘤病毒）检测，必要时行阴道镜及活组织检查以明确诊断；子宫颈息肉需与突入阴道内子宫黏膜下肌瘤相鉴别。

【治疗】

糜烂样改变若为无症状者无须处理。对糜烂样改变伴有分泌物增多、乳头状增生或接触性出血，可给予局部物理治疗（包括激光、冷冻、微波等），也可给予中药治疗。治疗前要筛查排除宫颈上皮内瘤变和宫颈癌。

【预防】

积极治疗急性宫颈炎；定期做妇科检查，发现宫颈炎症予以积极治疗；避免分娩时或器械损伤宫颈；产后发现宫颈裂伤应及时缝合。

三、盆腔炎性疾病

女性内生殖器及其周围的结缔组织、盆腔腹膜发生炎症时称盆腔炎。盆腔炎大多发生在性活跃期、有月经的妇女。炎症可局限于一个部位，也可同时累及几个部位，最常见的是输卵管炎及输卵管卵巢炎，单纯的子宫内膜炎或卵巢炎较少见，分为盆腔炎性疾病和盆腔炎性疾病后遗症两类。

盆腔炎性疾病

【病因】

盆腔炎性疾病的临床类型有急性子宫内膜炎、急性子宫肌炎、急性输卵管炎等，主要病因如下：①产后或流产后感染。②宫腔内手术操作后感染。③经期卫生不良。④感染性传播疾病。⑤邻近器官炎症直接蔓延。

【发病机制和病理】

1. 急性子宫内膜炎及急性子宫肌炎　多见于流产、分娩后。病原体经胎盘剥离面侵入，扩散到子宫蜕膜层称子宫内膜炎，侵入子宫肌层称子宫肌炎。两者常并发。

2. 急性输卵管炎、输卵管积脓、输卵管卵巢脓肿　急性输卵管炎主要由化脓菌引起，根据不同的传播途径而有不同的病变特点：①病原菌通过宫颈的淋巴播散到宫旁结缔组织，发生输卵管周围炎。②炎症经子宫内膜向上蔓延，首先引起输卵管黏膜炎，导致输卵管管腔及伞端闭锁，若有脓液积聚于管腔内则形成输卵管积脓。③卵巢很少单独发炎，常与发炎的输卵管伞端粘连而发生卵巢周围炎，称为输卵管卵巢炎，习称附件炎。

3. 急性盆腔结缔组织炎　内生殖器急性炎症时，或阴道、宫颈有创伤时，病原体可经淋巴系统蔓延进入盆腔结缔组织，以宫旁结缔组织炎最常见。

4. 急性盆腔腹膜炎　盆腔内器官发生严重感染时，蔓延到盆腔腹膜，可形成盆腔脏器粘连。

5. 脓毒症　当病原体毒性强、数量多，患者抵抗力降低时，病原体可大量进入血循环并繁殖而发生脓毒症。

6. 肝周围炎　盆腔炎症累及肝包膜而无肝实质损害。临床表现为下腹痛、右上腹痛依次出现或同时出现。

【临床表现】

本病可因炎症轻重及范围大小而有不同的临床表现。

（一）症状

常见症状为下腹痛伴发热及阴道分泌物增多，腹痛多为持续性，活动或性交后加重。若病情严重可有寒战、高热、头痛、食欲不振。月经期发病可出现经量增多、经期延长。若有腹膜炎，则出现消化系统症状，如恶心、呕吐、腹胀、腹泻等。若有脓肿形成，可有下腹包块及局部压迫刺激症状，包块位于前方可出现膀胱刺激症状，如排尿困难、尿频、尿痛等；包块位于后方可有直肠刺激症状；若在腹膜外可致腹泻、里急后重感和排便困难等；若有肝周围炎，常有右上腹疼痛。

（二）体征

患者呈急性病容，体温升高，心率加快，腹胀，下腹部有压痛、反跳痛及肌紧张，肠鸣音减弱或消失。妇科检查：阴道可有充血，并有大量脓性分泌物，有臭味；宫颈充血水肿，举痛明显，将宫颈表面的分泌物拭净，可见脓性分泌物从宫颈口流出；穹隆有明显触痛，若有盆腔脓肿可见后穹隆饱满，可触及肿块且有波动感；宫体稍大，有压痛，活动受限；附件区压痛明显，若为单纯输卵管炎，可触及增粗的输卵管，有明显压痛；若为输卵管积脓或输卵管卵巢脓肿，则可触及不活动包块且压痛明显；宫旁结缔组织炎时，可扪到宫旁一侧或两侧有片状增厚，或两侧宫骶韧带高度水肿、增粗，触痛明显。

【辅助检查】

1. 血液一般检查　血白细胞总数 $>10 \times 10^9/L$ 可协助诊断。

2. 宫颈分泌物检查　革兰氏染色涂片或培养淋病奈瑟菌阳性或沙眼衣原体阳性可明确病原体。

3. 后穹隆穿刺　若抽出脓性液体对诊断盆腔脓肿有帮助。

4. B 超检查　可发现盆腔脓肿或炎性包块。

5. 腹腔镜　可见输卵管表面明显充血；输卵管壁水肿；输卵管伞端或浆膜面有脓性渗出物。

【诊断与鉴别诊断】

（一）诊断要点

最低诊断标准为排除其他原因导致的下腹痛，妇科检查提示宫颈举痛，或者宫体压痛，或附件区压痛，即可给予经验性抗生素治疗。

附加标准可增加诊断的特异性，如阴道分泌物培养发现特殊感染类型等。

腹腔镜诊断盆腔炎性疾病标准：①输卵管表面明显充血。②输卵管壁水肿。③输卵管伞端或浆膜面有脓性渗出物。

（二）鉴别诊断

急性盆腔炎性疾病应与急性阑尾炎、输卵管妊娠流产或破裂、卵巢囊肿蒂扭转或破裂等急症相鉴别。

【治疗】

本病以抗生素治疗为主。抗生素治疗可清除病原体，改善症状和体征，减少后续病变。

1. 支持疗法　半卧位有利于脓液积聚于直肠子宫陷凹而使炎症局限。给予高热量、高蛋白、高维生素流食或半流食，补充液体，注意纠正水、电解质紊乱及酸碱失衡。高热时采用物理降温。

2. 药物治疗　抗生素的应用要足量，给药途径以静脉滴注收效快。常用的配伍方案：①头霉素类和（或）头孢菌素类。②克林霉素与氨基糖苷类药物联合。③青霉素与四环素类药物联合。④喹诺酮类药物与甲硝唑联合。

3. 手术治疗　用于治疗抗生素控制不满意的输卵管卵巢脓肿或盆腔脓肿。原则以切除病灶为主，适用于以下情况：①药物治疗无效。②脓肿持续存在。③脓肿破裂。

4. 中药治疗　主要为活血化瘀、清热解毒药物，如五味消毒饮、大黄牡丹汤、银翘解毒汤及紫雪丹等。

【预防】

做好经期、孕期及产褥期的卫生宣传；严格掌握产科、妇科手术指征，做好术前准备；术时注意无菌操作；术后做好护理，预防感染；治疗急性盆腔炎性疾病，应做到及时治疗、彻底治愈，防止转为慢性盆腔炎；注意性生活卫生，减少性传播疾病，经期禁止性交。

盆腔炎性疾病后遗症

盆腔炎性疾病后遗症常为盆腔炎性疾病未能正确诊断及治疗所致，常见表现如下：①输卵管阻塞、输卵管增粗。②输卵管卵巢肿块。③输卵管积水，或输卵管积脓，或输卵管卵巢囊肿。④主、骶韧带增生、变厚，子宫固定。

【临床表现】

（一）症状

表现为不孕、异位妊娠、慢性盆腔痛、盆腔炎反复发作等。

（二）体征

若为输卵管病变，则在子宫一侧或两侧触到呈索条状增粗的输卵管，并有轻度压痛；若为输卵管积水或输卵管卵巢囊肿，则在盆腔一侧或两侧触及囊性肿物，活动多受限；若为盆腔结缔组织炎时，子宫常呈后倾后屈、活动受限或粘连固定，子宫一侧或两侧有片状增厚、压痛，宫骶韧带常增粗、变硬，有触痛。

【治疗】

盆腔炎性疾病后遗症单一疗法效果较差，以采用综合治疗为宜，并根据不同情况个体化治疗。如不孕患者，多需要辅助生育技术协助受孕；慢性盆腔痛，可给予中药、理疗等综合治疗；盆腔炎性疾病反复发作者，在应用抗生素基础上，可根据情况选择手术治疗。

【预防】

注意个人卫生，锻炼身体，增强体质，及时治疗盆腔炎性疾病，防止后遗症发生。

第二节　妇科肿瘤

女性生殖系统肿瘤可生长在女性内、外生殖器的任何部位，以子宫和卵巢肿瘤最常见，有良性和恶性之分。其中良性肿瘤以子宫肌瘤最常见，其次为卵巢成熟性畸胎瘤、浆液性和黏液性囊腺瘤等；恶性肿瘤以宫颈癌、子宫内膜癌及卵巢癌最常见，合称女性妇科三大恶性肿瘤。

一、子宫肌瘤

子宫肌瘤是女性生殖器最常见的良性肿瘤，由子宫平滑肌组织增生而成，其间有少量纤维结缔组织，多见于 30～50 岁妇女，以 40～50 岁最多见，20 岁以下少见。

【病因】

子宫肌瘤的发生可能与女性激素有关。雌激素能使子宫肌细胞增生肥大，肌层变厚，子宫增大。另外，子宫肌瘤的发生可能与遗传因素有关。

【分类】

按肌瘤所在部位分为宫体肌瘤（占92%）和宫颈肌瘤（占8%）。肌瘤原发于子宫肌层，根据肌瘤发展过程中与子宫肌壁的关系分为肌壁间肌瘤（60%～70%）、浆膜下肌瘤（20%）和黏膜下肌瘤（10%～15%）。

子宫肌瘤常为多个，各种类型的肌瘤可发生在同一子宫，称多发性子宫肌瘤。

【病理】

肉眼见肌瘤为实质性球形结节，色白，质硬，表面光滑，与周围肌组织有明显界限。镜下见肌瘤由皱纹状排列的平滑肌纤维相互交叉组成，漩涡状，其间掺有不等量的纤维结缔组织。肌瘤失去其原有典型结构时称肌瘤变性。常见的变性：①玻璃样变。②囊性变。③红色变。④肉瘤变。⑤钙化。

【临床表现】

（一）症状

本病多无明显症状，仅于盆腔检查时偶被发现。症状出现与肌瘤部位、生长速度及肌瘤变性关系密切，与肌瘤大小、数目多少关系不大。常见症状如下。

1. 月经改变　为最常见症状。大的肌壁间肌瘤使宫腔及内膜面积增大，子宫内膜增生过长或使子宫收缩不良等致月经周期缩短、经量增多、经期延长、不规则阴道流血等。

2. 下腹包块　患者常自述腹部胀大，下腹正中扪及块物。

3. 白带增多　肌壁间肌瘤使宫腔面积增大，内膜腺体分泌增多，并伴有盆腔充血，致使白带增多。

4. 腹痛、腰酸、下腹坠胀　常见，且经期加重。

5. 压迫症状　肌瘤压迫膀胱出现尿频、排尿障碍、尿潴留等；压迫输尿管可致肾盂积水；压迫直肠可致排便困难等。

6. 不孕　可能是肌瘤压迫输卵管使之扭曲，影响受精卵的发育与运送；或使宫腔变形，妨碍受精卵着床。

7. 继发性贫血　长期月经过多导致继发性贫血。

（二）体征

妇科检查时，肌壁间肌瘤常使子宫增大，表面不规则，单个或多个结节状突起；浆膜下肌瘤可扪及质硬、球状肿块，与子宫有细蒂相连，可活动；黏膜下肌瘤多使子宫均匀增大，有时宫口扩张，肌瘤位于宫口内或脱出在阴道内，呈红色、实质、表面光滑，伴感染则表面有渗出液覆盖或溃疡形成，排液有臭味。

【辅助检查】

B超是最主要的检查方法，可协助诊断。

【诊断与鉴别诊断】

（一）诊断

育龄期妇女，出现月经改变以周期提前、经量增多、经期延长为主，日久出现头晕乏力等继发性贫血表现，可伴有腰酸、小腹坠胀及白带增多，妇检子宫增大变硬。结合 B 超等可协助确诊。

（二）鉴别诊断

本病需与妊娠子宫、卵巢肿瘤、子宫腺肌病及腺肌瘤、盆腔炎性包块等疾病相鉴别。

【治疗】

治疗必须根据患者年龄、生育要求、症状、肌瘤大小等情况全面考虑。

1. 随访观察　若肌瘤小且无症状，通常不需治疗，可每 3 ～ 6 个月随访 1 次。

2. 药物治疗　适用于症状轻、近绝经年龄或全身情况不宜手术者。常用药物有促性腺激素释放激素类似物（GnRHa）和米非司酮等。

3. 手术治疗

（1）手术指征　月经过多致继发性贫血，药物治疗无效；严重腹痛、慢性腹痛或性交痛，有蒂肌瘤扭转引起的急性腹痛；体积大或引起膀胱、直肠等压迫症状；能确定肌瘤是不孕或反复流产的唯一原因者；疑有肉瘤变。

（2）手术方式　可经腹、经阴道或经宫腔镜及腹腔镜进行。

二、宫颈癌

宫颈癌（cervical cancer）是最常见的妇科恶性肿瘤。患者高发年龄为 50 ～ 55 岁。宫颈细胞学检查可使宫颈癌得到早期诊断与早期治疗。

【病因】

宫颈癌的发生与人乳头瘤病毒（human papilloma virus，HPV）感染、多个性伴侣、吸烟、性生活过早（<16 岁）、性传播疾病、经济状况低下和免疫抑制等因素相关。

【病理】

1. 宫颈上皮内瘤变（CIN）　分为 3 级，CIN 发生是个连续病理过程。

Ⅰ级：即轻度异型。

Ⅱ级：即中度异型。

Ⅲ级：包括重度异型和原位癌。

2. 宫颈浸润癌

（1）鳞状细胞癌　占 80%～ 85%。有外生型、内生型、溃疡型及颈管型 4 种类型，其中以外生型最常见。

（2）腺癌　约占 15%。癌灶呈乳头状、芽状、溃疡或浸润型，常伴有淋巴结转移。

（3）鳞腺癌　较少见，占 3%～ 5%，同时含腺癌和鳞癌两种成分。

3. 转移途径　主要为直接蔓延及淋巴转移，血行转移极少见。

【临床表现】

（一）症状

早期宫颈癌常无症状，患者一旦出现症状，主要有以下表现。

1. 阴道流血　主要表现为接触性出血。老年患者常主诉绝经后不规则阴道流血。

2. 阴道排液　患者常诉阴道排液增多，白色或血性，稀薄如水样或米泔状，有腥臭。晚期因癌组织破溃、坏死、继发感染而有大量脓性或米汤样恶臭白带。

3. 晚期癌的症状　根据病灶侵犯范围出现继发性症状。病灶波及盆腔结缔组织、骨盆壁，压迫输尿管或直肠、坐骨神经时，患者诉尿频、尿急、肛门坠胀、大便秘结、里急后重、下肢肿痛等；严重时导致输尿管梗阻、肾盂积水，最后引起尿毒症。到了疾病末期，患者出现恶病质。

（二）体征

早期局部无明显病灶，宫颈光滑或轻度糜烂如慢性宫颈炎表现。外生型见宫颈赘生物向外生长，呈息肉状或乳头状突起，继而向阴道突起形成菜花状赘生物，表面不规则，合并感染时表面覆有灰白色渗出物，触之易出血。内生型则见宫颈肥大、质硬，宫颈管膨大如桶状，宫颈表面光滑或有浅表溃疡。晚期由于癌组织坏死脱落，形成凹陷性溃疡，整个宫颈有时被空洞替代，并覆有灰褐色坏死组织，恶臭。癌灶浸润阴道壁见阴道壁有赘生物，向两侧宫旁组织侵犯，妇科检查可扪及两侧增厚，结节状，质地硬，有时浸润达盆壁，形成冰冻骨盆。

【辅助检查】

1. 宫颈刮片细胞学检查　用于筛检宫颈癌，目前临床使用 TBS 分类系统。

2. 高危型 HPV DNA 检测　可与细胞学检查联合应用于宫颈癌筛查。

3. 阴道镜检查　若细胞学检查为 ASCUS（意义不明确的非鳞状上皮细胞）并高危 HPV DNA 检测阳性，或低度鳞状上皮内病变（LSIL）及以上者，应做阴道镜检查。

4. 宫颈和宫颈管活组织检查　是确诊宫颈癌及其癌前病变最可靠和不可缺少的方法。

5. 宫颈锥切术　适用于宫颈细胞学检查多次阳性而宫颈活检阴性者，或宫颈活检为 CIN Ⅱ 和 CIN Ⅲ 需确诊者，或可疑微小浸润癌需了解病灶的浸润深度和宽度等情况。

6. 其他　B 超检查及 CT、MR1、PET 等影像学检查。

【诊断与鉴别诊断】

（一）诊断要点

有早婚、多孕多产等病史的妇女出现接触性出血或绝经后出血伴有阴道排液增多，应考虑有宫颈癌的可能；结合有关辅助检查可诊断。

（二）鉴别诊断

宫颈癌须与子宫颈柱状上皮异位、宫颈息肉、宫颈结核、宫颈乳头状瘤及子宫内膜异位症等相鉴别。此外，子宫内膜癌转移宫颈必须与原发性宫颈腺癌相鉴别。

【治疗】

应根据临床分期、患者年龄、全身情况、设备条件和医疗技术水平决定治疗措施，常用的方法有手术、放疗及化疗等综合应用。

治疗后随访：宫颈癌患者治疗出院后应定期随访，观察疗效。一般随访时间：治疗后2年内，每月1次；3～5年则每3～6个月复查1次。出院后第3～5年，每半年复查1次；第6年开始，每年复查1次。随访内容包括盆腔检查、阴道脱落细胞学检查、胸部X线摄片、血常规及子宫颈鳞状细胞癌抗原（SCCA）等。

【预后】

预后与临床期别、病理类型及治疗方法有关。淋巴结无转移者预后好。

【预防】

主要措施：①通过普及、规范宫颈癌筛查（二级预防），早期发现CIN，并及时治疗高级别病变，阻断宫颈浸润癌的发生。②开展预防宫颈癌相关知识的宣教，提高接受宫颈癌筛查和预防性传播性疾病的自觉性。③条件成熟时推广HPV疫苗注射（一级预防），阻断HPV感染，预防宫颈癌的发生。

三、子宫内膜癌

子宫内膜癌又称子宫体癌，指子宫内膜发生的癌，绝大多数为腺癌，是女性生殖道常见的三大恶性肿瘤之一，多见于老年妇女。

【病因】

1. 长期持续的雌激素刺激　子宫内膜在雌激素的长期刺激下增生，又无孕激素拮抗，可发生子宫内膜增生症，也可癌变。

2. 体质因素　容易发生在肥胖、高血压、糖尿病、未婚、少产的妇女。约10%的内膜癌患者有家族史。

【病理】

病变多见于宫底部内膜，以子宫两角附近居多，其次为子宫后壁。依病变形态和范围分为弥漫型和局限型。显微镜检有多种细胞类型，较常见的有内膜样腺癌及腺癌伴鳞状上皮分化，特殊的类型有浆液性腺癌、透明细胞癌等。

子宫内膜癌主要为直接蔓延及淋巴转移，晚期有血行转移。

【临床表现】

（一）症状

极早期常无症状，仅在普查或因其他原因检查时偶尔发现，一旦出现症状，主要表现为阴道出血、阴道排液、侵犯神经及周围组织导致下腹及腰骶部疼痛，到了终末期出现全身消瘦、贫血、发热及恶病质。

（二）体征

早期无明显异常。随着病情发展，子宫增大，若合并宫腔积脓则子宫增大明显、压痛；晚期偶见癌组织脱出于宫口，质脆，易出血；侵犯周围组织时子宫固定，或在宫旁及盆腔内扪及不规则结节状物。

【辅助检查】

1. B超检查 典型的内膜癌声像图为子宫增大或绝经后子宫相对较大，宫腔内见实质不均回声，形态不规则，宫腔线消失，肌层浸润时见肌层内不规则回声紊乱，边界不清。

2. 分段诊刮术 是确诊子宫内膜癌最常用、最可靠的方法。先用小刮匙环刮宫颈管，然后再搔刮宫腔，刮出物分别装瓶送病检。

3. 其他 ①细胞学检查。②宫腔镜。③ CA125、CT、MRI、淋巴造影等。

【诊断与鉴别诊断】

（一）诊断要点

有肥胖、高血压、糖尿病、未婚、不孕不育、绝经延迟、老年长期使用雌激素替代治疗或乳腺癌后长期服用他莫昔芬等病史；绝经后出现不规则阴道流血，或未绝经者月经紊乱；查体子宫增大、质软；分段诊刮可确诊。

（二）鉴别诊断

子宫内膜癌须与围绝经期功血、萎缩性阴道炎、子宫黏膜下肌瘤或内膜息肉、原发性输卵管癌、老年性子宫内膜炎合并宫腔积脓及宫颈管癌、子宫肉瘤等相鉴别。

【治疗】

应根据子宫大小、肌层是否浸润、宫颈管是否累及、癌细胞分化程度及患者全身情况决定治疗措施，常用的方法有手术、放疗及药物治疗，可单用或综合应用。

治疗后随访：术后2年内，每隔3～6个月复查1次，术后第3～5年，每6个月至1年复查1次。随访内容除临床检查外，应定期进行阴道细胞学涂片检查、胸片、CA125等检查，必要时行CT、MRI等检查。

【预防】

极早期发现子宫内膜癌，主要措施如下：①普及防癌知识，定期行防癌检查。②重视高危因素及高危患者。③正确掌握使用雌激素的指征。④绝经过渡期妇女月经紊乱或不规则阴道流血者，应先除外子宫内膜癌；绝经后妇女出现阴道流血应警惕子宫内膜癌的可能。

四、卵巢肿瘤

卵巢肿瘤是女性生殖器常见肿瘤。卵巢恶性肿瘤是女性生殖器三大恶性肿瘤之一，至今缺乏有效的早期诊断方法，卵巢恶性肿瘤5年存活率仍较低，为25%～30%。

【病因】

病因不清，可能与持续排卵、内分泌因素、遗传和家族因素、环境因素有关。

【病理】

分类方法较多，目前普遍采用的仍是 WHO 制定的卵巢肿瘤组织学分类法，并多次修订，主要分为上皮性肿瘤、生殖细胞肿瘤、性索间质肿瘤、继发性肿瘤。

上皮性肿瘤占原发性卵巢肿瘤的 50% ～ 70%，其恶性类型占卵巢恶性肿瘤的 85% ～ 90%。生殖细胞肿瘤占卵巢肿瘤的 20% ～ 40%。性索间质肿瘤约占卵巢肿瘤的 5%。继发性肿瘤占卵巢肿瘤的 5% ～ 10%，其原发部位常为胃肠道、乳腺及生殖器官。

卵巢肿瘤的分级主要依据组织结构并参照细胞分化程度，分为 3 级：①1 级：高度分化。②2 级：中度分化。③3 级：低度分化。组织学分级对预后的影响较组织学类型更重要，低度分化预后最差。

【临床表现】

（一）卵巢良性肿瘤

发展缓慢。早期肿瘤较小，多无症状，腹部无法扪及，往往在妇科检查时偶然发现。肿瘤增至中等大时，常感腹胀或腹部扪及肿块，逐渐增大。肿块边界清楚。若肿瘤大至占满盆、腹腔即出现压迫症状，如尿频、便秘、气急、心悸等，腹部隆起，肿块活动度差，叩诊呈鼓音，无移动性浊音。

（二）卵巢恶性肿瘤

早期常无症状，仅因其他原因做妇科检查时偶然发现。一旦出现症状，常表现为腹胀、腹部肿块及腹水等。若向周围组织浸润或压迫神经，可引起腹痛、腰痛或下肢疼痛；若压迫盆腔静脉，可出现下肢浮肿；若为功能性肿瘤，可产生相应的雌激素或雄激素过多症状。晚期表现为消瘦、严重贫血等恶病质征象。

【并发症】

卵巢肿瘤常见并发症为蒂扭转、破裂、感染、恶变等。

【辅助检查】

1. 细胞学检查　腹水或腹腔冲洗液找癌细胞对Ⅰ期患者进一步确定临床分期及选择治疗方法有意义，并可用以随访观察疗效。

2. B 超检查　能检测肿块部位、大小、形态及性质，既可对肿块来源做出定位，是否来自卵巢，又可提示肿瘤性质，囊性或实性、良性或恶性，并能鉴别卵巢肿瘤、腹水和结核性包裹性积液。

3. 影像学诊断　CT 或 MRI 检查是诊断卵巢肿瘤的有效检测方法。

4. 腹腔镜检查　直接看到肿块大体情况，并对整个盆、腹腔进行观察，又可窥视横膈部位，在可疑部位进行多点活检，抽吸腹腔液行细胞学检查，用以确诊及术后监护。

5. 肿瘤标志物 CA125、HE4、AFP、hCG 及性激素 对卵巢肿瘤有较高的诊断价值，尤其是术后随访。

【诊断与鉴别诊断】

（一）诊断要点

根据患者年龄、病史特点及局部体征可初步确定是否为卵巢肿瘤，并对良性、恶性做出估计，诊断困难时可结合相应辅助检查协助诊断。

（二）鉴别诊断

1. 卵巢良性肿瘤与恶性肿瘤的鉴别 见表 5-2。

表 5-2　卵巢良性和恶性肿瘤的鉴别诊断

鉴别内容	良性肿瘤	恶性肿瘤
病史	病程长，逐渐增大	病程短，迅速增大
体征	单侧多，活动，囊性，表面光滑，无腹水	双侧多，固定，实性或半实半囊性，表面结节状不平，常伴腹水，多为血性，可能查到癌细胞
一般情况	良好	逐渐出现恶病质
B 超检查	为液性暗区，可有间隔光带，边缘清晰	液性暗区内有杂乱光团、光点，肿块界限不清

2. 卵巢良性肿瘤的鉴别诊断 ①卵巢瘤样病变。②输卵管卵巢囊肿。③子宫肌瘤。④妊娠子宫。⑤大量腹水。

3. 卵巢恶性肿瘤的鉴别诊断 ①子宫内膜异位症。②结核性腹膜炎。③生殖道以外的肿瘤，如腹膜后肿瘤、直肠癌、乙状结肠癌等。

【治疗】

（一）良性肿瘤

一经确诊，应手术治疗。疑为卵巢瘤样病变，可做短期观察。根据患者年龄、生育要求及对侧卵巢情况决定手术范围。年轻、单侧良性肿瘤应行患侧附件或卵巢切除术或卵巢肿瘤剥出术，保留对侧正常卵巢；即使双侧肿瘤，也应争取行卵巢肿瘤剥出术，以保留部分卵巢组织。围绝经期妇女应行全子宫及双侧附件切除术。

（二）恶性肿瘤

治疗原则是手术为主，加用化疗、放疗的综合治疗。

（三）随访与监测

1. 随访时间 术后 1 年内，每 3 个月 1 次；术后第 2 年，每 4～6 个月 1 次；术后第 5 年后，每年 1 次。

2. 监测内容 临床症状、体征、全身及盆腔检查；B 超检查，必要时做 CT 或 MRI 检查；肿瘤标志物测定，如 CA125、AFP、hCG 等；对可产生性激素的肿瘤检测雌激素、孕激素及雄激素。

【预后】

预后与临床分期、组织学分类及分级、患者年龄及治疗方式有关。以临床分期最重要，期别越早，疗效越好。

【预防】

积极采取措施对高危人群进行严密监测、随访。①高危妇女可通过口服避孕药预防卵巢癌的发生。②对实质性或囊实相间，或直径 >8cm 的囊性附件包块，特别是绝经后或伴有消化道症状者，应及时就诊，切忌盲目观察随访。③遗传性卵巢癌综合征（HOCS）家族成员可行预防性卵巢切除。

第三节　功能失调性子宫出血

功能失调性子宫出血简称功血，是由于调节生殖的神经内分泌机制失常引起的异常子宫出血，而全身及内、外生殖器官无器质性病变存在，是妇科的常见病。功血可分为排卵性和无排卵性两类，其中无排卵性功血约占 85%。功血可发生于月经初潮至绝经间的任何年龄，绝经前期约占 50%，育龄期占 30%，青春期占 20%。

【病因和发病机制】

功能失调性子宫出血发生的原因是促性腺激素或卵巢激素在释出或调节方面的暂时性变化，机体内部和外界许多因素诸如精神过度紧张、恐惧、忧伤、环境、气候骤变及全身性疾病，均可通过大脑皮质和中枢神经系统影响下丘脑 – 垂体 – 卵巢轴的相互调节，营养不良、贫血及代谢紊乱也可影响激素的合成、转运和对靶器官的效应而导致月经失调。

【病理】

根据血内雌激素浓度的高低和作用时间的长短，以及子宫内膜对雌激素反应的敏感性，子宫内膜可表现出不同程度的增生性变化，少数呈萎缩性改变。

1. 子宫内膜增生症　①单纯型增生：子宫内膜局部或全部增厚，或呈息肉样增生。②复杂型增生：腺体增生拥挤且结构复杂，子宫内膜腺体高度增生，呈出芽状生长，形成子腺体或突向腺腔。③不典型增生：即癌前期病变，10%～15% 可转化为子宫内膜癌。

2. 增生期子宫内膜　在月经周期后半期甚至月经期，仍表现为增生期形态。

3. 萎缩型子宫内膜　子宫内膜萎缩菲薄，腺体少而小，腺管狭而直，腺上皮为单层立方形或低柱状细胞，间质少而致密，胶原纤维相对增多。

【临床表现】

（一）症状

主要症状是子宫不规则出血，特点是周期紊乱，经期长短不一，经量多少不定，甚至大出血。有时先有数周或数月停经，然后阴道流血，通常量较多；也有一开始即为阴道不规则出血，量少、淋沥不净；或表现为类似正常月经的周期性出血。出血期间一般无腹痛或其他不适，出血量多或淋沥不净时常有继发性贫血，大出血可导致失血性休克。

（二）体征

全身及妇科检查无明显阳性体征。

【辅助检查】

1. 诊断性刮宫　为了确定排卵或黄体功能，应在经前期或月经来潮 6 小时内刮宫；不规则流血者可随时进行刮宫。

2. 超声检查　经阴道 B 超检查，可了解子宫大小、形状，宫腔内有无赘生物，子宫内膜厚度等。

3. 宫腔镜检查　可见子宫内膜增厚，也可不增厚，表面平滑、无组织突起，但有充血。

4. 基础体温测定　是测定排卵的简易可行方法。基础体温呈单相型，提示无排卵。

5. 激素测定　经前检查测定血孕酮值，若为卵泡期水平为无排卵，测定血催乳素水平及甲状腺功能以排除其他内分泌疾病。

6. 妊娠试验　育龄期女性有停经，或停经后有不规则出血时应行妊娠试验以排除妊娠及妊娠相关疾病。

7. 宫颈细胞学检查　取宫颈鳞柱交接部细胞检查以排除宫颈癌及宫颈癌前病变。

【诊断与鉴别诊断】

（一）诊断

本病为异常子宫出血，可有以下类型：①月经过多：周期规则，但经量过多（>80mL）或经期延长（>7 天）。②子宫不规则出血过多：周期不规则，经期延长，经量过多。③月经频发：周期规则，但短于 21 天。④子宫不规则出血：周期不规则，经期长而经量不太多。⑤子宫不规则过多出血：周期不规则，经期延长，经量过多。

（二）鉴别诊断

本病必须排除生殖系统局部病变（子宫内膜癌、子宫肌炎等）或全身性疾病（血液病、甲状腺功能亢进症等）所导致的阴道流血。

【治疗】

（一）一般治疗

出血期间避免过度疲劳和剧烈运动，保证充足的休息。

（二）药物治疗

内分泌激素治疗极有效。青春期功血以止血、调整周期、促排卵为主；围绝经期以止血、调整周期、减少经量，防止子宫内膜病变为原则。

1. 止血　对大量出血患者，若 96 小时以上仍不止血，应考虑有器质性病变存在。

青春期及生育年龄无排卵性功血患者治疗原则为恢复正常的内分泌功能，建立正常月经周期；绝经过渡期患者治疗原则为控制出血及预防子宫内膜增生症的发生，防止功血再次发生。常用的方法如下。

（1）雌、孕激素序贯疗法　即人工周期，将雌、孕激素序贯应用，引起子宫内膜周期性脱落，适用于青春期功血或育龄期功血内源性雌激素水平较低者。

（2）雌、孕激素合并应用　雌激素使子宫内膜再生修复，孕激素用以限制雌激素引起的内膜增生程度。

（3）后半周期疗法　适用于青春期或活组织检查为增生期内膜功血。

2. 促进排卵　青春期一般不提倡使用促排卵药物，有生育要求的无排卵不孕患者，可针对病因采取促排卵。

（三）手术治疗

手术治疗以刮宫术最常用，既能明确诊断，又能迅速止血。子宫切除术很少用以治疗功血，对于药物治疗疗效不佳或不宜用药、无生育要求的患者，尤其是不易随访的年龄较大患者适用。子宫内膜切除术适用于药物治疗无效、不愿或不适合子宫切除术的患者。

第四节　子宫内膜异位症

子宫内膜异位症（endometriosis，EMT）简称内异症，指具有活性的子宫内膜组织（腺体和间质）出现在子宫腔被覆内膜及宫体肌层以外部分。EMT 是引起盆腔痛与不孕的主要原因之一。异位内膜可侵犯全身任何部位，但绝大多数位于盆腔内，以子宫韧带、子宫直肠陷凹及卵巢最为常见，其次为子宫浆膜、输卵管、乙状结肠、腹膜脏层、直肠阴道隔等部位。本病多见于育龄期妇女，与卵巢周期性变化有关，为性激素依赖性疾病。

【病因和发病机制】

本病的发病机制尚未完全阐明。异位内膜种植学说为目前关于本病病因的基本认识。子宫内膜逆流至盆腔，通过黏附、侵袭、血管形成等过程在其他组织、器官处种植、生长、蔓延，最终形成病灶。近年来研究发现，相关基因的表达和调控异常、免疫炎症反应、遗传因素等均与本病的发生相关。

【病理】

基本病理变化为异位内膜随卵巢激素变化而发生周期性出血，使周围纤维组织增生、粘连，出现紫褐色斑点或小泡，最后发展为大小不等的紫蓝色结节或包块。

1. 巨检

（1）卵巢子宫内膜异位症　最多见。异位内膜在卵巢皮质内生长并反复出血，形成单个或多个囊肿，内含暗褐色黏糊状陈旧血液，状似巧克力液，称"卵巢巧克力囊肿"。

（2）腹膜子宫内膜异位症　盆腔腹膜和各脏器表面的内异症病灶，分为色素沉着型（盆腔可见典型的紫蓝色或褐色结节）和无色素沉着型（早期子宫内膜异位腹膜病灶，包括红色病变、白色病变）。

（3）深部浸润型子宫内膜异位症　指病灶深度 ≥ 5mm，位于盆腔较低位置，如宫骶韧带、直肠子宫陷凹、阴道穹隆等。

（4）其他部位的子宫内膜异位症 包括瘢痕内异症及其他少见的远端内异症。

2. 镜下检查 典型的异位内膜组织可见到子宫内膜上皮、腺体、内膜间质、纤维素及出血等成分。

【临床表现】

（一）症状

1. 痛经和下腹痛 痛经的特点为继发性痛经，进行性加重。疼痛多位于下腹部及腰骶部，可放射至阴道、会阴、肛门或大腿。

2. 月经异常 部分患者表现为经量增多、经期延长或经前点滴出血。

3. 不孕 发生率约为 50%。内异症引起不孕的可能原因如下：①盆腔微环境的改变。②免疫功能异常。③卵巢功能异常。④盆腔内器官和组织广泛粘连。

4. 性交痛 性交时宫颈受到碰撞及子宫收缩、上提，可引起疼痛。

此外，病灶侵犯肠道可出现腹痛、腹泻、便秘；侵犯输尿管可引起输尿管阻塞、肾盂积水；剖宫产或会阴切口术后的瘢痕内异症则表现为经期瘢痕疼痛；胸膜及肺部内异症可出现经期气胸及咯血。

（二）体征

较大的卵巢异位囊肿可在妇科检查时触及囊性包块。囊肿破裂可出现腹膜刺激征。典型盆腔内异症在妇科检查时子宫多后位固定，可在直肠子宫陷凹、宫骶韧带或子宫后壁下段扪及触痛性结节。

【辅助检查】

1. B 超检查 可确定卵巢异位囊肿的位置、大小等。

2. 腹腔镜检查 是目前诊断子宫内膜异位症的最佳方法。在腹腔镜下活检可确诊，并可确定临床分期。

3. 膀胱镜或肠镜检查 怀疑有膀胱或肠道内异症，可行膀胱镜或肠镜检查及活检，并除外器官本身病变。

4. 血清 CA125 测定 血清 CA125 水平可增高，变化范围较大，重症患者更明显，动态监测有助于疗效评估和复发预测。

【诊断与鉴别诊断】

（一）诊断

重点询问月经史、妊娠史、流产史、分娩史、家族史及手术史；育龄期女性有继发性、进行性加剧的痛经和不孕、性交痛，或慢性盆腔痛病史，盆腔检查触及与子宫相粘连的囊性包块或盆腔内有触痛性结节，即可初步诊断为子宫内膜异位症。临床确认需参考腹腔检查和活组织检查结果。

（二）鉴别诊断

本病应与盆腔炎性包块、卵巢恶性肿瘤等疾病相鉴别，既往史、临床表现、辅助检查等有助于鉴别。

【治疗】

1. 药物治疗

（1）短效避孕药 避孕药为高效孕激素和小量乙炔雌二醇的复合片，连续周期服用，服法与一般短效口服避孕药相同。

（2）高效孕激素 高效孕激素导致内膜萎缩和闭经。常用的高效孕激素有甲羟孕酮、醋酸炔诺酮等。

（3）达那唑 能阻断垂体促性腺激素的合成和释放，直接抑制卵巢甾体激素的合成，可能与靶器官性激素受体相结合，从而使子宫内膜萎缩，导致患者短暂闭经，故称假绝经疗法。

（4）孕三烯酮 有抗孕激素、雌激素作用，较达那唑的副反应更低。

（5）促性腺激素释放激素激动剂 可导致卵巢分泌的激素显著下降，出现暂时性绝经，故一般称此疗法为"药物性卵巢切除"。

2. 手术治疗

保留生育功能手术，适用于年轻有生育要求的患者，特别是药物治疗无效者；保留卵巢功能手术，适用于年龄在 45 岁以下，且无生育要求的重症患者；根治性手术，即将子宫、双侧附件及盆腔内所有内膜异位病灶予以切除，适用于 45 岁以上近绝经期的重症患者。

第五节 痛 经

痛经（dysmenorrhea）指行经前后或月经期出现下腹疼痛、坠胀，伴腰酸或其他不适，程度较重者影响生活质量。痛经为妇科最常见的症状之一，分为原发性和继发性两类，前者指生殖器官无器质性病变的痛经；后者系指由于盆腔器质性疾病所引起的痛经。本节仅叙述原发性痛经。

【病因和发病机制】

原发性痛经的发生与月经时子宫内膜释放前列腺素（prostaglandin，PG）有关。已被证实痛经患者子宫内膜和月经血中 $PGF_{2\alpha}$（前列腺素 $F_{2\alpha}$）和 PGE_2（前列腺素 E_2）较正常妇女明显升高，其中 $PGF_{2\alpha}$ 升高是造成痛经的主要原因。月经期溶酶体释放酶，使子宫内膜细胞溶解释放 PG，$PGF_{2\alpha}$ 含量高引起子宫平滑肌过强收缩、血管痉挛，造成子宫供血不足，厌氧代谢物积贮，刺激疼痛神经元而发生痛经。增多的 PG 进入血液循环，还可引起心血管和消化道等症状。原发性痛经的发生还受精神、神经因素影响，疼痛感与个人痛阈有关。无排卵性子宫内膜因无孕酮刺激，所含 PG 浓度甚低，一般不发生痛经。

【临床表现】

原发性痛经在青少年期常见，多在初潮后 1 ～ 2 年发病；疼痛多自月经来潮后开始，最早出现在经前 12 小时，行经第 1 日疼痛最剧，持续 2 ～ 3 日缓解，疼痛呈痉挛性，部位在耻骨上，可放射至腰骶部和大腿内侧；有时伴发恶心、呕吐、腹泻、头晕、乏力等症状，严重时面色发白、出冷汗；妇科检查一般无异常发现。

【诊断与鉴别诊断】

（一）诊断

根据月经期下腹坠痛、妇科检查无阳性体征，临床即可诊断。

（二）鉴别诊断

确诊必须除外因子宫内膜异位症、子宫腺肌病、盆腔炎性疾病所引起的继发性痛经。

【治疗】

1. 一般治疗 重视精神心理治疗，说明月经时轻度不适是生理反应，消除紧张和焦虑的不良情绪。注意休息，适度锻炼和戒烟可一定程度上缓解症状。疼痛不能忍受时可予镇痛治疗。

2. 药物治疗

（1）前列腺素合成酶抑制剂　月经来潮即开始服药，连续 2～3 天，常用的药物有布洛芬、酮洛芬、甲氯芬那酸、双氯芬酸等。

（2）口服避孕药　适用于要求避孕的痛经妇女，疗效达 90% 以上。

第六节　闭　经

闭经（amenorrhea）是妇科疾病中常见的症状。通常将闭经分为原发性和继发性两类。原发性闭经指年龄超过 13 岁，第二性征未发育，或年龄超过 15 岁，第二性征已发育，月经还未来潮。继发性闭经指正常月经建立后月经停止 6 个月，或按自身原有月经周期计算停止 3 个周期以上者。根据发生原因，闭经又可分为生理性和病理性，青春期前、妊娠期、哺乳期及绝经期后的月经不来潮均属生理现象。

【病因和发病机制】

正常月经的建立和维持有赖于下丘脑 - 垂体 - 卵巢轴的神经内分泌调节，以及靶器官子宫内膜对性激素的周期性反应和下生殖道的通畅性，其中任何一个环节发生障碍均可出现月经失调，甚至导致闭经。原发性闭经较为少见，是由于遗传学原因或先天发育缺陷引起。继发性闭经的病因复杂，根据控制正常月经周期的 4 个主要环节，以下丘脑性闭经最常见，依次为垂体、卵巢及子宫性闭经。

【临床表现】

（一）原发性闭经

原发性闭经根据第二性征的发育情况分为第二性征存在和第二性征缺乏两类。

（二）继发性闭经

1. 下丘脑性闭经 闭经多为一时性，通常很快自行恢复，也有持续时间较长者。临床表现可见闭经、精神性厌食、严重消瘦等。

2. 垂体性闭经　垂体梗死时可见闭经、无乳、性欲减退、毛发脱落等症状；第二性征衰退，生殖器官萎缩，还可出现畏寒、嗜睡、低血压及基础代谢率降低等一系列垂体功能低下的症状。空蝶鞍综合征时除可见闭经外，有时还可见泌乳。

3. 卵巢性闭经　卵巢早衰时表现为继发性闭经，常伴围绝经期症状，具低雌激素及高促性腺激素特征。多囊卵巢综合征时临床表现主要为闭经、不孕、多毛和肥胖，且双侧卵巢增大，持续无排卵。

4. 子宫性闭经　此时月经调节功能正常，第二性征发育也往往正常，但子宫内膜受到破坏或对卵巢激素不能产生正常的反应，从而引起闭经。

【辅助检查】

（一）功能试验

1. 药物撤退试验　用于评估体内雌激素水平以确定闭经程度。

（1）孕激素试验　为评估内源性雌激素水平的简单、快速方法。若阴性反应时，应进一步做雌、孕激素序贯试验。

（2）雌、孕激素序贯试验　发生撤药出血为阳性，提示子宫内膜功能正常，对甾体激素有反应，可排除子宫性闭经，闭经是由于患者体内雌激素水平低落所致，属Ⅱ度闭经，应进一步寻找原因。无撤药出血为阴性，则应重复1次试验，若仍无出血，提示子宫内膜有缺陷或被破坏，可诊断为子宫性闭经。

2. 垂体兴奋试验　又称 GnRH（促性腺激素释放激素）刺激试验，了解垂体对 GnRH 的反应性。

（二）生殖轴各部位功能检查

1. 子宫功能检查　主要了解子宫、子宫内膜状态及功能。

（1）诊断性刮宫　适用于已婚妇女，刮取子宫内膜做病理学检查，刮出物同时做结核菌培养。

（2）B超检查　观察盆腔有无子宫，子宫大小、形态及内膜情况；另外可了解卵巢情况及有无盆腔器质性病变。

（3）子宫输卵管造影　了解有无宫腔病变和宫腔粘连。

（4）宫腔镜　可准确诊断有无宫腔粘连、可疑结核病变，应常规取材送病理学检查。

（5）腹腔镜　能直视下观察子宫及卵巢等的大小、形态、有无畸形等。

2. 卵巢功能检查　主要了解卵巢的生殖、内分泌功能是否正常。

（1）基础体温测定　月经周期后半期的基础体温较前半期上升 0.3 ～ 0.5℃，提示卵巢有排卵，黄体形成有孕激素分泌。

（2）B超监测　从周期第10日开始用 B 超动态监测卵泡发育及排卵情况，最简便可靠。

（3）宫颈黏液结晶检查　雌激素使宫颈黏液稀薄，拉丝度延长，并出现羊齿植物叶状结晶。羊齿植物叶状结晶越明显、越粗，提示雌激素作用越显著。

（4）阴道脱落细胞检查　观察表、中、底层细胞的百分比。表层细胞的百分率越高，反映雌激素水平越高。

（5）血甾体激素测定　做雌二醇、孕酮及睾酮的放射免疫测定。血孕酮 ≥ 15.9nmol/L，或尿孕二醇≥ 6.24μmol/24h 为排卵标志。

（6）卵巢兴奋试验　又称尿促性素（HMG）刺激试验。用 HMG75 ～ 150U/d 肌内注射，连用 4 天。自开始注射第 6 天起，用上述方法了解卵巢能否产生雌激素。

3.垂体功能检查　雌、孕激素序贯试验阳性提示患者体内雌激素水平低落，为确定原发病因在卵巢、垂体或下丘脑，需做以下检查。

（1）血 PRL（催乳素）、FSH（卵泡刺激素）、LH（黄体生成素）测定。

（2）影像学检查：疑有垂体肿瘤时应做蝶鞍 X 线摄片，阴性时可行 CT 或 MRI 检查，以早期发现垂体微腺瘤（直径 <1cm）。

（三）其他检查

已婚妇女闭经须首先排除妊娠，可行妊娠试验、B 超等检查。考虑闭经与甲状腺功能异常有关时测定血 T_3、T_4、TSH。考虑多囊卵巢综合征时尚需测定血糖、胰岛素、雄激素等。

【诊断与鉴别诊断】

（一）诊断

1. 了解其自幼生长发育过程，有无先天性缺陷或其他疾病及家族史。详细询问月经史及第二性征发育情况等。已婚妇女则需注意其生育史及产后并发症。还应询问闭经期限及伴随症状，发病前有无任何导致闭经的诱因，如精神因素、环境改变、各种疾病及用药影响等。

2. 检查全身发育状况，有无畸形；测量体重、身高，四肢与躯干比例，五官生长特征；观察精神状态、智力发育、营养和健康情况。妇科检查应注意内、外生殖器的发育，有无先天性缺陷、畸形，腹股沟区有无肿块，第二性征如毛发分布、乳房发育是否正常，乳房有无乳汁分泌等。

（二）鉴别诊断

闭经主要是进行原发性闭经与继发性闭经的鉴别。诊断为继发性闭经，应进行病因鉴别。

【治疗】

1.全身治疗　包括全身体质性治疗和心理学治疗。

2.病因治疗　闭经若由器质性病变引起，应针对病因治疗。先天性畸形如处女膜闭锁、阴道横隔均可施行手术治疗，使经血畅流。诊断为结核性子宫内膜炎者，应积极抗结核治疗。卵巢或垂体肿瘤患者诊断明确后，应根据肿瘤的部位、大小和性质制定治疗方案。

3.激素治疗　通过对闭经患者的检查诊断步骤，明确病变环节和病因后可给予相应激素治疗，以补充机体激素不足或拮抗其过多。

（1）性激素替代治疗　目的是恢复和维持月经；促进第二性征发育，缓解低雌激素症状；维持女性全身健康和生殖健康，防止骨质疏松及心血管疾病等。

（2）其他激素治疗　①溴隐亭：适用于高催乳激素血症伴正常垂体或垂体微腺瘤者。②甲状腺素：适用于甲状腺功能减退引起的闭经。③肾上腺皮质激素：适用于先天性肾上腺皮质功能亢进所致闭经。

第七节　多囊卵巢综合征

多囊卵巢综合征（polycystic ovarian syndrome，PCOS）是一种妇科内分泌疾病。临床特征为雄激素过高的临床或生化表现、持续无排卵卵巢多囊改变，常伴有胰岛素抵抗和肥胖。病因不清，可能与遗传基因、环境因素相关。

【病因】

1.遗传因素　多囊卵巢综合征的发病具有家族高度聚集性，目前认为遗传因素是其病因学上一个主要因素。多数多囊卵巢综合征与基因异常有关，少数多囊卵巢综合征有染色体异常。

2.肾上腺功能异常　部分多囊卵巢综合征患者存在肾上腺皮质功能异常的表现。因为肾上腺皮质功能亢进，导致雄激素分泌过量，出现无排卵等症状。

3.肥胖与高胰岛素血症　部分多囊卵巢综合征患者，尤其是肥胖患者伴有高胰岛素血症，提示发病与胰岛素抵抗有关。

4.其他　长期精神紧张、某些药物及疾病等，影响下丘脑－垂体－卵巢轴的调节功能，导致卵巢间质、卵泡膜细胞产生过量雄激素，出现闭经、多毛等多囊卵巢综合征的症状。

【病理】

1.卵巢典型病例可见双侧卵巢增大，表面光滑，色灰白，包膜增厚变韧，包膜下隐约可见大小不等、≥12个的小囊性卵泡（直径2～9mm），呈珍珠串样。光镜下见皮质表层纤维化，细胞少，血管明显。包膜下见许多闭锁卵泡和处于不同发育期的卵泡，无成熟卵泡生成和排卵迹象。

2.子宫因雌激素的长期刺激，子宫内膜可呈单纯型增生、复杂型增生，甚至不典型增生，如长期持续无排卵会增加子宫内膜癌的发生概率。

【临床表现】

本病多起病于青春期，主要表现是月经失调、雄激素过多和肥胖。

1.月经失调　闭经或月经稀发是最主要的表现。

2.不孕　通常为无排卵所致。

3.多毛、痤疮　因雄激素积聚所致。多毛以性毛为主，阴毛呈男性型倾向，上唇细须或乳晕周围出现长毛等。油脂性皮肤及痤疮也常见，都是高雄激素血症的最常见表现。

4.肥胖　半数以上患者肥胖（体重指数≥25kg/m²），与雄激素过多和胰岛素抵抗、游离睾酮增加等有关。

5.黑棘皮症　常在阴唇、颈背部、腋下、乳房下和腹股沟等处皮肤出现灰褐色色素沉着，呈对称性，皮肤增厚，质地柔软。

【辅助检查】

（一）内分泌检查

1.雄激素过多　睾酮水平通常不超过正常范围上限2倍，雄烯二酮常升高，脱氢表雄酮、硫酸脱氢表雄酮正常或轻度升高。

2. 雌酮过多　雌酮（E_1）升高，雌二醇（E_2）正常或轻度升高，并恒定于早卵泡期水平，E_1/$E_2>1$，高于正常周期。

3. 促性腺激素比值失常　血清 FSH 正常或偏低，LH 升高，但无排卵前 LH 峰值出现。LH/FSH 比值多 $2\sim3$。

4. 胰岛素过多　胰岛素高于生理水平，系机体存在胰岛素抵抗所致，同时应检测空腹血糖及进行口服葡萄糖耐量试验（OGTT）。

5. 其他　尿 17-酮类固醇正常或轻度升高，正常时提示雄激素来源于卵巢，升高时提示肾上腺功能亢进。

（二）B超检查

B超检查可见卵巢增大，包膜回声增强，轮廓较光滑，间质回声增强；一侧或两侧卵巢各有 12 个以上直径为 $2\sim9mm$ 的无回声区，围绕卵巢边缘，呈车轮状排列，称"项链征"。连续监测无优势卵泡发育及排卵迹象。

（三）其他

基础体温呈单向型监测。

【诊断与鉴别诊断】

（一）诊断

PCOS 的诊断为排除性诊断，目前较多采用欧洲人类生殖与胚胎学学会、美国生殖医学会于 2003 年提出的鹿特丹标准：①稀发排卵或无排卵。②高雄激素的临床表现和（或）高雄激素血症。③卵巢多囊改变：超声提示一侧或双侧卵巢直径 $2\sim9mm$ 的卵泡 >12 个，和（或）卵巢体积多 10mL。④ 3 项中符合 2 项并排除其他高雄激素病因，如先天性肾上腺皮质增生、库欣综合征、分泌雄激素的肿瘤。

（二）鉴别诊断

临床上还应与卵泡膜细胞增殖症、分泌雄激素的肿瘤、肾上腺皮质增生或肿瘤等疾病相鉴别。

【治疗】

（一）调整生活方式

肥胖者加强锻炼和限制饮食以减轻体重。体重下降可增加胰岛素敏感性，降低胰岛素、睾酮水平，并有可能恢复排卵。

（二）药物治疗

1. 抗雄激素

（1）环丙孕酮与炔雌醇　组成口服避孕药，可对抗雄激素过多的症状，且能调整月经周期。

（2）螺内酯　抗雄激素剂量为 40～200mg/d，治疗多毛需要用药 6～9 个月。

（3）糖皮质类固醇　适用于 PCOS 雄激素过多为肾上腺来源或混合性来源者。常用地塞米松，每晚 0.25mg 口服，可有效抑制脱氢表雄酮硫酸盐浓度。剂量不宜超过 0.5mg/d，以免过度抑制垂体 – 肾上腺轴功能。

2. 调节月经周期

（1）口服避孕药　雌孕激素联合周期疗法。常用口服短效避孕药，周期性服用，疗程一般为 3～6 个月，可重复使用。

（2）孕激素后半周期疗法　可调节月经并保护子宫内膜，对分泌 LH 过高同样有抑制作用，还可达到恢复排卵效果。

3. 诱发排卵　有生育要求者在调整生活方式、抗雄激素和改善胰岛素抵抗等基础治疗后，方可进行促排卵治疗。氯米芬为一线促排卵药物，氯米芬抵抗患者可给予促性腺激素。

4. 改善胰岛素抵抗　常用二甲双胍口服，每次 500mg，每日 2～3 次。

（三）手术治疗

腹腔镜卵巢打孔术，适用于严重 PCOS 促排卵药物治疗无效者；卵巢楔形切除术，现已少用。

第八节　绝经综合征

绝经综合征（menopausal syndrome，MPS）指妇女绝经前后出现性激素波动或减少所致的一系列躯体及精神心理症状。绝经分为自然绝经和人工绝经。前者指卵巢内卵泡生理性耗竭所致的绝经；后者指两侧卵巢经手术切除或放射线照射等所致的绝经。人工绝经者较自然绝经者更易发生绝经综合征。

【病因和发病机制】

围绝经期的最早变化是卵巢功能衰退，然后才表现为下丘脑和垂休功能退化。其病因尚无定论，可能与精神社会因素、卵巢激素失调和神经递质异常有关。卵泡对 FSH 敏感性降低，FSH 升高是卵巢功能衰退的最早征象。绝经过渡期仍有排卵功能，但因卵泡期延长，黄体功能不足致孕酮水平较低。绝经过渡期 FSH 水平升高，LH 正常，FSH/LH<1。绝经后雌激素减少，FSH/LH>1。

【临床表现】

（一）近期症状

1. 月经紊乱　是绝经过渡期的常见症状，表现为月经周期不规则、经期持续时间长及经量增多或减少。

2. 血管舒缩症状　主要表现为潮热，典型症状为短暂的面部和颈部皮肤阵阵发红，且反复出现，伴有轰热汗出，一般持续 1～3 分钟。

3. 自主神经失调症状　常出现心悸、眩晕、头痛、失眠、耳鸣等。

4. 精神神经症状　围绝经期妇女常注意力不易集中，情绪波动大（如激动易怒、焦虑不安或情绪低落等），记忆力减退。

（二）远期症状

1. 泌尿生殖道症状 主要表现为泌尿生殖道萎缩症状，出现阴道干燥、性交困难及反复阴道感染，排尿困难、尿痛、尿急等反复发生的尿路感染。

2. 骨质疏松 绝经后妇女雌激素缺乏，使骨质吸收快于骨质生成，导致骨量快速丢失而出现骨质疏松。

3. 阿尔茨海默病 绝经后期妇女比老年男性患病风险高。

4. 心血管病变 绝经后妇女雌激素低下，可能导致糖脂代谢异常增加，动脉硬化、冠心病的发病风险较绝经前明显增加。

【诊断】

根据病史及临床表现可诊断，需与相关症状的器质性病变及精神疾病相鉴别，实验室检查有助于评价卵巢功能，协助诊断。

1. 血清 FSH 值及 E_2 值测定 绝经过渡期血清 FSH>10U/L，提示卵巢储备功能下降。闭经，FSH>40U/L 且 E_2<10 ～ 20pg/mL，提示卵巢功能衰竭。

2. 氯米芬兴奋试验 月经第 5 日起口服氯米芬，每日 50mg，共 5 天，停药第 1 日测血清 FSH>12U/L，提示卵巢储备功能降低。

【治疗】

1. 一般治疗 应进行心理治疗，必要时可选用适量的镇静药以帮助睡眠，如夜晚服用艾司唑仑 2.5mg。谷维素有助于调节自主神经功能，口服 20mg，每日 3 次。坚持身体锻炼、健康饮食，增加日晒时间，摄入足量蛋白质及含钙丰富的食物，预防骨质疏松。

2. 激素替代治疗 主要药物为雌激素，可辅以孕激素。单用雌激素治疗仅适用于子宫切除者，单用孕激素适用于绝经过渡期功能失调性子宫出血。剂量和用药方案应个体化，以最小剂量且有效为佳。

（1）雌激素 原则上尽量选用天然雌激素，常用雌激素如下：①戊酸雌二醇。②结合雌激素。③尼尔雌醇。

（2）组织选择性雌激素活性调节剂 替勃龙口服。

（3）孕激素制剂 常用醋酸甲羟孕酮或微粒化孕酮口服。

3. 其他药物治疗

（1）钙剂 氨基酸螯合钙胶囊，每日 1 粒口服。

（2）维生素 D 适用于围绝经期妇女缺少户外活动者，每日 400 ～ 500U 口服，与钙剂合用有利于钙的吸收完全。

复习思考题

1. 简述滴虫阴道炎的传染途径。

2. 细菌性阴道病有哪些临床表现？

3. 简述宫颈癌的临床症状。

4. 何谓多囊卵巢综合征？有哪些临床表现？

5. 何谓绝经综合征？绝经综合征的近期表现有哪些？

第一节 自然流产

妊娠不足 28 周、胎儿体重不足 1000g 而终止者称流产（abortion）。流产发生于妊娠 12 周前者称早期流产；发生在妊娠 12 周至不足 28 周者称晚期流产。流产又分为自然流产（natural abortion）和人工流产（artificial abortion）。胚胎着床后 31% 发生自然流产，其中 80% 为早期流产。在早期流产中，约 2/3 为隐性流产，即发生在月经期前的流产，也称生化妊娠。

【病因和发病机制】

胚胎或胎儿染色体异常是早期流产最常见的原因。

1. 染色体异常 包括数目异常和结构异常。数目异常以三体居首；结构异常有平衡易位、倒置、缺失和重叠及嵌合体。

2. 感染、药物 也可引起胚胎染色体异常。

3. 妊娠期全身性疾病 高热疾病、严重感染、慢性肝肾疾病、慢性消耗性疾病或高血压等，都可能导致流产发生。

4. 生殖器官异常 子宫畸形、盆腔肿瘤、宫腔粘连等；内分泌异常如黄体功能不足、甲状腺功能减退等；不良应激与嗜好如妊娠期遭遇躯体和心理的创伤、孕妇过量吸烟酗酒等，均可引起流产。

5. 免疫因素 自身免疫功能异常和同种免疫功能异常、精子的染色体异常、过多接触有害的化学物质和物理因素，也可造成流产。

【临床表现】

主要症状是停经后阴道流血和腹痛。

1. 早期流产时，绒毛与蜕膜分离，血窦开放，即开始出血，子宫收缩促进排出胚胎及其他妊娠物，产生阵发性下腹痛，当妊娠物完全剥离排出后，子宫收缩，血窦关闭，出血停止。

2. 晚期流产时，胎盘已形成，流产过程与早产相似，胎盘继胎儿娩出后排出，一般出血不多。

早期流产的特点是往往先有腹痛，然后出现阴道流血。晚期流产则先有阵发性子宫收缩，然后胎盘剥离，阴道流血后出现。

【辅助检查】

1. B超检查　对疑为先兆流产者,可根据妊娠囊的形态、有无胎心搏动确定胚胎或胎儿是否存话,以指导正确的治疗方法。不全流产及稽留流产等均可借助 B 超检查加以确定。

2. 妊娠试验　临床多采用尿早早孕诊断试纸条法。为进一步了解流产的预后,多选用连续测定血 hCG 的水平,正常妊娠 6 ~ 8 周时,其值每日应增长 66%,若 48 小时增长速度 <66%,提示妊娠预后不良。

3. 孕激素测定　血孕酮的测定,可以协助判断先兆流产的预后。

【诊断与鉴别诊断】

（一）诊断

诊断流产一般不困难。根据病史及临床表现多能确诊,仅少数需进行辅助检查。确诊流产后,还应确定流产的临床类型,决定相应的处理方法。询问患者有无停经史和反复流产的病史,有无早孕反应、阴道流血,阴道流血量及其持续时间,有无阴道排液及妊娠物排出,有无腹痛,腹痛的部位、性质及程度,还应了解有无发热、阴道分泌物形状及有无臭味。检查一般生命体征,有无贫血及感染征象。消毒条件下进行妇科检查,注意宫颈口是否扩张,羊膜囊是否膨出,有无妊娠产物堵塞于宫颈口内;子宫大小与停经周数是否相符,有无压痛等;双侧附件有无肿块、增厚及压痛。

（二）鉴别诊断

首先应鉴别流产的类型,鉴别诊断要点见表 5-3。早期流产应与异位妊娠、葡萄胎、功能失调性子宫出血及子宫肌瘤等鉴别。

表 5-3　各型流产的鉴别诊断

类型	病史			妇科检查	
	出血量	下腹痛	组织排出	宫颈口	子宫大小
先兆流产	少	无或轻	无	闭	与妊娠周数相符
难免流产	中→多	加剧	无	扩张	相符或略小
不全流产	少→多	减轻	部分排出	扩张或有组织物堵塞	小于妊娠周数
完全流产	少→无	无	全部排出	闭	正常或略大

【治疗】

根据流产的不同类型,及时进行相应处理。

（一）先兆流产

卧床休息,禁性生活,必要时给以对胎儿危害小的镇静剂。对黄体功能不足者给予黄体酮肌内注射 10 ~ 20mg,每日或隔日 1 次;口服维生素 E 保胎治疗;甲状腺功能低下者给予小剂量甲状腺片。此外,心理治疗也很重要,要使其情绪安定,增强信心。

（二）难免流产

一旦确诊，应尽早使胚胎及胎盘组织完全排出。早期流产应及时行清宫术，晚期流产，因子宫较大，出血多，可用缩宫素 10～20U 加于 5% 葡萄糖液 500mL 内静脉滴注，促使子宫收缩。

（三）不全流产

一经确诊，应尽早行刮宫术或钳刮术，清除宫腔内残留组织。流血多、有休克者，应同时输血、输液，给予抗生素预防感染。

（四）完全流产

症状消失，B 超检查证实宫腔内无残留物，如无感染征象，一般不需特殊处理。

第二节　异位妊娠

正常妊娠时，受精卵着床于子宫体腔内膜。受精卵于子宫体腔以外着床，称异位妊娠（ectopic pregnancy），又称为宫外孕。依受精卵着床位置不同分为输卵管妊娠、卵巢妊娠、腹腔妊娠、阔韧带妊娠及宫颈妊娠等。此外，剖宫产瘢痕妊娠近年在我国明显增多。异位妊娠是妇产科常见的急腹症，发病率约 2%，是孕产妇死亡原因之一。其中以输卵管妊娠最常见，占异位妊娠的 95% 左右。

输卵管妊娠

输卵管妊娠的发生部位以壶腹部最多，约占 78%，其次为峡部，约占 25%，伞部及间质部妊娠少见。

【病因和发病机制】

输卵管炎症是输卵管妊娠的主要病因，分为输卵管黏膜炎和输卵管周围炎。输卵管黏膜炎轻者由于黏膜皱褶粘连使管腔变窄，或纤毛缺损导致受精卵在输卵管内运行受阻而在该处着床。输卵管周围炎病变主要是输卵管的浆膜层或浆肌层受累，造成输卵管周围粘连、扭曲，管腔狭窄，管壁肌蠕动减弱，影响受精卵的运行。曾患过输卵管妊娠的妇女，或因不孕接受过输卵管粘连分离术、输卵管成形术（如输卵管吻合术、输卵管造口术等）者也有发生输卵管妊娠的可能。输卵管发育不良（输卵管过长、肌层发育差等）或功能（蠕动、纤毛活动）异常、避孕失败、辅助生殖技术等亦是输卵管妊娠的原因。

【病理】

1. 输卵管妊娠的变化　输卵管管腔狭小，管壁薄，缺乏黏膜下组织，肌层远不如子宫肌壁厚与坚韧，妊娠时不能形成完好的蜕膜，不利于胚胎的生长发育。输卵管妊娠流产时，受精卵种植在输卵管黏膜皱襞内，由于管壁蜕膜形成不完整，发育中的囊胚常向管腔突出，最终突破包膜而出血，囊胚可与管壁分离，若整个囊胚剥离落入管腔并经输卵管逆蠕动由伞端排出到腹腔，形成输卵管完全流产，出血一般不多。受精卵着床于输卵管黏膜皱襞间，生长发育的囊胚绒毛向管壁方向侵蚀肌层及浆膜，最终穿破浆膜，形成输卵管妊娠破裂。

2. 子宫的变化 输卵管妊娠和正常妊娠一样，滋养细胞产生的 hCG 维持黄体生长，使甾体激素分泌增加，月经停止来潮，子宫增大变软，子宫内膜出现蜕膜反应。若胚胎死亡，滋养细胞失去活性，蜕膜自宫壁剥离而发生阴道流血。若胚胎死亡已久，内膜可呈增生期改变，有时可见 Arias-Stella（A-S）反应，镜检见内膜腺体上皮细胞增生、增大，细胞边界不清，腺细胞排列成团，突入腺腔，细胞极性消失，细胞核肥大、深染，胞浆有空泡。

【临床表现】

输卵管妊娠的临床表现与受精卵着床部位、有无流产或破裂，以及出血量多少与时间长短等有关。输卵管妊娠早期尚未发生流产或破裂时，常无特殊的临床表现，其过程与早孕或先兆流产相似。

（一）症状

典型症状为停经后腹痛与阴道流血。

1. 停经 除输卵管间质部妊娠停经时间较长外，多有 6～8 周停经史。

2. 腹痛 是输卵管妊娠患者的主要症状。输卵管妊娠发生流产或破裂前，表现为一侧下腹部隐痛或酸胀感。当发生输卵管流产或破裂时，患者突感一侧下腹部撕裂样疼痛，常伴有恶心、呕吐。

3. 阴道流血 胚胎死亡后，常有不规则阴道流血，色暗红或深褐色，量少呈点滴状，一般不超过月经量，少数患者阴道流血量较多，类似月经。

4. 晕厥与休克 由于腹腔内出血及剧烈腹痛，轻者出现晕厥，严重者出现失血性休克。

（二）体征

1. 一般情况 腹腔内出血较多时，患者可出现面色苍白、脉快而细弱、血压下降等休克表现。一般体温正常，出现休克时体温略低，腹腔内血液吸收时体温略升高，但不超过 38℃。

2. 腹部检查 下腹有明显压痛及反跳痛，尤以患侧为著，腹肌紧张轻微。出血较多时，叩诊有移动性浊音。当输卵管妊娠流产或破裂所形成的血肿时间较久者，因血液凝固与周围组织或器官（如子宫、输卵管、卵巢等）发生粘连，形成包块，包块较大或位置较高者，可于腹部扪及。

3. 盆腔检查 阴道内常有来自宫腔的少量血液。输卵管妊娠未发生流产或破裂时，子宫略大、较软，仔细检查可能触及胀大的输卵管并有轻度压痛。输卵管妊娠流产或破裂时，阴道后穹隆饱满、有触痛。宫颈举痛或摇摆痛明显（将宫颈轻轻上抬或向左右摇动时引起剧烈疼痛），为输卵管妊娠的主要体征之一，是由于对腹膜的刺激加重所致。内出血多时，检查子宫有漂浮感。子宫一侧或其后方可触及肿块，其大小、形状、质地常有变化，边界多不清楚，触痛明显。病变较持久时，肿块机化变硬，边界渐清楚。输卵管间质部妊娠时，子宫大小与停经月份基本符合，一侧角部突出，破裂症状与子宫破裂极相似。

【辅助检查】

1. hCG 测定 尿或血 hCG 测定是早期诊断异位妊娠的重要方法。异位妊娠患者体内 hCG 水平较宫内妊娠低。当血 hCG>2000IU/L 而阴道超声宫内未见妊娠囊时，异位妊娠诊断基本成立。

2. 孕酮测定 测定血清孕酮对判断正常妊娠胚胎的发育情况有帮助。输卵管妊娠时，血清孕酮水平偏低，多数在 10～25ng/mL 之间。

3.超声诊断　B超对诊断异位妊娠必不可少。阴道B超较腹部B超准确性高。

4.阴道后穹隆穿刺　是一种简单可靠的诊断方法，适用于疑有腹腔内出血的患者。

5.腹腔镜检查　是异位妊娠诊断的"金标准"。确诊的同时行腹腔镜手术治疗。

6.诊断性刮宫　仅适用于不能存活宫内妊娠的鉴别诊断和超声检查不能确定妊娠部位者。

【诊断与鉴别诊断】

（一）诊断

1.输卵管妊娠未发生流产或破裂时，临床表现不明显，诊断较困难，往往需采用辅助检查方能确诊。

2.输卵管妊娠流产或破裂后，诊断多无困难。若诊断有困难时，应严密观察病情变化，若阴道流血淋沥不断，腹痛加剧，盆腔包块增大及血红蛋白逐渐下降等，有助于确诊。必要时可行辅助检查。

（二）鉴别诊断

输卵管妊娠应与流产、急性输卵管炎、急性阑尾炎、黄体破裂及卵巢囊肿蒂扭转等进行鉴别。

【治疗】

（一）药物治疗

采用化学药物治疗，适用于早期输卵管妊娠、要求保存生育能力的年轻女性。化疗一般采用全身用药，亦可采用局部用药。全身用药常用氨甲蝶呤（MTX），在治疗第4日和第7日测血清hCG，若治疗后4～7日血hCG下降<15%，应重复剂量治疗，然后每周重复测血清hCG，直至hCG降至5IU/L，一般需3～4周。治疗期间，应严密监护B超和血hCG，并注意患者的病情变化及药物的毒副反应。若病情无改善，甚至发生急性腹痛或输卵管破裂症状，则应立即进行手术治疗。

（二）手术治疗

手术治疗分为根治性手术和保守性手术。

1.保守性手术　保留患侧输卵管，适用于有生育要求的年轻妇女，特别是对侧输卵管已切除或有明显病变者。

2.根治性手术　切除患侧输卵管，适用于无生育要求的输卵管妊娠、内出血并发休克的急症患者。

第三节　产褥感染

产褥感染（puerperal infection）指分娩及产褥期生殖道受病原体感染，引起局部或全身的炎症变化。本病的发病率约为6%，与产科出血、妊娠合并心脏病及严重的妊娠期高血压疾病，是导致孕产妇死亡的四大原因。产褥病（puerperal disease）指分娩24小时以后的10日内，用口表每日测量体温4次，间隔4小时，有2次体温≥38℃。产褥病以产褥感染为主，但也包括生殖道以外的感染，包括急性乳腺炎、上呼吸道感染、泌尿系统感染、血栓静脉炎等。

【病因和发病机制】

正常女性阴道对外界致病因子有一定的防御能力，妊娠和正常分娩通常不会增加产妇感染的机会。当机体免疫力、细菌毒力、细菌数量三者之间的平衡失调时，感染的机会就会增加，导致感染发生。若产妇体质虚弱、营养不良、孕期贫血、孕期卫生不良、胎膜早破、羊膜腔感染、慢性疾病、产科手术操作、产程延长、产前产后出血过多等，以及多次宫颈检查，均可成为产褥感染的诱因。孕期及产褥期生殖道内有大量微生物，致病微生物需要达到一定数量或机体免疫力下降时将会致病。

【临床表现】

（一）症状

发热、疼痛、异常恶露为产褥感染三大主要症状。由于感染部位、程度、扩散范围不同，其临床表现也不同。

1.分娩时会阴部损伤或手术产导致感染，表现为局部疼痛、坐位困难，局部伤口红肿、发硬，伤口裂开，压痛，脓液流出，较重时可出现低热。

2.阴道裂伤及挫伤感染表现为黏膜充血、溃疡，脓性分泌物增多。

3.宫颈裂伤感染向深部蔓延，可达宫旁组织，引起盆腔结缔组织炎。

4.急性子宫内膜炎、子宫肌炎时表现为发热、腹痛、恶露增多有臭味、子宫压痛，可伴发高热、寒战、头痛等全身感染症状。

5.急性盆腔结缔组织炎和急性输卵管炎时，表现为下腹痛伴肛门坠胀，可有寒战、高热、头痛等全身症状。

6.急性盆腔腹膜炎及弥漫性腹膜炎时，出现全身中毒症状，如高热、恶心、呕吐、腹胀，检查时下腹部有明显压痛、反跳痛。

7.血栓静脉炎表现为寒战、高热反复发作，持续3周。下肢血栓静脉炎多继发于盆腔静脉炎，病变多在股静脉、腘静脉及大隐静脉，表现为弛张热，下肢持续性疼痛，局部静脉压痛或触及硬索状，使血液回流受阻，引起下肢水肿、皮肤发白，习称"股白肿"。感染血栓脱落进入血循环，可引起脓毒症，可并发感染性休克和迁徙性脓肿（如肺脓肿、左肾脓肿）。

8.病原体大量进入血循环并繁殖，可形成脓毒症，表现为持续高热、寒战、全身明显中毒症状，可危及生命。

（二）体征

1.急性盆腔结缔组织炎和急性输卵管炎时，可查见下腹肌紧张、压痛、反跳痛；宫旁一侧或两侧结缔组织增厚、压痛和（或）触及炎性包块，严重者侵及整个盆腔，形成"冰冻骨盆"。

2.急性盆腔腹膜炎及弥漫性腹膜炎时，下腹部有明显压痛、反跳痛。

【辅助检查】

1.影像学检查 B超、多普勒超声、CT、磁共振成像等能够对感染形成的炎性包块、脓肿及静脉血栓做出定位和定性诊断。

2. 血清 C 反应蛋白检测　>8mg/L 有助于早期诊断。

【诊断与鉴别诊断】

（一）诊断

运用 CT、磁共振成像等辅助检查，做出定位和定性诊断。通过宫腔分泌物、脓肿穿刺物、后穹隆穿刺物做细菌培养和药物敏感试验，必要时需做血培养、厌氧菌培养、病原体抗原和特异抗体检测。检查腹部、盆腔及会阴伤口，确定感染部位和严重程度。

（二）鉴别诊断

详细询问病史和分娩过程，对产后发热者，主要与上呼吸道感染、急性乳腺炎、泌尿系统感染相鉴别。

【治疗和预防】

1. 支持疗法　加强营养，增强全身抵抗力，纠正水、电解质失衡，病情严重或贫血者，多次少量输新鲜血或血浆。取半卧位以利于引流。

2. 切开引流　会阴或腹部切口感染、盆腔脓肿应及时切开引流。

3. 胎盘胎膜残留处理　有效抗感染的同时，清除宫腔内残留物。急性感染伴发高热，在有效控制感染和体温下降后，再彻底刮宫，避免因手术引起感染扩散和子宫穿孔。

4. 应用抗生素　未能确定病原体时，根据临床表现及临床经验，选用广谱高效抗生素，并依据细菌培养和药敏试验结果，调整抗生素种类和剂量。中毒症状严重者，短期选用肾上腺皮质激素，提高机体应激能力。

5. 应用肝素　对血栓静脉炎，在应用大量抗生素的同时，可加用肝素钠静脉滴注，每 6 小时 1 次，体温下降后改为每日 2 次，连用 4 ～ 7 天。用药期间监测凝血功能。口服双香豆素、阿司匹林等，也可用活血化瘀中药。

6. 手术治疗　严重子宫感染，经积极治疗无效，炎症继续扩展，出现不能控制的出血、脓毒血症时，应及时行子宫切除术，清除感染灶，挽救患者生命。

7. 其他　加强孕期卫生宣传，临产前 2 个月避免性生活及盆浴，加强营养，增强体质。及时治疗外阴阴道炎及宫颈炎等慢性疾病和并发症。避免胎膜早破、滞产、产道损伤与产后出血。消毒产妇用品，严格无菌接产操作，正确掌握手术指征，保持外阴清洁。必要时给以广谱抗生素预防感染。

复习思考题

1. 何谓流产？早期流产的病因有哪些？

2. 何谓异位妊娠？输卵管妊娠的症状是什么？

第六篇
儿科疾病

第二十六章
儿科学基础

扫一扫，查阅本章数字资源，含 PPT、音视频、图片等

第一节　小儿年龄分期与生长发育

小儿的生长发育是一个连续渐进的动态过程，在这个过程中，随着年龄的增长，小儿在解剖、生理、心理等方面的功能表现出与年龄相关的规律性。

一、年龄分期

1. 胎儿期　从受精卵形成到出生为止，共 40 周。

2. 新生儿期　自胎儿娩出脐带结扎时起至出生后 28 天。

3. 婴儿期　自出生到 1 周岁。

4. 幼儿期　自 1 岁至满 3 周岁前。

5. 学龄前期　自 3 周岁至 6 ～ 7 岁入小学前。

6. 学龄期　自小学（6 ～ 7 岁）起至青春期前。

7. 青春期　从第二性征出现到生殖功能基本发育成熟、身高基本停止增长。女孩一般从 11 ～ 12 岁开始至 17 ～ 18 岁，男孩一般从 13 ～ 14 岁开始至 18 ～ 20 岁。

二、生长发育规律

1. 生长发育的一般规律　①由上到下：先抬头、后抬胸，再会坐、立、行。②由近到远：从臂到手，从腿到脚的活动。③由粗到细：从全掌抓握到手指拾取。④由简单到复杂：先画直线后画圆圈。⑤从低级到高级：先从看、听等感性认识发展到记忆、思维等理性认识。

2. 生长发育是连续的、有阶段性的过程　生长发育贯穿整个小儿期，但各年龄期生长发育速度不同。

3. 各系统、器官发育不平衡　小儿各系统的发育顺序、各器官的生长速度有其阶段性。神经系统发育较早；生殖系统发育较晚；淋巴系统在儿童期生长迅速，于青春期前达到高峰，此后逐渐降至成人水平；其他系统如心、肝、肾和肌肉等发育基本与体格生长平行。

4. 生长发育的个体差异　小儿生长发育受遗传、营养、性别、疾病、教养、环境的影响而存在较大个体差异，每个人的生长发育水平不会完全相同，在一定范围内的正常值也不是绝对的，必须结合考虑影响个体的不同因素，才能做出正确的判断。

三、体格生长发育常用指标

1. 体重 为各器官、系统和体液的总重量，是衡量小儿生长发育和营养状况的灵敏指标，也是计算热量、用药剂量及输液量的依据。小儿体重随着年龄增长，增长速度减慢。正常新生儿出生时的体重平均约为 3kg，生后 3 月龄的婴儿体重约为出生时的 2 倍；12 月龄时婴儿体重约为出生时的 3 倍，是第一个生长高峰；2 岁时婴儿体重约为出生时的 4 倍；2 岁至青春前期体重年均增长约 2kg。为便于临床应用，可按公式估计体重。

$$≤ 6 月龄婴儿体重（kg）= 出生时体重 + 0.7 × 月龄$$
$$7 ～ 12 月龄婴儿体重（kg）= 6 + 0.25 × 月龄$$
$$2 岁至青春前期体重（kg）= 8 + 2 × 年龄$$

2. 身高（长） 指头部、脊柱与下肢长度的总和。其增长受遗传、内分泌、宫内生长水平影响较明显，短期疾病与营养波动不易影响身高的生长，年龄越小增长越快。正常新生儿出生时的身高平均约为 50cm，生后第 1 年增长最快，约为 25cm，即 1 岁时身高约为 75cm；第 2 年增长稍慢，为 10 ～ 12cm，2 岁时身高约为 87cm。身高在进入青春早期时出现第 2 次增长高峰，速度达儿童期的 2 倍，持续 2 ～ 3 年。2 ～ 12 岁身高（长）的估算公式：身高（cm）= 75 + 7 × 年龄。

3. 头围 指经眉弓上缘、枕骨结节左右对称绕头一周的长度。其大小与脑的发育密切相关。胎儿期脑发育居全身各系统的领先地位，新生儿头围平均为 33 ～ 34cm，在第 1 年的前 3 个月和后 9 个月头围约增长 6cm，故 1 岁时头围约为 46cm；第 2 年头围增长减慢，2 岁时头围约为 48cm，2 ～ 15 岁头围增长 6 ～ 7cm。2 岁以内的头围测量最有价值。

4. 胸围 指平乳头下缘经肩胛角下缘绕胸一周的长度。胸围的大小与肺和胸廓的发育有关。出生时胸围约为 32cm，小于头围 1 ～ 2cm，1 岁时胸围约等于头围，1 岁至青春前期胸围（约为头围 + 年龄 -1cm）应大于头围，1 岁左右头围与胸围增长在生长曲线上形成交叉。其交叉时间与儿童营养和胸廓发育有关，发育较差者，头、胸围交叉延后。

5. 囟门 前囟为顶骨和额骨边缘形成的菱形间隙，其大小以对边中点连线长度进行衡量，出生时为 1 ～ 2cm，以后随颅骨发育而增大，6 个月后逐渐骨化而变小，在 1 ～ 1.5 岁时闭合。出生时后囟很小或已闭合，最迟 6 ～ 8 周龄闭合。

6. 牙齿 人一生有乳牙（20 个）和恒牙（28 ～ 32 个）两副牙齿。乳牙于生后 4 ～ 10 个月开始萌出，12 个月尚未出牙者可视为异常，大多 3 岁前出齐。乳牙萌出时间和顺序个体差异较大，与遗传、内分泌、食物性状有关。出牙为生理现象，但个别小儿可有低热、流涎及睡眠不安、烦躁等症状。

四、各年龄期体温、呼吸、脉搏、血压常数

1. 体温 可根据小儿年龄和病情选用测量方法：①腋下测温法：最常用、安全和方便，体温表水银头在腋窝中保持至少 5 分钟，36 ～ 37℃为正常。②口腔测温法：准确，测温时间短，体温表水银头在口腔保持 3 分钟，37℃为正常，用于 6 岁以上神志清楚且配合的小儿。③肛门内测温法：准确，测温时间短，肛表水银头在肛门内保持 3 ～ 5 分钟，36.5 ～ 37.5℃为正常。④耳内测温法：准确、快速，不造成交叉感染和激惹小儿。

2. 呼吸与脉搏 应在小儿安静时进行测量。小儿呼吸频率可通过肺部听诊或观察腹部起伏获得，但应注意呼吸节律及深浅。检查脉搏时应选较浅的动脉，婴幼儿最好检查股动脉或通过心脏听诊检测，应注意脉搏的速率、节律和强弱。各年龄期小儿的呼吸、脉搏比较见表 6-1。

表 6-1　各年龄期小儿呼吸、脉搏（次 / 分）

年龄	呼吸	脉搏	呼吸：脉搏
新生儿期	40～45	120～140	1：3
婴儿期	30～40	110～130	1：（3～4）
幼儿期	25～30	100～120	1：（3～4）
学龄前期	20～25	80～100	1：4
学龄期	18～20	70～90	1：4

3. 血压　应根据不同年龄选择不同宽度的袖带测量血压，袖带宽度一般为上臂长度的 1/2～2/3，袖带过宽时测得血压值较实际值偏低，过窄时则较实际值高。新生儿可用振荡法电子血压计测量，或用简易的潮红法测量。小儿年龄愈小，血压愈低。不同年龄小儿血压正常值可用公式推算：收缩压（mmHg）=80+2×年龄，舒张压（mmHg）= 收缩压 ×2/3。

第二节　小儿喂养与保健

营养是保证小儿正常生长发育和身心健康的重要物质基础。胎儿依靠孕母供给营养，出生后的营养则主要来自所摄取的食物。小儿营养与成人不同之处，在于提供的各种营养和能量要保证其不断的生长发育所需，故良好的营养供给可促进生长发育，营养不足则可导致生长发育迟缓，甚至引起营养不良病症。

一、能量、营养素的需要

1. 能量的需要　能量由食物中的营养素供给，小儿能量消耗包括 5 个方面。

（1）基础代谢率　小儿的基础代谢能量需要量较成人高，但随年龄增长逐渐减少。婴儿约为 230kJ（55kcal）/（kg·d），7 岁时约为 184kJ（44kcal）/（kg·d），12 岁时约 126kJ（30kcal）/（kg·d）。

（2）食物热力作用　是体内营养素的代谢所消耗的能量，与食物成分有关：糖类的食物热力作用为本身产生能量的 6%，蛋白质为 30%，脂肪为 4%。婴儿食物含蛋白质多，食物热力作用占总能量的 7%～8%，年长儿的膳食为混合食物，其食物热力作用为 5%。

（3）活动消耗　小儿活动所需能量与身体大小、活动持续时间、活动强度、活动类型有关。活动所需能量个体波动大，且随年龄增长而增加。

（4）排泄消耗　正常情况下未经消化吸收的食物损失约占总能量的 10%，腹泻时增加。

（5）生长所需　组织生长合成消耗能量为小儿特有，生长所需能量与小儿生长速度成正比，即随年龄增长逐渐减少。

2. 营养素的需要　营养素包括蛋白质、脂类、糖类、维生素、矿物质、水等。

（1）蛋白质　是构成人体组织细胞的重要组成部分，能促进机体生长，补充机体的消耗，供给部分热能，其供能占总能量的 8%～15%。婴儿蛋白质需要量为 2～4g/（kg·d），1 岁以后需要量逐渐减少。长期缺乏蛋白质，可致营养不良、生长发育停滞、贫血、水肿等；进食过多蛋白质，可致消化不良、便秘。

（2）脂类　包括脂肪和类脂，是机体的第二供能营养素。脂肪酸是构成脂肪的基本单位，人体不能合成的脂肪酸为必需脂肪酸，主要来源于植物油和母乳，其对生长发育和防治心脑血管疾病具有重要作用。

（3）糖类 包括单糖（葡萄糖、双糖）和多糖（主要为淀粉），为主要的供能来源，主要来源于谷类食物。糖类最终分解为葡萄糖才能被机体吸收和利用，2岁以上小儿膳食中，糖类所产的能量应占总能量的55%～65%。

（4）矿物质 包括常量元素和微量元素。常量元素在人体含量大于体重的0.01%，如钙、钾、钠、磷等；微量元素在体内含量绝大多数小于体重的0.01%，需通过食物摄入，如铁、锌、碘、镁等。

（5）维生素 是维持人体正常生理功能所必需的一类有机物质，其主要功能是调节人体的新陈代谢，并不产生能量，虽然人的需要量不多，但多数维生素在体内不能合成或合成量不足，必须由食物供给。维生素的种类很多，根据其溶解性可分为脂溶性和水溶性两大类，小儿容易缺乏维生素A、B、C、D、K和叶酸。

（6）水 小儿水的需要量与年龄、能量摄入、食物种类、肾功能成熟度等因素有关。婴儿水的需要量为110～155mL/（kg·d），相对较多，此后每3岁减少约25mL/（kg·d）。

二、母乳喂养的优点和方法

1. 母乳喂养的优点

（1）营养丰富 母乳中含有最适合婴儿生长发育的各种营养素，其营养生物效价高，易于消化和吸收，是婴儿期前4～6个月最理想的食物和饮料。如母乳中所含酪蛋白为β-酪蛋白，含磷少，凝块小；所含白蛋白为乳清蛋白，促乳糖蛋白形成，均易于消化吸收。另外，母乳含乙型乳糖、不饱和脂肪酸较多，有利于脑发育；利于双歧杆菌、乳酸杆菌生长，促进肠蠕动；产生B族维生素；有利于小肠钙的吸收等。

（2）增强抗病能力 母乳中含有丰富的抗体、活性细胞和其他免疫活性物质，可增强婴儿抗感染能力。如初乳中含丰富的SIgA（分泌型免疫球蛋白A），其在胃中稳定，不被消化，可抗多种病毒、细菌；母乳中含丰富的乳铁蛋白，可抑制细菌生长；母乳中含大量免疫活性细胞，可发挥免疫调节作用。

（3）其他 母乳温度及泌乳速度适宜，新鲜无细菌污染，经济、方便，有利于婴儿心理健康。母乳喂养可促进乳母产后子宫恢复。

2. 母乳喂养的方法

（1）婴儿出生后，尽早开奶可减轻婴儿生理性黄疸、生理性体重下降和低血糖的发生，同时最好母婴同室，按需喂哺婴儿。一般说来，0～2个月的婴儿不需定时喂哺，可按婴儿需要哺乳。此后按照睡眠规律可每2～3小时哺乳1次，逐渐延长到3～4小时1次，夜间逐渐停1次，一昼夜共6～7次；4～5个月后可减至5次。每次哺乳15～20分钟，可根据各个婴儿的不同情况，适当延长或缩短每次哺乳时间，以吃饱为度。每次哺乳前要用温开水拭净乳头，乳母取坐位，将婴儿抱于怀中，让婴儿吸空一侧乳房后再吸另一侧。哺乳完毕后将婴儿轻轻抱直，头靠母肩，轻拍其背，使吸乳时吞入胃中的空气排出，可减少溢乳。

（2）随着婴儿逐渐长大，母乳已不能完全满足其生长发育的需要，同时婴儿的消化功能也逐渐完善，乳牙开始萌出，咀嚼功能加强，可逐步适应非流质饮食。自生后4～6个月起应逐渐添加辅食，当婴儿长到8～12个月时可完全断乳。

三、人工喂养的基本知识

由于各种原因母亲不能喂哺婴儿时，可选用牛、羊乳等，或其他代乳品喂养婴儿，称人工喂养。人工喂养不如母乳喂养，其乳糖含量低、宏量营养素比例不当、肾负荷重、缺乏免疫因子，但如能选用优质乳品或代乳品，调配恰当，供量充足，注意消毒，也能满足婴儿营养需要，使生长发育良好。

牛乳是最常用的代乳品，所含蛋白质虽然较多，但以酪蛋白为主，酪蛋白易在胃中形成较大的凝块，不易消化；另外，牛乳中不饱和脂肪酸明显低于人乳，乳糖含量亦低于人乳。奶方的配制包括稀释、加糖和消毒 3 个步骤，稀释度与小儿月龄有关，生后不满 2 周采用 2：1 奶（即 2 份牛奶加 1 份水），以后逐渐过渡到 3：1 或 4：1 奶，满月后即可进行全奶喂养。每 100mL 牛奶加糖 5～8g，婴儿每日约需加糖牛奶 110mL/kg，需水每日 150mL/kg（包含牛乳量）。目前，常用的乳制品还有全脂奶粉、配方奶粉等。在不易获得乳制品的地区或对牛奶过敏的婴儿，还可选用大豆类代乳品进行喂养。

四、辅助食品的添加原则

添加辅食时应根据婴儿的实际需要和消化系统成熟程度，遵照循序渐进的原则进行。添加辅食的原则如下。

1. 从少到多，使婴儿有一个适应过程。

2. 由一种到多种，习惯一种食物后再加另一种，如出现消化不良时应暂停喂食该种辅食，待恢复正常后，再从开始量或更小量喂起。

3. 由细到粗，如从菜汁到菜泥，乳牙萌出后可试食碎菜。

4. 由稀到稠，如从米汤开始到稀粥，再增稠到软饭。

5. 天气炎热或婴儿患病时，应暂缓添加新品种。

五、小儿保健重点、计划免疫

1. 小儿保健重点

（1）胎儿期及围生期　胎儿期的保健主要通过对孕母的保健来实现。①预防遗传性疾病与先天畸形：父母婚前需做遗传性咨询，禁止近亲结婚；避免接触放射线、烟、酒，以及苯、铅、汞、有机磷农药等化学毒物；患有慢性疾病的育龄妇女应在医生指导下确定是否怀孕及孕期用药；对高危产妇除定期进行产前检查外，还应加强观察，出现异常情况及时就诊。②保证充足营养：妊娠后期应加强钙、铁、锌、维生素 D 等重要营养素的补充，注意避免营养摄入过多导致胎儿过重。③定期做好产前检查：特别是对高危产妇需做产前筛查，异常者终止妊娠，减少妊娠合并症，预防流产、早产、异常产的发生。④预防感染：预防孕期及产时感染，以免造成胎儿畸形和发育不良，影响即将出生的新生儿。⑤加强监护：对高危妊娠孕妇所分娩的新生儿、早产儿、低体重儿及窒息、低体温、低血钙、低血糖、颅内出血等疾病的高危儿应予以特殊监护和处理。

（2）新生儿期　新生儿期保健是保健的重点，出生 1 周内的新生儿保健更是重中之重。①护理：产房室温宜为 25～28℃，娩出后迅速清理口腔内黏液，保证呼吸道通畅；保暖及严格消毒，结扎脐带；记录出生时评分、体温、呼吸、心率、体重与身长；除高危新生儿外，应做到与母亲的早接触、早开奶，并应母婴同室，按需喂母乳。②保健：日常居室内温度宜保持在 20～22℃，湿度为 55% 左右；保持皮肤清洁，注意脐部护理，预防感染；选择柔软的衣服与尿布；进行早教，开展新生儿抚触；指导母亲维持良好的乳汁分泌，以满足生长所需，若母乳不足或无法进行母乳喂养，应正确指导母亲进行科学的人工喂养；及时进行预防接种和先天性遗传代谢病筛查及听力筛查。

（3）婴儿期　是生长最迅速的时期，需要丰富的营养物质，而婴儿期消化功能尚未健全，消化道负担较重，需要合理喂养。应提倡纯母乳喂养至 4 ～ 6 个月，如母乳不足可根据需要选择适合年龄段的配方奶，4 ～ 6 月开始添加辅食；6 个月以前每月体检 1 次，此后每 3 个月体检 1 次；早期筛查缺铁性贫血、佝偻病、发育异常等疾病；训练婴儿被动体操，促进感知觉发育；按计划免疫程序接受基础免疫。

（4）幼儿期　与周围环境接触增多，语言、动作及思维活动发展迅速，是社会心理发育最迅速的时期。注意断奶前后的合理膳食搭配，培养良好的生活和卫生习惯；定期进行体格检查，预防疾病；重视早期教育，促进语言及各种能力的发展；定期进行预防接种，注意防止异物吸入、烫伤、跌伤等意外事故的发生。

（5）学龄前期　智力发育快，活动范围大，是性格形成的关键时期。应逐步、正确地引导其认识客观世界，加强看护、教育，并继续做好预防保健工作；每年应进行 1 ～ 2 次体格检查，进行视力、龋齿、缺铁性贫血等常见病的筛查与矫正；保证营养充足，预防外伤、溺水、误服毒物、药物及食物中毒等意外伤害。

（6）学龄期　求知欲强，是获取知识最重要的时期。除保证营养，注意上述的养护要点外，应培养良好的学习习惯，加强素质教育；加强体育锻炼，增强体质，提升机体抗病能力；密切关注心理行为问题，预防近视、龋齿等疾病的发生；进行法制教育，学习交通规则，减少意外事故的发生。

（7）青春期　为体格发育的第二个高峰期，第二性征逐渐明显。要合理营养，保证能量、优质蛋白、微量元素及维生素的摄入；进行正确的性教育，培养良好的性格和道德情感，树立正确的人生观、价值观；注意心理及行为教育，保证身心健康。

2. 计划免疫　是根据小儿免疫特点和传染病发生情况制定的免疫程序，通过有计划地使用生物制品进行预防接种，以提高小儿免疫水平，达到控制和消灭传染病的目的。按照国家卫生健康委规定，婴儿期需完成卡介苗、麻疹减毒疫苗、脊髓灰质炎三价混合疫苗，乙型肝炎病毒疫苗，白喉、百日咳、破伤风类毒素混合制剂等预防接种。此外，根据流行地区、季节或家长意愿进行乙型脑炎疫苗、流行性脑脊髓膜炎疫苗、流感疫苗、风疹疫苗、腮腺炎疫苗、水痘疫苗、甲型肝炎病毒疫苗等的接种。

复习思考题

1. 简述小儿的年龄分期。
2. 母乳喂养的优点有哪些？
3. 简述婴幼儿添加辅助食品的原则。
4. 简述小儿计划免疫的内容。

扫一扫，查阅本章数字资源，含PPT、音视频、图片等

第一节　新生儿黄疸

新生儿黄疸（neonatal jaundice）又称新生儿高胆红素血症（neonatal hyperbilirubinemia），指在新生儿期由于胆红素代谢异常引起血液及组织中胆红素水平升高，出现皮肤、黏膜及巩膜发黄的临床表现。新生儿黄疸是新生儿期最常见的症状之一。在新生儿期，当血清游离胆红素严重增高时，可导致神经细胞中毒性病变，引起胆红素脑病而危及患儿生命。

【新生儿黄疸分类】

1. 生理性黄疸特点　50%～60%的足月儿和80%的早产儿在新生儿期均会出现暂时性总胆红素升高，但全身情况良好，且为自限性，不需治疗，预后良好，故称生理性黄疸。生理性黄疸的特点。

（1）一般情况良好。

（2）足月儿生后2～3天出现黄疸，4～5天达高峰，5～7天消退，最迟不超过2周；早产儿黄疸多于生后3～5天出现，5～7天达高峰，7～9天消退，最长可延迟到3～4周。

（3）每日血清胆红素升高 <85μmol/L（5mg/dL）。

（4）血清胆红素足月儿 <221μmol/L（12.9mg/dL），早产儿 <257μmol/L（15mg/dL）。

2. 病理性黄疸特点　由于某些病理因素所引起的黄疸称病理性黄疸，其临床特点如下。

（1）黄疸出现时间过早，在生后24小时内出现黄疸。

（2）血清胆红素值过高或上升过快，血清胆红素足月儿 >221μmol/L（12.9mg/dL）、早产儿 >257μmol/L（15mg/dL），或每日上升超过85μmol/L（5mg/dL），或每小时 >8.5μmol/L（0.5mg/dL）。

（3）黄疸持续时间过长，足月儿 >2周，早产儿 >4周。

（4）黄疸退而复现。

（5）血清结合胆红素 >34μmol/L（2mg/dL）。

具备其中任何1项者即可诊断为病理性黄疸。

【治疗】

1. 降低血清胆红素　常用药物：①酶诱导剂：苯巴比妥和尼可刹米均能增加肝脏清除胆红素，使血清胆红素下降。苯巴比妥能增加肝细胞膜的通透性，使血中未结合胆红素较易进入肝细胞内，且能促进肝细胞摄取胆红素。②肾上腺皮质激素：可抑制溶血病的溶血过程，活跃肝细胞，增加葡萄糖醛酸与胆红素的结合力。③活性炭：吸收肠内胆红素，减少肠壁对未结合胆红素

的吸收。④血红素加氧酶抑制剂：能阻止血红素氧化成胆绿素，从而减少胆红素的形成。

2.保护肝脏酶活性 ①控制感染：感染可使肝内葡萄糖醛酸转移酶活性受抑制，故应依感染的不同病因，进行抗感染治疗，但不宜使用磺胺类药、氯霉素、红霉素等。②应用甲状腺制剂：先天性甲状腺功能减退的患儿，肝内葡萄糖醛酸转移酶成熟延缓，故可服用甲状腺素治疗。③避免使用对肝酶活性有抑制的药物，如新生霉素。

3.减少游离的未结合胆红素 ①应用白蛋白或血浆：输血浆每次 10～20mL/kg 或白蛋白 1g/kg，以增加其与未结合胆红素的联结，减少胆红素脑病的发生。无白蛋白时可用血浆。②纠正代谢性酸中毒：酸中毒时，游离的未结合胆红素浓度升高，故应及时纠正，临床常用 5% 碳酸氢钠提高血 pH 值，以利于未结合胆红素与白蛋白联结。③禁用能与胆红素争夺白蛋白结合的药物：具有夺位作用的药物如苯甲酸钠、水杨酸类、吲哚美辛等。

4.光照治疗 胆红素经光照后，可发生光照异构作用，变为水溶性的异构体，经胆汁或尿液排出，从而降低血清胆红素浓度，可用蓝光、绿光或白光。

5.换血疗法 能换出部分血中游离抗体和致敏红细胞，减轻溶血，换出血中大量胆红素，防止核黄疸的发生；同时能纠正贫血，改善带氧，防止严重缺氧及心力衰竭；可移去附着有抗体的红细胞及存在于血液中的游离抗体，减少继续溶血。

【预防】

1.低体温时易发生低血糖及酸中毒，故应注意保温措施。输注葡萄糖溶液可促进葡萄糖醛酸合成，减少代谢性酸中毒与低血糖。

2.缺氧可抑制肝内葡萄糖醛酸转移酶的活力，故有缺氧表现者应常规给氧。

3.尽早开奶，可促使肠蠕动以排出胎粪，减少胆红素经肠壁吸收。如胎粪延迟排出者，必要时可施以灌肠，以排出胎粪。

4.婴儿出生后密切观察皮肤颜色变化，及时了解黄疸的出现时间及消退时间。

5.注意观察患儿的全身症状，有无精神萎靡、嗜睡、吸吮困难、惊惕不安、两目直视、四肢强直或抽搐，及早发现重症患儿并及时治疗。

第二节 小儿肺炎

肺炎（pneumonia）指由不同病原体或其他因素（如吸入羊水、油类或过敏反应等）所引起的肺部炎症。主要临床表现为发热、咳嗽、气促、呼吸困难和肺部固定的中、细湿啰音。重症患者可累及循环、神经及消化等系统而出现相应的临床症状，如心力衰竭、缺氧中毒性脑病及缺氧中毒性肠麻痹等。

肺炎为婴儿时期重要的常见病，是我国住院小儿死亡的第一位原因，严重威胁小儿健康，被国家卫生健康委列为小儿四病防治之一，故加强对本病的防治十分重要。

【病因和发病机制】

1.感染因素 最常见的是细菌和病毒感染，也可由病毒、细菌"混合感染"。发达国家的小儿肺炎病原体以病毒为主，主要有呼吸道合胞病毒、腺病毒、流感病毒、副流感病毒及鼻病毒等。发展中国家则以细菌为主，细菌感染仍以肺炎链球菌多见，近年来支原体、衣原体和流感嗜血杆菌感染有增加趋势。病原体常由呼吸道入侵，少数经血行入肺。

2. 非感染因素　常见有吸入性肺炎、坠积性肺炎、过敏性肺炎等。

【分类】

无统一分类，目前常用的有以下几种分类法。

1. 病理分类　分为大叶性肺炎、小叶性肺炎（支气管肺炎）和间质性肺炎。

2. 病因分类

（1）病毒性肺炎　呼吸道合胞病毒占首位，其次为腺病毒 3、7 型，流感病毒，副流感病毒 1、2、3 型，鼻病毒，巨细胞病毒和肠道病毒等。

（2）细菌性肺炎　肺炎链球菌、金黄色葡萄球菌、肺炎克雷伯菌、流感嗜血杆菌、大肠埃希菌、军团菌等。

（3）支原体肺炎　由肺炎支原体所致。

（4）衣原体肺炎　以沙眼衣原体（CT）、肺炎衣原体（CP）和鹦鹉热衣原体引起，以 CT 和 CP 多见。

（5）原虫性肺炎　包括肺包虫病、肺弓形虫病、肺血吸虫病、肺线虫病等。

（6）真菌性肺炎　由白念珠菌、曲霉菌、组织胞浆菌、隐球菌、肺孢子菌等引起的肺炎，多见于免疫缺陷病及长期使用免疫抑制剂或抗菌药者。

（7）非感染因素引起的肺炎　如吸入性肺炎、坠积性肺炎、嗜酸粒细胞性肺炎（过敏性肺炎）等。

3. 病程分类　病程 <1 个月者，称急性肺炎；病程 1～3 个月称迁延性肺炎；病程 >3 个月者，称慢性肺炎。

4. 病情分类

（1）轻症　除呼吸系统外，其他系统轻微受累，无全身中毒症状。

（2）重症　除呼吸系统出现呼吸衰竭外，其他系统亦严重受累，可有酸碱平衡失调，水、电解质紊乱，全身中毒症状明显，甚至危及生命。

5. 临床表现典型与否分类

（1）典型肺炎　肺炎链球菌、金黄色葡萄球菌、肺炎克雷伯菌、流感嗜血杆菌、大肠埃希菌等引起的肺炎。

（2）非典型肺炎　肺炎支原体、衣原体、嗜肺军团菌、某些病毒（如汉坦病毒）等引起的肺炎。儿童患者临床表现较成人轻，病死率亦较低，传染性亦较弱。

6. 肺炎发生的地点分类

（1）社区获得性肺炎　指原本健康的儿童在医院外获得的感染性肺炎，包括感染具有明确潜伏期的病原体而在入院后潜伏期内发病的肺炎。

（2）医院获得性肺炎　又称医院内肺炎，指患儿入院时不存在、也不处于潜伏期而在入院 ≥ 48 小时发生的感染性肺炎，包括在医院感染而于出院 48 小时内发生的肺炎。

临床上如果病原体明确，则按病因分类，有助于指导治疗，否则按病理或其他方法分类。

【各型肺炎的临床特点】

（一）支气管肺炎

支气管肺炎以 2 岁以下的婴幼儿多见，起病多数较急，发病前数日多先有上呼吸道感染，主要临床表现为发热、咳嗽、气促，肺部有固定中、细湿啰音。

1. 症状

（1）发热　热型不定，多为不规则热，亦可为弛张热或稽留热。值得注意的是，新生儿、重度营养不良患儿体温可不升或低于正常。

（2）咳嗽　较频繁，早期为刺激性干咳，极期咳嗽反而减轻，恢复期咳嗽有痰。

（3）气促　多在发热、咳嗽后出现。

（4）全身症状　精神不振、食欲减退、烦躁不安、轻度腹泻或呕吐。

2. 体征

（1）呼吸增快　40～80次/分，并可见鼻翼扇动和吸气性凹陷。

（2）发绀　口周、鼻唇沟和指（趾）端发绀，轻症患儿可无发绀。

（3）肺部啰音　早期不明显，可有呼吸音粗糙、减低，以后可闻及固定的中、细湿啰音，以背部两侧下方及脊柱两旁较多，于深吸气末更为明显。肺部叩诊多正常，病灶融合时可出现实变体征。

3. 辅助检查

（1）X线平片　胸片早期肺纹理增强，透光度减低；以后两肺下野、中内带出现大小不等的点状或小斑片状影，或融合成大片状阴影，甚至波及节段。可有肺气肿、肺不张。伴发脓胸时，早期患侧肋膈角变钝；积液较多时，可成反抛物线状阴影，纵隔、心脏向健侧移位。并发脓气胸时，患侧胸腔可见液平面。肺大疱时则见完整薄壁、无液平面的大疱。

（2）肺CT　肺部X线平片未能显示肺炎征象而临床又高度怀疑肺炎，难以明确炎症部位，需同时了解有无纵隔内病变等，可行胸部CT检查。

（二）呼吸道合胞病毒肺炎

呼吸道合胞病毒肺炎多见于婴幼儿，尤多见于1岁以内儿童。我国北方地区多见于冬春季，南方多见于夏秋季，广东则多见于春夏季。

1. 症状　临床上轻症患者发热、呼吸困难等症状不重；中、重症者有较明显的呼吸困难、喘憋、口唇发绀、鼻翼扇动及三凹征，发热可为低、中度热和高热。

2. 体征　肺部听诊多有中、细湿啰音。

3. 辅助检查

（1）病原学检测　对鼻咽分泌物脱落细胞抗原及血清中IgM抗体能进行合胞病毒感染的快速诊断。

（2）X线平片　两肺可见小点片状、斑片状阴影，部分患儿有不同程度的肺气肿。

（3）其他　外周血白细胞总数大多正常。

（三）腺病毒肺炎

腺病毒肺炎多见于6个月～2岁的儿童。我国北方多发于冬春两季，广东则多见于秋季。临床特点为起病急骤、高热持续时间长、中毒症状重、啰音出现较晚、X线改变较肺部体征出现早，易合并心肌炎和多器官功能障碍。腺病毒肺炎易继发细菌感染。继发细菌感染者表现为持续高热不退；症状恶化或一度好转又恶化；痰液由白色转为黄色脓样；外周血白细胞明显升高，有核左移；胸部X线见病变增多或发现新的病灶。部分腺病毒肺炎可发展为闭塞性细支气管炎，导致反复喘息。

1. 症状

（1）发热 体温可达 39℃ 以上，多呈稽留热或弛张热，热程长，可持续 2～3 周。

（2）中毒症状 面色苍白或发灰，精神不振，嗜睡与烦躁交替。

（3）呼吸道症状 咳嗽频繁，呈阵发性喘憋、轻重不等的呼吸困难和发绀。

（4）消化系统症状 腹泻、呕吐和消化道出血。

（5）其他 可因脑水肿而致嗜睡、昏迷或惊厥发作。

2. 体征

（1）肺部啰音出现较迟，多于高热 3～7 天才出现，肺部病变融合时可出现实变体征。

（2）肝脾增大多由于单核吞噬细胞系统反应较强所致。

（3）麻疹样皮疹。

（4）出现心率加速、心音低钝等心肌炎、心力衰竭表现，亦可有脑膜刺激征等中枢神经系统体征。

3. 辅助检查 X 线特点：①肺部 X 线改变较肺部啰音出现早，故强调早期拍片。②大小不等的片状阴影或融合成大病灶，甚至一个大叶。③病灶吸收较慢，需数周或数月。

（四）肺炎链球菌肺炎

肺炎链球菌肺炎是 5 岁以下儿童最常见的细菌性肺炎。肺炎链球菌是人体上呼吸道寄居的正常菌群，可通过空气飞沫传播，也可在呼吸道自体转移。当机体抵抗力降低或大量细菌侵入时，可进入组织或穿越黏膜屏障进入血流引起感染。支气管肺炎是儿童肺炎链球菌肺炎最常见的病理类型。儿童也可表现为大叶性肺炎，多见于年长儿。病变主要表现以纤维素渗出和肺泡炎为主，典型病变可分为充血水肿期、红色肝样变期、灰色肝样变期、溶解消散期。

1. 症状 临床起病多急骤，可有寒战，高热可达 40℃，呼吸急促，呼气呻吟，鼻翼扇动，发绀，可有胸痛，最初数日多咳嗽不重，无痰，后可有痰呈铁锈色。轻症者神志清醒，重症者可有烦躁、嗜睡、惊厥、谵妄甚至昏迷等缺氧中毒性脑病表现，亦可伴发休克、急性呼吸窘迫综合征等。

2. 体征 ①早期只有轻度叩诊浊音或呼吸音减弱。②肺实变后可有典型叩诊浊音、语颤增强及管状呼吸音等。③消散期可闻及湿啰音。

3. 辅助检查

（1）X 线检查 早期可见肺纹理增强或局限于一个节段的浅薄阴影，以后有大片阴影均匀致密，占全肺叶或一个节段，经治疗后逐渐消散。少数患者出现肺大疱或胸腔积液。支气管肺炎则呈斑片状阴影。

（2）血液检查 外周血白细胞总数及中性粒细胞均升高，ESR（红细胞沉降率）、CRP（C 反应蛋白）、PCT（降钙素原）增加。

（五）金黄色葡萄球菌肺炎

金黄色葡萄球菌肺炎病原为金黄色葡萄球菌由呼吸道入侵或经血行播散入肺。儿童免疫功能低下，故易发生金黄色葡萄球菌肺炎，新生儿、婴幼儿发病率更高。金黄色葡萄球菌肺炎病理改变以肺组织广泛出血性坏死和多发性小脓肿形成为特点。由于病变发展迅速，组织破坏严重，故易形成肺脓肿、脓胸、脓气胸、肺大疱、皮下气肿、纵隔气肿，并可引起败血症及其他器官的迁徙性化脓灶。

1.症状 起病急、病情严重、进展快、全身中毒症状明显。发热多呈弛张热型，但早产儿和体弱儿有时可无发热或仅有低热。患儿面色苍白、烦躁不安、咳嗽、呻吟、呼吸浅快和发绀，重症者可发生休克。消化系统症状有呕吐、腹泻和腹胀。

2.体征 ①出现较早，两肺有散在中、细湿啰音。②发生脓胸、脓气胸和皮下气肿时则有相应体征。③发生纵隔气肿时呼吸困难加重，可有各种类型皮疹。

3.辅助检查

（1）X线检查 胸部X线可有小片状影，病变发展迅速，甚至数小时内可出现小脓肿、肺大疱或胸腔积液，故在短时间内应重复拍片。病变吸收较一般细菌性肺炎缓慢，重症病例在2个月时可能还未完全消散。

（2）血液检查 外周白细胞多数明显增高，中性粒细胞增高伴核左移，并有中毒颗粒。婴幼儿和重症患者可出现外周血白细胞减少，但中性粒细胞百分比仍较高。

（六）肺炎支原体肺炎

肺炎支原体肺炎是学龄儿童及青年常见的一种肺炎，婴幼儿亦不少见。

1.症状

（1）发热、咳嗽、咳痰为主要症状。

（2）热型不定，大多在39℃左右，热程1～3周，可伴咽痛和肌肉酸痛。

（3）咳嗽为本病突出的症状，一般于病后2～3天开始，初为干咳，后转为顽固性剧咳，常有黏稠痰液，偶带血丝，少数病例可类似百日咳样阵咳，持续1～4周。

（4）婴幼儿则起病急、病程长、病情较重，表现为呼吸困难、喘憋、喘鸣音较为突出，肺部啰音比年长儿多。

2.体征 ①因年龄而异，年长儿大多缺乏显著的肺部体征，婴幼儿叩诊呈浊音，听诊呼吸音减弱，有时可闻及湿啰音。②部分婴儿可闻及哮鸣音。③伴发多系统、多器官损害，如心肌炎、溶血性贫血、脑膜炎、肾炎等肺外表现。

3.辅助检查

（1）病原学检查 血清早期特异性IgM抗体阳性有诊断价值。

（2）X线检查 胸部X线改变是本病的重要诊断依据。特点：①支气管肺炎。②间质性肺炎。③均匀一致的片状阴影似大叶性肺炎改变。④肺门阴影增浓。体征轻而X线改变明显是肺炎支原体肺炎的又一特点。

【肺炎心衰的诊断标准】

肺炎患儿易合并心力衰竭，其判断要点如下。

1.安静状态下呼吸突然加快，>60次/分。

2.安静状态下心率突然加快，>180次/分。

3.突然极度烦躁不安，明显发绀，面色苍白或发灰，指（趾）甲微血管再充盈时间延长。

4.心音低钝，奔马律，颈静脉怒张。

5.肝脏迅速增大。

6.少尿或无尿，眼睑或双下肢水肿。

具有前5项者即可诊断为心力衰竭（以上表现不包括新生儿）。

【治疗】

1. 一般治疗 室内空气要流通，以温度 18 ～ 20℃、湿度 60％为宜。不同病原的肺炎患儿应分别隔离。及时清除鼻腔分泌物，勤吸痰，常翻身。供给易消化、富营养的食物，尽量不改变原有的喂养方法，重症可给予肠道外营养。

2. 抗感染治疗 明确细菌感染或病毒感染继发细菌感染者应使用抗菌药。

（1）抗菌药使用原则 ①有效和安全是首要原则。②根据病原菌选择敏感药物。③选用的药物在肺组织中应有较高的浓度。④适宜剂量、合适疗程。⑤轻症患者口服抗菌药，重症宜联合用药，经静脉给药。

（2）针对不同病原选择抗菌药 ①肺炎链球菌感染：青霉素敏感者首选青霉素或阿莫西林。②金黄色葡萄球菌感染：甲氧西林敏感者首选苯唑西林钠或氯唑西林，耐药者选用万古霉素或联用利福平。③流感嗜血杆菌感染：首选阿莫西林/克拉维酸、氨苄西林/舒巴坦。④肺炎支原体、衣原体感染：首选大环内酯类抗生素，如红霉素、罗红霉素、阿奇霉素等。

（3）用药时间 一般应持续至体温正常后 5 ～ 7 天，症状、体征消失后 3 天停药。支原体肺炎至少使用抗菌药 2 ～ 3 周。葡萄球菌肺炎在体温正常后 2 ～ 3 周可停药，一般总疗程 ≥ 6 周。

（4）抗病毒治疗 ①利巴韦林：可口服或静脉滴注，肌内注射和静脉滴注的剂量为 10 ～ 15mg/（kg·d），可抑制多种 RNA 和 DNA 病毒。② α 干扰素：5 ～ 7 天为 1 个疗程，亦可雾化吸入。若为流感病毒感染，可用磷酸奥司他韦口服。部分中药制剂有一定抗病毒疗效。

3. 对症治疗

（1）氧疗 一般采用鼻前庭导管给氧。

（2）保持呼吸道通畅 及时清除鼻腔分泌物和吸痰，以保持呼吸道通畅、改善通气功能。气道湿化有利于痰液的排出，雾化吸入有助于解除支气管痉挛和水肿。呼吸衰竭加重时应行气管插管。严重病例宜短期使用机械排痰。

（3）腹胀的治疗 低钾血症者，应补充钾盐。缺氧中毒性肠麻痹时，应禁食和胃肠减压，亦可使用酚妥拉明，每次 0.3 ～ 0.5mg/kg，加 5% 葡萄糖 20mL 静脉滴注，每次最大量 ≤ 10mg。

4. 其他 高热患儿可物理降温，如温热擦身、减少衣物、冰敷；或口服对乙酰氨基酚、布洛芬等。若伴烦躁不安，可给予氯丙嗪、异丙嗪，每次各 0.5 ～ 1mg/kg 肌内注射，水合氯醛或苯巴比妥每次 5mg/kg 肌内注射。

5. 应用糖皮质激素 可减少炎症渗出，解除支气管痉挛，改善血管通透性和微循环，降低颅内压。使用指征：①严重喘憋或呼吸衰竭。②全身中毒症状明显。③合并感染中毒性休克。④出现脑水肿。⑤胸腔短期有大量渗出。上述情况可短期应用激素，可用甲泼尼龙 1 ～ 2mg/（kg·d）、琥珀酸氢化可的松 5 ～ 10mg/（kg·d），或用地塞米松 0.1 ～ 0.3mg/（kg·d）加入瓶中静脉滴注，疗程 3 ～ 5 天。

6. 并发症的治疗

（1）发生心力衰竭、中毒性脑病、电解质紊乱时应及时予以处理。

（2）脓胸和脓气胸者应及时进行穿刺引流，若脓液黏稠，经反复穿刺抽脓不畅或发生张力性气胸时，宜行胸腔闭式引流。

7. 应用生物制剂 重症患儿可酌情给予血浆和静脉注射用丙种球蛋白（IVIG），其含有特异性抗体，如 RSV-IgG 抗体，可用于重症患儿，IVIG 的剂量为 400mg/（kg·d），3 ～ 5 天为 1 个疗程。

【预防】

1. 注意手卫生，避免交叉感染，增强体质，减少被动吸烟，保持室内通风良好。
2. 针对某些常见病原，疫苗预防接种可有效降低儿童肺炎患病率。

第三节　病毒性心肌炎

病毒性心肌炎（viral myocarditis）是由病毒感染引起的心肌间质炎症细胞浸润和邻近的心肌细胞坏死或变性，有时病变也可累及心包或心内膜。儿童期的发病率尚不确切。

【病因和发病机制】

引起病毒性心肌炎的病毒种类较多，有柯萨奇病毒、埃可病毒、脊髓灰质炎病毒、流感病毒、腺病毒、呼吸道合胞病毒、传染性肝炎病毒、流行性腮腺炎病毒、麻疹病毒、风疹病毒、巨细胞病毒、单纯疱疹病毒等，其中柯萨奇 B_3 病毒最多见。需加以注意的是，新生儿期柯萨奇病毒 B 组感染可导致群体流行，其死亡率高达 50% 以上。

本病的发病机制尚不完全清楚，认为与病毒对心肌的直接损伤及免疫性损伤有关。

【临床表现】

心脏症状表现轻重不一，主要取决于患儿的年龄和感染的急性或慢性过程。大部分患儿在心脏症状出现前有呼吸道或肠道感染症状。

1. 症状　主要表现为明显乏力、食欲不振、面色苍白、多汗、心悸、气短、头晕、手足凉等；部分患者起病隐匿，仅有乏力等非特异性症状；部分患者呈慢性进程，演变为扩张型心肌病；少数重症患者可发生心力衰竭并发严重心律失常、心源性休克，甚至猝死。新生儿患病时病情进展快，常见高热、反应低下、呼吸困难和发绀，常有神经、肝脏和肺的并发症。

2. 体征　心尖区第一心音低钝，心动过速或过缓，或有心律失常，部分有奔马律，可听到心包摩擦音，心界扩大。两肺出现啰音及肝、脾肿大，呼吸急促和发绀。重症患儿可突然发生心源性休克，脉搏微弱，血压下降。

【辅助检查】

1. 心电图　可见严重心律失常，包括各种期前收缩、室上性和室性心动过速、房颤和室颤、高度房室传导阻滞。心肌受累明显时可见 T 波降低、ST-T 段改变，但是心电图缺乏特异性，强调动态观察的重要性。

2. 心肌损伤标志物　①磷酸激酶（CPK）：在早期多有增高，其中以来自心肌的同工酶（CK-MB）为主。血清乳酸脱氢酶（SLDH）同工酶增高对心肌炎早期诊断有提示意义。②近年来通过随访观察发现，心肌肌钙蛋白（cTnI 或 cTnT）的变化对心肌炎诊断的特异性更强，但其灵敏度不高。

3. 超声心动图检查　可显示心房、心室的扩大，心室收缩功能受损程度，探查有无心包积液及瓣膜功能。

4. X 线胸片　显示心影增大，但无特异性。心力衰竭时可显示肺淤血、水肿征象。

5. 病毒学检查　疾病早期可从咽拭子、咽冲洗液、粪便、血液中分离出病毒，但需要结合血清抗体检测才更有意义。恢复期血清抗体滴度比急性期有 4 倍以上增高，病程早期血中特异性

IgM 抗体滴度在 1：128 以上。利用聚合酶链反应或病毒核酸探针原位杂交，自血液或心肌组织中查到病毒核酸可作为某一型病毒存在的依据。

6. 心肌活体组织检查　仍被认为是诊断的"金标准"，但由于取样部位的局限性，以及患者的依从性不高，应用仍有限。

【诊断与鉴别诊断】

1. 诊断要点　根据临床症状、体征，结合血生化检查改变、X 线征象及心电图和超声心动图的结果，即可做出临床诊断。血液或心肌组织中查到病毒核酸可作为病原学确诊依据之一。

2. 鉴别诊断　应与风湿性心肌炎、中毒性心肌炎、先天性心肌炎等疾病鉴别，临床表现、影像学改变及病原学检查有助于鉴别诊断。

【治疗】

1. 休息　急性期需卧床休息，以减轻心脏负荷。

2. 营养心肌　常用 1,6- 二磷酸果糖，有益于改善心肌能量代谢，促进受损细胞的修复，同时可选用大剂量维生素 C、辅酶 Q10（CoQ10）、维生素 E 和复合维生素 B。中药可口服生脉饮、黄芪口服液等。

3. 应用糖皮质激素　通常不主张使用，主要用于心源性休克、致死性心律失常（三度房室传导阻滞、室性心动过速）等严重病例的抢救。

4. 大剂量丙种球蛋白　通过免疫调节作用减轻心肌细胞损害。

5. 控制心力衰竭　有地高辛、西地兰等。可根据病情联合应用利尿剂、洋地黄药物和血管活性药，应特别注意用洋地黄时饱和量应较常规剂量减少，并注意补充氯化钾，以避免洋地黄中毒。

【预防】

1. 预防呼吸道或肠道病毒感染。

2. 注意锻炼身体，增强体质，避免过度劳累。

3. 饮食宜清淡而富有营养，忌食过于肥甘厚腻或辛辣之品。

4. 密切观察病情变化，一旦发现心率明显增快或减慢、严重心律失常、呼吸急促、面色青紫，应及时抢救。

第四节　小儿腹泻

小儿腹泻又称腹泻病（diarrhea），是一组由多病原、多因素引起的消化道疾病，以大便次数增多和大便性状改变为特点。小儿腹泻是我国婴幼儿最常见的疾病之一，以 6 个月～2 岁婴幼儿发病率高，1 岁以内约占半数，也是造成儿童营养不良、生长发育障碍甚至死亡的主要原因之一。

【病因和发病机制】

（一）病因

引起小儿腹泻的病因分为感染性及非感染性。

1. 感染因素　①肠道内感染可由病毒、细菌、真菌、寄生虫引起，以前两者多见，尤其是病毒。致病的主要病毒为轮状病毒，其次有诸如病毒、肠道病毒、埃可病毒等；细菌主要有致腹泻大肠埃希菌、空肠弯曲菌、耶尔森菌、沙门菌等。②肠道外感染有时亦可产生腹泻症状，如患上呼吸道感染、中耳炎、肺炎、泌尿系感染、皮肤感染或急性传染病时，可由于发热、感染原释放的毒素、抗生素治疗、直肠局部激惹（如膀胱感染）作用而并发腹泻。病原体（主要是病毒）有时可同时感染肠道。另外，滥用抗生素也可引起肠道菌群紊乱而导致腹泻。

2. 非感染因素　①饮食因素：如喂养不当、食物过敏、原发性或继发性双糖酶（主要为乳糖酶）缺乏或活性降低等均可引起腹泻。②气候因素：如气候突然变化、腹部受凉，使肠蠕动增加，天气过热消化液分泌减少，或由于口渴饮奶过多等，都可能诱发消化功能紊乱而致腹泻。

（二）发病机制

导致腹泻的机制：①肠腔内存在大量不能吸收的具有渗透活性的物质，发生"渗透性"腹泻。②肠腔内电解质分泌过多，发生"分泌性"腹泻。③炎症所致的液体大量渗出，发生"渗出性"腹泻。④肠道蠕动功能异常，发生"肠道功能异常性"腹泻等。然而，临床上不少腹泻，并非由某种单一机制引起，而是在多种机制共同作用下发生的。

【临床表现】

由于不同病因引起的腹泻表现不同，故在临床诊断中常包括病程、严重程度及可能的病原。一般将连续病程在 2 周以内的腹泻称急性腹泻，病程 2 周～ 2 个月为迁延性腹泻，2 个月以上为慢性腹泻。

（一）急性腹泻

1. 轻型腹泻　起病可急可缓，以胃肠道症状为主，大便次数增多，但每次大便量不多，稀薄或带水，呈黄色或黄绿色，有酸味，常见白色或黄白色奶瓣和泡沫，食欲不振，偶有溢乳或呕吐，无脱水及全身中毒症状，多在数日内痊愈。

2. 重型腹泻　多由肠道内感染引起。常急性起病，也可由轻型逐渐加重、转变而来，临床表现：①胃肠道症状较严重，食欲降低，常有呕吐，严重者可吐咖啡色液体，腹泻频繁，大便每日10 余次至数十次，多为黄色水样或蛋花样便，含有少量黏液，少数患儿也可有血便。②存在较明显的脱水、电解质紊乱，眼窝、囟门凹陷，尿少，泪少，皮肤黏膜干燥、弹性下降，唇红，呼吸深长，精神不振，无力，腹胀，心律失常等。③全身感染中毒症状，如发热或体温不升，精神烦躁或萎靡，嗜睡，面色苍白，意识模糊甚至昏迷、休克。

几种常见类型肠炎的临床特点：①轮状病毒肠炎：又称秋季腹泻，是秋、冬季婴幼儿腹泻最常见的肠炎，呈散发或小流行，经粪 - 口传播，也可经呼吸道感染而致病。多发生在 6 ～ 24 个月的婴幼儿，起病急，常伴发热和上呼吸道感染症状，病初常发生呕吐，随后出现腹泻。大便次数及水分多，呈黄色水样或蛋花样便，带少量黏液，无腥臭味，常并发脱水、酸中毒及电解质紊乱。本病为自限性疾病，数日后呕吐渐停，腹泻减轻，自然病程 3 ～ 8 天，少数较长。大便显微镜检查偶有少量白细胞，临床常用 ELISA（酶联免疫吸附试验）或胶体金法检测大便中病毒抗原。②侵袭性细菌引起的肠炎：全年均可发病，多见于夏季。一般急性起病，腹泻频繁，大便呈黏液状，带脓血，常伴恶心、呕吐、腹痛和里急后重，可出现严重的中毒症状，如高热、意识改变，甚至感染性休克，亦可出现惊厥。大便镜检有大量白细胞及数量不等的红细胞，大便细菌培养可找到相应的致病菌。③出血性大肠埃希菌肠炎：大便次数增多，开始为黄色水样便，后转为血水便，有特殊臭味。大便镜检有大量红细胞，常无白细胞。临床常伴腹痛，个别病例可伴发溶血性尿毒综合征和血小板减少性紫癜。④抗生素相关性腹泻：长期应用广谱抗生素可使肠道菌群失调，肠道内耐药的金黄色葡萄球菌、绿脓杆菌、变形杆菌、某些梭状芽孢杆菌和白念珠菌大量繁殖而引起腹泻。营养不良、免疫功能低下、长期应用肾上腺皮质激素者更易发病。

（二）迁延性和慢性腹泻

病因复杂，感染、食物过敏、酶缺陷、免疫缺陷、药物因素、先天性畸形等均可引起。临床上以急性腹泻未彻底治疗或治疗不当、迁延不愈最为常见。人工喂养、营养不良的婴幼儿患病率高。营养不良儿患腹泻时，易迁延不愈，持续腹泻又加重营养不良，两者互为因果，最终引起免疫功能低下，继发感染，形成恶性循环，导致多脏器功能异常。

【辅助检查】

1. 粪便常规

（1）轮状病毒肠炎大便偶有少量白细胞。

（2）侵袭性细菌引起的肠炎有大量白细胞及数量不等的红细胞。

（3）出血性大肠埃希菌肠炎有大量红细胞，常无白细胞。

2. 粪便病原学检查

（1）病毒较难分离，有条件者可直接用电镜检测病毒，或用 ELISA 检测病毒抗原、抗体，或 PCR（聚合酶链式反应）及核酸探针技术检测病毒抗原。

（2）细菌培养可找到相应的致病菌。

（3）真菌感染可见真菌孢子和菌丝。

3. 十二指肠液检查 分析 pH 值、胰蛋白酶、糜蛋白酶、肠激酶及血清胰蛋白酶原，以判断蛋白质的消化吸收能力，测定十二指肠液的酯酶、胆盐浓度，则可了解脂肪的消化吸收状况。

4. 小肠黏膜活检 是了解慢性腹泻病理生理变化的最可靠方法。

【诊断与鉴别诊断】

1. 诊断要点 根据发病季节、病史（包括喂养史和流行病学资料）、临床表现和大便性状做出临床诊断。必须判断有无脱水（程度和性质）、电解质紊乱和酸碱失衡；注意寻找病因，由于肠道内感染的病原学诊断比较困难，从临床诊断和治疗需要考虑，可先根据粪便常规有无白细胞将腹泻分为两组。

（1）大便无或偶见少量白细胞者，为侵袭性细菌以外的病因（如病毒、非侵袭性细菌、喂养不当）引起的腹泻，多为水泻，有时伴脱水症状。

（2）大便有较多白细胞者，常由各种侵袭性细菌感染所致，仅凭临床表现难以区分，必要时应进行大便细菌培养、细菌血清型和毒性检测。

2. 鉴别诊断 大便无或偶见少量白细胞者应与生理性腹泻、导致小肠消化吸收功能障碍的各种疾病（如乳糖酶缺乏、葡萄糖 – 半乳糖吸收不良、原发性胆酸吸收不良、过敏性腹泻）等鉴别；大便有较多白细胞者需与细菌性痢疾、坏死性肠炎等鉴别。

【小儿水、电解质、酸碱平衡紊乱】

1. 脱水　小儿体液调节功能相对不成熟，腹泻时容易因体液总量尤其是细胞外液量的减少而发生脱水。脱水时除丧失水分外，还伴有钠、钾和其他电解质的丢失。由于脱水患儿丧失的水和电解质的比例不尽相同，可造成等渗、低渗、高渗性脱水，腹泻主要见于前两者。脱水程度常以丢失液体量占体重的百分比来表示，一般根据精神状态、前囟、眼窝凹陷与否，皮肤弹性，循环情况和尿量等临床表现综合分析判断，常将其分轻、中、重 3 度。

2. 代谢性酸中毒　患儿可出现精神不振、口唇樱红、呼吸深长等症状，但小婴儿症状很不典型，往往仅有精神萎靡、拒食和面色苍白等。

3. 低钾血症　脱水酸中毒时，钾由细胞内转移到细胞外，血清钾大多正常。当脱水酸中毒被纠正，排尿后钾排出增加、大便继续失钾及输入葡萄糖消耗钾等因素，使血钾迅速下降，随即出现不同程度的缺钾症状，表现为精神不振、无力、腹胀、心律失常等。

4. 低钙和低镁血症　脱水、酸中毒纠正后易出现低钙症状（手足搐搦和惊厥）；极少数久泻和营养不良患儿输液后出现震颤、抽搐，用钙剂治疗无效时，应考虑低镁血症的可能。

【治疗】

小儿腹泻的治疗原则：调整饮食，预防和纠正脱水，合理用药，加强护理，预防并发症。不同时期腹泻的治疗重点各有侧重，急性腹泻多注意维持水、电解质平衡；迁延性及慢性腹泻则应注意肠道菌群失调及饮食疗法问题。

（一）急性腹泻的治疗

1. 饮食疗法　强调继续饮食，满足生理需要，补充疾病消耗，以缩短腹泻后的康复时间，应根据疾病的特殊病理生理状况、个体消化吸收功能和平时的饮食习惯进行合理调整。母乳喂养的患儿可继续母乳喂养；混合喂养或人工喂养的患儿，用稀释牛奶或奶制品喂养；儿童则采用半流质而易消化饮食。有严重呕吐者可暂时禁食 4～6 小时，但不禁水。待病情好转后逐渐恢复正常饮食。

2. 纠正水、电解质紊乱及酸碱失衡　急性腹泻脱水患儿，绝大多数可用口服补液，低张的口服补液盐（ORS）不但疗效好，而且安全，重度脱水时应静脉补液治疗。

3. 药物治疗　①控制感染：水样便腹泻患者，多为病毒性及非侵袭性细菌所致，一般不用抗生素，主要是合理使用液体疗法，可选用微生态制剂和黏膜保护剂。②黏液、脓血便患者多为侵袭性细菌感染，应根据临床特点，针对病原经验性选用抗菌药，再根据大便细菌培养和药物敏感试验结果进行调整。③微生态疗法：常用的有双歧杆菌、嗜乳酸杆菌、鼠李糖乳杆菌、布拉氏酵母菌等。④肠黏膜保护剂：如蒙脱石粉。⑤补锌治疗：6 个月以下婴儿每日给予元素锌 10mg，6 个月以上每日给予元素锌 20mg，疗程 10～14 天。

（二）迁延性和慢性腹泻的治疗

迁延性和慢性腹泻常伴有营养不良和其他并发症，病情较为复杂，需积极寻找引起病程迁延的原因，针对病因进行治疗，切忌滥用抗生素，避免顽固的肠道菌群失调。此外，也要注意预防和治疗脱水，纠正电解质及酸碱平衡紊乱。有营养障碍者，继续合理喂养。对分离出特异病原的感染患儿，则根据药物敏感试验结果，选用恰当的抗生素。适当补充微量元素、维生素，也可应用微生态制剂。

【预防】

1. 合理喂养，提倡母乳喂养，遵守添加辅食的原则，适时断奶。

2. 养成良好的卫生习惯，注意乳品的保存和奶具、食具、便器、玩具等的定期消毒。

3. 感染性腹泻患儿，尤其是大肠埃希菌、鼠伤寒沙门菌、诺如病毒肠炎等的传染病强，集体机构如有流行，应积极治疗，做好消毒隔离工作，防止交叉感染。

4. 避免长期滥用广谱抗生素，防止由于肠道菌群失调所致的难治性腹泻。

第五节　营养性缺铁性贫血

营养性缺铁性贫血（nutritional iron deficiency anemia，NIDA）是由于体内铁缺乏导致血红蛋白合成减少所致的一种贫血，临床上以小细胞低色素性贫血、血清铁蛋白减少和铁剂治疗有效为特点。缺铁性贫血是小儿最常见的一种贫血，以 6 个月～ 2 岁的婴幼儿发病率最高，严重危害小儿健康，是我国重点防治的小儿常见病之一。

【病因和发病机制】

（一）病因

1. 先天储铁不足　妊娠最后 3 个月胎儿从母体获得的铁最多，如因早产、双胎或多胎、胎儿失血和孕母严重缺铁等，均可使胎儿储铁减少。

2. 铁摄入量不足　是缺铁性贫血的主要原因。人乳、牛乳、谷物中含铁量均低，如不及时添加含铁较多的辅食，容易发生缺铁性贫血。较大的儿童，也可因饮食习惯不良、拒食、偏食、营养供应较差而致缺铁。

3. 生长发育因素　小儿生长发育迅速，对铁的需要量增加，尤其是婴儿时期，随着体重增加，血容量也增加较快，如不及时添加含铁丰富的食物，则容易导致缺铁。

4. 铁的吸收障碍　食物搭配不合理可影响铁的吸收。慢性腹泻的患儿，不仅铁的吸收不良，铁的排泄也会增加。

5. 铁的丢失过多　每毫升血约含铁 0.5mg，长期少量失血会导致缺铁。消化道溃疡、肠息肉、梅克尔憩室、钩虫病、痔疮，以及长期服用阿司匹林等引起的胃肠道黏膜出血等，都可导致慢性失血。用不经加热处理的鲜牛奶喂养的婴儿，可因其对牛奶过敏而发生肠出血。

（二）发病机制

1. 缺铁对血液系统的影响　缺铁时血红素生成不足，进而血红蛋白合成也减少，导致新生的红细胞内血红蛋白含量不足，细胞质减少，细胞变小；而缺铁对细胞的分裂、增殖影响较小，故红细胞数量减少程度不如血红蛋白减少明显，从而形成小细胞低色素性贫血。

2. 缺铁对其他系统的影响　缺铁可影响肌红蛋白的合成，造成细胞功能紊乱，因而出现一些非造血系统的症状表现，如体力减弱、易疲劳、表情淡漠、注意力难于集中和智力减低等。缺铁还可引起组织器官的异常，如口腔黏膜异常角化、舌炎、胃酸分泌减少、脂肪吸收不良和反甲等。此外，缺铁还可引起细胞免疫功能下降，对感染的易感性增高。

【临床表现】

发病缓慢，其临床表现随病情轻重而有所不同。

1. 一般表现 皮肤黏膜逐渐苍白，以唇、口腔黏膜及甲床较明显。易疲乏，不爱活动，年长儿可诉头晕、耳鸣、眼前发黑等。

2. 髓外造血表现 由于髓外造血，肝、脾可轻度肿大。年龄越小，病程越久，贫血越重，肝脾肿大越明显。

3. 非造血系统症状

（1）消化系统症状 食欲不振，少数有异食癖（如嗜食生米、泥土、墙皮、煤渣等）；可有呕吐、腹泻；可出现口腔炎、舌炎或舌乳头萎缩；胃酸分泌减低及小肠功能紊乱，重者可出现萎缩性胃炎或吸收不良综合征。

（2）神经系统症状 表现为烦躁不安或萎靡不振，注意力不集中，记忆力减退，智力多数低于同龄儿。

（3）心血管系统症状 贫血明显时心率增快，严重者心脏扩大，甚至发生心力衰竭。

（4）其他 因细胞免疫功能降低，常合并感染。可因上皮组织异常而出现反甲。

【辅助检查】

1. 外周血象 外周血红细胞及血红蛋白均降低，而血红蛋白降低尤甚，呈小细胞低色素性贫血。外周血涂片可见成熟红细胞中央淡染区扩大，大小不一，以小细胞为多。平均红细胞体积（MCV）<80fl；平均红细胞血红蛋白（MCH）<26pg；红细胞平均血红蛋白浓度（MCHC）<31%；网织红细胞数正常或减少；白细胞及血小板一般无变化。

2. 骨髓象 红系增生活跃，以中、晚幼红细胞增生为主。各期红细胞均较小，胞浆量少，边缘不规则，染色偏蓝，显示胞浆成熟程度落后于胞核。粒细胞和巨核细胞一般无明显异常。

3. 有关铁代谢的检查 血清铁蛋白 <15μg/L，红细胞游离原卟啉 >0.9mol/L，血清铁 <10.7μmol/L，总铁结合力 >62.7μmol/L，转铁蛋白饱和度 <15%。骨髓可染色铁显著减少甚至消失，骨髓细胞外铁明显减少，铁粒幼细胞比例 <15% 被认为是诊断的金标准，一般用于诊断困难，或诊断后铁剂治疗效果不理想的患儿，以明确或排除诊断。

【诊断与鉴别诊断】

1. 诊断要点 根据病史，特别是喂养史、临床表现和血象特点，可做出初步诊断。确诊需要进一步做有关铁代谢的生化检查，必要时可做骨髓检查。铁剂治疗有效则可证实诊断。

2. 鉴别诊断

（1）主要与各种小细胞低色素性贫血相鉴别 包括地中海贫血、异常血红蛋白病、慢性感染性贫血、铁粒幼红细胞性贫血、铅中毒等。

（2）与营养性巨幼细胞贫血相鉴别 是由于维生素 B_{12} 和（或）叶酸缺乏所致的一种大细胞性贫血，主要临床特点是贫血，神经精神症状，红细胞的胞体变大，外周血 MCV>94fl，MCH>32pg，骨髓中出现巨幼细胞。用维生素 B_{12} 或（和）叶酸治疗有效。

【治疗】

主要原则为去除病因和补充铁剂。

1. 一般治疗 加强护理，保证睡眠时间充足，合理安排饮食，适当增加含铁质丰富的食物，避免和积极控制感染，重度贫血者注意保护心脏功能。

2. 去除病因 饮食不当者，需纠正不合理的饮食习惯和食物组成。如有慢性失血性疾病，应及时治疗。

3. 铁剂治疗

（1）口服铁剂 是治疗缺铁性贫血的特效药，一般采用口服法给药。二价铁盐容易吸收，常用的制剂有硫酸亚铁、富马酸亚铁、葡萄糖酸亚铁、多糖铁复合物等。口服铁剂量以元素铁计算，一般为每日 4～6mg/kg，分 3 次口服，一次量不应超过元素铁 1.5～2mg/kg；以两餐之间口服为宜，既可减少胃肠道副反应，又可增加吸收。同时服用维生素 C，可增加铁的吸收。牛奶、茶、咖啡及抗酸药等与铁剂同服，均可影响铁的吸收。

（2）注射铁剂 注射铁剂较容易发生不良反应，甚至可发生过敏性反应而致死，故应慎用。主要适应证：①诊断肯定，但口服铁剂后无治疗反应者。②口服胃肠反应严重，即使改变制剂种类、剂量及给药时间仍无改善者。③因胃肠疾病、胃肠手术后不能应用口服铁剂或口服铁剂吸收不良者。常用注射铁剂有山梨醇枸橼酸铁复合物、右旋糖酐铁复合物、葡萄糖氧化铁等。

【预防】

1. 提倡母乳喂养，因母乳中铁的吸收利用率较高，同时加强母亲的营养和疾病的预防。

2. 做好喂养指导，应及时添加含铁丰富且铁吸收率高的辅助食品，如精肉、血、内脏、鱼等。

3. 早产儿两个月左右即可给予铁剂预防。

第六节 维生素 D 缺乏性佝偻病

维生素 D 缺乏性佝偻病（rickets of vitamin D deficiency）是由于儿童体内维生素 D 不足，致使钙、磷代谢紊乱，正在生长的骨骺端软骨板不能正常钙化，造成以骨骼病变为其特征的一种慢性营养性疾病。

维生素 D 属于脂溶性维生素，至少包括 10 种不同的形式，其中最重要的是维生素 D_2（麦角骨化醇）和维生素 D_3（胆骨化醇），前者存在于植物中，后者则存在于大多数高等动物中，由皮肤内的 7- 脱氢胆固醇经日光紫外线（波长 290～320nm）照射转化而成。婴幼儿体内维生素 D 来源于母体 – 胎儿的转运、食物中摄取和皮肤的光照合成，其中后者是人类维生素 D 的主要来源。维生素 D 在人体内先后经肝脏中的 25- 羟化酶和肾脏中的 1α- 羟化酶作用，最终产生 1,25-（OH）$_2$D$_3$，被认为是一种类固醇激素，由维生素 D 结合蛋白转运至全身各器官，与相应的受体结合而发挥生物学作用。

【病因和发病机制】

（一）病因

1. 日照不足 人体内的 7- 脱氢胆固醇经一定波长的紫外线照射方可转化为维生素 D_3，是人体维生素 D 的重要来源。但紫外线不能透过普通玻璃窗，大城市中高大建筑可阻挡日光照射，大气污染如烟雾、尘埃亦会吸收部分紫外线；北方冬季较长，日照时间短，紫外线较弱；寒冷季节婴幼儿皮肤外露不足、户外活动少等，均容易造成维生素 D 缺乏。

2. 摄入不足　天然食物中的维生素 D 含量不能满足日常需要，乳类、蛋黄、肉类等含量皆很少，谷类、水果、蔬菜中则几乎不含。若未能及时获得充足的维生素 D 摄入，则易患佝偻病。

3. 围生期维生素 D 不足　母亲由于摄入不足，或患严重营养不良、慢性腹泻、肝肾疾病等而出现的维生素 D 缺乏，以及早产、双胎，均可使婴儿体内维生素 D 贮存不足。

4. 生长速度快，需要增加　生长发育速度过快的小儿，对维生素 D 的需求量大，易发生维生素 D 缺乏。

5. 疾病影响　慢性肝胆、胃肠道疾病可影响对维生素 D 的吸收，另外肝、肾功能的长期损害可导致维生素 D 羟化障碍，1,25-（OH）$_2$D$_3$ 生成不足。

6. 药物影响　苯妥英钠、苯巴比妥等抗惊厥药物可加速维生素 D 和 25-（OH）D$_3$ 分解为无活性的代谢产物；糖皮质激素能拮抗维生素 D 对钙的转运作用。

（二）发病机制

维生素 D 缺乏性佝偻病实质是机体为维持血钙水平而对骨骼造成的损害。维生素 D 可促进钙、磷吸收，维持钙、磷平衡，以保证骨样组织的正常钙化。维生素 D 缺乏时，肠道吸收的钙、磷减少，血钙、磷浓度下降以致甲状旁腺素（PTH）分泌增加，PTH 动员骨中钙、磷释出，增加肾小管对钙的重吸收，使血钙浓度维持在正常水平；但是，PTH 同时也抑制肾小管重吸收磷，使尿磷排出增加，血磷降低，导致钙磷乘积下降，破坏了软骨细胞正常的增殖、分化和凋亡的程序。钙化管排列紊乱，长骨钙化带消失，骺板失去正常形态、参差不齐；骨基质不能正常钙化，成骨细胞代偿性增生，碱性磷酸酶分泌增加，骨样组织堆积于干骺端，逐渐增厚，向外膨出形成"串珠肋""手足镯"等征。骨膜下骨样组织矿化不全，骨膜增厚而骨皮质变薄，骨质疏松，长骨受肌肉牵拉和外力作用容易弯曲变形，甚至出现病理性骨折。颅骨骨化障碍表现为颅骨变薄和软化，颅骨骨样组织堆积而出现"方颅"，故临床出现一系列佝偻病症状和血生化改变。

【临床表现】

本病在临床上可分为 4 期。

1. 初期（早期）　常见于 3～6 个月内的婴儿，主要表现为非特异性的神经兴奋性增高，如易激惹、烦恼、睡眠不安、多汗，汗液刺激头皮而摇头致枕部脱发，形成枕秃。血清 25-（OH）D$_3$ 下降，血钙、磷正常或稍低，碱性磷酸酶正常或稍高，骨骼 X 线摄片可无异常，或见临时钙化带稍模糊。

2. 活动期（激期）　早期维生素 D 缺乏的婴儿未经治疗，继续加重，在神经精神症状的基础上，出现 PTH 功能亢进和钙、磷代谢失常的典型骨骼改变，往往表现在生长发育速度较快的部位，根据年龄不同而有所差别。

（1）头部　颅骨软化主要见于 6 个月以内的婴儿，以手压迫枕骨或顶骨后部，可有压乒乓球样感觉；7～8 月龄婴儿因额骨、颞骨和顶骨双侧骨样组织增生隆起而见"方颅""蝶鞍颅"或"十字颅"；前囟门较大而闭合延迟，严重者迟至 2～3 岁；乳牙萌出迟，可至 1 岁后出牙，并可伴有牙齿排列不齐和牙釉质发育不良。

（2）胸部　胸部的异常改变多发生在 1 岁左右患儿。沿肋骨方向于肋骨与肋软骨交界处因骨样组织堆积而隆起，以第 7～10 肋最为明显，从上至下如串珠样；胸骨和邻近的软骨前突则见"鸡胸"，若剑突部位内翻则为"漏斗胸"，严重者胸廓下缘因膈肌牵拉出现水平凹陷，称郝氏沟。

（3）四肢　长骨干骺端膨大，以手腕、足踝部为甚，形似手、足镯，多见于 6 个月以上婴儿；小儿开始站立和行走后，骨质的软化和肌肉关节的松弛导致负重的下肢弯曲变形，形成膝内翻（"X"形腿）或膝外翻（"O"形腿）。

（4）脊柱 患儿会坐与站立后，因韧带松弛可致脊柱后突或侧弯畸形，严重者伴有骨盆畸形，女性患儿成年后怀孕可造成难产。

（5）其他表现 可伴有营养不良、多种营养素缺乏和贫血。严重低血磷可导致肌肉中糖代谢障碍，引起全身肌肉松弛和软弱无力，肌张力降低，坐、立、行等运动功能发育落后，腹肌张力低下，腹部膨隆如"蛙腹"。重症患儿神经系统发育落后，表情淡漠，语言发育较晚，条件反射形成迟缓。免疫力低下，易合并感染，提高死亡率。

血清25-（OH）D_3水平更加降低，血钙、血磷下降，碱性磷酸酶明显升高。X线显示骨骺临时钙化带消失，呈杯口状、毛刷状改变，骨骺软骨盘增宽，骨皮质变薄，骨密度降低。

3. 恢复期 以上各期经补充维生素D和日光照射后，患儿临床症状和体征减轻或消失，血清钙、磷、25-（OH）D_3逐渐恢复正常，碱性磷酸酶需1～2个月降至正常水平。治疗2～3周后骨X线摄片可见长骨干骺端的临时钙化带重现，逐渐增宽，骨密度增大，骨骺软骨盘变薄。

4. 后遗症期 临床症状消失，血生化恢复正常，骨X线摄片见骨骼干骺端正常。重症佝偻病可遗留不同程度的骨骼畸形，多见于2岁以上儿童。

【辅助检查】

1. 血清25-（OH）D_3检测 25-（OH）D_3是维生素D在血浆中的主要存在形式，浓度较稳定，可反映体内维生素D的营养状况，正常值50～250nmol/L（20～100ng/mL）。佝偻病早期血清水平即明显降低，当<20nmol/L（8ng/mL）时可诊断为维生素D缺乏症。

2. 血清钙磷乘积 在正常范围（>40）时，骨矿化作用才能进行。佝偻病早期，血钙、磷变化不大，随着病程进展，二者乘积降低（<40）。

3. 血清碱性磷酸酶检测 在佝偻病活动期时明显增高，但受到低蛋白血症和锌缺乏等众多因素的影响，故不宜作为判断维生素D营养状况的指标。

4. X线检查 骨骼X线的典型改变见于佝偻病活动期，长骨片显示骨骺端临时钙化带消失，呈杯口状、毛刷状改变，骨骺软骨盘加厚，骨质疏松，骨皮质变薄，骨密度降低。

【诊断与鉴别诊断】

1. 诊断要点 维生素D缺乏性佝偻病的正确诊断，必须依据维生素D缺乏的病因、临床表现、血生化及骨骼X线检查综合判断。需注意早期的神经精神症状并无特异性，血清25-（OH）D_3水平则为最可靠的诊断标准，血生化与骨骼X线检查是诊断的"金标准"。

2. 鉴别诊断 本病需与黏多糖病、软骨营养不良、脑积水及低血磷抗维生素D佝偻病、维生素D依赖性佝偻病、继发性抗维生素D佝偻病等相鉴别。

【治疗】

治疗的目的在于控制活动期，防止出现骨骼畸形。强调早发现、早诊断、早治疗。

1. 维生素D治疗 治疗的原则应以口服为主，活动期予维生素D 2000～4000IU（50～100μg）/d，连用1个月后改为400～800IU（10～20μg）/d。口服困难或腹泻等影响吸收时，可采用大剂量突击疗法，维生素D每次15万～30万IU（3.75～7.5mg），1个月后再以400～800IU/d维持。

2. 补充钙剂　钙、磷主要从膳食中补充（牛奶、配方奶和豆制品），仅在有低血钙表现、严重佝偻病和营养不良时需要补充钙剂。

3. 其他治疗　适量的日光照射可促进皮肤维生素 D 的合成；必要时补充其他维生素和矿物质；严重的骨骼畸形可采取外科手术矫正。

【预防】

1. 维生素 D 缺乏性佝偻病是自限性疾病，日光照射和生理剂量的维生素 D（每日 400 ～ 800IU）可治疗。因此，现在认为确保儿童每日获得维生素 D 400 ～ 800IU 是治疗和预防本病的关键。

2. 妇女在孕期适当户外活动，多食含钙、磷、维生素 D 丰富的食品，可于妊娠后期每日口服维生素 D 制剂 800IU。加强婴儿护养，提倡母乳喂养，及时添加辅食，每日坚持 1 ～ 2 小时的户外活动，但 6 个月以下婴儿应避免直晒。

3. 足月儿生后开始补充维生素 D 400 ～ 800IU/d，不同地区、不同季节可适当调整剂量。早产儿、低体重儿、双胎儿生后即应补充维生素 D 800 ～ 1000IU/d，连用 3 个月后改为 400 ～ 800IU/d。一般无须添加钙剂，但乳类摄入不足和营养欠佳时可适当补充。

第七节　注意缺陷多动障碍

注意缺陷多动障碍（attention-deficit hyperactivity disorder，ADHD）又名儿童多动症，是学龄儿童中常见的行为障碍。主要表现为与年龄不相称的注意力不集中、多动和冲动行为，常伴有认知障碍和学习困难，但智力正常或接近正常。本病的患病率为 3% ～ 5%，男孩发生率明显高于女孩，为（4 ～ 9）：1。ADHD 常共患学习障碍、对立违抗障碍、情绪障碍及适应障碍等，严重影响患儿的学业、职业和社会生活。由于相当数量的患儿症状可持续到成年期，目前 ADHD 已被普遍认为是一种影响终身的慢性疾病。

【病因和发病机制】

ADHD 的病因和发病机制尚未明确，但很多证据都提示是一种神经发育障碍。

（一）病因及危险因素

目前认为，ADHD 是由多种生物学因素、心理因素及社会因素单独或协同作用造成的一种综合征，涉及遗传因素、孕产期不利因素、铅暴露、大脑发育异常、心理行为因素、家庭、学校及社会因素等。

（二）发病机制

具体发病机制尚不清楚，可能是各种因素综合作用导致的神经和脑功能障碍，其中研究较多的是中枢神经递质学说，认为 ADHD 是脑内儿茶酚胺类神经递质，主要是去甲肾上腺素（NE）、多巴胺（DA）和 5- 羟色胺（5-HT）的调节障碍所致。

【临床表现】

1. 注意障碍　是本病的突出症状，其特点是主动的随意注意障碍，在注意的集中性、稳定性和选择性等方面存在异常，而被动的不随意注意相对增强。因此，患儿在听课、做作业或做其他事情时，注意力难以持久保持，容易走神，因外界环境中的声音而分心，东张西望；做事往往没耐性，常常一件事没做完，又去做另一件事；难以始终遵循指令去完成任务；做事也不注意细节，常常因粗心大意而出错；经常有意回避或不愿意从事相对单调、冗长，但又需要较长时间集中精力的任务如写作业（但对有吸引力的电视节目、新奇的游戏等，却会全神贯注或相对集中注意力），也不能在截止时间前完成。常常丢三落四，遗失自己的物品或忘记事情；说话时常常心不在焉、似听非听等。

2. 活动过多 指与同龄、同性别的大多数儿童相比，活动水平超出了与其发育相适应的应有水平。表现为好动、坐不住，爱登高爬低、翻箱倒柜；上课时说话，在座位上扭来扭去，甚至离开座位，小动作多，喜欢玩弄铅笔、橡皮等；下课后好奔跑喧闹，难以安静地玩耍。年龄较大的青少年，其多动往往减轻，但可能主观感到坐立不安。

3. 冲动 做事冲动、鲁莽，常常不考虑后果，容易与同伴发生逗打或纠纷，甚至造成伤害；不分场合地插话或打断别人的谈话，干涉他人的活动；经常老师问话未完，就未经允许而抢先回答。患儿情绪也常常不稳定，易过度兴奋，也容易因一点小事就不耐烦、发脾气或哭闹，甚至出现违抗和攻击行为。

4. 学习困难 部分患儿存在空间知觉和视听转换障碍等。虽然患儿的智力正常或接近正常，但由于注意缺陷、多动和认知障碍，常常出现学习困难，学习成绩落后于其智力应有的水平，或逐年下降。

【辅助检查】

1. 常规检查 对患儿应做常规体格检查，包括神经系统检查，有助于发现导致症状的躯体病因（如甲状腺功能亢进症，神经系统疾病，视觉、听觉损害等），并排除治疗禁忌证（如心脏病、肝肾功能不全等）。

2. 心理评估 目前有许多神经心理测验和量表，帮助临床医师了解 ADHD 患儿的症状、社会功能、共病、家庭环境等情况，可用于辅助诊断，包括 SNAP-Ⅳ 量表（父母版、教师版）、范德比尔特 ADHD 评定量表、康纳氏父母症状问卷、康纳氏教师评定量表、儿童人体评定量表（CGAS）等。

智力量表主要用于了解患儿的智力水平，有助于排除智力障碍。此外，一些评估注意力、冲动和执行功能的测验，如持续性操作测试（CPT）、划消测验、Stroop 测验、反应/不反应任务（Go/NoGo）、威士康星卡片分类测验等，也能对患儿的问题性质提供线索。

3. 脑电图 部分 ADHD 患儿的脑电图存在异常，表现为慢波增多、调幅不佳、不规则、基线不稳，β 波的频率及波幅较低，α 波的频率增高等，但均无特异性。脑电图可用于排除癫痫，特别是在使用兴奋剂治疗前。

4. 神经影像学 怀疑有颅脑先天发育畸形或其他器质性疾病者，可以进行颅脑 CT 或 MRI 扫描等检查。

【诊断与鉴别诊断】

1. 诊断要点 对于 ADHD 的诊断，目前的国际分类和诊断标准有两大类，包括美国精神病学会《精神障碍诊断和统计手册》第 5 版（DSM-5）和世界卫生组织《国际疾病分类》第 10 版（ICD-10），被广泛采用。我国参照的是中华医学会《中国精神障碍分类方案与诊断标准》第 3

版（CCMD-3）诊断标准。2015年，中华医学会精神医学分会组织编著的《中国注意缺陷多动障碍防治指南》建议采用DSM-5的诊断标准，以确保诊断的准确性和减少诊断方法的变异。

2. 鉴别诊断　注意缺陷多动障碍需与活动水平高的正常儿童、智力障碍、孤独谱系障碍、焦虑障碍、儿童精神分裂症、抽动障碍及各种躯体原因所导致的注意问题等相鉴别。

【治疗】

1. 治疗目标　由于ADHD是一种慢性神经和精神发育障碍性疾病，应制定长期的治疗计划，选择适合个体的药物和（或）心理行为治疗，定期监测、评估和调整，最终达到改善患者的症状，提高其学业、工作表现和社会功能的目的。

2. 药物治疗

（1）中枢神经兴奋剂　①盐酸哌甲酯（利他林）：从每次5mg/kg，每日1～2次开始（上午7点左右和中午饭前服），逐渐加量至症状控制，常用最适量在0.3～0.7mg/（kg·d），最大剂量不超过60mg/（kg·d）。②盐酸哌甲酯控释片：初始剂量为18mg/d，晨起服用，逐渐加量至症状控制，最大推荐剂量为54mg/d。

（2）非兴奋剂类药物　托莫西汀初始剂量为0.5mg/（kg·d），3天后逐渐加量至目标剂量1.2mg/（kg·d），最大剂量不超过1.4mg/（kg·d）及100mg/d，晨起单次服用或早晨、傍晚平均分为两次服用。

3. 非药物治疗　包括行为治疗、家长培训及学校干预等。此外，感觉统合治疗、脑电生物反馈治疗也有一定的作用。

【预防】

1. 注意早期发现小儿的行为异常，进行早期疏导及治疗，防止攻击性、破坏性及危险性行为发生。

2. 培养儿童良好的生活习惯及学习习惯。

3. 注意防止小儿脑外伤、中毒及中枢神经系统感染。

复习思考题

1. 简述生理性黄疸的临床特点。

2. 简述小儿肺炎的病因分类。

3. 试述小儿肺炎心衰的诊断标准。

4. 简述小儿肺炎抗菌药的使用原则。

5. 简述病毒性心肌炎的预防措施。

6. 简述小儿腹泻的非感染性致病因素。

7. 小儿腹泻的治疗原则是什么？

8. 小儿营养性缺铁性贫血的病因有哪些？

9. 简述小儿维生素D缺乏性佝偻病的病因及初期（早期）临床表现。

10. 简述注意缺陷多动障碍临床表现。

第七篇
眼、耳鼻咽喉科常见疾病

眼结构精细，是人体重要的感觉器官，人所获得的外界信息，90% 通过眼的视觉功能来完成。如因眼病导致视觉功能减退，甚至失明，会给个人、家庭和社会带来极大的痛苦和损失。眼又与全身其他系统疾病关系密切，许多全身疾病会引起眼部并发症，或在眼部有特殊表现，一些眼病也会带来全身症状，掌握眼科学知识对于临床意义重大。

第一节　眼解剖与生理

眼作为视觉器官，包括眼球、视路和眼附属器。眼球接受外界信息，通过视路向视皮质传递，完成视觉功能。眼附属器则具有保护及运动等功能。

一、眼球

眼球近似球形，位于眼眶前部。成人眼球前后径约为 24mm。眼球向前方平视时，突出于外侧眶缘 12 ～ 14mm，两眼间相差 <2mm。眼球由眼球壁和眼球内容物所组成。

（一）眼球壁

眼球壁分为 3 层，外层为纤维膜，中层为葡萄膜，内层为视网膜。

1. 外层　即纤维膜，由前 1/6 透明的角膜和后 5/6 乳白色的巩膜共同构成眼球完整的外壁，二者移行处称角巩膜缘。纤维膜主要是致密胶原纤维组织，坚韧而有弹性，起到保护眼内组织、维持眼球形态的作用。

（1）角膜　位于眼球前部，前凸，透明。横径为 11.5 ～ 12mm，垂直径为 10.5 ～ 11mm，中央厚度 0.5 ～ 0.55mm，周边厚度约 1mm。角膜无血管，其营养主要来自房水、泪膜和角膜缘血管网。角膜感觉由三叉神经支配。

角膜在组织学上分为 5 层：上皮细胞层、前弹力层、基质层、后弹力层及内皮细胞层。细胞数量随年龄增加而减少，损伤后不能再生，依靠邻近细胞扩张和移行来填补。若损伤过多，失去代偿功能，产生大疱性角膜病变。

（2）巩膜　位于角膜后方，质地坚韧，呈乳白色。巩膜厚度于眼外肌附着处最薄，约 0.3mm；于视神经周围最厚，约 1mm。

（3）角巩膜缘　是角膜和巩膜的移行区，宽 1.5 ～ 2mm，解剖结构上是前房角及房水引流系统的所在部位，临床上又是许多内眼手术切口的标志性部位，组织学上还是角膜干细胞所在之处。

（4）前房角　位于角膜周边和虹膜根部的连接处，前外侧壁为角膜缘，后内侧壁为睫状体的前端和虹膜根部。前房角是房水排出眼球的主要通道。

2. 中层　即葡萄膜，又称血管膜、色素膜，富含色素和血管，由前向后为虹膜、睫状体、脉络膜。与巩膜之间为潜在腔隙，称睫状体脉络膜上腔。

（1）虹膜　为一圆盘状膜，自睫状体伸展到晶状体前面，将眼球前部腔隙分隔为前房与后房。虹膜表面有辐射状、凹凸不平的虹膜纹理和隐窝，中央有1个2.5～4mm的圆孔，称瞳孔。虹膜的主要功能是根据外界光线的强弱，通过瞳孔反射路使瞳孔缩小或扩大，以调节进入眼内的光线强度，保证视网膜成像清晰。虹膜组织血管丰富，感觉来源于三叉神经的眼支。

（2）睫状体　为位于虹膜根部与脉络膜之间的宽6～7mm的环状组织，其矢状切面略呈三角形，外侧与巩膜相邻，内侧环绕晶状体赤道部。睫状体有两个主要功能：睫状突分泌产生房水；睫状肌舒缩、牵拉晶状体参与调节。睫状上皮细胞间的紧密连接是构成血－房水屏障的重要部分。

（3）脉络膜　为葡萄膜的后部，前起锯齿缘，止于视盘，介于视网膜与巩膜之间。脉络膜血管丰富，血容量大，约占眼球血液总量的65%，有眼部温度调节作用；含有丰富的黑色素，对眼球起遮光和暗房的作用。

3. 内层　即视网膜，位于脉络膜与玻璃体之间，前界位于锯齿缘，向后止于视盘，是一层透明的膜。

（1）黄斑　视网膜后极部，离视盘颞侧约3mm处，有一无血管凹陷区，为黄斑，其中央有一小凹，为黄斑中心凹，是视网膜上视觉最敏锐的部位。

（2）视盘　又称视乳头，距黄斑鼻侧约3mm，为大小约1.5mm×1.75mm，境界清楚，略呈纵椭圆形的橙红色盘状结构。视盘是视网膜神经纤维汇集组成视神经、向后穿出眼球的部位。视盘无视细胞，故无视觉功能，在视野中即生理盲点。

（3）视网膜血管　视网膜中央动脉为眼动脉眶内段的分支，在眼球后进入视神经中央，再经视盘穿出，走行于视网膜神经纤维层内，然后逐渐分布达周边部。在视网膜黄斑区中央为一无血管区。视网膜中央静脉与视网膜动脉伴行。视网膜血管是人体唯一用检眼镜即可直视观察到的血管，有助于临床诊断和病情的判定。

（4）视网膜组织结构　视网膜包括视网膜色素上皮层和视网膜神经感觉层，二者间有一潜在间隙，临床上的视网膜脱离即由此处分离。视网膜神经感觉层又分为9层。视网膜由外向内即可分为10层：①视网膜色素上皮层；②视细胞层；③外界膜；④外颗粒层；⑤外丛状层；⑥内颗粒层；⑦内丛状层；⑧神经节细胞层；⑨神经纤维层；⑩内界膜。

（5）光感受器　视信息在视网膜内形成视觉神经冲动，以三级神经元传递，即光感受器—双极细胞—神经节细胞。光感受器由两种细胞组成：一种是视杆细胞，感受弱光（暗视觉）和无色视觉；另一种是视锥细胞，感受强光（明视觉）和色觉。

（二）眼球内容物

眼球内容物包括房水、晶状体、玻璃体，与角膜一并组成眼的屈光介质。

1. 房水　为透明液体，充满前房与后房，主要成分为水，具有维持眼内组织代谢的作用。房水的动态循环有维持、调节眼压的作用。

2. 晶状体　形如双凸透镜，屈光力约19D，是眼的重要屈光介质之一。位于瞳孔与虹膜之后、玻璃体之前，由晶状体悬韧带与睫状体的冠部联系固定。晶状体无血管，营养来自房水和玻璃体。晶状体由晶状体囊和晶状体纤维组成。一生中晶状体纤维不断生成，并将原先的纤维挤向中心，逐渐硬化而形成晶状体核，核外较新的纤维称晶状体皮质。晶状体富有弹性，但随着年龄的增长晶状体核逐渐浓缩、增大，弹性逐渐减弱。

3. 玻璃体　无色透明，充满玻璃体腔，占眼球内容积的4/5。玻璃体呈凝胶状态，主要成分是水，代谢缓慢，不能再生，对周围的组织如晶状体、视网膜有支撑、减震和代谢作用。

二、视路

视路是视觉信息从视网膜光感受器开始到大脑视觉中枢的传导路径。临床上通常指从视神经开始，经视交叉、视束、外侧膝状体、视放射至枕叶视中枢的神经传导通路。

1. 视神经　是中枢神经系统的一部分，起于视盘，止于视交叉前脚，全长约40mm，可分为眼内段、眶内段、管内段和颅内段。髓鞘间隙均与颅内同名间隙相通，腔内有脑脊液填充，所以当颅内压增高时，会出现视盘水肿。眼眶深部组织的感染，也能沿神经周围的脑膜间隙扩散至颅内。

2. 视交叉　位于颅内蝶鞍处，为两侧视神经交汇处。视交叉与周围组织的解剖关系密切，前上方为大脑前动脉及前交通动脉，两侧为颈内动脉，下方为脑垂体，后上方为第三脑室，这些部位的病变都可侵及视交叉而表现出特征性的视野损害。

3. 视束　是视神经纤维经视交叉后，位置重新排列的一段神经束，离开视交叉后，分为两束绕大脑脚至外侧膝状体。因视神经纤维已进行了部分交叉，当一侧视束病变时，可出现双眼对侧同向性偏盲。

4. 外侧膝状体　位于大脑脚外侧，呈卵圆形，由视网膜神经节细胞发出的神经纤维在此与外侧膝状体的节细胞形成突触，换神经元（视路的第四级神经元）后进入视放射。

5. 视放射　是联系外侧膝状体和枕叶皮质的神经纤维结构，神经纤维呈扇形散开。

6. 视皮层　位于大脑距状裂上、下唇和枕叶纹状区。通过视路传递，来自双眼的视信息，在视皮层整合形成视觉。

由于视觉纤维在视路各段排列不同，在神经系统某部分发生病变或损害时，对视觉纤维损害各异，表现为特定的视野异常。因此，检出这些视野缺损的特征性改变，对中枢神经系统病变的定位诊断具有重要意义。

三、眼附属器

眼的附属器包括眼眶、眼睑、结膜、泪器和眼外肌等。

（一）眼眶

眼眶为四边锥形的骨窝，其尖向后，底向前，由额骨、蝶骨、筛骨、腭骨、泪骨、上颌骨、颧骨7骨组成。眶壁骨质较薄，易受外力作用而发生骨折，且与额窦、筛窦、上颌窦相邻，这些鼻窦的病变有时可能累及眶内。因颞侧眶缘偏后，故眼球外侧更易外伤。眼眶骨壁有视神经孔、视神经管、眶上裂、眶下裂、眶上切迹、眶下孔等供神经和血管通过的重要通道，分别有视神经、动眼神经、滑车神经、外展神经及三叉神经等颅神经和眼的动静脉血管通过。眼眶内的眼球、眼外肌、泪腺、血管、神经和筋膜等组织之间有脂肪等组织垫衬，起到减震保护作用。

（二）眼睑

眼睑分上睑和下睑，有保护眼球的功能。上、下眼睑间的裂隙称睑裂。其内外连接处分别称内眦和外眦。眼睑的游离缘称睑缘，生长有 2～3 行排列整齐的睫毛。睑缘前后两唇间有一条灰线，乃皮肤与结膜的交界处。灰线与后唇之间有一排细孔，为睑板腺开口。上下睑缘的内侧端各有一乳头状突起，其上有一小孔称泪小点。

眼睑在组织学上由外向内，可分为皮肤、皮下组织、肌肉、睑板、睑结膜 5 层。眼睑皮下组织疏松，有肾病和局部炎症时容易出现水肿。眼睑的肌肉主要包括眼轮匝肌和提上睑肌。眼轮匝肌司眼睑闭合，由面神经支配。提上睑肌开启睑裂，由动眼神经支配。睑板为致密的结缔组织形成的半月形板状结构，其内有若干垂直于睑缘排列的睑板腺，开口于睑缘。上睑结膜距睑缘后唇约 2mm 处，有一与睑缘平行的浅沟，称睑板下沟，是异物最易存留的地方。

（三）结膜

结膜为一层半透明的菲薄黏膜，覆盖于眼睑内面（睑结膜）、部分眼球表面（球结膜）及睑部到球部的反折部分（穹隆结膜），这三部分结膜形成一个以睑裂为开口的囊状间隙，称结膜囊。结膜含有副泪腺细胞，参与泪液分泌。结膜血管来自眼睑动脉弓及睫状前动脉。

（四）泪器

泪器包括泪腺和泪道两部分。

1. 泪腺　位于眼眶前外上方的泪腺窝内，借结缔组织固定于眶骨膜上，开口于外上方穹隆结膜，正常时从眼睑不能触及。泪腺是外分泌腺，分泌浆液，湿润眼球。此外，尚有位于穹隆结膜的 Krause 腺和 Wolfring 腺，分泌浆液，称副泪腺。

2. 泪道　是泪液的排出通道，由上下睑的泪小点、泪小管、泪囊、鼻泪管 4 个部分组成，鼻泪管下端开口于下鼻道。泪液分泌排出到结膜囊后，一部分蒸发，一部分经眼睑瞬目分布于眼球的前表面，并汇聚于内眦处的泪湖，依赖眼轮匝肌的"泪液泵"作用，由接触眼球表面的泪小点，经泪小管进入泪囊、鼻泪管，再到鼻腔。

（五）眼外肌

眼外肌是负责眼球运动的肌肉。每只眼有 6 条眼外肌，其中 4 条直肌为上直肌、下直肌、内直肌和外直肌，2 条斜肌是上斜肌和下斜肌。眼外肌为横纹肌，外直肌受外展神经支配，上斜肌受滑车神经支配，其余眼外肌皆受动眼神经支配。由于各条肌肉起止部位不同，各眼外肌作用方向也各不相同，但各条肌肉之间的活动是相互合作协调的，这样才能使眼球运动自如，保证双眼单视。如果有某条肌肉麻痹（支配该肌的神经麻痹）时，肌肉之间失去协调，即可发生眼位偏斜而出现复视。

第二节　眼科检查法

眼科检查是眼病诊断、病情评价的主要依据，包括视功能检查、眼部检查、眼科特殊检查等。眼科检查方法是眼科学新近进展最快的领域之一，许多新的检查手段和技术不断涌现，对于提高眼科学的整体诊断与治疗水平发挥了重要作用。

一、视功能检查

视功能检查主要包括视力、视野、色觉、暗适应、立体视觉、对比敏感度等。

（一）视力

视力即视锐度，主要反映黄斑区的视功能。根据检查距离不同，分远视力检查与近视力检查。

1. 远视力检查　国内一般常用国际标准视力表与对数视力表检查。

（1）国际标准视力表检查　视力表应照明充足，或用视力表灯箱，与被检查者距离为5m，其1.0行视标与被检眼在同样高度。检查时两眼分别进行，一般先右眼后左眼。被检查者辨别视标缺口方向，从0.1视标自上而下，至不能辨清，记录其能看清的最小视标的相应视力。正常视力为1.0或以上，裸眼视力低于1.0者，应查矫正视力并记录矫正方法。

若被检查者在5m处不能辨清0.1视标，嘱患者逐渐移近视力表，至能辨清0.1为止，将被检查者此刻与视力表的距离除以5再乘以0.1即为患者的视力。如被检查者在4m处能看清0.1，则视力为$4/5×0.1=0.08$，依此类推。

若视力低于0.02者，改查指数。嘱被检查者背向光线，医生伸出手指置于被检查者眼前，让患者辨认手指的数目，记录其能够辨认指数的最远距离，如指数/40cm。

若被检查者在最近处仍无法辨别指数，则改查手动，记录其能辨别手动的最远距离，如手动/30cm。

若手动也不能看到，则在眼前以灯光照射，检查患眼有无光感，如感觉不到光线为无光感，如有光感，需要同时做眼前9方位的光定位检查。

（2）对数视力表检查　对数视力表由我国缪天荣教授设计，采用5分记录法，其检查方法与国际视力表相同，5.0及其以上为正常视力。

2. 近视力检查　常用的有标准近视力表或Jaeger近视力表。检查时需在充足的自然光线或灯光下进行。将标准近视力表置于受检眼前30cm处，两眼分别进行检查，由上而下，若能辨别1.0以上或J1视标缺口方向者，则该眼近视力正常。若不能辨别者，可以调整其距离，至看清为止，然后记录视力与距离。

（二）视野

视野指眼向前方固视时所见的全部空间范围。视野检查又称周边视力检查，是对黄斑中心凹以外视网膜的功能检查。常见的检查方法有对照法、视野计检查法，以及Amsler方格表。视野检查对多种内眼病及神经系统疾病的诊断有重要参考价值。正常人动态视野的平均值：上方55°，下方70°，鼻侧60°，颞侧90°。生理盲点的中心在注视点颞侧15.5°，水平中线下1.5°，其垂直径为7.5°，横径为5.5°。

（三）色觉检查

色觉主要反映视网膜视锥细胞辨别颜色的能力。检查色觉常见的方法有假同色图、排列试验和色觉镜检查。最常用的为假同色图，又称色盲本。色觉异常包括色盲和色弱，对颜色完全丧失辨别能力的称色盲；对颜色辨别能力减弱的称色弱。色觉异常的病因可分为先天性与后天性，先天性色觉异常与遗传有关；后天性色觉异常与某些眼病、颅脑病变、全身疾病及中毒有关。

二、眼部检查

眼部检查按照先右眼后左眼、由前到后、先外后内的顺序进行，如为感染性眼病，应先查健眼。

（一）裂隙灯活体显微镜检查

裂隙灯活体显微镜由供照明的光源投射系统和供观察的放大系统两部分组成，主要用于检查眼前段和前 1/3 玻璃体。附加前置镜、接触镜、前房角镜、三面镜等，还可以检查前房角、玻璃体及眼底。检查时，医生和患者采取坐位，患者颌部置于托架上，额部紧贴额带。检查者通过显微镜观察，不仅能看清眼部表浅的病变，而且通过调节焦点和光源宽窄，形成光学切面，看清深层组织病变及其前后位置。

裂隙灯显微镜的操作方法很多，常用的是直接焦点照明法。为了发现和检查某些特殊体征，有时还可采用间接照明法、后部照明法、弥散照明法、角膜缘散射照明法等。

（二）眼附属器检查

1. 眼睑　观察眼睑睁闭是否自如，有无上睑下垂或闭合不全，有无红肿、皮下淤血，有无内翻、外翻，有无瘢痕或肿物，有无硬结，有无脓肿；睑缘有无充血、脓痂，睫毛根部有无鳞屑，睫毛排列是否整齐，有无倒睫或脱落，睫毛颜色是否正常，双侧睑裂大小是否对称。

2. 泪器　观察泪小点是否存在，有无外翻或闭塞，泪囊区有无红肿、肿块、压痛，压之有无黏液或脓汁自泪小点溢出。若有泪溢者，应做泪道检查；诉眼干涩无泪者应检查泪液分泌与组成成分是否正常。

（1）泪道检查　泪道冲洗，用冲洗针头，从下泪小点进针，注入生理盐水，如感到有水到达口咽部，表示泪道通畅；若口咽部无水，注入的水由上泪小点反流，表示泪道阻塞；若口咽部有少量水，且也有一部分水从上泪小点反流，则泪道狭窄。荧光素钠试验和 X 线碘油造影检查结果也可提供参考。

（2）泪液检查　①Schirmer 试验：将 Schirmer 滤纸的一端折弯 5mm，置于下睑内 1/3 处，轻闭双眼 5 分钟，测量滤纸浸湿的长度，正常应长于 5mm。②泪膜破裂时间（breaking up time，BUT）：在受检者的结膜囊滴入 2% 荧光素钠，嘱眨眼数次，在其保持睁眼后计时，直至其角膜出现第一个黑斑，如时间短于 10 秒表示其泪膜不稳定。

3. 结膜　将被检眼的眼睑上、下翻转，并嘱其各方向转动眼球，观察结膜有无充血、水肿、乳头增生、滤泡、瘢痕、疱疹、出血、睑球粘连等。观察结膜充血在球结膜周边部还是角膜周围。若有外伤，应查清结膜囊有无异物，结膜有无撕裂。

4. 眼球及眼球位置　观察眼球的大小是否正常，有无眼球突出或内陷，位置是否偏斜，眼球转动是否自如，有无眼球震颤等。

眼位检查有多种方法，角膜映光法最简单、最常用。患者注视眼前 33cm 的手电筒光源，检查者坐于患者正对面，观察光源在角膜上反光点的位置，判断有无眼位偏斜及其程度。如双眼反光点均位于瞳孔正中者，则眼球没有明显偏斜；如反光点位于瞳孔缘者，则斜视度为 10°～15°；位于瞳孔缘与角膜缘之间者，斜视度为 25°～30°；位于角膜缘时，斜视度为 45°。

5. 眼眶　检查两侧眼眶是否对称，眶缘有无缺损、压痛及肿物等。

（三）眼前段检查

1. 角膜　观察角膜直径是否正常，是否透明，有无知觉减退，有无瘢痕，有无新生血管，角膜后壁有无沉着物等。若有外伤，应注意角膜有无异物，有无破损及穿通伤，有无虹膜脱出。对于角膜病变，必要时可做荧光素染色，将1%～2%荧光素溶液滴于结膜囊内，嘱患者眨眼数次，如有角膜损伤及溃疡则出现黄绿色染色，应观察其形态及位置，是点状、片状还是树枝状、地图状，是位于浅层还是深层，是位于中央还是周边。

2. 巩膜　观察巩膜有无黄染、充血、结节及压痛。如有外伤，应仔细检查，明确有无穿通伤口、伤口具体位置及长度等。

3. 前房　观察前房中央及周边深度，观察房水有无混浊、有无房水闪辉、有无积血或积脓。

4. 虹膜　观察虹膜颜色是否正常，纹理是否清晰，有无新生血管，有无颜色变淡，有无萎缩、缺损，有无肿胀、膨隆，有无结节突起，有无震颤现象，有无前后粘连（前与角膜粘连，后与晶状体粘连）等。

5. 瞳孔　观察瞳孔大小、形态、位置与对光反射，双侧对称情况，有无瞳孔散大或缩小，有无瞳孔变形等。必要时检查与瞳孔有关的各种反射，可提供视路及全身病变的诊断依据。

6. 晶状体　观察晶状体前表面有无色素沉着，晶状体有无混浊、脱位。

（四）前房角镜检查

前房角是房水排出眼球的主要通道，它的各种结构可以利用安置在角膜上的前房角镜，通过光线的折射（直接房角镜）或反射（间接房角镜）来进行观察，判断前房角的宽窄和开闭对青光眼的诊断、分类、治疗及预防具有重要意义。临床常用Scheie分类法，将房角分为宽、窄两型，窄型又分4级。此外，用前房角镜还能观察前房角的色素、新生血管、异物及其他变化。

（五）检眼镜检查

检眼镜又称眼底镜，是检查眼底病变的重要工具。通过检眼镜不仅可以观察眼底视盘、视网膜、视网膜血管和黄斑区，还可查见屈光介质有无混浊。检眼镜有直接检眼镜和间接检眼镜两种。

1. 直接检眼镜　所见眼底为正像，放大约16倍。检查宜在暗室进行。检查右眼时，医生站在被检查者的右侧，用右手持检眼镜，用右眼观察；检查左眼时，则改为用左手、左眼，站在左侧。检查时先将屈光转盘拨至+8～+10D屈光度处，在离受检眼10～20cm处照向受检眼的瞳孔区，若在橘红色的反光中可见到黑影则可能存在屈光介质混浊，其后将转盘拨至"0"处，同时将检眼镜移至受检眼前约2mm处检查眼底。若医生或受检者存在屈光不正，可转动转盘至看清眼底为止。

2. 双目间接检眼镜　间接检眼镜所见为眼底的倒像，放大倍数较小，具有立体感，一般需散瞳检查。其可见眼底范围较直接检眼镜大，能更全面地观察眼底。

（六）眼底检查

使用检眼镜检查眼底时，应先检查视盘，其后按视网膜血管分支分别检查视网膜各象限，再检查黄斑区，必要时可再检查周边部。眼底检查结果以文字或绘图表示，记录病变的部位、范围、形态、颜色、边界等。

1. 视盘 略呈竖椭圆形、淡红色、边界清楚，视杯/视盘直径比（C/D）≤ 0.3。检查时应注意视盘大小、颜色、边界，有无充血、水肿、隆起、出血或渗出。注意视杯大小，有无扩大加深。

2. 视网膜 眼底检查时视网膜呈均匀的深橘红色。应注意有无水肿、渗出、出血、裂孔及脱离，有无机化物、新生血管及肿瘤等。

3. 视网膜血管 视网膜动静脉伴随走行，动脉色鲜红，静脉色暗红，动静脉管径比为 2∶3。检查时要注意血管粗细、比例、弯曲度、反光，以及动静脉有无交叉压迫现象，血管有无阻塞，血管壁有无白鞘及新生血管形成等。

4. 黄斑 位于视网膜后极部，眼底镜下呈暗红色，无血管，其中心凹有针尖样反光。检查时应注意中心凹反光是否存在，黄斑区有无水肿、出血、渗出、脱离、色素紊乱、裂孔、新生血管等。

三、眼科特殊检查

（一）眼压检查

眼压指眼内容物对眼球壁的压力。从统计学角度来说，正常眼压为 10 ～ 21mmHg，24 小时眼压波动 <8mmHg，双眼差别 <5mmHg。眼压检查对青光眼及多种眼病的诊断具有重要意义。

1. 指测法 是最简单的估计眼压方法，检查者需有一定的临床经验。检查时被检查者眼球下转，检查者的双手食指尖置于上睑板上缘的皮肤面，中指和无名指固定于前额作支撑，两食指尖交替轻压眼球，借指尖的感觉来估计眼压的高低。记录时用 "Tn" 表示眼压正常；"T_{+1}""T_{+2}""T_{+3}" 表示轻、中、重度升高；"T_{-1}""T_{-2}""T_{-3}" 表示轻、中、重度减低。

2. 眼压计测量法 包括修兹眼压计、哥德曼眼压计、非接触性眼压计等。目前临床最为常用的是非接触性眼压计，其原理是利用可控的空气脉冲作为压平的力量，使角膜压平到一定的面积，并记录角膜压平到某种程度的时间，再自动换算为眼压值。

（二）视觉电生理检查

视觉电生理检查通过检测视觉系统的生物电活动来了解视功能，结果比较客观，常用的检查方法包括眼电图（EOG）、视网膜电流图（ERG）及视觉诱发电位（VEP）等。

1. 眼电图 在暗适应和明适应条件下记录眼静息电位的变化，测定谷值与峰值进行对比。EOG 异常可以反映视网膜色素上皮病变、光感受器细胞疾病、中毒性视网膜疾病及脉络膜疾病。

2. 视网膜电流图 给予眼部一定的光线或图形刺激后，视网膜所产生的电反应。ERG 又分为闪光视网膜电流图（F-ERG）、图形视网膜电流图（P-ERG）和多焦视网膜电流图（mf-ERG）。F-ERG 以闪光作为刺激，主要反映视神经节以前的视网膜细胞的状态；P-ERG 以图形为刺激，主要反映视网膜神经节细胞层的状态；mf-ERG 是通过计算机控制的，按一定规律排列和明暗变化的六边形阵列图形，来刺激后极部视网膜，经过计算机分析，得出每个刺激单元相应的局部 ERG，通过多位点曲线阵列表达，也可以三维地形图形式显示，对于发现黄斑区局灶性病变具有灵敏和直观的优点。

3. 视觉诱发电位 是视网膜受闪光或图形刺激后，在枕叶视中枢所记录的电活动，可以反映视神经及其后视路的功能。根据刺激方式不同，分为闪光视觉诱发电位（F-VEP）与图形视觉诱发电位（P-VEP），以 P-VEP 最常用。

（三）眼底血管造影

眼底血管造影是将造影剂注入血管，利用具有特定滤光片的眼底照相机，拍摄眼底血管及造影剂的灌注过程，可分为荧光素眼底血管造影（FFA）和吲哚青绿血管造影（ICGA）。FFA 以荧光素钠为造影剂，主要观察视网膜血管的循环情况，是临床最常用的眼底血管造影方法，对于视网膜、葡萄膜和视盘等部位病变的诊治具有重要意义；ICGA 以吲哚青绿为造影剂，观察脉络膜血管的情况。

1. FFA 正常荧光　荧光素钠从肘静脉注射后，到视网膜出现荧光的时间为臂 – 视网膜循环时间，通常为 10 ～ 15 秒。荧光充盈分为 5 期：视网膜动脉前期、动脉期、动静脉期、静脉期和晚期。

2. FFA 异常荧光　①高荧光：可由渗漏、透过增加和异常血管所引起。②低荧光：可由透过减低或充盈缺损引起。

（四）眼科影像学检查

1. 眼超声检查　常用的眼部超声检查有 A 型超声、B 超、多普勒成像（CDI）及超声生物显微镜（UBM）。

（1）A 型超声　眼科临床应用主要为生物测量，如眼轴测定，角膜厚度、前房深度测量等。

（2）B 超　眼科临床应用主要检查眼内肿瘤、眼内异物、视网膜脱离、后巩膜病变等，也可用于眼眶病，测定球后占位性病变、眼肌肥厚等。

（3）CDI　可以探测到眼动脉、睫状后动脉、视网膜中央动脉。临床可用于视网膜中央动脉阻塞、视网膜中央静脉阻塞、前部缺血性视神经病变等血管性疾病的诊断，检测眼和眼眶部血流动力学情况。

（4）UBM　是采用高频超声波以显微镜分辨力对活体眼进行成像的超声影像新技术。临床主要用于眼前段检查，可清晰显示虹膜、睫状体、晶状体赤道部和悬韧带、前房、后房、周边玻璃体、眼外肌止端等结构，测量各种参数，临床对青光眼、角膜病、巩膜病、虹膜睫状体病变、外伤性房角后退、眼前段肿瘤等病变的诊断具有重要价值。

2. X 线检查　主要有眼眶平片、眼眶造影、泪道造影、异物定位等。临床主要用于眼眶肿瘤、眼部外伤、眼内及眼眶金属异物等诊断与鉴别诊断，尤其是用于金属异物及其他高密度异物的定位。

3. CT　临床主要用于眼内肿瘤、眶内肿瘤、眼球突出、眼肌肥大、眼外伤眶骨骨折、眼内及眶内异物、骨及软组织损伤等病症的诊断，亦可作为眼邻近组织（颅内、副鼻窦）引起眼病原因的检查。

4. MRI　可消除骨质的干扰与伪影，故特别适合视神经及与眼有关的颅神经病变的检测，亦常用于眶内与眼内肿瘤、炎性假瘤、血管瘤、眼外肌病变等。

5. 角膜地形图检查　是记录和分析角膜表面形态的重要检查工具，临床主要用于角膜屈光力的测算和提供角膜屈光手术方案，监测术后角膜变化；同时亦可评估角膜接触镜的佩戴效果，定量分析角膜散光、圆锥角膜、角膜瘢痕等角膜病变。

6. 光学相干断层扫描（OCT）　是一种分辨率高、成像速度快的非接触生物成像技术。其原理是利用眼内不同组织对光的反射性不同，通过低相干性光干涉测量仪，测定分析不同组织的结构及位置关系，经计算机处理，以伪彩形式显示眼部组织的断面结构。临床主要用于眼后段检查，最常用于黄斑病变的诊断和追踪观察，其次可用于青光眼的早期诊断，测量视网膜神经纤维层厚度，分析视盘的立体结构。而眼前段 OCT，功能类似 UBM，可清晰显示眼前段组织的结构与病理改变。

复习思考题

1. 眼球内容物有哪些？
2. 视功能的检查内容是什么？

扫一扫，查阅本章数字资源，含PPT、音视频、图片等

第一节　麦粒肿

麦粒肿又称睑腺炎，是化脓性细菌侵入眼睑腺体而引起的一种急性炎症，有内外之分。

【病因】

本病大多为金黄色葡萄球菌感染所致。

【临床表现】

发病初起，眼睑红肿硬结，压痛明显，2～3天可形成黄色脓点，可自行溃破，破溃后炎症减轻，多数1周左右痊愈。当感染的致病菌毒性强或患者抵抗力弱时，麦粒肿可发展为眼睑蜂窝织炎，局部红肿疼痛加重，并伴寒战、发热等全身症状，如未及时治疗，甚或危及生命。

【辅助检查】

有全身症状如发热、畏寒时，可以做血常规检查。

【诊断与鉴别诊断】

根据患者眼局部表现，容易做出诊断，很少需要细菌培养。

注意与霰粒肿鉴别。霰粒肿硬结无压痛，不红不痛，病程进展缓慢，常反复发生。

【治疗】

发病初起局部热敷，每次10～15分钟，每日2～3次，滴抗生素眼液4～6次，伴有全身症状者，可口服抗生素。脓肿形成后，可切开排脓，外麦粒肿切口在皮肤面，与睑缘相平行；内麦粒肿切口在睑结膜面，切口应与睑缘相垂直。

【预防】

1.注意眼部卫生，及时矫正屈光状态。

2.有脓点形成时勿自行挤压，以防感染扩散，出现并发症。

第二节　结膜炎

结膜炎是因为结膜抵抗力下降时，外界环境多种理化因素刺激和微生物感染所引起的结膜组织的炎症，为眼科常见疾病。

【病因】

本病的病因可分为微生物性与非微生物性。常见的是微生物感染如细菌、病毒等。

【临床表现】

1.急性细菌性结膜炎　起病急，传染性强，双眼同时或先后发病，结膜充血水肿，结膜囊内大量黏脓性分泌物，部分可见伪膜形成，3～4天达到高峰，以后逐渐减轻。

2.流行性出血性结膜炎（病毒性结膜炎）　眼痛、畏光、流泪，眼睑肿胀，结膜充血，结膜下出血呈点状、片状，多数患者有滤泡形成，伴耳前淋巴结肿大。传染性强，常呈暴发流行。

【辅助检查】

结膜囊分泌物检查。

【诊断与鉴别诊断】

根据临床表现、流行情况及结膜分泌物涂片或结膜刮片检查，可以诊断。

本病应注意与过敏性结膜炎鉴别。后者可查及过敏原，不具传染性，更不会造成广泛流行，分泌物多呈白色黏丝状。结膜分泌物涂片可见到嗜酸粒细胞增多。

【治疗】

治疗原则：去除病因，控制感染。

1.细菌性结膜炎　给予广谱抗生素或根据药物敏感试验选用敏感抗生素，局部治疗、结膜囊冲洗。

2.病毒性结膜炎　给予局部抗病毒治疗，配合结膜囊冲洗。

【预防】

1.注意个人卫生及环境卫生，加强卫生宣传教育。

2.急性期对患者进行隔离；勿进入公共场所、泳池等。

3.医护人员注意防止交叉感染，患者用过、接触过的物品应严格消毒。

4.勿遮盖患眼。

第三节　角膜炎

角膜炎是因角膜防御功能减弱，外界或内源性致病因素侵袭角膜组织引起的炎症。

【病因】

1.感染源性如细菌、病毒、真菌等。

2.内源性自身免疫性疾病如类风湿关节炎等。

3.局部蔓延邻近组织的炎症波及角膜，如结膜炎、巩膜炎等。

【临床表现】

眼痛、畏光、流泪、眼睑痉挛，常持续至角膜炎症消退，视力下降。检查眼部睫状充血或混合充血，角膜浸润、溃疡形成，荧光素染色呈阳性。

【辅助检查】

荧光素染色检查可以明确病变范围，并区分不同种角膜溃疡；溃疡组织刮片检查可明确致病菌；药物敏感试验为治疗提供指导。

【诊断与鉴别诊断】

根据典型症状及体征，本病诊断并无困难，但病因诊断需借助病史询问、全身疾病检查及溃疡组织刮片检查等。

1.细菌性角膜炎　起病急，发展快，症状重，体征明显，溃疡表面及结膜囊内大量脓性分泌物，伴前房积脓。如未及时治疗或治疗不得当，极易出现角膜穿孔，眼内组织脱出。患者常有角膜外伤史或佩戴角膜接触镜史。结膜囊分泌物或者角膜坏死组织细菌培养呈阳性，如金黄色葡萄球菌、绿脓杆菌等。

2.病毒性角膜炎　病情可反复发生，有感冒或劳累病史，角膜呈点状、树枝状、地图状改变，不常有前房积脓，也不容易导致角膜穿孔。细菌培养阴性。

3.真菌性角膜炎　起病缓，刺激症状轻，角膜浸润呈牙膏状或豆腐渣样改变，前房积脓通常为灰白色黏液。患者多有植物性角膜外伤史或长期使用激素、抗生素病史。角膜坏死组织涂片发现真菌菌丝，真菌培养阳性。

【治疗】

治疗原则：控制感染，减轻炎症反应，促进溃疡愈合，减少瘢痕形成。

1.细菌性角膜炎　采用敏感的抗生素治疗，未明确致病菌之前选广谱抗生素局部及全身治疗。

2.病毒性角膜炎　宜抗病毒治疗，以局部治疗为主，严重者配合全身用药。

3.真菌性角膜炎　宜抗真菌治疗，局部或者全身运用。注意药物副作用。

除上述治疗外，还应注意扩瞳，防止瞳孔粘连等并发症。药物治疗无效、溃疡穿孔或即将穿孔者，可采用角膜移植手术，以保全眼球，恢复视力。

【预防】

1.防止角膜外伤，正确处理角膜外伤。

2.增强抵抗力，预防感冒。

3.积极治疗咳嗽，保持大便通畅，勿用力大便，防止角膜穿孔。

4.勿滥用激素与抗生素。

第四节　白内障

白内障指晶状体的透明度降低或者颜色改变致光学质量下降的退行性改变。

【病因】

老化、遗传、代谢异常、外伤、中毒、局部营养障碍及全身代谢性或免疫性疾病等，都可以影响晶状体内环境，使晶状体代谢异常，出现混浊。

【临床表现】

自觉视物模糊、复视、眩光、近视、色觉异常等，检查见晶状体混浊，早期可能混浊仅局限于晶状体周边部，需要散瞳检查才能发现。根据晶状体混浊部位不同，分核性混浊、皮质性混浊与后囊下混浊，影响视力的程度也不一致。

【辅助检查】

裂隙灯显微镜检查、超声波检查可发现晶状体混浊。

【诊断与鉴别诊断】

散瞳后裂隙灯显微镜下检查晶状体即可明确诊断。

1.年龄相关性白内障　发生于中老年人，常双眼发病，随年龄增长逐渐加重，可表现为皮质性、核性或后囊下混浊。

2.先天性白内障　出生前后即存在，或出生后1年内逐渐形成晶状体混浊，单眼或双眼发病，可伴有眼部或全身其他先天异常。

3.外伤性白内障　有明确眼部外伤史（钝挫伤、穿通伤、爆炸伤等），伤后即发生晶状体混浊或于伤后数小时或数周内发生，可伴其他外伤体征。

【治疗】

当患者视力下降到一定程度，影响工作和生活，无眼部及全身禁忌证时，即可以行白内障手术治疗；先天性白内障与部分外伤性白内障宜尽早手术。目前常用手术方法为白内障超声乳化加人工晶体植入。

【预防】

1.注意营养，防止外伤，避免阳光下暴晒。
2.重视孕产妇的健康体检。

第五节　青光眼

青光眼是一组以特征性视神经萎缩和视野缺损为共同特征的疾病，病理性眼压增高是其主要危险因素。

【病因】

眼压升高、视神经供血不足作为原发危险因素改变了视神经节细胞赖以生存的视网膜内环境，加速视神经节细胞的凋亡及其轴突的变性，进而影响患者视功能。

【临床表现】

青光眼有原发性青光眼、继发性青光眼及先天性青光眼 3 种类型。

1. 原发性急性闭角型青光眼 分临床前期、前驱期、急性发作期、间歇期、慢性期和绝对期。急性发作期表现为头眼剧痛，畏光流泪，视力严重下降，常降至手动或指数，伴恶心、呕吐等全身症状。眼部检查发现混合充血，角膜水肿，瞳孔中度散大，房角关闭，眼压常在 50mmHg 以上。

2. 原发性开角型青光眼 发病隐匿，自觉症状不明显，少数患者有雾视、虹视或眼胀，晚期视盘凹陷扩大加深，C/D 比值增大，视力下降，视野缩窄。

【辅助检查】

前房角镜检查与 UBM 检查可以了解房角闭塞情况；眼压测量主要判断眼压高低；裂隙灯、眼底检查可以帮助了解眼前部及眼底的改变。

【诊断与鉴别诊断】

房角检查、眼压测量、视野及眼底检查在青光眼的诊断中具有重要作用。

原发性急性闭角型青光眼发作期应注意与急性虹膜睫状体炎及急性结膜炎相鉴别。

1. 急性虹膜睫状体炎 眼痛、畏光流泪，视力下降。检查见睫状体充血或混合充血，角膜后灰白色沉着物，房水混浊，瞳孔缩小，对光反应消失，可伴前房积脓，眼压增高，睫状区压痛明显。

2. 急性结膜炎 常双眼发病，眼痛，畏光流泪。检查见结膜充血，分泌物多，视力无明显下降，前房内无渗出，瞳孔正常，眼压正常。常具有传染性。

【治疗】

1. 原发性急性闭角型青光眼急性发作期应迅速降眼压，最常用的有毛果芸香碱滴眼液、噻吗洛尔滴眼液局部点眼，碳酸酐酶抑制剂口服，以及甘露醇静脉滴注等。眼压控制后采用抗青光眼手术，常见的如小梁切除术。

2. 开角型青光眼降眼压常用噻吗洛尔滴眼液、肾上腺素受体激动剂、前列腺素衍生物等，并注意视神经保护。眼压控制不理想，视功能进一步损害时，可以配合手术治疗。

【预防】

1. 加强医学知识教育，定期体检，做青光眼筛查。

2. 对疑似患者，应追踪观察眼压、眼底、视力及视野情况。

3. 保持心情舒畅，避免过度用眼。

4. 勿久处暗室，一次性饮水不宜超过 250mL。

第六节　屈光不正

屈光不正指在眼调节放松的状态下，外界平行光线经眼的屈折系统后不能准确聚焦在视网膜黄斑中心凹，在视网膜前聚焦的称近视，在视网膜之后聚焦的称远视，在视网膜多个点上聚焦的称散光。根据两条主子午线的相互位置关系，可以有规则散光与不规则散光，同时可伴见近视或者远视，称单纯近视散光与单纯远视散光。如聚焦在视网膜中心凹位置则称正视。

【病因】

人眼的屈光状态受多种因素影响，包括遗传与环境因素。正常情况下，婴幼儿阶段大都处于远视状态，随着生长发育，逐渐趋于正视，至学龄前达到正视。

【临床表现】

屈光不正常常出现视物不清。近视视远物不清，视近物清楚，可以伴有外斜视，严重的出现飞蚊症，检查可见玻璃体混浊，甚至出现视网膜病变；远视在幼儿可能无症状，但检查发现，有时伴弱视及内斜视，成年后容易出现眼胀头痛等视疲劳症状，老视常提前出现；散光视物模糊，容易有眼胀头痛等视疲劳症状。

【辅助检查】

验光可以确定患者的屈光状态，包括静态检影、主觉验光等方法；超声检查可以了解患者眼轴长度；眼底检查对于伴有玻璃体、视网膜病变者有诊断意义。

【诊断与鉴别诊断】

1. 视力下降，眼底正常，或见玻璃体混浊、近视视网膜病变。

2. 验光发现有近视、远视或者散光存在，矫正视力提高。

3. 伴斜视及头痛、眼胀等视疲劳症状。

4. 近视根据度数分级：轻度近视 ≤ –3.00D，中度近视 –3.25D ～ –6.00D，高度近视 >–6.00D。

5. 远视根据度数分级：低度远视 ≤ +3.00D，中度远视 +3.25D ～ +5.00D，高度远视 >+5.00D。

【治疗】

屈光不正的矫正和治疗方法主要有 3 种。

1. 框架眼镜。

2. 角膜接触镜。

3. 屈光手术，如激光角膜屈光手术、眼内屈光手术和后巩膜加固术等。

如伴有斜视，早期配镜矫正，无效则可选用手术治疗。

【预防】

1. 增加户外活动。

2. 注意看书姿势，照明强度适宜。

3. 营养均衡，不偏食、挑食。

4. 有高度近视及有家族遗传倾向者，尤应注意防止剧烈运动造成眼部外伤，发生视网膜脱离。

第七节　眼底病

眼底病包括发生在玻璃体、视网膜、视神经等组织的病变，为临床常见病，尤其是视网膜病。因视网膜结构精细，功能复杂，容易受到自身和全身血管性疾病的影响，出现视网膜血管病变，如糖尿病视网膜病变、高血压视网膜病变等；视网膜屏障功能破坏时，还容易出现视网膜水肿、渗出及出血等，导致视力下降或者视觉异常，严重影响患者的生活质量。

本节主要介绍糖尿病视网膜病变、视网膜动脉阻塞、视网膜静脉阻塞及年龄相关性黄斑变性。

【病因】

1. 糖尿病视网膜病变　因糖尿病引起视网膜毛细血管壁周围细胞及内皮细胞的损害，使毛细血管失去正常功能，继而引起微动脉瘤、毛细血管通透性增加，导致视网膜水肿渗出，毛细血管和微血管破裂出血，进一步发展至毛细血管闭塞、新生血管形成。

2. 视网膜动脉阻塞　主要因血管硬化、血管痉挛、血栓形成、血管受压等因素或血管炎症引起，常见于有心脑血管疾病的中老年患者。

3. 视网膜静脉阻塞　主要因血黏度增高，血流速度变缓，血管炎症，静脉管径狭窄、阻塞所致。

4. 年龄相关性黄斑变性　目前病因尚不完全清楚，可能与遗传、代谢、慢性光损伤、营养不良等因素有关。

【临床表现】

1. 糖尿病视网膜病变　除多饮、多食、多尿、消瘦等糖尿病症状外，患者尚可出现视物模糊，眼前黑影飘动，眼底检查见视网膜毛细血管有微动脉瘤、出血斑、渗出斑，黄斑部可以有水肿、渗出、出血及增殖性改变。

2. 视网膜动脉阻塞　单眼视力突然急剧下降，无痛，少数发病前有黑蒙史。检查患眼瞳孔散大，直接对光反应消失，间接对光反应存在；眼底视网膜弥漫性水肿，后极部呈苍白色，中心凹樱桃红斑，视网膜动静脉变细，部分呈节段性血柱。

3. 视网膜静脉阻塞　单眼发病，视力不同程度下降，眼底静脉迂曲扩张，视网膜内出血呈火焰状，沿视网膜静脉分布，视盘和视网膜水肿，黄斑区尤为明显，分非缺血型与缺血型两种。

4. 年龄相关性黄斑变性　分干性变性与湿性变性两种。患者表现为视力下降，视物变形，眼前黑影遮挡。干性变性眼底黄斑部可见玻璃膜疣、色素紊乱及地图样萎缩；湿性变性视力下降明显，黄斑部可见出血，色暗红，并有新生血管增生。

【辅助检查】

眼底荧光血管造影有助于糖尿病视网膜病变、视网膜静脉阻塞、视网膜动脉阻塞和年龄相关性黄斑变性的诊断，眼部 B 超有助于了解玻璃体、视网膜情况。年龄相关性黄斑变性还可以借助 OCT 检查。

【诊断与鉴别诊断】

1. 糖尿病视网膜病变 有糖尿病病史，血糖增高；视力下降，眼前黑影飘动；眼底见微血管瘤、出血、渗出、新生血管形成、增殖性玻璃体视网膜病变等。

2. 视网膜动脉阻塞 单眼无痛性视力下降，伴眼底缺血性改变，黄斑樱桃红斑；眼底荧光血管造影示视网膜动脉充盈时间延迟。

3. 视网膜静脉阻塞 单眼视力下降，伴眼底散在火焰状出血，静脉扩张迂曲，视网膜水肿。荧光血管造影非缺血型血管阻塞，侧枝形成，无明显毛细血管无灌注区形成。缺血型见大片毛细血管无灌注区；本型还可出现视网膜新生血管、玻璃体积血甚至视网膜脱离。

4. 年龄相关性黄斑变性 双眼同时或先后视力下降，视物变形，眼前黑影遮挡。检查黄斑部有玻璃膜疣、色素沉着、萎缩斑，或见出血、新生血管；年龄 50 岁以上；眼底荧光血管造影示于造影中晚期出现荧光素渗漏、高荧光点或者遮蔽荧光等改变；OCT 检查视网膜色素上皮和神经上皮萎缩，出血、水肿、新生血管形成。

【治疗】

1. 糖尿病视网膜病变 严格控制血糖，降脂，降低血液黏度，必要时配合激光和手术治疗。

2. 视网膜动脉阻塞 急救治疗包括扩张血管、降眼压、吸氧等，并针对病因进行治疗。

3. 视网膜静脉阻塞 针对病因进行治疗，适时采用激光和手术治疗。

4. 年龄相关性黄斑变性 药物、激光、眼内注射及手术治疗可望改善患者病情，促进出血吸收，减轻水肿，减少并发症，帮助视功能恢复。

【预防】

1. 严格控制血糖，定期观测血糖变化，适时调整药物剂量，合理饮食，适度运动，出血期间应注意休息。

2. 保持心情舒畅，发现视力下降，应及时就诊。

3. 一眼患病，应严格观察健眼，以便早期治疗，控制病情。

复习思考题

1. 流行性出血性结膜炎的临床表现是什么？

2. 何谓白内障？简述白内障根据病因的分类。

3. 何谓屈光不正？如何诊断屈光不正？

耳鼻咽喉头颈外科学由耳鼻咽喉科学逐步演变发展而来，主旨研究听觉、平衡、嗅觉诸感官与呼吸、吞咽、发声、言语诸运动器官的解剖、生理和疾病现象，属临床医学二级学科。中国耳鼻咽喉头颈外科的出现、发展与演变是中华民族 5000 余年文明史的组成部分。耳鼻咽喉头颈外科疾病可以归纳为先天性畸形、感染、异物、肿瘤、变态反应、创伤和全身疾病在耳鼻咽喉头颈的表现 7 类。各类疾病有其相同或相似的临床特点与处理原则，概述如下。

1. 先天性畸形 先天性畸形主要由遗传、环境因素引起，亦可由两者共同引起。耳鼻咽喉头颈区器官与组织的胚胎发育期分化、演变是极为细致复杂的过程，任何一个环节或步骤受到干扰，就会导致各种各样的畸形发生，其中以先天性耳畸形最常见。

（1）遗传因素引起的畸形 系继发于染色体结构变化、数目异常及基因分子结构改变等遗传缺陷，多伴有其他部位或系统的畸形。较常见的先天性畸形有 3 种基本遗传方式。

①常染色体显性遗传致畸：基因位于常染色体上，畸形性状垂直遗传，可在某些家族代代出现或构成遗传性综合征中的体征之一。患病基因携带者即为先天性畸形患者，如以外耳及中耳畸形，尖头、短颈、鞍鼻、突眼、腭裂、内耳道扩大及四肢发育不良等为主要特征的 Apert 综合征，即为常染色体显性遗传病。

②常染色体隐性遗传致畸：基因位于常染色体上，患儿父母无先天性畸形表现，但其等位基因均为致畸基因（纯合子）。作为致畸形基因携带者的父母将有 25% 的概率将相同基因型传递给子代。如以听觉障碍、小头畸形或弱智、皮肤色素异常、唇腭裂、鼻泪管闭塞、中耳畸形等为特征的外胚层发育不良综合征，即为常染色体性遗传病。

③隐性连锁隐性遗传致先天性畸形：基因是隐性的，位于 X 染色体上。女性患者细胞中有两条 X 染色体，如有一个致畸形基因，只能是携带者而不会发病；而男性患者细胞仅有一条 X 染色体的半合子，只要有 1 个致畸形基因就会发病。如以双侧迟发性进行性感音神经性聋、弱智、视网膜假性肿瘤与进行性变性等为临床特征的 Norrie 病。

（2）环境因素引起的畸形 其病情程度与致畸因子干扰程度及胚胎发育阶段显著相关。致畸因素有 3 类。

①生物因素：母体在妊娠第 2 个月和第 3 个月感染风疹病毒，可使胎儿内耳发育不全，多伴有小头、小眼、智力低下、白内障、动脉导管未闭、室间隔缺损、肺动脉狭窄及肝脾大等其他异常。

②化学因素：如孕妇服用某些化学药品如氨甲蝶呤，有时可引起胎儿的脑膜膨出。

③物理因素：若孕妇接受大剂量 X 线照射可诱发胎儿染色体畸变或基因突变，导致耳鼻咽喉头颈先天性畸形。

2. 感染　耳鼻咽喉及其相关头颈区是呼吸或消化必经通道，为急性或慢性感染发生率最高的区域，因其解剖和生理的特殊性，临床特点和处理原则如下。

（1）临床特点　耳鼻咽喉、气管、食管各具相同或相似的黏膜结构，彼此经直接或间接方式相互沟通、互相移行，发生感染时具有以下共同特点。

①感染局部有不同程度炎症表现，多无全身症状，或全身症状不明显或不成比例。

②感染区发生不同程度的功能障碍，如听觉障碍、面肌瘫痪、鼻阻塞、吞咽困难、声音嘶哑（简称"声嘶"）、呼吸困难及颈部运动受限等。

③感染区炎症可互相扩散，使炎症范围不断扩大，如急性鼻炎可扩散至鼻窦引起急性鼻窦炎、至中耳引起急性中耳炎、至咽部引起急性咽炎、至喉部引起急性喉炎、至气管引起急性气管支气管炎、至咽旁间隙引起颈部感染或上纵隔感染等。

（2）处理原则

①急性炎症期以抗感染与迅速消除局部水肿为主，注意保护和恢复器官功能。

②脓肿期以通畅引流脓液为主，兼顾对症与对因治疗。

③慢性期以对症治疗和对因治疗为主，注意手术与药物治疗相结合。

3. 异物　耳鼻咽喉、气管、食管异物多突然发生，因异物存留部位和状态的不同，患者主诉和体征各异，但在临床特点与处理原则上有许多共同之处。

（1）临床特点

①病因与高发人群相关，多发生在儿童或老年人，常见于玩耍、生活或工作意外。

②异物存留受累器官突发不同程度的功能障碍，如听觉障碍、鼻阻塞、吞咽疼痛或吞咽困难、声音嘶哑、呼吸困难等。

③异物存留部位或附近区域多有感觉异常，如耳闷或阻塞感、鼻部感觉异常、咽喉部异物感、胸部阻塞感或胸骨后疼痛等。

④检查发现异物存留或异物存留的相关体征。

（2）处理原则

①向患者或其家长、亲友详细询问异物类别、形状与进入等相关的异物病史，迅速进行必要的体检。

②病情危急者，首先立即设法解除异物存留引起的功能障碍。

③尽快取出异物。

4. 肿瘤　耳鼻咽喉及其相关头颈区为良性和恶性肿瘤多发部位，常见良性肿瘤有听神经瘤、耳鼻咽喉乳头状瘤、颈部神经纤维瘤、血管瘤等；常见恶性肿瘤有鼻咽癌、喉癌、下咽癌、鼻窦癌、淋巴瘤等。临床特点与处理原则有许多相同或相似之处。

（1）临床特点

①肿瘤隐蔽、难以早期发现：由于耳、鼻、咽、喉位置隐蔽，多为腔道，肿瘤早期的发生与发展难以察觉，患者就诊时多属中晚期。如鼻咽癌，原发癌灶位于黏膜下时可向颅内侵犯。

②表现复杂多变：肿瘤发生发展引起的耳鸣耳闷、听力减退、鼻阻塞、吞咽困难、声音嘶哑等症状可缓慢起病，时轻时重，酷似常见炎性疾病。有些恶性肿瘤，如鼻咽癌、声门上型喉癌等，远处器官转移可能为其首发症状，极易误诊、漏诊或延误诊断。

③一处肿瘤、多处受累：耳鼻咽喉区域狭小，毗邻关系复杂，一处发生肿瘤，常可导致多处受累。如鼻咽原发癌灶可造成咽鼓管阻塞而引起耳鸣、耳闷、听力减退，可使鼻腔通气截面积减小，引起鼻阻塞，可侵犯脑神经引起吞咽困难、声音嘶哑等。

（2）处理原则

①尽早手术：除鼻咽癌等少数恶性肿瘤首选放疗外，耳鼻咽喉头颈部的良性和大多数恶性肿瘤首选手术治疗。在完全切除原发肿瘤的基础上，尽可能保留或重建受累器官的功能。

②其他治疗方式：对于恶性肿瘤，应考虑适时应用放疗、化疗或中医药疗法，目的主要应着眼于提高患者的5年生存率，防止复发和转移。

5. 变态反应　变态反应或与变态反应有关的疾病是本科常见病，如外耳湿疹、变应性鼻炎及鼻窦炎、自身免疫性内耳疾病等，咽部、喉部、气管和食管的部分炎性病变也与变态反应有关。

（1）临床特点

①耳部变态反应：外耳以局部皮肤瘙痒、湿疹样变为主，中耳以耳鸣、耳闷、听力减退为主，内耳疾病则以进行性、波动性单侧或双侧感音神经性聋、发作性眩晕等为主要临床特征。

②鼻及鼻窦变态反应：典型症状是鼻阻塞、大量水样涕、连续喷嚏、鼻痒等，阳性体征主要表现为鼻黏膜、下鼻甲和中鼻甲的苍白水肿或息肉样改变。

③咽喉、气管与食管变态反应：典型临床表现为局部黏膜的血管神经性水肿，严重者可导致呼吸困难或吞咽困难。

（2）处理原则　一经确诊，应根据病变部位和有无并发症，给予特异性或非特异性治疗。

①特异性治疗：避免与已知变应原接触、脱敏治疗等免疫疗法。

②非特异性治疗：包括应用糖皮质激素、抗组胺药、抗胆碱药，以及肥大细胞膜稳定剂、中成药等。

6. 创伤　无论和平时期还是战争时期，耳鼻咽喉头颈外伤均为发生率最高的区域之一，和平时期致伤原因多为碰撞、跌倒、交通事故等引起的骨折、切伤、挫伤和裂伤等，在战争时期，多为火器、爆震、火焰及化学毒剂等引起的混合伤。

（1）临床特点　耳鼻咽喉头颈区软组织较少，血液供应丰富，血管、神经密集，与颅脑、眼眶、口腔等相邻，创伤涉及面广泛而复杂，创伤不同时期可发生不同问题，其共同特点如下。

①早期症状多为创伤直接影响，常见局部出血、呼吸困难、听觉障碍和平衡失调。

②中期症状多为创伤并发症，常见继发性出血、颅内感染和肺部感染。

③晚期症状多为创伤瘢痕狭窄，常见呼吸困难、吞咽障碍和神经功能异常。

④混合伤多见。

⑤开放伤多见，常伴有异物存留。

⑥骨折多见，局部常有碎骨片。

（2）处理原则　针对创伤特点，根据具体情况，迅速果断处理，注意一般原则。

①尽快解除呼吸困难，及早施行气管插管、环甲膜切开、紧急气管切开或常规气管切开术。

②迅速止血，防治休克，及时填压或加压包扎以迅速止血，适时输血或补液以防止休克。

③正确处理吞咽困难，对症与对因处理的同时给予鼻饲或静脉高营养。

④酌情摘除存留异物，易取则取，难取则权衡利弊后决定取留。

⑤清创处理尽可能多地保留组织，严格对位缝合，避免造成组织缺损或功能障碍。

⑥尽早应用足量抗生素和适当破伤风抗毒素，预防并发症。

7. 全身疾病在耳鼻咽喉头颈的表现　耳鼻咽喉头颈区域性疾病既有相对独立的一面，又有同全身密切有机联系的另一面。全身系统性疾病不可避免地在不同程度上反映在耳鼻咽喉头颈的局部区域。反之，从耳鼻咽喉头颈区的异常，又可发现和诊断全身系统性疾病。常见全身系统性疾病在耳鼻咽喉头颈区的临床表现主要特点如下。

（1）遗传和先天性疾病　主要伴发耳、鼻、咽喉、气管、食管及其相关头颈区器官或组织的发育异常，如先天性外耳道闭锁、外耳与中耳畸形、后鼻孔闭锁等。

（2）感染性疾病　流行性感冒病毒、麻疹病毒、风疹病毒等病毒感染，脑膜炎双球菌、乙型溶血性链球菌等细菌感染，或者病毒细菌的混合感染，可侵及中耳、内耳、面神经，导致耳聋、面瘫等，侵及咽部、喉部和气管，引起局部黏膜的炎症；曲霉菌属等真菌感染可引起外耳道、鼻窦等区域的慢性炎症。

（3）免疫系统疾病　艾滋病、复发性多软骨炎、系统性红斑狼疮、韦格纳肉芽肿等可累及外耳、中耳、内耳，引起局部炎症及耳鸣、耳聋、眩晕等，亦可累及鼻和鼻窦、咽喉与气管、食管，导致鼻阻塞、吞咽困难或呼吸困难。

（4）内分泌系统疾病　糖尿病、甲状腺功能减退症、克汀病等内分泌疾病，可引起耳、喉的结构和功能损害，导致听觉障碍、眩晕、声音嘶哑、发声困难等。

（5）血液系统疾病　恶性淋巴瘤原发部位可局限在颈部淋巴结、扁桃体、鼻咽部、鼻腔及鼻窦等，临床表现为颈部肿块、咽部感觉异常、咽痛、吞咽困难、鼻阻塞、鼻出血等。白血病、缺铁性贫血、镰状细胞贫血等血液病可导致内耳、咽部和食管的结构和功能异常，引起耳鸣、耳聋、咽痛、吞咽困难等。粒细胞缺乏症、传染性单核细胞增多症等病症可能仅以咽峡炎为主要体征。

（6）泌尿系统疾病　慢性肾衰竭可累及内耳、咽部黏膜，引起耳聋、耳鸣、溃疡性或非溃疡性咽炎等。

（7）心血管系统疾病　急性心包炎、心力衰竭等可累及气管、食管，引起咳嗽、声音嘶哑、吞咽困难等症状。

（8）神经性与精神性疾病　脑肿瘤、多发性硬化、延髓空洞症、重症肌无力等中枢神经病变、神经性与精神性疾病，可累及支配咽部、喉部的神经，导致咽喉感觉异常、咽喉痛、吞咽困难、发声异常及进食反流等。

（9）其他疾病　结核、白喉、梅毒等特殊性炎症均可累及耳鼻咽喉头颈区域，引起相应器官或组织的功能异常。

复习思考题

1. 简述耳鼻咽喉头颈外伤的临床特点。
2. 感染性疾病在耳鼻咽喉头颈的表现有哪些？

第一节　慢性化脓性中耳炎

急性化脓性中耳炎病程超过 6 ～ 8 周时，病变侵及中耳黏膜、骨膜或深达骨质，造成不可逆损伤，常合并存在慢性乳突炎，称慢性化脓性中耳炎。慢性化脓性中耳炎是耳科常见病之一，以反复耳流脓、鼓膜穿孔及听力下降为主要临床特点，严重者可引起颅内、外并发症。

【病因】

急性化脓性中耳炎未及时治疗或用药不当，身体抵抗力差，或致病菌毒性过强，都可能是急性化脓性中耳炎迁延为慢性的原因。鼻腔、鼻窦、咽部存在慢性病灶易导致中耳炎反复发作。

常见致病菌多为变形杆菌、铜绿假单胞菌、大肠杆菌、金黄色葡萄球菌等，其中革兰阴性杆菌较多，可有两种以上细菌混合感染。无芽孢厌氧菌的感染或混合感染逐渐多见。

近年病理研究发现，在中耳炎病程中，中耳系统狭窄的内通风引流通道（如鼓峡、鼓窦口等）很容易被水肿黏膜、包裹性积液、粘连或肉芽等炎性病变阻塞，使阻塞区域以上的结构如上鼓室、鼓窦、乳突气房等的炎性渗出液发生潴留，导致肉芽组织形成。因而，中耳系统内通风引流通道的病理阻塞是促使慢性化脓性中耳炎形成的一个重要病因。

【临床表现】

根据病理及临床表现，传统上将本病分为 3 型，即单纯型、骨疡型和胆脂瘤型。但单纯型有时可见肉芽及小胆脂瘤病变，骨疡型和胆脂瘤型可合并存在。

根据近年来国内外研究进展，本病分为静止期和活动期。

1. 静止期　最多见。病变主要局限于中耳鼓室黏膜，病理变化主要为鼓室黏膜充血、增厚，圆形细胞浸润，杯状细胞及腺体分泌活跃，一般无肉芽或息肉形成，故又称黏膜型。当黏膜受感染时，及时适当的治疗，鼓膜穿孔处引流通畅，炎症可控制。鼓膜穿孔大者，听力下降明显。乳突气房可良好，无明显变化。

临床特点：平时除听力稍差外，无明显症状，有些患者可保持静止期数十年不发作。上呼吸道感染时，可发作出现流脓。分泌物呈黏液性或黏液脓性，一般不臭，鼓膜穿孔位于紧张部，多呈中央性穿孔，大小不一。听觉减退一般为轻度传导性聋。CT 检查无肉芽及胆脂瘤。

2. 活动期　病变超出黏膜组织，多有不同程度听小骨坏死，伴鼓环、鼓窦或鼓室区域骨质破坏，黏膜组织广泛破坏，听骨、鼓环、鼓窦及乳突气房均可发生出血、坏死。鼓膜大穿孔可见听骨缺损，鼓室内有肉芽或息肉形成，又称坏死型或肉芽骨疡型，可由急性坏死型中耳炎迁延而来。鼓室盖、鼓窦盖或内耳骨质有破坏时可伴有听力明显下降、头痛和眩晕；面神经骨管有破坏时可伴有不同程度的面瘫。

临床特点：耳持续性流黏稠脓液，可有臭味，如有肉芽或息肉出血，则脓内混有血丝或耳内出血。可见鼓膜边缘性穿孔、紧张部大穿孔或完全缺失。通过穿孔可见鼓室内有肉芽或息肉，有蒂的息肉从穿孔脱出，可堵塞于外耳道内，妨碍引流。患者多有较重的传导性聋。颞骨 CT 扫描示上鼓室、鼓窦及乳突内有软组织阴影，可伴部分骨质破坏。此型中耳炎可发生各种并发症。

【诊断与鉴别诊断】

1. 诊断　依据临床表现，结合 CT 检查结果，即可做出临床诊断。

2. 鉴别诊断

（1）中耳癌　多为鳞状细胞癌，好发于中年以上。耳内有血性分泌物及肉芽，伴耳痛，可出现同侧周围性面瘫及张口困难，晚期有第 Ⅶ、Ⅸ、Ⅹ、Ⅺ、Ⅻ 对脑神经症状。患者多有长期耳流脓史。检查见外耳道或鼓室内有新生物，触之易出血。影像学检查常可发现局部骨质破坏。新生物活检可确诊。

（2）结核性中耳乳突炎　多继发于肺结核或其他部位的结核。起病隐袭，耳内脓液稀薄，鼓膜可为紧张部中央或边缘性穿孔，有时可见苍白肉芽。听力损失明显。乳突 X 线片及 CT 提示骨质破坏或死骨形成。对肉芽组织进行病理学检查，或取分泌物涂片、培养及结核菌素试验，多数可确诊。

【治疗】

治疗原则：消除病因，控制感染，清除病灶，通畅引流，尽可能恢复听力。

（一）病因治疗

及时治愈急性化脓性中耳炎，并促使鼓膜愈合。积极治疗上呼吸道疾病，如慢性扁桃体炎、慢性腺样体炎、慢性鼻窦炎等。

（二）局部治疗

局部治疗包括药物治疗和手术治疗，依不同类型病变而定。

1. 静止期　以局部用药为主。通常用 3% 过氧化氢溶液洗耳，棉签拭干或用吸引器吸净，再滴入抗生素药液。按不同病变情况选择局部用药：鼓室黏膜充血、水肿，有脓或黏液脓性分泌物时，用抗生素水溶液或抗生素与糖皮质激素类药物混合液滴耳，如 0.3% 氧氟沙星、0.25% 氯霉素、复方利福平等滴耳液，最好根据中耳脓液的细菌培养及药物敏感试验结果，选择适当的无耳毒性的抗生素药物；黏膜炎症逐渐消退，脓液减少，中耳潮湿者可用乙醇甘油制剂，如 3% 硼酸乙醇、3% 硼酸甘油、2.5% ～ 5% 氯霉素甘油等。

滴耳法：患者取坐位或卧位，病耳朝上。将耳廓向后上方轻轻牵拉，向外耳道内滴入药液 3 ～ 5 滴，然后以手指轻轻按捺耳屏数次，促使药液经鼓膜穿孔处流入中耳，5 ～ 10 分钟后可变换体位。冬季应使滴耳药液温度尽可能与体温接近，以免引起眩晕。抗生素水溶液不宜长期滴用。

耳流脓停止，耳内完全干燥后，小的鼓膜穿孔可能自愈，穿孔不愈合且 CT 证实中耳乳突腔无顽固病变者，应及时行鼓室成形术，以求根治中耳慢性病变，并保留或改善听力。

2.活动期　以清除病变、预防并发症为主，尽力保留听力相关结构。引流通畅者，以局部用药为主，注意定期复查。引流不畅者，可能是鼓室有肉芽及息肉，不宜简单钳取或烧灼，因其可能损伤听小骨甚至损伤暴露的面神经，引起严重后果。应在局部控制炎症的同时，根据病变范围，施行相应的乳突手术。术中应在彻底清除病变的前提下，尽可能重建中耳传音结构，以求保留或改善听力。

乳突根治术：经典的乳突根治术使外耳道、鼓室、鼓窦和乳突腔形成一个大的术腔，清除被破坏的听骨，以彻底清除病变。该术式可使听力遭到严重损害，故目前仅适用于骨质破坏范围较大的中耳胆脂瘤、合并感音神经性聋或某些颅内、外并发症者，以及咽鼓管功能无法恢复者。随着耳显微外科技术的迅速发展，在清除病变的同时，围绕如何提高听力的术式上有了许多改进或改良性的探索。针对乳突根治术中外耳道后壁的保留与否，出现了"完壁式""完桥式"和改良乳突根治等不同的手术方法。由于病变部位的不确定性和严重程度的差异，故对术式的最后选择应根据病变范围、咽鼓管功能状况、患者年龄及能否定期复查和术者的技术条件等综合考虑。近些年来，随着耳显微外科内镜中耳手术及微创耳外科的开展与普及，及时处理中耳细微病变，彻底清除中耳病灶的同时，保留或改善听觉功能，已经成为慢性化脓性中耳炎手术治疗的基本原则。

第二节　感音神经性聋

内耳听毛细胞、血管纹、螺旋神经节、听神经或听觉中枢器质性病变均可阻碍声音的感受与分析或影响声信息传递，由此引起的听力减退或听力丧失称感音神经性聋。

【病因及临床表现】

1.药物性聋　是因抗生素、水杨酸盐、利尿类、抗肿瘤类等药物应用过程或应用以后发生的感音神经性聋。常见的耳毒性药物：①氨基苷类抗生素，如链霉素、庆大霉素、卡那霉素、新霉素、妥布霉素等。②多肽类抗生素，如万古霉素、多黏菌素等。③抗肿瘤类药物，如氮芥、卡铂、顺铂等。④利尿类药物，如呋塞米、依他尼酸等。⑤其他有水杨酸盐类药物、含砷剂、抗疟剂等。此外，酒精中毒、烟草中毒及磷、苯、砷、铅、一氧化碳中毒等，亦可损害听觉系统。

药物性聋的发生机制尚未完全阐明。一般认为，药物中毒致聋除取决于药物种类、用药剂量、用药时间及途径等外部因素以外，与体内因素如家族、遗传、个体差异等亦有关。药物性聋症状以耳鸣、耳聋与眩晕为主，可能出现在用药过程中，可能发生于停药后数日、数周甚至数月。

2.突发性聋　突然发生的原因不明的感音神经性聋，多在3日内听力急剧下降。确切病因尚不清楚，目前认为可能与病毒感染、迷路水肿、血管病变、迷路窗膜破裂及铁代谢障碍有关。本病临床特征如下：①突然发生的非波动性感音神经性听力损失，常为中或重度。②原因不明。③可伴耳鸣。④可伴眩晕、恶心、呕吐，但不反复发作。⑤除第Ⅷ对脑神经外，无其他脑神经受损症状。⑥单耳发病居多，亦可双侧同时或先后受累，双侧耳聋则往往以一侧为重。约有2%的患者可在发病后2周内出现听力自然恢复、显著恢复或部分恢复。

3.遗传性聋　系继发于基因或染色体异常等遗传缺陷的听觉器官发育缺陷而导致的听力障碍。出生时已存在听力障碍者称先天性遗传性聋，婴幼儿期、儿童期、青少年期或以后的某个时期开始出现听力障碍者称获得性先天性遗传性聋。

遗传性聋多为伴有其他部位或系统畸形的遗传异常综合征，如伴有骨骼畸形的下颌面骨发育不全综合征、颅面骨发育不全综合征，以小颌、舌下垂、耳畸形及进行性感音神经性聋为主要特征的佩吉特病等，均属先天性遗传性聋。伴有眼部异常的先天性聋视网膜色素变性综合征，以性腺功能低下、共济失调及耳聋为主要特征的 Richards–Rundel 病，则属获得性先天性遗传性聋。

近年研究证实，先天性颞骨畸形（主要为大前庭水管综合征）与 SLC26A4 基因突变显著相关。国内研究表明，GJB2 突变最为常见，其次是 SLC26A4 突变。耳聋基因筛查对先天性或遗传性聋的防治具有重要意义。

迟发性显性遗传性聋患者虽然出生即携带致病突变，但幼年时听力可完全正常，随年龄增大而逐渐出现听力减退，进行性加重。

4. 老年性聋　为伴随年龄老化（一般发生在 60 岁以上）而发生的听觉系统退行性变导致的耳聋，多因螺旋神经节细胞萎缩或耳蜗基底膜特性改变而致。临床表现为同时或先后出现的双侧性听觉障碍，听力减退多逐渐发生，两侧耳聋程度可相似，亦可能轻重不一，早期常以高频听力损失为主，缓慢累及中频与低频听力，可伴高调持续耳鸣。患者常感在噪声环境中语言辨别能力显著下降。纯音听力曲线为轻度、中度、中重度或重度感音神经性聋，镫骨肌反射阈提高，纯音听力损失较重的相应频率区畸变产物耳声发射阈值提高或引不出。

5. 其他感音神经性聋

（1）先天性聋　由妊娠期母体因素或分娩因素引起的听力障碍。病毒感染、产伤和核黄疸为主要病因，母亲患梅毒、艾滋病或在妊娠期大量应用耳毒性药物等亦可导致胎儿耳聋。

（2）噪声性聋　指急性或慢性强声刺激损伤听觉器官而引起的听力障碍。

（3）创伤性聋　指头颅外伤、耳气压伤或急、慢性声损伤导致内耳损害而引起的听力障碍。

（4）病毒或细菌感染性聋　各种病毒或细菌感染性疾病如累及听觉系统，损伤耳蜗、前庭、听神经，或引起病毒性或细菌性迷路炎，均可导致单侧或双侧非波动性感音神经性聋。临床较常见的致聋感染有流行性脑脊髓膜炎、流行性腮腺炎、流行性感冒、耳带状疱疹、斑疹伤寒、猩红热、艾滋病、疟疾、伤寒、麻疹、风疹、水痘、梅毒等。许多患者往往在感染性疾病痊愈以后，才发现听力障碍的存在。

（5）全身疾病相关性聋　某些全身系统性疾病如高血压、糖尿病、慢性肾炎与肾衰竭、系统性红斑狼疮、甲状腺功能减退症、血脂异常、红细胞增多症、白血病、镰状细胞贫血、多发性硬化、多发性结节性动脉炎等，均可造成内耳损伤，导致感音神经性聋。

（6）某些必需元素代谢障碍　目前认为，碘、锌、铁、镁等必需元素代谢障碍与感音神经性聋有关。①缺碘诱发的神经型地方性克汀病患者多数有重度感音神经性聋，长期严重缺碘可造成甲状腺功能低下，引起膜迷路积水，导致感音神经性聋。②锌通过影响内耳生物电位而导致耳鸣；影响髓磷脂合成代谢，引起耳蜗神经元传导功能异常；影响铁代谢，间接影响耳蜗结构与功能。③铁缺乏导致感音神经性聋，对铁缺乏听力障碍患儿进行补铁治疗，可使听力恢复正常。④镁缺乏本身并不引起听阈提高或耳蜗形态学改变，但可使耳蜗对外界噪声损伤敏感性增强；缺镁时，内耳血流量减少，耳蜗缺氧，听毛细胞损伤，能量产生减少。

（7）自身免疫性内耳病　为局限性自身免疫损害，增加氨基糖苷类抗生素耳中毒的敏感性。

（8）其他　听神经病、脑干听觉径路病变、耳蜗耳硬化等，亦可引起感音神经性聋。

【诊断及鉴别诊断】

1. 诊断　在系统收集患者病史、个人史、家族史的基础上，进行临床全面体检与听力学检查，必要的影像学、血液学、免疫学、遗传学等方面的实验室检测，可为确诊感音神经性聋的病因与类型提供科学依据。

2. 鉴别诊断　诊断时，应注意同梅尼埃病、听神经瘤及功能性聋等鉴别。常规检查应包括音叉试验、纯音测听、声阻抗测试、脑干听觉诱发电位、耳声发射等。

【治疗】

治疗原则：早期发现、早期诊治，适时进行听觉言语训练，适当应用人工听觉。目前尚无特效药物或手术疗法能使感音神经性聋患者完全恢复听力。

1. 药物疗法：发病初期及时正确用药是治疗成功的关键。首先应根据耳聋病因与类型选择适当药物。例如：对已在分子水平查明遗传缺陷的遗传性聋可探索相应的基因疗法，对病毒或细菌感染致聋的早期可试用抗病毒、抗细菌药，对自身免疫性聋可试用类固醇激素和免疫抑制剂，对因某些必需元素代谢障碍引起的感音神经性聋可试用补充缺乏元素或纠正代谢障碍的药物。此外，临床较常用的辅助治聋药物有血管扩张剂、降低血液黏稠度和血栓溶解药物、神经营养药物及能量制剂等，可酌情选用。

2. 高压氧疗法：单纯高压氧治疗感音神经性聋无肯定疗效，但对早期药物性聋、噪声性聋、突发性聋、创伤性聋等有一定的辅助治疗作用。

3. 手术疗法可改善局部血液循环，使内耳可逆损害部分恢复功能。对双耳重度或极聋患者可选择较重侧试行内听道肌肉血管连接术或内淋巴囊血管重建术等。

4. 助听器选配。

5. 植入式助听技术。

【预防】

预防比治疗更重要，也更有效。

1. 应用遗传学、生物芯片、蛋白质组学等现代科学技术，加强孕期、产期的妇幼保健，对胎儿、婴幼儿测听筛选，力求对听力障碍进行早期预警与防治。

2. 加强老龄人口听力保健研究，探求预防老年性聋的发生或延缓其发生发展的新途径。

3. 开展与听力保健相关的营养与食品卫生学研究，积极防治营养缺乏疾病，增加机体对致聋因素的抵抗能力。

4. 加强与听力保健相关的职业病与劳动卫生学研究，降低环境噪声，规范防护措施。

5. 尽量避免使用可能损害听力的药物，必须使用时应严格掌握适应证，并力求用药小剂量、短疗程，同时加强用药期间的听力监测，一旦出现听力受损征兆立即停药并积极治疗。

第三节　变应性鼻炎

变应性鼻炎是发生在鼻黏膜的变态反应性疾病，在普通人群的患病率为 10%～25%，以鼻痒、喷嚏、鼻分泌亢进、鼻黏膜肿胀等为主要特点。变应性鼻炎常伴有鼻窦变态反应性炎症。变应性鼻炎分为常年性变应性鼻炎和季节变应性鼻炎，后者又称"花粉症"。另外一种分类方法是根据发病时间特点将变应性鼻炎分为间歇性鼻炎和持续性鼻炎。根据疾病症状对生活质量的影响、严重程度将变应性鼻炎划分为轻度、中度、重度。变应性鼻炎的分类（间歇性或持续性）和严重程度，是选择阶梯方式治疗方案的依据。带有与变应性鼻炎发病有关的基因的个体称特应性个体。

【临床表现】

本病以鼻痒、阵发性喷嚏、大量水样鼻涕和鼻塞为主要特征。

1. 鼻痒 是鼻黏膜感觉神经末梢受到刺激后发生于局部的特殊感觉。合并变应性结膜炎可有眼痒和结膜充血。

2. 喷嚏 为反射性动作，呈阵发性发作，从几个、十几个或数十个不等。

3. 鼻涕 大量清水样鼻涕，是鼻分泌亢进的特征性表现。

4. 鼻塞 程度轻重不一。

5. 嗅觉减退 由于鼻黏膜水肿明显，部分患者尚有嗅觉减退。

【辅助检查】

1. 鼻镜 鼻黏膜可为苍白、充血或浅蓝色，下鼻甲尤为明显。鼻腔常见水样分泌物。

2. 致敏变应原检测 可供选择的方法有特异性皮肤点刺试验、鼻黏膜激发试验和体外特异性IgE检测。3 种方法中以皮肤点刺试验临床应用较为便捷可靠。

【诊断】

根据常见的临床症状如喷嚏、清水样涕、鼻塞、鼻痒等，结合鼻黏膜苍白、水肿，鼻腔水样分泌物等体征，以及皮肤点刺试验的结果，即可获得正确的诊断。

【治疗】

根据变应性鼻炎的分类和程度，采用阶梯式治疗方法，即按照病情由轻到重，循序渐进地依次采用抗组胺药、糖皮质激素等进行治疗。主要治疗原则：避免接触过敏原；药物治疗（对症治疗）；免疫治疗（对因治疗）；手术。从疗效和安全性角度考虑，上下呼吸道联合治疗是重要的治疗策略。

（一）药物治疗

1. 糖皮质激素 抗变态反应的药理学作用包括抑制肥大细胞、嗜碱粒细胞和黏膜炎症反应；减少嗜酸粒细胞数目；稳定鼻黏膜上皮和血管内皮屏障；降低刺激受体的敏感性；降低腺体对胆碱能受体的敏感性。

（1）鼻用激素 局部吸收，全身生物利用度低，起效快，安全性好。该类激素的局部副作用包括鼻出血和鼻黏膜萎缩等。

（2）口服激素 主要采用短期突击疗法，多选用泼尼松，$0.5 \sim 1mg/（kg \cdot d）$，连续$10 \sim 14$ 天，根据患者自身肾上腺皮质激素分泌的昼夜规律，晨起空腹给药，以缓解症状。

2. 抗组胺药 此类药物可以迅速缓解鼻痒、喷嚏和鼻分泌亢进。第一代抗组胺药大多有中枢抑制作用，故从事精密机械操作和司乘人员应慎用。其次，第一代抗组胺药多具有抗胆碱能作用，可导致口干、视力模糊、尿潴留、便秘等。第二代抗组胺药克服了上述中枢抑制作用，且抗

H_1 受体的作用明显增强，但部分药物存在引起严重的甚至是致命的心脏并发症等风险。

3. 肥大细胞膜稳定剂 肥大细胞致敏后可以释放预合成和新合成的多种介质，在变应性鼻炎的发病中起重要的作用。色酮类药物有稳定肥大细胞膜的作用，可阻止该细胞脱颗粒和释放介质，但仅适用于轻症患者。

4. 白三烯受体拮抗剂 对变应性鼻炎和哮喘有效。

5. 减轻充血药 大多数为血管收缩剂，用于缓解症状。连续使用通常限制在 7 天内，长期使用将引起药物性鼻炎。

6. 抗胆碱药 胆碱能神经活性增高可导致鼻分泌物亢进，故应用抗胆碱药可以减少鼻分泌物。此类药对鼻痒和喷嚏无效。

（二）特异性治疗

变应原特异性免疫治疗主要用于吸入变应原所致的 I 型变态反应。通过用反复和递增变应原剂量的方法注射特异性变应原，提高患者对致敏变应原的耐受能力，达到再次暴露于致敏变应原后不再发病或虽发病但其症状却明显减轻的目的。疗程分为剂量累加阶段和剂量维持阶段，总疗程不少于 2 年。除了皮下注射变应原外，还可选择舌下含服变应原。

（三）手术治疗

手术治疗属于对症治疗。对部分药物和（或）免疫治疗效果不理想的病例，可考虑行选择性神经切断术。鼻内镜引导下的翼管神经切断术是目前常用的术式。

第四节 慢性鼻窦炎

慢性鼻窦炎多因急性鼻窦炎反复发作未彻底治愈而迁延所致，可单侧发病，或单窦发病，双侧或多窦发病极常见。

【病因】

过度疲劳、受寒受湿、营养不良、维生素缺乏等引起全身抵抗力降低。上呼吸道感染和急性传染病（流感、麻疹、猩红热）等均可诱发本病。此外，特异性体质与本病关系甚为密切。本病亦可慢性起病（如牙源性上颌窦炎）。

【临床表现】

（一）全身症状

轻重不等，时有时无，常见精神不振、易倦、头昏头痛、记忆力减退、注意力不集中等。

（二）局部症状

1. 流脓涕 涕多，呈黏脓性或脓性。前组鼻窦炎者，鼻涕易从前鼻孔擤出；后组鼻窦炎者，鼻涕多经后鼻孔流入咽部。牙源性上颌窦炎的鼻涕常有腐臭味。

2. 鼻塞 由于鼻黏膜肿胀、鼻甲黏膜息肉样变、息肉形成、鼻内分泌物较多或稠厚所致。

3. 头痛 一般情况下并无此症状。即使有头痛，亦不如急性鼻窦炎者严重，常表现为钝痛和闷痛,为细菌毒素吸收所致的脓毒性头痛,或因窦口阻塞、窦内空气被吸收而引起的真空性头痛。头痛常有下列特点:伴随鼻塞、流脓涕和嗅觉减退等症状,多有时间性和固定部位,多为白天重、夜间轻,且常为一侧,若为双侧必有一侧较重。前组鼻窦炎多在前额部痛,后组鼻窦炎多在枕部痛。鼻内用减充血剂、蒸汽吸入等治疗,头痛可缓解。咳嗽、低头位或用力时头痛加重。吸烟、饮酒和情绪激动时头痛亦加重。

4. 嗅觉减退或消失 多属暂时性,少数为永久性。因鼻黏膜肿胀、肥厚或嗅器变性所致。

5. 视功能障碍 主要表现为视力减退或失明,也有表现为其他视功能障碍,如眼球移位、复视和眶尖综合征等,多与后组筛窦炎和蝶窦炎有关,是炎症累及管段视神经和眶内所致。

【辅助检查】

1. 鼻腔检查 前鼻镜检查可见鼻黏膜慢性充血、肿胀或肥厚,中鼻甲肥大或息肉样变,中鼻道变窄、黏膜水肿或有息肉。前组鼻窦炎者脓液位于中鼻道,后组鼻窦炎者脓液位于嗅裂,或下流蓄积于鼻腔后段或流入鼻咽部。疑有鼻窦炎但检查未见鼻道有脓液者,可用 1% 麻黄碱收缩鼻黏膜并做体位引流后,再做上述检查,有助于诊断。

2. 鼻内镜检查 可清楚准确地判断上述各种病变及其部位,并可发现前鼻镜不能窥视到的病变,如窦口及其附近区域的微小病变及上鼻道和蝶窦口的病变。

3. 口腔和咽部检查 牙源性上颌窦炎者同侧上列第 2 前磨牙或第 1、2 磨牙可能存在病变,后组鼻窦炎者咽后壁可见到脓液和干痂附着。

4. 影像学检查 鼻窦 CT 扫描,可显示窦腔大小、形态及窦内黏膜不同程度增厚、窦腔密度增高、液平面或息肉阴影等。冠状鼻窦 CT 对于精确判断各鼻窦病变范围,鉴别鼻窦占位性或破坏性病变有重要价值。

5. 上颌窦穿刺冲洗 通过穿刺冲洗了解窦内脓液的性质、量,有无恶臭等,并行脓液细菌培养和药物敏感试验,据此了解病变性质并选择有效抗生素。

6. 鼻窦 A 型超声检查 适用于上颌窦和额窦,临床较少使用。

上述各项辅助检查中,以鼻内镜检查和鼻窦 CT 扫描最为客观和直接,是诊断慢性鼻窦炎的主要依据。

【诊断】

详细了解病史,既往有急性鼻窦炎发作史,鼻源性头痛、鼻塞、流脓涕为本病的重要病史和症状。

根据上述病史和检查,应对慢性鼻窦炎的诊断做出临床分型:慢性鼻 – 鼻窦炎不伴鼻息肉、慢性鼻 – 鼻窦炎伴鼻息肉。

【治疗】

治疗原则:慢性鼻 – 鼻窦炎不伴鼻息肉者首选药物治疗,无改善者可考虑手术治疗;伴有鼻息肉或鼻腔解剖结构异常者首选手术治疗;围术期仍需药物治疗。

1. 局部治疗 鼻内应用减充血剂和糖皮质激素,可改善鼻腔通气和引流,注意减充血剂的应用时间应在 7 天内。

2. 鼻腔冲洗 可用生理盐水每日冲洗 1 ~ 2 次;目的是清除鼻腔内分泌物,以利鼻腔的通气和引流。

3.上颌窦穿刺冲洗　每周 1 次，必要者可经穿刺针导入硅胶管置于窦内，以便每日冲洗和灌入抗生素。

4.鼻窦负压置换法　用负压吸引法使药液进入鼻窦，常用于慢性鼻窦炎不伴鼻息肉者。操作方法：①用盐酸羟甲唑啉收缩鼻黏膜，以利窦口开放，置换前需擤尽鼻涕。②取仰卧位、垫肩或头低垂位，使下颌部与外耳道口连线与水平线垂直。③将以盐酸羟甲唑啉为主并适当配入抗生素、糖皮质激素和 α－糜蛋白酶的混合液 2 ～ 3mL 注入治疗侧鼻腔。④用连接吸引器（负压不超过 24kPa）的橄榄头塞入治疗侧前鼻孔（不能漏气），同时指压另一侧鼻翼以封闭该侧前鼻孔，并令患者连续发断续的"开、开、开"音，同步开动吸引器，持续 1 ～ 2 秒即停，如此重复6 ～ 8 次。

5.鼻腔手术　鼻中隔偏曲、泡状中鼻甲、中鼻道息肉、中鼻甲息肉样变、肥厚性鼻炎、鼻腔异物和肿瘤等，是窦口鼻道复合体区域阻塞的原因，必须手术矫正或切除，以解除窦口鼻道复合体阻塞和改善鼻窦引流及通气。

6.鼻窦手术　在保守治疗无效后，应选择鼻窦手术，手术方式可分为传统手术和鼻内镜手术。现鼻内镜手术已占主流地位，手术的关键是解除鼻腔和窦口的引流及通气障碍，尽可能地保留鼻腔和鼻窦的基本结构，如中鼻甲、鼻窦正常黏膜和可良性转归的病变黏膜，其目的是保持和恢复鼻腔及鼻窦的生理功能。

第五节　鼻出血

　　鼻出血是临床常见症状之一，可因鼻腔、鼻窦疾病引起，也可由某些全身疾病所致，前者较为多见。可单侧出血，亦可双侧出血，可表现为反复间歇性出血，亦可为持续性出血。出血较轻者仅涕中带血或倒吸血涕，重者出血可达数百毫升。一次大量出血可致休克，反复多次少量出血可导致贫血。大多数鼻出血可自止或将鼻翼捏紧后停止。鼻出血部位多在鼻中隔前下方的易出血区（利特尔动脉丛或克氏静脉丛），儿童、青少年的鼻出血多数或几乎全部发生在该部位。中、老年者的鼻出血多发生在鼻腔后段鼻－鼻咽静脉丛（吴氏鼻－鼻咽静脉丛）出血，亦可为鼻中隔后部动脉出血。该部位的鼻出血多较凶猛，不易止血。

【病因与临床表现】

1.局部病因

（1）外伤　鼻内损伤见于挖鼻、用力擤鼻、剧烈喷嚏及鼻内用药不当等损伤黏膜血管；鼻腔、鼻窦手术及经鼻插管等损伤血管或黏膜，未及时发现或未妥善处理，均可导致鼻出血；鼻外创伤多见于鼻骨、鼻中隔或鼻窦骨折及鼻窦气压骤变等，损伤局部血管或黏膜，严重的鼻和鼻窦外伤可合并颅前窝底或颅中窝底骨折，若伤及筛前动脉，一般出血较剧，若伤及颈内动脉，则危及生命。

（2）鼻腔异物　常见于儿童，多为一侧鼻腔出血或血涕。

（3）炎症　各种鼻腔、鼻窦的特异性或非特异性炎症均可致黏膜血管受损而出血。

（4）肿瘤　血管性良性肿瘤如鼻腔血管瘤或青少年鼻咽纤维血管瘤，一般鼻出血较剧。鼻腔、鼻窦及鼻咽恶性肿瘤溃烂早期，出血量较少，为涕中带血或血性涕，反复出现，晚期破坏大血管可致大出血。

（5）其他　鼻中隔偏曲、鼻中隔黏膜糜烂、鼻中隔穿孔等，是鼻出血的常见原因；萎缩性鼻炎因鼻黏膜萎缩变薄、干燥，毛细血管易破裂出血。

2. 全身病因 凡可引起动脉压或静脉压增高、凝血功能障碍或血管张力改变的全身性疾病，均可致鼻出血。

（1）急性发热性传染病 见于流行性感冒、流行性出血热、麻疹、疟疾、白喉、伤寒和传染性肝炎等。多因高热、鼻黏膜剧烈充血、肿胀或干燥，致毛细血管破裂出血。出血部位多位于鼻腔前部，量较少。

（2）心血管疾病 见于高血压、动脉粥样硬化和充血性心力衰竭等。多因动脉压升高导致鼻出血。出血前常有征兆，如头昏、头痛、鼻内血液冲击感等。常为单侧性、动脉性出血，多来势凶猛，多位于鼻腔后部（下鼻道、嗅裂内多见），多为搏动性出血。

（3）血液病 凝血机制异常的疾病如血友病、纤维蛋白形成障碍、异常蛋白血症（如多发性骨髓瘤）和结缔组织疾病等，因凝血机制异常可致鼻出血；大量应用抗凝药物者亦常出现鼻出血；血小板量或质异常的疾病如血小板减少性紫癜、白血病、再生障碍性贫血等鼻出血是常见的临床表现。由于出血是因血液成分改变所致，鼻出血多为双侧性、持续性渗血，并可反复发生，常伴身体其他部位的出血。

（4）营养障碍或维生素缺乏 见于维生素 C、K、P 或 Ca 缺乏。

（5）慢性疾病 见于肝、肾等慢性疾病和风湿热等；肝功能损害常致凝血障碍；尿毒症易致小血管损伤；风湿热所致鼻出血常见于儿童。

（6）中毒 磷、汞、砷、苯等化学物质可破坏造血系统，长期服用水杨酸类药物可致血内凝血酶原减少。

（7）遗传性出血性毛细血管扩张症 常有家族史，是一种常染色体显性遗传的血管结构异常性疾病，临床特点为某些固定部位自发性或轻度外伤后反复出血。多表现为鼻出血、牙龈出血、皮肤出血，少数可为反复呕血、黑便、咯血、血尿、月经过多、眼底或颅内出血。

（8）内分泌失调 主要见于女性，青春发育期的月经期可发生鼻出血，绝经期或妊娠期妇女亦可鼻出血，可能与毛细血管脆性增加有关。

【辅助检查】

1. 前鼻镜检查 可以发现鼻腔前部的出血，如鼻中隔前下方的易出血区有无扩张的静脉丛、黏膜是否糜烂、鼻中隔有无穿孔等。

2. 鼻内镜检查 对寻找鼻腔后部的出血部位具有独特的优势。内镜检查前需对鼻腔进行充分麻醉与收缩，检查时可根据鼻出血易发生的部位，逐一检查鼻中隔前下部、下鼻道后部、鼻中隔后下部、后鼻孔缘、嗅裂等部位。

3. 实验室检查 血常规检查可根据血红蛋白水平判断出血量，有无贫血；凝血功能和血小板计数检查有助于鼻出血的诊断。

4. 影像学检查 数字减影血管造影（DSA）和 CT 血管造影（CTA）有助于寻找鼻腔后部顽固性出血的责任血管，对外伤性假性动脉瘤所致鼻出血具有诊断意义。MRI 可用于遗传性出血性毛细血管扩张症患者颅内血管畸形的排查，有助于明确诊断。

【诊断】

鼻出血因有出血的直观表现，一般诊断不难，但应注意与咯血、呕血进行鉴别。

【治疗】

治疗原则：长期、反复、少量出血者应积极寻找病因；大量出血者需先立即止血，再查找病因。相对于鼻腔前部出血，鼻腔后部的出血多来源于动脉，出血量较大，且难以控制；大量出血者常伴有情绪紧张和恐惧，故应予以安慰，使之镇静。首先了解是哪一侧鼻腔出血或首先出血，最好在鼻内镜下仔细检查鼻腔，进而选择适宜的止血方法，达到止血目的。

1. 一般处理　患者取坐位或半卧位，嘱患者尽量勿将血液咽下，以免刺激胃部引起呕吐。必要时给予镇静剂。休克者，应采取休克体位，按低血容量性休克急救。

2. 局部处理　多数情况鼻出血的部位在鼻中隔前下部（易出血区），且出血量较少。嘱患者用手指捏紧两侧鼻翼（压迫鼻中隔前下部）10～15分钟，同时用冷水袋或湿毛巾敷前额和后颈，以促使血管收缩，减少出血。如出血较剧，可先用浸以盐酸羟甲唑啉的棉片置入鼻腔，收缩鼻腔黏膜和血管达到暂时止血，再寻找出血部位。亦可在鼻内镜下用吸引器边吸血液、边寻找出血部位。常用止血法如下。

（1）烧灼法　适用于反复小量出血且明确出血点者。目的为破坏出血处毛细血管，使血管封闭或凝固而止血。近年来，临床常采用YGA激光、射频或微波烧灼，烧灼前先用浸有1%丁卡因和0.1%肾上腺素溶液的棉片麻醉和收缩出血部位及其附近黏膜，然后对出血部位进行烧灼。此类设备使用时较易控制，烧灼温和，损伤小。在鼻内镜引导下进行上述操作，可提高准确性，且疗效确切，对小病变如毛细血管瘤等可一并处理。注意出血部位位于鼻中隔者无论采取何种方法烧灼，都应避免同时烧灼鼻中隔两侧对称部和烧灼时间过长，以免引起鼻中隔穿孔。

（2）填塞法　适用于出血较剧、渗血面较大或出血部位不明者。常用方法：①前鼻孔可吸收性材料填塞：较适用于鼻黏膜弥漫性、出血量较小（如血液病）的鼻出血。可吸收性材料有吸收性明胶海绵或纤维蛋白绵等，也可在材料上（如吸收性明胶海绵）蘸以凝血酶粉、三七粉或云南白药。填塞时仍须加以压力，必要时可辅以小块凡士林油纱条以增加压力压迫止血。此方法的优点是填塞物可被组织吸收，因此避免了抽取填塞物时造成鼻黏膜损伤而再次出血。②前鼻孔纱条填塞：是较常用的有效止血方法。适用于出血较剧且出血部位不明确，或外伤致鼻黏膜较大撕裂的出血及其他止血方法无效者。材料常用凡士林油纱条、抗生素油膏纱条、碘仿纱条。将纱条一端双叠约10cm，将其折叠端置于鼻腔后上部嵌紧，然后将双叠的纱条分开，短端平贴鼻腔上部，长端平贴鼻腔底，形成一向外开放的"口袋"。然后将长纱条末端填入"口袋"深处，自上而下、从后向前进行填塞，使纱条紧紧填满鼻腔。填塞妥后若仍有血液自后鼻孔流入咽部，则须撤出纱条重新填塞或改用后鼻孔填塞法。凡士林油纱条填塞时间一般24～48小时，如必须延长填塞时间，需辅以抗生素预防感染，一般不宜超过3～5天，否则有可能引起局部压迫性坏死和感染。抗生素油膏纱条填塞则可适当增加留置时间。③后鼻孔填塞法：前鼻孔纱条填塞未能奏效者，可采用此法。先用凡士林油纱条做成与患者后鼻孔大小相似的锥形纱球（或做成较后鼻孔略大的枕形纱球），用小号导尿管于出血侧自前鼻孔经鼻腔、鼻咽插至口咽部，用长弯血管钳将导尿管头端牵出口外，导尿管尾端仍留在前鼻孔外，将纱球尖端丝线牢固缚于导尿管头端，回抽导尿管尾端，将纱球引入口腔，用手指或器械将纱球越过软腭纳入鼻咽部，同时稍用力牵拉导尿管引出的纱球尖端丝线，使纱球尽塞后鼻孔，随即用凡士林油纱条填塞鼻腔，将拉出的纱球尖端丝线缚于一纱布卷固定于前鼻孔，纱球底部的丝线自口腔引出松松地固定于口角旁。该方法需无菌操作，填塞留置期间应给予抗生素预防感染，填塞时间一般不超过3天，最多5～6天。老年鼻出血患者行后鼻孔填塞前需评估患者心肺功能。

（3）鼻腔或鼻咽部气囊或水囊压迫　用指套或气囊缚在小号导尿管头端，置于鼻腔或鼻咽部，囊内充气或充水以达到压迫出血部位的目的。此方法可代替后鼻孔填塞法。

（4）血管结扎法　对严重出血者可采用此法。中鼻甲下缘平面以下出血者可结扎上颌动脉或颈外动脉；中鼻甲下平面以上出血者，需结扎筛前动脉；鼻中隔前部出血者可结扎上唇动脉。目前临床较少采用。

（5）血管栓塞法　对严重出血者可采用此法。应用 DSA 和超选择栓塞技术，找到责任血管并栓塞之。此法准确、快速、安全可靠，但费用较高，有偏瘫、失语和一过性失明等风险。

3. 全身治疗　引起鼻出血的原因多种多样，出血的程度亦有不同。因此，鼻出血的治疗不仅仅是鼻腔出血，对由于鼻腔、鼻窦有复杂病变或因全身性疾病引起的鼻出血及出血量较大者，应视病情采取必要的全身治疗。

（1）镇静剂　患者安静有助于减少出血，对反复出血者尤为重要。

（2）止血剂　常用血凝酶、卡巴克络、抗血纤溶芳酸、酚磺乙胺、氨基己酸、凝血酶等，可口服、肌内注射或静脉给药。

（3）维生素　如维生素 C、K_4、P 等。

（4）监护与对症治疗　严重者须住院观察，注意失血量和可能出现的贫血或休克。鼻腔填塞可致血氧分压降低和二氧化碳分压升高，故对老年者注意心、肺、脑功能，必要时给予吸氧。有贫血或休克者应纠正贫血或抗休克治疗。

4. 特殊治疗

（1）鼻中隔前下部反复出血者，可局部注射硬化剂或无水乙醇，或行鼻中隔黏膜划痕，也可施行鼻中隔黏骨膜下剥离术。

（2）遗传性出血性毛细血管扩张症者，可应用面部转移全层皮瓣行鼻中隔植皮成形术；抗血管内皮生长因子免疫球蛋白（如贝伐单抗）鼻喷剂或鼻黏膜下局部注射亦可用于治疗此类患者。

（3）因全身性疾病引起者，应请相应专科同期治疗原发疾病。

第六节　鼻咽癌

鼻咽癌一种咽部恶性肿瘤。我国属于鼻咽癌高发国家，广东、广西、湖南、福建、江西为高发区，男性发病率为女性的 2～3 倍，40～50 岁为高发年龄段。

【病因】

目前认为鼻咽癌的发生与遗传、病毒及环境因素等有关。

1. 遗传因素　鼻咽癌患者具有种族及家族聚集现象。20 世纪 70 年代有研究发现，鼻咽癌与人类白细胞抗原相关。

2. EB 病毒　鼻咽癌患者体内不仅存在高滴度抗 EB 病毒抗体，且抗体水平随病情变化而波动。近年检测到鼻咽癌活检组织中有 EBV DNA 特异性病毒 mRNA 或基因产物表达，证实 EB 病毒在鼻咽癌发生中的重要作用。EB 病毒的感染广泛存在于世界各地人群，而鼻咽癌的发生有明显的地域性，说明 EB 病毒感染并非是鼻咽癌致病的唯一因素。

3. 环境因素　鼻咽癌高发区的大米和水中的微量元素镍含量较高，鼻咽癌患者头发中的镍含量亦高。动物实验证实，镍可以促进亚硝胺诱发鼻咽癌，维生素缺乏和性激素失调也可改变黏膜对致癌物的敏感性。

【临床表现】

鼻咽癌多发于鼻咽部咽隐窝及顶后壁，病灶可成结节型、溃疡型和黏膜下浸润型多种形态。98% 的鼻咽癌属于低分化鳞状细胞癌。由于鼻咽解剖位置隐蔽，鼻咽癌早期症状不典型，临床上容易延误诊断，应特别提高警惕。

1. 鼻部症状 早期可出现回缩涕中带血或擤鼻涕中带血，时有时无，多不引起患者重视，瘤体增大可阻塞后鼻孔，引起鼻塞，开始为单侧，继而为双侧。

2. 耳部症状 肿瘤发生于咽隐窝者，早期可压迫或阻塞咽鼓管咽口，引起该侧耳鸣、耳闭塞感及听力下降，导致分泌性中耳炎，临床经验不足时易出现鼻咽癌漏诊。

3. 颈部淋巴结肿大 作为首发症状者约占 60%，转移常出现在颈深部上群淋巴结，始为单侧，继而发展为双侧。

4. 脑神经症状 发生于咽隐窝的肿瘤，易破坏颅底骨质或通过破裂孔和颈内动脉管侵犯岩骨尖引起第 V、VI 对脑神经的损害，继而累及第 IV、III、II 对脑神经，出现偏头痛、面部麻木、复视、上睑下垂、视力下降等症状。瘤体可直接侵犯咽旁间隙或因转移的淋巴结压迫，引起第 IX、X、XII 对脑神经受损而出现软腭瘫痪、进食反呛、声嘶、伸舌偏斜等症状。

5. 远处转移表现 晚期鼻咽癌可出现远处转移，常见转移部位有骨、肺、肝，出现相应的临床表现。

【辅助检查】

1. 间接鼻咽镜检查 鼻咽癌常好发于咽隐窝及鼻咽顶后壁，常呈小结节状或肉芽肿样隆起，表面粗糙不平，易出血，有时表现为黏膜下隆起，表面光滑。早期病变不典型，仅表现为黏膜充血、血管怒张或一侧咽隐窝较饱满，对这些病变要特别重视，以免漏诊。

2. 颈部触诊 颈上深部可触及质硬、活动度差或不活动、无痛性肿大淋巴结。

3. 纤维鼻咽镜或鼻内镜检查 有利于发现早期微小病变。

4. EB 病毒血清检查 可作为鼻咽癌诊断的辅助指标。

5. 影像学检查 CT 和 MRI 检查有利于了解肿瘤侵犯的范围及颅底骨质破坏的程度。

【诊断】

本病的临床表现复杂多变，极易漏诊、误诊，详细询问病史非常重要。若患者出现不明原因的回缩涕中带血、单侧鼻塞、耳鸣、耳闭塞感、听力下降、头痛、复视或颈上深部淋巴结肿大等症状，应尽早行间接鼻咽镜或内镜检查，并行鼻咽部活检，同时还可进行 EB 病毒血清学、影像学等必要检查，以明确诊断。必须注意，鼻咽原发癌灶可能在不影响鼻咽黏膜外观的情况下，向颅内侵犯；鼻咽部首次活检阴性或鼻咽黏膜外观正常并不能排除鼻咽癌。对鼻咽癌可疑患者，应注意密切随访，必要时应反复多次进行鼻咽部活检。

鼻咽癌早期可出现颈部淋巴结转移，因而常易误诊为淋巴结结核、霍奇金淋巴瘤等。

【治疗】

鼻咽癌首选放射治疗，在放疗期间可配合化疗、中医药及免疫治疗，以防止远处转移，提高放疗敏感性和减轻放疗并发症。鼻咽癌放疗后 5 年的生存率为 50% 左右，局部复发与远处转移是主要的死亡原因。

第七节　慢性咽炎

慢性咽炎为咽部黏膜、黏膜下及淋巴组织的弥漫性慢性炎症，常为上呼吸道慢性炎症的一部分，多见于成年人。本病病程长，症状顽固，较难彻底治愈。

【病因】

1. 局部因素

（1）急性咽炎反复发作所致。

（2）各种鼻病及呼吸道慢性炎症，长期张口呼吸及炎性分泌物反复刺激咽部，或受慢性扁桃体炎、牙周炎的影响。

（3）烟酒过度、粉尘、有害气体的刺激及辛辣食物等都可引起本病。

2. 全身因素　如贫血、消化不良、下呼吸道慢性炎症、心血管疾病、内分泌功能紊乱、维生素缺乏及免疫功能低下等亦可引发。

【临床表现】

一般无明显全身症状，有咽部异物感、痒感、灼热感、干燥感或微痛感，常有黏稠分泌物附着于咽后壁，使患者晨起时出现频繁的刺激性咳嗽，伴恶心，无痰或仅有颗粒状藕粉样分泌物咳出，萎缩性咽炎患者有时可咳出带臭味的痂皮。

1. 慢性单纯性咽炎　黏膜充血，血管扩张，咽后壁有散在的淋巴滤泡，常有少量黏稠分泌物附着在黏膜表面。

2. 慢性肥厚性咽炎　黏膜充血增厚，咽后壁淋巴滤泡显著增生，多个散在突起或融合成块，咽侧索亦充血肥厚。

3. 萎缩性咽炎与干燥性咽炎　黏膜干燥、萎缩变薄、色苍白发亮，常附有黏膜分泌物或带臭味的黄褐色痂皮。

【诊断】

本病诊断不难。但应注意，许多全身性疾病早期症状酷似慢性咽炎，因此，必须详细询问病史，全面检查鼻、咽、喉、气管、食管、颈部及至全身的隐匿病变，特别要警惕早期恶性肿瘤。在排除这些病变之前，不应轻易诊断为慢性咽炎。

【治疗】

1. 病因治疗　坚持户外活动，戒断烟酒等不良嗜好，保持室内空气清新，积极治疗鼻炎、气管支气管炎等呼吸道慢性炎症及其他全身性疾病。

2. 中医药治疗　慢性咽炎系脏腑阴虚，虚火上扰，治宜滋阴清热，可用增液汤加减。中成药含片也在临床应用。

3. 局部治疗

（1）慢性单纯性咽炎　常用复方硼砂溶液、呋喃西林溶液、复方氯己定含漱液等含漱。

（2）慢性肥厚性咽炎　除上述治疗外，可用激光、低温等离子治疗，若淋巴滤泡增生广泛，治疗宜分次进行；亦可用药物（硝酸银）、冷冻或电凝固法治疗，但治疗范围不宜过广。

（3）萎缩性咽炎与干燥性咽炎　用2%碘甘油涂抹咽部，可改善局部血液循环，促进腺体分泌；服用维生素 A、B₂、C、E，可促进黏膜上皮生长。

第八节　喉　癌

喉癌是来源于喉黏膜上皮组织的恶性肿瘤，是头颈部常见的恶性肿瘤之一。喉癌多发于50～70岁男性，但由于近年来烟草消费的低龄化，其发病年龄有降低的趋势。女性吸烟人数增加也使女性的患病率不断增加。喉癌的发病有明显的地域特点，全球范围内以中欧、东欧、古巴、西班牙及乌拉圭发病率较高，可能与较高的吸烟率有关。我国东北地区发病率较高。

【病因】

绝大多数喉癌患者都有长期吸烟史和饮酒史，吸烟为喉鳞状细胞癌重要的独立危险因素之一，烟草可使呼吸道纤毛运动迟缓或停止、黏膜充血水肿、上皮增生和鳞状上皮化生，成为致癌的重要基础。烟草可显著增加声门区鳞状细胞癌发生的相对危险性，而饮酒可明显增加声门上癌的发生率，当吸烟和饮酒联合存在时，可产生倍增效应。

人乳头瘤病毒（HPV）被认为是喉乳头状瘤的病原体，多环芳烃、粉尘、芥子气等空气污染及石棉等职业暴露与喉癌有一定关系。

喉癌发生的其他危险因素包括营养因素缺乏、性激素、胃食管反流及遗传易感性等。

喉癌的癌前病变是一类具有较高恶变倾向的病理改变，包括喉角化症、成人型慢性肥厚性喉炎及成人型喉乳头状瘤等。

【临床表现】

喉癌的大体病理可分为菜花型、溃疡型、结节型及包块型。根据解剖部位，喉癌可分为声门上癌、声带癌及声门下癌。喉癌的淋巴结转移以颈内静脉上群居多，其次为颈深淋巴结中群及下群，声门上癌的淋巴结转移较常见。喉癌的血行转移少见，可发生于疾病晚期。最常见的疾病转移部位为肺，其次为肝和骨。

1.声音嘶哑　是喉癌尤其是声带癌的典型表现，声门上癌及声门下癌局部侵犯声门区时也可出现声音嘶哑。造成声音嘶哑的原因一方面为癌肿本身的占位影响声门闭合，另一方面为构状软骨、声门旁间隙和环后区喉内肌及喉返神经受侵犯导致声带运动障碍。声带癌早期即可出现声音嘶哑，部分患者可因对侧声带的代偿而出现症状的暂时性缓解，晚期患者仅可发出类似耳语的气流声。声门上癌及声门下癌由于对共鸣腔的影响可出现音色、音质的改变，发声疲劳等特殊的症状。

2.咳嗽、血痰、疼痛、咽喉不适、异物感　为喉癌的非特异性症状。上呼吸道的肿瘤由于对正常黏膜的刺激，可引起咽喉部不适及异物感，导致刺激性咳嗽。癌肿对深部组织的浸润或表面溃疡合并感染等可引起疼痛感，晚期喉癌可出现持续性的放射痛。当血管受侵犯或肿瘤自身破溃时可出现痰中带血，极罕见的病例会因喉上动脉等大血管受侵犯出现严重的咯血。

跨声门癌原发生于喉室，介于声门上区及声门区之间，以肿瘤广泛浸润声门旁间隙为特点，多呈黏膜下生长，黏膜表面相对完整，且隐蔽于喉室内不易显露，喉镜及病理检出率低，早期仅表现为不明原因的声嘶、声带肥厚等，需引起注意。

3.进食呛咳　多由于肿瘤影响环构关节运动，吞咽时环构关节的内收运动对气道保护有着重要作用，当肿瘤直接侵犯环杓关节，或侵犯喉返神经及喉内肌影响其运动时，都可出现不同程度的呛咳，症状可由于健侧环杓关节的代偿而有所缓解。声门上癌尤其是会厌癌，可因其占位效应而影响吞咽动作中的各肌群的协调运动而出现呛咳。对于高龄患者，严重的呛咳可导致吸入性肺炎。

4. 呼吸困难　声门区为上呼吸道最狭窄的部位，声带癌的肿瘤占位可影响患者呼吸，若对侧声带活动正常一般可代偿，当肿瘤进展到一定程度，对侧声带失代偿时，患者可表现出呼吸困难。需要注意的是，当肿瘤合并感染导致其充血水肿、声门上癌的脱垂遮盖喉入口时，可导致患者出现急性上呼吸道梗阻，危及生命，需急诊处理。环杓关节、喉返神经及喉内肌受侵犯影响声带的外展运动，可加重患者的呼吸困难症状。

5. 吞咽困难　多见于晚期的声门上癌，多因其阻挡效应及影响吞咽运动所导致。晚期喉癌侵犯梨状窝甚至食管入口等，也可导致进行性吞咽困难，并多伴有呛咳。

6. 颈部包块　多由肿瘤突破喉体侵犯颈部肌肉、甲状腺等颈前软组织导致，部分高度恶性的晚期肿瘤可突破皮肤呈外生样生长。转移的淋巴结可在颈侧区扪及质韧、无痛的结节，成串排列或融合成团。远处转移的癌肿出现相应部位的占位症状，晚期患者可出现恶病质。

【辅助检查】

1. 喉镜检查　是喉癌形态学诊断的重要方法，范围包括舌根、会厌舌面、会厌缘、会厌喉面、双侧杓状会厌襞、杓状软骨、杓间区、室带、喉室、声带、双侧梨状窝、环后区、下咽后壁、声带运动等方面，注意有无肿块、溃疡、隆起，声带运动是否受限等。

2. 强化 CT 扫描　可以明确喉癌的侵犯范围。

3. 病变组织活检　是喉癌确诊的"金标准"，活检可在间接喉镜、纤维电子喉镜或直接喉镜下进行。需要注意的是，有时活检病理报告的结果为坏死组织、不典型增生等，应反复活检。因为黏膜下生长的喉癌，难以取到肿瘤组织。

【诊断】

喉癌的诊断主要依据临床表现，结合辅助检查综合做出诊断。不明原因的进行性声音嘶哑，咽喉异物感，伴有咳嗽、痰血、吞咽困难、疼痛、呼吸不畅，应高度怀疑本病，结合喉镜及病理学检查。若喉镜检查多次活检阴性，不能排除喉癌者，可行喉裂开活检确诊。此外，X 线正、侧位片可观察病变的部位、大小、范围、形状及软骨受累情况。总之，根据病史及喉镜检查活体组织，一般不难确诊。

喉癌主要与喉结核、喉乳头状瘤、喉梅毒相鉴别。血清学检查及喉部活检有助于鉴别诊断。

【治疗】

喉癌的治疗采用以手术为主、辅助放化疗的综合治疗方法。

1. 手术治疗　手术原则：①安全范围内肿瘤整体全切除，达到外科临床根治。②采用各种术式及邻近组织器官修补喉腔组织缺损，重建上呼吸道、消化道的连续性和完整性。③尽可能地保全喉腔吞咽、发声和呼吸的生理功能，改善患者生存质量。

2. 放疗　适用于有手术禁忌证的患者、广泛病变的术前控制、手术切缘不充分的补充治疗等。对部分早期喉癌及低分化、未分化癌可作为首选治疗措施。

3. 化疗　分为诱导化疗和辅助化疗，生物疗法尚在研究阶段。

声带癌的 5 年生存率在 80% ～ 85%，声门上癌为 65% ～ 75%，声门下癌最差，约为 40%。

复习思考题

1. 简述慢性化脓性中耳炎静止期的临床特点。

2. 导致药物性感音神经性聋的药物有哪些？

3. 简述变应性鼻炎的临床表现。

4. 简述慢性鼻窦炎的局部症状。

5. 鼻出血的治疗原则是什么？

第八篇
急诊医学

急诊医学（emergency medicine）是一门临床医学专业，贯穿在院前急救、院内急诊、急危重病监护过程中，现场急救、创伤急救、急病（症）的救治、心肺复苏、急性中毒、理化及环境因素损伤，以及相关专科急诊的理论和技能都包含在其科学范畴中。急诊主要针对不可预测的急危病（症）、创伤，以及患者自认为患有的疾病，进行初步评估判断、急诊处理、治疗和预防，或对人为及环境伤害给予迅速的内、外科治疗及精神心理救助。

随着社会的进步与生活节奏的加快，近半个世纪以来，人类患病的疾病谱发生了很大的变化，心脑血管疾病、意外伤害、急性中毒等以急骤起病为特点的临床情况日益增多，使人们对急救医疗的需求明显增加，同时随着生活水平的提高，人们对急救医疗的结果提出了更高的要求，心肺复苏的结果不仅仅是心脏与呼吸功能的恢复，而是最终使患者回归社会，有较好的生活质量。

日常生活与工作中，面对突发的急性疾病（如急性心肌梗死、脑出血、上消化道大出血等）及意外伤害（如交通事故、工伤事故等），需要采取及时有效的医疗措施，挽救患者的生命，否则将产生严重的后果，甚至危及患者生命。突然发生的急性疾病及意外伤害，统称急症。针对急症采取的有组织、及时、有效、科学的医疗措施来挽救患者的生命，为患者接受进一步诊治创造条件，即为急救。急症的存在需要急救行为，研究急症与急救的理论与方法的医学学科，即为急救医学。急诊医学包括复苏学、急救医学、创伤学、灾害医学、中毒学、危重病医学等，是研究急诊基本理论与技能、生命支持技术的临床医学学科，是一门独立的、综合性的、新兴的边缘学科，是现代社会与医学发展的必然结果。

一、急诊医学的起源与发展

据美国统计，第一次、第二次世界大战及朝鲜战争中士兵的伤死率分别为 8.4%、4.5%、2.5%，而在越南战争（1965—1971）中，由于重视了急救医疗措施及急救器材的研究与应用，伤死率降至 2% 以下。美国于 1959 年将急救医学正式列为独立的医学学科，并建立与健全了加强监护病房（intensive care unit，ICU）与冠心病监护病房（coronary care unit，CCU），从而完善了急救医疗体系，大大提高了抢救成功率。1973 年，美国政府颁布了《急救医疗系统法》。1972 年，WHO 将急诊医学正式列为独立的医学学科，并于 1975 年在德国召开了国际急诊医学会议，提出了急救医疗国际化、国际互助化和标准化方针。

我国急诊医学仍是一门新的临床学科专业，近些年得到快速的发展。1980 年 10 月，原卫生部颁发《关于加强城市急救工作的意见》的通知；1984 年，原卫生部颁发《医院急诊科（室）建设方案（试行）》的通知，随即全国各地城市中很多医院组建、完成或准备筹建独立的急诊科

（室）；1986 年，中华医学会急诊医学学会成立，同年 10 月由急诊医学学会筹备召开第一次全国急诊医学学术会议，同年 11 月颁布《中华人民共和国急救医疗法（草案）》，规定"市、县以上地区都要成立急救医疗指挥系统，实行三级急救医疗体制"，成立医院急诊科、城市急救站（中心），并设置全国统一的急救电话为"120"。至此，我国急诊医学已被正式列为一门独立的医学学科，并得到快速发展。2003 年，国务院正式颁布《突发公共卫生事件应急条例》。2009 年 5 月，原卫生部公布了《急诊科建设与管理指南（试行）》，为指导和加强医疗机构急诊科的规范化建设和管理，促进急诊医学的发展，提高急诊医疗水平，保证医疗质量和医疗安全提供了法规性依据。目前，我国许多大中城市已建立起完善的急救医疗体系，并在中大型综合性医院，建立了创伤中心、胸痛中心与卒中中心。目前使用的救护车均为先进的监护型救护车。随着复苏学的发展，公共场所、单位尤其是学校等人口密集的区域，均装配了 AED（自动体外除颤器）。

二、急诊医学的特点

1. 危重复杂性　急症通常是突然发生的，病情危重程度及进展难以预料，伤病机体急性期应激反应强，可能相继发生全身炎症反应综合征，以致进展为多器官功能障碍综合征或恶化为多器官功能衰竭。急性器官功能衰竭患者由于代偿能力差，病情进展迅速，短时间内病情可十分危重，复杂的急危重病症及伤情应视为急诊处理的重点。

2. 时限紧迫性　由于危重的病情发展变化快，易出现多器官功能障碍，甚至威胁患者的生命，必须尽可能早地阻止病情恶化。早期及时有效的救治会比延误后的补救治疗代价更低、效果更好。因此，急诊强调救治"时间窗"的概念，在时间窗内实现早期目标治疗，可获得更好的临床预后，提高急诊伤病危重患者抢救的存活率，减少功能伤残。国内外公认的救治时间指标应作为急诊医疗质量控制的统一标准。

3. 病机可逆性　急症导致的急性器官功能障碍与慢性疾病失代偿的功能衰竭机制不同。早期有效纠正器官功能紊乱和失调状态，遏制致伤、致病因素的持续影响，阻断病情恶化的病理生理机制，在病理变化可逆阶段，尽可能使组织结构损害和器官功能障碍得到控制，最终使器官功能逐步恢复正常。这也是急诊早期有效救治的关键所在。

4. 综合相关性　急诊患者涉及的临床症状复杂，急性多器官损害及功能障碍变化规律有别于单一器官的病理变化。临床上看似不直接关联的症状、体征，却在复杂病理机制中存在密切的相关性，所以需要具备跨多专科的知识进行综合分析判断，把握影响生命指征稳定的根本点。

5. 处置简捷性　急症对危重伤病的处理原则要求及时、简捷、有效，对众多临床急症，特别是可能快速引起生命危险的急症，应该制定相对固定的临床路径，作为急诊医疗实践可遵循的最基本标准，尽可能依照循证医学的原则，以便急诊医生选择最为适合的诊疗方法。急诊的救治方法简捷有利于现场急救和早期救治的规范使用，也方便记忆和实施操作。

三、急诊病史的采集

正确的诊断是正确治疗的前提与保证，而正确的诊断来自准确地采集病史和规范、合理的体格检查，由此反映了病史采集的重要性。很多急症，尤其是意外伤害，准确地采集病史对于尽早明确诊断具有重要的意义。急救的特点为"急"，本质为"救"，具体表现在急症患者对医疗措施需求急，且要求医疗措施高效准确，因此，对于急症患者应在尽可能短的时间内准确地采集病史，这不仅反映急诊医生临床知识的广度与深度，也反映其临床经验与诊治水平。

（一）急诊病史的采集方法

急症患者病史的采集，应根据患者病情的缓急程度采取不同的方式，以免因采集病史而延误抢救。

1.序贯式　详细询问病史，进行系统体格检查并依据需要进行必要的辅助检查，明确诊断后开始相应的治疗。该方法主要用于一般急症患者，病情不十分危急时。

2.并进式　先明确患者主诉，边进行体格检查、病史询问，同时给予一定的对症处理。该方法用于病情较急、病痛较重的急症患者。

3.追记式　先实施抢救，待生命体征平稳后，向患者家属或病史知情者详问病史，明确诊断。该方法主要用于病情危急、需紧急救治的患者。

（二）急诊病史的采集要领

1.病情允许，应直接询问患者本人，若病情危急或患者神志不清，不能自述，询问病史知情者，应力求准确可靠。

2.首先明确主诉，围绕主诉进行问诊。详细了解起病情况、发病诱因、主要症状或体征、伴随症状、诊治经过及相关既往史。

3.了解发病前的一般情况，如情绪、饮食、活动量、大小便，并明确发病前用药史与用药情况等。

（三）体格检查与辅助检查要点

1.首先检查生命体征，如病情允许，再进行有重点的系统的体格检查。

2.昏迷患者，病史不明确时，应进行系统的体格检查，并注意嗅诊的阳性发现及既往史的询问。

3.诊断不能明确时，应立即给予有诊断价值的辅助检查。

4.随时记录患者的病情变化及对治疗的反应。

四、急诊医患沟通

急诊患者起病急，病情重，变化快，短促的急诊诊疗过程中，若不能熟练掌握沟通技巧，很容易出现冲突，给医患双方带来麻烦。

（一）医患冲突的常见原因

1.患者对疾病的认知期望与诊疗现状存在较大的差异　随着医学水平的提高，人们希望借助先进的医疗技术和设备治疗疾病，延长寿命，减轻病痛。而目前医学仍有很大的局限性，很多疾病即使积极救治仍会危及生命或遗留功能障碍，同时患者希望用最少的检查和费用简单地把病治好，这在目前的医疗状况下也是达不到的。这种情况下就会产生矛盾。

2.医师沟通应变能力不足　患者满意度与医师是否能够倾听并理解他们的诉求及对医师专业能力高低的感受相关。当医师与患者之间遇到沟通不良的情况时，如果医师拒绝改变其固有的诊疗规划，不能满足要求，患者就会对医师失去耐心和信任，造成矛盾激化。

3.急诊特殊的医疗环境　急诊的就诊环境容易受到干扰，紧张和严苛的时间限制是很常见的，医师与患者的交流常常非常简短，而且时常会受到干扰而中断，这可能会使得患者认为医师对他不关心或是并未完成对其评估。这也是医患矛盾激化的原因之一。

（二）医患沟通策略

1. 树立正面、善意的形象 负责、友善的正面形象建立起来之后，会明显降低沟通难度，这样患者会确信自己的诉求得到了认真聆听，医师已考虑到他们的问题，而易接受接下来的诊疗建议。在诊疗过程中，医师需要把握患者的心理，使用恰当的语言语气，灵活应用倾听、交谈、安慰、关怀、要求等不同方式，处理不同的沟通情况。同时对于自身的疏忽或失误不应逃避，应积极承担责任，及时向患者致歉。

2. 设身处地，换位思考 医患双方都有自身的立场和困扰，在繁忙的急诊工作中，医护人员尽量多为患者考虑，让患者感受到关心和温暖，适当的肢体语言、温和的目光，都能让患者感受到医师的关心，这样即使有所失误，患者也能理解与原谅。

3. 重视家属反映的任何情况，绝不轻易否定 家属往往观察更长更细，能注意到一些易被忽视的问题，若家属来反映病情，不要简单冷漠地回答"知道了"，应该说"马上就过去"，看过之后应给患者一定的解释。

4. 加强培训总结 类似的医患矛盾往往重复发生，急诊医师应及时总结沟通的方法和经验，总结不良事件发生的原因和处理过程，培训沟通能力和技巧，不断提高自己。

五、急救医疗服务体系

急诊医学将院前急救、医院急诊室、重症监护病房三部分组成一个完整的体系，即急诊医疗服务体系（emergency medical service system，EMSS）。它既可适应平时的急救工作，又适应战争或突发事故的急救。其目的在于用最短的时间把最有效的医疗措施提供给急症患者，从而提高救治成功率，降低死亡率与致残率，提高人民的生活质量。急诊医疗服务体系的任务包括心搏骤停、休克、急性心律失常、急性心力衰竭、急性呼吸衰竭、脑血管意外、肝性脑病、各种危象、严重创伤及急性中毒等危重病的救治，自然或人为的灾害所致的各种意外事故等的救援。急诊患者主要致死疾病都带有突发性，而且大多数都发生在医院以外。如果能对这些人采取及时、有效的现场急救，并把患者安全送到医院进行延续强化救治，将会使这些人的生命得到挽救。急救医疗服务体系的健全、急救效率和质量的高低，反映了一个国家、地区或医院的管理水平和医疗技术水平。

（一）院前急救

院前急救是急诊医疗服务体系的一个重要组成部分，也是院内急救的基础。准确、合理、快速的院前急救措施，对挽救患者生命，减少伤残率、死亡率起着举足轻重的作用。院前急救有社会性强、时间紧迫、病种多样复杂、急救环境条件差等特点，其处理以对症为主。院前急救的基本原则有以下几点：①确保现场安全。②复苏优先。③先救治后转送。④科学管控，提高效率。院前急救由通讯、医疗、转送三大要素组成。

1. 通讯 灵敏的通信系统可以提高救护车的周转率，加强救护站与医院之间的联系，使救护力量能迅速到达现场。通信分为有线通信与无线通信两类。另外，通信系统的建立又分为独立型与网络型两种模式。网络型模式为采用全球导航定位系统（GPS），为现代化的通信调度系统，通过设置在全球空间固定的卫星全天候为用户提供高精确度定位信息，可以提高救护车的周转率，缩短反应时间，提高救治成功率。

2. 医疗 院前急救的医疗措施包括现场评估与现场救治两个方面。

（1）**现场评估**　医生接触患者后立即判明患者是否存在生命危险，发生伤病的可能机制，是否需要进一步援助。现场评估可分为2级：①一级评估：立即判明患者的神志、呼吸、循环情况，是否存在大出血，以决定患者是否需要立即进行心肺复苏及其他急救处理。②二级评估：全面综合地观察病情，采集重要病史，以明确患者是否存在短时间内不危及生命但需要进一步诊治的情况。

（2）**现场救治**　为院前急救的重要环节，其质量的好坏直接影响急症患者的预后，是整个急救医疗体系成败的第1关。现场救治包括家庭急救、野外现场急救、灾难现场急救。应依据急症患者的不同情况，采取相应的积极有效的急救措施。其主要内容：①使患者迅速脱离危险环境，并采取恰当的体位。②保持呼吸道通畅，及时清除口咽部分泌物，防止发生窒息。③实施心肺脑复苏，维持呼吸、循环、中枢神经功能。④积极防治休克。⑤严密监测生命体征。⑥外伤者给予止血、包扎、骨折固定、防止创伤污染。⑦对症处理：止痛、止痉、止吐、止喘等。⑧加强护理：给患者心理安慰，解除紧张与恐惧情绪，并注意防暑、保暖等。⑨与相关医疗单位取得联系，督促其做好接诊准备。

3. 转送　经现场救治后，抓住时机应用配备的急救运输工具尽快将患者转送至相关医疗单位接受进一步诊治。稳妥而快速的转运是院前急救成败的关键之一。①重视搬运技术：安全、轻巧、合理的搬运，可以使患者迅速脱离现场并及时转送，并可减少因搬运不当给患者造成的痛苦与并发症。应根据伤病情况、现场条件，采取恰当的搬运方式。搬运时密切注意病情变化，一旦发现呼吸、心跳停止，立即就地实施心肺复苏术。②转送应快速、安全，避免急刹车，防止颠簸，固定应使用担架。③使患者处于恰当的体位，防止因体位不当而加重病情。④转送途中严密监测生命体征，保持呼吸道通畅，防止发生窒息，积极防治休克、呼吸与循环衰竭。⑤防止氧气管、静脉输液管、气管插管等管道脱落而发生意外，注意防暑、保暖。⑥通知相关医院做好接诊准备。

（二）院内急救

1. 急诊室抢救　急诊室是医院急症、创伤诊疗的首诊场所，也是社会医疗服务体系的重要组成部分。急诊室实行24小时开放，承担来院急诊患者的紧急诊疗服务，为患者及时获得后续的专科诊疗服务提供支持和保障。当患者到达医院急诊室，由预检医生或护士进行分诊，并通知相关专科医生进行救治。快速检查病情，做出病因判断，并根据需要实施心肺复苏、抗休克、外伤处理等治疗，待患者生命体征平稳后，进入急诊观察室，或根据病情需要转入相关病区及进入重症监护病房进一步诊治。急诊患者留观时间原则上不超过72小时。

2. 监护室救治　重症监护病房是决定伤病者生死存亡的最后一个环节。危重病监护不仅是设置独立的急诊危重病监护室，而更重要的是在急诊抢救和观察区内能实现完备的监护和抢救功能，即监护床单位都有完备监护设备，能进行生命及器官功能支持。急危重病监护的基本特征：①在严重伤病发生后的"黄金时间"内给予恰当救治，以避免死亡和伤残。②经过危重病监护培训的医护人员较内、外专科人员能更有效地处理危重患者。对危重患者运用先进的监测技术进行连续的、细致的多指标监护，以高度准确的应变能力，采取及时有效的治疗措施，从而有效降低死亡率，提高救治成功率。

复习思考题

1. 何谓急症？何谓 EMSS？简述 EMSS 的组成与功能。
2. 急诊医学的特点是什么？

第一节 心肺复苏术

心脏骤停（sudden cardiac arrest，SCA）是公共卫生和临床医学领域中最危急的情况之一，表现为心脏机械活动突然停止，患者对刺激无反应，无脉搏，无自主呼吸或濒死叹息样呼吸，如不能得到及时有效救治常致患者即刻死亡，即心脏性猝死（sudden cardiac death，SCD）。我国SCD的发生率为每年41.84/10万（0.04%），以13亿人口推算，我国每年SCD的发生人数为54.4万例。随着生活节奏的加快及冠心病等心血管疾病发生率的增加，我国SCD的发生率有明显增加的趋势，并具有年轻化趋势，高质量心肺复苏（cardio pulmonary resuscitation，CPR）对于SCA的救治至关重要。

心搏呼吸骤停后，采用徒手和（或）辅助设备来维持呼吸、心脏骤停患者的人工循环和呼吸，使自主心搏和自主呼吸得以恢复并积极保护脑功能的急救技术，称为心肺脑复苏术（cardio-pulmonary cerebral resuscitation，CPCR）。心肺复苏是面对心跳呼吸停止患者应最早实施的急救措施，是现场急救的最基本急救技能。随着社会与医学的发展，对心跳呼吸停止患者的复苏，不仅仅在于恢复其自主心跳与自主呼吸，还应包括患者智能、生活能力的恢复，最终使患者回归社会。因此，复苏应包括脑复苏，并将脑复苏与心肺复苏放在同等重要的水平，构成了现代复苏的心肺脑复苏术。

【心跳呼吸骤停的病因及病理】

（一）病因

1. 心脏疾患 冠心病、心肌梗死为最常见病因，其他可见于心瓣膜疾病、心肌炎、心脏压塞等。

2. 意外事故 颅脑外伤、胸外伤、大出血、电击伤、溺水、呼吸道阻塞等。

3. 药物中毒 洋地黄、酒石酸锑钾中毒；药物过量如大剂量巴比妥、吗啡，超量氯化钾滴入等。

4. 麻醉意外 全麻过深、椎管内麻醉平面过高、麻醉剂过敏等。

5. 反射性心跳停止 胸腔内手术、气管插管、腹腔及盆腔内脏牵拉均可刺激迷走神经，造成自主神经功能紊乱而引起反射性心跳停止。

6. 严重电解质、酸碱失衡 可发生于严重酸中毒、高钾血症、严重低钾血症等。

另外一种病因分类，将心跳呼吸停止病因分为两大类，即首先引起心跳停止的病因与首先引起呼吸停止的病因：①心跳先于呼吸停止的常见病因：主要有各种心脏疾患、严重电解质紊乱、低压交流电电击伤等。②呼吸先于心跳停止的常见病因：急性脑血管意外、大量失血、麻醉意外、溺水、窒息、严重挤压伤、高压电电击伤等。

（二）病理

心脏骤停导致全身血流中断，不同器官对缺血损伤的敏感性有所不同。大脑是人体最易受缺氧缺血损害的器官，其次是心脏、肾脏、胃肠道、骨骼肌等。正常体温下，心脏停搏 4 分钟后，脑细胞开始发生不可逆的缺血损害，心脏停搏 10 分钟内未进行心肺复苏，神经功能极少能恢复到发病前的水平。心脏骤停和心肺复苏相关的缺血再灌注损伤的病理生理机制，按时间依次划分为骤停前期、骤停期、复苏期、复苏后期 4 个阶段。

【心搏、呼吸停止的诊断】

（一）心搏停止的判断

心搏停止指心脏的机械活动（收缩与舒张）消失，随之对血液循环的"泵"作用消失，全身各脏器的血供停止。大脑对血供停止的反应最为敏感，主要表现为突然意识丧失，昏倒在各种场所，是大脑皮质缺血、缺氧的最早表现。心搏停止的诊断依据如下。

1. 主要依据

（1）突然意识丧失。

（2）心音或大动脉（颈动脉、股动脉）搏动消失。

（3）心电图可以有 3 种表现：心室颤动、室性自主心律即心肌电 – 机械分离（慢而宽大畸形的室性自搏）、心室停搏（心电完全消失而呈一条直线或偶有 P 波）。尽管心电图表现不一，其临床表现均为心搏停止，只有在心电图检查时方可鉴别。

在上述 3 条主要诊断依据中，以心电图的诊断最为可靠，但临床很难做到。为争取时间，单凭第 2 条就可以决定实施 CPR 抢救技术。至于第 1 条突然意识丧失，虽然不一定均是由心搏停止造成，如脑出血、脑外伤和脑部炎症等原发性脑部疾病也可以因颅内压突然增高引起，但即使在这种情况下也应立即考虑到有心搏停止的可能，必要时先采取一定的心肺复苏措施，如叩击心前区，然后再寻找第 2、3 条指标，以便在最大限度和范围内减少对心搏停止的漏诊，赢得时间，为后期复苏的成功奠定基础，并创造相对有利的条件。

2. 次要依据

（1）双侧瞳孔散大、固定，对光反射消失。

（2）自主呼吸完全消失，或先呈叹息或点头状呼吸，随后自主呼吸消失。

（3）口唇、甲床等末梢部位出现紫绀。

次要诊断依据可以及时提醒救治人员及早意识到可能发生心搏停止，警惕和考虑是否已发生或即将发生心搏停止。

（二）呼吸停止的诊断

呼吸停止的诊断较心搏停止简单，但缺乏客观诊断依据。一般根据眼观、耳听、面感观察到呼吸动作消失，可判断呼吸停止。但需与患者有意或无意的屏气（癔症、癫痫发作时的呼吸暂停）相鉴别。一般情况下，屏气所致的呼吸动作消失不会造成心搏停止，而各种不同病因所致的呼吸停止往往均会在短时间内导致心搏停止。呼吸停止的判断在公共场所，尤其是环境嘈杂、有风雨的情况下，判断较为困难，应侧重胸廓的起伏及末梢部位皮肤黏膜颜色的观察，禁止因为判断困难而丧失施救的最佳时机。

【心肺脑复苏术的内容与方法】

心肺脑复苏被视为一项保护生命的工程，包括 3 个时期，分别为基础生命支持期（basic life support，BLS）、高级心血管生命支持期（advanced cardiovascular life support，ACLS）、延续期生命支持（prolong life support，PLS），复苏初期以基础生命维护为主。

（一）基础生命支持（BLS）

BLS 的基本内容是识别 SCA、呼叫急救系统、尽早开始 CPR、迅速使用除颤器 /AED 除颤。BLS 的识别包括突发心脏骤停、心脏事件、卒中和气道异物梗阻的表现→心肺复苏（包括判断意识与开通气道、人工循环、人工呼吸 3 个过程）→尽早使用体外自动除颤仪除颤。其程序包括评估（assessment）、呼叫急救医疗服务系统（EMSS）、准确记录事件发生的具体时间、现场心肺复苏（CPR）、除颤。初期复苏的目的是对心、肺、脑等重要器官保持供血、供氧，以便使后继的进一步生命支持措施得以收到最大的效果。按照国际心肺复苏和心血管急救指南，用一个六环节的链描述针对心脏骤停患者复苏的关键环节，即"生存链"，分为院内心脏骤停与院外心脏骤停生存链。院内心脏骤停生存链：①立即识别 SCA 并启动急救系统。②强调胸外按压的早期 CPR。③快速除颤。④有效的高级生命支持。⑤综合的 SCA 后管理。⑥复苏后康复。

1. 启动 EMSS

（1）判断意识　面对意识不清的患者，首先判定患者意识丧失，轻拍患者的肩部或高声询问"喂，你怎么了"？如患者无反应，立即掐压人中穴，患者仍无反应，确定其意识丧失。判断意识的时间不超过 5 秒钟。此时，应立即记录事件发生的具体时间（时、分），并环顾周围环境，判断施救环境是否安全，告诫周围人员不要干扰施救。

（2）呼叫 EMSS　将信息传递给现场人员或 EMSS，应尽可能地把下列信息传到 EMSS 系统：①紧急事件的地点（街道名称、房间号、办公室名称）。②你所用的电话号码。③所发生的事件。④需要援助的人数。⑤患者目前的情况。⑥目前患者正被采取的措施，如 CPR，使用自动体外除颤器（AED）。⑦任何其他的问题，以确保 EMSS 人员无任何疑问，直到 EMSS 人员明确应该做什么、怎么做。住院患者应立即按下床边的呼救按钮。

（3）放置复苏体位　将患者仰卧于硬而平坦的平面（复苏体位），解开上衣，充分暴露胸部。如果怀疑患者头颈部有创伤，仅仅在患者绝对需要时，否则不要轻易搬动患者，因不恰当的搬动会使患者脊髓损伤，导致瘫痪。急救者应位于患者一侧（右侧），或两人分为两侧，便于急救时人工通气和胸外心脏按压，急救人员应携带 AED 到场，或准备 AED 一到现场即行电除颤。如为住院患者，应立即将患者的枕头去除，于躯干下加垫硬板，以利于胸外心脏按压。

2. 人工循环（circulation，C）

（1）评估　立即判断患者有无自主心跳，成人一般判断颈动脉搏动。小儿判断肱动脉或股动脉搏动。大动脉搏动消失，确定自主循环停止。评估过程不应超过 10 秒。

（2）胸外心脏按压　标准而有效的胸外按压可产生峰值达 60 ～ 80mmHg 的动脉压力，但舒张压力较低，胸外按压时的心排出量仅为正常心排出量的 1/3 ～ 1/4，而且随着 CPR 时间的延长将进一步减低，只有按照标准进行按压，才能达到最理想的按压效果。

1）定位：胸骨中下段。操作者位于患者一侧（右侧），判断胸骨中下段位置。面对成年男性，现场更为简单快速的判断方法：沿两侧乳头划一横线，与前正中线交点处即为按压部位（但应注意，此方法不适于女性及婴幼儿）。将一手掌根置于此，手指翘起脱离皮肤，另一手掌掌根重叠于该手手背上，准备开始按压。

2）按压：操作者双肘关节绷直，双肩位于患者胸骨的正上方，借身体重力前倾及腰部力量，有节奏地垂直向下按压胸骨中下段，成人使胸骨下陷 5 ～ 6cm。按压后即刻放松，使胸骨自行弹回，按压与放松的比例为 1：1，放松时，手掌根不脱离胸壁，以免改变按压位置或出现"拍打"胸壁现象。

3）按压频率：成年人为 100 ～ 120 次 / 分，按压与放松的时间相等，从而产生有效的脑和冠状动脉灌注压。

4）按压与吹气比例：按压与吹气之比为 30：2。按压 30 次后，2 次缓慢的人工呼吸，手掌重新定位，再按压 30 次，2 分钟内必须连续完成 5 个周期不间断。

5）非成人胸外心脏按压法：在心肺复苏领域，成人指大于 8 岁的个体。非成人被救者包括婴幼儿和小于 8 岁的儿童。婴幼儿胸外心脏按压部位为双侧乳头连线与前正中线交点的下方 1 横指处，应用两手指指腹垂直向下按压，按压频率不低于 100 ～ 120 次 / 分；儿童应用单手掌根部按压胸骨中下段，按压频率为 100 ～ 120 次 / 分。婴幼儿及儿童按压深度为胸廓前后径的 1/3。小儿胸外心脏按压与人工呼吸的比例为 30：2。

（3）再评估　连续进行 5 个周期（约 2 分钟）的 CPR 后，检查循环征象，如自主心跳未恢复，继续实施 CPR。如自主循环恢复，立即检查呼吸，如自主呼吸恢复，给予呼吸、循环功能监护，进入高级生命支持阶段。如果仍无自主呼吸，继续给予人工呼吸，每 5 ～ 6 分钟 1 次，10 ～ 12 次 / 分。

（4）胸外心脏按压并发症　如 CPR 操作不当或患者存在特殊情况（尤其是老年患者），可出现肋骨骨折、胸骨骨折、气胸、血气胸、肺挫伤、肝脾撕裂伤、脂肪栓塞等并发症。

（5）有效的心脏按压指征　心脏按压时可触及颈动脉搏动，伴有瞳孔逐渐缩小、口唇及皮肤转为红润，恢复自主呼吸等，提示按压有效。

3. 开放气道（airway，A），人工呼吸（breathing，B）

（1）清除口腔异物　轻轻捏住患者的下颌稍向下牵拉，快速查看患者口腔内有无义齿、呕吐物及其他异物。如有异物，将患者头偏向一侧（右侧），右手拇指伸入患者口内向下压住舌面，左手食指稍弯曲后伸入患者口内，抠出口腔内异物。

（2）畅通气道　人工呼吸的前提为呼吸道必须保持通畅。患者神志丧失后，舌根后坠与咽喉部肌肉松弛，堵塞声门，以及口咽部或气管内分泌物或异物存留，阻塞气道。因此，第一步要开放气道，将下颌向前提起、颈部抬升，使气管以上呼吸道完全伸直，畅通气道。

畅通气道的方法：①仰头举颏法：一手置于患者的前额，手掌向后方施加压力，另一手食指托住下颏，举起下颏，使患者口张开，便于自主呼吸，同时准备人工呼吸。②仰头抬颈法：一手置于患者前额使其头后仰，另一手放在颈后，托起颈部。注意不要过度伸展颈椎。有假牙者须取出，以防松动牙托堵塞呼吸道。该法有损伤脊髓的危险，颈椎损伤者忌用。③双手举颌法：不需抬头动作，而使气道开放。操作者把两只手放在患者头部的两边，肘部置于患者所躺的平面（如地面或硬板）上。抓住患者下颌角，举起下颌。抬举下颌法适合于疑有颈部受伤的患者。

（3）判断呼吸　开放气道的同时，耳听、眼观、面感，观察有无自主呼吸，以决定是否需要实施人工呼吸，评估用时不超过10秒。如无自主呼吸，立即实施人工呼吸。

（4）口对口呼吸 是提供患者氧气和通气的快速有效的方法。操作方法：用置于前额的手的拇指与食指捏紧患者鼻孔，深吸一口气，将自己的口唇包紧患者的口做深而缓慢的用力吹气，每次吹气1秒以上，直至患者胸部上抬，然后让患者自然呼气。单人抢救，频率为10～12次/分，开始抢救时，连续吹气2口。吹气压力为15～20cmH₂O，但超过25cmH₂O，可引起食管压力增加和胃膨胀；吹气量800～1200mL（或10mL/kg）。如果开始通气不成功，重新确定头部位置，畅通气道，再给予人工呼吸。复苏时，心排血量较正常为低，肺通气与血流灌注不当，使肺泡 - 动脉血氧分压差（A-aDO₂）显著增加，如人工呼吸用时过长，效果不佳，应尽可能快速采用机械辅助通气。

（5）其他通气方式 ①口对鼻呼吸：当不能进行口对口呼吸时，应予口对鼻呼吸，是对溺水者首选的人工呼吸方法。②口对面罩呼吸：用透明有单向阀门的面罩，可将急救者呼气吹入患者肺内，可采用有氧气接口的面罩，以便口对面罩呼吸时同时供给氧气。③气囊 - 面罩装置：用于院前抢救，与气管插管有同样的效果。由一个自行膨胀囊和一个连接到面罩的活瓣组成。其潮气量小于口对口呼吸和口对面罩呼吸。因单人抢救挤压气囊时，采用"CE"手法，但难以使口周闭严和保持气道开放，因此，自行膨胀气囊 - 面罩通气用于两个抢救者一起使用最有效。其中一人封闭面罩到面部，另一人缓慢捏气囊（每次2秒）。④气管插管：对呼吸心搏骤停患者，宜进行气管插管，其后连接自行膨胀囊进行人工呼吸。此法效果确切，但现场难以实施。操作需要抢救者能够熟练进行气管插管。

4. 除颤（defibrillation，D） 多数突发的、非创伤的心脏骤停是心室颤动（VF）所致，室颤后每延迟电除颤1分钟，其死亡率增加7%～10%，故除颤是最好的复律方法。国际心肺复苏与心血管急救指南中即明确规定，应在5年内可能发生心脏骤停概率高的地方合理配置自动体外除颤器（AED）。

（1）院内除颤 目前院内电击除颤，成年人一般应用300～360J、小儿用50～150J能量单相波除颤。对于有植入性起搏器的患者，应把电极放在距起搏器至少2～5cm处。暂时不能立即除颤者，可进行心前区捶击（1～2次）。电除颤效果不好时，视心室颤动的类型，选用肾上腺素静脉注射，将细颤变为粗颤，再重复电除颤，多能取得满意疗效。

（2）AED除颤 确定心跳停止，立即贴电极片，一片贴于患者胸骨右缘第2肋间，另一片贴于左侧腋前线第5肋间。打开AED电源，连接电极片，避开任何导电体。AED自动分析患者心律，如需要除颤，AED则自动充电，并进行语音提示，确定无导电体接触患者，按下电钮放电，除颤后按下分析按钮，AED自动分析患者心律，是否需要再次除颤。

总之，BLS是SCA后挽救生命的基础，主要是徒手实施CPR。未经训练的施救者要求尽快识别SCA并呼叫急救系统，随之进行快速有力的胸外按压。

（二）高级心血管生命支持（ACLS）

ACLS指由专业急救、医护人员应用急救器材和药品所实施的一系列复苏措施，主要包括人工气道的建立、机械通气、循环辅助仪器、药物和液体的应用、电除颤、病情和疗效评估、复苏后脏器功能的维持等。良好的BLS是ACLS的基础。ACLS又称二期复苏，是自主心搏恢复的维持阶段。BLS成功后，ACLS是巩固BLS疗效的必要措施，CPR成功与否与两者均有关。在目前人工呼吸机应用日益普及的情况下，即使对自主呼吸仍未恢复的患者，人工呼吸和氧疗已不存在问题。ACLS的主要内容是呼吸、循环功能维持和内环境紊乱的纠正。

（三）延续期生命支持（PLS）

PLS 指复苏后的强化处理，又称三期复苏，是 SCA 后的综合管理，自主循环恢复后，系统的综合管理能改善存活患者的生命质量。SCA 后综合管理对减少早期由于血流动力学不稳定导致的死亡，以及晚期多脏器衰竭及脑损伤有重要意义。PLS 包括亚低温治疗，血流动力学及气体交换的最优化，当有指征时采用经皮冠状动脉介入治疗（PCI），血糖控制，神经学诊断，管理及预测等数据统计，心跳恢复后仍有 60% 患者在 2 周内死亡，存活者 10%～40% 有不同程度的中枢神经系统并发症。因此，需要继续进行重症监测治疗，包括维持呼吸循环功能、维持酸碱及电解质平衡、积极进行脑复苏、防治肾衰竭及感染等。其中脑复苏是这一时期的重要内容。心脏骤停时大脑对缺氧的耐受时间仅有 4～6 分钟，复苏早期即应考虑脑复苏，才能保证复苏效果。心脏复跳后，患者多合并有脑缺氧性损害或多器官功能不全。

【心肺脑复苏有效的指标】

1. 瞳孔由大变小，出现对光反应、眼球运动、角膜反射等，部分患者可出现肢体不自主运动。

2. 面色由紫绀转为红润。

3. 停止胸外心脏按压，出现颈、股动脉搏动。若能测得血压，表明大脑血流灌注已经建立。

4. 恢复自主呼吸。

【心肺脑复苏术终止指标】

（一）现场 CPR 终止指标

心肺脑复苏术在抢救过程中应一直坚持进行，不可中断，如遇下列情况，可终止抢救。终止现场心肺复苏术目前仍没有全球统一的标准，应结合事件、患者、场景与复苏条件灵活把握。

1. 抢救有效，已建立有效自主呼吸及循环，血压可测得，应立即送医院进一步抢救。

2. 有他人前来接替抢救工作或救护车已到，或附近医院专职人员到现场接替抢救工作。

3. 心肺复苏持续实施超过 30 分钟，确定患者已死亡（出现角膜混浊，身体僵硬，或背部见大片尸斑，证实完全死亡），无复苏可能，可终止抢救。

4. 抢救现场存在的危险，危及抢救者安全且迫在眉睫。

（二）院内 CPR 终止指标

1. 确定已经出现脑死亡。简单判断要点：①深昏迷，对任何刺激无反应。②自主呼吸不能恢复。③瞳孔扩大且固定。④脑干反射完全消失。

2. CPR 持续实施超过 30 分钟，自主心搏与呼吸未恢复，确定患者已死亡（心电图证实，出现角膜混浊，身体僵硬，或背部见大片尸斑），无复苏可能，可终止抢救。

【特殊情况下的心肺复苏】

（一）淹溺

淹溺是呼吸道被液体淹没而引起窒息的过程，最重要的复苏措施是尽快恢复通气和氧供，缺氧时间长短决定溺水者是否发生心脏停搏并关系着预后。现场复苏方法如下。

1. 水中救起 发现溺水者，立即从水中将其救起，施救时急救人员必须注意自身安全。如发现淹溺者颈部明显受伤应考虑颈部固定保护。

2. 人工通气 是淹溺复苏重要的措施，如未发生心脏骤停，迅速人工通气可增加淹溺者的存活机会。人工呼吸可在淹溺者救上岸或还在浅水区时开始实施。大多数淹溺者在溺水过程中只会吸入少量的水，并不造成气道梗阻，人工呼吸前之适当清除溺水者口中可视的异物，急救人员无须常规倒空淹溺者呼吸道中的液体。

3. 胸外按压 检查淹溺者无意识、无呼吸后，立即胸外心脏按压，按压/通气比为30∶2。冷水淹溺时，淹溺者的动脉搏动难以触及，即使专业急救人员检查颈动脉搏动，也不能超过10秒。

4. 其他情况处理 淹溺者多伴有低体温，在复苏时要按低温治疗处理。复苏过程中出现呕吐，应将其头部偏向一侧，用手指、纱布等清除或用吸引器抽吸呕吐物。

（二）雷击、电击

雷击、电击是电流对心脏、脑、血管平滑肌直接作用，以及电能在体内转化为热能产生的热效应损伤。电流作用于心肌导致心室颤动和心室静止，是雷击、电击死亡的首要原因。复苏的特点如下。

1. 急救人员施救前首先确认急救现场的安全，自身无受电击的危险。

2. 患者无意识、呼吸、脉搏，立即开始心肺复苏，并进行求助，尽可能早期行电除颤。遭受雷击、电击的患者没有心肺基础疾病，立即实施心肺复苏，存活可能性较大，甚至需要超过一般心肺复苏要求的时间。

3. 雷击或电击均可导致复合性外伤，可有头颈部和脊柱损伤，应注意保护和制动。患者燃烧的衣服、鞋、皮带应以去除，避免进一步损伤。

4. 颌面部和颈前等部位有烧伤的患者，可能出现软组织肿胀而导致呼吸困难，即使存在自主呼吸，也应尽早气管插管，建立人工气道。

5. 对有低血容量性休克和广泛组织损伤的患者，应迅速静脉补液，抗休克治疗，维持水、电解质平衡，保持足够的尿量，以促进组织损伤时产生的肌红蛋白、钾离子等排出体外。

（三）低温

严重低体温（<30℃）伴随心排血量和组织灌注下降，机体功能显著降低，表现出临床死亡征象。低温时，心脏对药物、起搏刺激及电除颤反应性明显下降。因此，低温致心脏骤停的救治原则是在积极处理低体温的同时进行心肺复苏。

1. 保温与复温

（1）保温 除去患者湿的衣服，避免继续暴露于低温环境，以防热量进一步丢失。

（2）复温 复温方法的选择取决于患者有无灌注心律及体温下降程度。复温方式：①被动复温：覆盖暖毯或将患者置于温暖环境。②主动体外复温：通过加热装置包括热辐射、强制性热空气通风和热水袋等进行复温。③主动体内复温：指采用加温加湿给氧（42～46℃）、加温静脉输液（43℃）、腹腔灌洗、食管复温导管和体外循环等有创性技术复温。

2. 复苏的特殊方法

（1）患者还未出现心搏呼吸骤停时，重点处理复温，一旦出现心搏呼吸骤停，要边心肺复苏边复温。

（2）人工通气时尽可能给予加温（32～34℃）、加湿氧气面罩通气。

（3）低温时电除颤效能下降，中心体温 <30℃时，电除颤往往无效。存在室颤时，可立即给予 1 次电除颤，如室颤仍存在，则应继续心肺复苏和复温，体温达到 30℃以上考虑再次除颤。

（4）低温时间超过 45 ~ 60 分钟的患者在复温过程中血管扩张、血管床容量增大，需要及时进行补液治疗。

（四）妊娠

急救人员在妊娠妇女复苏的过程中，要尽力抢救母亲和胎儿两条生命，同时要考虑孕妇孕产期的生理变化。正常妊娠时孕妇心排血量、血容量增加 50%；妊娠 20 周后，孕妇处于仰卧位时，增大的子宫压迫内脏血管，减少血液回流，心排血量可下降 25%。急救人员在做心肺复苏时需注意这一影响因素。对危重症孕妇应采取以下措施预防心脏骤停的发生：①左侧卧位。②吸入纯氧。③建立静脉通路并静脉输液。④考虑可能引起孕妇发生心脏骤停的可逆因素，并积极处理。孕妇可能因妊娠和非妊娠因素发生心脏骤停，通常包括硫酸镁等药物过量、急性冠脉综合征、羊水栓塞、子痫及先兆子痫、肺栓塞、创伤等。对无意识孕妇进行人工通气时应持续压迫环状软骨以防止误吸。一旦孕妇发生心脏骤停，应该考虑是否有必要行急诊剖宫产手术。妊娠 20 周后子宫达到一定大小可产生阻碍静脉回流作用，而妊娠 24 ~ 25 周后胎儿才有存活的可能。因此，妊娠 <20 周的孕妇不应该考虑急诊剖宫产手术。急诊剖宫产手术应尽量在孕妇心脏骤停 5 分钟内实施。

第二节　创伤的现场急救

创伤指机械性致伤因素作用于人体所造成的组织结构完整性的破坏或功能障碍。根据致伤因素、受伤部位、皮肤完整性及伤情轻重来确定创伤类型。严重创伤可以引起全身反应，局部表现有伤区疼痛、肿胀、压痛；骨折脱位时有畸形及功能障碍，还可能导致致命性大出血、休克、窒息及意识障碍。急救时应先维持生命指征，防治休克，对伤口止血、包扎，伤肢固定，将伤员安全、迅速地转送到医院进一步治疗。

一、通气技术

严重颌面外伤，如面部上颌骨骨折，下颌骨于下颌弓处骨折移位，咽后壁肿胀及血肿，颈部气管外伤及其周围血肿压迫，重度昏迷患者的呕吐物、血块、假牙及泥沙等，均可堵塞呼吸道；此外，儿童进食误入气管的异物如花生米、果冻、药片等，全麻未醒患者的舌后坠等，均可引起呼吸道阻塞，导致患者严重窒息，甚至死亡。

【初步急救措施】

1. 清除口、鼻部异物。患者张开嘴，抢救者用手指直接抠出口腔内异物，也可使患者头低位平卧，抢救者双手掌重叠，置于患者上腹部剑突下，用力向上推压，通过膈肌上移，胸内压剧增，将气管内异物冲出。或应用击背法：患者侧卧，头低位，抢救者连续拍击患者背部、两肩胛骨之间 5 ~ 6 下，使异物松动后排出。

2. 调整头部位置，畅通呼吸道。用提颏或抬颈法，使头后仰或将拇指插入患者口中，将下颌上提，开放气道。

3. 插入通气导管。经口插入口咽通气导管或鼻腔插入鼻咽通气导管，以改善通气功能。

4. 环甲膜穿刺术。紧急情况下，可在甲状软骨与环状软骨之间的环甲膜垂直插入粗针头，以利通气。

5.当颈前外伤伤及气管时，或气管发生裂伤，可在裂口处插入气管导管，周围用凡士林纱布及消毒纱布封闭，速送医院。

6.有条件者可行紧急气管内插管，开放气道。

二、止血技术

创伤引起的出血，依据出血的性质，分为内出血与外出血；依据受损出血的血管，分为动脉性出血、静脉性出血与毛细血管出血。现场止血，主要是对外出血的临时止血处理。

【初步急救措施】

1.指压动脉止血法 抢救者用手指将出血部位血管的近心端用力压向血管周围的骨骼上，达到暂时性有效止血的目的。该方法主要用于头面部、四肢的出血。

（1）面部出血 指压面动脉。面动脉位于下颌角前方1.2～1.5cm的凹陷处，必要时，需压迫两侧才有效。

（2）头顶部出血 指压颞动脉。颞动脉位于耳前，对着下颌关节的上缘处压迫。

（3）上肢出血 腋部或上臂出血，指压锁骨下动脉，在锁骨上窝中部，向后对准第1肋骨压迫；前臂出血，压迫在肘关节上内侧的肱动脉。

（4）手部出血 同时压迫腕部尺侧的尺动脉与桡侧的桡动脉。

（5）下肢出血 指压股动脉，在腹股沟韧带中点，用拇指向耻骨上支压迫。

2.加压包扎止血法 适用于毛细血管、静脉和四肢小动脉的出血，用纱布或毛巾做成垫子，垫在伤口上，用绷带加压包扎，包括加压包扎伤口法、伤口填塞止血法和关节加垫屈肢法。

3.止血带止血法 目前多使用弹性卡扣止血带，操作简便，止血效果确切。注意事项：①止血带不能直接扎在肢体上，先要在扎止血带部位垫上毛巾、布类，然后扎止血带。②止血带的松紧度，以能制止出血、伤口不再有血流出，同时触摸不到远端脉搏为宜。如扎得过紧，可损伤周围组织，尤其是神经组织。③注意宽度在3cm以下的绳索类物品会损伤神经和皮下组织，故不能作为止血带。④止血带结扎时间不宜过久，一般以不超过1小时为宜。如需延长时间，应每隔30～40分钟放松止血带1～3分钟，以避免远端肢体发生动脉缺血性坏死。⑤在患者易见部位标志应用止血带的时间，以提醒接诊医生。

4.加垫屈肢止血法 用于控制前臂和小腿出血。方法是在肘窝或腘窝内加厚棉垫、毛巾或衣服（叠成卷），然后屈曲肢体，用三角巾缚紧固定。

5.钳夹止血法 如有可能在伤口内用止血钳夹住出血的大血管断端，连止血钳一起包扎在伤口内。注意不可盲目钳夹，以免伤及邻近神经或正常血管，影响修复。

三、包扎技术

开放性伤口在抢救时，应立即妥善包扎，以保护伤口、减少出血、防止污染、避免外界对伤口的刺激，并可做伤处固定。

【初步急救措施】

1.绷带包扎法 有环形、螺旋形、螺旋反折形、蛇形、8字形和回反形等。包扎时，首先应掌握"三点一走行"，即绷带的起点、止点、着力点（多在伤处）和走行方向顺序。其次包扎时，应从远端缠向近端，绷带头必须压住，即在原处环绕数周，以后每缠 1 周要覆盖住前 1 周的 1/3 ～ 1/2。

（1）环形包扎法 在肢体某一部环绕数周，每 1 周重叠盖住前 1 周，常用于手、腕、足、颈、额等处，并用作包扎的开始和末端固定。

（2）螺旋包扎法 包扎时做单纯的螺旋上升，每 1 周盖住前 1 周的 1/2，用于肢体和躯干等处伤口的包扎。

（3）8 字形包扎法 即 1 圈向上、1 圈向下包扎，每 1 周在正面和前 1 周相交，并压盖前 1 周的 1/2，包扎时力量以达到止血目的为准，末端用胶布固定，多用于包扎屈曲的关节如肘、肩、髋、膝等。

（4）回反包扎法 为一系列来回反折，第 1 圈在中央开始，接着各圈一左一右，直到将伤口全部包盖后，再做环形包扎固定，常用于头部和断肢残端包扎。此法常需要一位助手在回反折时按压一下绷带的反折端。

2. 三角巾包扎法 三角巾制作方便，需要时可应用现场的床单、方巾等代替，包扎操作简捷，用途广泛，适用于各个部位的包扎固定，缺点为欠牢固，不能加压。

（1）风帽式 三角巾顶角打结，然后包住头部，两边角后绕至前面，再向后绕，在颈部打结固定，用于头部的包扎与敷料固定。

（2）面具式 把三角巾一折二，顶角打结放在下颌正中，两手拉住底角罩住面部，然后双手持两底角拉向枕后交叉，最后在额前打结固定。可以在眼鼻处提起三角巾，用剪刀剪洞开窗，用于颜面部外伤。

（3）双眼包扎 将三角巾折成三指宽状，中段放在头后枕骨上，两旁分别从耳上拉向眼前，在双眼之间交叉，再持两端分别从耳下拉向头后枕下部打结固定。即使单眼外伤也应该双眼包扎，因为若仅包扎伤眼，健侧眼球活动必然会带动伤侧眼球活动，不利于稳定伤情，适用于双眼外伤。

（4）燕尾式 将三角巾两角叠成燕尾式，用于包扎胸、背部外伤。

（5）蝴蝶式 以两条三角巾顶角相连打结，即成蝴蝶形，用于包扎臀部、腹股沟等处。

（6）手足包扎法 手掌或足底向下，放于三角巾上，手指或足趾指向三角巾顶端，将顶角摺盖手背或足背，三角巾另两角左右交叉，压住顶角，绕手腕或踝打结固定。

【注意事项】

1. 包扎的动作要轻、快、准、牢。避免触碰伤口，以免增加患者的疼痛、出血和感染。
2. 对充分暴露的伤口，尽可能先用无菌敷料覆盖伤口，再进行包扎。
3. 不要在伤口上打结，以免压迫伤口而增加痛苦。
4. 包扎不可过紧或过松，以防滑脱或压迫神经和血管，影响远端血液循环。四肢包扎时，要露出指（趾）末端，以便随时观察肢端血液循环。

四、固定技术

固定技术用于骨折的临时固定。骨折后及时正确的固定，不仅可防止因疼痛而引起的休克，在患者转送途中，可防止骨折端的移位，以及骨折断段损伤周围血管、神经。

【初步急救措施】

固定材料最好用预先制备的夹板，如无现成夹板时，可利用现场的木板、木棍、树枝、雨伞杆等，也可将骨折的肢体固定于自己的躯干或健侧肢体，起到夹板的作用。各部位骨折临时固定法如下。

1.锁骨骨折　用绷带做8字形固定，然后用三角巾将前臂悬吊于胸前。

2.肱骨骨折　上臂内外侧各置一小夹板固定骨折处，用绷带缠牢，然后屈肘用三角巾将上臂和前臂一起固定于胸前。无夹板时，可将上臂自然下垂，用三角巾固定在胸侧，用另一条三角巾将前臂挂在胸前。

3.前臂骨折　用2块夹板固定断骨内外侧，绷带缠牢后，屈肘90°，用三角巾悬吊于胸前。无夹板时，可将伤侧前臂屈曲，手端略高，用三角巾悬挂于胸前，再用一条三角巾将伤臂固定于胸前。

4.大腿骨折　将夹板置于伤腿外侧，夹板长度要从腋窝到足跟，分段包扎固定。无夹板时亦可用健肢固定法。

5.小腿骨折　将长达大腿中段至足跟的夹板置于小腿外侧，分段包扎，如无夹板，可将健肢和伤肢绑扎在一起，作为临时固定。

6.脊柱骨折　患者俯卧于木板上，两手交叉于颌下。胸、腹部加垫固定，使脊柱处于稳定位置。

7.颈椎固定　颈椎损伤需要使用颈托固定。颈椎损伤可能会导致其稳定性降低，甚至出现移位，进而压迫椎管中走行的脊神经，造成呼吸停止。安置颈托时应当两人操作，其中一人双手固定住患者的头部，另一人安装颈托。如果现场没有颈托，可采用衣物、毛巾等物品折叠后挤垫在患者颈部两侧，防止头部和颈部在搬运过程中的移动。

【注意事项】

1.固定时要注意伤员全身情况，对外露的骨折端暂不应送回伤口，对畸形的伤部不必复位，固定要牢靠，松紧要适度。固定目的在于限制受伤部位的活动度，避免再伤，便于转运，减轻在搬运与运送中伤者的痛苦。

2.发生休克应先行抗休克治疗，病情平稳后再行处理。

3.伤口有出血，应先止血，后包扎固定。

4.发现骨折就地固定，固定时应将肢体固定在功能位置。骨折畸形不要整复，如为开放性骨折时，不要把刺出的骨端送回伤口，但应包扎伤口并固定。

5.夹板的长度应超过骨折部的上下两个关节，宽度应与肢体相仿。

6.固定要牢，不可过紧或过松。四肢骨固定时，应露出手指或足趾以便观察血液循环情况。

五、搬运技术

创伤患者经现场适当处理后，应尽早转送相关医院进行进一步治疗。转送患者的第一步即为搬运。搬运的目的是，依据现场的条件、患者的病情特点，采取恰当的搬运方式，将伤员及时、迅速、安全地搬离事故现场，避免伤情加重，并迅速送往医院进一步治疗。

【搬运方法】

1.徒手搬运法

（1）单人搬运法　用于轻伤员，可用肩掮法、背驮法、抱扶法。

（2）双人搬运法　有椅托式、轿杠式、拉车式等。

（3）多人搬运法 有平抱平抬式等。

2. 工具搬运法

（1）担架搬运法 应用担架搬运，如没有担架，可用两条竹竿或木棍，用绳子编成临时担架床，此外门板、床板、梯子、大衣也可用作临时担架。抬担架时担架员应边走边观察伤员的生命体征，如神志、呼吸、脉搏，有病情变化，应立即停下抢救，先放脚后放头。

（2）床单搬运法 用于缺乏担架及楼道狭窄情况下，将结实的床单适当折叠后，让患者蹲坐其中，两位抢救者分别抓紧床单的四角，前低后高，实施搬运。

3. 各部位损伤搬运法

（1）颈椎骨折的搬运 颈椎损伤应由专人牵引伤员头部，颈下需垫一小软垫，使头部与身体成一水平位置，颈部两侧用沙袋固定或使用颈托，肩部略垫高，防止头部左右扭转和前屈、后伸。

（2）胸、腰椎骨折的搬运 急救人员分别托住伤员头、肩、臀、下肢，动作一致地将伤员抬到或翻到担架上，使伤员取俯卧位，胸上部稍垫高，注意取出伤员衣袋内的硬物品，将伤员固定在担架上。

（3）开放性气胸搬运 首先用敷料严密堵塞伤口，搬运时伤员应采取半卧位并倾向伤侧。

（4）颅脑损伤搬运 保持呼吸道通畅，头部两侧应用沙袋或其他物品固定，防止摇动。

（5）颌面损伤搬运 伤员应采取健侧卧位或俯卧位，便于口内血液和分泌液外流，保持呼吸道的通畅，防止窒息。

【注意事项】

1. 搬运前首先了解患者的伤情，并进行适当处理。

2. 根据伤情及搬运条件，决定搬运的方法。凡怀疑有脊柱、脊髓损伤者，搬运前先固定。搬运时将伤者身体以长轴方向拖动，不可以从侧面横向拖动。

3. 搬运时，动作应轻、稳、快，尽量减少震动，防止脱手、倾覆、搬运者受伤等意外发生。两人以上实施搬运时，应注意动作的协调一致，避免增加患者的伤痛。

4. 依据患者的呼吸、循环情况，给患者采取恰当的体位。

5. 搬运过程中，随时注意患者病情变化，发生心跳呼吸停止，停止搬运就地立即实施心肺复苏术。

第三节 异物卡喉窒息

食物或其他异物卡喉引起窒息的现场急救方法包括患者的自救法与抢救者的急救法。

【病因】

1. 吞食大块食物，尤其是肉类食物。

2. 饮酒后。

3. 老年人佩戴义齿，进食时义齿易脱落吞入。

4. 儿童的喉反射性防御功能尚不完善，口含小颗粒状食物或物品易误吸。

【判断】

1. 异物吸入史，多数患者都有明确的异物吸入史。

2.轻者突然出现剧烈的刺激性咳嗽，严重者不能说话、咳嗽，数分钟内就会出现口唇、皮肤紫绀，意识丧失甚至窒息死亡。

3.辅助检查：X线片可显示不透光的异物，明确异物大小及位置，透光异物不能显示。支气管纤维镜可进一步明确诊断。

【初步急救措施】

（一）自救方法

发生异物卡喉时，应保持冷静，首先用手势示意他人以求救援，并立即自行实施：①手拳冲击法：右手握拳置于上腹部中央，左手握住右拳，快速向上冲击压迫腹部，反复进行直至异物排出。②腹部椅背倾压法：稍微弯腰，将上腹部靠在一固定的水平物体上（如桌子边缘、椅背等），反复冲击上腹部，直至异物排出。③用力咳嗽，通过增加气道压力，促使异物排出。

（二）抢救者急救法

1.成人急救方法

（1）腹部手拳冲击法　即 Heimlich 法，用于意识尚清的站立或坐位患者。抢救者站于患者背后，两臂环绕患者腰部，右手握拳，将拳的拇指侧置于患者脐上腹部中央，另一手抓住右拳，快速向上冲击压迫患者腹部，反复进行直至异物排出，切勿用双臂用力挤压患者胸廓；意识丧失患者，取仰卧位，抢救者骑坐于患者髋部或位于患者右侧，一手掌根部置患者脐上腹部中央，另一手叠加其上，应用身体的重量冲击患者腹部，反复重复至异物排出。

（2）胸部手拳冲击法　方法同腹部手拳冲击法。冲击部位为患者胸骨中下 1/3 交界处，用于肥胖及妊娠期女性，不宜应用腹部手拳冲击法的患者。

（3）拍背法　抢救者单腿跪地，使患者俯卧于抢救者的膝盖上，头部向下，用力连续拍击患者背部，促使异物排出。

2.婴幼儿急救方法

（1）胸部手指冲击法　患儿仰卧，置于床板或地面上，急救者食指和中指掌侧置于患儿的脐上腹部正中线两侧，迅速向上冲击，反复数次直至异物排出。

（2）婴儿背部拍击法　使患儿骑跨在急救者胳臂上，头部向下倾并用手握住患儿下颌骨固定头部，将急救者胳臂放在其大腿上，用另一手的掌根部拍击患儿背部肩胛区，重复数次直至异物排出。

第四节　烧烫伤

烧烫伤指各种热源如热水、热液、热蒸汽、热固体或火焰等所引起的皮肤和（或）黏膜等组织损害，严重者也可伤及皮下和（或）黏膜下组织，如肌肉、骨、关节甚至内脏。轻微的烧烫伤一般预后良好。烧烫伤是一种急诊常见的意外损伤，尤其大面积烧伤，病情危重，需紧急救治。

【病理及分期】

根据烧伤病理生理的特点，病程大致分为 3 期，各期之间往往相互重叠。

（一）体液渗出期

伤后迅速发生的变化为体液渗出。体液渗出的速度，一般以伤后的 6～12 小时内最快，持续 24～36 小时，严重烧伤可延至 48 小时以上。在较小面积的烧伤，体液渗出主要表现为局部的组织水肿，一般对有效循环血量无明显影响，当烧伤面积较大（一般指Ⅱ度、Ⅲ度，烧伤面积成人在 15%、小儿在 5% 以上者），人体不足以代偿迅速发生的体液丧失时，则有效循环血量明显下降，导致血流动力与流变学发生改变，进而发生休克。因此，在较大面积烧伤，此期又称休克期，防治休克是此期的关键。

（二）急性感染期

继休克后或休克的同时，感染是对烧伤患者的另一严重威胁。烧伤感染可来自创面、肠道、呼吸道或静脉导管等。防治感染是此期的关键。

（三）创面修复期

创面修复过程在伤后不久即开始。创面修复所需时间与烧伤深度等多种因素有关，无严重感染的浅Ⅱ度烧伤和部分深Ⅱ度烧伤，可自愈。但Ⅲ度和发生严重感染的深Ⅱ度烧伤，由于无残存上皮或上皮被毁，创面只能有创缘的上皮扩展覆盖。如果创面较大（一般大于 3cm×3cm），不经植皮多难自愈或需时较长，或愈合后瘢痕较多，易发生挛缩，影响功能和外观。

（四）康复期

深度创面愈合后形成的瘢痕，严重者影响外观和功能，需要锻炼、工疗、体疗和整形以期恢复；某些器官功能损害及心理异常也需要康复过程。深Ⅱ度和Ⅲ度创面愈合后，常有瘙痒或疼痛，反复出现水疱，甚至破溃，并发感染，形成"残存创面"；严重大面积深度烧伤愈合后，由于大部分汗腺被毁，机体散热调节体温能力下降，在盛夏季节，多出现全身不适，常需要 2～3 年的调整适应过程。

【临床表现】

烧伤组织可能出现坏死，体液渗出引起组织水肿、变性。小面积浅度烧伤，体液渗出有限，经代偿不影响全身的有效循环血量。大面积或深度烧伤时，因渗出、休克、感染等病理变化，可并发脓毒症和多器官功能障碍。

（一）烧伤面积的估算

烧伤面积指皮肤烧伤区占人体面积的百分数，采用九分法计算：头颈部 9%（1×9%），上肢 18%（2×9%），躯干（包括会阴）27%（3×9%），双下肢（包括臀部）36%（5×9%+1%）。成年女性双臀和双足应修正为各占 6%。

小儿因头大、腿短的解剖特点，面积修正公式如下：小儿头部面积 =［9+（12- 年龄）］；小儿双下肢体表面积 =［46-（12- 年龄）］。

如果医生手掌与患者的接近，可用医生手掌法估算：不论年龄、性别，将患者 5 个手指并拢，其手掌面积即估算为 1% 体表面积。小面积烧伤，一般用手掌法估算烧伤面积，大面积烧伤常与九分法联合使用。

（二）烧伤深度判断

烧伤深度的判定一般采用三度四分法。

1. Ⅰ度烧伤 仅伤及表皮浅层，生发层健在，再生能力强。表面红斑状、干燥，烧灼感，3～7天脱屑痊愈，短期内有色素沉着。

2. 浅Ⅱ度烧伤 伤及表皮的生发层、真皮乳头层。局部红肿明显，大小不一的水疱形成，内含淡黄色澄清液体，水疱皮如剥脱，创面红润、潮湿、疼痛明显，如不发生感染，1～2周可愈合，一般不留瘢痕，多数有色素沉着。

3. 深Ⅱ度烧伤 伤及皮肤的真皮层，介于浅Ⅱ度和Ⅲ度之间，深浅不尽一致，也可有水疱，但去疱皮后，创面微湿，红白相间，痛觉较迟钝。由于真皮层内有残存的皮肤附件，可赖其上皮增殖形成上皮小岛，如不感染，可融合修复，需时3～4周。但常有瘢痕增生。

4. Ⅲ度烧伤 又称焦痂型烧伤。全皮层烧伤甚至达到皮下、肌肉或骨骼。创面无水疱，呈蜡白或焦黄色甚至炭化，痛觉消失，局部温度低，皮层凝固性坏死后形成焦痂，触之如皮革，干燥，无渗液，发凉，针刺和拔毛无痛觉。因皮肤及其附件已全部烧毁，无上皮再生的来源，必须靠植皮而愈合。只有很局限的小面积Ⅲ度烧伤，才有可能靠周围健康皮肤的上皮爬行而收缩愈合。

（三）烧伤严重程度分度

1. 轻度烧伤 Ⅱ度烧伤面积10%以下。

2. 中度烧伤 Ⅱ度烧伤面积11%～30%，或有Ⅲ度烧伤但面积不足10%。

3. 重度烧伤 烧伤总面积在31%～50%之间；或Ⅲ度烧伤面积11%～20%；或Ⅱ、Ⅲ度烧伤面积虽不到上述百分比，但已发生休克等并发症，或存在较重的吸入性损伤、复合伤等。

4. 特重度烧伤 烧伤总面积在51%以上，或Ⅲ度烧伤面积在20%以上。

（四）吸入性损伤

吸入性损伤又称"呼吸道烧伤"，是由热力及燃烧烟雾中大量的化学物质如CO中毒、氰化物等，被吸入至下呼吸道，引起局部腐蚀或全身中毒。因此，在相对封闭的火灾现场，死于窒息者往往多于体表烧伤。合并严重吸入性损伤者仍为烧伤救治中的难题。

【诊断】

（一）生命体征评估

1. 确定烧伤的原因、评估伤情。
2. 评估意识、呼吸、脉搏或血压、尿量、创面变化。
3. 对重症患者，评估继发感染征象。

（二）诊断

根据病史、临床表现，可以明确诊断。注意诊断要点应包括对烧伤严重程度的判断和对烧伤原因的鉴别。需排除电和化学烧伤。

【初步急救措施】

（一）现场急救

1. 迅速脱离热源。脱去烧烫过的衣物，切忌粗暴剥脱，以免造成水疱脱皮。在烧伤现场可用干净敷料或布织物保护伤处，避免再污染和损伤，之后立即送往医院治疗。

2. 初步估计伤情，如有大出血、窒息、开放性气胸、严重中毒等，应迅速组织抢救。烧伤常伴有呼吸道受烟雾、热力灼伤，特别要注意有无呼吸道吸入性损伤。应保持呼吸道通畅，必要时气管切开。出现心搏呼吸骤停时，确定环境安全后，立即行心肺复苏。

3. 轻度烧伤，特别是四肢烧伤，应尽可能立即用冷水连续冲洗或浸泡，可迅速降低热度及减轻热源对组织的持续烧伤。

4. 对大面积严重烧伤须立即建立静脉通道，予以补液、抗休克治疗。

5. 转运伤员遵循就近的原则。严重烧伤早期切忌长途转运。途中观察生命体征的变化。

（二）急诊治疗

1. 轻度烧伤　主要是处理创面，包括剃净创面周围的毛发，清洁健康皮肤，去除异物。Ⅰ度烧伤创面无须处理，可外敷清凉药物。小面积浅Ⅱ度烧伤，水疱完整者，应予保存。水疱大者，可用消毒空针抽去水疱液，然后消毒包扎。如水疱已经撕破，用无菌纱布、油性敷料包扎。如创面无感染，无须经常换药。面颈部与会阴部烧伤可予以暴露。如果是关节部位的Ⅱ度烧伤或Ⅲ度烧伤，必须用夹板固定关节，关节活动可使创伤恶化。按需要应用止痛剂和镇静剂。酌情使用破伤风抗毒素。

2. 中度以上烧伤　严重烧伤应运送到有烧伤专科的医院，急诊救治需烧伤科医师实施。处理要点如下。

（1）吸氧、呼吸支持、建立输液通道、留置尿管，观察每小时尿量、比重、pH值，注意有无血红蛋白尿、肌红蛋白尿。

（2）估算烧伤面积、深度，评估病情。

（3）液体复苏、抗休克治疗；镇静、止痛；抗感染，积极防治烧伤脓毒症。

（4）创面处理，包括烧伤清除术、创面覆盖物应用、环状焦痂切开减压术、植皮术。

（5）创面污染重或有深度烧伤的注射破伤风抗毒素。

（6）积极进行肠内或肠外营养支持，如情况允许，应尽量使用肠内营养。

（7）尽量减少瘢痕和挛缩，进行功能康复。

（三）其他特殊烧伤的处理

1. 化学烧伤　可因暴露于酸、碱或石油产品引起。碱烧伤常较酸烧伤严重，因为碱能穿透得更深，去除化学物品并立即进行伤处的处理是关键。

化学烧伤受接触时间、化学物品浓度和剂量的影响。若允许应立即用淋浴或水管以大量清水冲走化学物质，至少持续20～30分钟，而碱烧伤要求更长的冲洗时间。若干粉还在皮肤上，冲洗前应先擦掉。中和剂并不比水冲洗更有效，因为与中和剂的反应本身可能产生热，导致进一步组织损伤。眼睛的碱烧伤要求烧伤后的起初8小时持续清水冲洗。一根小口径导管可以固定于眼睑沟内用于冲洗。

2. 电烧伤 由于电流接触患者身体引起的烧伤，病情常较其表面上看上去的情况更严重。因表面和深部肌肉的散热率不同造成相对正常的表面皮肤会同时合并深部肌肉的坏死。横纹肌溶解导致肌红蛋白释放，引起急性肾衰竭。

严重电烧伤患者的立即处理：①保持气道通畅，在未受累肢体建立静脉通路、心电图监测、放置尿管。②成人补液应该增加以保证至少 100mL/h 的尿量。③纠正代谢性酸中毒应维持足够的灌注。④加用碳酸氢钠碱化尿液，增加血红蛋白在尿中的溶解度。

复习思考题

1. 如何判断心搏呼吸骤停？

2. CPCR 中基础生命支持包括哪些环节？

3. 异物卡喉窒息的现场急救方法有哪些？

4. 创伤的现场急救技术是什么？

5. 面对创伤患者如何实施现场止血？

第一节 休 克

休克指各种强烈致病因素作用于机体，引起神经–体液因子失调及急性微循环障碍，有效循环血量锐减和（或）循环功能不全，导致重要器官血液灌注不足及广泛细胞缺氧和全身重要脏器功能障碍的急危重症。血压降低是休克最常见、最重要的临床特征。迅速改善组织灌注，恢复细胞氧供，维持正常的细胞功能是治疗休克的关键。休克恶化是从组织灌注不足发展为多器官功能障碍以至衰竭的病理过程。

【病因与分类】

休克依据病因不同，分为低血容量性、感染性、创伤性、心源性、过敏性、神经源性等。

1. 低血容量性休克　包括失血和失液所致的休克，主要因血容量的骤然减少，回心血量不足，导致心排血量和动脉血压降低，外周阻力增高而发生休克。

（1）急性出血　严重损伤后大血管破裂、肝脾破裂出血、动脉瘤破裂出血、异位妊娠破裂出血、上消化道出血、产后大出血等。

（2）急性失液　绞窄性肠梗阻等严重呕吐、腹泻，大量水分、电解质丢失；大面积烧伤、烫伤，弥漫性腹膜炎所致大量血浆丢失。

2. 感染性休克　是细菌、真菌、病毒和立克次体的严重感染所致，特别是在革兰阴性细菌感染引起的休克中，细菌内毒素起着重要的作用，又称内毒素性休克或中毒性休克，见于急腹症后期、泌尿系或呼吸道的严重感染、大面积烧伤并发败血症和化脓性感染致脓毒血症等。由于细菌毒素及坏死组织产生的有毒物质刺激，使微循环早期痉挛收缩，后期扩张，血液滞留，血浆外渗，有效循环血量锐减，导致休克。

3. 创伤性休克　各种严重创伤引起的剧烈疼痛、失血、失液、坏死组织的吸收，导致休克，见于严重骨折、烧伤、挤压伤和脑、胸、腹严重创伤等。

4. 心源性休克　急性心肌梗死、严重心律紊乱、心瓣膜病、重症心肌炎及急性心脏压塞等，在前负荷正常状态下心脏泵功能减弱或衰竭引起的心排血量减少。

5. 过敏性休克　各种变应原如某些药物（抗生素类、局麻药）、异种蛋白（如胰岛素、抗血清、花粉）刺激致敏细胞释放血清素、组胺、缓激肽等血管活性物质，可致血管骤然扩张、血浆外渗、有效循环血量锐减，引发休克。

6. 神经源性休克　严重创伤后剧痛、脊髓损伤、麻醉意外等剧烈的神经刺激引起血管活性物质释放，阻断交感神经对血管的调节作用，使外周血管扩张，有效循环血容量减少，引起休克。

【病理】

导致休克的病因不同，休克的始动环节不同，但病情发展到一定程度，其病理生理改变基本相同。依据休克的病理生理改变，将休克分为 3 个临床时期：第 1 期为休克早期，结合病理生理中的微循环变化，也就是微循环痉挛期，此期机体处于代偿阶段；第 2 期为休克期，亦即微循环扩张期，此时机体已处于失代偿阶段；第 3 期为休克晚期，亦即微循环衰竭期，此时机体处于弥散性血管内凝血（DIC）阶段，病情十分危重。

【临床表现】

1. 休克早期（微循环痉挛期、代偿期）

（1）一般表现　面色苍白、皮肤湿冷、中枢神经系统精神兴奋、烦躁不安。

（2）呼吸系统　呼吸急促、变浅，尚平稳。

（3）循环系统　脉搏细速，血压变化不大，舒张压轻度升高，脉压变小，轻度口渴。

（4）其他　尿量小于 30mL/h，伴有食欲不振、恶心。

2. 休克期（微循环淤血期、失代偿可逆期）

（1）一般表现　精神由兴奋转为抑制，精神萎靡，反应迟钝，表情淡漠。黏膜由苍白转为紫绀，可出现大理石花样纹，四肢厥冷，汗多而黏。

（2）呼吸系统　呼吸浅促，出现呼吸困难，有缺氧表现。

（3）循环系统　脉搏更细速，多在 120～140 次/分，毛细血管充盈时间延长，血压下降，收缩压低于 80mmHg，脉压更小，口渴明显。

（4）其他　尿量更少，低于 20mL/h，伴有恶心、呕吐、腹胀。

3. 休克晚期（微循环衰竭期、失代偿期）

（1）一般表现　嗜睡或谵妄、意识障碍乃至昏迷。全身广泛出血，出现皮下瘀点、瘀斑，并有鼻腔、牙龈、眼结膜出血，最终发生呕血、便血及内脏出血等。

（2）呼吸系统　极度呼吸困难，呼吸不规则。

（3）循环系统　心音极弱，脉搏触不到，血压测不出，最后发生心力衰竭，严重口渴。

（4）其他　无尿，出现肠麻痹。

【辅助检查】

1. 血常规　红细胞计数及血红蛋白测定有助于对失血性休克的诊断，以及对休克过程中血液浓缩和治疗效果的判断；白细胞计数及分类则是感染性休克诊断的重要依据。

2. 尿、便常规　有助于了解休克对肾功能的影响及病因判定；便常规检查及潜血试验对感染性或失血性休克的判定有一定的诊断价值。

3. 血生化检查　丙酮酸、乳酸、血 pH 值及二氧化碳结合力有助于了解休克时酸中毒的程度；尿素氮、肌酐有助于了解休克时肾功能的情况，判断是否有上消化道出血；肝功能检查有助于了解休克对肝功能的影响；心肌标志物检测有助于判断休克对心肌代谢的影响及心源性休克的诊断；电解质检测有助于了解休克时电解质平衡紊乱。

4. 出、凝血功能检测　血小板计数、出凝血时间、凝血酶原时间、纤维蛋白原及纤维蛋白降解产物的测定有助于判断休克的进展及 DIC 的发生。

5. X 线检查　对休克的病因判断有一定意义。

6. 心电图　有利于心源性休克的诊断，并能了解休克时心肌供血及心律失常的情况。

7. 血流动力学监测　中心静脉压有助于鉴别休克病因，低血容量性休克时中心静脉压降低，心源性休克时通常是增高的；心排血量及心脏指数有助于了解心脏功能状态。

8. 微循环障碍　检眼镜检查、甲皱微血管检查等可协助了解微循环灌注情况。

【诊断与鉴别诊断】

（一）诊断

1. 诊断方法　休克的尽早发现、及时诊断并实施急救，是抢救成功的关键，即使必要的辅助检查也应该边救治边进行。休克的早期诊断主要依赖于病史的采集与体格检查。可通过一看、二问、三摸、四听等做出早期诊断。

（1）一看　观察患者的神志情况、皮肤颜色、呼吸情况。

（2）二问　询问病史，寻找引起休克的可能病因；观察患者的反应能力；了解口渴程度与尿量的多少。

（3）三摸　触诊皮肤了解皮肤温度与出汗情况；触诊脉搏，了解脉搏频率、强弱。

（4）四听　听诊心脏，了解心率与心音情况；测量血压。

2. 早期识别休克的主要指标　①有诱发休克的病因。②存在神志异常，表现为清醒但异常烦躁或出现神志恍惚。③脉搏超过 100 次 / 分，甚至不能触及。④四肢湿冷，胸骨部位皮肤指压阳性（再充盈时间大于 2 秒）；皮肤苍白、发绀或出现花斑。⑤尿量减少低于 30mL/h，甚至无尿。⑥收缩压下降低于 80mmHg，脉压缩小低于 20mmHg。⑦原有高血压患者，收缩压下降低于发病前血压的 30%。

3. 休克病情危重的主要指标

（1）出现 DIC 表现　皮肤黏膜出现瘀斑、黑便、呕血等消化道出血表现。

（2）出现肾衰竭表现　补足血容量的情况下，尿量仍少于 20mL/h 且尿比重降低。

（3）发生心力衰竭　补足血容量后，血压不升，脉率持续大于 120 次 / 分。

（二）鉴别诊断

1. 低血压与休克的鉴别　低血压是休克的重要临床表现之一，但低血压的患者并非都有休克。一般认为正常成年人肱动脉血压 <90/60mmHg 为低血压。低血压是一种没有休克病理变化的良性生理状态，与休克有着本质的区别。

2. 各种类型休克的鉴别

（1）低血容量性休克　有明确的内、外出血或失液因素（包括严重的呕吐、腹泻及各种原因的内出血等），失血量占总血容量的 15%（750mL）以上，有明显的脱水征。

（2）感染性休克　有感染的证据，包括急性感染、近期手术、创伤、传染病等。有感染中毒征象，如寒战、发热、白细胞增高及异性核细胞增加。

（3）创伤性休克　有明确的骨折、挤压伤、大手术等引起的休克，同时由于强烈疼痛或继发感染可加重休克。

（4）心源性休克　有心脏疾病的临床表现，如急性心肌梗死患者有明显心绞痛，心电图有典型 ST-T 改变。

（5）过敏性休克 有明确的致敏因素，如易致敏的药物（青霉素等）、生物制品或毒虫叮咬等。绝大多数骤然发病，一半的患者在 5 分钟内发病。除血压骤降外，可有过敏性皮肤表现及呼吸系统症状，如喉头水肿、支气管哮喘、呼吸困难等，病情凶险。

（6）神经源性休克 有强刺激因素，如创伤、疼痛及其他可导致机体强烈应激反应的原因。

【治疗】

休克是临床危重急症，须积极救治。抗休克治疗的目的是恢复氧的供应和代谢所需的物质，控制各系统器官功能紊乱所发生的反应，维持有效循环和亚细胞结构的完整性，排出酸性代谢产物，使休克细胞复苏，器官功能恢复正常。休克的病因不同，临床表现相似，但急救处理侧重点有所不同，故应首先明确引起休克的主要病因，针对病因采取综合性急救措施。现场急救时，首先应处理心跳呼吸骤停、窒息、严重开放性气胸、张力性气胸、过敏性休克和心源性休克。

（一）紧急处理

1. 心肺复苏。发生心跳呼吸骤停的患者应首先实施心肺复苏。

2. 解除窒息。立即清除口鼻部异物、痰液、血液、呕吐物，取出活动性假牙，托起下颌使呼吸道通畅，或置入通气导管，必要时用粗针头在环状软骨与甲状软骨之间穿刺通气，或紧急气管切开。

3. 处理创伤。

（二）一般处理

1. 患者取平卧位，采取头部和胸部抬高 10°、下肢抬高 20°的卧位。急性心力衰竭引起的心源性休克，应取半卧位。

2. 保持呼吸道通畅。

3. 维持正常体温，注意保暖。

4. 高流量吸氧，流量 6～8L/min。

（三）积极消除或控制病因

1. 有效止血、止痛、抗过敏、解除窒息。

2. 恰当处理创伤。

3. 积极控制感染。

4. 治疗原发性心脏病，纠正严重心律失常。

（四）积极补充血容量

有效循环血量减少是休克的基本病理生理改变，故需要扩充血容量。对出血性休克和失液性休克，及时扩充血容量更是处理休克的关键。

1. 常用液体 ①电解质溶液：先输入晶体液，一般使用乳酸林格液。②葡萄糖溶液：主要补充水分和供给热量，不能单独大量使用，因休克时机体对糖的利用能力降低。③右旋糖酐：是一种血浆增量剂，增加血容量。④白蛋白、血浆和全血：白蛋白是保持血液胶体渗透压的主要物质，适宜于大量输入晶体液后或有低蛋白血症者，有效提高血容量及全血携氧能力，对失血性休克改善贫血和组织缺氧特别重要。

2. 补液方法 选择较大号穿刺针快速开通 2 条以上静脉通路快速补液。应用晶体液进行休克的复苏治疗。根据患者的具体情况，晶体液可选用平衡盐液、0.9% 氯化钠溶液等，胶体液可选用新鲜全血、血浆、代血浆等。可根据休克的严重程度粗略估计补液量：补液量＝体重 ×7%×丢失血容量百分比。补液应注意密切结合患者发生休克的病因、临床特点、病情轻重，个体化选择补液种类与补液量。

（五）应用血管活性药物

1. 血管解痉药　在充分补液的基础上，适当应用血管扩张剂，可以改善组织灌注。常用药物有小剂量多巴胺、酚妥拉明、硝普钠、654-2 等。

2. 血管收缩药　通过收缩外周血管，可以维持或升高血压，但应注意在补充有效循环血容量之前应用血管收缩药，使血压升高，不能保证组织灌注已完全改善，故血管收缩药应小剂量使用。常用血管收缩药有肾上腺素、间羟胺等。

（六）纠正代谢性酸中毒

休克早期可暂时不用，以补充血容量、增强心肌收缩力、保护肾功能为主，休克病情较重时，考虑应用碱性液体纠正酸中毒，常用药物为 5% 碳酸氢钠。应根据患者动脉血气分析结果计算需要量并分次使用，如暂时无检查条件，应根据患者病情小剂量间断使用。

（七）其他治疗

1. 应用肾上腺皮质激素，可增强心肌收缩力，保护肺、肾功能；大剂量应用有扩张外周血管、改善微循环、降低细胞膜通透性、中和体内毒素的作用。常用地塞米松或氢化可的松、泼尼松等。

2. 应用纳洛酮，可有效逆转低血压。

3. 防治急性肾衰竭、呼吸衰竭、心力衰竭，处理脑水肿，治疗 DIC，营养支持，防治感染，免疫治疗，低温治疗等。

第二节　脓毒症

全身性感染（systemic infection）是人体对侵入的病原微生物产生的失控性全身反应，如伴随出现危及生命的器官功能障碍，称脓毒症（sepsis）。按脓毒症严重程度可分脓毒症、严重脓毒症和脓毒性休克，进一步发展可导致多器官功能障碍综合征等。

脓毒症和脓毒性休克是住院患者死亡的主要原因。脓毒症发生率高，全球每年有超过 1800 万严重脓毒症病例，并且还以每年 1.5% ～ 8.0% 的速度上升。脓毒症的病情凶险，病死率高，全球每天约 1.4 万人死于其并发症。据流行病学调查显示，脓毒症的病死率已经超过心肌梗死，成为重症监护病房内非心脏病患者死亡的主要原因。近年来，尽管抗感染治疗和器官功能支持技术取得了长足的进步，脓毒症的病死率仍高达 30% ～ 70%。2016 年脓毒症的定义指宿主对感染的免疫反应失调引起的危及生命的器官功能障碍。2021 年更新后仍沿用 2016 年版脓毒症的定义，仅对部分治疗方案进行了改动与细化，并依据最新研究证据，对以往建议的推荐级别进行调整。

【病因】

脓毒症是由感染引起的，常发生在患有严重疾病的患者，如严重烧伤、多发伤、外科手术后和重症肺炎等患者，也常见于有慢性疾病的患者，如糖尿病、慢性阻塞性肺疾病、白血病、再生障碍性贫血和尿路结石等。

60～70岁年龄段为发病高峰年龄，男性、种族差别、基因差别等，可导致发生脓毒症的危险性明显增加，多种疾病共存、恶性肿瘤、免疫缺陷、低免疫状态、慢性器官衰竭、酒依赖者等均是发病的高危人群。

引起脓毒症的主要病原体为细菌、真菌、病毒和寄生虫等。病原体中革兰阳性菌占30%～50%，革兰阴性菌逐渐减少，占25%～30%，主要在生殖泌尿系统中，同时能对抗多种抗生素的细菌（MDR）明显增加，MDR细菌和真菌的感染者达到严重脓毒症和休克的患者的25%。病毒和寄生虫占2%～4%或更高。在20%～30%的患者中，病原体无法确定。

【发病机制与病理】

脓毒症的发病机制尚未完全明了，涉及复杂的全身炎症网络效应、基因多态性、免疫功能障碍、凝血功能异常、组织损伤及宿主对不同感染病原微生物及其毒素的异常反应等多个方面，与机体多系统、多器官病理生理改变密切相关。

机体和病原体之间的相互作用相当复杂，涉及过度炎性反应或免疫抑制、凝血异常、血流异常、微循环功能障碍、器官损害和细胞死亡等。机体对病原体的对抗反应不匹配，从而造成3种不同的势态。

1. 促炎性占优势，称为全身性炎症反应综合征（SIRS）。

2. 促炎和抗炎同时存在，称为混合性拮抗性反应综合征（MARS）。

3. 抗炎性占优势，称为代偿性抗炎症综合征（CARS）。

【临床表现】

（一）一般表现

1. **全身表现**　发热、寒战、心率加速、呼吸加快、外周血白细胞计数和分类改变。

2. **感染**　血清C反应蛋白和降钙素原增高。

3. **血流动力学**　心排出量增多、全身血管阻力降低、氧摄取率降低。

4. **代谢变化**　胰岛素需求量增多，血糖升高。

5. **组织灌注变化**　组织灌注不良，尿量减少。

6. **器官功能障碍**　尿素氮或肌酐增高、血小板减少、高胆红素血症等。

（二）各型表现

1. **脓毒症**　常见的症状有寒战、高热，特殊感染如伤寒或新生儿、老年人、使用免疫抑制剂者，也可出现体温不升甚至低体温。严重低体温，体温<36℃时，也要考虑有脓毒症的存在。此外，患者还可出现感染部位的相应临床症状，如咳嗽、咳痰、胸痛、头痛、腹痛、腹泻、尿频、尿痛、腰痛、皮疹、关节疼痛等。

2. **脓毒性休克**　70%的脓毒性休克患者早期表现为意识状态改变，躁动、嗜睡、淡漠甚至昏迷，部分患者可出现心动过速和呼吸困难等症状；可出现低血压、组织灌注不良等休克的表现。

（三）并发症

脓毒症的并发症实质是脓毒症病理生理各阶段过程中的临床表现，常见的并发症包括休克、急性肺损伤或急性呼吸窘迫综合征（ARDS）、深静脉血栓形成、应激性溃疡、代谢性酸中毒、DIC，直至多器官功能障碍综合征。

【辅助检查】

1. 血常规 白细胞计数 $>10\times10^9/L$，中性粒细胞比例增高，核左移，幼稚型细胞增多，出现毒性颗粒，可有血小板减少等。

2. 血生化 胆红素、血肌酐、血乳酸水平均可升高。

3. C 反应蛋白（CRP） 在全身炎症反应时，其水平可升高。

4. 降钙素原（PCT） 在由细菌引起的脓毒症时异常升高，对判断细菌感染的脓毒症有一定的特异性和灵敏度。

5. 病原菌检查 脓液、穿刺液、瘀点标本做涂片行革兰氏染色或培养，可初步判断或检出病原菌。

6. 血流动力学监测 中心静脉导管应该在严重脓毒症患者中尽早放置，肺动脉漂浮导管则根据病情考虑放置。

7. 中心静脉血氧饱和度（ScvO$_2$）和混合静脉血氧饱和度（SvO$_2$） 在严重脓毒症和脓毒性休克的早期，即使此时机体的血压、心率、尿量和CVP（中心静脉压）处于正常范围内，全身组织灌注就已经发生灌注不足的情况，而 ScvO$_2$ 和 SvO$_2$ 能较早地反映组织这种灌注状态。

【诊断与鉴别诊断】

（一）诊断

1. 成人脓毒症的诊断 要求有明确感染或可疑感染，加上以下指标。

（1）全身情况 发热（≥38.3℃）或低体温（≤36℃）；心率增快（≥90 次 / 分）或≥年龄正常值之上 2 个标准差；呼吸增快（≥30 次 / 分）；意识改变；明显水肿或液体正平衡 >20mL/kg，持续时间超过 24 小时；高血糖症（血糖 >7.7mmol/L）而无糖尿病病史。

（2）炎症指标 白细胞增多（≥ $12\times10^9/L$），或白细胞减少（≤ $4\times10^9/L$），或白细胞正常但不成熟细胞≥10%；血浆 C 反应蛋白≥正常值 2 个标准差；血浆降钙素原≥正常值 2 个标准差。

（3）血流动力学指标 低血压（收缩压≤ 90mmHg，平均动脉压≤ 70mmHg，或成人收缩压下降≥ 40mmHg，或 <年龄正常值之下 2 个标准差）；混合静脉血氧饱和度（SvO$_2$）≥ 70%；心脏指数（CI）≥ 3.5L/（min·m^2）。

（4）器官功能障碍参数 氧合指数（PaO$_2$/FiO$_2$）≤ 300mmHg；急性少尿［尿量≤ 0.5mL/（kg·h）］；血肌酐增加≥ 44.2μmol/L；凝血功能异常（国际标准化比值≥ 1.5，或活化部分凝血活酶时间≥ 60 秒）；肠麻痹，肠鸣音消失；血小板减少（≤ $100\times10^9/L$）；高胆红素血症（总胆红素≥ 70mmol/L）。

（5）组织灌注参数 高乳酸血症（乳酸≥ 3mmol/L），毛细血管再充盈时间延长或皮肤出现花斑。

需要注意的是，新的诊断标准并未强调必须是在感染的基础上加上以上 5 条或其中几条以上表现才可以诊断为脓毒症，而更强调以异常的指标结合临床专科的具体病情变化来做出更符合临床实际的脓毒症的临床诊断。

2. 严重脓毒症 合并出现器官功能障碍表现的脓毒症。

3. 脓毒性休克 其他原因不可解释的，以低血压为特征的急性循环衰竭状态，是严重脓毒症的一种特殊类型：①收缩压 ≤ 90mmHg，或收缩压较原基础值减少 ≥ 40mmHg 至少 1 小时，或依赖输液及药物维持血压，平均动脉压 ≤ 60mmHg。②毛细血管再充盈时间 ≥ 2 秒。③四肢厥冷或皮肤花斑。④高乳酸血症。⑤尿量减少。

（二）鉴别诊断

1. 发热性疾病，如急性关节炎、系统性红斑狼疮、血清病、免疫性溶血性贫血等。
2. 急性血栓栓塞性疾病和组织梗死，如下肢深静脉血栓、肺栓塞、急性心肌梗死等。
3. 肿瘤。

【治疗】

脓毒症有救治的"黄金时间"，愈早诊断、愈早期给予抗生素和输液治疗，存活率愈高。

（一）防治休克

1. 液体复苏 一旦临床诊断脓毒症或脓毒症诱发的组织低灌注，应尽快进行液体复苏，采用胶体与晶体 1：2 输入，第 1 个 6 小时内复苏目标为中心静脉压达到 8 ～ 12mmHg，平均动脉压在 60 ～ 70mmHg，尿量每日 ≥ 400 ～ 600mL。进行大量液体复苏时，需注意复苏过程中有无不适反应。新指南强调 3 小时内应给予每千克体重 30mL 的输液量，复苏是否充足是动态的过程，可以由乳酸浓度和其他血循动力指标来决定是否进行二次复苏，新指南依旧建议平均动脉压 65mmHg 是初期理想的血压目标。

除非患者有严重缺血性心脏疾病或大量急性失血，应严格遵守血红蛋白（70g/L）以下才输血的原则。过度输血会导致较高的器官损伤和死亡。

2. 血管活性药物的应用 经过充分的液体复苏，如果不能恢复动脉血压和组织灌注，需要应用血管活性药物。对于脓毒症低血压患者，升压药的首选目前仍是去甲肾上腺素，其他升压药可选择血管加压素和肾上腺素，多巴胺只有在少数心率低且没有心律不齐风险的患者谨慎使用。对于升压药无效的脓毒性休克患者，可使用氢化可的松，但不建议常规使用。

（二）积极控制感染

强调在 1 个小时内给予经验性抗生素，如果必要时须结合多种覆盖可能的致病源，包括抗真菌药。只要有明确的微生物报告或是临床有足够的改善，就应进行抗生素降级应用。

1. 控制感染源 对于有明确感染源的患者，局部积脓应该给予外科排脓引流，清除感染或坏死的固体组织，非单靠抗生素治疗。怀疑血流导管感染患者，应立即移除血流导管，取出感染的异物或装置。

2. 抗生素的应用 采用序贯性抗生素治疗。联合抗生素和多重抗生素的差别是在于联合抗生素结合 2 种不同药理机制的抗生素，针对特定细菌进行治疗，彼此协同效应加速细菌廓清。多重抗生素则是结合多种不同类型抗生素，目标是扩大抗菌谱。新指南只支持在脓毒性休克患者使用联合抗生素，不支持其他严重感染或是菌血症患者联合抗生素治疗。

（三）呼吸支持

在保持呼吸道通畅条件下，改善或纠正低氧或二氧化碳潴留及代谢紊乱。持续低流量给氧或经面罩持续正压吸氧。有指证时及时选择机械通气，必要时可行气管切开。

（四）系统脏器功能支持

1. 监测并保护肾功能 保证肾的有效血流量，保证尿量 $\geq$ 30mL/h，当出现肾功能不全时，采用血液净化治疗。

2. 监测肝酶学水平及保肝治疗 可适当补充氨基酸制剂或维生素，以减轻肝脏负担，保护肝功能。

3. 保护胃肠道功能

（1）应用抑酸剂及胃肠黏膜保护剂。

（2）输血或止血。出现消化道大出血，应及时输血，或尽早进行内镜下止血。

（3）注意肠道菌群变化，应用微生物制剂维持肠道正常菌群比例。

（五）代谢营养支持治疗

采用合理的功能途径，维持正氮平衡。

（六）辅助治疗

1. 血糖控制 高血糖是脓毒症的应激反应表现，严格的血糖控制对脓毒症存活没有帮助，反而增加低血糖并发症，建议在血糖连续 2 次测量 >10mmol/L 时，连续使用胰岛素，控制血糖在 10mmol/L。

2. 应用糖皮质激素 未出现休克表现时，不主张使用糖皮质激素，在血压不能维持正常、尿量明显减少、晚期发生 ARDS 和肾上腺皮质功能不全时，可应用小剂量肾上腺皮质激素。不主张大剂量使用，用药后期可改口服，每 3 天减半量，直至停药。

第三节 多器官功能障碍综合征

多器官功能障碍综合征（multiple organ disfunction syndrome，MODS）是指机体遭受严重创伤、休克、感染及外科大手术等急性损害 24 小时后，同时或序贯出现 2 个或 2 个以上的系统或器官功能障碍或衰竭的临床综合征。MODS 强调临床过程变化的重要性。MODS 随时间的延伸而改变，既可加重，也可以逆转。

1973 年，Tilney 系统地描述了腹主动脉瘤破裂手术后出现的心、肺、肝等多个器官衰竭，并称之为序贯性系统衰竭。1975 年，Baue 提出了多系统器官功能衰竭（multiple system organ failure，MSOF）。1977 年，Eiseman 命名为多器官功能衰竭（multiple organ failure，MOF）。1992 年，美国胸科医师协会和危重病医学会倡议将 MOF 改称为 MODS。1995 年，第三届全国危重病急救医学会议上将 MOF 更名为 MODS。

MODS 在概念上应注意以下几点：①原发的致病因素是急性的，继发的受损器官远离原发损害的部位。②从原发损害到发生 MODS，往往有一间隔期，可为数小时或数天。③受损器官原来的功能基本正常，一旦阻断其发病机制，功能障碍是可逆的。④在临床表现上，各器官功能障碍的严重程度不同步，有的器官已呈现完全衰竭（如无尿性肾衰竭），有的器官则可为临床不明显的"化学性"衰竭（如血转氨酶升高）。

下述情况不属于 MODS 范畴：创伤暴力直接作用于两个以上的器官、临终患者濒死状态（发生脏器功能障碍后 24 小时内死亡）、肝肾综合征、心源性肺水肿、肝性脑病、肺性脑病等。

【病因】

1. 严重感染，是引起 MODS 最常见和最重要的始动因素。
2. 严重创伤、烧伤、外科大手术。
3. 各型休克，尤其是感染性休克和失血性休克。
4. 急性药物或食物中毒。
5. 心肺复苏后，尤其是复苏延迟或复苏不全的。
6. 超量输血，每日输血量 3000mL 以上。

MODS 的发生主要取决于致病原因，但高危因素也很重要，常见的主要危险因素见表 8-1。

表 8-1　诱发 MODS 的主要危险因素

复苏不充分或延迟复苏	营养不良
持续存在感染病灶尤其是双重感染	肠道缺血性损伤
持续存在炎症病灶	外科手术意外
基础脏器功能失常如肾衰竭等	糖尿病
年龄≥55 岁	糖皮质激素应用量大、时间长
嗜酒	恶性肿瘤
大量反复输血	使用抑制胃酸的药物
创伤严重度评分（ISS）≥25	高血糖、高血钠、高渗血症、高乳酸血症

【临床表现及诊断】

（一）SIRS 的诊断

SIRS 不是一个单独的疾病，只是一种在原发病基础上全身应激反应过度的临床状态。SIRS 的诊断标准相当宽松，包括的范围很广，因而敏感性很高，但特异性较差。临床医师不应满足于 SIRS 的诊断，更应注意从 SIRS 可能发展为 MODS 的过程。

SIRS 指任何致病因素作用于机体所引起的全身炎症反应，并且具备以下 2 项或 2 项以上，可诊断：①体温 >38℃或 <36℃。②心率 >90 次 / 分。③呼吸 >20 次 / 分，或 $PaCO_2<32mmHg$。④白细胞计数 >$12×10^9$/L，或 <$4×10^9$/L，或未成熟粒细胞 >0.1。

（二）MODS 的诊断

MODS 的诊断要素：诱发因素 +SIRS+ 器官功能障碍。①严重创伤、休克、感染等诱发因素。②存在着 SIRS 反应或脓毒症临床表现。③存在着 2 个或 2 个以上器官序贯性功能障碍。这一诊断体现出 MODS 由失控炎症所致、渐进损伤的特点，是一个连续病理变化过程，为可能发生的多器官功能障碍提供了早期诊断与干预的依据。

MODS 诊断标准由 7 个系统器官组成，每个系统器官只需符合 1 项条件即可诊断为该系统功能障碍（表 8-2）。

表 8-2　MODS 诊断标准

项目	条件	诊断条件
心血管功能障碍诊断标准	a 收缩压 <90mmHg b 平均动脉压（MAP）<70mmHg c 发生休克、室性心动过速或心室纤颤等严重心律失常、心肌梗死	具备 a、b、c 3 项之一，即可诊断
呼吸系统功能障碍诊断标准	氧合指数（PaO_2/FiO_2）<300mmHg	具备即可诊断
中枢神经功能障碍诊断标准	a 意识出现淡漠或躁动、嗜睡、浅昏迷、深昏迷 b 格拉斯哥昏迷评分（GCS）≤ 14 分	具备 a、b 2 项之一，即可诊断
凝血系统功能障碍诊断标准	a 血小板计数（PLT）<100 × 10⁹/L b 凝血时间（CT）、活化部分凝血酶原时间（APTT）、凝血酶原时间（PT）延长或缩短；3P 试验阳性	具备 a、b 2 项之一，即可诊断
肝脏系统功能障碍诊断标准	a 总胆红素（TBil）>20.5μmol/L b 血白蛋白（ALB）<28g/L	具备 a、b 2 项之一，即可诊断
肾脏系统功能障碍诊断标准	a 血肌酐（SCr）>123.76umol/L b 尿量 <500mL/24h	具备 a、b 2 项之一，即可诊断
胃肠系统功能障碍诊断标准	a 肠鸣音减弱或消失 b 胃引流液、大便潜血阳性或出现黑便、呕血 c 腹内压（膀胱内压）≥ 11cmH₂O	具备 a、b、c 3 项之一，即可诊断

【治疗】

应致力于早期识别，及时干预，以期中断或逆转其病理的发展变化，提高治愈率。MODS 高危人群需要连续性重点观察和监护，一般应在 ICU 进行抢救。

MODS 的防治原则：①积极治疗原发病，避免和消除诱发因素。②脏器功能支持。③营养支持。④维持内环境稳定。⑤抗炎与免疫调理。⑥中医药治疗。

（一）积极治疗原发病，避免和消除诱发因素

1. 有效控制感染

（1）清除感染灶，保持引流通畅　对感染病灶，如身体各部位的脓肿（头颅、胃肠道、胸腔、腹腔等），保持引流通畅是控制感染的前提，并及时清除坏死组织。呼吸道感染时，充分排痰也是控制感染的主要措施。

（2）应用抗生素　推荐做出感染诊断 1 小时内留取适当的培养标本后给予抗生素治疗。重症感染患者多需要联合用药，采用降阶梯治疗策略，即初始经验性的广谱联合治疗，3 ～ 5 天根据病原菌培养结果转为目标治疗。注意抗生素的肝、肾等毒副作用，大部分抗生素需要根据患者的内生肌酐清除率（Ccr）来调整用量，具体用量参考其药物说明书。

2. 纠正休克　感染性休克应进行快速和充分的液体复苏，若经补液 20 ～ 40mL/kg 后仍呈低血压状态，不论血压水平如何而血乳酸升高（≥ 4mmol/L），即开始进行目标导向性治疗，在最初复苏的 6 小时内应达到复苏目标：①中心静脉压（CVP）8 ～ 12mmHg。②平均动脉压（MAP）≥ 65mmHg。③尿量 ≥ 0.5mL/（kg·h）。④中心静脉血氧饱和度（ScvO₂）或混合静脉血氧饱和度（SvO₂）分别为 ≥ 70% 或 ≥ 65%。充分补液的基础上可酌情使用血管活性药物，保证

MAP ≥ 65mmHg，以维持生命和组织灌注，首选去甲肾上腺素或多巴胺。

（二）脏器功能支持

1. 呼吸功能支持

（1）保持呼吸道通畅是治疗呼吸衰竭的最基本、最主要的治疗。

（2）及时纠正各种原因所致缺氧，保证各重要脏器充分氧供，避免因缺氧所致的脏器功能障碍。

（3）实施有创机械通气，主要指征包括严重低氧血症，吸氧浓度 $FiO_2 \geqslant 50\%$ 而 $SpO_2 < 90\%$；或严重失代偿性呼吸性酸中毒，动脉血气分析 pH 值 7.2 ～ 7.25。对于急性 ARDS 可采用肺保护性机械通气策略。

（4）应用糖皮质激素。

2. 循环功能支持

（1）保证有效的心排出量：①及时补充血容量，维持有效的循环血量。②合理应用血管扩张药及利尿剂，减轻心脏的容量负荷和阻力负荷，降低心肌氧耗量，增加心排量。③合理应用正性肌力药如洋地黄类、多巴酚丁胺等，及时纠正心律失常。④心肌营养药等。

（2）维持动脉血压，保证重要脏器的血液灌注。

（3）测定血流动力学指标。

3. 肾功能支持

（1）预防性措施：①恢复有效循环，增加肾灌注是治疗的主要目标，保证尿量 >30mL/h。②在容量补足前使用利尿剂弊大于利。③避免使用肾毒性药物。

（2）对已确定的急性肾衰竭者，应维持水、电解质及酸碱平衡，防止高血钾及过量补液。紧急透析治疗指征：尿毒症脑病，血钾 >6.5mmol/L，严重代谢性酸中毒，容量负荷过重对利尿剂无效者，心包炎。

4. 胃肠功能支持

（1）早期肠内营养支持（EN）。

（2）预防应激性溃疡及消化道出血，重症感染患者使用 H_2 受体阻滞剂、质子泵抑制剂（PPI）。

（3）中毒性肠麻痹的处理：①去除病因或诱因：控制腹腔感染（脓肿、肠道菌群失调、积血等），纠正电解质紊乱（低血钾）。②促进肠蠕动：大黄或大承气汤胃管内注入或灌肠，应用胃肠动力药。③腹胀明显时，禁食并胃肠减压。

5. 肝功能支持

（1）护肝药物：可使用必需磷脂、复方甘草甜素、还原谷胱甘肽或肝细胞生长素。

（2）人工肝支持系统：血浆置换对于高胆红素血症可取得满意疗效。

（3）对症处理。

6. 脑功能支持：防治脑水肿。

7. 防治 DIC 的治疗。

（三）营养支持

1. 营养素补充　临床营养支持分为肠外营养与肠内营养两种方法。

2. 危重患者的血糖控制与强化胰岛素治疗　任何形式的营养支持，应配合强化胰岛素治疗，

严格控制血糖水平 ≤ 8.3mmol/L，并应避免低血糖发生。

3. 增强机体抵抗力　积极查血免疫球蛋白，若发现 IgG 低下，可静脉补充丙种球蛋白增强体液免疫。条件允许可用胸腺肽 α_1 以增强细胞免疫。

（四）维持内环境稳定

水、电解质与酸碱平衡是维持内环境稳定的主要因素，应及时发现及纠正各种原因所致的水、电解质紊乱及酸碱平衡失调。

（五）抗炎与免疫调理

炎症反应失控是导致 MODS 的本质性原因，免疫调节治疗是 MODS 病因治疗的重要策略，临床上可应用抗炎症反应药物，如乌司他丁等。

【预后】

MODS 的死亡率远高于一个脏器功能障碍或衰竭，一般为 62.5% ～ 85%。功能障碍脏器数目愈多，预后愈差。出现 1 ～ 4 个脏器衰竭的死亡率分别为 25.6%、52.3%、82.4%、100%。受累器官包括肺、肾、肝、胃肠、心、脑及凝血、代谢功能等。肺是最早累及的器官，依次是肝、胃肠道和肾，其中以肺衰竭和肾衰竭死亡率最高。

复习思考题

1. 简述休克的病因学分类。
2. 简述休克的 3 个临床时期。
3. 如何进行休克的早期诊断？
4. 试述休克的治疗原则。
5. 简述 MODS 的诊断要素。
6. 试述成人脓毒症的诊断标准。

第一节　急性中毒总论

随着科学技术的快速发展、人类生存环境的污染及人类通过各种方式与途径，直接或间接接触化学物质日益增多，使中毒的发生率明显增加，同时导致中毒的毒物更加繁多与复杂，使中毒成为当今严重的临床问题。

一定量的化学物质通过各种途径进入机体，产生毒性损伤的全身性疾病，称为中毒。引起中毒的物质称毒物，但毒物的概念是相对的，例如化学药物用于人体的目的是治疗疾病，但任何药物进入机体超过极限剂量，均可导致机体中毒。一般而言，较小剂量进入机体即可引起中毒的物质，称毒物。

一、毒物的分类

目前已知的自然和合成的化学物质达数千万种以上，95%以上意外的或有意的中毒，都是由不到3000种物质引起的。一般依据毒物的性质与主要用途，将毒物分为以下种类。

1. 工业性毒物　如有机溶剂四氯化碳，有毒气体硫化氢、氯气、一氧化碳等，重金属汞、铅等。

2. 农药　为一类主要用于农业生产的化学物质，用于杀虫、除草等，常见中毒农药如有机磷杀虫药、氨基甲酸酯类、拟除虫菊酯类等，还包括杀鼠剂，如毒鼠强、磷化锌等。

3. 药物　各种药物超过治疗极限量，均可产生相应毒性而致中毒，尤其是治疗安全窗较小的药物。常见药物中毒有镇静安眠药、镇痛药、强心苷、抗抑郁药等中毒。

4. 有毒动植物　有毒植物如毒蕈、苦杏仁、发芽马铃薯等植物；有毒动物一般指含毒的动物内脏、血液、毒液等，如鱼胆、动物甲状腺、河豚鱼等，多通过摄入而发生中毒；另外，含有毒液的动物如毒蛇、蜈蚣、毒蜂等，多通过被其蜇咬伤而致中毒。

二、中毒的分类

1. 依据起病缓急，分为急性中毒与慢性中毒。一定量的毒物短时间内进入机体，产生相应的毒性损害，起病急、病情重，甚至危及生命，称为急性中毒。长时间反复接触小剂量毒物而引起的中毒，起病隐匿，病程长，易漏诊与误诊，称为慢性中毒。

2. 依据毒物进入机体的途径，分为经口服中毒、皮肤黏膜吸收中毒、呼吸道吸入中毒、注射中毒。

3.依据引起中毒的毒物种类，分为工业性毒物中毒、农药中毒、药物中毒、有毒食物中毒。

三、中毒的病因

1.职业性中毒　有毒物质的生产、包装、运输、使用过程中，因防护不当或发生意外，毒物经消化道、呼吸道、皮肤黏膜等进入机体而发病，可以导致急性或慢性中毒。

2.非职业性中毒（生活性中毒）　由于生活中误食、意外接触、自杀、谋杀、用药过量等，毒物进入机体而发生中毒，多数情况下造成急性中毒。

四、中毒机制

毒物的致毒作用机制多种多样，十分复杂。不同性质的毒物具有不同的中毒机制，部分毒物多机制、多途径导致急性中毒。

1.局部刺激、腐蚀作用　如强酸、强碱中毒，导致毒物接触部位损伤。

2.缺氧　通过阻碍氧的吸收、转运、利用，导致机体严重缺氧，如一氧化碳、硫化氢、氰化物等。

3.抑制体内酶的活性　毒物本身或其代谢产物抑制体内某些酶的活性，导致中毒，如有机磷杀虫药抑制胆碱酯酶、氰化物抑制细胞色素氧化酶、重金属抑制含巯基的酶类等。

4.干扰细胞功能　某些毒物可导致细胞的重要结构发生异常，甚至导致细胞死亡。如四氯化碳、棉酚等可导致脏器细胞线粒体损害。

5.与受体竞争　如阿托品可阻断毒蕈碱受体。

6.麻醉作用　亲脂性毒物可透过血脑屏障并与脑组织及其细胞膜上的脂质结合，从而损害脑功能。

五、中毒的诊断原则

1.病史的采集　向患者、家属、现场目击者了解起病经过，获取有关中毒的信息。生活性中毒详细询问患者的精神状态、家庭成员的服药情况、家中留存的可疑毒物；职业性中毒应详细询问职业、工种，生产中接触的毒物种类与数量，采取的防护措施，有无意外情况发生等。

2.体格检查　发现特异性中毒体征。首先明确患者生命体征情况，判定是否立即实施救治，随后仔细检查患者呕吐物、呼出的气味，皮肤黏膜颜色、出汗情况、有无皮疹，观察瞳孔大小，并进行系统的体格检查，发现有诊断价值的中毒体征。

3.辅助检查　留取可疑毒物及呕吐物、血液、尿液等含毒物，快速送检，获取确切的诊断依据。

4.诊断性治疗　结合患者对特异性解毒剂试验性治疗的反应，协助诊断。

六、中毒的处理原则

（一）一般处理

1.边实施救治，边采集病史，留取含毒物或采血送检。

2.给患者取恰当的体位，保持呼吸道通畅，及时清除口咽、鼻腔内分泌物，给氧。

3.及时向患者家属交代病情及可能发生的病情变化。

（二）清除未吸收的毒物

1. 口服中毒

（1）催吐　用于神志清醒患者。最简单的方法为用压舌板、棉签、勺柄等刺激咽后壁或舌根催吐，也可服用土根糖浆。意识障碍者禁止催吐。

（2）洗胃　洗胃原则应尽早、反复、彻底。洗胃方法：①口服法：用于神志清醒，可配合治疗的患者。②胃管法：用于昏迷及不配合治疗的患者。

（3）导泻　于洗胃后进行。常用的导泻剂：①硫酸钠，洗胃后口服或经胃管注入。②硫酸镁，洗胃后口服或经胃管注入，禁用于有中枢神经系统抑制、肾功能不全、磷化锌中毒患者。③甘露醇口服或胃管注入，用于以上药物无效的患者。

（4）灌肠　用于中毒时间较长，超过 6 小时的中毒患者。常用微温肥皂水 1000mL 高位连续灌肠。活性炭加入灌肠液中，可促使毒物吸附后排出。

2. 皮肤、黏膜吸收中毒　多为各种农药制造、使用过程中发生意外中毒。立即应用清水或能溶解毒物的溶剂彻底清洗接触毒物的部位。

3. 吸入中毒　立即将患者移离中毒现场，有条件立即吸氧。严重患者应用呼吸兴奋剂，需要时进行人工呼吸。

4. 注射中毒　中毒早期应用止血带或布条扎紧注射部位上端，或于注射部位放射状注射 1‰ 肾上腺素，减缓毒物吸收入血。

（三）排出吸收的毒物

1. 利尿　促进毒物由肾脏排泄。快速输液 500～1000mL/h，并应用呋塞米静脉注射，或应用 20% 甘露醇静脉滴注。合并肺水肿患者慎用或禁用。经补液和利尿后，水溶性的、与蛋白结合很弱的化合物很容易从体内排出。

2. 吸氧　多用于有毒气体中毒。

3. 改变尿液酸碱度　应用碳酸氢钠碱化尿液，用于巴比妥类、异烟肼等中毒；应用维生素 C 等酸化尿液，用于苯丙胺等中毒。

4. 血液净化疗法　为中毒的重要治疗措施之一。应用血液净化技术从肾外途径排除循环血液中的代谢废物、毒物、药及其他过剩物质，同时以人工手段辅助完成某些脏器的功能，即代替肾脏的排泄功能，包括透析（血液透析、腹膜透析）、滤过（血液滤过）、灌流（血液吸附、消化管吸附等）和置换（血浆置换等）。

（四）应用特效解毒剂

特效解毒剂指对某种毒物有特异性解毒作用的药物，明确诊断后应尽早使用，根据病情选择应用剂量与给药途径。

（五）对症治疗

针对中毒后出现的症状、体征及并发症，给予相应的急救处理。快速纠正危及生命的毒性效应，如呼吸心跳骤停、心肺功能衰竭、休克、肺水肿、脑水肿、严重心律失常、弥散性血管内凝血、急性肾衰竭等。

第二节　急性中毒各论

一、急性有机磷杀虫药中毒

因接触或口服农药超过正常机体的最大耐量，使机体正常生理功能发生紊乱，出现毒性损伤及相应的病理改变，从而产生一系列临床表现，称急性农药中毒。中毒分为人为与非人为两种。

农业生产中常用的农药有有机氯杀虫剂、有机磷杀虫剂、氨基甲酸酯类、拟除虫菊酯、杀虫脒等，其中有机磷杀虫药最常用。有机磷杀虫药按其对于大鼠急性经口进入体内的半数致死量（LD_{50}），分为剧毒类（如甲拌磷、内吸磷等）；高毒类（如甲胺磷、氧乐果等）；中毒类（如乐果、敌百虫、除草磷等）；低毒类（如马拉硫磷、氯硫磷等）。目前为了降低毒性、提高使用效果，出现了复合型农药，同时也存在联合应用农药的情况，若导致急性中毒，临床表现往往不典型，易发生误诊。急性农药中毒以农业杀虫剂中毒常见，其中又以急性有机磷杀虫药中毒最为多见，因此，这里主要阐述急性有机磷杀虫药中毒。

【病因】

1. 生产过程中发生中毒　农药在制造、包装、运输过程中，由于防护不当或发生意外，通过皮肤或呼吸道吸收中毒。

2. 使用过程中发生中毒　应用农药时，如喷洒、拌合、稀释农药时，因防护不当致药液污染皮肤或衣物，由皮肤吸收中毒，也可因呼吸道吸入而发生中毒。

3. 生活中发生中毒　见于误服、自服或摄入被农药污染的水及食物，少数可因应用农药驱虫而经皮肤吸收中毒。

【中毒机制】

有机磷杀虫药主要经胃肠道、呼吸道、皮肤黏膜吸收中毒。进入机体后迅速分布于全身各组织器官，可在脂肪组织中储存，脂肪中的浓度可达血浓度的 20～50 倍，肌肉与大脑中含量最少，主要在肝脏代谢。有机磷杀虫药进入人体后，形成稳定的磷酰化胆碱酯酶，使胆碱酯酶失去水解乙酰胆碱的能力，从而导致体内胆碱能神经末梢释放的乙酰胆碱蓄积过多，作用于胆碱能受体，使其先过度兴奋而后抑制，最终衰竭，从而产生一系列中毒症状，严重时可因昏迷、呼吸衰竭而发生死亡。体内胆碱能神经主要包括副交感神经末梢及交感神经节。副交感神经末梢兴奋主要表现：①腺体分泌增加。②平滑肌痉挛。③心脏抑制。④瞳孔括约肌收缩；交感神经节兴奋，其节后交感神经末梢释放儿茶酚胺增加，出现肌纤维颤动、血压升高、心律失常等。

某些有机磷可与脑和脊髓中的特异蛋白质神经毒酯酶（NTE）结合，使 NTE 老化，引起迟发性神经毒作用，导致轴索变性和迟发性神经病发生。

【临床表现】

接触有机磷杀虫药后至发病，有一定的潜伏期，经口服中毒一般于 5 分钟～ 2 小时内出现症状；首发症状有恶心、呕吐，全身症状与摄入量呈明显正相关；经皮肤或呼吸道吸收中毒者，多数在接触后 2 小时以上出现症状，且中毒症状相对较轻。

（一）胆碱能危象

胆碱能危象是急性有机磷杀虫药中毒的典型表现。

1. 毒蕈碱样表现　为出现最早的表现。

（1）腺体分泌增加　流泪、流涎、大汗，呼吸道分泌物增多，严重时导致发绀、呼吸困难、肺水肿。

（2）平滑肌痉挛　恶心、呕吐、腹痛、腹泻、大小便失禁等。

（3）心脏抑制　心动过缓。

（4）瞳孔括约肌收缩　瞳孔缩小呈针尖样。

2. 烟碱样表现　见于中、重度中毒，表现为面部、四肢甚至全身肌肉颤动，严重时出现肌肉强直性痉挛、抽搐，表现为牙关紧闭、颈项强直，伴有脉搏加速、血压升高、心律失常等，随后出现肌力减退、瘫痪，严重时因呼吸肌麻痹而出现周围性呼吸衰竭，部分患者出现意识障碍。

3. 中枢神经系统表现　头痛、头晕、行走不稳、共济失调等，病情严重者可出现烦躁、抽搐，甚至发生脑水肿，进入昏迷状态。

（二）中间综合征（中间肌无力综合征，IMS）

因其发生在急性中毒胆碱能危象控制之后、迟发性神经病变发生之前而命名。发生率在 7% 左右，主要表现为脑神经 3～7 和 9～12 支配的肌肉、屈颈肌、四肢近端肌肉及呼吸肌的力弱和麻痹。发病机制尚未阐明。

IMS 多发生在乐果、氧乐果、敌敌畏、甲胺磷等急性中毒后 24～96 小时，个别短至 10 小时，长达 7 天。患者中毒症状缓解后，在意识清醒的情况下，出现部分或全部上述肌肉无力或麻痹，表现为不能抬头，上、下肢抬举困难，眼球活动受限，上睑下垂，声音嘶哑，吞咽困难，严重时出现呼吸肌麻痹、胸闷、气憋、发绀、呼吸困难，常迅速发展为呼吸衰竭而死亡。呼吸衰竭是 IMS 的主要致死原因。

（三）迟发性、多发性神经病变

少数甲胺磷、敌百虫、氧乐果等急性中毒患者在急性症状恢复后 2～4 周，出现进行性肢体麻木、刺痛，呈对称性手套、袜套型感觉异常，伴四肢无力，双手不能持物，行走困难。重症患者出现轻瘫或全瘫，四肢远端肌肉萎缩，四肢腱反射减弱或消失，一般下肢病变重于上肢病变，6～12 个月逐渐恢复。

（四）反跳

反跳多见于口服乐果、马拉硫磷患者中毒，经治疗症状缓解或控制后，突然出现病情反复，患者再度昏迷，出现肺水肿而死亡，称为反跳，多发生在急性中毒后 2～8 天。口服患者易发生反跳，而皮肤吸收则较少见；中、重度患者易发生反跳，而轻度中毒不易发生反跳。

（五）非神经系统损伤表现

部分患者出现心肌损伤、肝功能异常、肾功能异常、急性胰腺炎等。

（六）局部表现

经皮肤黏膜吸收中毒，接触毒物部位可出现过敏性皮炎，并可发生水疱与剥脱性皮炎。

【辅助检查】

1. 全血胆碱酯酶活力（ChE）测定　为诊断有机磷杀虫药中毒的特异性方法。视正常人全血胆碱酯酶活力为100%，全血胆碱酯酶活力<70%可以确定诊断，但全血胆碱酯酶活力下降并不与病情轻重完全平行，故全血胆碱酯酶活力下降程度可以作为病情严重程度的一种参考，而不宜用于中毒程度分级的依据。

2. 尿中有机磷杀虫药代谢产物测定　敌百虫中毒尿中出现三氯乙醇；对硫磷中毒尿中出现硝基酚，通过对代谢产物测定，可以协助诊断。

【诊断】

（一）诊断依据

1. 病史　有机磷杀虫药接触史，多在接触后0.5～12小时内出现中毒症状，多不超过24小时。症状出现的早晚与中毒途径相关。一般口服中毒，多在0.5小时内发病；经皮肤、黏膜、呼吸道中毒者，多于2～12小时发病。

2. 临床特点　皮肤、衣物、呼出气、呕吐物有刺激性蒜臭味。敌百虫或敌敌畏中毒患者，呕吐物呈现特殊的芳香味。以出现毒蕈碱样症状、烟碱样症状及中枢神经系统症状为临床特点。

3. 辅助检查　全血胆碱酯酶活力测定为诊断有机磷杀虫药中毒的标志酶，常作为判断是否中毒、估计预后、评价疗效的重要依据。

（二）分级诊断

临床上依据病情及临床特点、全血胆碱酯酶活力测定作为参考，将有机磷杀虫药中毒分为轻、中、重3级。

（1）轻度中毒　以头晕、头痛、恶心、呕吐、多汗、胸闷、视物不清、乏力、瞳孔缩小等轻度中枢神经系统和毒蕈碱样症状为主要临床表现。

（2）中度中毒　除轻度中毒的表现外，出现肌肉颤动、瞳孔缩小呈针尖样，伴有呼吸困难、流涎、腹痛、腹泻、步态不稳，意识多清醒。

（3）重度中毒　病情多危重，除中度中毒表现外，出现脑水肿、肺水肿、呼吸麻痹等，表现为呼吸困难、紫绀、大小便失禁、抽搐及昏迷，可因呼吸、循环功能衰竭而发生死亡。

【治疗】

1. 一般处理　立即使患者脱离中毒现场，移至空气清新处，立即脱去被污染的衣物鞋袜及首饰、佩戴物，保持呼吸道通畅。

2. 清除毒物

（1）彻底清洗污染部位，经皮肤、毛发中毒者，应用肥皂水或清水彻底清洗。眼污染时用清水冲洗。

（2）经口中毒者，立即刺激咽喉部催吐，并经胃管洗胃，直至洗出的液体无刺激性蒜味为止。

没有胃管且患者神志尚清时，鼓励患者口服洗胃液，而后催吐，并反复进行。敌百虫中毒应选用清水洗胃，禁用2%碳酸氢钠洗胃；内吸磷、对硫磷、甲拌磷、乐果等禁用高锰酸钾溶液洗胃。

（3）洗胃后给予硫酸钠经胃管或口服导泻，也可应用20%甘露醇口服或经胃管注入，导泻效果较好。深昏迷患者禁用硫酸镁导泻，因可加剧中枢神经系统的抑制。禁用油类导泻剂。

3. 应用特效解毒药物

（1）抗胆碱药　可以缓解毒蕈碱样症状及中枢神经系统症状，对烟碱样症状无效，不能恢复胆碱酯酶活力。常用阿托品，以早期、足量、反复、持续快速阿托品化为原则。依据中毒程度选择应用剂量与给药途径，目前多主张尽早达"阿托品化"，即应用阿托品后患者出现意识好转、皮肤干燥、颜面潮红、肺部湿啰音消失、瞳孔较前扩大、心率较前增快等表现。治疗过程中注意事项：①阿托品化的指标：基本情况好转后出现瞳孔扩大、颜面潮红、无汗、口干、肺部啰音消失、心率增快。掌握此指标时务必注意不可求全，要区分过量和适量。②防止全身用药过量引起阿托品中毒：一般表现为瞳孔扩大、幻觉、烦躁不安、心动过速、尿潴留、体温升高、谵妄、抽搐、昏迷、呼吸麻痹等，停用阿托品后症状很快好转。长托宁（盐酸戊乙奎醚）是新型抗胆碱药，能有效防治中枢性呼吸衰竭。

（2）胆碱酯酶复能剂　可恢复被抑制的胆碱酯酶的活性，并可缓解烟碱样症状。应及早、足量、重复应用。常用药物有碘解磷定、氯磷定、双复磷等。临床使用时应注意：用药过多过快可引起呼吸抑制，应立即停药。禁止肟类复能剂与碱性液体配用，以免生成有剧毒的氰化物；禁止碘解磷定与氯磷定合用，以免增加不良反应。

重度中毒时胆碱酯酶复能剂应与阿托品或长托宁联合应用，两者联合应用有互补、增效作用。

4. 血液净化技术　在治疗重度有机磷杀虫药中毒中具有显著疗效，可选用血液灌流加血液透析，或血液灌流加腹膜透析。

5. 对症及支持治疗　针对呼吸抑制、心律失常、肺水肿、休克、脑水肿、抽搐等严重表现，积极采取相应的有效急救措施治疗。

【预防】

1. 加强农药管理，必须专人、专库、专柜保存。严禁将农药与食物一起存放或装运。装运农药的车、船用后必须彻底洗刷消毒。

2. 不得用盛过有机磷杀虫药的容器盛放食物。

3. 严格遵守农药使用的有关规定。严禁将刚喷过有机磷杀虫药的水果、蔬菜等供应市场。

二、镇静安眠药中毒

临床上合理的用药是治疗疾病的有效手段，任何药物当使用剂量过大时，可致药物中毒，超极限量应用甚至可导致死亡，其中镇静催眠类药物是常见的引起中毒的药物。

镇静催眠类药物因摄入量不同而依次产生镇静、催眠、抗惊厥、中枢抑制等不同的药理作用，临床上常用的镇静催眠类药物主要有以下几类。

1. 苯二氮䓬类　本类药物在效力、作用期限、活性代谢产物的存在与否与临床应用中差异很大。本类药物抑制神经递质 γ – 氨基羟丁酸（GABA），引起脊髓反射和网状活性系统的全面抑制，大剂量可导致昏迷和呼吸停止。常用的有氯氮卓（利眠宁）、地西泮（安定）、硝西泮（硝基安定）、艾司唑仑（舒乐安定）等。

2. 巴比妥类 本类药物引起脑内神经元活性普遍抑制，从而抑制神经细胞的兴奋性；阻断脑干网状结构上行激活系统的传导机制，使整个大脑皮质发生弥漫性抑制；与巴比妥受体相互作用，出现催眠和较弱的镇静作用。稍大剂量则影响条件反射、非条件反射和共济协调等。大剂量巴比妥类可直接抑制延髓呼吸中枢，导致呼吸衰竭；抑制血管运动中枢，使周围血管扩张而发生休克。常用的有苯巴比妥（鲁米那）、异戊巴比妥（阿米妥）、司可巴比妥（速可眠）、硫喷妥钠等。

3. 非巴比妥非苯二氮䓬类 本类药物常用的有水合氯醛、甲喹酮（安眠酮）、甲丙氨酯（眠尔通）、格鲁米特（导眠能）等。

【病因】

急性镇静安眠药中毒多见于因误服或自杀，一次性大量服用各种镇静安眠药物。

【临床表现】

（一）苯二氮䓬类中毒

1. 中枢神经系统症状 主要表现为嗜睡、头晕、言语含糊不清、共济失调、肌无力，重度中毒可出现昏迷。

2. 呼吸系统症状 重度中毒或静脉注射过快时，可出现呼吸变慢、变浅、不规则，呼吸停止。

3. 循环系统症状 较少见，轻度中毒时血压、心率无明显影响，重度出现低血压、皮肤湿冷，脉搏快而弱，严重者导致循环衰竭。

4. 其他 利眠宁偶可引起胆汁淤积性黄疸及血管脆性增加；地西泮偶可引起粒细胞减少。

（二）巴比妥类中毒

以中枢神经系统广泛抑制为主要特点，症状轻重与剂量相关。

1. 轻度中毒 口服催眠量 2～5 倍剂量即可发生，表现为嗜睡，注意力不集中，语言不清，反应迟钝，判断与定向力障碍，步态不稳，各种生理反射存在，生命体征基本正常。

2. 中度中毒 口服催眠量 5～10 倍时发生，患者处于昏睡状态，强烈的刺激可被唤醒，但醒后不能回答问题，立即又进入昏睡状态，生理反射减弱或消失，呼吸浅缓，血压可正常。

3. 重度中毒 口服催眠量 10～20 倍时，出现进行性中枢神经系统抑制而进入昏迷状态，先出现四肢强直、腱反射亢进，随后出现全身肌肉弛缓，各种反射均消失。呼吸浅缓伴节律不规则，可呈间歇呼吸或潮式呼吸，脉搏细弱，血压下降，体温下降，严重时发生休克、脑水肿、肺水肿、急性肾衰竭，可发生呼吸、循环衰竭而死亡。

（三）非巴比妥非苯二氮䓬类中毒

临床特点与巴比妥类中毒相似。

1. 水合氯醛中毒 可出现恶心、呕吐、腹痛、腹泻，肝肾功能损害时出现黄疸、肝功能异常、肝脏肿大、浮肿、蛋白尿、血尿等，严重者可出现呼吸困难、血压下降、休克、晕厥或心律失常等，最终导致呼吸或循环衰竭。

2. 甲喹酮中毒 可出现头昏、四肢麻木、嗜睡、共济失调等，严重者出现昏迷、反常的神经肌肉兴奋症状，如肌阵挛、肌张力高、惊厥发作；以及呼吸困难、呼吸抑制、低血压、脉搏增快、皮肤黏膜出血等。

3. 甲丙氨酯中毒 出现言语含糊不清、复视、昏睡、昏迷，反射减弱或消失，瞳孔先缩小后扩大，病理反射阳性，中枢性高热或体温不升；呼吸系统表现为呼吸慢而不规则，重者可出现呼吸麻痹。循环系统表现为低血压、心律失常，重者出现尿少、休克等周围循环衰竭的表现。

4. 格鲁米特中毒 症状与苯巴比妥相似，其他可见皮肤呈蓝色，发热、低体温、心率异常缓慢等。

【诊断】

有误服或自服大剂量镇静、催眠类药物史，胃内容物及尿液中毒物分析可有助于诊断。

【治疗】

（一）清除毒物

经口服中毒者，如早期清醒并合作，则立即温水反复洗胃，洗胃后注入硫酸钠导泻，也可应用活性炭悬液反复由鼻饲管灌入吸附，但一般不用硫酸镁导泻。

（二）促进毒物排泄

若肾功能良好，可输液及应用利尿剂，加速药物排出。成人一般静脉补液每日3000～4000mL，并同时应用利尿剂和20%甘露醇，促进药物排出体外。对于重度中毒或出现深昏迷、高血钾、酸中毒、非蛋白氮增高、心力衰竭及肺水肿等危重患者，应及时予血液透析或血液灌流等血液净化疗法。

（三）应用解毒剂

巴比妥类药物中毒尚无特效解毒药物；苯二氮䓬类中毒可应用特异性解毒药氟马西尼（安易醒），能快速逆转昏迷。

（四）应用中枢兴奋药物

因中枢兴奋药尼可刹米、戊四氮等不是解毒剂，如反复大量应用可发生惊厥，增加机体耗能、耗氧，加重中枢衰竭，故不宜作为常规使用。有以下情况之一时，才考虑酌情使用中枢兴奋剂：①患者深度昏迷，处于完全无反射状态。②有明显呼吸衰竭。③积极抢救48小时，患者仍昏迷不醒。目前阿片受体拮抗剂纳络酮静脉注射，对拮抗呼吸中枢抑制有良好作用；美解眠静脉滴注，用于中、重度中毒患者。

（五）对症支持处理

吸氧、维持血压及呼吸功能，注意维持水、电解质及酸碱平衡。合理应用抗生素，以防止继发感染。同时注意保护肝、肾功能。积极防治消化道出血、休克、心力衰竭等并发症。

（六）加强护理

及时清除呼吸道及口腔内分泌物，保持呼吸道通畅，防止发生窒息；注意保暖；密切观察病情变化，包括神志、面色、呼吸、脉搏、血压、体温、瞳孔、反射等。

三、急性一氧化碳中毒

一氧化碳（CO）为无色、无味、无刺激性的气体，相对密度为 0.967，几乎不溶于水，易溶于氨水。当环境中一氧化碳浓度达到 12.5% 时，可发生爆炸。一氧化碳经呼吸道吸入，通过肺泡吸收入血后，与血红蛋白结合形成碳氧血红蛋白，导致机体组织严重缺氧，尤以大脑最为敏感。急性一氧化碳中毒为较常见的生活性及职业性中毒，如未及时发现并实施救治，短时间内危及生命，为常见临床急症。

【病因】

任何含碳的物质不完全燃烧，均可产生一氧化碳。

1. 生活性中毒　寒冷季节于密封的居室中用煤气或煤炉取暖，因通风不良而引发中毒，应用燃气热水器洗浴不当或煤气泄漏发生意外也为中毒的常见原因。

2. 生产性中毒　炼钢、烧窑、煤矿矿井等工作中因产生大量一氧化碳而防护不当引发中毒。其中以冬季紧闭门窗用煤炉取暖及家用煤气泄漏为最常见病因。

【中毒机制】

一氧化碳吸收入机体后，85% 与血液中血红蛋白结合，形成稳定不易解离的碳氧血红蛋白，一氧化碳与血红蛋白亲和力较氧大 200～300 倍，碳氧血红蛋白解离速度又仅为氧合血红蛋白 1/3600。碳氧血红蛋白不仅不能携带氧，而且还影响氧合血红蛋白的解离，阻碍氧的释放和传递，使血红蛋白丧失正常的携氧能力，导致机体组织器官缺氧。高浓度的一氧化碳还可与含有二价铁的肌球蛋白结合，影响细胞内氧的弥散，导致线粒体损害。此外，一氧化碳可抑制细胞色素氧化酶活性，阻碍组织对氧的利用。

急性一氧化碳中毒时，大脑与心脏最早发生异常，因缺氧可出现脑细胞能量耗竭、脑细胞水肿、脑内酸性代谢产物蓄积而发生脑细胞间质水肿。继之脑循环障碍而发生脑血栓形成、脑组织缺血性坏死与广泛脱髓鞘病变，为部分患者发生迟发性脑病的病理基础。

【临床表现】

接触一氧化碳发生急性中毒的程度，取决于患者接触毒物的时间长短、既往健康状况。依据临床表现及血碳氧血红蛋白浓度，将中毒分为轻、中、重 3 级。

1. 轻度中毒　以剧烈头痛、头晕、乏力、恶心、呕吐、视物不清、嗜睡、意识模糊为特点，原有冠心病患者，可诱发心绞痛发作。查体可见患者口唇黏膜呈樱桃红色。血碳氧血红蛋白浓度为 10%～20%。此期患者迅速脱离中毒现场并吸入新鲜空气或氧气后，短时内可恢复。

2. 中度中毒　除轻度中毒的表现外，患者出现神志不清，皮肤、黏膜呈明显樱桃红色，伴多汗、烦躁不安，逐渐出现意识障碍，进入昏迷状态。查体可见瞳孔对光反射、角膜反射迟钝，肌腱反射减弱，部分患者开始出现生命体征异常。血碳氧血红蛋白浓度为 30%～40%。此期患者经急救处理后可完全康复。

3. 重度中毒　患者进入昏迷状态，伴反复惊厥发作，大小便失禁，血压下降，呼吸不规则，瞳孔扩大，各种反射减弱甚至消失，体温升高，可并发肺水肿、脑水肿及心脏、肾脏损害。部分患者呈现去大脑皮质状态，表现为无意识、睁眼、无语、呼之不应、推之不动。此期患者若抢救存活，多遗留中枢神经系统后遗症。

4. 迟发性脑病 急性一氧化碳中毒患者经治疗病情好转，意识恢复后，于发病数天至数十天之后，出现一系列神经系统功能异常表现，称为迟发性脑病。有以下表现：①精神意识障碍：出现痴呆状态、谵妄状态或去大脑皮质状态。②锥体外系功能障碍：出现震颤麻痹综合征。③锥体系功能障碍：如偏瘫、病理反射阳性或小便失禁等。④大脑皮质局灶性功能缺失，如失语、失明等。⑤周围神经炎等。

【辅助检查】

1. 血碳氧血红蛋白测定 为确定诊断的重要方法。血碳氧血红蛋白测定超过 10% 可以确定诊断，并可依据测定结果结合临床表现做出分级诊断。

2. 其他 必要时行脑电图、头颅 CT 检查协助诊断，了解中枢神经系统病变情况。

【诊断】

有导致急性一氧化碳中毒的情况存在，如长时间处于用煤炉取暖并关闭门窗的房间内，或应用燃气热水器洗澡而环境通风不良及家用煤气发生泄漏等，工作环境有碳燃烧不全情况且防护不当等，结合临床表现及血碳氧血红蛋白测定结果超过 10%，可以确定诊断。应注意排除急性脑血管病、其他急性中毒等导致中枢神经功能障碍的疾患与情况。

【治疗】

1. 一般处理 立即将患者搬移至空气新鲜处，松解衣服，卧床休息，注意保暖，保持呼吸道通畅。向患者家属交代病情。

2. 吸氧 关键性治疗。应用面罩吸入纯氧，可有效驱除体内一氧化碳；条件允许者吸入含 5% 二氧化碳的氧气，可刺激呼吸中枢，加速一氧化碳解离。高压氧舱治疗可增加血液中溶解氧，供组织、细胞利用，并可提高动脉血氧分压，加快碳氧血红蛋白的解离，促进一氧化碳清除，其清除率比未吸氧时快 1～10 倍，不仅可缩短病程，降低死亡率，还可减少或防止迟发性脑病的发生。

3. 防治脑水肿 急性一氧化碳中毒有意识障碍的中、重度中毒患者，应用 20% 甘露醇等高渗脱水剂、利尿剂（如呋塞米）和糖皮质激素（如地塞米松）治疗。昏迷患者头部可冰敷降温。

4. 促进脑细胞代谢 应用能量合剂、胞磷胆碱等促进脑细胞功能恢复。

5. 对症处理 高热者给予物理降温及药物降温；抽搐患者适当应用镇静剂，严重发作的患者可考虑应用人工冬眠；纠正水、电解质失衡和酸碱平衡失常；防治感染、肺水肿与急性肾衰竭。发生呼吸心跳停止，立即进行心肺复苏术。

6. 其他 加强护理，定时翻身以防发生压疮和肺炎；注意营养与热量的供给，必要时鼻饲。

【预防】

加强预防一氧化碳中毒的宣传。居室内火炉要安装烟囱，烟囱结构要严密和通风良好。厂矿应认真执行安全操作规程，经常测定工厂空气中一氧化碳浓度。

四、急性乙醇中毒

乙醇（酒精）是一种无色无味的碳氢化合物，能溶于水，并具有水溶性和脂溶性，可以自由地通过细胞膜达到身体各处。急性乙醇中毒指由于饮入大量的白酒或含乙醇的饮料所致的中枢神经系统先兴奋而后抑制的急性中毒性疾病。各种酒类饮料中均含有不同浓度的酒精，其中白酒含量为 40% ～ 65%，果酒的含量为 16% ～ 48%，米酒的含量为 10% ～ 40%，啤酒的含量为 2% ～ 5%。引起中毒的乙醇量为 70 ～ 80g，致死量为 250 ～ 500g（5 ～ 8g/kg）。急性乙醇中毒为常见的急症，具有节假日集中发病的特点。

【病因】

含乙醇的饮料主要为白酒及酒类饮料，一次摄入大量白酒或含乙醇的饮料，超过中毒量，可致急性乙醇中毒。但中毒量存在明显个体差异。

【中毒机制】

人体摄入酒精后，约 80% 由十二指肠及空肠吸收，其余部分在胃内吸收，仅 2% ～ 10% 由呼吸道、尿液和汗腺以原形排出。乙醇进入消化道，空腹状态下约 2.5 小时后全部被吸收入血，随血液循环分布于全身所有含水的组织和体液中，其中肝脏、脾脏、肺脏中含量较高。乙醇在体内代谢缓慢，90% 经肝脏代谢、分解。乙醇的急性中毒机制如下。

1. 中枢神经系统抑制作用　当乙醇进入体内超过了肝的氧化代谢能力，在体内蓄积，可透过血脑屏障及脑神经细胞膜，影响细胞膜的酶类而影响细胞的功能。急性中毒时首先作用于大脑皮质，再由大脑皮质向下，通过边缘系统、小脑、网状结构到延髓，表现为先兴奋后抑制的状态。小剂量出现兴奋作用，随着血中乙醇浓度的增高，作用于小脑则引起共济失调；作用于网状结构则引起昏睡和昏迷；极高浓度则抑制延脑中枢引起呼吸、循环功能衰竭。

2. 代谢异常　乙醇通过多种途径导致肝细胞受损，造成肝细胞变性、坏死。乙醇可抑制肝脏糖异生而致低血糖，减少肝脏对乳酸的利用，导致发生乳酸性酸中毒。

3. 耐受性、依赖性和戒断综合征

（1）耐受性　饮酒后产生轻松、兴奋的欣快感。继续饮酒后，产生耐受性，效力降低，需要增加饮酒量才能达到原有的效果。

（2）依赖性　为了获得饮酒后的特殊快感，渴望饮酒，这是心理依赖。躯体依赖指反复饮酒使中枢神经系统发生了某种生理、生化变化，以致需要酒精持续地存在于体内，以避免发生戒断综合征。

（3）戒断综合征　长期饮酒后已形成躯体依赖，一旦停止饮酒或减少饮酒量，可出现与酒精中毒相反的症状。作用机制可能是戒酒使酒精抑制 GABA 的作用明显减弱，同时血浆中去甲肾上腺素浓度升高，出现交感神经兴奋症状。

【临床表现】

急性乙醇中毒的临床表现因人而异，中毒症状出现迟早也各不相同，与饮酒量、血中乙醇浓度呈正相关，也与个体敏感性有关。急性中毒的症状主要为神经系统和消化系统，以神经系统损害最多见，消化系统的临床表现主要为恶心、呕吐、肝区疼痛、肝脏肿大等。

1. 兴奋期　中毒早期出现兴奋表现，可见头痛、乏力、欣快、兴奋、言语增多、喜怒无常等，有时粗鲁无礼，易感情用事，面色潮红或苍白，呼出气带酒味。

2. 共济失调期　随后患者进入共济失调期，出现动作不协调、步态不稳、动作笨拙、言语含糊不清，可伴有眼球震颤、复视、躁动、精神错乱等表现。

3. 昏迷期　病情进一步加重出现恶心、呕吐、倦怠而进入昏迷期，表现为昏睡，面色苍白，皮肤湿冷，口唇紫绀，瞳孔散大，体温下降，脉搏细弱，严重时发生呼吸、循环功能衰竭而死亡。患者呼吸气味及呕吐物有浓烈酒味。乙醇因抑制肝脏糖原异生，使肝糖原明显下降，引起低血糖，可加重昏迷。

【辅助检查】

1. 血清乙醇浓度测定　血清中有乙醇且含量明显增加，为诊断的重要依据。

2. 其他　动脉血气分析显示代谢性酸中毒；血糖降低；血液生化检查出现低血钾、低血镁、低血钙。

【诊断】

有一次性大量饮酒或含乙醇饮料史，患者呼吸气味及呕吐物有浓烈酒味，结合临床表现与血清乙醇浓度测定，诊断并不困难。应注意与其他急性中毒、糖尿病酮症酸中毒等相鉴别。

【治疗】

（一）兴奋期及共济失调期

多无须特殊处理，可给予刺激咽喉部催吐，注意保暖，保持呼吸道通畅，加强护理，避免发生意外伤害。

（二）昏迷期

1. 保持呼吸道通畅，及时清除咽喉部分泌物，加强护理，防止发生窒息，吸氧。

2. 中毒症状较重者，可予以催吐（禁用阿扑吗啡），必要时用 1% 碳酸氢钠洗胃，其间要预防吸入性肺炎。严重中毒时可用腹膜透析或血液透析促使体内的乙醇排出。

3. 促进乙醇氧化，应用 50% 葡萄糖溶液加入普通胰岛素静脉注射，同时肌内注射维生素 B_1、维生素 B_6 及烟酸；可同时给予大剂量维生素 C 加强肝脏解毒能力，具有保肝及促进乙醇清除的作用。

4. 应用纳络酮：纳洛酮可解除神经系统和心血管系统的抑制作用，对意识障碍有催醒作用，并能促进乙醇在体内转化，降低血中乙醇浓度。可予纳络酮 0.4 ～ 0.8mg 静脉注射，半小时 1 次，直至患者清醒；重度中毒患者可将纳洛酮 0.8 ～ 1.2mg 加入 10% 葡萄糖液中持续静脉滴注。

5. 对症支持处理：静脉补液维持水、电解质和酸碱平衡；积极防治休克；烦躁或过度兴奋患者可用小剂量安定，避免用吗啡、氯丙嗪、苯巴比妥类镇静药；发生脑水肿者可应用脱水剂或高渗葡萄糖液治疗；发生呼吸衰竭时，采用人工辅助呼吸器，以维持患者的呼吸。

复习思考题

1. 简述毒物的分类及中毒的分类。

2. 中毒的诊断原则是什么？

3. 试述中毒的处理原则。

4. 简述临床常用的镇静安眠类药物。

5. 急性一氧化碳中毒的防治措施有哪些？

6. 急性乙醇中毒如何进行临床分期？各期的救治措施有哪些？

扫一扫，查阅本章数字资源，含PPT、音视频、图片等

第一节 中 暑

人体在暑热天气、湿度大和无风的环境条件下，以体温调节中枢功能障碍、汗腺功能衰竭及水、电解质紊乱等对高温环境适应不全的表现为特点的一组疾病，称为中暑。根据其主要发病机制和临床表现常分为3种类型：①热射病：是因高温引起体温调节中枢功能障碍，热平衡失调，使体内热蓄积，临床以高热、意识障碍、无汗为主要症状。由于头部受日光直接暴晒的热射病，又称日射病。②热痉挛：是由于失水、失钠引起肌肉痉挛。③热衰竭：主要因周围循环容量不足，引起虚脱或短暂晕厥，后者又称热昏厥。若不及时替患者降温及进行急救，便会有生命危险。

【病因】

1.环境温度过高 高温气候是引起中暑的主要原因。大气温度超过35℃且环境湿度超过80%，或工作环境有产热源，长时间工作，无充分降温措施。

2.机体产热增加 高温环境中从事重体力劳动、发热、甲状腺功能亢进症等。

3.机体散热减少 环境湿度过高、过度肥胖、衣物透气性差等致机体散热障碍。

4.汗腺功能障碍 先天性汗腺缺乏症、硬皮病、广泛皮肤烧伤后瘢痕形成等。

5.其他 过度疲劳、肥胖、饮酒、饥饿、失水失盐、应用阿托品或其他抗胆碱药而影响汗腺分泌等。

以上原因均可致机体热负荷增加或散热机能发生障碍，诱发中暑。中暑易发生于产妇、老年人、体弱及慢性病患者。

【发病机制】

1.正常体温调节机制 正常人的体温调一般恒定在36～37℃，是机体产热和散热平衡的结果，使体内热代谢保持在一个动态水平上，保持生命活动所必需的体温恒定。人体产热来自体内氧化代谢和肌肉收缩。在室内常温下（15～25℃），人体的散热主要靠辐射（60%），其次为蒸发和对流，少量为传导。当周围环境温度超过皮肤温度时，人体散热仅依靠出汗及皮肤和肺泡的蒸发。每蒸发1g水，可散失2.43kJ（0.58kcal）的热量。人体深部组织的热量通过循环血流带至皮下组织，经扩张的皮肤血管散热，因此，皮肤血管扩张和经皮肤血管的血流量越多，血流越快，则散热越快。如果机体产热大于散热，或散热受阻，则体内热蓄积达到一定程度，引起器官功能障碍和脏器组织损害。

2. 高温对人体各系统的影响

（1）中枢神经系统 高温对神经系统具有抑制作用，初期使注意力不集中，对外界反应不敏捷，肌肉工作能力低下，动作的准确性和协调性差，待体温增高到一定程度，神经系统功能失控，出现谵妄、狂躁，最后深度昏迷。

（2）心血管系统 高温使得血液在体内重新分布，心率增快，心排血量增多，心脏负荷加重。此外，高热能引起心肌缺血、坏死，易促发心律失常、心功能减弱或心力衰竭。

（3）呼吸系统 高温使呼吸频速，过度换气会发生呼吸性碱中毒，且 PaO_2 并不升高；肺血管内皮由于热损伤会发生急性 ARDS。

（4）水、电解质代谢 大量出汗常导致水和钠丢失，使人体失水和失钠。

（5）泌尿系统 血液重新分布还可使肾血流量减少和肾小球滤过率下降，导致肾功能减退，尿液浓缩，出现蛋白尿及细胞管型尿，横纹肌溶解出现肌红蛋白尿，可导致急性肾衰竭。

（6）消化系统 血液重新分布使消化道血液量减少，胃蠕动减弱，胃液分泌减少而影响食欲，同时为了解渴而大量饮水，加上出汗丢失大量氯离子，胃酸度降低，可引起消化不良及其他胃肠道疾病。

3. 中暑的发生机制

（1）热射病 由于人体受外界环境中热源的作用和体内热量不能通过正常的生理性散热以达到热平衡，致使体内热蓄积，引起体温升高。早期机体可通过增加心输出量和呼吸频率，使皮肤血管扩张、出汗等提高散热进行代偿。如果体温进一步升高，出现心输出量减少、中心静脉压升高、汗腺功能衰竭，使散热量减少，体温骤增。当体温达 42℃ 以上，蛋白质变性，超过 50℃，数分钟内细胞即可发生死亡。

（2）热痉挛 高温环境中，人的散热方式主要依赖出汗。过度出汗使得水、盐过量损失或补盐不足，致使细胞外液渗透压降低，水转移入细胞内，肌肉细胞过度稀释，发生水肿，肌球蛋白溶解度减小，使肌肉产生疼痛性痉挛。

（3）热衰竭 高热引起外周血管床扩张，但不伴有内脏血管收缩，流经皮肤、肌肉的血流量大大增加；大量出汗，水、盐大量丢失，引起血液浓缩及黏稠度增加；肌糖原代谢增强使肌细胞内形成高渗状，水分进入细胞内。以上原因均使有效循环血量明显减少，致发生低血容量性休克，可导致心血管功能不全、周围循环衰竭及脑供血不足。

【临床表现】

（一）先兆中暑

长时间在高温环境中工作，出现大量出汗、口渴、头晕、头痛、耳鸣、胸闷、心悸、恶心、全身疲乏、注意力不集中、动作不协调等症状。体温正常或略有升高，尚能坚持正常工作、生活。如及时将患者移至阴凉通风处安静休息，补充水、盐，短时间内即可恢复。

（二）轻症中暑

除上述症状加重外，体温升至 38℃ 以上，出现面色潮红、大量出汗、皮肤灼热等表现；或出现面色苍白、皮肤四肢湿冷、血压下降、脉搏增快等虚脱表现。如进行及时有效的处理，常常于数小时内恢复。

（三）重症中暑

1. 热射病　热射病亦称中暑高热，是一种致命性急症。典型临床表现为超高热、无汗和意识障碍，常在高温环境中工作数小时或老年体弱、慢性病患者在连续数天高温后发生。查体可见皮肤干燥、灼热、无汗，呈现潮红或苍白色，周围循环衰竭时出现紫绀。脉率增快，血压偏低，脉压差增大，可伴有心律失常。呼吸浅速，病情严重者呈陈-施呼吸、四肢和全身肌肉抽搐；瞳孔早期缩小，后期扩大，对光反应迟钝或消失。危重患者出现休克、心力衰竭、肺水肿、脑水肿、肝肾功能衰竭、弥散性血管内凝血等严重并发症。高热、无汗、昏迷是热射病的特征性的临床表现。

2. 热痉挛　患者常先有大量出汗，随后四肢肌肉、腹壁肌肉甚至胃肠道平滑肌发生阵发性痉挛和疼痛。往往在工作放松或冷水浴后发生热痉挛。热痉挛常发生于炎热季节刚开始尚未热适应前，多见于在高温环境从事体力劳动而有大量出汗的年轻人，主要表现有严重的肌痉挛伴有收缩痛，故称热痉挛。肌肉痉挛好发于活动较多的四肢肌肉和腹肌等，尤以腓肠肌为著。明显痉挛时伴有收缩痛，并常呈对称性，时而发作，时而缓解，严重肌痉挛可引起横纹肌溶解症。患者意识清楚，体温一般正常。

3. 热衰竭　患者常有慢性病史，对环境高温不适应，多发生在饮水不够的老年人、体弱者和婴儿及未能热适应者，如从事高温作业的新工人，补够盐而补水不足者。患者起病较急，先有头痛、头晕、恶心，继之口渴、胸闷、面色苍白、冷汗淋漓、脉搏细弱或缓慢、血压偏低但脉压正常，可有晕厥，手足抽搐。平卧并离开高温场所即清醒。一般无高热。危重者出现周围循环衰竭的表现。

【辅助检查】

热射病可出现血白细胞总数和中性粒细胞分类增多，蛋白尿和管型尿，血尿素氮、丙氨酸氨基转移酶和天冬氨酸氨基转移酶、乳酸脱氢酶、肌酸激酶和红细胞超氧化物歧化酶增高，血 pH 值降低，血钠、血钾降低。心电图可出现心律失常和心肌损害的表现。热痉挛多有血钠和血氯化物降低，尿肌酸增高。热衰竭多有低钠和低钾血症。

【诊断】

中暑的诊断可根据在高温环境中劳动和生活时出现体温升高、肌肉痉挛和（或）晕厥，并排除其他症状相似的疾病后，方可诊断。

临床诊断前，热射病应与脑炎、有机磷杀虫药中毒、中毒性肺炎、菌痢、疟疾等疾病相鉴别；热衰竭应与消化道出血、宫外孕、低血糖症等相鉴别；热痉挛伴腹痛应与各种急腹症相鉴别。

【治疗】

（一）现场初步救治

及时将患者抬到阴凉处或空调供冷的房间平卧休息或静卧，解松或脱去衣服；降温时不要引起寒战，以患者感到凉爽舒适为宜。口服凉盐水及其他清凉饮料。有循环衰竭者由静脉补给生理盐水并加葡萄糖液或氯化钾液。肌肉的痛性痉挛不需按摩，否则会疼痛加剧。除了尽快补充钠、氯离子的缺失外，尚需注意适当补充其他电解质，如钙、镁等。先兆中暑和轻症中暑经治疗后30 分钟到数小时内即可恢复。

（二）热射病

热射病患者预后严重，患者病情重、并发症多、预后差，死亡率达5%～30%，故应立即采取以下急救措施。

1. 物理降温 抢救现场必须通风阴凉，应及时将患者搬入室温<20℃的空调房间内或在室内放置冰块、井水等。为了迅速降温，也可将患者浸浴在4℃的水中，并按摩四肢皮肤，使皮肤血管扩张和加速血液循环，促进散热，待肛温降至38.5℃时，应立即停止降温，将患者转移到室温在25℃以下的环境中继续密切观察。老年、体弱和有心血管疾病患者常不能耐受4℃浸浴，可应用其他物理降温方法。也可用4～10℃的5%葡萄糖氯化钠溶液1000～2000mL静脉滴注，或用4～10℃的5%葡萄糖氯化钠溶液灌肠。

2. 药物降温 常用氯丙嗪静脉滴注，用药过程中要密切观察血压，血压下降时应减慢滴速或停药。纳洛酮有明显降温、促醒、升压等效果。无论应用何种降温方法，只要待体温降至38℃（肛温）左右即可考虑终止降温。降温时，血压应维持收缩压在90mmHg以上，并密切监测有无心律失常的出现。

（三）对症治疗

1. 保持患者呼吸道通畅，维持呼吸功能，并给予吸氧。

2. 补液滴注速度不宜过快，用量适宜，以避免加重心脏负担，诱发心力衰竭。

3. 纠正水、电解质紊乱和酸中毒。

4. 休克者应用升压药；发生心力衰竭时应用洋地黄制剂；疑有脑水肿者给予甘露醇；急性肾衰竭患者可进行血液透析；发生弥散性血管内凝血时应用肝素，必要时加用抗纤维蛋白溶解药物。

5. 防治多器官功能衰竭，尽早降低中心体温，降低代谢，较早治疗各种严重并发症，如发生休克、心力衰竭、脑水肿、循环及呼吸衰竭、急性肾衰竭、弥散性血管内凝血，以及水、电解质和酸碱失衡等，及时给予相应的治疗。

6. 加强护理，特别是热射病昏迷患者极容易发生肺部感染和压疮。提供营养丰富的食物和多种维生素B和维生素C，促使患者早日恢复健康。

【预后及预防】

1. 预后 轻症、热痉挛、热衰竭，经积极治疗大多数很快恢复。热射病病死率5%～30%，有80%的死亡病例年龄在50岁以上。有些中暑患者可遗留轻度神经功能紊乱，严重肌肉损伤者可持续数周肌无力，重症热射病患者往往留有永久性脑损伤。

2. 预防 避免在湿热的环境下做剧烈运动，应选择室内通风的场所进行。在酷热的天气下，不应做长时间的活动。运动时可选择含电解质的饮料。戴帽子可减缓头颈吸热的速度。

3. 中暑高危人群的预防保护

（1）老年人：老年人特别是有心血管疾病者，易中暑，在夏季应减少外出活动，衣服薄而宽大，经常淋浴或冷水盆浴，避免利尿剂的过度使用。

（2）孕产妇：向孕产妇进行防暑知识教育，彻底破除不通风、不洗脸、不刷牙等旧的习俗。一旦孕产妇出现中暑的前驱症状，应立即将其安置在阴凉通风处，凉水擦身，然后急送医院救治。

（3）室外作业、剧烈运动者：要适当调整作业时间，要有遮阳设备，补充足量水、盐，尤其要避免由空调状态快速进入高温环境，以防发生意外。

（4）夏季坚持耐热锻炼，提高耐热力。

第二节　淹　溺

人淹没于水或其他液体中，液体充塞呼吸道及肺泡，水中污泥、杂草堵塞呼吸道，并引起喉、支气管反射性痉挛、声门关闭，导致肺的通气和换气功能障碍并窒息和机体缺氧，水大量进入血液循环中可引起血浆渗透压改变、电解质紊乱和组织损伤，处于临床死亡状态，称为淹溺，又称溺水。若急救不及时，可造成呼吸和心搏骤停而死亡。落水后被及时救出，有暂时性窒息但大动脉搏动尚存，经救治后存活至少24小时者，称为近乎淹溺。淹溺后短暂恢复数分钟到数日，最终死于淹溺并发症者为继发性淹溺。淹没冰水后的猝死称为淹没综合征。不慎跌入粪坑、污水池和化学物贮槽时，还可引起皮肤和黏膜损伤及全身中毒。在复苏过程中可出现各种心律失常，甚至心室颤动、心力衰竭和肺水肿。

淹溺是人类意外死亡最常见原因之一。虽然地球表面有70%的面积为海洋覆盖，但更多的淹溺（大约90%）发生于淡水，其中50%发生在游泳池。全世界每年溺死者约14万人。据统计，近乎淹溺者较淹溺者多3～5倍，其中男性是女性的5倍，男性溺死高峰年龄段在15～19岁。所有成人溺死者中，约45%伴有酒精中毒。淹溺多见于夏季，以7、8、9三个月发生率最高。

【病因】

1. 因故投水自杀。

2. 落水后缺乏游泳能力或原有游泳能力丧失，常见以下几种情况：①初学游泳者。②游泳时间过长发生低血糖或过度换气致呼吸性碱中毒、肌痉挛。③潜在心脑血管及其他疾病者游泳或盆浴时疾病发作。④水上运动、跳水或潜水意外（头颈或脊髓损伤）。⑤划船、冰上活动、钓鱼等意外落水。⑥冬泳前饮酒或游泳前服用其他药物。⑦载有乘客船只及车辆意外落水、洪水灾害或投水自杀者等。

【发病机制】

（一）淹溺过程

发生溺水后，因惊慌、恐惧或骤然寒冷等强烈刺激，人体本能地屏气，以避免水进入呼吸道。不久，因缺氧不能继续屏气，水随着吸气而大量进入呼吸道和肺泡，阻滞了气体交换，引起严重缺氧、二氧化碳潴留及代谢性酸中毒。

1. 自发性屏气期　溺水后数秒钟，引起潜水反射，屏气、心动过缓、外周血管收缩以保证心脏和大脑血液供应；继而出现高碳酸血症和低氧血症，刺激呼吸中枢，进入非自发性吸气期。

2. 非自发性吸气期　此期分两种情况：①湿性淹溺：喉部肌肉松弛，吸入大量水分充塞呼吸道和肺泡，发生窒息。湿性淹溺约占淹溺者的90%。②干性淹溺：呼吸道和肺泡很少或无水吸入，喉痉挛导致窒息，占淹溺者的10%～20%。进入非自发性吸气期数秒钟后，发生呼吸和心脏停搏、意识丧失。

如在不可逆性脑损害前重建通气，多数患者可完全恢复。溺水前过度通气可引起低碳酸血症，抑制呼吸中枢，增加溺死危险。溺水后吸入污物或泥沙等导致严重肺损伤，即使恢复通气，也可发生持续性低氧血症和代谢性酸中毒。溺水时挣扎可增加机体耗氧量，加重缺氧性脑损害。

（二）淹溺分类

1. 淡水淹溺　淡水较血浆或其他体液渗透压低，进入人体后迅速通过肺泡壁毛细血管进入血循环，增加循环血容量，使血液呈低渗，红细胞在低渗血浆中破坏而发生血管内溶血，导致高钾血症和游离血红蛋白异常升高。严重高钾血症可致心脏骤停；过量游离血红蛋白可阻塞肾小管，引起急性肾小管坏死或肾衰竭。淡水吸入使肺泡壁上皮细胞受到损害，肺泡表面活性物质灭活、肺顺应性下降、肺泡塌陷萎缩、肺容积急剧减少、呼吸膜破坏、通气/血流比例失调，进一步阻碍气体交换，造成全身严重缺氧。即使迅速复苏，肺损伤过程也继续进展，出现广泛肺水肿。淡水进入血液循环，稀释血液，引起低钠、低氯及低蛋白血症。

2. 海水淹溺　海水含3.5%的氯化钠、大量钙盐和镁盐，海水含钠量是血浆的3倍以上（含钠509mmol/L、钾11.3mmol/L、氯56mmol/L）。吸入海水较淡水在肺泡内停留时间长，因其高渗透压而使血液中水分进入肺泡腔，导致肺水肿，影响气体交换，出现低氧血症。此外，海水对肺泡上皮细胞及肺毛细血管内皮细胞产生化学损伤作用，促发肺水肿。高钙血症可引起心动过缓和各种传导阻滞，甚至心搏骤停；高镁血症可抑制中枢神经和周围神经功能，使横纹肌收缩力减弱、血管扩张、血压降低。海水淹溺后，血液中液体成分渗透到肺泡，导致短暂性血容量减少、血压下降和血液浓缩。

淡水淹溺与海水淹溺的辨别点，见表8-3。

表8-3　海水淹溺和淡水淹溺的鉴别

鉴别要点	海水淹溺	淡水淹溺
血液总量	减少	增加
血液性状	浓缩	稀释
红细胞损害	很少	大量
血电解质变化	钠、钙、镁、氯增加	钾增加，钠、钙、氯减少
室颤	少	常见
主要死因	急性肺水肿、脑水肿	室颤、急性肺水肿、脑水肿、心力衰竭

3. 冷水淹溺　在冷水中，体温迅速降低，体内中心温度下降至30～34℃时，可使神志丧失，加重误吸窒息，还可诱发严重心律失常。冷水淹溺迅速致死的原因常为寒冷刺激迷走神经，引起心动过缓或心搏停止和神志丧失。

总之，溺水引起的全身严重缺氧、酸中毒、肺萎陷、肺水肿、肺部感染、电解质紊乱等，可导致脑水肿、ARDS、弥散性血管内凝血（DIC）、急性肾衰竭等多脏器功能衰竭，终至呼吸、心跳骤停。

【临床表现】

淹溺患者的典型表现为神志不清、呼吸停止及大动脉搏动消失，处于临床死亡状态。近乎淹溺患者临床表现个体差异大，与溺水持续时间长短、吸入液体量及性质、重要器官损害程度及范围有关。

（一）症状

近乎淹溺者可有头痛、视觉障碍、剧烈咳嗽、胸痛、呼吸困难、咯粉红色泡沫样痰。海水淹溺者口渴感明显，最初数小时可有寒战、发热。

（二）体征

皮肤发绀、颜面肿胀、球结膜充血、口鼻充满泡沫状液体或污泥、杂草。近乎淹溺者常出现精神异常、烦躁不安、抽搐、昏睡、昏迷和肌张力增加。血压下降或测不到，呼吸表浅、急促或停止。肺部可听到干、湿啰音。多数患者伴有心律失常、心音微弱甚至心跳骤停。腹部可因胃扩张而隆起，有的甚至合并颅脑及四肢损伤，四肢厥冷。在复苏过程中可出现各种心律失常，甚至心室颤动、心力衰竭和肺水肿。经心肺复苏后，常呛咳、呼吸急促，两肺布满湿啰音，重者可出现肺部感染、脑水肿、急性呼吸窘迫综合征（ARDS）、溶血性贫血、急性肾衰竭或 DIC 等各种并发症。如淹溺在非常冷的水中，患者可发生低温综合征。

【辅助检查】

1. 血液检查　外周血中白细胞增高，甚至核左移。淡水淹溺出现血液稀释或红细胞溶解、血钾升高，血和尿中出现游离血红蛋白。海水淹溺出现短暂性血液浓缩，血钠、血氯轻度升高。淡水或海水淹溺罕见致命性电解质失常，溶血或急性肾衰竭时常有严重高钾血症。重者出现 DIC 监测指标异常。

2. 心电图　表现为窦性心动过速、非特异性 ST–T 改变，数小时内可恢复正常。

3. 动脉血气分析　显示低氧血症、高碳酸血症和呼吸性酸中毒，可合并代谢性酸中毒。

4. X 线检查　最初胸片可无异常发现，随后出现肺门阴影扩大和加深，肺间质纹理增粗，肺野中有大小不等的絮状渗出物或炎症改变，或有两肺弥漫性肺水肿的表现。

【分级诊断】

1. 轻度溺水　一般溺水时间短暂，仅吸入或呛入少量水分，患者神志尚清，面色苍白，表情惊慌，伴有心悸，可出现反射性呼吸暂停。查体可见心率加快、血压升高。

2. 中度溺水　多发生于持续淹溺 1 分钟以上，因大量水分经呼吸道、消化道进入体内，患者出现神志恍惚、烦躁不安、呼吸异常。查体可见双肺满布湿啰音、血压下降、心率减慢等体征。

3. 重度溺水　常因持续淹溺 3 分钟以上而发生，患者出现面部肿胀、青紫、四肢厥冷、呼吸心跳微弱或消失，口腔、鼻腔中充满泡沫、污泥、杂草等，腹部膨隆，血压下降甚至测不到，常伴发肺水肿、脑水肿、心律失常及急性溶血、急性肾衰竭等，多数患者伴有肺部感染。

【治疗】

（一）院前处理

1. 现场急救

（1）自救　不会游泳者，采取仰面体位，头顶向后，口鼻向上露出水面，保持冷静，设法呼吸，等待他救。会游泳者，若因小腿腓肠肌痉挛而致淹溺，应息心静气，及时呼救，同时将身体抱成一团，浮上水面；深吸一口气，把脸浸入水中，将痉挛（抽筋）下肢的踇趾用力向前上方拉，使踇趾跷起来，持续用力，直到剧痛消失，痉挛也就停止。若手腕肌肉痉挛，自己将手指上下屈伸，并仰面位，以两足游泳。

（2）他救 救护者应镇静，尽可能脱去衣裤、鞋靴。如救护者不习水性，可带救生圈、塑料泡沫板、木板或用小船等，或投下绳索、竹竿等，使淹溺者握住再拖带上岸。注意不要被溺水者紧抱缠身而双双发生危险，如被抱住，应放手自沉，使淹溺者手松开，再进行救护。救护者应从其背后接近，用一只手从背后抱住淹溺者头颈，另一只手抓住淹溺者手臂，游向岸边。

2. 地面急救 立即清除淹溺者口、鼻中的杂草、污泥，保持呼吸道通畅。吸入淡水者，应尽快行体位引流，迫使呼吸道和胃内的水倒出。但不可因倒水时间过长而延误心肺复苏。如为海水淹溺，高渗液体使血浆渗入肺部，宜取低头仰卧位以利水分引流。倒水的方法有以下几种。

（1）膝顶法 救生者一腿跪地，另一腿屈膝，将溺水者腹部横放在救护者屈膝的大腿上，头部下垂，后压其背部，使胃及肺内水倒出。

（2）肩顶法 抱起伤员双腿，将其腹部放在急救者肩上，快步奔跑使积水倒出。

（3）抱腹法 抱起伤员的腰腹部，使其背朝上、头下垂进行倒水。

3. 心肺复苏 随后对呼吸、心搏停止者迅速进行心肺复苏，即尽快予口对口人工呼吸和胸外心脏按压。口对口吹气量要大。有条件时及时予心脏电击除颤，并尽早行气管插管，吸入高浓度氧。在患者转运过程中，不应停止心肺复苏。复苏期间发生呕吐时，注意防止误吸。

（二）院内救治

所有淹溺或近乎淹溺者均应收住 ICU 监护 24 ～ 48 小时，预防发生急性 ARDS。无低氧血症或神经系统并发症者，出院随访。

1. 氧疗 应用脉搏氧流计或动脉血气分析监测氧合作用，确定呼吸衰竭程度。$PaO_2<60mmHg$者，应吸入高浓度氧或行高压氧治疗，维持适当的动脉血气和酸碱平衡。如有急性肺损伤等指征，使用 PEEP（呼气末正压通气）或 CPAP（持续气道正压通气）辅助通气，使塌陷的肺泡重新张开，改善供氧和气体交换。

2. 保温 体温过低者，可采用体外或体内复温措施。

3. 脑复苏 对颅内压升高者适当增加通气，维持 $PaCO_2$ 25 ～ 30mmHg。PEEP 可升高颅内压，应慎用。及时早期应用脱水剂、利尿剂、肾上腺皮质激素，防治肺水肿、脑水肿等亦有益处，有条件者可行高压氧治疗。

4. 维持水和电解质平衡 每天输液量一般为 2000mL。淡水淹溺时适当限制液体摄入，可积极补充 2% ～ 3% 氯化钠溶液；海水淹溺时不宜过分限制液体补充，可予补 5% 葡萄糖液。静脉滴注碳酸氢钠以纠正代谢性酸中毒，溶血明显时宜适量输血以增加血液携氧能力。

5. 处理并发症 发生惊厥、心律失常、低血压、肺水肿、ARDS、急性消化道出血、电解质紊乱、代谢性酸中毒、急性肾衰竭、DIC 等多脏器功能衰竭，应进行相应治疗。合并颅脑外伤及四肢伤者亦应及时处理。无感染者，不需常规预防性使用抗生素。

【预后】

溺水后存活的关键因素是溺水的时间、年龄、水温及复苏抢救速度。80% ～ 90% 近乎淹溺者经院内治疗后存活而无后遗症。最初 1 小时治疗有效，神志恢复者预后好。心肺复苏后即刻出现自发呼吸者有利于神志恢复。由水中救出到自主呼吸出现时间越短，预后越好。约 20% 淹溺患者恢复后遗留不同程度的大脑功能障碍、中枢性瘫痪、锥体外系综合征、外周神经肌肉损伤等。

第三节　电击伤

一定量的电流或电能量（静电）直接接触进入人体，或在高电压、超高电压的电场下，电流击穿空气或其他介质进入人体，引起组织不同程度损伤或器官功能障碍，甚至发生心搏和呼吸骤停，称电击伤，俗称触电。电击一般包括低压电（≤380V）、高压电（>1000V）和超高压电（雷击，10000万V或30万A）电击3种类型。轻度电击伤可出现短暂的面色苍白、呆滞，对周围失去反应；自觉精神紧张，四肢软弱，全身无力。昏倒者多由于极度惊恐所致，严重者可出现昏迷、心室纤颤、瞳孔扩大、呼吸心跳停止而死亡。

【病因】

电击常见原因是人体直接接触电源，或在高压电和超高压电场中，电流或静电电荷经空气或其他介质电击人体。意外事故如暴风雨、大风雪、火灾、地震、电线折断落到人体，或误碰电源而致触电。约60%的电击致死发生在工作场所；电器年久失修或高温、高湿和出汗，以及腐蚀性化学车间、雷雨季节等，使电器绝缘性能降低，容易引起电击伤；30%的电击伤发生在家中，如在电线上挂吊衣物、家用电器漏电等。雷击常发生于农村旷野，在大树下避雨遭雷击或用铁柄伞而被闪电击中。医源性电击发生于使用起搏器、心导管监护、内镜检查治疗时，如果仪器漏电，微电流直接流过心脏，可致电击伤。

遭受电击者常为缺乏安全用电知识，安装和维修电器、电线不按规程操作，以及对安全用电不重视、麻痹大意者，如电工、升降机驾驶员、建筑工、家电安装维修人员等。此外在抢救触电者时，营救者用手直接触拉等而被电击。

【发病机制】

电是一种能量，电击通过产热和电化学作用，引起人体器官生理功能障碍（如惊厥、心室颤动、呼吸中枢麻痹等）和组织损伤（如烧伤、凝固坏死、溶血、肌肉和肌腱撕裂、骨折等）。人体在电流通过时即成为电路的部分导体，发生电击伤。电击伤性质和严重程度与电流性质、电流强度、电压高低、触电部位电阻、电流通过机体的途径和时间长短等有关。

电流由一侧上肢至另一侧上肢或下肢时，电流恰通过胸部，可致心室颤动或心脏骤停，比电流通过一侧下肢至另一侧下肢危险性大；同样，电流通过左侧躯干的危险性比右侧大，猝死发生率约为电流从手到脚时的3倍。如果电流经心导管或起搏电极到达心脏，不足1mA也可引起心室颤动。电击最常见的入口部位是手和头部，出口处为足部。

触电时间越长，组织破坏越严重。低压电击时电流持续时间不足4分钟，经救治，呼吸停止可恢复；持续4分钟以上时，呼吸停止且不易复苏。

【临床表现】

电击伤的临床表现不尽相同，轻者仅有瞬间感觉异常、痛性肌肉收缩、惊恐、面色苍白、头痛、头晕、心悸、口唇发绀、惊慌呆滞、四肢无力、呼吸及脉搏加快，敏感者可出现晕厥、短暂意识丧失，稍休息即可完全恢复，或有短暂昏迷，瞳孔不散大，对光反射存在，血压无明显变化。重者出现持续抽搐、肢体骨折、休克或昏迷，甚至死亡。低电压电流可引起室颤，开始时尚有呼吸,继而发生呼吸停止,检查既无心搏,也无呼吸,患者进入"假死"状态。高电压电流常波及多个器官系统,易引起呼吸中枢麻痹、心脏骤停、呼吸停止,若不及时抢救,10分钟内即可死亡。若系高电压、强电流电击,呼吸循环中枢同时受累,多立刻死亡。不可对触电患者轻易放弃抢救。除局部表现为电烧伤外,电击伤者还可出现其他临床表现。

(一)心搏、呼吸停止

高压电击特别是雷击时,常引起呼吸、心脏骤停及意识丧失,如不及时复苏则短时间内发生死亡。电击后24~48小时可出现神经源性肺水肿。部分患者出现心肌和传导系统损害,心电图显示心律失常、心肌梗死或非特异性ST段降低等改变。大多数心律失常发生在电击后24~48小时,多为一过性严重室性心律失常;传导障碍和梗死改变多为持续性。

(二)烧伤

1. 低电压所致的烧伤 主要在进出口和通电路线上的组织电烧伤。常见于电流进入点与流出点,进入点较流出点严重,可出现直径0.5~2cm大小的圆形、椭圆形、边缘整齐、界线清楚、焦黄色、褐色或灰黑色干燥创面,深达真皮层、皮下组织,偶有水疱,多无疼痛。一般不损伤内脏,致残率低。

2. 高电压所致的烧伤 常有一处进入点和多处流出点,伤面不大,但可深达肌肉、神经、血管,甚至骨骼,有"口小底大,外浅内深"的特征。高压电击伤时,电流进出部位常见严重烧伤,烧伤处组织炭化或坏死成洞,组织解剖结构清楚。烧伤处易继发细菌感染。高压电流损伤时常发生前臂腔隙综合征:因肌肉组织损伤、水肿和坏死,肌肉筋膜下组织压力增加,出现神经血管受压体征,表现为脉搏减弱、触觉及痛觉消失。随着病情发展,可在1周或数周后出现坏死、感染、出血等;血管内膜受损,可有血栓形成,继发组织坏死、出血,甚至出现肢体广泛坏死,后果严重,致残率高。

3. 闪电损伤 其特点常是立即心跳、呼吸停止,急性心肌损害,皮肤和血管收缩呈网状图案,是闪电损伤的特点;也可立即死亡,局部炭化组织撕裂,很少出现肌球蛋白尿。其他临床表现与高压电损伤类同。

(三)急性肾衰竭

电击伤时,体表和组织烧伤处丢失大量液体,出现低血容量性休克,直接损伤肾脏,大量肌组织坏死产生肌球蛋白尿、溶血后血红蛋白尿损伤肾小管等,导致急性肾衰竭。早期出现少尿、无尿或红棕色尿。大量肌组织坏死和急性肾衰竭可继发致命性高钾血症。

(四)神经系统功能障碍

电击后数日至数周,在远离击伤部位出现中枢和外周神经系统病变:上升性或横断性脊髓炎、多神经炎综合征。运动神经较感觉神经损伤常见。电击伤后即刻出现的脊髓症状容易恢复,延迟发生的脊髓损伤常为持久性或仅有部分逆转。复苏后幸存者可遗留有定向力丧失和癫痫发作。中枢神经系统后遗症可有失明或耳聋。

(五)骨折

触电时大肌群强直性收缩,可发生脊椎压缩性骨折或肩关节脱位;由高处坠地可发生长骨骨折。

（六）体腔内器官损伤

电击可导致身体内部重要器官损伤，可出现肝、胰腺和肠道功能障碍。电击后 24～48 小时常出现消化道出血、DIC，使病情迅速恶化。

（七）其他

约半数电击者有单侧或双侧鼓膜破裂；视力障碍，单侧或双侧白内障。孕妇电击后可发生流产或死胎。

【辅助检查】

早期可出现肌酸磷酸激酶及其同工酶、乳酸脱氢酶、丙氨酸氨基转氨酶的活性增高，尿液红褐色为肌红蛋白尿。心电图检查常表现为心室纤颤，传导阻滞或房性、室性期前收缩。

【治疗】

（一）立即切断电源

发现触电后，迅速切断电源，或用木棒、竹竿等绝缘物使患者脱离电源。避免用手直接救援触电者。

（二）现场心肺复苏

当电击伤者脱离电源后，如果呼吸不规则或停止、脉搏摸不到，应立即进行心肺复苏以减少并发症和后遗症。在复苏过程中如发现仅是心脏搏动微弱而非室颤者，忌用肾上腺素，以免提高心肌应激性，引起室颤。如心搏停止，可在心脏按压的同时静脉注射肾上腺素，当心电图证实有室颤时，可应用肾上腺素后行非同步直流电除颤。对所有电击患者应进行 48 小时心电监测，以监测迟发性心律失常。

（三）防治并发症

发生组织损伤引起体液丢失，静脉输注乳酸林格液等液体补充血管容量。严密监测病情变化，及时发现与处理各种并发症。

（四）防治急性肾衰竭

患者发病后出现少尿、无尿等急性肾衰竭表现，应立即静脉滴注乳酸林格液恢复循环血容量，维持适当尿排出量（50～75mL/h）。有肌球蛋白尿者，尿排出量维持在 100～150mL/h。增加输液速度后尿量无增加时，在 1L 乳酸林格液中加入 12.5g 甘露醇，同时静脉输注碳酸氢钠碱化尿液，以防止肌红蛋白及血红蛋白沉积于肾小管，并纠正酸中毒。但应注意控制输液总量，特别是有心脏骤停或心电图异常者，以免加重心脏负担。发生肾衰竭且有指征者，应尽早进行血液透析。

（五）其他

广泛组织烧伤、肢体组织坏死和骨折者，应进行相应治疗。伤面周围皮肤用碘酒、酒精处理后，加盖消毒敷料包扎，减少污染。已坏死肢体应暴露，积极进行坏死组织清创术。高压电灼伤造成局部水肿明显的需进行筋膜松解术，减轻局部压力，改善肢体远端血供。

【预后】

轻者稍休息后恢复正常。重者经积极合理抢救可以存活，不要轻易放弃抢救机会，但可留有后遗症。高压线触电、雷击等往往立即死亡。

【预防】

大力宣传安全用电常识和触电抢救知识，使居民掌握触电的预防和抢救工作。严格遵守操作规程，定期检修电器设备，防止意外事故发生。雷雨季节不要在大树下避雨，避免雷击。

复习思考题

1. 简述中暑的临床分型。
2. 简述重症中暑的临床表现。
3. 中暑的治疗措施有哪些？
4. 简述淹溺的分类。
5. 简述海水淹溺和淡水淹溺的鉴别点。
6. 遇到淹溺者应如何施救？
7. 简述电击伤的常见临床表现。
8. 试述遇到电击伤患者应如何施救。

在人类社会发展过程中，由于学科的不同与研究角度的不同，对死亡有着截然不同的界定。

一、死亡的定义

《说文解字》一书中对"死"的注解是"死，澌也，人所离也"。澌，意"尽"，也就是水流完的意思，也有"分""离"的意思。庄子说："人之生，气之聚也，聚则为生，散则为死。"《礼记·祭法》中说："大凡生于天地之间者皆曰命，其万物死皆曰折。人死曰鬼。"总之，中国古代对死的认识有强烈的鬼魂或祖先崇拜的观念。

（一）社会学的死亡的定义

死亡是人的意识或自我意识，以及与他人、社会交往的消失。这主要是依据一个人与他人、社会直接或间接交往是否消失，意识或自我意识是否存在为判断标准的。容格（Jung，1969）认为生命是一个能量过程，不可逆转，直向终极目标死亡走去。Schaie（1982）对死亡的定义：①潜在地个人身份的结束，自我的失去，个人无法再听、闻、尝，没有希望、快乐、悲伤等一切感觉的碰触。②社会关系的结束，即与社会中人和事物等一切关系的断绝。Kastenbaum从社会学角度给死亡下的定义：死亡也是一个社会学过程，当一个人没有思想、没有感觉时，可称之为社会学死亡。此外，有些社会学家还把死亡分为社会死亡、知识死亡和生物学死亡3个时期。

（二）临床医学的死亡定义

临床上的死亡指自然呼吸与心跳机能呈现不可逆转的停止，瞳孔对光无反应，是生命活动的终止，是机体完整性的解体。死亡是一个过程，临床医学通常把死亡分为濒死期、临床死亡期和生物学死亡期3个阶段。

广义上的死亡指人体生命活动的终止，即机体的生理系统不再构成一个整合体，整体的有机功能永久性终止。传统的概念认为心跳、呼吸完全停止，不能再使其恢复，可判断机体死亡。但某些危重患者，经治疗后，依赖人工呼吸机和心脏起搏等手段，可维持呼吸与心跳，但大脑与脑干功能已完全丧失，这种情况称为脑死亡。脑死亡是人的生命的终止，是个体死亡的一种类型。脑死亡概念的提出最早见于美国哈佛大学医学院死亡定义审查特别委员会的一份报告。1968年，美国哈佛大学医学院特设委员会发表了题为《不可逆性昏迷定义》的报告，首次正式提出了"脑死亡"的概念，认为脑死亡就是整个中枢神经系统的全部死亡，即"包括脑干在内的全部脑功能丧失的不可逆转的状态"，并提出了4条诊断标准，即哈佛标准：①深度昏迷，无感知和无反应。②没有自主运动和自主呼吸。③脑干反射消失。④脑电波平直。要求以上四条标准在24小时内反复检测，结果无变化，并排除体温低于32℃或刚服用过大量中枢神经系统抑制药物的情况，才能正式做出脑死亡的诊断。脑死亡概念的出现，使心跳、呼吸停止作为死亡的标志的传统概念受到冲击。目前世界上很多国家，已经将全脑死亡作为判定死亡的标准，其目的在于更加合理支配医疗资源，同时为器官需求者提供更多的供体。脑死亡作为死亡的判断标准，是医学发展与社会进步的结果。

二、死亡过程

任何原因导致人类死亡，其过程均经历3个时期，每一时期持续时间的长短，不同病因、不同患者，有所不同。

1. 濒死期 又称临终状态，为死亡的初始阶段。由于脑干以上中枢神经功能丧失或严重抑制，导致机体各系统功能严重障碍，表现为生理反射迟钝，对各种刺激反应迟钝，血压下降，呼吸浅缓或呈潮式呼吸、间歇呼吸，心跳减弱，机体代谢紊乱。濒死期的长短不一，短者数秒钟，长者可达数小时，取决于病变的严重程度。一般慢性病患者及年轻患者濒死期较长，而急性病患者与老年人濒死期多较短。正确、及时地识别濒死期，迅速采取抢救措施，可维持生命体征，避免进入临床死亡期。

2. 临床死亡期 呼吸、心跳停止即进入临床死亡期，由于延髓严重抑制及功能丧失而产生。临床表现为呼吸、心跳停止，瞳孔固定、散大，各种反射消失，全身肌肉松弛。临床死亡期的持续时间，取决于大脑对缺氧的耐受时间，一般情况下，呼吸、心跳完全停止4～6分钟，中枢神经系统即发生不可逆性损伤。正确、及时识别临床死亡期，立即采取有效的心肺脑复苏术，部分患者可以复苏。此期机体组织、细胞代谢活动尚未完全停止，可作为器官移植的供体。

3. 生物学死亡期 又称细胞死亡，为死亡的最后阶段。此期中枢神经系统发生不可逆变化，功能永久性丧失。机体各系统器官新陈代谢停止，并发生不可逆性改变，整个机体已不可复苏，随着生物学死亡的发展，出现尸冷、尸僵、尸斑等表现。

三、死亡的判断

依据机体死亡的主要标志综合判断。
1. 心跳、呼吸停止。
2. 脑死亡。
3. 早期尸体现象，如出现尸冷、尸斑、尸僵。
4. 瞳孔固定、散大。
5. 各种反射完全消失。

四、脑死亡及其判定标准

脑死亡是包括脑干在内的全脑功能不可逆的丧失，即死亡。脑死亡有别于传统的心肺死亡判定标准，虽然脑死亡仍未立法，但医护人员无论采用何种治疗手段，均不可能逆转或改善脑功能，死亡无法避免。及时实施脑死亡判定，可以节约大量的医疗资源和社会资源。流行病学调查显示，在中国现阶段，颅脑外伤是引起脑死亡的最常见原因。

脑死亡的判定标准包括先决条件、临床判定、确认试验、需要间隔至少12小时的两次判定，如结果均符合脑死亡判定标准，则可判定为脑死亡。

1. 判定的先决条件 昏迷原因明确，排除了各种原因的可逆性昏迷。

2. 临床判定深昏迷　深昏迷；脑干反射消失；无自主呼吸，靠呼吸机维持通气，自主呼吸激发试验证实无自主呼吸。以上 3 项临床判定必须全部具备。

3. 确认试验　正中神经短潜伏期体感诱发电位（SLSEP）显示双侧 N9 和（或）N13 存在，P14、N18 和 N20 消失；脑电图显示电静息；经颅多普勒超声（TCD）显示颅内前循环和后循环血流呈振荡波、尖小收缩波或血流信号消失。以上 3 项确认试验至少具备 2 项。

4. 判定时间　临床判定和确认试验结果均符合脑死亡判定标准者可首次判定为脑死亡。首次判定 12 小时后再次复查，结果仍符合脑死亡判定标准者，方可最终确认为脑死亡。

五、假死状态

人体生命活动处于极度衰竭状态，从表面看似乎已经死亡，但并未死亡，经积极救治，仍可暂时或长久复苏，称假死状态。

1. 假死状态的常见原因　假死状态临床上常见于电击伤、淹溺、缢颈、颅脑损伤、冻僵、中暑、急性一氧化碳中毒等意外伤害，也可见于急性镇静安眠药、阿片类药中毒等。突发巨大精神刺激、产后大出血、重度脱水、糖尿病急性并发症、尿毒症、严重缺氧、早产儿等也可出现假死状态。

2. 假死状态的主要发生机制　各种原因致脑组织功能严重紊乱，或缺血、缺氧导致大脑皮质与脑干甚至全脑功能严重抑制，但尚未达死亡的程度。

3. 假死状态的判断　假死状态实质上为濒死期的特殊表现，正确识别假死状态，防止将假死误诊为临床死亡，耽误抢救时机。

（1）微弱呼吸检查法　用棉纤维或纤细的羽毛放在患者口、鼻孔前，仔细观察有无呼吸气流，并用听诊器听诊喉部有无呼吸音。

（2）微弱心跳检查法　触摸颈动脉等大动脉及心尖部，观察有无心跳与动脉搏动，仔细听诊心音，有条件者可行心电图检查以明确心脏活动情况。

（3）血液循环检查法　用线绳结扎手指，若指尖出现青紫，证明血液循环存在，或用 1% 荧光色素钠点眼，结膜与巩膜立即黄染，而 2 ～ 3 分钟后褪色（血液循环停止后不会发生褪色）为假死状态。

六、死亡后处理

1. 接诊患者发生死亡，应准确判定与记录死亡时间（年、月、日、时、分）。在许多情况下，死亡后可能涉及医疗纠纷、行政或刑事诉讼、人寿保险、财产继承、器官移植、事故赔偿等。

2. 死亡证明的填写：死亡证明书具有法律证据效力，故应认真填写。填写不实为违法渎职行为。①就诊时已发生死亡，就诊后未采取任何抢救措施者，且死因不明确时，医师不应开具死亡证明。②死亡原因为具体的疾病、损伤或中毒。③死亡机制应综合判断，找出直接死因、间接死因、辅助死因、诱因或联合死因。

3. 应主动向患者家属交代死亡的主要原因，进行适当的安慰，防止发生医疗纠纷。

4. 做好死亡讨论与记录。

复习思考题

1. 简述临床死亡的概念及死亡的过程。
2. 判断死亡的要点有哪些？

第九篇
传染病学

扫一扫，查阅本章数字资源，含PPT、音视频、图片等

传染病（communicable diseases）指由病原微生物（病毒、细菌、衣原体、支原体、立克次体、螺旋体、真菌等）和寄生虫（原虫、蠕虫、医学昆虫等）感染人体后产生的具有传染性的疾病，传染病在一定条件下可造成流行。感染性疾病（infectious diseases）指由各种病原体感染所致的疾病，包括传染病和非传染性感染性疾病。

传染病严重威胁人类的健康和生命，对于全新的突发传染病，从基础研究到临床诊断、治疗及预防，仍有很多未知等待大家不断探索研究、积累知识和总结经验。

在我国"预防为主、防治结合"的方针指引下，由于医疗卫生条件显著改善，预防接种覆盖率逐年提高，目前已经消灭了天花，脊髓灰质炎已接近被消灭，许多传染病如白喉、百日咳、新生儿破伤风等疾病的发病率也显著下降。

一、感染与免疫

（一）感染

感染（infection）是病原体和人体之间相互作用的过程。引起感染的病原体可来自宿主体外，也可来自宿主体内。来自宿主体外的病原体引起的感染称为传染，传染主要指病原体通过一定方式从一个宿主个体到另一个宿主个体的感染。在长期进化过程中，有些生物体与人体宿主之间已达到了互相适应、互不损害对方的共生状态，如肠道中的大肠埃希菌和某些真菌。但是，这些共生状态的生物体，当某些因素导致宿主的免疫功能受损（如抗肿瘤药物、艾滋病等），或大量应用抗菌药引起的菌群失调症，或机械损伤使共生的生物体离开其固有的共生或寄生部位而到达其他部位（如大肠埃希菌进入泌尿道、呼吸道、腹腔等），这些共生菌在特定条件下可以成为致病菌，称为条件致病菌，从而引起宿主损伤，这种情况导致的感染称为机会性感染。

临床上，人体感染病原体的形式有多种。人体初次被某种病原体感染称首发感染。人体在被某种病原体感染的基础上再次被同一种病原体感染称重复感染，如疟疾、血吸虫病等。人体同时被两种或两种以上的病原体感染称混合感染。人体在某种病原体感染的基础上再被另外的病原体感染称重叠感染，如慢性乙型肝炎病毒感染重叠戊型肝炎病毒感染。在重叠感染中，发生于原发感染后的其他病原体感染称继发性感染，如病毒性肝炎继发细菌、真菌感染。

住院患者在医院内获得的感染称为医院获得性感染，又称医院感染。医院感染是在医院内通过患者或医护人员直接或间接传播引起的感染称为交叉感染，患者自己体内正常菌群引发的感染称为自身感染或内源性感染，诊疗过程中因医疗器械消毒不严而造成的感染称医源性感染。医院感染包括在住院期间发生的感染和在医院内获得但在出院后发生的感染，但不包括入院前已开始

或入院时已存在的感染，后者称社区获得性感染，指的是在医院外罹患的感染，包括具有明确潜伏期而在入院后平均潜伏期内发病的感染。

（二）感染过程的表现

病原体通过各种途径进入人体后就开始了感染的过程。人体感染之后的转归与人体免疫功能的强弱和病原体数量及毒力的强弱有关，也与感染后的应对处理有关。例如2019年底开始的新型冠状病毒感染，由于党和政府应对处理及时且合理，显著减少了重症和重症死亡率。

1. 病原体被清除　病原体进入人体后，可被人体的非特异性免疫所清除，这种固有免疫系统是生物体在长期种系进化过程中逐渐形成的天然免疫防御体系，主要由组织屏障、固有免疫细胞和固有免疫分子组成；也可由人体内的特异性体液免疫与细胞免疫物质（特异性免疫球蛋白与细胞因子）将相应的病原体清除，而人体可不出现任何症状。

2. 隐性感染　又称亚临床感染，指病原体侵入人体后，仅诱导机体产生特异性免疫应答，而不引起或只引起轻微的组织损伤，在临床上可没有任何症状、体征甚至生化改变，只能通过免疫学检查才能被发现。隐性感染过程结束以后，大多数人获得不同程度的特异性免疫，病原体被清除。少数人病原体持续存在于体内，成为无症状携带者（病原携带状态），在传染病流行期间成为重要的传染源。如果隐性感染者增多，人群对某一种传染病的易感性就降低，该种传染病的发病率就下降。

3. 显性感染　又称临床感染，指病原体侵入人体后，不但诱导机体发生免疫应答，而且还通过病原体本身的作用或机体的变态反应，导致组织损伤，引起病理改变和临床表现。在大多数传染病中，显性感染只占全部受感染者的小部分，但在少数传染病中，如麻疹、水痘等，大多数感染者表现为显性感染。有些传染病在显性感染过程结束后，病原体可被清除，感染者可获得较为稳固的免疫力，如麻疹、甲型肝炎和伤寒等，不易再受感染。但也有一些传染病病后的免疫力不牢固，可以再受感染而发病，如细菌性痢疾、流行性感冒、新型冠状病毒肺炎（COVID-19）等。少数显性感染者可转为病原携带者。

4. 病原携带状态　指病原体侵入人体后，可以停留在入侵部位，或侵入较远的脏器继续生长繁殖，而人体不出现任何的临床表现，但能携带并排出病原体，成为传染病流行的重要传染源。按病原体的种类不同，病原携带者可分为带病毒者、带菌者或带虫者等。按其发生和持续时间的长短可分为潜伏期携带者、恢复期携带者或慢性携带者。若其携带病原体的持续时间短于3个月，称急性携带者；若长于3个月，则称慢性携带者。对乙型肝炎病毒感染，超过6个月才算慢性携带者。

5. 潜伏性感染　又称潜在性感染。病原体感染人体后寄生于某些部位，机体的免疫功能将病原体局限在该部位而不引起显性感染，但又不能将病原体清除时，病原体可长期潜伏起来，当机体免疫功能下降时可引起显性感染。潜伏性感染期间，病原体一般不排出体外，常见于单纯疱疹病毒、结核杆菌等所致感染。不是每种传染病都存在潜伏性感染。

除病原体被清除以外，一般来说，隐性感染最常见，病原携带状态次之，显性感染所占比例最低。感染的表现形式在一定条件下可相互转变，同一种疾病的不同阶段可以有不同的表现形式。

（三）感染过程中免疫应答的作用

机体的免疫应答对感染过程的表现和转归起着重要的作用。免疫应答包括有利于机体抵抗病原体的保护性免疫应答和促进病理改变的变态反应。保护性免疫应答包括非特异性免疫应答和特异性免疫应答。变态反应都是特异性免疫应答。

1. 非特异性免疫 是机体对侵入病原体的一种清除机制。它不牵涉对抗原的识别和二次免疫应答的增强，包括天然屏障、内部屏障、单核吞噬细胞系统、体液因子等。

2. 特异性免疫 指由于对抗原特异性识别而产生的免疫，通常只针对一种病原体，感染后免疫都是特异性免疫。通过细胞免疫和体液免疫的相互作用而产生免疫应答，分别由 T 淋巴细胞与 B 淋巴细胞介导。

二、传染病的流行过程及影响因素

传染病的流行过程就是传染病在人群中发生、发展和转归的过程。流行过程的发生需要有传染源、传播途径和人群易感性 3 个基本条件。流行过程本身又受自然因素、社会因素和个人行为因素的影响。

（一）流行过程的基本条件

1. 传染源 指体内有病原体生存繁殖并能将病原体排出体外的人和动物。传染源包括患者（大多数传染病重要的传染源）、隐性感染者（在病原体被清除前是重要的传染源）、病原携带者（可长期排出病原体）、受感染的动物（动物源性传染病）。

2. 传播途径 病原体离开传染源到达另一个易感者的途径称为传播途径，同一种传染病可以有多种传播途径，主要包括呼吸道传播（病原体存在于空气中的飞沫或气溶胶）、消化道传播（病原体污染食物、水源或食具）、接触传播（病原体污染水、土壤或伤口、日常生活的密切接触、不洁性接触）、虫媒传播（被病原体感染的吸血节肢动物）、血液或体液传播（病原体存在于血液或体液中）、医源性感染（人为造成）。

3. 人群易感性 对某种传染病缺乏特异性免疫力的人称易感者，易感者在某一特定人群中的比例决定该人群的易感性。

（二）影响流行过程的因素

1. 自然因素 自然环境中的各种因素，包括地理、气象和生态等，对传染病流行过程的发生和发展有重要影响。

2. 社会因素 包括社会制度、经济状况、生活条件和文化水平等，对传染病流行过程有重大影响。新中国成立后，已经使许多传染病的发病率明显下降或接近被消灭或已经消灭，2019 年年底发生新型冠状病毒感染并流行。在党的英明领导下，我国平稳度过流行高峰期，极大地减少了病毒对人民的伤害。

3. 个人行为因素 人类自身不文明、不科学的行为和习惯。

三、传染病的特征

（一）基本特征

传染病具有与其他疾病不同的 4 个基本特征。

1. 病原体 每种传染病都是由特异性病原体引起的。病原体可以是微生物或寄生虫。

2. 传染性 是传染病与其他感染性疾病的主要区别。传染病患者有传染性的时期称传染期。

每一种传染病都有相对固定的传染期，可作为隔离患者的依据之一。

3. 流行病学特征

（1）流行性　分为散发、暴发、流行和大流行。散发指某传染病在某地的常年发病情况处于常年一般发病率水平。暴发指在某一局部地区，短期内突然出现许多同一疾病的患者，大多是同一传染源或相同传播途径。当某病的发病率显著超过该病常年发病率水平，或为散发发病率的数倍时，称为流行。当某病在一定时间内迅速传播，波及全国各地，甚至超出国界或洲界时，称为大流行或世界性流行。

（2）季节性　不少传染病的发病率每年都有一定的季节性升高，主要原因为气温的变化和昆虫媒介的有无。

（3）地方性　有些传染病或寄生虫病由于中间宿主的存在、地理条件、气温条件、人民生活习惯等原因，常局限在一定的地理范围内发生，如疟疾、血吸虫病等。

（4）外来性　指在国内或地区内原来不存在，而从国外或外地通过外来人口或物品传入的传染病。

4. 感染后免疫　指免疫功能正常的人体经显性或隐性感染某种病原体后，都能产生针对该病原体及其产物（如毒素）的特异性免疫。通过血清中特异性抗体的检测可知其是否具有免疫力。感染后获得的免疫力和疫苗接种一样都属于主动免疫。通过注射或从母体获得抗体的免疫力都属于被动免疫。感染后免疫力的持续时间在不同传染病中有很大差异。感染后免疫如果持续时间较短，可出现再感染、重复感染。

（二）临床特点

1. 病程发展的阶段

（1）潜伏期　从病原体侵入人体起，到开始出现临床症状为止的时期，称为潜伏期。每个传染病的潜伏期都有一个范围（最短、最长），并呈常态分布，是观察、留验接触者的重要依据。有些传染病在潜伏期末已经具有传染性。

（2）前驱期　从起病至出现明显症状开始为止的时期称为前驱期。在前驱期中的临床表现通常是非特异性的，如头痛、发热、疲乏、食欲下降和肌肉酸痛等，为许多传染病所共有，一般持续1～3天。前驱期已具有传染性。

（3）症状明显期　在此期间，传染病所特有的症状和体征通常获得充分的表现，如具有特征性的皮疹、黄疸、肝脾肿大和脑膜刺激征等。

（4）恢复期　体内病理生理过程基本终止，患者的症状及体征基本消失，称为恢复期。有些传染病在病程中可出现再燃或复发。再燃指传染病患者的临床症状和体征逐渐减轻，但体温尚未完全恢复正常的缓解阶段，由于潜伏于血液或组织中的病原体再度繁殖，使体温再次升高，初发病时的症状与体征再度出现。复发指当患者进入恢复期后，已稳定退热一段时间，由于体内残存的病原体再度繁殖而使临床表现再度出现的情形。

2. 常见的症状与体征　发热、皮疹、毒性症状（如疲乏无力、全身不适、头痛、肌肉关节和骨骼疼痛等）、肝脾和淋巴结肿大。

四、传染病的诊断

1. 临床资料　病史采集、体格检查。

2. 流行病学调查　发病地区、发病时间、发病人群；传染病接触史、预防接种史。

3. 实验室检查　一般实验室检查、病原学检查（直接检查病原体、分离培养病原体、特异性抗原检测、特异性核酸检测等）、血清学检查（特异性抗体检测）等。

4. 其他特殊检查　超声、CT、内镜检查等。

五、传染病的治疗

（一）治疗原则

坚持综合治疗的原则，即治疗与护理、隔离与消毒并重，一般治疗、对症治疗与病原治疗并重的原则。

（二）治疗方法

1. 一般治疗及支持治疗

（1）隔离和消毒　空气隔离（黄色标志）、飞沫隔离（粉色标志）、接触隔离（蓝色标志）等，随时消毒。

（2）护理　病室清洁安静，空气流通，光线充沛（破伤风、狂犬病患者除外），温度适宜，适当休息等。

（3）饮食　合理膳食。

（4）维持水、电解质和酸碱平衡　需要时适当补液，对于高热、呕吐、腹泻及伴有脓毒性休克的患者尤为重要。

（5）吸氧　危重患者及时给氧。

（6）维持呼吸循环功能　呼吸机、体外心肺循环系统（体外膜式氧合 ECMO）等。

（7）心理治疗　如心理疏导。

2. 对症治疗　降温、镇静、止惊、镇痛，降颅内压，强心，改善微循环，应用糖皮质激素等。

3. 病原或特异性免疫治疗

（1）特异性病原治疗　直接针对病原体的治疗措施（抗菌、抗病毒、抗寄生虫、抗真菌等）。

（2）特异性免疫治疗　抗毒素治疗（需做皮试）、免疫调节剂治疗等。

4. 康复治疗　康复训练、物理治疗、高压氧、针灸等康复手段。

5. 中医药治疗　有些中草药具有抗菌、抗毒及免疫调节的作用，中西结合治疗具有较好的临床疗效。

六、传染病的预防

及时发现、及时报告、及时隔离。同时针对构成传染病流行过程的 3 个基本环节采取综合性措施。

1. 管理传染源　根据《中华人民共和国传染病防治法》及《突发公共卫生应急事件与传染病监测信息报告》，将法定传染病分为甲类、乙类和丙类，实行分类管理。

2. 切断传播途径　对于各种传染病，尤其是消化道传染病、虫媒传染病和寄生虫病，切断传播途径通常是起主导作用的预防措施。其主要措施包括隔离和消毒。隔离指将患者或病原携带者妥善安置在指定的隔离单位，暂时不与其他人群接触，并积极进行治疗、护理，对具有传染性的分泌物、排泄物、用具等进行必要的消毒处理，防止病原体向外扩散的医疗措施。隔离措施包括严密隔离、呼吸道隔离、消化道隔离、血液 – 体液隔离、接触隔离、昆虫隔离、保护性隔离等。消毒是切断传播途径的重要措施。消毒有疫源地消毒（包括随时消毒与终末消毒）及预防性消毒。

3. 保护易感人群　包括特异性和非特异性措施。非特异性措施包括锻炼身体、改善营养和提高生活水平等，提高机体的非特异性免疫力。特异性措施指有重点、有计划的预防接种，提高人群的特异性免疫力。预防接种对传染病的控制和消灭起着关键性作用。

复习思考题

1. 何谓传染病？传染病流行过程的基本条件是什么？
2. 简述传染病的基本特征。
3. 传染病的传播途径有哪些？
4. 简述传染病病程发展的阶段。
5. 试述传染病的诊断及治疗原则。
6. 简述传染病的预防。

第一节　流行性感冒

流行性感冒（influenza）简称流感，是由流感病毒引起的急性呼吸道传染病。流感潜伏期短，传染性强，主要是通过呼吸道传播。甲型流感病毒易发生变异，而使人群普遍易感，发病率高但病死率低（除人感染禽流感外），已多次引起全世界的暴发流行。临床特点为上呼吸道卡他症状较轻，而高热、头痛、乏力等全身中毒症状较重。

【病原学】

人流感病毒为单链负链 RNA 病毒，属于正黏病毒科，根据核蛋白与基质蛋白的抗原性不同，流感病毒分为甲、乙、丙 3 型（即 A、B、C 3 型）。甲型流感病毒宿主广泛；乙型、丙型主要感染人类。感染人和动物的甲型流感病毒有部分共同抗原成分，但一般彼此之间不发生交叉感染。近年已证实禽流感病毒某些亚型发生抗原变异后可直接感染人类，如 H_5N_1、H_9N_2、H_7N_7、H_7N_9 型可通过抗原变异后直接感染人类。

血凝素（HA）是流感病毒的主要抗原，能使人体产生抗体而对机体具有保护作用，但其变异较快，特别是甲型流感病毒，主要是 HA 和神经氨酸酶（NA）的变异。流感病毒发生变异的形式主要是抗原漂移和抗原转换。流感病毒对于寒冷和干燥有相当的耐受力，在真空干燥或 $-20\,^{\circ}\mathrm{C}$ 以下环境中可以长期保存。

【流行病学】

1. 传染源　流感患者和隐性感染者为主要传染源。病后 1 周内为传染期，以病初 2～3 日传染性最强，患者以儿童和青少年多见。

2. 传播途径　以空气飞沫或气溶胶经呼吸道传播为主，也可通过直接接触或病毒污染物品间接接触传播。

3. 人群易感性　人群对流感病毒普遍易感，感染后对同一亚型会获得一定程度的免疫力，但不同亚型之间无交叉免疫，加之流感病毒常常发生变异，故人类可反复感染。

4. 流行特征　流感病毒侵入人体后，具有较强的传染性，且抗原极易发生变异，加之以呼吸道传播为主，极易引起流行和大流行。流行往往突然发生，迅速蔓延，于 2～3 周内病例数达高峰，一次流行持续 6～8 周。发病率较高，流行过程持续时间较短。流行后人群重新获得一定的免疫力。乙型流感与甲型流感相似，也可导致流行，而丙型流感多为散发感染。

【发病机制】

流感病毒经呼吸道吸入后，病毒表面 HA 特异性识别并结合宿主细胞表面受体，侵入呼吸道的纤毛柱状上皮细胞，在细胞内复制，借助 NA 的作用，使病毒从细胞内释放，再侵入其他纤维柱状上皮细胞，引起细胞变性坏死和脱落，从而发生局部炎症，机体的免疫应答损伤宿主的组织器官，进而出现全身毒性反应。病毒在上呼吸道存在的时间与年龄有关，成人一般 3～5 天，儿童则可持续到第 2 周。

【临床表现】

潜伏期为 1～3 天，最短为数小时，最长可达 4 日。流感的临床表现常为全身症状重而呼吸系统症状轻，主要有咳嗽和咽痛。

1. 单纯型　最为常见，主要表现为起病急、高热、寒战、乏力、食欲减退、头痛、全身肌肉酸痛等全身中毒症状，而上呼吸道卡他症状较轻或不明显，少数病例可有咳嗽、鼻塞、流涕、咽干痛、声音嘶哑等上呼吸道症状，体温 1～2 天达高峰，3～4 天后逐渐下降，热退后全身症状好转，乏力可持续 1～2 周，上呼吸道症状持续数日后消失。此型预后良好，大多数病例 1 周内可缓解。

2. 胃肠型　较少见，为流感病毒侵袭肠黏膜细胞引起，除发热外，主要症状为呕吐、腹痛、腹泻、食欲下降等胃肠道症状，主要见于儿童。

3. 肺炎型　少见，患者可表现为高热持续不退、剧烈咳嗽、咯血痰、呼吸急促、发绀等症状，甚至发生呼吸衰竭，肺部可闻及干、湿啰音，但无实变体征。病初与单纯型流感相似，1～2 天后病情加重。主要发生于婴幼儿、老年人、孕妇、慢性心肺疾病患者和免疫功能低下者。对抗菌药治疗无效。本型病死率高，死亡原因多为呼吸及循环衰竭，死亡时间多在发病后 5～10 天。

4. 中毒型　极少见，有全身性毒血症表现，可有明显的神经系统和心血管系统受损表现，严重者可出现休克、DIC、循环衰竭等，病死率较高，预后不良。

此外，在流感流行时，有较多的轻型患者，症状与普通感冒极为相似，常难以区别。

无并发症的流感患者通常无明显体征。疾病早期，患者体温升高，皮肤潮红、干燥。虽然患者有显著的咽痛，但咽喉部检查常无明显阳性发现，有时有黏膜充血和鼻后部分泌物增多。颈部淋巴结有轻度肿大。大部分患者胸部查体正常，少数患者有哮鸣音和散在湿啰音。

【实验室检查】

1. 血常规　白细胞总数正常或降低，淋巴细胞相对升高。若继发细菌感染，白细胞总数与中性粒细胞百分比升高，如有严重的病毒或细菌感染时，白细胞可显著减少。

2. 血清学检查　应用血凝抑制试验或补体结合试验等测定急性期和恢复期血清中抗体，其中急性期血清标本应在发病 7 天内留取，恢复期血清标本可在发病后 2～4 周或更长时间留取。如有 4 倍以上升高或单次检测抗体滴度 >1∶80，则有诊断意义。

3. 病原学检查

（1）**病毒分离**　在疾病的第 2～3 天，可从鼻咽部、咽拭子、鼻咽洗出液或气管分泌物中直接分离流感病毒。

（2）**核酸检测**　用普通反转录聚合酶链反应（RT-PCR）直接检测患者上呼吸道分泌物中的病毒 RNA。该检测方法快速、敏感且特异。

【诊断与鉴别诊断】

1. 诊断 散发病例不易诊断，甚至在有典型流感样症状时，也难确诊。流感流行时，特别是短时间出现较多数量的相似患者，呼吸道症状轻微而全身中毒症状较重，再结合发病季节等流行病学资料，可基本判定流感，临床较易诊断。确诊需要病原学或血清学检查。

2. 鉴别诊断 轻型流感及散发流感很难与普通感冒鉴别。临床上与其他呼吸道病毒感染亦难区分。此时，病原学检查是可靠的确诊方法。

【治疗】

1. 一般治疗 适当隔离患者，流行期间对公共场所加强通风和空气消毒。患者卧床休息，多饮水，注意营养，食用易消化饮食。高热与中毒症状重者给予吸氧和静脉补充液体。

2. 对症治疗 包括解热、镇痛、止咳、祛痰及支持治疗。但儿童患者应避免应用阿司匹林，以免诱发致命的 Reye 综合征。

3. 抗病毒治疗 抗流感病毒药物治疗只有早期（起病 1～2 天）使用，才能取得最佳疗效。流感病毒对神经氨酸酶抑制剂（奥司他韦、扎那米韦）较敏感。奥司他韦（达菲）能特异性抑制甲型、乙型流感病毒的 NA，从而抑制病毒的释放，减少病毒传播，推荐口服剂量为成人每日 2 次，每次 75mg，连服 5 天；儿童根据体重确定剂量。奥司他韦不良反应少，可出现恶心、呕吐等消化道症状。

4. 抗菌药治疗 抗生素一般不常规使用，当继发细菌感染时，合理使用抗菌药，可根据送检标本培养结果和药物敏感试验选择具体抗菌药。

【预防】

1. 管理传染源 隔离患者，可在病后 1 周或退热后 2 日解除隔离，疑似患者进行适当隔离与治疗，减少人员聚集。

2. 切断传播途径 流行期在公共场所及室内加强通风与环境消毒。

3. 保护易感人群 佩戴口罩，避免密切接触，注意个人卫生。对易感人群进行疫苗接种。目前预防人类流感致病和流行的最有效方法仍是疫苗接种，也是预防流感的基本措施。接种时间为每年流感流行季节前，每年接种 1 次。

第二节 病毒性肝炎

病毒性肝炎（viral hepatitis）是由多种肝炎病毒引起的，以肝脏损害为主要表现的一组全身性传染病。按病原学已明确分类的有甲型、乙型、丙型、丁型、戊型 5 型肝炎病毒。各型病毒性肝炎的临床表现相似，以疲乏、食欲减退、厌油、肝功能异常为主，部分病例出现黄疸。甲型和戊型主要表现为急性感染，经粪–口途径传播；乙型、丙型、丁型多呈慢性感染，少数病例可发展为肝硬化或肝细胞癌，主要经血液、体液等胃肠外途径传播。

【病原学】

病毒性肝炎的病原体是肝炎病毒，目前已证实甲、乙、丙、丁、戊型肝炎病毒是病毒性肝炎的主要致病因子。巨细胞病毒、EB 病毒、单纯疱疹病毒、风疹病毒等感染也可引起肝脏炎症，但这些病毒所致的肝炎是全身感染的一部分，不包括在"病毒性肝炎"的范畴内。

1. 甲型肝炎病毒（hepatitis A virus，HAV） 是一种 RNA 病毒，只有 1 个抗原 - 抗体系统，感染后早期产生 IgM 型抗体，是近期感染的标志，一般持续 8 ～ 12 周，少数可延续 6 个月左右，IgG 型抗体是既往感染或免疫接种后的标志，可长期存在。

2. 乙型肝炎病毒（hepatitis B virus，HBV） 是一种 DNA 病毒，有 3 个抗原 - 抗体系统。

（1）HBsAg 与抗 -HBs　HBsAg 本身只有抗原性，无传染性。抗 -HBs 是一种保护性抗体，可持续多年，抗 -HBs 阳性表示对 HBV 有免疫力，见于乙型肝炎恢复期、既往感染及乙肝疫苗接种后。

（2）HBeAg 与抗 -HBe　HBeAg 存在表示患者处于高感染低应答期。抗 -HBe 阳转后，病毒复制多处于静止状态，传染性降低，但部分患者仍有病毒复制。

（3）HBcAg 与抗 -HBc　HBcAg 有很强的免疫原性，HBV 感染者几乎均可检出抗 -HBc。抗 -HBc IgM 是 HBV 感染后较早出现的抗体，阳性提示急性期或慢性肝炎急性发作。抗 -HBc IgG 出现较迟，但可保持多年甚至终身。

3. 丙型肝炎病毒（hepatitis C virus，HCV） 是一种具有脂质外壳的 RNA 病毒，血清中 HCV Ag 含量很低，检出率不高。抗 -HCV 不是保护性抗体，是 HCV 感染的标志。如果抗 -HCV IgM 持续阳性，提示病毒持续复制，易转为慢性。HCV RNA 阳性是病毒感染和复制的直接标志。HCV RNA 定量测定有助于了解病毒复制程度、抗病毒治疗的选择及疗效评估等。

4. 丁型肝炎病毒（hepatitis D virus，HDV） 是一种缺陷的 RNA 病毒，在血液中由 HBsAg 包被，需要 HBV 的辅助才能进行复制，HDV 一般与 HBV 同时或重叠感染。当 HBV 感染结束时，HDV 感染也结束。HDAg 是 HDV 唯一的抗原成分，抗 -HDV 不是保护性抗体，HDV RNA 是诊断 HDV 感染最直接的依据。

5. 戊型肝炎病毒（hepatitis E virus，HEV） 是一种 RNA 病毒，被认为是一种人兽共患病，HEV Ag 定位于肝细胞质，血液中检测不到。抗 -HEV IgM 阳性是近期 HEV 感染的标志。

【流行病学】

（一）甲型肝炎

1. 传染源　甲型肝炎不存在病毒携带状态，因此，传染源为急性期患者和隐性感染者，以隐性感染者多。潜伏期后期及黄疸出现前数日传染性最强，黄疸出现后 2 周粪便传染性明显减弱。

2. 传播途径　HAV 主要是粪 - 口途径传播。

3. 人群易感性　抗 -HAV 阴性者均为易感人群。6 个月以下的婴儿有来自母亲的抗 -HAV 而不易感染，感染后可产生持久免疫。

（二）乙型肝炎

1. 传染源　急、慢性乙型肝炎患者和病毒携带者，以慢性患者和病毒携带者为多。

2. 传播途径

（1）母婴传播　又称垂直传播，包括宫内感染、围生期传播、分娩后传播。

（2）血液体液传播　输血及血制品、污染血。

（3）性传播　通过精液及分泌物传播。

3. 人群易感性　抗 -HBs 阴性者均为易感人群。感染后或疫苗接种后出现抗 -HBs 者有免疫力。

（三）丙型肝炎

1. 传染源 急、慢性患者和无症状病毒携带者，以慢性患者和病毒携带者为多。

2. 传播途径 与乙型肝炎相似，以输血及血制品传播为主，且母婴传播不如乙型肝炎多见。

3. 人群易感性 人类对 HCV 普遍易感，抗 –HCV 并非保护性抗体。

（四）丁型肝炎

传染源和传播途径与乙型肝炎相似，与 HBV 以重叠感染或同时感染形式存在。人类对 HDV 普遍易感。抗 –HDV 不是保护性抗体。

（五）戊型肝炎

传染源和传播途径与甲型肝炎相似，水源或食物被污染可引起暴发流行，也可经日常生活接触传播。戊型肝炎各年龄普遍易感，感染后具有一定的免疫力。

上述各型肝炎之间无交叉免疫，可重叠感染或先后感染。

【临床表现】

不同类型病毒引起的肝炎潜伏期不同，甲型肝炎为 2 ～ 6 周，平均 4 周左右；乙型肝炎为 1 ～ 6 个月，平均 3 个月；丙型肝炎为 2 周～ 6 个月，平均 40 天左右；丁型肝炎为 4 ～ 20 周；戊型肝炎为 2 ～ 9 周，平均 6 周左右。

（一）急性肝炎

急性肝炎包括急性黄疸性肝炎和急性无黄疸性肝炎。各型病毒均可引起，甲、戊型肝炎不转为慢性，约 10% 的急性乙型肝炎者转为慢性，丙型肝炎超过 50%、丁型肝炎约有 70% 转为慢性。

1. 急性黄疸性肝炎 总病程为 2 ～ 4 个月。

（1）黄疸前期 甲型、戊型肝炎一般急性起病，约 80% 患者有类似于上呼吸道感染症状，如畏寒、发热等，一般不超过 3 天。乙型、丙型、丁型肝炎缓慢起病，仅少数有发热，少数患者以头痛、发热、四肢酸痛等症状为主要表现，此后逐渐出现全身乏力、食欲减退、恶心、呕吐、厌油、腹胀、肝区痛、尿颜色加深等。肝功能改变主要为丙氨酸氨基转移酶（ALT）、天冬氨酸氨基转移酶（AST）升高。本期持续 1 ～ 21 天，平均 5 ～ 7 天。

（2）黄疸期 黄疸前期过后，出现尿色逐渐加深、巩膜和皮肤出现黄染，1 ～ 3 周内黄疸达高峰。部分患者可有一过性大便颜色变浅、皮肤瘙痒、心动过缓等胆汁淤积性黄疸表现。体格检查可见肝脏肿大、质软、边缘锐利，有压痛及叩击痛。部分病例有轻度脾大，肝功能异常。本期持续 2 ～ 6 周。

（3）恢复期 症状逐渐消失，黄疸消退，肿大的肝脏、脾脏回缩，肝功能逐渐恢复正常，本期持续 1 ～ 2 个月。

2. 急性无黄疸性肝炎 除无黄疸外，其他临床表现与黄疸性肝炎相似。无黄疸性肝炎的发病率远高于黄疸性肝炎。恢复较快，病程多在 3 个月内。有些病例无明显症状，易被忽视。

急性丙型肝炎的临床表现一般较轻，多无明显症状，无黄疸性占 2/3 以上，如有黄疸也属轻度。

急性丁型肝炎与 HBV 同时感染或重叠感染。同时感染者，临床表现与急性乙型肝炎相似，大多数表现为黄疸性，预后良好，极少数可发展为重型肝炎。重叠感染者病情常较重，部分可进展为急性重型肝炎，易慢性化发展。

戊型肝炎与甲型肝炎相似，但黄疸前期较长，症状较重，自觉症状至黄疸出现后 4～5 天才开始缓解，病程较长。一般认为，戊型肝炎无慢性化过程也无慢性携带状态。

（二）慢性肝炎

一般仅见于乙型、丙型、丁型 3 型。急性肝炎病程超过 6 个月，或原有乙型、丙型、丁型肝炎或乙肝表面抗原（HBsAg）携带者而因同一病原再次出现肝炎的症状、体征及肝功能异常者；发病日期不明确或虽无肝炎病史，但根据肝组织病理学或症状、体征、实验室检查及 B 超检查综合分析，符合慢性肝炎表现者。依据病情轻重，慢性肝炎可分为轻、中、重 3 度。

（三）重型肝炎（肝衰竭）

重型肝炎是病毒性肝炎中最严重的类型，占全部肝炎的 0.2%～0.5%，病死率高。所有肝炎病毒均可引起肝衰竭，以乙型最为多见，甲型、丙型少见。

1. 病因及诱因 复杂，包括重叠感染（如乙型肝炎重叠其他肝炎病毒感染）、机体免疫状况、妊娠、过度疲劳、精神刺激、饮酒、应用肝损伤药物、合并细菌感染、有其他合并症（如甲亢、糖尿病）等。

2. 临床表现 常出现一系列肝衰竭综合征的临床表现，包括极度乏力，严重消化道症状，神经精神症状（嗜睡、性格改变、烦躁不安、昏迷等），有明显的出血现象（包括皮肤、黏膜出血，如鼻出血、牙龈出血、消化道出血、尿道出血等），凝血酶原时间显著延长及凝血酶原活动度 <40%，出现"胆酶分离"现象，血氨升高等；黄疸进行性加重，胆红素上升大于正常值的 10 倍；可出现中毒性鼓肠、肝臭、肝肾综合征等；体格检查肝浊音界进行性缩小；出现肝性脑病可见扑翼样震颤及病理反射阳性。

（四）淤胆型肝炎

淤胆型肝炎又称毛细胆管炎型肝炎，以肝内淤胆为主要表现。急性淤胆型肝炎起病类似急性黄疸性肝炎，大多数患者可恢复。在慢性肝炎或肝硬化基础上发生者，为慢性淤胆型肝炎。有胆汁淤积性黄疸的临床表现：皮肤瘙痒，粪便颜色变浅，肝脏肿大。肝功能检查示血清总胆红素明显升高，以结合胆红素升高为主。

（五）肝炎肝硬化

根据肝脏炎症情况分为活动性与静止性两型。

1. 活动性肝硬化 有慢性肝炎活动的表现，乏力及消化道症状明显，ALT 升高，黄疸，清蛋白下降。伴有腹壁、食管胃底静脉曲张，腹水，肝缩小、质地变硬，脾进行性增大，门静脉、脾静脉增宽等门静脉高压症的表现。

2. 静止性肝硬化 无肝脏炎症活动的表现，症状轻或无特异性，可有上述体征。

【实验室及其他检查】

1. 血常规 急性肝炎初期白细胞总数正常或略高，黄疸期白细胞总数正常或稍低，淋巴细胞相对增多。

2. 尿常规　肝细胞性黄疸时尿胆红素和尿胆原均升高，溶血性黄疸以尿胆原升高为主，胆汁淤积性黄疸以尿胆红素升高为主。

3. 肝功能检查

（1）ALT　是目前反映肝细胞功能的最常用指标。ALT 对肝病诊断的特异性比 AST 高。重型肝炎患者可出现 ALT 快速下降，胆红素不断升高的"胆酶分离"现象，提示肝细胞大量坏死。

（2）AST　肝病时血清 AST 升高，提示线粒体损伤，病情易持久且较严重，通常与肝病严重程度成正相关。

（3）血白蛋白　急性肝炎时，血白蛋白可正常。肝硬化、（亚急性及慢性）重型肝炎时白蛋白下降，γ 球蛋白升高，白 / 球（A/G）比例下降甚至倒置。

（4）胆红素　急性或慢性黄疸性肝炎时血清胆红素升高，活动性肝硬化时亦可升高且消退缓慢。胆红素含量是反映肝细胞损伤严重程度的重要指标。

（5）血氨　肝衰竭时清除氨的能力减退或丧失，导致血氨升高，常见于重型肝炎、肝性脑病患者。

4. 病原学检查

（1）甲型肝炎　抗 –HAV IgM 是新近感染的证据，是早期诊断甲型肝炎最简便而可靠的血清学标志。抗 –HAV IgG 持续多年或终身，属于保护性抗体。

（2）乙型肝炎　HBsAg 阳性反映现症 HBV 感染，阴性不能排除 HBV 感染。抗 –HBs 为保护性抗体，阳性表示对 HBV 有免疫力。HBeAg 阳性表示病毒复制活跃且有较强的传染性。抗 –HBe 阳转后，病毒复制多处于静止状态，传染性降低。高滴度的抗 –HBc IgG 表示现症感染，常与 HBsAg 并存。HBV DNA 是病毒复制和传染性的直接标志。

（3）丙型肝炎　HCV 抗体不是保护性抗体，是 HCV 感染的标志。HCV RNA 阳性是病毒感染和复制的直接标志。

（4）丁型肝炎　HDAg 阳性是诊断急性 HDV 感染的直接证据，抗 –HD IgM 阳性是现症感染的标志，抗 –HD IgG 不是保护性抗体。血清或肝组织中 HDV RNA 是诊断 HDV 感染最直接的依据。

（5）戊型肝炎　抗 –HEV IgM 是近期感染的标志，在粪便和血液中检测到 HEV RNA 可明确诊断。

【诊断】

病毒性肝炎的诊断应当根据流行病学资料、临床表现及实验室检查等资料做出诊断，确诊有待病原学检查。病原学检查可明确诊断病毒性肝炎的类型。

1. 急性肝炎　起病较急，常有畏寒、发热、乏力、食欲缺乏、恶心、呕吐等急性感染症状。肝脏肿大，质软，ALT 显著升高。

2. 慢性肝炎　病程超过半年或发病日期不明确而有慢性肝炎症状、体征、实验室检查改变者，常有乏力、厌油、肝区不适等症状。

3. 重型肝炎（肝衰竭）　主要有肝衰竭综合征表现。

4. 淤胆型肝炎　起病类似急性黄疸性肝炎，黄疸持续时间长，症状轻，有肝内胆汁淤积的表现。

5. 肝炎肝硬化　多有慢性肝炎病史。有乏力、腹胀、尿少、肝掌、蜘蛛痣、脾大、腹水、双下肢水肿、胃底食管下段静脉曲张、白蛋白下降、A/G 倒置等肝功能受损和门静脉高压表现。

【治疗】

急性肝炎的治疗原则是休息、合理饮食、保肝治疗和对症治疗；慢性肝炎应根据患者具体情况而定，避免饮酒及损肝药物、过劳，必要时采取抗病毒、调整免疫、保护肝细胞、改善肝功能、抗肝纤维化等治疗措施。

（一）急性肝炎

急性肝炎一般为自限性，多可完全康复。以一般治疗及对症支持治疗为主，急性期应进行隔离、适当休息、适当饮食、避免饮酒和应用损害肝脏药物，辅以药物对症及恢复肝功能。一般不采用抗病毒治疗，但急性丙型肝炎除外，只要发现 HCV RNA 阳性，尽快开始抗病毒治疗，可治愈。

（二）慢性肝炎

根据患者具体情况采用综合性治疗方案。

1. 一般治疗　适当休息，合理饮食。适当的高蛋白、高热量、高维生素的易消化食物有利于肝脏修复，避免饮酒，保持心态平衡。

2. 药物治疗　改善和恢复肝功能（非特异性护肝药包括维生素类、肝泰乐等），降酶药（五味子类、山豆根类等），退黄药物（丹参、茵栀黄等）；免疫调节（胸腺肽或胸腺素、转移因子等）；抗肝纤维化（丹参、冬虫夏草、γ 干扰素等）；抗病毒治疗（α 干扰素、核苷类似物如拉米夫定）可最大限度地长期抑制病毒复制，减少传染性，减轻肝组织病变，延缓肝硬化、肝衰竭等。

【预防】

管理传染源、切断传播途径、保护易感人群。

第三节　细菌性痢疾

细菌性痢疾（bacillary dysentery）简称菌痢，是由志贺菌引起的肠道传染病，为国家法定乙类传染病。菌痢主要通过消化道传播，急、慢性菌痢患者和带菌者均可成为传染源。本病终年散发，夏秋季可引起流行，人群普遍易感。由于志贺菌各群及各血清型之间无交叉免疫，且病后免疫力差，故可反复感染。其主要病理变化为直肠、乙状结肠的炎症和溃疡。临床表现为腹痛、腹泻、黏液脓血便、里急后重等，可伴有发热及全身毒血症症状；严重者可出现感染性休克、弥漫性血管内凝血及重要脏器功能衰竭。一般为急性，少数迁延成慢性。菌痢通常根据流行病学史、症状与体征及实验室检查进行综合诊断。

【病原学】

志贺菌属（俗称痢疾杆菌）属于肠杆菌科，为革兰阴性杆菌，最适宜于需氧生长。志贺菌属细菌有 O 和 K 两种抗原，有 4 个血清群（即痢疾志贺菌、福氏志贺菌、鲍氏志贺菌、宋内志贺菌，依次称为 A、B、C、D 群）。我国多数地区以福氏和宋内志贺菌占优势。福氏志贺菌感染易转为慢性；宋内志贺菌感染引起的症状轻，多呈不典型发作；痢疾志贺菌的毒力最强，可引起严重症状。志贺菌存在于患者与带菌者的粪便中，在体外生存力较强，其中 D 群宋内志贺菌抵抗力最强，其次为 B 群福氏志贺菌，A 群痢疾志贺菌抵抗力最弱。它们对各种化学消毒剂均很敏感，易被杀死。志贺菌产生内毒素和外毒素，内毒素是引起全身反应如发热、毒血症及休克的重要因素；外毒素又称志贺毒素，有肠毒性、神经毒性和细胞毒性，分别引起相应的临床症状。

【流行病学】

1. 传染源　包括急、慢性菌痢患者和带菌者。非典型患者、慢性菌痢患者及无症状带菌者由于症状不典型而容易误诊或漏诊，在流行病学中具有重要意义。

2. 传播途径　主要经粪 – 口途径传播。志贺菌随患者的粪便排出后，污染生活用具、水、食物、手，再经口感染。

3. 人群易感性　人群普遍易感，且与卫生习惯有关。病后可获得一定的免疫力，但持续时间短，不同菌群及血清型间无交叉保护性免疫，故易反复感染。

4. 流行特征　菌痢主要发生在医疗条件差且水源不安全的地区，以夏秋季多见。

【临床表现】

潜伏期一般为 1 ～ 4 天（数小时～ 7 天）。

（一）急性菌痢

根据毒血症及肠道症状轻重，菌痢可以分为 4 型。

1. 普通型（典型）　起病急，畏寒、发热，体温可达 39℃以上，伴头痛、乏力、食欲减退、腹痛、腹泻等症状，粪便先为稀水样便，1 ～ 2 天后转为黏液脓血便，每天排便 10 余次，便量由多到少，此时里急后重明显。常伴肠鸣音亢进，左下腹疼痛及压痛。自然病程为 1 ～ 2 周，多数 1 周左右恢复，少数转为慢性。

2. 轻型（非典型）　全身毒血症状轻微，可无发热或仅低热。表现为急性腹泻，每天排便 10 次以内，稀便有黏液无脓血。有轻微腹痛及左下腹压痛，里急后重较轻或缺如。病程 3 ～ 6 天后可自愈，少数转为慢性。

3. 重型　多见于机体抵抗力差者（年老、体弱、营养不良等），急性起病，发热，腹泻每天 30 次以上，为稀水脓血便，甚至大便失禁，腹痛、里急后重明显。后期可出现严重腹胀及中毒性肠麻痹，常伴呕吐，严重失水可引起外周循环衰竭。部分病例以中毒性休克为突出表现，则体温不升，常有酸中毒和水、电解质平衡紊乱。

4. 中毒性菌痢　以 2 ～ 7 岁儿童多见，成人偶有发生。起病急骤，突起畏寒、高热，病势凶险，全身中毒症状严重，可有嗜睡、昏迷及抽搐，迅速发生循环和呼吸衰竭。临床以严重毒血症状、休克和（或）中毒性脑病为主，而局部肠道症状很轻或缺如。开始时可无腹痛及腹泻症状，但发病 24 小时内可出现痢疾样粪便。

（1）休克型（周围循环衰竭型）　较为常见，以感染性休克为主要表现。

（2）脑型（呼吸衰竭型）　以中枢神经系统症状为主要临床表现，出现剧烈头痛、频繁呕吐、烦躁、惊厥、昏迷、瞳孔不等大、对光反射消失等，严重者可出现中枢性呼吸衰竭。此型较为严重，病死率高。

（3）混合型　此型兼有以上两型的表现，病情最为凶险，病死率很高（90% 以上）。多脏器功能损害与衰竭。

（二）慢性菌痢

菌痢反复发作或迁延不愈达 2 个月以上者，即为慢性菌痢。

1. 慢性迁延型 急性菌痢发作后，迁延不愈，时轻时重。常有腹痛、腹泻，或便秘与腹泻交替，黏液便或脓血便，左下腹可有压痛。

2. 急性发作型 有慢性菌痢史，常因进食生冷食物、受凉或劳累等因素诱发急性菌痢的表现，但发热等全身毒血症状不明显。

3. 慢性隐匿型 有急性菌痢史，无明显临床症状，但粪便培养可检出志贺菌，结肠镜检可发现黏膜炎症或溃疡等病变。

【实验室及其他检查】

1. 一般检查

（1）血常规 急性菌痢白细胞总数可轻至中度增多，以中性粒细胞为主。慢性者可有轻度贫血。

（2）粪便常规 外观多为黏液脓血便，镜检可见大量白细胞（≥ 15 个 / 高倍视野）、脓细胞和少数红细胞，如有巨噬细胞则有助于诊断。

2. 病原学检查

（1）细菌培养 粪便培养出痢疾杆菌，即可确诊。

（2）特异性核酸检测 采用核酸杂交或聚合酶链反应（PCR）可直接检查粪便中的痢疾杆菌核酸，具有灵敏度高、特异性高、快速简便等优点。

【诊断与鉴别诊断】

（一）诊断

通常根据流行病学史、症状与体征及实验室检查进行综合诊断，确诊依赖于病原学检查、粪便培养出痢疾杆菌。

（二）鉴别诊断

菌痢应与多种腹泻性疾病相鉴别，中毒性菌痢则应与夏秋季急性中枢神经系统感染或其他病因所致的感染性休克相鉴别。

【治疗】

（一）急性菌痢

1. 一般治疗 消化道隔离至临床症状消失，粪便培养连续 2 次阴性。毒血症状重者必须卧床休息，饮食以流食为主，忌食生冷、油腻及刺激性食物。

2. 抗菌治疗 轻型菌痢患者可不用抗生素，严重病例则需应用抗生素。根据当地流行菌株药敏试验或粪便培养结果进行选择。可选用氟喹诺酮类药物（首选）、头孢曲松等抗生素，疗程一般为 5 ～ 7 天。

3. 对症治疗 腹泻、呕吐、脱水者注意维持水、电解质平衡。有水和电解质丢失的患者，均应口服补液盐（ORS），严重脱水者，考虑先静脉补液，然后改为口服补液。高热者以物理降温为主，必要时适当使用退热药；毒血症状严重者，可给予小剂量肾上腺皮质激素；腹痛明显者可选用阿托品类药物。

（二）中毒性菌痢

中毒性菌痢病情凶险，病情变化迅速，需密切观察病情变化，力争早期采取综合急救措施。

1. 对症治疗

（1）降温止惊 高热给予物理降温，必要时给予退热药；高热伴烦躁、惊厥者，可采用亚冬眠疗法。

（2）抗休克治疗 休克型患者积极扩充血容量，纠正酸中毒。休克好转后继续静脉输液维持，应用血管活性药物改善微循环障碍。

（3）减轻脑水肿 脑型患者应用 20% 甘露醇，每次 1～2g/kg 快速静脉滴注，每 4～6 小时注射 1 次。应用血管活性药物以改善脑部微循环，同时给予肾上腺皮质激素改善病情。保持呼吸道通畅、吸氧等预防呼吸衰竭。

2. 抗菌治疗 选择与急性菌痢相同，但先采用静脉给药，可采用环丙沙星、左氧氟沙星等喹诺酮类或三代头孢菌素类抗生素。病情好转后改为口服，剂量和疗程同急性菌痢。

（三）慢性菌痢

慢性菌痢诱因及病因复杂，多采用全身与局部治疗相结合的原则。

1. 一般治疗 生活规律，进食易消化吸收的食物，忌食生冷、油腻及刺激性食物，治疗肠道合并症。

2. 病原治疗 根据药敏结果选抗菌药，通常联用 2 种不同类型药物，疗程需适当延长，必要时可给予多个疗程治疗。

大部分急性菌痢患者于 1～2 周内痊愈，只有少数患者转为慢性或带菌者。中毒性菌痢预后差，病死率较高。

【预防】

采取以切断传播途径为主的综合预防措施，同时做好传染源的管理和保护易感人群。

第四节 霍 乱

霍乱（cholera）是由霍乱弧菌引起的急性肠道传染病，由于发病急、传播快、涉及面广，危害严重而列为甲类传染病，必须实施强制管理。临床上以起病急骤、剧烈泻吐、排泄大量米泔水样肠内容物、脱水、肌痉挛、少尿、无尿为特征，严重者可因休克、尿毒症或酸中毒而死亡。本病主要通过粪－口途径传播，夏秋季为高发季节。2022 年全球霍乱病例上升，非洲霍乱病例呈指数级增长，全球 15 个霍乱流行国总共报告病例 8 万例，报告死亡病例 1863 例。

自 1817 年古典型弧菌引起世界大流行以来，已先后波及 100 多个国家和地区，特别是 1991年初发生在南美洲的大流行，至今仍未熄灭，仅 1991 年一年时间，全世界已累计发病 50 余万人，成为世人瞩目的生物公害。两型弧菌引起的霍乱均有地方性疫源地，印度素有"人类霍乱的故乡"之称，印度尼西亚的苏拉威西岛则是 EL-Tor 弧菌的疫源地，每次世界大流行都是从上述地区扩散而来。我国是外源性，历次世界大流行均受其害。

我国发病季节一般在 5 ～ 11 月，而流行高峰多在 7 ～ 10 月。

【病原学】

霍乱的病原为霍乱弧菌的产毒菌株，霍乱弧菌是一种呈弧状的革兰阴性菌、无芽孢和荚膜。菌体呈弧形或逗点状，新鲜粪便标本涂片镜检排列如鱼群样，菌体一端有鞭毛，活动力强。培养呈需氧，耐碱不耐酸，对干燥、日光、热、酸及一般消毒剂均敏感。该病传染源为患者和带菌者，后者的排泄物可通过污染水源、食物或苍蝇携带而传播，日常生活接触也是疾病传播的重要因素，人群普遍易感。

霍乱弧菌侵入人体后发病与否取决于机体胃酸分泌程度和霍乱弧菌致病力。通常，霍乱弧菌可被人体胃酸杀灭（正常胃酸 pH 值为 3.2），当胃酸分泌减少或被高度稀释时，或因入侵的弧菌数量较多，未被胃酸杀灭时，则霍乱弧菌可通过胃而进入小肠并保持其活力。致病性霍乱弧菌在小肠的碱性环境中，依靠毒素调控菌毛 A 黏附于肠黏膜表面，之后迅速大量繁殖，并产生外毒素性质的霍乱肠毒素。这种外毒素使小肠黏膜分泌大量肠液，肠液量超过肠管再吸收的能力，即会出现剧烈泻吐和严重脱水，致使血浆容量明显减少，体内盐分缺乏，血液浓缩，进而导致周围循环衰竭。

【流行病学】

1. 传染源　患者和带菌者是霍乱的传染源。重症患者吐污物带菌较多，极易污染环境，是重要传染源。轻型患者和无症状感染者作为传染源的意义更大。近来已有动物（含水生动物）作为传染源的报道，值得重视。

2. 传播途径　主要通过食物、水源、生活密切接触和苍蝇媒介而传播，以经水传播最为重要。通常先发生于边疆地区、沿海港口、江河沿岸及水网地区，然后再借水路、陆路、空中交通传播。患者吐污物和带菌者粪便污染水源后，易引起小范围暴发流行。

3. 人群易感性　人群普遍易感。新疫区成人发病多，而老疫区儿童发病率高。感染霍乱弧菌后是否发病，取决于机体特异和非特异的免疫力。病后可获一定的免疫力。

【临床表现】

本病潜伏期短则数小时，长则 5 ～ 6 天。典型患者多急骤起病，少数病例病前 1 ～ 2 天有头昏、倦怠、腹胀及轻度腹泻等前驱症状。

（一）病程分期

1. 泻吐期　多数患者无前驱症状，突然发生剧烈腹泻，继之呕吐，少数先吐后泻，多无腹痛、里急后重，少数有腹部隐痛，个别患者有阵发性腹部绞痛。腹泻每日十余次至数十次。大便初为黄色稀便，继为"米泔水"样或无色透明水样，少数重症患者肠道出血，可有洗肉水样便。呕吐多为喷射性、连续性，呕吐物初为胃内食物残渣，继之呈"米泔水"样或清水样。该期持续数小时或 1 ～ 2 天。

2. 脱水虚脱期　由于剧烈呕吐、腹泻，患者迅速呈现脱水状态和周围循环衰竭。轻度脱水仅有皮肤和口舌干燥，眼窝稍陷，神志无改变。重度脱水则出现"霍乱面容"，眼眶下陷，两颊深凹，口唇干燥，神志淡漠甚至神志不清；皮肤皱缩湿冷，弹性消失；手指干瘪，腹凹陷如舟；因大量电解质丢失，使体内钠盐丧失，严重低血钠可引起肌肉痛性痉挛；钾盐大量丧失，可引起全身肌张力减退、腹胀、心律失常等；脱水严重者有效循环血量不足，脉搏细速或不能触及，血压下降，心音低弱，呼吸浅促，尿量减少或无尿，血尿素氮升高，代谢性酸中毒。此期一般持续数小时至 2～3 天。

3. 反应恢复期 患者脱水纠正后，大多数症状消失，逐渐恢复正常。约 1/3 患者因循环改善，残存于肠腔的毒素被吸收，可再次出现发热，体温多在 38～39℃。

（二）临床分型

根据失水程度、血压和尿量情况，临床可分为轻、中、重 3 型。

1. 轻型 起病缓慢，腹泻每日不超 10 次，为稀便或稀水样便，一般不伴呕吐，持续腹泻 3～5 天恢复，无明显脱水表现。

2. 中型（典型） 有典型的腹泻和呕吐症状，腹泻每日达 10～20 次，为水样或"米泔水"样便，脱水明显，失水体征明显，血压下降，尿量减少，24 小时尿量在 500mL 以下。

3. 重型 患者除有典型腹泻和呕吐症状外，存在严重失水，因而出现循环衰竭。表现为脉搏细速或不能触及，血压明显下降。24 小时尿量在 50mL 以下或无尿。

除上述 3 种临床类型外，尚有一种罕见的暴发型或称中毒型，又称"干性霍乱"。本型起病急骤，尚未出现腹泻和呕吐症状，即迅速进入中毒性休克而死亡。

（三）并发症

1. 急性肾衰竭 多因低血容量休克得不到及时纠正所致，低钾也可加重肾损害，表现为尿量减少和氮质血症，严重者可出现尿闭、尿毒症，进而死亡。

2. 急性肺水肿 较少见。若能及时纠正酸中毒，且避免补液过多，肺水肿可不发生。

3. 低钾综合征 大量电解质丢失可引起体内缺钾，若补液时未予纠正，易产生低钾综合征，表现为全身肌张力降低，甚至肌肉麻痹、鼓肠、心律失常等。

【实验室及其他检查】

1. 血液检查 红细胞、血红蛋白及白细胞数均增多；病初血清钾、钠多正常，补液后可降低；氯化物相对偏高；尿素氮、肌酐增加。

2. 尿液检查 可有蛋白、红细胞、白细胞及管型。

3. 粪便检查

（1）粪便直接检查 取粪便悬滴镜检，可见运动力强、呈穿梭状快速运动的细菌，涂片染色可见排列呈鱼群状的革兰阴性弧菌，用暗视野显微镜检查粪便，可见弧菌呈流星样的特征性运动。

（2）粪便培养 将粪便标本直接接种至碱性蛋白胨水增菌中，然后在碱性琼脂培养基或选择性培养基上做分离培养。挑取可疑菌落与霍乱弧菌多价诊断血清做玻片凝集试验，对细菌进行鉴定，阳性者可做出初步诊断报告，同时进一步对弧菌进行鉴定分型。

4. 血清学检查 常用，血清凝集试验若病程 2 周效价达 1∶100 以上，或动态观察逐渐升高者，有追溯性诊断意义。

【诊断与鉴别诊断】

（一）诊断

符合以下 3 项中 1 项者即可诊断为霍乱：①凡有吐泻症状，粪培养霍乱弧菌阳性者。②流行区内人群，凡有典型症状，粪培养霍乱弧菌阴性者，测定血清抗体效价有 4 倍增长者，可确诊为霍乱。③流行病学调查中，首次粪培养霍乱弧菌阳性前后各 5 天内，有腹泻症状及接触史者，可诊断为轻型霍乱。

（二）鉴别诊断

霍乱主要与细菌性食物中毒、病毒性肠炎、急性细菌性痢疾等消化系统疾病鉴别，根据发病特点及流行病学治疗，结合病原学检查结果，一般不难做出鉴别诊断。

【治疗】

霍乱目前尚无特效治疗药物，主要是进行对症处理，及时补充水及电解质，辅以抗菌治疗。治疗原则：严格隔离，迅速补充水及电解质，纠正代谢性酸中毒，抗菌治疗及对症处理。

（一）一般治疗

应按照甲类传染病进行严格隔离，及时上报疫情。确诊患者和疑似病例应分开隔离，对患者吐泻物及食具等均须彻底消毒。可给予流质饮食，但剧烈呕吐者禁食，恢复期逐渐增加饮食，重症者应注意保暖、给氧、监测生命体征，观察患者排便次数及排便量。

（二）补液疗法

合理的补液是治疗的关键，补液的原则：早期、快速、足量；先盐后糖，先快后慢，纠酸补钙，见尿补钾。轻中度脱水患者可进行口服补液，增加饮水量或口服补液盐。重度脱水患者应进行静脉补液，辅以口服补液。对老年人、婴幼儿及心肺功能不全的患者，补液速度不宜过快，应边补边观察治疗反应。

1. 口服补液　霍乱患者的肠道对氯化钠的吸收较差，但对钾、碳酸氢盐仍可吸收，对葡萄糖吸收亦无影响，而且葡萄糖的吸收能促进水和钠的吸收。因此，对轻、中型脱水的患者可口服补液。

2. 静脉补液　可采用 541 溶液（每升液体含氯化钠 5g，碳酸氢钠 4g 和氯化钾 1g，另加 50% 葡萄糖 20mL）；或用 321 溶液（5% 葡萄糖 3 份，生理盐水 2 份，1.4% 碳酸氢钠液 1 份或 1/6mol/L 乳酸钠液 1 份）。

（三）对症和支持治疗

1. 剧烈吐泻　给予阿托品皮下注射，并酌情使用氢化可的松静脉滴注，或针刺大陵、天枢、内关、足三里。早期采用氯丙嗪可减少腹泻量。

2. 肌肉痉挛　局部热敷、按摩，或针刺承山、阳陵泉、曲池、手三里等，注意钠盐、钙剂的补充。

3. 少尿　肾区热敷、利尿剂静脉滴注；如无尿予 20% 甘露醇、呋塞米治疗，无效则按急性肾衰竭处理。

4. 并发心力衰竭和肺水肿　毒毛花苷 K 或毛花苷 C，并采取其他治疗措施。

5. 严重脱水休克　经充分扩容纠酸后循环仍未改善时，可酌情应用血管活性药物，如多巴胺、间羟胺等。

（四）抗菌治疗

目的是缩短病程，减少腹泻次数，迅速清除粪便中的病原菌，多为口服用药。常用药物有环丙沙星、左氧氟沙星等。孕妇、婴幼儿慎用该类药物。

（五）止泻药物

霍乱患者慎用止泻药物，可用氯丙嗪和黄连素，二者有抗肠毒素作用，临床应用可缓解症状。

（六）肠黏膜保护剂

如蒙脱石散，可吸附病原菌和毒素，维持肠细胞的吸收和分泌功能，增强肠黏膜屏障作用，阻止病原微生物的攻击。

【预防】

霍乱目前尚无特效治疗药物，主要是进行对症处理，及时补充水及电解质，辅以抗菌治疗。预防霍乱可以口服较为安全有效的基因重组减毒活疫苗。

第五节　流行性出血热

流行性出血热（epidemic hemorrhagic fever，EHF）又称肾综合征出血热（hemorrhagic fever with renal syndrome，HFRS），是由汉坦病毒引起的以啮齿类动物为主要传染源的自然疫源性疾病，以鼠类为主要传染源，是亚洲最常见的人畜共患病。本病四季均可散发，冬春季易流行，青壮年男性多见，以急性肾损伤和血管通透性增加为特征的疾病，暴发快、影响程度广、危害程度高，被纳入乙类传染病管控。

近年来伴随家鼠型的出现，流行性出血热的疫区也迅速蔓延，并向大、中城市、沿海港口扩散，已成为一个严重而急待解决的问题。流行性出血热可全年散发，野鼠型发病高峰多在秋季，从 10 月到次年 1 月，少数地区春夏间有一波发病小高峰。家鼠型主要发生在春季和夏初，从 3 月到 6 月。其季节性表现为与鼠类繁殖、活动及与人的活动接触有关。

【病原学】

流行性出血热的病原为汉坦病毒，是一种有包膜分节段的单股负链 RNA 病毒，其基因组由大（L）、中（M）、小（S）3 个片段组成。

汉坦病毒主要有以下 5 种传播途径：①呼吸道传播，即鼠类携带的带有病毒的排泄物，如尿、粪、唾液等，在污染尘埃后形成气溶胶，经呼吸道感染人体。②消化道传播，即人类进食被携带病毒的鼠类污染的食物，经口腔或胃肠道黏膜感染。③接触传播，即人类被鼠类咬伤或破损伤口接触带病毒的鼠类排泄物或血液后导致感染。④垂直传播，即孕妇感染本病后，病毒可经胎盘感染胎儿。⑤虫媒传播，即螨虫叮咬人类可能存在传播该病毒的风险。

【流行病学】

1. 传染源 宿主动物和传染源主要是小型啮齿动物，包括姬鼠属（主要为黑线姬鼠）、大鼠属（主要为褐家鼠、大白鼠）、鼠（棕背、红背）、田鼠属（主要为东方田鼠）、仓鼠属（主要为黑线仓鼠）和小鼠属（小家鼠、小白鼠）。我国已查出 30 种以上动物可自然携带本病毒。除啮齿动物外，一些家畜也携带本病毒，包括家猫、家兔、狗、猪等，证明有多宿主性。我国黑线姬鼠为野鼠型出血热的主要宿主和传染源，褐家鼠为城市型（日本、朝鲜）和我国家鼠型出血热的主要传染源，大林姬鼠是我国林区出血热的主要传染源。

2. 传播途径 主要传播为动物源性，病毒能通过宿主动物的血及唾液、尿、便排出，鼠向人的直接传播是人类感染的重要途径。其感染方式是多途径的。

（1）接触感染 由带毒动物咬伤或感染性的鼠排泄物直接接触皮肤伤口使病毒感染人。

（2）呼吸道传播 以鼠排泄物尘埃形成的气溶胶吸入而受染。

（3）消化道感染 食用经受染鼠排泄物直接污染的食物而受到感染。

（4）螨媒传播 我国已查见革螨人工感染后一定时间内可在体内查到病毒，并可经卵传代，因此，螨类在本病毒对宿主动物传播中可能起一定作用。

（5）垂直传播 有研究表明，流行性出血热可经人胎盘垂直传播。

3. 人群易感性 一般认为人群普遍易感，隐性感染率较低，野鼠型多在 3% ～ 4% 以下，但家鼠型疫区隐性感染率较高，有报告为 15% 以上。一般青壮年发病率高，二次感染发病罕见。病后在发热期即可检出血清特异性抗体，抗体持续时间长。

【临床表现】

流行性出血热的潜伏期多为 7 ～ 14 天。典型病程有发热期、低血压休克期、少尿期、多尿期和恢复期 5 期经过；前 3 个阶段病情危重，为急性进展期，后 2 个阶段相对平稳，为康复期。

（一）病程分期

1. 发热期 起病急骤，高热恶寒，体温多在 39℃。全身中毒症状明显，患者食欲减退，有恶心、呕吐等胃肠功能紊乱，可出现头痛、腰痛、眼眶痛，且皮肤出血，多为出血点、条索样出血斑点，还有水肿，呈酒醉貌。少数患者有鼻出血、咯血、黑便或血尿、眼球结膜水肿等。

2. 低血压休克期 多见于病程的 3 ～ 7 天，即在发热末期或热退的同时出现血压下降，轻者血压略有波动，重者血压骤降，甚至测不出，可持续数小时至数日。会出现代谢性酸中毒、严重氮质血症和不同程度的意识障碍，重者出现弥散性血管内凝血（DIC），需要急诊抢救。然而部分患者急诊阶段"三红三痛"症状不显著，初诊正确率偏低，延误抗病毒治疗，不利于早期阻断疾病的进展。

3. 少尿期 多见于病程的 5 ～ 8 天，持续时间一般为 2 ～ 5 天。可继低血压休克期之后或与之重叠出现，也可由发热期直接进入此期。患者伴有电解质紊乱，如高钾血症、酸中毒等、合并严重感染、急性呼吸窘迫综合征等且伴有呕血、咳血、血尿等，也可产生高血容量综合征、高血压、心力衰竭和肺水肿。此外，胃肠道症状和出血倾向常加重。

4. 多尿期 多见于病程的 9 ～ 14 天，尿量 >3000mL/d，且重症患者 >5000mL/d。大量排尿则会导致患者脱水、低血钾、低血钠，进而出现继发性休克和低钾血症，危及生命。在病情管控下，患者可在 3～4 周有所恢复，精神状态、食欲等也逐步恢复正常。

5.恢复期 多尿期后尿量逐步恢复至 2000mL 以下，精神、食欲也逐渐恢复。少数患者可遗留心悸、血压偏高、肾功能减退等症状。

流行性出血热常见的并发症有腔道出血、颅内出血、肺水肿、心力衰竭、继发感染等，多于少尿期至多尿期出现。

（二）临床分型

1.轻型 体温 39℃以下，有皮肤黏膜出血点，尿蛋白（－～＋）。

2.中型 体温 39～40℃，球结膜水肿明显，皮肤、黏膜有明显瘀斑，有短暂休克表现，少尿，尿蛋白（＋～＋＋）。

3.重型 体温 40℃以上，休克伴神经系统症状，尿蛋白（＋＋＋）以上，少尿期达 5 天或无尿期在 2 天以内。

4.危重型 重型出现至少 1 项危及生命的表现，包括难治性休克、重要脏器出血，无尿期 2 天以上，其他严重合并症，如心力衰竭、肺水肿致呼吸衰竭、昏迷、继发严重感染。

【实验室及其他检查】

1.血液检查 早期白细胞总数正常或偏低，3 天后逐渐增高，中性粒细胞明显增多，并可出现类白血病反应，病程 4～5 天淋巴细胞增多。血小板显著减少，红细胞和血红蛋白在发热期开始上升，低血压期逐渐增高，休克期明显上升，至少尿期下降。

2.尿常规 尿蛋白在少尿期达高峰，以后逐渐下降，尿中可有红细胞管型或膜状物。

3.血液生化检查

（1）肾功能 血尿素氮及肌酐在低血压休克期轻、中度增高。少尿期至多尿期达高峰，以后逐渐下降，升高程度及幅度与病情成正比。

（2）电解质 血钠、钙在本病各期中多数降低，而磷、镁等则增高，血钾在发热期、低血压休克期处于低水平，少尿期升高，多尿期又降低。但亦有少数患者少尿期仍出现低血钾。

4.凝血功能 发热期并始血小板减少，其黏附、凝聚和释放功能降低。若出现 DIC，血小板计数常在 $50×10^9/L$ 以下。DIC 的高凝期出现凝血时间缩短。消耗性低凝血期则纤维蛋白原降低，凝血酶原时间延长和凝血酶时间延长。进入纤溶亢进期则出现纤维蛋白降解物（FDP）升高。

5.免疫学检查

（1）特异性抗原检查 可在早期患者的血清及周围血中性粒细胞、单核细胞、淋巴细胞及尿沉渣细胞中检出 EHF 病毒抗原。

（2）特异性抗体检查 血清 IgM 1∶20 为阳性，IgG 1∶40 为阳性，1 周后滴度 4 倍上升更有诊断意义。

【诊断与鉴别诊断】

一般依据临床特点和实验室检查，结合流行病学资料，在排除其他疾病的基础上，进行综合性诊断。需要和以发热为主、休克为主、出血为主和肾损者为主的其他疾病鉴别。

【治疗】

治疗原则：以综合治疗为主，强调"三早一就"，即早发现、早诊断、早治疗和就近治疗的原则。治疗中应把好休克、出血和肾衰竭"三关"。

（一）发热期的治疗

高热以物理降温为主，重症者辅以地塞米松治疗发热，可结合肾上腺皮质激素，利巴韦林进行抗病毒治疗；发热后期予以 20% 甘露醇，减轻组织水肿。

（二）低血压休克期的治疗

应积极补充血容量，液体应晶体和胶体相结合，使用平衡盐溶液，补足电解质、液体，保持水、电解质及酸碱平衡，纠酸宜选用 5% 碳酸氢钠，补液、纠酸后血压仍不稳定者，可酌情使用血管活性药物，如多巴胺、山莨菪碱等。

（三）少尿期的治疗

1. 稳定内环境　严格控制补液量，每日补液量为前 1 日尿量和呕吐物量加 500 ～ 700mL，补液成分主要包括 5% 碳酸氢钠和高渗葡萄糖。

2. 促进利尿　可结合甘露醇注射液，在血压稳定后可结合利尿剂，选择呋塞米治疗。

3. 导泻　为防止高血容量综合征和高血钾，常口服甘露醇导泻，也可应用硫酸镁或中药大黄煎水口服。

4. 透析疗法　对于明显氮质血症、高血钾或高血容量综合征者可应用血液透析治疗。

（四）多尿期的治疗

注意维持水、电解质平衡，水分补充以口服为主，并应注意防止继发感染。

（五）恢复期的治疗

增加营养，注意休息。

【预防】

防鼠、灭鼠是消灭本病的关键。做好食品、环境、个人卫生，必要时可用出血热疫苗预防注射。

第六节　狂犬病

狂犬病（rabies）又名恐水症，指被患有狂犬病的动物咬伤后，由患病动物唾液中携带的狂犬病毒（RABV）引起的，累及中枢神经系统的人畜共患的急性传染病。人类因被狂犬（狼、猫）等病兽咬伤或抓伤而感染。除澳大利亚和南极洲外，几乎在世界各地都经常发现病例。

【病原学】

狂犬病毒属于弹状病毒科、狂犬病毒属，成熟的病毒颗粒呈典型的子弹状，头部呈半球形，末端为截面型。主要传染源是带病毒的犬，其次是猫、猪、牛和马等家畜及狼、狐狸、臭鼬、浣熊等温血野生动物。本病主要通过咬伤传播带病毒的唾液，也可经各种伤口和抓伤、舔伤的黏膜及皮肤而入侵，偶可因吸入蝙蝠群居洞穴的病毒气溶胶而感染。

狂犬病毒随唾液进入人体后，一般均不在患者的血液中循环，而是在患者被咬伤的肌肉内停留繁殖，其中所含的糖蛋白能与人体乙酰胆碱受体结合，有一定的嗜神经性，通过运动神经元的终板与轴突进入外周神经系统，并在神经元内复制，而在进入神经组织后，可在患者脑内快速扩散，累及脑干等区域，造成不可逆性损伤，最终使中枢神经功能发生异常。交感神经受累，出现涎液分泌增加和出汗增多；迷走神经节、交感神经节和心脏神经节受损，可引起患者心血管系统功能紊乱，甚至突然死亡。

【流行病学】

1. 传染源　野生动物可长期隐匿狂犬病毒，因此，该病在全世界的野生动物中广泛流行，狐、獾、狼、獴、蝙蝠和其他野生食肉兽，是自然界中传播本病的储毒宿主和自然疫源。在人口较为稠密的城镇，本病则主要来源于带毒的犬、猫，是人和家畜发生狂犬病的主要传染来源。

2. 传播途径　人类主要是被已受感染的动物深度咬伤或抓伤后染上狂犬病，99% 的人类狂犬病病例由患狂犬病的犬类传播至人。

3. 人群易感性　存在被带毒的犬、猫抓咬伤风险，或被野生食肉动物抓咬伤的人，均是易感人群。

【临床表现】

潜伏期长短不一，10 天～数月或更长，一般为 30～60 天。潜伏期的长短与年龄、伤口部位、伤口深浅、入侵病毒的数量及毒力等因素有关。典型临床表现过程可分为以下 3 期。

（一）侵袭期

大多数患者会出现乏力、面色苍白、低热、食欲不振、恶心、头痛、疲劳等，形似"感冒"，紧随其后的是恐惧和不安，对声、光、风、痛等都极为敏感，并伴有喉咙紧缩感。在愈合的伤口及其附近有麻、痒、痛及蚁走感等感觉异常，此乃病毒繁殖时刺激神经元所致，持续 3～5 天。

（二）兴奋期

患者逐渐进入兴奋状态，突出表现为极度恐怖、怕水、怕风、突发性咽部肌肉痉挛、呼吸困难、排尿排便困难及多汗、流口水等。体温多在 38～40℃。严重时可出现全身肌肉阵发性抽搐，呼吸肌痉挛可致呼吸困难甚至窒息死亡。此期持续 13 天。

（三）麻痹期

患者如果能够度过兴奋期，痉挛慢慢停止，患者逐渐安静，相应的会出现迟缓性瘫痪，多数为肢体软瘫。并且因眼肌、颜面肌肉及咀嚼肌受累，出现斜视、眼球运动失调、下颌骨下垂、口不能闭、面部表情缺乏等，肌肉逐渐麻痹，随后发展为昏迷、死亡。这一时期持续 6～18 小时。

【实验室及其他检查】

1. 血常规检查　白细胞总数轻至中度增多，中性粒细胞占 80% 以上。

2. 脑脊液检查　脑脊液压力正常或稍增高，细胞数（主要为淋巴细胞）及蛋白质稍增多，糖及氯化物正常。

3. 病毒分离　从患者脑组织、脊髓、唾液、泪腺、肌肉、肺、肾等脏器和组织中可分离到病毒，以脑组织活检阳性率最高。

4. 免疫荧光试验 应用荧光抗体法检查脑组织涂片或患者唾液中的病毒抗原，阳性率约40%，且方法简便，数小时内可得结果。

【诊断与鉴别诊断】

根据被狗或猫咬伤史、咬人动物已确定有狂犬病，以及突出的临床表现，如咬伤部位感觉异常、兴奋躁动、恐水、怕声、怕风、咽喉痉挛、流涎多汗、各种瘫痪等，即可做出诊断。免疫荧光试验阳性则诊断可确定。

【治疗】

治疗原则：目前，尚无有效治疗狂犬病的方法，一旦暴露后应及时规范处理伤口，伤口处理包括彻底冲洗和消毒处理。

（一）紧急措施

1. 伤口处理 早期的伤口处理极为重要，2小时内用20%肥皂液（或者其他弱碱性清洁剂）和一定压力的流动清水交替彻底清洗、冲洗所有咬伤和抓伤处至少15分钟，然后用生理盐水（也可用清水代替）将伤口洗净，最后用无菌脱脂棉将伤口处残留液吸尽，避免在伤口处遗留肥皂水。彻底清洗伤口后用2%碘酒、75%乙醇或者碘伏涂抹伤口，以彻底杀死病毒致其失活。伤口一般不缝合、不包扎，以利排毒。伤口深而大者，应放置引流条，以利于伤口污染物和分泌物的排出。

2. 注射疫苗 被动物咬伤后应及时注射狂犬疫苗和破伤风抗毒素，以及早预防。

（二）一般治疗

单室严格隔离，专人护理，大静脉插管型高营养疗法。患者的分泌物、排泄物及其污染物均须严格消毒。

（三）对症处理，防治各种并发症

有恐水现象者应禁食禁饮，避免一切不必要的刺激；痉挛发作可予地西泮等；高热者给予物理降温；脑水肿可予甘露醇及速尿等脱水剂；低血压者予补液；吸气困难者给氧，必要时气管切开或插管并应用器械辅助呼吸等。

（四）抗血清与疫苗联合应用

WHO 推荐用被动 – 主动免疫治疗以提高疗效。

【预防】

1. 控制传染源 加强犬的管理，控制病毒在宠物间的传播。发病的犬、猫立即击毙、焚毁或深埋。管理传染源对必须饲养的猎犬、警犬及实验用犬，应进行登记，并做好预防接种。咬过人的家犬、家猫应设法捕获，并隔离观察10天。仍存活的动物可确定为非患狂犬病者可解除隔离。对死亡动物应取其脑组织进行检查，并将其焚毁或深埋，切不可剥皮或进食。

2. 伤口处理 被犬、猫及其他食肉动物抓咬伤后，应立即按要求处理伤口。

3. 预防接种 疫苗接种可用于暴露后预防，也可用于暴露前预防。WHO 及包括我国在内的许多国家都推荐实施5针治疗方法，在暴露后的0天、3天、7天、14天和28天，分别进行1

次疫苗接种。疫苗接种对象：①被狼、狐等野兽所咬者。②被发病随后死亡（包括观察期内）或下落不明的犬、猫所咬者。③为已被击毙和脑组织已腐败的动物所咬者。④皮肤伤口为狂犬唾液沾污者。⑤伤口在头、颈处，或伤口较大而深者，如咬人动物（指非流行区而言）5天后仍安危无恙，注射即可中止。⑥医务人员的皮肤破损处为狂犬病患者沾污等。

第七节　艾滋病

艾滋病是获得性免疫缺陷综合征（acquired immunodeficiency syndrome，AIDS）的简称，是由人类免疫缺陷病毒（HIV）引起的一种严重传染病。艾滋病通过性接触及母婴和血液传播方式侵入人体，病毒主要损伤 CD4$^+$T 淋巴细胞等免疫细胞，导致机体免疫功能逐渐衰竭，出现各种机会性感染、恶性肿瘤和中枢神经系统病变等。临床上由无症状病毒携带者发展为持续性全身淋巴结肿大综合征和艾滋病相关综合征，最后并发严重机会性感染和恶性肿瘤。

【病原学】

HIV 属于 RNA 反转录病毒，70% 乙醇、0.1% 次氯酸钠、0.02% 戊二醛及加热 100℃，均易被灭活。艾滋病主要通过性接触传播，其中以异性传播为主，但同性传播的占比逐年上升。中国疾病预防控制中心调查报告显示，2020 年底，我国现存 HIV 感染者 105.3 万人，97% 以上新感染者的感染方式为性传播，异性恋和同性恋传播的比例分别为 74.2% 和 23.3%。血液传播也较常见，如输入被污染的血制品，与吸毒者共同使用未经消毒的注射器等。另外，也可通过血液和母婴传染。艾滋病患者与 HIV 携带者是本病的传染源。特别是临床无症状而血清 HIV 抗体阳性的感染者，传染性最强，也是艾滋病广泛流行难以控制的主要原因。

HIV 侵入人体后，主要侵犯辅助性 T 淋巴细胞（Tn），在逆转录酶的作用下，其单股 RNA 被转为 DNA，再整合人宿主细胞的胞核中长期潜伏，使感染者处于隐伏状态而不发病。以后在某些因素的作用下，重新组成新的 HIV，导致辅助性 T 淋巴细胞破坏和减少，抑制性 T 淋巴细胞（Ts）增多，使机体细胞免疫功能受损而衰竭。由于免疫监督感染及肿瘤细胞的功能减低，使 AIDS 患者易致条件致病病原体感染及发生少见的机会性恶性肿瘤，如肺孢了菌肺炎、卡波西肉瘤等，最后导致死亡。

【流行病学】

1. 传染源　艾滋病患者和 HIV 无症状者。病毒携带者是本病的传染源，后者尤为重要。病毒主要存在于患者及病毒携带者的血液、精液、子宫和阴道分泌物中，唾液、眼泪和乳汁也有传染性。

2. 传播途径　①性接触传染。②注射及血源途径。③母婴传播。④其他途径如拔牙等。

3. 高危人群　男性同性恋者、多个性伴侣者、静脉药物依赖者和血制品使用者等。

【临床表现】

由于感染 HIV 数量及人体免疫状态不同，潜伏期长短不一，一般为 6 个月～5 年，也有长达 10 余年者。一般来说，AIDS 的发展可分为急性期、无症状期和艾滋病期。

（一）急性期

通常发生在初次感染 HIV 后的 6 个月内，多数患者临床症状轻微，症状持续时间一般 2～4

周。临床主要表现为发热、多汗、咽痛、咳嗽、恶心、呕吐、腹泻、皮疹、肌肉关节痛、乏力、全身淋巴结及肝脾肿大、神经系统症状等。大多数感染者无须治疗。

（二）无症状期

该阶段患者一般无临床症状，平均持续 8 年左右，持续时间长短与感染途径、感染量、HIV 亚型及个体免疫系统能力等多种因素相关。血液途径感染者的无症状期一般为数月至 5 年，性传染途径患者无症状期一般为 6～12 年。该期的 $CD4^+T$ 淋巴细胞数可自行恢复至正常水平或接近正常水平。

（三）艾滋病期

艾滋病期为感染 HIV 后的最终阶段，患者 $CD4^+T$ 淋巴细胞计数明显下降，病毒载量明显升高，机体免疫功能逐渐衰竭。未经治疗者通常只能存活 12～18 个月。

1. HIV 相关症状 主要表现为不明原因的淋巴结肿大和渐进性消瘦，持续 1 个月以上的发热、盗汗及腹泻；部分患者还可出现神经精神症状，如记忆力减退、精神淡漠、性格改变、头痛、癫痫及痴呆等。

2. 机会性感染及肿瘤

（1）呼吸系统 肺孢子菌肺炎，肺结核，复发性细菌、真菌性肺炎等。

（2）中枢神经系统 隐球菌脑膜炎、结核性脑膜炎、弓形虫脑病、各种病毒性脑膜脑炎等。

（3）消化系统 白念珠菌食管炎及巨细胞病毒性食管炎、肠炎；沙门氏菌、痢疾杆菌、空肠弯曲菌及隐孢子虫性肠炎等。

（4）口腔 鹅口疮、舌毛状白斑、复发性口腔溃疡、牙龈炎等。

（5）皮肤 带状疱疹、传染性软疣、尖锐湿疣、真菌性皮炎和甲癣。

（6）眼部 视网膜脉络膜炎和弓形虫性视网膜炎，表现为眼底絮状白斑，眼睑、眼板腺、泪腺、结膜及虹膜等常受卡波西肉瘤侵犯。

（7）其他 肿瘤恶性淋巴瘤、卡波西肉瘤等，可侵犯皮肤和口腔黏膜、淋巴结和内脏。

【实验室及其他检查】

1. 血液检查 周围血红细胞减少，血红蛋白降低，白细胞计数降低。

2. 免疫学检查 淋巴细胞总数显著减少，Th 细胞下降，Ts 细胞升高，Th/Ts 比值下降。

3. β 微球蛋白检测 常用放射免疫法或酶免疫法检测，可见 $β_2$ 血清微球蛋白水平升高（>3～5mg/L）。

4. 酶联免疫吸附试验（ELISA） 在灵敏度和特异性方面也具有较大的优势，能够获得更高的检测准确性，操作简单快捷、检测成本低、检测速度快、检测准确性高等。

5. 其他检查 用透射或电子扫描显微镜观察，可用于淋巴细胞表面看到 HIV，体液中逆转录酶活性增高。

【诊断与鉴别诊断】

（一）诊断依据

1. 流行病学资料 不洁性交史、静脉吸毒、使用血液制品等。

2. 实验室检查　HIV 病原学检测、抗体检测、淋巴细胞计数。

3. 临床表现　各种机会性感染、恶性肿瘤等。

（二）诊断标准

1. 急性期　患者近期内有流行病学史和临床表现，结合实验室 HIV 抗体由阴性转为阳性即可诊断，或仅实验室检查 HIV 抗体由阴性转为阳性即可诊断。80% 左右 HIV 感染者在感染后 6 周的初筛试验中可检出抗体，几乎所有感染者于 12 周后可检出抗体。

2. 无症状期　有流行病学史，结合 HIV 抗体阳性即可诊断，或仅实验室检查 HIV 抗体阳性即可诊断。

3. 艾滋病期　有流行病学史，实验室检查 HIV 抗体阳性，加下述各项中的任何 1 项，即可诊断。

（1）不明的持续不规则发热，体温 >38℃，持续 >1 个月。

（2）慢性腹泻次数 >3 次 / 日，持续 >1 个月。

（3）6 个月之内体重下降 10% 以上。

（4）反复发作的口腔白念珠菌感染。

（5）反复发作的单纯疱疹病毒感染或带状疱疹病毒感染。

（6）肺孢子菌肺炎（PCP）。

（7）反复发生的细菌性肺炎。

（8）活动性结核或非结核分枝杆菌病。

（9）深部真菌感染。

（10）中枢神经系统占位性病变。

（11）中青年人出现痴呆。

（12）活动性巨细胞病毒感染。

（13）弓形虫脑病。

（14）青霉菌感染。

（15）反复发生的败血症。

（16）皮肤黏膜或内脏的卡波西肉瘤、淋巴瘤。

（三）鉴别诊断

1. 特发性 CD4$^+$T 淋巴细胞减少症　少数 CD4$^+$T 淋巴细胞明显减少和并发严重机会性感染患者，但各种检查未发现 HIV-1 或 HIV-2 感染；鉴别有赖于 HIV-1 或 HIV-2 病原学检查。

2. 继发性 CD4$^+$T 淋巴细胞减少　见于肿瘤化疗后，详细询问病情后可鉴别。

【治疗】

本病尚无特别有效的治疗方法。目前认为早期抗病毒治疗是关键，期望达到缓解病情、减少机会性感染和肿瘤、预防或延缓艾滋病相关疾病发生的目的。

（一）抗病毒治疗

1. 逆转录酶抑制剂（RTIs）　能特异性作用于病毒的逆转录酶，抑制其活性，从而阻断以病毒 RNA 为模板合成前病毒 DNA 的过程。

2. 整合酶抑制剂（INIs） 通过抑制链转移反应阻断 HIV 的复制过程，因此又称整合酶链转移抑制剂，如拉替拉韦、杜鲁特韦等。

3. 蛋白酶抑制剂（PIs） 其作用于 HIV 病毒复制的最后阶段，由于蛋白酶被抑制，使感染的 CD4 细胞核中形成的 DNA 不能聚集和释放，新生的病毒粒子无法继续攻击其他细胞，从而阻止 HIV 的传播，如奈非那韦、利托那韦、沙奎那韦等。

4. 侵入抑制剂（EIs） 能抑制病毒进入靶细胞，在最早阶段抑制病毒传播。

（二）免疫治疗

骨髓移植、同系淋巴细胞输注、胸腺植入等免疫重建疗法，亦可用白细胞介素 –2、胸腺素、异丙肌苷等提高免疫功能。

（三）合并症治疗

肺孢子菌肺炎可采用戊烷脒或复方新诺明，或二药联合应用；隐孢子虫可用螺旋霉素；弓形虫病可用乙胺嘧啶和磺胺类；鸟分枝杆菌肺病可用袢霉素与氯苯吩嗪联合治疗；卡波西肉瘤可用阿霉素、长春新碱、博来霉素等，亦可同时应用干扰素治疗。

（四）支持治疗

支持治疗包括输血及营养支持治疗，补充维生素及叶酸。

【预防】

1. 控制传染源 发现 HIV 感染者应立即上报（城市于 6 小时内，农村于 12 小时内）当地疾病预防控制中心。隔离治疗患者，监控无症状 HIV 感染者，加强国境检疫。

2. 切断传播途径 加强艾滋病防治知识的宣传教育。

3. 保护易感人群 目前尚无 HIV 疫苗。

复习思考题

1. 简述流行性感冒的传染源、传播途径与易感人群。
2. 简述乙型肝炎的传染源、传播途径及易感人群。
3. 乙型肝炎病原学检查有哪些？
4. 简述急性菌痢普通型的临床表现。
5. 霍乱的流行病学特点及诊断要点是什么？
6. 简述流行性出血热的传播途径。
7. 简述狂犬病临床表现及诊断要点。
8. 狂犬病疫苗接种对象有哪些？
9. 简述艾滋病的流行病学特点及预防措施。

一、消毒

（一）消毒的概念

消毒（disinfection）是用物理、化学或生物的方法，消除或杀灭体外环境中病原微生物的一系列方法，借以切断病原微生物的传播途径，阻止和控制传染病的发生和播散。

（二）消毒的目的

防止病原体播散到社会中引起传染病的流行；防止患者发生交叉感染，出现并发症；保护医护人员免受感染。有效地控制感染。除消毒外，还须同时进行必要的隔离措施和工作中的合理防护、无菌操作。

（三）消毒方法

根据消灭微生物的强弱及种类，消毒方法分为以下4类。

1. 灭菌法　可杀灭一切微生物，如热力灭菌、电离辐射、微波等物理消毒法，化学消毒剂，如醛类、环氧乙烷、过氧化氢、过氧乙酸等。

2. 高效消毒法　可杀灭包括分枝杆菌、病毒、真菌、细菌芽孢在内的微生物，如紫外线、过氧化氢、臭氧及含氯类消毒剂等。

3. 中效消毒法　杀灭除细菌芽孢以外的多种微生物，包括超声波消毒法，以及碘类、醇类、酚类和有些含氯类消毒剂。

4. 低效消毒法　只能消灭细菌繁殖体、亲脂类病毒和部分真菌，如通风换气、冲洗及低效消毒剂氯己定（洗必泰）和苯扎溴铵（新洁尔灭）等。

（四）物品的消毒

医院消毒必须遵照《医院消毒技术规范》执行，是预防和控制医院感染及传染病传播的重要措施。

1. 医院用品的危险性分类及消毒原则　按照对人体危害的程度，物品污染后分为高、中、低度危险品，根据其危害程度不同，采取的消毒方法随之不同。

（1）高度危险性物品　可与破损皮肤及黏膜直接接触或穿过皮肤及黏膜进入组织器官的物品，包括手术器械、穿刺针、输液器、注射针、血液及血制品、导管、检查内镜、移植物及活检钳等。此类物品须采用灭菌法消毒。

（2）中度危险性物品　仅与皮肤及黏膜接触而不进入组织器官的物品，包括体温计、压舌板、喉镜、口罩、呼吸机管道、牙具、餐具、便器等。此类物品须用中、高效消毒法，其中内镜及体温计须用高效消毒法。

（3）低度危险性物品　仅直接或间接接触健康无损的皮肤和黏膜，带有无害微生物，仅受到一定量致病菌污染才引起危害的物品，包括生活卫生用品、患者与医护人员生活及工作环境中的物品、诊疗物品等。此类物品采用低效消毒法即可，如被传染病病原体污染才须针对性消毒处理。

2. 各种物品常用消毒方法　物品除根据以上危险等级选择消毒方法外，还需根据污染微生物的种类、数量，物品的材质及性质选择具体的消毒方法，既要达到消毒的目的，也要考虑减少消毒过程中药剂对物品的损害。

（1）空气消毒　关闭门窗的无人情况下，采取紫外线照射或消毒剂熏蒸或喷雾进行终末消毒。每立方米用15% 过氧乙酸 7mL（$1g/m^2$），熏蒸 2 小时，或用 2% 过氧乙酸 $8mL/m^2$ 进行气溶胶喷雾消毒 60 分钟，消毒后开窗通风。

（2）地面及物体表面消毒　应用 0.3% ～ 0.5% 过氧乙酸液或有效氯为 1 ～ 2g/L 的含氯消毒液喷雾，作用时间 60 分钟。

（3）衣服、纸张消毒　消毒物品挂于密闭柜子或房间内，用每立方米的 15% 过氧乙酸 7mL（$1g/m^2$）于容器中加热熏蒸 2 小时。耐湿耐热的衣服、被褥用煮沸消毒 30 分钟或高压灭菌蒸汽消毒。

（4）患者排泄物消毒　患者呕泻物 100mL 加漂白粉 50g 或有效氯 20g/L 的含氯消毒剂溶液，搅匀放置 2 小时。污染的容器可用含有效氯 5g/L 的含氯消毒剂溶液或 0.5% 过氧乙酸浸泡 30 分钟。

（5）患者尸体消毒　用 0.5% 过氧乙酸溶液浸湿的布单严密包裹后外送并尽快火化。

（五）医务人员手的清洁与消毒

工作人员的手是院内感染传播病原体的重要媒介，因此，正确规范的洗手技术和消毒方法至关重要。

1. 洗手

（1）洗手指征　洗手是防止病原体传播的最简单、最重要手段之一，洗手指征如下：①直接接触每个患者的前后时间，从同一患者身体的污染部位移动到清洁部位时。②接触患者黏膜、破损皮肤或伤口前后，接触患者的血液、体液、分泌物、排泄物、伤口敷料等之后。③穿脱隔离衣前后，摘手套后。④进行无菌操作，处理清洁、无菌物品之前。⑤接触患者周围环境及物品后。⑥处理药物或配餐前。

（2）洗手方法　流水、肥皂洗手，一般搓洗法可将手上 60% ～ 90% 微生物除去，若结合刷洗，微生物清除率可达 90% ～ 98%，使手上细菌数量减少到感染剂量以下。现多用"七步洗手法"：内、外、夹、弓、大、力、腕。

（3）洗手注意事项　①用流水冲洗，不用脸盆浸泡。②水龙头用脚踏式或长臂开关，勿用纱布或其他材料的"接管"，可用防溅龙头。③洗手用的肥皂、刷子要保持干燥。④洗手后可待其自然干燥，或用个人专用手巾、一次性消毒纸巾擦干。

2. 手消毒

（1）手消毒的指征　①接触患者血液、体液和分泌物，以及被传染性致病微生物污染的物品后。②直接为传染病患者进行检查、治疗、护理，或处理传染患者污物后。

（2）医务人员手消毒应遵循的方法　①取适量的速干手消毒剂于手心。②掌心相对，沿指缝相互揉搓洗净指缝。③搓揉时保证手消毒剂完全覆盖手部皮肤，直至手部干燥。

二、隔离

（一）隔离的概念

隔离（isolation）指把传染期内的患者或者病原携带者置于不能传染给他人的条件之下，防止病原体向外扩散，便于管理、消毒和治疗。针对不同传染病的病原学和流行病学特点，采取相应的隔离措施和隔离检疫期限。对于不明原因的突发传染病，有效的隔离措施在控制其进一步扩散方面起着决定性的作用。

（二）隔离方式

根据传染病传播的不同途径，采取不同的隔离方式，如严密隔离（霍乱、肺鼠疫、肺炭疽、SARS）、消化道隔离（消化道传染病：伤寒、细菌性痢疾、甲型或戊型肝炎）、呼吸道隔离（呼吸道传染病）、接触隔离（狂犬病、破伤风）、昆虫隔离（虫媒传染病：疟疾、登革热、斑疹伤寒）等。

（三）隔离用具与设施

口罩、手套、护目镜、隔离衣、手清洁、蚊帐、消毒剂与隔离病房。

（四）隔离制度

只有严格监督管理执行相关消毒隔离制度，才能达到隔离目的。根据不同传染病制定相关隔离消毒流程，并清晰标示在显眼位置，以利监督落实和执行。

（五）不同传播途径疾病的隔离与预防

1. 隔离原则

（1）在标准预防的基础上，医院应根据疾病的传播种类，结合本院的实际情况，制定相应的隔离与预防措施。

（2）一种疾病可能有多种传播途径时，做好隔离与预防措施。

（3）隔离病室应有隔离标志，并限制人员的出入。黄色为空气传的隔离，粉色为飞沫传播的隔离，蓝色为接触传播的隔离。

（4）同种传染病患者可同室隔离，可疑传染病患者应分开单间隔离。

2. 接触传播的隔离与预防　经接触传播的疾病，如肠道感染、多重耐药菌感染、皮肤感染等，在标准预防的基础上，还应采用接触传播的隔离与预防。

（1）患者的隔离　①限制患者的活动范围。②减少转运，如需要转运时，应采取有效措施，减少对其他患者、医务人员和环境表面的污染。

（2）医务人员的防护　①接触患者的血液、体液、分泌物、排泄物等需戴手套；离开隔离病室前，接触污染物品后应摘除手套，洗手或手消毒；受伤有伤口时应戴双层手套。②进入隔离室，从事可能污染工作服的操作时，应穿隔离衣；离开病室前，脱下隔离衣，按要求悬挂，每日更换清洗与消毒；使用一次性隔离衣，用后按医疗废物管理要求进行处置。接触甲类传染病应按要求穿脱防护服，离开病室前，脱去防护服，按医疗废物管理要求进行处置。

3. 空气传播的隔离与预防　接触经空气传播的疾病，如肺结核、水痘等，在标准预防的基础上，还需采用空气传播的隔离和预防。

（1）患者的隔离　①无条件收治时，应尽快转送至有条件收治呼吸道传染病的医疗机构进行收治，并注意转送过程中医务人员的防护。②当患者病情容许时，应戴外科口罩，定期更换，并限制其活动范围。③应严格空气消毒。

（2）医务人员的防护　①应严格按照区域流程，在不同的区域，穿戴不同的防护用品，离开时按要求摘脱，并正确处理使用后的物品。②进入确诊或可疑传染病患者的房间时，应戴帽子、医用防护口罩。③进行可能产生喷溅的诊疗操作时，需戴护目镜或防护面罩，穿防护服。④当接触患者及其血液、体液、分泌物、排泄物时需戴手套。

4. 飞沫传播的隔离与预防　接触经飞沫传播的疾病，如百日咳、流行性感冒、病毒性腮腺炎、流行性脑脊髓膜炎等，在标准预防的基础上，还应采用飞沫传播的隔离与预防。

（1）患者的隔离　①应限制患者的活动范围。②应减少转运，如需要转运时，医护人员应注意防护。③患者病情许可时，应戴外科口罩，并定期更换。④患者之间，患者与探视者之间相隔距离1m以上，探视者应戴外科口罩。⑤加强通风，或进行空气消毒。

（2）医务人员的防护　①应严格按照区域流程，在不同的区域，穿戴不同的防护用品，离开时按要求摘脱，并正确处理使用后的物品。②与患者近距离（1m以内）接触，应戴帽子、医用防护口罩。③进行可能产生喷溅的诊疗操作时，应戴护目镜或防护面罩，穿防护服。④接触患者的血液、体液、分泌物、排泄物等需戴手套。

复习思考题

1. 何谓消毒？消毒的目的是什么？
2. 医院高度危险性物品包括哪些具体内容？
3. 空气消毒的方法有哪些？
4. 何谓隔离？隔离的方式有哪些？
5. 简述隔离的原则。

第十篇
老年医学概述

老年医学（geriatrics）是医学的一个分支，是研究人类衰老的机制、人体老年性变化、老年病的防治及老年人卫生与保健的科学，是老年学的主要组成部分，是医学涉及有关老年人疾病的预防、诊断、治疗、康复、照护、心理及社会等方面问题的新兴的、综合性的学科。老年医学的研究目的是防止人类过早衰老，预防和治疗老年疾病，维持老年人身心健康，并为老年人提供充分的社会照顾，促使老年人健康长寿。老年医学由老年基础医学、老年临床医学、老年流行病学、老年预防医学（包括老年保健）、老年康复医学、老年心理学及老年社会医学等组成。老年病不同于其他疾病，其致病因素与机体的衰老密不可分。衰老是老年病整个发病过程中极其重要的影响因素。老年人既受常规致病因素的影响，又受衰老及老化因素对疾病发生、发展、转归的影响，而生物老化、衰老的机制至今尚未明确。老年病有其特殊的临床表现，因此，老年病在诊断、治疗、康复及流行病学等方面，有其特殊的规律和需求。

一、基本概念

1. 衰老　指人体的组织结构和生理功能出现自然衰退的现象，是机体对环境的生理和心理适应能力的进行性降低，逐渐趋向死亡的生命现象。衰老是生物随着时间的推移，自发的必然的过程，是复杂的自然现象，表现为结构的退行性变和机能的衰退、适应性和抵抗力减退。衰老不是疾病，但与许多慢性病的发生密切相关。衰老是生物体在成熟期后发生的全身性、多方面、十分复杂、循序渐进的分子、细胞、组织、器官、系统、整体形态结构及生理功能等方面速度不尽一致的退化过程，其结果是生物体适应能力及储备能力下降。衰老是随增龄而加重的不可逆变化，其机制目前尚未明确定论。衰老是生命的共同特征，是具有累积性、普遍性、渐进性、内生性和危害性的生命过程。

2. 老年期　1982 年，WHO 将老年的年龄标准划定如下。

（1）老年前期　45 ～ 59 岁。

（2）老年期　欧美发达国家 ≥ 65 岁；亚太地区 ≥ 60 岁为老年人。

（3）高龄老人　80 ～ 89 岁。

（4）长寿老人　≥ 90 岁。

（5）百岁老人　≥ 100 岁为百岁老人。

3. 社会老龄化　当一个地区、国家年龄 ≥ 60 岁的老年人口占总人口数的 10% 及以上，或年龄 ≥ 65 岁的老年人口占总人口的 7% 及以上，称为老龄化地区或老龄化国家。

4. 抗衰老　衰老是生物体在成熟期后发生的退化过程，是随增龄而加重的不可逆变化，逆规律而动的"抗衰老"是不符合生命客观规律的，但推迟或延缓衰老是可能的，推迟或延缓衰老是保证长寿的基础。

5. 寿命　分为健康期望寿命与期望寿命。

（1）健康期望寿命　指老年人能保持和维护良好的日常活动及保持正常生理功能的时间。健康期望寿命的终点是日常生活活动及自理能力的丧失。

（2）期望寿命　指其终点是死亡的生存时间。

6. 老年综合征 是由多种病理状态或多种诱因导致的，具有同一临床表现特点的老年病症。老年综合征严重影响老年人的生活能力，明显降低老年人的生活质量，显著缩短老年人的预期寿命。常见的老年综合征包括运动障碍、跌倒、失禁、肠易激综合征、免疫缺陷、感染、失智、视听功能障碍、孤独、医源性损伤、营养不良、便秘、晕厥、失眠、肌少症、老年衰弱等。

二、老年医学的特点与基本原则

（一）老年医学的特点

1. 整体性 心理、社会和环境等因素是构成疾病的重要原因，只有全面评估患者的生理、心理和社会等层面的问题，才能有效地理解和处理老年人的健康问题。老年医学强调"以患者为中心"的个体化医疗，体现"生物 – 心理 – 社会 – 环境"医学模式，关注的是老年人的整体健康状态。

2. 连续性 老年医疗服务涵盖了从急性医疗到社区家庭照顾的连续性的全过程，在配套关怀背景下（诊所、医院、养老院、家庭），向老年人提供连续性医疗服务，强调关注老年人功能状态和合理利用医疗资源。根据老年病的发生、发展规律，老年病可分为慢性期、急性期、亚急性期、失能期和终末期等。老年医疗服务分为慢性病管理、急性医疗、亚急性医疗（中期照料）、长期照料和临终关怀等。

（二）老年医学的基本原则

1. 全人医疗 为老年人提供生理、功能、心理和社会等全方位的医疗保健服务，促进治疗的全面性与完整性，目的不仅是治疗疾病，还要解除患者的痛苦，体现"以人为本"和"以患者为中心"，一是要理解疾病、治疗疾病和预防疾病；二是要理解患者、服务于患者和满足患者的需求。

2. 多学科协作诊疗 通过多学科团队的协作诊疗，不仅能适时提供全人医疗服务，而且多学科团队制订的防治计划比单一专业人员更有效，是照顾老年人的一条捷径。

3. 全程照料 老年医学不仅是追求生命的延长，更注重生活质量的提升，主要通过老年综合评估，再进行衰老预防、康复学和护理学等方面的干预，以改善功能和提高生活质量。

三、老年医学的发展趋势

1. 21 世纪是人口老龄化的世纪 自 20 世纪 70 年代以来，全球人口老龄化趋势不断显现，不仅发生在发达国家，也在发展中国家出现。发展中国家将比发达国家用少得多的时间、在经济发展水平较低的情况下迎接持续的人口老龄化。我们已经生活在一个老龄化的世界，是 21 世纪人类面临的新的挑战。全世界老年人口越来越多，使各种年龄的人们更加意识到我们生活在一个各式各样的多代人共同生活的社会中，建立一个没有年龄歧视、人人共享社会发展成果的老龄化社会，是全球共同面临的问题。面对 21 世纪人口老龄化的挑战，老龄问题已不可再被忽视。

2. 正确认识人口老龄化 老年人口是总体人口中的一部分，由于人口出生率的下降，老年人口的迅速增长才形成人口老龄化。在一个老化的社会里，只有把对个体老化与群体老龄化的研究结合起来，从自然科学和社会科学的角度来研究，才能够形成一套老龄化社会的科学对策。

3. 面对全球人口老龄化的发展目标 面对高龄化社会，不仅要研究如何满足日益增多的老年人口的物质、文化和各种服务的需求，还要科学地估计人口年龄结构老龄化对经济、科技、社会发展的影响程度，对劳动力的供给、投资、分配、生产、经济发展的速度、消费结构等方面的影响，制订全球性的科学的社会发展战略对策，使社会发展与经济发展相协调。由于经济的发展，老年人在物质、精神、文化、社区服务、社会福利、医疗保健、住宅方面的需求均呈明显上升趋势，特别是高龄老人的迅速增加，必将会对社会服务需求增大，老年人从需求消费品开始转变为需要公共服务，社会适合老年人的物品和各种服务项目、设施的需求量会开始大量增加。面对老龄化社会，加强国际间的合作，促进老年学的研究，围绕着老年人的健康和生活质量的提高，鼓励老年人参与社会发展。

4. 积极健康的老龄化，提高老年人生活质量　《积极老龄化的政策框架》是 WHO 向联合国第二届世界老龄大会提出的一个书面建议。WHO 认为，如果政府、国际组织和民间社团制定"积极老龄化"的政策和计划，促进老年人的健康、参与和保障，国家就能够应对老龄化的挑战。在所有国家，特别是发展中国家中，帮助老年人保持健康的积极性是一种需要。

与积极老龄化的提法相同的"健康老龄化"是人口老龄化发生较早且人口老龄化程度较高的西方发达国家率先提出的。"健康老龄化"一方面指个体老化方面，体现为老年期健康岁月延长，伤残或功能丧失只在生命晚期出现，而且持续时间很短暂，老年人生命质量提高，晚年生活更加积极和有意义；另一方面指群体老龄化方面，老年人群中健康者的比重越来越大，老年人口健康的预期寿命延长。而作为健康的个体老化和健康的群体老龄化的社会意义，在于更多的老年人更长时间地参与社会经济发展，并大大减轻由于病残和功能障碍带来的对家庭和社会的照料负担。

老年人由于生理和心理的变化，个体的差异很大，随着生理、心理不同程度的衰老，高龄老人和低龄老人的需求差异也很大，由于不同老人长期所处的生活环境、工作环境和人际关系环境不同，接受的教育不同，加之经历和阅历也不同，老年人的身体状况、社会地位、收入状况、家庭状况、社会网络等都不同。因此，老年人对生活的需求层次差异很大，对生活质量的客观状况和主观感受也有很大差异，对生活的满意度和幸福感也有很大差异。

因此，要不断提高老年群体的生活质量，就要提倡健康、积极的老龄化，以承认老年人的人权和联合国关于"独立、参与、尊严、照料和自我实现"的老年人原则为基础，把老年人作为社会发展的宝贵财富而不是社会的包袱，为他们参与社会发展创造条件。

四、老年健康

（一）健康的概念与分类

长久以来，人们对于健康的概念就是"不生病"或"不衰老"，即躯体上的健康。20 世纪中叶，WHO 在其宪章中首次提出健康概念，"健康是指身心没有疾病，而且身体上、精神上和社会适应上处于完好状态"。也就是说健康不仅是躯体健全没有疾病，而且还要具备心理健康、社会适应状态良好。1989 年，WHO 以更高标准提出人体健康的概念："健康是指无疾病与虚弱的躯体健康和心理健康，社会适应健康及道德健康完美结合的个体，是处于营养、功能、生理、精神动态平衡状态的个体。"这一概念的提出，使得人们对于健康的认识日趋清晰。WHO 提出了健康标准：健康是指在身体上、心理上处于良好状态，并具有良好的社会适应能力，即身心健康，而不仅仅指没有疾病和衰老的状态。1994 年中华医学会修改了健康老年人的标准，包括以下 3 个方面。

1. 躯体健康　包括 3 个方面：①形体健康：具有标准的体重指数，躯体无显著驼背或其他异常。②功能正常：有一定的体力，肢体活动及步态平稳，具有一定的视听能力，心、脑、肾、肝、内分泌系统功能正常。③没有疾病：经物理检查、化验检查、仪器测定未被发现病理性改变，没有被确诊的器质性疾病。

2. 心理健康　指内心世界充实、丰富、和谐、安宁的状态。心理检查的 10 条标准：①有充分的安全感。②对自己有自知之明，能对自己的能力做恰如其分的评价。③生活目标切合实际，能现实地对待和处理周围所发生的问题。④与周围环境保持良好的接触，并能经常保持兴趣。⑤能保持自己人格的完整与和谐。⑥智力正常，具有较好的学习能力。⑦情绪豁达，控制适度。⑧能保持良好的人际关系，悦纳他人，并取得集体悦纳。⑨能在集体允许范围内做出适度的个性发挥。⑩能在社会规范之内，满足个人恰如其分的要求。

3. 社会健康　指人们与社会及社会环境处于一种和谐一致的状态。个人社会健康可以从以下10 个方面评估：①家庭教育。②社会文化。③群体关系。④社会风气。⑤社会环境。⑥婚姻和家庭状况。⑦处理人际关系。⑧个人事业的成功。⑨对社会变迁的适应能力。⑩处理角色冲突和角色转变的能力。

（二）老年健康的标准

有关老年人的躯体健康、心理健康、社会健康方面的评估标准，在具体指标、测量工具、评价方法等方面尚待深入研究。中国医学会老年医学会《中国健康老年人标准》如下。

1. 重要脏器的增龄性改变未导致功能异常；无重大疾病；相关高危因素控制在与其年龄相适应的达标范围内；具有一定的抗病能力。

2. 认知功能基本正常；能适应环境；处事乐观积极；自我满意或者自我评价好。

3. 能恰当处理家庭和社会人际关系；积极参与家庭和社会活动。

4. 日常生活活动正常，生活自理或基本自理。

5. 营养状况良好，体重适中，保持良好的生活方式。

五、老年病

（一）老年病的分类

1. 老年特有疾病　非老年成年人发病少而多发生于老年人的疾病，即只有老年人才会罹患的疾病，其发生与衰老密不可分。增龄性失能可能严重影响老年人的生活质量，并导致只有老年人才会罹患的疾病。真正意义上的老年病可冠以"老年性"，如白内障、神经性耳聋、骨质疏松、老年性痴呆等。

2. 老年共有疾病　老年人和非老年成年人都可发生的疾病，年轻人可患，但随增龄其发病率明显增高的疾病，如高血压、冠心病、脑梗死、2 型糖尿病等。

3. 老年特有症状（老年综合征）　非老年成年人一般不发病，多发生于老年人的症状，如跌倒、尿失禁等。

（二）老年流行病学

老年流行病学是现代流行病学的一个分支，主要研究老年人健康状况及老年人常见病、多发病的发生、发展原因和分布规律，并提出合理的健康服务计划和保健措施，开展疾病监测，并评估防治对策和措施的效果，不断提高老年人的健康水平和生存质量。老年流行病学显示的环境因素、文化教育程度、青壮年期的预防保健，都直接会影响老年期的患病率、生活质量乃至预期健康寿命。我国老年人常见疾病发病率较高的依次为高血压、冠心病、脑血管病、恶性肿瘤、糖尿病。我国老年人的死亡原因依次为恶性肿瘤、脑血管病、心血管病、感染（尤其是肺部感染）。

（三）老年病的特点

1. 一人多病　据报道，60～90岁组的老年人平均患病7.5种，70～79岁组达8种，80～89岁组为9.7种，≥90岁组为11.1种，没有1例患者仅患1种疾病。因病致残，病残交织，互为因果，给诊断、治疗带来极大的困难。

2. 隐匿及不典型　由于老年人敏感性降低，加之多种疾病并存，部分患者无法如实反映病情，必然使老年病的临床表现复杂而不典型，常表现为病情重而症状轻或无症状，常可造成漏诊或误诊。重视老年病症状的不典型性是十分重要的，加强症状、体征、辅助检查的监测，搜集诊断依据尤为重要。

3. 病情易变，猝死发生率高　老年人免疫器官老化致免疫功能降低、应激能力减退，一旦发病，病情常迅速恶化，治疗困难。很多老年人同时存在多个心脑血管的危险因素，故猝死发生率高。

4. 并发症多　老年患者尤其是高龄老人患病后，可发生多种并发症，是老年疾病最大的特点。

5. 受心理、精神因素影响明显　多数老年疾病与心理、精神因素有关。进入老年期后，由于社会地位、家庭及经济收入的改变，躯体和心理都会发生变化。老年人存在着焦虑、忧郁、孤独感、多疑等，会使一般疾病的症状加重。在老年人急性躯体疾病的过程中，有时精神方面的改变较体温、心率等的变化更为突出。另外，老年期心理障碍往往以躯体障碍的形式出现，使老年期疾病的治疗更为复杂。

6. 药物不良反应及生活习惯影响病情　增龄使老年人患病数增多，存在多重用药，药物不良反应相互叠加，而且可以加重原有的疾病。老年人药物不良反应发生率高。

老年人因体力活动减少，经常处于坐位，可掩盖如心功能不全等疾病的主要症状。部分患者因久坐引起踝部及胫骨前部浮肿，易被误认为心力衰竭、肾功能不全等，须加以鉴别。

7. 用药的特殊性　老年人一人多病，常多种用药且长期应用。在增龄所致的生理老化及病理变化的综合作用下，重要器官代偿功能明显减退，个体差异较大，因此，药物在体内的吸收、分布、代谢、排泄等均发生变化，使药物的不良反应发生率增高，对某种疾病有治疗作用的药物可加重、诱发另一种疾病。老年人用药的原则是个体化、慎选、小剂量开始、控制数量、严密监护、随时修正、高度警惕药源性损害，以受益和安全为目的。

8. 护理的特殊性　由于生理老化、多病的病理变化及心理障碍，绝大多数老年患者合并不同程度的意识障碍及伤残，因此，老年病护理有其特殊性、复杂性及难度，对护理有特殊的要求，要求个体化程度更高的护理计划。实践证明，护理质量的高低直接影响预后。老年病的护理原则为"4个必须"：①必须是优质的基础整体化护理与专病、专科护理相结合。②必须是躯体与心理护理相结合。③必须是疾病治疗与康复相结合。④必须是训练有素、操作熟练与精心、悉心、细致、诚挚爱心相结合的呵护性护理。

六、常见老年综合征

（一）跌伤

跌伤是老年人伤害中最常见的，70岁以上老年人跌伤的发生率明显高于低龄老人。在跌伤中，只有 5% 的跌伤发生在室外，95% 跌伤则发生在室内。

1. 跌伤的高危因素 跌伤的内在原因包括因年老而引起的机体功能衰退、平衡功能失调、肌少症、衰弱、眩晕、视力障碍、直立性低血压、药物不良反应等；外在原因包括环境因素如地面不平整、地面潮湿、室内家具摆放不合理、采光不良、缺少安全装置如扶手、身处陌生环境等。跌倒所致损伤中危害最大的是髋部骨折，尤其是患有骨质疏松患者。

2. 跌伤的防治 预防跌伤，应鼓励老年人坚持参加规律的体育锻炼，增强肌肉力量、柔韧性及平衡能力，保持步态稳定性、灵活性，减少反应时间，从而减少跌倒的发生。可采用散步、慢跑、打太极拳等锻炼方式。另外，室内家具的高度和摆放位置应合理，移走家中对行走造成障碍的物体，保持地面平坦；走道应安装把手，室内光线应充足。老年人应穿适合自己脚型、防滑的鞋。高危老年人群每天摄入钙剂 1000mg、维生素 D 800IU，可以减少跌倒的发生。

（二）烧烫伤

1. 烧烫伤的常见原因 老年人由于行动不便、感觉迟钝、神经疾病或残疾，容易发生因热液、热油、过热的洗澡水导致的烫伤，或者起火时不能及时逃离现场而引起严重的烧伤、烫伤。

2. 烧烫伤急救的原则 使患者迅速解除致伤因素，脱离现场，进行及时治疗或转运前的急救准备：①脱离热源：火焰烧伤时患者应迅速脱去着火的衣服，一时难以去除则立即卧倒在地，慢慢打滚灭火。应充分利用附近的水源将火浇灭。禁用手扑打火焰，可使手部深度烧伤，而且有时反而会使火焰烧得更旺。热液、开水烫伤时，应立即脱去浸湿的衣服，若脱衣服来不及时，可用冷水冲洗湿热衣服降温。②冷疗：用冷水对创面淋洗、冷敷、浸泡，或用包裹冰块的毛巾等冷敷，适用于中、小面积烧伤。冷疗开始的时间越早越好，在患者可以耐受的前提下温度尽可能低，最常用的是 5 ~ 15℃的自来水。冷疗持续时间最好达到 20 ~ 30 分钟，需要时可持续 1 小时以上，直至创面不感疼痛或疼痛显著减轻为止。③烧伤创面无须特殊处理，可用清洁的被单或毛巾外裹，然后至烧伤专科医院就诊。注意忌涂抹有颜色的药物，如红汞、龙胆紫等，以免影响对创面深度的判断；慎用牙膏或油膏等，以免污染伤口，清创困难。

（三）刀割伤

1. 刀割伤的原因 多发生在削水果和切食材时。

2. 刀割伤的紧急处理措施 ①如伤口不大，出血不多，伤口也较干净，伤指仍能做伸屈活动，可用医用碘消毒伤口及其周围皮肤，待干后，再用消毒纱布或创可贴覆盖包扎伤口。②若伤口大而深，应压迫止血，同时立即就诊治疗。③如果手指被切断，应立即将伤肢上举，然后用干净的纱布直接加压包扎伤口止血，或在指根处紧缠止血带止血，并将断指用无菌布料包好，放入干净的塑料袋中，立即去医院救治。

（四）异物卡喉

1. 异物卡喉的常见原因 食物、异物卡喉常见于进食或口含异物时谈笑、打闹或啼哭而发生，尤其多见于有吞咽障碍的老年人。

2. 异物卡喉的表现 由于食物或异物嵌顿于声门或落入气管，造成严重的呼吸困难甚至窒息，表现为突然呛咳、不能发音、喘鸣、呼吸急促、皮肤发绀，严重者可迅速出现意识丧失，甚至呼吸心跳停止。

3. 异物卡喉的现场急救 一旦发生应立即采用手拳冲击法实施现场急救，并迅速与医院联系，尽快转送医院急救。

（五）谵妄

谵妄又称急性脑综合征，是意识障碍的特殊类型，是由多种原因导致的以脑功能异常为表现的临床综合征，呈急性发作和间断意识水平变化，伴有注意力不集中、思维混乱及感知功能异常。谵妄常急性起病，以定向力障碍、幻觉、焦虑、言语散乱、烦躁不安及妄想为主要表现，日轻夜重，常发生于躯体疾病加重、感染、缺血缺氧状态、手术时或手术后等。年龄 >55 岁人群发生率为 1.1%，>65 岁老年人每增加 1 岁，发生风险则增加 2%。

1. 谵妄的高危因素 谵妄的发生是多因素作用的结果，包括易患因素和诱发因素，如处于谵妄高风险（痴呆、严重疾病）状态的患者，暴露在轻微的有害情况下（如常规剂量的镇静药）即可出现谵妄。易患因素较少的老年人，发生谵妄的概率相对较低，但暴露在多个诱因下（如全身麻醉、大手术、抗精神药物联合使用、卧床和感染）容易发生。

2. 谵妄的表现 谵妄分为抑郁型和兴奋型。

（1）抑郁型 以昏睡、精神运动功能减退为特点，表现为情绪低落或乏力，易被误诊或漏诊，预后较差。

（2）兴奋型 易激惹，警觉性增高，常伴有幻觉，不易被及时发现及诊断；部分患者可以两种类型同时存在。

3. 谵妄的防治 强调早发现，早治疗。治疗包括非药物治疗和药物治疗。非药物治疗有行为干预；重视与患者的接触和交流，以及时了解患者的现状；促进自主活动和独立生活能力，避免患者自我活动能力下降、激惹行为增加和损伤风险增加，鼓励患者自我照顾和自己做出决定；环境干预包括固定房间、固定人员照料患者、降低环境噪音等。药物治疗常用氟哌啶醇等。

（六）疼痛

疼痛是组织损伤或潜在组织损伤所引起的不愉快感觉和情感体验，分为急性与慢性。慢性疼痛指疼痛持续时间超过 1 个月，可以是一种疾病；急性疼痛多数是疾病的一个症状。

1. 常见与疼痛有关的疾病 骨关节炎、骨质疏松、痛风、脊柱骨折、脑卒中、外周血管疾病、外周神经病、带状疱疹后神经痛、风湿性多肌痛、癌痛等。

2. 疼痛的表现 65 岁以上的老年人群慢性疼痛发生率为 25% ~ 50%，持续性疼痛的发生率高于普通人群，疼痛的临床表现多样化、复杂化。根据主诉和相关症状、疼痛持续时间、疼痛部位、疼痛性质、加重因素、缓解因素、既往史、药物史、过敏史及详细的体格检查和必要的辅助检查资料等，做出相应判断。

3. 疼痛的评估 评估内容包括疼痛强度、性质、部位、开始发作及持续时间、加重或缓解因素、体检、既往疼痛经历与知识、用药史及心理、社会和功能评估等，应注意区分是器质性疼痛还是精神性疼痛。

4. 疼痛的治疗原则 包括明确诊断，对因治疗；病理治疗和心理调节同步进行；多种方法综合治疗。

（七）肌少症

肌少症即肌肉衰减综合征或肌容积减少症，指与增龄相关的肌肉量减少、肌肉力量下降和（或）躯体功能减退的老年综合征。老年人群中发生率较高，与老年人跌倒、骨折乃至残疾密切相关。>50 岁者，骨骼肌量平均每年减少 1%～2%；>60 岁者，慢性肌肉丢失约 30%，>80 岁者，慢性肌肉丢失约 50%。肌肉减少 >30%，则影响肌肉的正常功能。肌少症是促使骨质疏松、骨关节炎等疾病发展，造成老年人残疾和行动障碍的重要因素之一。

1. 肌少症的高危因素

（1）内在因素　老年人体内合成代谢的激素减少（如睾酮、雌激素、生长激素、胰岛素样生长因子 -1），使肌肉蛋白质的合成减少，是最重要的内在因素；肌纤维凋亡活性增强，促炎症因子增加（特别是 TNF-α、IL-6），自由基积聚引起的氧化应激反应，肌细胞线粒体功能的改变和运动神经元数目的减少，造成肌细胞蛋白分解增加。

（2）外在因素　营养不良是最主要的因素之一；维生素 D 摄入及合成减少，导致肌肉质量的减少和功能的下降，引起跌倒和骨折等不良后果；食欲缺乏、味觉减退、牙齿问题、抑郁或服用药物等因素，易造成厌食等，引起营养素摄入不足及吸收率下降；活动不足、安静久坐、长期卧床或零重力条件可引起肌肉蛋白质丢失；合并器官功能衰竭、炎症性疾病、恶性肿瘤或内分泌疾病等，进一步加剧肌肉容积减少。

2. 肌少症的表现

（1）跌倒　肌少症造成肌肉力量的下降，下肢抗重力肌表现尤为突出，踝背屈肌、股四头肌肌容积减少 30% 可明显增加跌倒风险。肌容积的减少，下肢本体感觉减退，神经反应速度下降，使老年人无法应对周围环境的变化，增加跌倒风险。

（2）骨折　肌容积减少导致骨的受应力下降，骨骼缺乏刺激，骨母细胞活动减少，引起骨质疏松。跌倒时，萎缩的肌肉对骨骼的保护不足，使骨折的风险增加。

（3）生活质量下降　提重物、下肢负重、久行久站等活动受限，职业活动能力、交际和日常生活活动能力逐渐减退，导致生活质量下降。

（4）增加死亡风险　老年人过快地出现严重的四肢肌肉减少，体重指数下降，死亡率随之增加。一项关于亚洲人体重指数与死亡率的关系研究表明，体重过低（BMI ≤ 15kg/m^2）者的死亡率增加 2.8 倍。

3. 肌少症的诊断　诊断标准：①日常活动能力：6m 步速测定 <0.8m/s。②握力：男性 <26kg，女性 <18kg。③肌量（四肢骨骼肌肌量）：男性 <7kg/m^2，女性 <5.4kg/m^2。满足以上 3 点即可诊断为肌少症。

4. 肌少症的防治　采用多元化的策略，常用干预方法：药物治疗（主要是睾酮与生长激素等）、抗阻训练、饮食营养治疗等。

（1）补充睾酮等激素　能逆转增龄性肌少症，但是激素替代疗法易致前列腺癌变、红细胞增多症、体液潴留等不良反应。

（2）营养干预和抗阻训练　是防治老年性肌少症的有效方法，容易被老年人接受。

（3）补充充足优质蛋白质　加强营养，特别加强蛋白质的摄入。低蛋白质饮食，身体处于负氮平衡状态，加速肌肉的萎缩与机体衰老退化。而蛋白质营养充足的老年人，可以较好地维持氮平衡，可保持肌肉数量和体力活动能力。

（4）补充乳清蛋白和亮氨酸　动物性食物脂肪含量较高，为防止脂肪过量可以选用蛋白质补充剂，乳清蛋白是乳清中一类营养价值极高的优质蛋白质，含有乳球蛋白、乳白蛋白、牛血清蛋白、免疫球蛋白等多种活性成分，吸收速率高。乳清蛋白富含支链氨基酸，特别是富含亮氨酸。

（5）有并发症的老年人需要肠内营养支持　患有各种慢性疾病、心肺功能不全、肿瘤、糖尿病等疾病的老年人，发生肌少症和营养不良的风险更高。营养支持是临床治疗的重要部分，采用现代营养制药技术生产的肠内营养，针对疾病情况科学设计的配方，可以鼻饲，也可以作为口服营养补充。

（6）补充维生素 D 及抗氧化营养素　老年人户外活动少，接受紫外线照射及维生素 D 合成均不足，提高维生素 D 的摄入量，对防治老年人肌少症、骨质疏松及预防跌倒有很好的作用。

（八）老年衰弱

衰弱是老年人的一种非健康、非残疾的状态，是一组由于机体退行性改变和多种慢性疾病引起的机体易损性增加的老年综合征，是老年人因生理储备下降而出现的抗应激能力减退的非特异性状态。老年衰弱增加老年人死亡、失能、跌倒及谵妄等负性事件的风险，患病率随年龄增加而增加，女性 > 男性，入住医疗机构的老人衰弱患病率 > 社区老人。65 岁以上人群中衰弱患病率为 7%，80 岁以上的人群衰弱患病率为 20% ～ 40%；90 岁以上的人群衰弱患病率超过 40%。

1. 老年衰弱的高危因素　老年衰弱的发生与种族、增龄、共病、教育程度低、不良生活方式、营养不良、未婚及独居等有关，均是衰弱的危险因素，并可促进衰弱的发展，增加死亡风险。

2. 老年衰弱的表现

（1）非特异性表现　极度疲劳、无法解释的体重下降和反复感染。

（2）跌倒　机体活动能力受损，平衡功能及步态受损，常会出现跌倒等意外，跌倒又加重各种并发症的发生。

（3）脑功能异常　衰弱老人多伴有神经精神方面的异常表现，如认知功能障碍、痴呆，在应激状态下患者可出现谵妄等精神异常。

（4）波动性失能　患者可出现功能状态的急剧变化，常表现为功能独立和需要别人照料交替出现。

3. 老年衰弱的诊断标准　根据 Fried 衰弱指数做出诊断：①1 年之内体重非故意性下降 >5%。②自我感觉疲劳：上 1 周内多数时间（>3 天）感到做每件事情都很费力。③握力下降。④步速减慢。⑤低体能：表现为活动量减少，每周体力活动男性 ≤ 383kcal（慢跑 60 分钟，步行 100 分钟左右）；女性每周体力活动 ≤ 270kcal（慢跑 45 分钟，步行 60 分钟左右）。符合至少 3 条者，可以诊断衰弱；1 ～ 2 条者为衰弱前期；0 条为无衰弱健康老人。

4. 老年衰弱的防治　早、中期干预效果好，干预和治疗目前尚无特效方法。

（1）体育锻炼　抗阻力训练、有氧运动是防治衰弱的有效措施，锻炼对大脑、内分泌系统、免疫系统及骨骼肌等均可获益。

（2）营养支持治疗　补充蛋白质、微量元素及维生素 D，可以增加肌容量，改善衰弱状态。

（3）应用激素　目前尚无推荐的激素补充方案，男性老年衰弱患者补充睾酮可以增加肌力及肌容量，但存在副作用。

（4）应用血管紧张素转化酶抑制剂（ACEI）　可以改善骨骼肌功能及结构，并阻止或减缓老年人肌容量减少，从而提高运动耐力和生活质量。

（5）共患病的治疗　共患病是衰弱的潜在危险因素（抑郁、痴呆、心脏病、糖尿病、营养不良、骨质疏松等）。

复习思考题

1. 何谓老年综合征？常见的老年综合征有哪些？

2. 老年健康的标准是什么?

3. 简述老年病的特点。

4. 老年人发生谵妄的高危因素有哪些?

5. 何谓肌少症? 肌少症的高危因素有哪些?

第十一篇
全科医学概述

一、基本概念

（一）全科医学

全科医学（general practice）又称家庭医学（family medicine），是一个面向家庭与社区，整合临床医学、预防医学、康复医学及人文社会学科相关内容于一体的综合性医学专业学科，是一个临床二级学科。其范围涵盖了各种年龄、性别、各个器官系统及各类疾病。其主旨是强调以人为中心、以家庭为单位、以整体健康的维护与促进为方向的长期负责式照顾，并将个体与群体健康融为一体。

（二）全科医疗与全科医生

1. 全科医疗　是将全科医学理论应用于个人、家庭和社区照顾的一种基层医疗专业。它是一种集合了其他许多学科领域内容的一体化的临床专业；除了利用其他医学专业的内容以外，还强调运用家庭动力学、人际关系、咨询及心理治疗等方面的知识提供服务。

全科医疗的特点：强调持续性、综合性、个体化的照顾；强调早期发现并处理疾患；强调预防疾病和维持健康；强调在社区场所对患者进行不间断的管理和服务，并在必要时协调利用社区内外的其他资源。

2. 全科医生（general practitioner）　又称家庭医生（family doctor），是执行全科医疗的卫生服务提供者。全科医生是对个人、家庭和社区提供优质、方便、经济有效的、一体化的基层医疗保健服务，进行生命与健康的全过程、全方位负责式管理的医生。其服务对象涵盖不同的性别、年龄及其所涉及的生理、心理、社会各层面的健康问题。由于其学术背景和与家庭的密切合作关系，全科医生能在所有与健康相关的事务上，为每个服务对象当好健康代理人。

二、全科医学的兴起与发展

（一）全科医学的兴起

医学的起源和形成是人类与大自然长期斗争实践的结果，人类在创造物质财富的同时，也在不断探索克服病痛的方法，积累着医药知识和经验。古代医学大多从整体观出发，以朴素的自然哲学作为指导思想，如中医学的"阴阳五行学说"及"六淫""七情"病因学说；希波克拉底的"四体液学说"及"论空气、土壤和水"等，都体现了这种朴素的医学观。我国传统的中医、中药、针刺、推拿等，都是几千年来历代医家和民众治疗疾病经验的总结。运用各种治疗手段（药物、针灸、按摩、放血等）进行治疗，通过调节机体的自主调节系统，使之发生有利于健康的转变，协助患者"自愈"，而非靠医生去"治愈"。

在 4～15 世纪的 1000 多年间，由于封建和宗教思想的影响，自然科学和医学的发展受到压制。16 世纪的欧洲文艺复兴运动以后，生产力得到极大解放，医学科学也有了巨大的发展，英

国医生哈维创立血液循环学说，把科学实验作为基础，将实验方法引入生理学和医学的研究之中；列文虎克用显微镜观察发现了细胞和细菌；伦琴发现了 X 射线等。由于一批新技术的发明和使用，大大加强了医生对疾病的认识，但临床医学仍处于未分化的阶段，19 世纪 20 年代以前，世界各国医疗服务大多是不分科的。在欧美，起源于 18 世纪的 "general practice" 即是指由受过医学的一般训练，但不分科的基层医生所提供的医疗服务，称之为通科医疗，这种基层医生称通科医生（general practitioners，GPs）。尽管当时医疗技术水平有限，但他们以当时可行的医疗技术，解决着患者和家庭的一般健康问题，当患者处于危难之际，能及时给予帮助和安慰。

19 世纪 70 年代起，医学教育发展迅速，各医学院校开始按照不同专业要求组织教学，从此通科医疗明显趋向于专科化，并逐渐影响整个世界。专科医疗服务模式的成功，大大促进了医院专科化和医学科研机构的发展，诊疗手段的高科技化，更使专科医疗服务达到空前的繁荣。与此同时，专科医疗服务的局限性也日益凸显，无法提供可及的、连续的、综合性服务，致使人们对医疗服务的满意度下降。回顾历史，人们不免怀念起那些朴素、自然、协调的思维方式、服务实践与医患关系，人们既需要高技术、高专业分化的专科医疗，也需要充满人文关怀、能够持续、综合照顾的"全科医疗"。

20 世纪 50 年代后期，世界医学界掀起了一场医疗服务模式改革的浪潮，一种体现新型服务模式和服务理念的学科——全科医学正是在这样的背景下应运而生的。

1947 年美国通科医疗学会成立，后改名为美国家庭医师学会（American Academy of Family Physician，AAFP）。1969 年美国成立家庭医疗专科医学会（ABFP）作为全科医学学科正式建立的标志。在英国，1948 年颁布了国家卫生服务法，规定基本卫生保健服务主要由全科医生提供，患者与全科医生之间可自由选择，只要经过全科医生登记，便可得到服务。在澳洲，创建于 1958 年的皇家澳大利亚全科医生学院（RACGP），在全科医生培训中发挥了重要作用。世界全科医师和家庭医师学会（WONCA）于 1972 年在澳大利亚墨尔本正式成立，大大促进了全科医学在世界各地的发展。

（二）全科医学产生的基础

1. 人口与疾病谱的变化　目前，中国既是世界上老年人口最多的国家，也是人口老龄化发展速度最快的国家之一。预测到 2050 年，中国老年人口将达到 4.8 亿，几乎占全球老年人口的 1/4。与此同时，随着医学的发展与社会的进步，中国男性和女性的预期寿命都有所提高。2021 年，中国男性的平均预期寿命从 1990 年的 66 岁延长到 77.3 岁，女性的平均预期寿命则从 70.2 岁延长到 81.4 岁。老年人群是整个人群当中最需要健康与医疗照顾的人群，随着老龄化社会的快速发展，大量高龄、失能、空巢家庭老人的不断增长，将对全社会，特别是医疗服务领域提出全新的挑战。同时，随着人口老龄化进程加快，我国人群的疾病死亡谱发生了明显变化。心脑血管疾病、恶性肿瘤成为当前威胁国人生命健康的主要疾病。这些慢性疾病，都有相似的危险因素，包括膳食不合理、缺乏运动、心理压力大、吸烟、酗酒等；都有长期的演变过程，常常涉及躯体的多个器官、系统，更需要综合的、长期的、连续的医疗照顾。

2. 医疗资源分配的变化　目前我国的医疗资源主要分为三级医疗机构，国家明确了各级各类医疗机构诊疗的服务功能定位。城市三级医院主要提供急危重症和疑难复杂疾病的诊疗服务。城市二级医院主要接收三级医院转诊的急性病恢复期患者、术后恢复期患者及危重症稳定期患者。县级医院主要提供县域内常见病、多发病诊疗，以及急危重症患者抢救和疑难复杂疾病向上转诊服务。基层医疗卫生机构和康复医院、护理院等为诊断明确、病情稳定的慢性病患者、康复期患者、老年病患者、晚期肿瘤患者等提供治疗、康复、护理服务。

　　然而，现实是由于基层医疗卫生资源相对薄弱，且很难在短期内全面提升，而人们对优质医疗服务的追求正日益强烈，使得本应是"正三角"形的医疗资源分布模式出现了扭曲，大量的医疗资源及就诊人群向三级医疗机构过度集中，医疗资源的分布呈"倒三角"形。调研数据表明，目前约有 60% 的农民患病后跳过乡镇卫生室直接去县医院，甚至直接到大城市的大医院看病，造成城市大医院门庭若市，乡镇医院门可罗雀。为了使分级诊疗政策体系逐步完善，形成良好的医疗卫生机构分工协作机制，需要在基层大力推行全科医学和全科医生制度，从而提高基层医疗卫生机构的诊疗量比重，使就医秩序更加合理规范（图 11-1）。

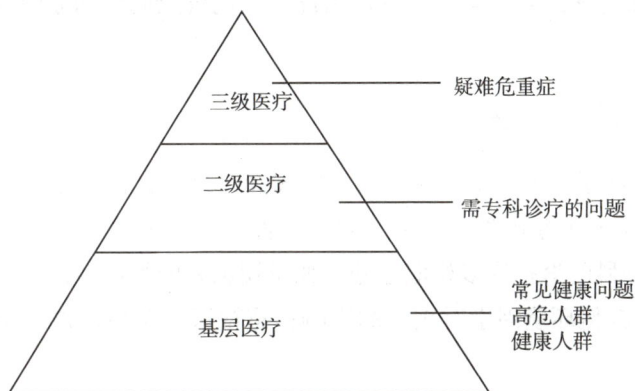

图 11-1　理想的医疗保健体系（正三角形）

　　3. 医学模式的转变　　医学模式是人类在认识自身健康与防治疾病的实践过程中产生的，是对医学问题的整体思维方法，也是解释和处理疾病的基本方式。随着科学的发展、人类对健康认识的转变，医学模式也在发生着改变。

　　自文艺复兴开始，伴随着自然科学的发展，把人作为普通生物体，以还原论为指导思想，对每一种疾病的病因、发病机制、生理病理变化进行分析研究，寻找相应的生物学治疗手段的方法，称生物医学模式。生物医学模式依靠着强大科学技术的支撑，将医学由经验领域带入科学领域，在很长的历史时期内，对防治疾病、促进人类健康作出了巨大贡献，并且时至今日，仍在现代医学体系中占据统治地位。但是，随着社会的发展和时代的进步，生物医学模式的片面性和局限性亦逐渐凸显出来。

　　对医生来说，生物医学模式的出发点是疾病，认为病因和症状之间存在线性关系，使用还原论的方法将人体机械分解，过分关注生理指标，这种对客观指标的过度追求，导致了大量反复的辅助检查，加重了患者乃至整个卫生系统的负担；同时由于医生只关心疾病本身，忽视了患者的心理和社会因素对健康的影响，其治疗也只限于生物层面的处理，无法做到全面的健康照顾，总的医疗效果大打折扣。

　　对于患者，疾病和治疗带来的不适的主观感受不被医生关心和理解，患病的原因和接受某种治疗的理由无从知晓，只能被动地接受医生的检查和处理，缺少选择诊疗方案的权利，无法获得与健康相关的信息，与疾病斗争和自我健康管理的主观能动性得不到发挥，从而造成了医患关系的疏远。

　　随着经济社会的发展，人类的健康问题也在发生着变化，如今随着疾病谱的改变、人口老龄化的加速、卫生资源配置矛盾的突出，生物医学模式的局限性亦表现得越来越明显。1977 年，美国医生 G.L.Engle 首先提出了生物 - 心理 - 社会医学模式的概念，强调了心理和社会因素对健康的作用。在生物－心理－社会医学模式下，生物医学因素只是患者就医的一部分原因，医师仅仅从生物医学的角度去思考，那么对患者的帮助必然是有限的。人是非常复杂的，由自然属性和社会属性两大方面构成，一方面，人体由分子、细胞、组织、器官由小到大构成，这些自然属性构成了人的微观世界，可以采用自然科学，特别是还原论的方法进行精确的研究，这也是生物医学大显身手的领域。另一方面，每个人的又有着各自特定的背景和各种复杂的社会关系，这些社会属性构成了人的宏观世界，是一个复杂的、多元的、难以量化的世界。每个人都生活在一个由自然环境和社会环境共同构成的系统中，处于宏观世界和微观世界的焦点。因此，要充分了解人的健康和疾病，就必须要从多个层面入手。在这个系统中，不同的层面之间都有着动态的联系，任何一个层面的原因都是多维度、多方向的。因此，人的健康问题的原因也必然是复杂的、多层次的。

（三）我国全科医学的发展

20世纪80年代，我国正式引进"全科医学"概念与理论，但对于广大中国民众而言，对全科医学的理论、思维与工作方式并不陌生，大有似曾相识的感觉。原因在于我国保留了传统医学。中医传统医学与全科医学有许多相似之处，如重视患者的整体性；重视"未病先防，既病防变"；重视心理因素、自然环境因素对人体的影响；重视医患关系，强调沟通在医疗保健中的重要作用等。

1993年11月中华医学会全科医学分会的成立，标志着全科医学作为一个新型临床学科在我国正式建立。1997年1月，中共中央、国务院颁布了《关于卫生改革与发展的决定》，提出"改革城市卫生服务体系，积极发展社区卫生服务，逐步形成功能合理、方便群众的卫生服务网络"，并要求"加快发展全科医学，培养全科医生"。2006年2月国务院颁发了《关于发展城市社区卫生服务的指导意见》，为我国在新形势下深化城市医疗卫生体制改革，优化城市卫生资源结构，发展社区卫生服务，努力满足群众的基本卫生服务需求，以及发展全科医学事业制定了方针与政策。2011年，国务院发布了《国务院关于建立全科医生制度的指导意见》，明确提出建立全科医生制度，是实现人人享有基本医疗卫生服务的基本途径。可以预见，全科医学在中国将有良好的、广阔的发展前景。

三、全科医学的特点

（一）基层医疗保健

当人们遇到各种健康问题，如发热、头痛、乏力、失眠等，首先想到的，就是尽快寻求医生的帮助，但他们并不清楚导致这些问题的根源，去专科医院常常不知该就诊于那个专科，因此，他们理所当然地首先求诊于全科医生，这就提示全科医学的一个重要特点——承担起基层医学照顾的责任，即公众为其健康问题寻求卫生服务时最先接触、最经常利用的医疗保健服务，是整个医疗保健体系的基础，也可称首诊服务。全科医生由于长期服务于相对固定的人群，对其服务对象的基本情况较为熟悉，因此，能够迅速地对服务对象的健康问题做出初步判断，对一些常见病症能进行合理地处理，或根据人们的需求开展预防、保健工作，使社区居民约70%的健康问题得到满意的解决；另有部分患者可能需要更加专业的医疗服务，全科医生又能够根据其初步判断，联系、安排恰当的转诊服务。由于基层医疗服务可以方便地解决多数一般性健康问题，使得人们在改善健康服务状况的同时，合理降低了医疗成本。我们若将基层医疗视为整个医疗保健体系的门户，则全科医生是这个门户的"守门人"，担负起了为社区居民提供方便、有效医疗保健的责任。

（二）人性化照顾

医学发展至今日，其认知模式已经发生了很大的变化，人们越来越认识到我们不应当把人仅仅看作是疾病的载体，而是有血有肉、有思想、有情感的独立个体，从某种意义上讲，全科医学就是顺应这种医学模式变化而产生的，因此十分强调重视人的感受，尊重人的个性与情感，其照顾目标不仅仅是寻找有病的器官，更重要的是维护服务对象的整体健康。为达到这一目标，在全科医疗服务过程中，医生必须将服务对象看作一个"整体人"，在充分了解服务对象的基础上，针对其生理、心理、社会生活等各个方面的情况，从维护健康、提高生活质量的角度，选择最适宜的医学照顾，全科医生通过人性化的服务，调动服务对象的主动性，使之积极参与健康维护和疾病控制的过程，从而达到良好的服务效果。

（三）综合性照顾

综合性照顾是全科医学的又一重要特点，体现为"全方位""立体性"的照顾，即服务对象不分年龄、性别和疾患类型；服务内容包含医疗、预防、保健、康复、健康教育与促进、优生优育等诸多方面；服务层面涉及生理、心理和社会文化；服务范围涵盖个人、家庭与社区。总之，要照顾于服务辖区中所有的个人、家庭、机构，无论其种族、社会文化背景、经济情况和居住环境有何不同，并且能够充分利用一切有利于服务对象的方法与手段，开展各式各样的医学照顾，包括现代医学、传统医学，因此又被称为一体化服务。

全科医疗的服务项目主要包括诊疗、预防保健、周期性健康检查、心理咨询、医学咨询、健康教育、家庭医疗护理等。

（四）持续性照顾

人的一生有各种各样的健康问题，需要医学的照顾。在人生的各个阶段，从孕育、出生到生长、发育、健壮、衰老直至死亡，有许多健康问题离不开医学照顾。全科医学倡导生命全过程的服务，全科医生与服务对象建立长期的服务关系，了解其健康状况、生活习性、家庭背景、经济、文化、宗教、社会资源等各方面信息，能够根据服务对象各个阶段的不同问题，开展针对性的医学服务，从健康咨询、健康促进、危险因素的监控，到疾病的早、中、晚各期的长期管理，以及无论时间、地点，随时保持的持续性责任，都是全科医疗有别于专科医疗的一个重要的特征。

应当指出的是，由于全科医学在我国尚处于发展初期，医生与民众对持续性服务的要求均较为陌生，需要通过探索研究，逐步实现这一目标，如建立家庭保健合同、建立预约就诊制度、建立慢病随访制度、建立保健医生 24 小时电话值班制度、建立完整的健康档案管理制度等。

（五）协调性照顾

客观地讲，全科医生不是"万能医生"，要承担好持续性、综合性、基本医疗保健责任，实现对服务对象全方位、全过程的服务，全科医生就必须要有良好的协调性服务，成为动员各级各类资源服务于患者及其家庭的枢纽，做服务对象的"健康代理人"，一旦其需要，能调动多种医疗保健资源和社会力量，提供所需要的医疗、护理、精神等多方面的援助。只有这样才能成为民众进入医疗保健体系的守门人。

全科医生的协调作用主要表现在通过会诊、转诊和会谈等协调措施，与各相关科室的医生和患者家庭等方面合作，共同解决患者的问题，从而确保其获得医疗服务的正确、有效和高质量，也包括调动家庭、社区及社会资源帮助服务对象。

有效协调的前提：①对问题或疾病有较准确、及时的判断，才能尽量避免可能的漏诊、误诊，甚至延误或错误的治疗与处理。②充分掌握有关的资源信息，如各相关医疗机构、医学专家的情况，家庭和社区各种资源等。③有调动所需资源的能力与渠道。④有健全的双向转诊机制，平时与有关医疗机构、专科医生有良好的合作关系。

善于合理利用转、会诊制度符合医患双方的利益，对患者而言，得到了必要的诊治，对全科医生来说，也是一种学习提高的机会，应当认识到，转诊只是将服务对象的特定问题的照顾责任，暂时转移给其他医生，全科医生仍负有持续性保健的责任，因此，必须保管好转、会诊资料，以保持健康档案的完整性。

（六）可及性照顾

如前所述，全科医疗是基层医疗保健，其服务形式通常以门诊服务为主体，因此，它首先必须是可及的。这种可及性服务应体现为地理上的接近、时间上的及时、使用上的方便、关系上的固定、经济上的实惠、结果上的有效等一系列使人易于利用的特点。全科医疗机构必须立足于社区，贴近居民，想方设法为他们提供便捷、周到的服务，除门诊服务外，对老年人、伤残人或其他特殊需求者提供上门访视、开设家庭病床等。此外，合格的社区全科医疗机构的服务，还应得到医疗保险制度的支持，这也是可及性服务重要的一个方面。近几年来，我国正在积极推进社区卫生服务和基本医疗保险，将逐步建立起城乡居民良好的医疗保障机制，也为全科医学的发展提供了很好的契机。

（七）以家庭为单位的照顾

这是全科医疗服务不同于其他医疗服务的最大特征。众所周知，传统意义上的临床医疗，都是以个体为服务对象，全科医学吸收了社会学关于家庭的理论与方法，重视家庭与健康的关系，因此，不仅重视个体医疗保健服务，更强调以家庭为照顾单位这一新的理念，逐步形成了较为完整的家庭医学理论体系。家庭既是全科医生的服务对象，又是其诊疗工作的重要场所和可利用的有效资源。

概括来说，"以家庭为单位的照顾"主要涉及两方面的内容：第一，个人和其家庭成员之间存在着相互作用，家庭的结构与功能会直接或间接影响家庭成员的健康，亦可受到家庭成员健康或疾病状况的影响。第二，家庭生活周期理论是家庭医学观念最基本的构架，家庭生活周期的不同阶段，会有各种重要事件和压力，若处理不当而产生危机，则可能在家庭成员中产生相应的特定健康问题，对家庭成员健康造成损害。因此，家庭医生要善于了解并评价家庭结构、功能和周期，发现其中可能对家庭成员健康的潜在威胁，并通过适当的咨询、干预，使之及时化解，改善其家庭功能。还要善于动员家庭资源，协助对疾病的诊断与管理。发展适合我国国情的家庭评估和干预工具，是今后若干年内的重要课题。

全科医生若能很好地遵循以家庭为单位的照顾原则，能大大提高其健康保健服务的水平，提高民众对全科医生的信任度。通过家庭调查，可能发现一些漏述的病史、真正的病因，甚至发现就诊者以外真正的"患者"，从而找到有针对性的干预办法。

（八）以社区为基础的照顾

全科医疗是立足于社区的卫生服务，其特征表现：第一，社区的概念体现于地域和人群，即以一定的地域为基础，以该人群的卫生需求为导向，全科医疗服务内容与形式都应适合当地人群的需求，并充分利用社区资源，为社区民众提供服务；第二，把社区作为全科医学服务的一个特定对象，其目的是将社区居民的个体健康和群体健康照顾紧密结合、互相促进。全科医生的诊疗服务中，既要利用其对社区背景的熟悉去把握个别患者的相关问题，又要对从个体患者身上反映出来的群体问题有足够的认识与分析，从而通过群体性干预，提高健康保障、健康促进的水平，进而促进公共卫生事业的发展。

（九）以预防为导向的照顾

全科医学倡导对个人、家庭和社区健康的整体负责与全程控制，必然导致"预防为主"的思想的真正落实。全科医疗注重并实施"生命周期保健"，根据服务对象生命周期的不同阶段中可能存在的危险因素和健康问题，提供一级、二级、三级预防。全科医生从事的预防多属于"临床预防"，即在其日常临床诊疗活动中对服务对象及其家庭提供随时随地的个体化预防照顾；同时，各国还根据其需要与可能，由全科医生及其团队向公众提供规范性的周期性健康检查。

健康与疾病是一个动态变化的过程，全科医生主要承担着健康期、无症状期、未分化期和临床早期及部分临床后期的预防工作，包括以下内容：①开展一级预防，如健康教育、健康促进、计划免疫等。②开展二级预防，如疾病筛检、个案发现、早期诊断等。③开展三级预防，如与专科医疗配合，积极防治并发症，进行康复训练，帮助患者带病维持日常生活，早日回归社会等。全科医生应将"预防性照顾"作为常规工作，主动评价服务对象各种危险因素，提出预防措施。

（十）遵循"生物 - 心理 - 社会医学模式"

19 世纪以来，随着预防医学、流行病学、心理学、医学哲学、医学社会学等研究的进展，医学模式已从"生物医学模式"向"生物 - 心理 - 社会医学模式"转变，当今医学界已经越来越清楚地认识到，单纯以生物科学知识来解释疾病、防治疾病是远远不够的，应当把人看作自然环境、社会环境大的生态系统的一个组成部分，从生物的、心理的、社会的诸多方面来综合考察人类的健康和疾病，并采用综合的措施开展防治疾病，促进健康。全科医学所特有的整体论、系统论思维突破了传统的专科医学对待疾病的狭窄的还原论方法，强调并遵循从躯体、心理、社会等多方观察、认识和处理健康问题。

应该看到，伴随着社会经济的变化，基层医疗服务中面临的精神问题和身心疾患日益增多，全科医生经常使用各种生活压力量表检查和评价患者的心理社会问题，并全面了解其家庭和社会方面可能的支持力量，从整体上给予协调照顾。因此，生物 - 心理 - 社会医学模式已经成为全科医学服务中的一套必需的、自然的程序。

（十一）团队合作的工作方式

全科医疗是综合性的医学照顾，仅仅依靠个人的力量是难以完成的，需要良好的团队合作，相互配合，才能卓有成效地开展全科医学服务。全科医疗团队以全科医生为核心，与社区公共卫生医师、社区护士、康复医师、心理咨询师、口腔医师、中医师、理疗师、接诊员、社会工作者、护工人员等协调配合，共同完成改善个体与群体健康状况和生命质量，促进健康的工作。其中社区护士是全科医生完成社区家庭医疗工作的主要助手，其主要服务对象是需要在社区长期管理的慢性病患者、老年患者、出院患者及伤残人士等，服务内容包括家庭访视、家庭护理、患者教育、患者小组活动指导等，社区护士与全科医生的比例一般为2：1。合作关系是多方面的，在基层医疗与各级各类医疗保健网络之间，存在着双向转诊和继续医学教育的合作关系；在基层医疗本身，则存在着门诊团队、社区团队、医疗－社会团队及康复团队等。

四、全科医疗与专科医疗的关系

（一）服务宗旨与责任

专科医疗和全科医疗负责健康与疾病发展的不同阶段。专科医疗负责疾病形成以后一段时期的诊治，其宗旨是根据科学对人体生命与疾病本质的深入研究来认识与对抗疾病。当遇到现代医学无法解释或解决的问题时，专科医疗就不得不宣布放弃其对患者的责任。在这种意义上，专科医生类似于"医学科学家"，其工作遵循"科学"的模式，其责任局限于医学科学认识与实践的范围，其最高价值是科学性，即充分体现了医学的科学性方面。

全科医疗负责健康时期、疾病早期乃至经专科诊疗后无法治愈的各种病患的长期照顾，其宗旨关注的中心是人而不是病，无论其服务对象有无疾病（disease，生物医学上定位的病种）或病患（illness，有症状或不适）。因此，全科医师类似于"医学服务者"与"管理者"，其工作遵循"照顾"的模式，其责任既涉及医学科学，又延及与这种服务相关的各个专业领域（包括医学以外的行为科学、社会学、人类学、伦理学、文学、艺术学等），其最高价值既有科学性，又顾及服务对象的满意度，即充分体现了医学的艺术性方面。此外，随着社会进步和民众健康需求的增加，基层医疗的公平性、经济性与可及性日益显现，于是，关于经济学的考虑也成为全科医疗中重要的价值之一，更加体现了医学的公益性方面。由于这种医疗服务注重照顾，可称为照顾医学（care medicine）（表11-1）。

表11-1 专科医疗与全科医疗的服务宗旨与模式比较

内容	专科医疗	全科医疗
模式	"科学"模式	"照顾"模式
价值	科学性	科学性＋艺术性＋公益性
证据	科研结果	科研结果＋患者体验
方法	还原分析	整体综合（还原基础上）

（二）服务内容与方式

专科医疗处于卫生服务的金字塔的上部，其所处理的多为生物医学上的重病，往往需要动用较为昂贵的医疗资源，运用各种复杂的精密仪器、医疗装置及高新技术，以解决各种疑难问题、危重病症。

全科医疗处于卫生服务的金字塔底层，处理的多为常见健康问题，其利用最多的是社区和家庭的卫生资源，以相对低廉的成本，维护大多数民众的健康，并干预各种无法被专科医疗治愈的慢性疾患及其导致的功能性问题。由于这些问题往往涉及服务对象的生活方式、社会角色和健康信念，全科医生手中没有包治百病的"万灵药"，其服务方式是通过团队合作进行"一体化"的全方位管理（这种管理的依据既包括现代医学各学科的新成果，又有多年积累的实践经验，还包括各种行之有效的传统医学手段；近年来通过流行病学研究有逐渐将这些经验或手段规范化的趋势）。在全科医疗服务团队中，患者（个体或群体）应是医护人员得力的合作伙伴，是社区／家庭健康管理目标制定与实施的积极主体之一（表 11-2）。

表 11-2　全科医疗与专科医疗的服务特性比较

服务特性	全科医疗	专科医疗
服务人口	较少而稳定（1：2500 左右）	大而流动性［1：（5万～50万）］
照顾范围	宽（生物 - 心理 - 社会功能）	窄（某系统／器官／细胞）
疾患类型	常见问题	疑难重症
技术	基本技术，不昂贵	高新技术，昂贵
方法	综合	分科
责任	持续性，生前→死后	间断性
服务内容	医防保康教计一体化	医疗为主
态度／宗旨	以健康为中心，全面管理；以人为中心，患者主动参与，以疾病为中心，救死扶伤	以医生为中心，患者被动服从

（三）全科医疗与专科医疗的联系

在布局合理的金字塔形卫生服务网络结构中，全科医疗与专科医疗是一种互补的互助的关系，表现为以下方面。

1. 各司其职　大医院不再需要处理一般常见病，而可将精力集中于疑难问题诊治和高科技研究，基层机构则应全力投入社区人群的基本医疗保健服务。

2. 互补互利　全科医疗和专科医疗间建立了双向转诊及信息共享关系与相应的网络，这些关系及其网络可保证服务对象获得最有效、方便、及时与适当的服务；同时，可以加强全科医师和专科医师在信息收集、病情监测、疾病系统管理和行为指导、新技术适宜利用、医学研究开展等各方面的积极合作，从而全面改善医疗服务质量与提高医疗服务效率。

五、全科医师的职责与专业素质

（一）全科医师的职责

1. 建立并使用家庭、个人健康档案（病历）。

2. 社区常见病、多发病的医疗及适宜的会诊／转诊。

3. 急、危、重患者的院前急救与转诊。

4. 社区健康人群与高危人群的健康管理，包括疾病预防筛查与咨询。

5. 社区慢性病患者的系统管理。

6. 根据需要提供家庭病床及其他家庭服务。

7. 社区重点人群保健（包括老人、妇女、儿童、残疾人等）。

8. 人群与个人健康教育。

9. 提供基本的精神卫生服务（包括初步的心理咨询与治疗）。

10. 开展医疗与伤残的社区康复。

11.优生优育技术指导。

12.通过团队合作执行家庭护理、卫生防疫、社区初级卫生保健任务等。

（二）全科医师的角色

1.与服务对象、服务家庭

（1）医生　负责常见健康问题的诊治和全方位、全过程管理，包括疾病的早期发现、干预、康复及院前急救与转诊等。

（2）健康监护人（代言人）　负责健康的全面维护，促进健康生活方式的形成；定期进行适宜的健康检查，早期发现并干预危险因素；维护当事人的利益。

（3）咨询者　提供健康与疾病的咨询服务，聆听患者的感受，通过有技巧的沟通与患者建立信任，对各种有关问题提供详细的解释和资料，指导服务对象有成效地自我保健。

（4）教育者　利用各种机会和形式，对服务对象（包括健康人、高危险人群和患者）随时进行深入细致的健康教育，保证教育的全面性、科学性和针对性，并进行教育效果评估。

（5）卫生服务协调者　当患者需要时，负责为其提供协调性服务，包括动用家庭、社区、社会资源和各级各类医疗保健资源；与有关医院形成有效的双向转诊关系。

2.与医疗、与保险体系

（1）守门人　作为首诊医生和医疗体系的"门户"，为患者提供所需的基本医疗，将大多数患者的问题解决在社区，对少数需要专科医疗者联系有选择的会诊与转诊；作为医疗保险体系的"门户"，向保险系统登记注册，取得"守门人"的资格，严格依据有关规章制度和公正原则、成本/效果原则从事医疗活动。

（2）团队管理与教育者　作为社区卫生团队的核心人物，在日常医疗保健工作中管理人、财、物，协调好医护、医患关系及与社区社会各方面的关系；组织团队成员的业务发展、审计和继续教育活动，保证服务质量和学术水平。

3.与社会

（1）社区/家庭成员　参与社区和家庭中的各项活动，与社区和家庭建立亲密无间的人际关系，推动健康的社区环境与家庭环境的建立。

（2）社区健康组织与监测者　动员组织社区各方面的积极因素，协助建立与管理社区健康网络，利用各种场合做好健康促进、疾病预防和全面健康管理工作；建立与管理社区健康信息网络，运用各类形式的健康档案资料，做好疾病监测和统计工作。

（三）全科医师的素质

1.强烈的人文情感　以人为中心的照顾，要求全科医师必须具有对人类和社会生活的热爱与持久兴趣，具有服务于社区人群，并有与人相互交流、相互理解的强烈愿望和需求。对患者具有同情心和责任感。

2.出色的管理能力　全科医师工作中处处涉及患者管理、家庭与社区健康管理，乃至社区卫生服务团队管理等。因此，全科医师必须有自信心、自控力和决断力，敢于并善于独立承担责任、控制局面。在集体环境中要具有协调意识、合作精神和足够的灵活性、包容性，从而成为团队的核心，与内外各方面保持良好的人际关系；同时能随时平衡个人生活与工作的关系，以保障自己的身心健康与服务质量。

3.执着的科学精神　为了保持与改善基层医疗质量，科学态度和自我发展能力是全科医师的关键素质之一，因此需要严谨、敏感而孜孜不倦地对待业务工作，重视任何继续医学教育的机会，能批判性地评价新知识，理解其与社区和全科医疗的相关性；并将其结合于日常服务实践中。善于通过质量保证活动，学习评价自身的技能与行为；通过自学和同行评议不断获得自我发展。

复习思考题

1. 简述全科医学的特点。
2. 全科医疗与专科医疗在服务特性上有何不同？
3. 简述全科医疗与专科医疗的联系。

主要参考书目

1. 李幼平 . 循证医学［M］. 北京：高等教育出版社，2003.

2. 程之范，甄橙 . 程之范医史文选［M］. 北京：北京大学医学出版社，2004.

3. 李廷谦，李幼平，王刚 . 中西医结合循证医学［M］. 上海：上海科学技术出版社，2006.

4. 张大庆，和中浚 . 中外医学史［M］. 北京：中国中医药出版社，2005.

5. 朱长才 . 公共卫生与预防医学导论［M］. 武汉：武汉大学出版社，2013.

6. 詹华奎 . 诊断学［M］.5 版 . 北京：中国中医药出版社，2021.

7. 潘涛，戴爱国 . 内科学［M］.5 版 . 北京：中国中医药出版社，2021.

8. 万学红，卢雪峰 . 诊断学［M］.9 版 . 北京：人民卫生出版社，2018.

9. 国家基层管理专家委员会 . 国家基层高血压防治管理指南 2020 版［J］中国循环杂志 .2021，3（36）：209-220.

10. 葛均波，徐永健，王辰 . 内科学［M］.9 版 . 北京：人民卫生出版社，2018.

11. 王吉耀，葛均波，邹和建 . 实用内科学［M］.16 版 . 北京：人民卫生出版社，2022.

12. 潘涛，张永涛 . 临床医学概论［M］. 北京：中国中医药出版社，2008.

13. 王辰，陈荣昌 . 呼吸病学［M］.3 版 . 北京：人民卫生出版社，2022.

14. 陈荣昌，钟南山，刘又宁 . 呼吸病学［M］.3 版 . 北京：人民卫生出版社，2022.

15. 陈孝平，汪建平，赵继东 . 外科学［M］.9 版 . 北京：人民卫生出版社，2022.

16. 李兰娟，任红 . 传染病学［M］.9 版 . 北京：人民卫生出版社，2018.

17. 李兰娟 . 传染病学高级教程［M］. 北京：中华医学电子音像出版社，2021.

18. 徐小元，段钟平 . 传染病学［M］.4 版 . 北京：北京大学医学出版社，2018.

19. 谢建兴 . 外科学［M］.5 版 . 北京：中国中医药出版社，2022.

20. 杜慧兰 . 中西医结合妇产科学［M］.4 版 . 北京：中国中医药出版社，2022.

21. 王卫平，孙锟，常立文 . 儿科学［M］.9 版 . 北京：人民卫生出版社，2022.

全国中医药行业高等教育"十四五"规划教材

全国高等中医药院校规划教材（第十一版）

教材目录

注：凡标☆号者为"核心示范教材"。

（一）中医学类专业

序号	书 名	主 编	主编所在单位	
1	中国医学史	郭宏伟 徐江雁	黑龙江中医药大学	河南中医药大学
2	医古文	王育林 李亚军	北京中医药大学	陕西中医药大学
3	大学语文	黄作阵	北京中医药大学	
4	中医基础理论☆	郑洪新 杨 柱	辽宁中医药大学	贵州中医药大学
5	中医诊断学☆	李灿东 方朝义	福建中医药大学	河北中医药大学
6	中药学☆	钟赣生 杨柏灿	北京中医药大学	上海中医药大学
7	方剂学☆	李 冀 左铮云	黑龙江中医药大学	江西中医药大学
8	内经选读☆	翟双庆 黎敬波	北京中医药大学	广州中医药大学
9	伤寒论选读☆	王庆国 周春祥	北京中医药大学	南京中医药大学
10	金匮要略☆	范永升 姜德友	浙江中医药大学	黑龙江中医药大学
11	温病学☆	谷晓红 马 健	北京中医药大学	南京中医药大学
12	中医内科学☆	吴勉华 石 岩	南京中医药大学	辽宁中医药大学
13	中医外科学☆	陈红风	上海中医药大学	
14	中医妇科学☆	冯晓玲 张婷婷	黑龙江中医药大学	上海中医药大学
15	中医儿科学☆	赵 霞 李新民	南京中医药大学	天津中医药大学
16	中医骨伤科学☆	黄桂成 王拥军	南京中医药大学	上海中医药大学
17	中医眼科学	彭清华	湖南中医药大学	
18	中医耳鼻咽喉科学	刘 蓬	广州中医药大学	
19	中医急诊学☆	刘清泉 方邦江	首都医科大学	上海中医药大学
20	中医各家学说☆	尚 力 戴 铭	上海中医药大学	广西中医药大学
21	针灸学☆	梁繁荣 王 华	成都中医药大学	湖北中医药大学
22	推拿学☆	房 敏 王金贵	上海中医药大学	天津中医药大学
23	中医养生学	马烈光 章德林	成都中医药大学	江西中医药大学
24	中医药膳学	谢梦洲 朱天民	湖南中医药大学	成都中医药大学
25	中医食疗学	施洪飞 方 泓	南京中医药大学	上海中医药大学
26	中医气功学	章文春 魏玉龙	江西中医药大学	北京中医药大学
27	细胞生物学	赵宗江 高碧珍	北京中医药大学	福建中医药大学

序号	书 名	主 编		主编所在单位	
28	人体解剖学	邵水金		上海中医药大学	
29	组织学与胚胎学	周忠光	汪 涛	黑龙江中医药大学	天津中医药大学
30	生物化学	唐炳华		北京中医药大学	
31	生理学	赵铁建	朱大诚	广西中医药大学	江西中医药大学
32	病理学	刘春英	高维娟	辽宁中医药大学	河北中医药大学
33	免疫学基础与病原生物学	袁嘉丽	刘永琦	云南中医药大学	甘肃中医药大学
34	预防医学	史周华		山东中医药大学	
35	药理学	张硕峰	方晓艳	北京中医药大学	河南中医药大学
36	诊断学	詹华奎		成都中医药大学	
37	医学影像学	侯 键	许茂盛	成都中医药大学	浙江中医药大学
38	内科学	潘 涛	戴爱国	南京中医药大学	湖南中医药大学
39	外科学	谢建兴		广州中医药大学	
40	中西医文献检索	林丹红	孙 玲	福建中医药大学	湖北中医药大学
41	中医疫病学	张伯礼	吕文亮	天津中医药大学	湖北中医药大学
42	中医文化学	张其成	臧守虎	北京中医药大学	山东中医药大学
43	中医文献学	陈仁寿	宋咏梅	南京中医药大学	山东中医药大学
44	医学伦理学	崔瑞兰	赵 丽	山东中医药大学	北京中医药大学
45	医学生物学	詹秀琴	许 勇	南京中医药大学	成都中医药大学
46	中医全科医学概论	郭 栋	严小军	山东中医药大学	江西中医药大学
47	卫生统计学	魏高文	徐 刚	湖南中医药大学	江西中医药大学
48	中医老年病学	王 飞	张学智	成都中医药大学	北京大学医学部
49	医学遗传学	赵丕文	卫爱武	北京中医药大学	河南中医药大学
50	针刀医学	郭长青		北京中医药大学	
51	腧穴解剖学	邵水金		上海中医药大学	
52	神经解剖学	孙红梅	申国明	北京中医药大学	安徽中医药大学
53	医学免疫学	高永翔	刘永琦	成都中医药大学	甘肃中医药大学
54	神经定位诊断学	王东岩		黑龙江中医药大学	
55	中医运气学	苏 颖		长春中医药大学	
56	实验动物学	苗明三	王春田	河南中医药大学	辽宁中医药大学
57	中医医案学	姜德友	方祝元	黑龙江中医药大学	南京中医药大学
58	分子生物学	唐炳华	郑晓珂	北京中医药大学	河南中医药大学

（二）针灸推拿学专业

序号	书 名	主 编		主编所在单位	
59	局部解剖学	姜国华	李义凯	黑龙江中医药大学	南方医科大学
60	经络腧穴学 ☆	沈雪勇	刘存志	上海中医药大学	北京中医药大学
61	刺法灸法学 ☆	王富春	岳增辉	长春中医药大学	湖南中医药大学
62	针灸治疗学 ☆	高树中	冀来喜	山东中医药大学	山西中医药大学
63	各家针灸学说	高希言	王 威	河南中医药大学	辽宁中医药大学
64	针灸医籍选读	常小荣	张建斌	湖南中医药大学	南京中医药大学
65	实验针灸学	郭 义		天津中医药大学	

序号	书名	主编		主编所在单位	
66	推拿手法学☆	周运峰		河南中医药大学	
67	推拿功法学☆	吕立江		浙江中医药大学	
68	推拿治疗学☆	井夫杰	杨永刚	山东中医药大学	长春中医药大学
69	小儿推拿学	刘明军	邰先桃	长春中医药大学	云南中医药大学

（三）中西医临床医学专业

序号	书名	主编		主编所在单位	
70	中外医学史	王振国	徐建云	山东中医药大学	南京中医药大学
71	中西医结合内科学	陈志强	杨文明	河北中医药大学	安徽中医药大学
72	中西医结合外科学	何清湖		湖南中医药大学	
73	中西医结合妇产科学	杜惠兰		河北中医药大学	
74	中西医结合儿科学	王雪峰	郑健	辽宁中医药大学	福建中医药大学
75	中西医结合骨伤科学	詹红生	刘军	上海中医药大学	广州中医药大学
76	中西医结合眼科学	段俊国	毕宏生	成都中医药大学	山东中医药大学
77	中西医结合耳鼻咽喉科学	张勤修	陈文勇	成都中医药大学	广州中医药大学
78	中西医结合口腔科学	谭劲		湖南中医药大学	
79	中药学	周祯祥	吴庆光	湖北中医药大学	广州中医药大学
80	中医基础理论	战丽彬	章文春	辽宁中医药大学	江西中医药大学
81	针灸推拿学	梁繁荣	刘明军	成都中医药大学	长春中医药大学
82	方剂学	李冀	季旭明	黑龙江中医药大学	浙江中医药大学
83	医学心理学	李光英	张斌	长春中医药大学	湖南中医药大学
84	中西医结合皮肤性病学	李斌	陈达灿	上海中医药大学	广州中医药大学
85	诊断学	詹华奎	刘潜	成都中医药大学	江西中医药大学
86	系统解剖学	武煜明	李新华	云南中医药大学	湖南中医药大学
87	生物化学	施红	贾连群	福建中医药大学	辽宁中医药大学
88	中西医结合急救医学	方邦江	刘清泉	上海中医药大学	首都医科大学
89	中西医结合肛肠病学	何永恒		湖南中医药大学	
90	生理学	朱大诚	徐颖	江西中医药大学	上海中医药大学
91	病理学	刘春英	姜希娟	辽宁中医药大学	天津中医药大学
92	中西医结合肿瘤学	程海波	贾立群	南京中医药大学	北京中医药大学
93	中西医结合传染病学	李素云	孙克伟	河南中医药大学	湖南中医药大学

（四）中药学类专业

序号	书名	主编		主编所在单位	
94	中医学基础	陈晶	程海波	黑龙江中医药大学	南京中医药大学
95	高等数学	李秀昌	邵建华	长春中医药大学	上海中医药大学
96	中医药统计学	何雁		江西中医药大学	
97	物理学	章新友	侯俊玲	江西中医药大学	北京中医药大学
98	无机化学	杨怀霞	吴培云	河南中医药大学	安徽中医药大学
99	有机化学	林辉		广州中医药大学	
100	分析化学（上）（化学分析）	张凌		江西中医药大学	

序号	书名	主编		主编所在单位	
101	分析化学（下）（仪器分析）	王淑美		广东药科大学	
102	物理化学	刘雄	王颖莉	甘肃中医药大学	山西中医药大学
103	临床中药学☆	周祯祥	唐德才	湖北中医药大学	南京中医药大学
104	方剂学	贾波	许二平	成都中医药大学	河南中医药大学
105	中药药剂学☆	杨明		江西中医药大学	
106	中药鉴定学☆	康廷国	闫永红	辽宁中医药大学	北京中医药大学
107	中药药理学☆	彭成		成都中医药大学	
108	中药拉丁语	李峰	马琳	山东中医药大学	天津中医药大学
109	药用植物学☆	刘春生	谷巍	北京中医药大学	南京中医药大学
110	中药炮制学☆	钟凌云		江西中医药大学	
111	中药分析学☆	梁生旺	张彤	广东药科大学	上海中医药大学
112	中药化学☆	匡海学	冯卫生	黑龙江中医药大学	河南中医药大学
113	中药制药工程原理与设备	周长征		山东中医药大学	
114	药事管理学☆	刘红宁		江西中医药大学	
115	本草典籍选读	彭代银	陈仁寿	安徽中医药大学	南京中医药大学
116	中药制药分离工程	朱卫丰		江西中医药大学	
117	中药制药设备与车间设计	李正		天津中医药大学	
118	药用植物栽培学	张永清		山东中医药大学	
119	中药资源学	马云桐		成都中医药大学	
120	中药产品与开发	孟宪生		辽宁中医药大学	
121	中药加工与炮制学	王秋红		广东药科大学	
122	人体形态学	武煜明	游言文	云南中医药大学	河南中医药大学
123	生理学基础	于远望		陕西中医药大学	
124	病理学基础	王谦		北京中医药大学	
125	解剖生理学	李新华	于远望	湖南中医药大学	陕西中医药大学
126	微生物学与免疫学	袁嘉丽	刘永琦	云南中医药大学	甘肃中医药大学
127	线性代数	李秀昌		长春中医药大学	
128	中药新药研发学	张永萍	王利胜	贵州中医药大学	广州中医药大学
129	中药安全与合理应用导论	张冰		北京中医药大学	
130	中药商品学	闫永红	蒋桂华	北京中医药大学	成都中医药大学

（五）药学类专业

序号	书名	主编		主编所在单位	
131	药用高分子材料学	刘文		贵州医科大学	
132	中成药学	张金莲	陈军	江西中医药大学	南京中医药大学
133	制药工艺学	王沛	赵鹏	长春中医药大学	陕西中医药大学
134	生物药剂学与药物动力学	龚慕辛	贺福元	首都医科大学	湖南中医药大学
135	生药学	王喜军	陈随清	黑龙江中医药大学	河南中医药大学
136	药学文献检索	章新友	黄必胜	江西中医药大学	湖北中医药大学
137	天然药物化学	邱峰	廖尚高	天津中医药大学	贵州医科大学
138	药物合成反应	李念光	方方	南京中医药大学	安徽中医药大学

序号	书 名	主 编		主编所在单位	
139	分子生药学	刘春生	袁 媛	北京中医药大学	中国中医科学院
140	药用辅料学	王世宇	关志宇	成都中医药大学	江西中医药大学
141	物理药剂学	吴 清		北京中医药大学	
142	药剂学	李范珠	冯年平	浙江中医药大学	上海中医药大学
143	药物分析	俞 捷	姚卫峰	云南中医药大学	南京中医药大学

（六）护理学专业

序号	书 名	主 编		主编所在单位	
144	中医护理学基础	徐桂华	胡 慧	南京中医药大学	湖北中医药大学
145	护理学导论	穆 欣	马小琴	黑龙江中医药大学	浙江中医药大学
146	护理学基础	杨巧菊		河南中医药大学	
147	护理专业英语	刘红霞	刘 娅	北京中医药大学	湖北中医药大学
148	护理美学	余雨枫		成都中医药大学	
149	健康评估	阚丽君	张玉芳	黑龙江中医药大学	山东中医药大学
150	护理心理学	郝玉芳		北京中医药大学	
151	护理伦理学	崔瑞兰		山东中医药大学	
152	内科护理学	陈 燕	孙志岭	湖南中医药大学	南京中医药大学
153	外科护理学	陆静波	蔡恩丽	上海中医药大学	云南中医药大学
154	妇产科护理学	冯 进	王丽芹	湖南中医药大学	黑龙江中医药大学
155	儿科护理学	肖洪玲	陈偶英	安徽中医药大学	湖南中医药大学
156	五官科护理学	喻京生		湖南中医药大学	
157	老年护理学	王 燕	高 静	天津中医药大学	成都中医药大学
158	急救护理学	吕 静	卢根娣	长春中医药大学	上海中医药大学
159	康复护理学	陈锦秀	汤继芹	福建中医药大学	山东中医药大学
160	社区护理学	沈翠珍	王诗源	浙江中医药大学	山东中医药大学
161	中医临床护理学	裘秀月	刘建军	浙江中医药大学	江西中医药大学
162	护理管理学	全小明	柏亚妹	广州中医药大学	南京中医药大学
163	医学营养学	聂 宏	李艳玲	黑龙江中医药大学	天津中医药大学
164	安宁疗护	邸淑珍	陆静波	河北中医药大学	上海中医药大学
165	护理健康教育	王 芳		成都中医药大学	
166	护理教育学	聂 宏	杨巧菊	黑龙江中医药大学	河南中医药大学

（七）公共课

序号	书 名	主 编		主编所在单位	
167	中医学概论	储全根	胡志希	安徽中医药大学	湖南中医药大学
168	传统体育	吴志坤	邵玉萍	上海中医药大学	湖北中医药大学
169	科研思路与方法	刘 涛	商洪才	南京中医药大学	北京中医药大学
170	大学生职业发展规划	石作荣	李 玮	山东中医药大学	北京中医药大学
171	大学计算机基础教程	叶 青		江西中医药大学	
172	大学生就业指导	曹世奎	张光霁	长春中医药大学	浙江中医药大学

序号	书 名	主 编		主编所在单位	
173	医患沟通技能	王自润	殷 越	大同大学	黑龙江中医药大学
174	基础医学概论	刘黎青	朱大诚	山东中医药大学	江西中医药大学
175	国学经典导读	胡 真	王明强	湖北中医药大学	南京中医药大学
176	临床医学概论	潘 涛	付 滨	南京中医药大学	天津中医药大学
177	Visual Basic 程序设计教程	闫朝升	曹 慧	黑龙江中医药大学	山东中医药大学
178	SPSS 统计分析教程	刘仁权		北京中医药大学	
179	医学图形图像处理	章新友	孟昭鹏	江西中医药大学	天津中医药大学
180	医药数据库系统原理与应用	杜建强	胡孔法	江西中医药大学	南京中医药大学
181	医药数据管理与可视化分析	马星光		北京中医药大学	
182	中医药统计学与软件应用	史周华	何 雁	山东中医药大学	江西中医药大学

（八）中医骨伤科学专业

序号	书 名	主 编		主编所在单位	
183	中医骨伤科学基础	李 楠	李 刚	福建中医药大学	山东中医药大学
184	骨伤解剖学	侯德才	姜国华	辽宁中医药大学	黑龙江中医药大学
185	骨伤影像学	栾金红	郭会利	黑龙江中医药大学	河南中医药大学洛阳平乐正骨学院
186	中医正骨学	冷向阳	马 勇	长春中医药大学	南京中医药大学
187	中医筋伤学	周红海	于 栋	广西中医药大学	北京中医药大学
188	中医骨病学	徐展望	郑福增	山东中医药大学	河南中医药大学
189	创伤急救学	毕荣修	李无阴	山东中医药大学	河南中医药大学洛阳平乐正骨学院
190	骨伤手术学	童培建	曾意荣	浙江中医药大学	广州中医药大学

（九）中医养生学专业

序号	书 名	主 编		主编所在单位	
191	中医养生文献学	蒋力生	王 平	江西中医药大学	湖北中医药大学
192	中医治未病学概论	陈涤平		南京中医药大学	
193	中医饮食养生学	方 泓		上海中医药大学	
194	中医养生方法技术学	顾一煌	王金贵	南京中医药大学	天津中医药大学
195	中医养生学导论	马烈光	樊 旭	成都中医药大学	辽宁中医药大学
196	中医运动养生学	章文春	邬建卫	江西中医药大学	成都中医药大学

（十）管理学类专业

序号	书 名	主 编		主编所在单位	
197	卫生法学	田 侃	冯秀云	南京中医药大学	山东中医药大学
198	社会医学	王素珍	杨 义	江西中医药大学	成都中医药大学
199	管理学基础	徐爱军		南京中医药大学	
200	卫生经济学	陈永成	欧阳静	江西中医药大学	陕西中医药大学
201	医院管理学	王志伟	翟理祥	北京中医药大学	广东药科大学
202	医药人力资源管理	曹世奎		长春中医药大学	
203	公共关系学	关晓光		黑龙江中医药大学	

序号	书　名	主　编	主编所在单位	
204	卫生管理学	乔学斌　王长青	南京中医药大学	南京医科大学
205	管理心理学	刘鲁蓉　曾　智	成都中医药大学	南京中医药大学
206	医药商品学	徐　晶	辽宁中医药大学	

（十一）康复医学类专业

序号	书　名	主　编	主编所在单位	
207	中医康复学	王瑞辉　冯晓东	陕西中医药大学	河南中医药大学
208	康复评定学	张　泓　陶　静	湖南中医药大学	福建中医药大学
209	临床康复学	朱路文　公维军	黑龙江中医药大学	首都医科大学
210	康复医学导论	唐　强　严兴科	黑龙江中医药大学	甘肃中医药大学
211	言语治疗学	汤继芹	山东中医药大学	
212	康复医学	张　宏　苏友新	上海中医药大学	福建中医药大学
213	运动医学	潘华山　王　艳	广东潮州卫生健康职业学院	黑龙江中医药大学
214	作业治疗学	胡　军　艾　坤	上海中医药大学	湖南中医药大学
215	物理治疗学	金荣疆　王　磊	成都中医药大学	南京中医药大学